科学出版社普通高等教育案例版医学规划教材

供药学、临床药学、药物制剂、中药学、制药工程、护理学、营销学、管理学、临床医学、预防医学、中医学、中西医结合、公共和通识选修课类使用

案例版

中医药学概论

第3版

主　审　李笑然
主　编　郝丽莉　傅南琳
副主编　周志昆　潘艳伶　张志敏　赵文静　李　鹤
编　委（以姓氏笔画为序）

于　海（长春中医药大学）　　　　叶　蕾（滨州医学院）
刘艳丽（苏州大学）　　　　　　　李　鹤（上海交通大学）
吴国琳（浙江大学医学院附属　　　沈蓓蓓（大连医科大学中山学院）
　　　　第一医院）　　　　　　　张志敏（广州医科大学）
张晓东（南京中医药大学）　　　　陈　广（广东药科大学附属
旺建伟（黑龙江中医药大学）　　　　　　　第二医院）
周志昆（广东医科大学）　　　　　赵文静（黑龙江中医药大学）
郝丽莉（苏州大学）　　　　　　　宫爱民（海南医学院）
夏丽娜（成都中医药大学）　　　　高庆华（安徽医科大学）
黄少慧（南方医科大学）　　　　　常惟智（黑龙江中医药大学）
彭崇胜（上海交通大学）　　　　　董　慧（华中科技大学）
傅南琳（广东药科大学）　　　　　潘艳伶（贵州医科大学）

科学出版社

北　京

郑　重　声　明

　　为顺应教育部教学改革潮流和改进现有的教学模式,适应目前高等医学院校的教育现状,提高医学教育质量,培养具有创新精神和创新能力的医学人才,科学出版社在充分调研的基础上,引进国外先进的教学模式,独创案例与教学内容相结合的编写形式,组织编写了国内首套引领医学教育发展趋势的案例版教材。案例教学在医学教育中是培养高素质、创新型和实用型医学人才的有效途径。

　　案例版教材版权所有,其内容和引用案例的编写模式受法律保护,一切抄袭、模仿和盗版等侵权行为及不正当竞争行为,将被追究法律责任。

图书在版编目(CIP)数据

中医药学概论/郝丽莉,傅南琳主编. —3 版. —北京:科学出版社,
2023.12

科学出版社普通高等教育案例版医学规划教材

ISBN 978-7-03-076889-6

Ⅰ. ①中… Ⅱ. ①郝… ②傅… Ⅲ. ①中国医药学–高等学校–教材
Ⅳ. ① R2

中国国家版本馆 CIP 数据核字(2023)第 212972 号

责任编辑:钟　慧/责任校对:周思梦
责任印制:张　伟/封面设计:陈　敬

科　学　出　版　社　出版
北京东黄城根北街 16 号
邮政编码:100717
http://www.sciencep.com
天津市新科印刷有限公司　印刷
科学出版社发行　各地新华书店经销
*
2009 年 12 月第 一 版　开本:787×1092　1/16
2023 年 12 月第 三 版　印张:33
2023 年 12 月第十九次印刷　字数:976 000

定价:128.00 元
(如有印装质量问题,我社负责调换)

前　言

《中医药学概论》（案例版，第3版）是在科学出版社的领导与组织下，根据药学及相关专业的培养目标及学科特点，以学习重点清晰、理论知识完备、密切联系实际、内容丰富生动、实用价值突出为编写宗旨，在《中医药学概论》（案例版，第2版）基础上，由苏州大学、广东药科大学、浙江大学、上海交通大学、广东医科大学、黑龙江中医药大学、南京中医药大学、贵州医科大学、广州医科大学、安徽医科大学、海南医学院、长春中医药大学、成都中医药大学、南方医科大学、大连医科大学、滨州医学院、华中科技大学共17所院校的专家学者共同研究、修订编写了这本教材。

《中医药学概论》（案例版，第3版）是涵盖中医药学理论中极为基本和重要的"中医学基础""中药学""方剂学"三部分内容的一本教材。教材第一篇中医学基础介绍了中医学理论体系的形成和发展、基本特点、常用的思维方法，阴阳/五行学说、藏象、气血津液、针灸学基础、体质、病因、发病与病机、诊法、辨证、预防康复及治则、常见病辨证论治等内容。第二篇中药学含总论、各论两部分，总论介绍了中药的起源和中药学的发展、中药的产地和采集储存、中药的炮制、中药的性能、中药的应用；各论重点介绍了240味常用中药的分类、来源、性能、功效、应用、用法用量、使用注意、现代研究及重点药味间的配伍阐释、功用比较等内容，并增加了每味药的应用链接，列举了该药已应用的有代表性的中成药；简要介绍了160味一般中药的分类、入药部位、功效、应用、用法用量、使用注意等。第三篇方剂学重点介绍了116首常用方剂的组成、用法、功用、主治（传统应用、现代应用）、方解、方歌，简要介绍了94首一般方剂及135种各类常用中成药的内容。

案例版教材在内容和结构上除保留了本学科教学大纲规定的全部理论知识内容外，还增加了教学案例及案例分析讨论、知识窗、知识拓展、经典链接、进一步阅读文献、思考题，突出基础理论、基本知识、基本技能的教学重点。对学生创新能力和实践能力的培养及知识、素质、能力协调发展均具有重要意义。教材内容兼顾了学生毕业后执业药师资格考试及硕士研究生入学考试的需求，能为之奠定良好的知识基础，具有较强的实用性。

教材的每章开篇均设有学习目标，重点突出；每章设有案例，并提出相应问题供学生分析、讨论，力争理论联系实际，增强解决实际问题的能力，同时调动学生的学习兴趣；每节中均穿插有与所学内容相关的知识拓展、知识窗等内容，融入了本学科现代研究的相关前沿知识，以拓宽学生视野；每味药后设有应用链接，可启发学生研发新药的思路；每章提供的进一步阅读文献选择了该章重点及与药学专业结合密切的重点内容，为学生深入探讨与研究学科知识提供参考；每章后的思考题为集本科教学、执业药师资格考试、硕士研究生入学考试之重点而设；教材正文后附有中药药名笔画索引、中药药名拼音索引、方剂名笔画索引。

本教材在结构体例上力求规范、统一、清晰、易查、对应知识点集中，使学生对需要掌握的学习内容及需要拓展的知识一目了然，促进学生学习的同时提高了学习效率。药物间的配伍阐释、功用比较、方剂间的类方比较都有较为清晰的讲述，方便老师讲解、学生学习。

本次教材修订，主体依据第2版的基本框架，在几方面做了修改、更新：为突出教材特色，对全教材的案例进行了修改、完善、补充、更新，使案例更加贴切、生动；对知识窗、知识拓展内容进行了一些更新、补充；根据实际情况修订了部分课后思考题；全面更新了每章后的进一步阅读文献，对每章重点内容的相关研究报道进行查新更换，将研究文献推荐给学生（均为2018～2023年正式发表的期刊论文）。中医学基础部分将经络一章合入针灸学基础，并增加了各经络常用穴位定位、主治、操作；根据2022年执业药师资格考试大纲调整补充了常见病辨证论治列表。中药学部分对入药品种、入药部位、每味药用量、应用链接中列举的中成药，均按照 2020 年版《中华人民共和国药典》进行了修正，确保规范准确，附录中增加了中药药名拼音索引。

教材内容适合药学、临床药学、药物制剂、中药学、制药工程、护理学、营销学、管理学、临床医学、预防医学、中医学、中西医结合等专业学生使用，在综合院校中可作为普及中医药知识的公共选修课、通识选修课的教材使用。

本教材为高校药学类学生使用的首部案例版中医药学基础课程教材，教材第 1 版在 2011 年被评为"江苏省高等学校精品教材"，期冀第 3 版能有更好的突破，但因编写水平有限，难免存在不足之处，恳请广大同道与读者批评指正，以期再版时修改、完善、提高，打造更优秀的精品教材，为培养出色的医药学人才尽力。

郝丽莉

2023 年 5 月

目　　录

第一篇　中医学基础

第二篇 中 药 学

第三篇　方　剂　学

第一篇　中医学基础

第一章　绪　论

学习目标
1. 掌握中医学理论体系的基本特点。
2. 熟悉中医学和中医基础理论的基本概念、中医学理论体系的形成和发展概况。
3. 了解中医学常用的思维方法。

中医药学历史悠久，源远流长，是我国人民在长期的生产、生活和与自然灾害、疾病作斗争中，经过反复实践，逐步积累而总结出的具有中国特色的传统医学，是中华民族原创、应用、传承和发展的医学体系。中医学是我国古代科学的瑰宝，也是世界传统医药学的杰出代表。

中医学是研究人体生理、病理，疾病的诊断、防治，以及养生和康复的一门传统医学。

中医学是生命科学的组成部分，主要研究人体生长壮老已的生命规律、组织形态结构、生理功能、病理变化、疾病防治、养生和康复的规律，具有自然科学的属性。我国古代天文学、地理学、气象学、物候学、数学等对中医学都有一定的渗透和影响，为中医学理论体系的形成奠定了科学基础。中医学的整体观念，既注重人的自然属性，也重视人的社会属性。社会环境的改变，人的经济条件、文化因素、社会地位、人际关系等方面的变化，对人的身心健康和疾病的产生都有一定作用，因此，中医学又具有社会科学的属性。我国古代哲学思想对中医学理论体系的形成产生了深刻的影响，为中医学理论体系的形成和发展奠定了自然观和方法论基础。所以，中医学是一门以自然科学为主体、多学科知识相交融的医学学科。

中医基础理论是以研究和阐述中医学有关人体的生理与病理、结构与功能、病因和病机及疾病防治的基本原则为主要内容的基础理论课程，是中医学和中药学共同的理论基础。

第一节　中医学理论体系的形成和发展

中医学理论体系是以精气、阴阳、五行学说为哲学基础和方法，以整体观念为指导思想，以脏腑经络、气血津液为生理病理学基础，以辨证论治为诊疗特点的医学理论体系，是关于中医学的基本概念、基本原理和基本方法的科学知识体系。

一、中医学理论体系形成的条件

中医学理论体系经过漫长的实践观察、体验、验证，萌芽于殷商至春秋时期，形成于战国至两汉时期。

1. 医药实践知识的积累　远古时期，人类为了生存，要狩猎，要采食野菜、野果和植物根茎等，在其过程中，尝到了植物有酸、苦、甘、辛、咸不同的味道；也发现了食入某些植物会出现呕吐、腹痛、腹泻，甚至中毒死亡等情况，如食入瓜蒂出现呕吐、吃了大黄引起腹泻；有时候又因为吃了某些植物，原有的病痛好转或消除，如吃了马齿苋后腹泻得以消除。经过如此反复的经历体验和实践，人类逐渐熟悉了一些植物的形态、性能，了解到它们的不良反应，体验出它们的治疗作用。原始人类在食用动物的过程中，逐渐发现了一些动物的脂肪、血液、骨髓、内脏的治疗作用，从而积累了一些动物药知识，如《山海经》就记载："何罗之鱼……食之已痈。"随着采矿、冶炼业的出现，人们对矿物药的性能也有所了解，并认识到某些矿物对疾病有治疗作用，如通过煮盐，逐渐发现盐水有明目、芒硝有泻下的作用；通过冶炼，知道了硫黄有壮阳、水银有杀虫的作用。自然气候的变化，时有雷电产生，由此引起火灾的发生，但人们发现，由于用火烧烤，使食物由生变熟，可以改变食物的味道，使其易于食用和消化，易于保存，与生食相比，熟食的外观更易被接受，并可减少胃肠病的发生。火的利用，使人类改变了以往茹毛饮血的饮食习惯，中华文明最早有关人工取火的传说中，以燧人氏"钻燧取火，以化腥臊"最为著名，而燧人氏发明的取火方式是钻木取火。火的利用，也为熨法、灸法、药物汤剂等的产生提供了条件。随着农业和畜牧业的发展，人们懂得了植物和动物的生长规律，学会了种植和养殖，认识了更多的植物药、动物药，"神农尝百草"就生动地反映了我们的祖先发现植物药的过程。人们为御寒保暖，以兽皮、树皮当衣，发明了骨针。到了新石器时代，人们能够制作比较精细的石器工具，出现了可以医用的砭石，成为后世刀针工具的原始形式。

殷商时期，人们发明了酒和汤液，这一时期的药物相当丰富，人们将"毒药"用于治病。西周时期，人们为部分疾病确立专门的病名。春秋时期，针灸和药物已成为治病的常用手段。秦国名医医和提出阴、阳、风、雨、晦、明"六气"病因论，开创了外感病因学的先河。战国至西汉时期，扁鹊、仓公（淳于意）等专业医生大量出现。我国现存最早的方书《五十二病方》，载方283首，用药达247种，书中提到的病名有103种，包括内、外、妇、儿、五官各科疾病，除内服法外，还有灸、砭、熨、熏等外治法，可见当时的医药水平已有很大的提高。

劳动创造一切，理论来源于实践。我国古代医药学家在漫长的生活和生产实践过程中，逐步认识了各类疾病，积累了丰富的医药知识和经验，并将其总结、升华，为中医学理论体系的形成奠定了基础。

2. 社会文化、科学技术基础和古代哲学思想的渗透　春秋之后，中国社会处于大变革的时期，学术思想界出现了"诸子蜂起，百家争鸣"的局面，形成了儒、道、法、墨、名、兵、阴阳、纵横、农、杂、小说、医等学术流派，他们对阴阳、五行、精、气、神等的认识，成为中医学理论体系的学术渊源。道家的精气神理论和自然无为、返璞归真的思想对中医学关于生命起源的理论和养生学产生了深刻的影响；儒家的仁爱思想及"自强不息""厚德载物"的进取精神和道德观念，影响着医生的修身和良好医德的形成；兵家的用兵之道，对中医治则治法的确立具有指导性作用；阴阳家的阴阳学说和五行学说，贯穿于中医学理论体系的始终，被用来解释人的生理、病理，指导疾病的诊断和防治，并成为中医学理论体系的重要组成部分。

战国时期，我国的天文学、地理学、气象学、历法、数学、物候学、解剖学、农学等都有一定的发展，为中医学理论体系的构建奠定了科学技术基础，如气象学促进了病因学说六淫邪气的产生；农业生产的进步促进了中药学的形成和发展。

古代哲学思想对中医学理论体系的形成有着深刻的影响，体现最突出的是天人合一观念，气一元论，以及阴阳、五行学说，它们为中医学理论体系的形成提供了唯物观和方法论基础。

医学知识的大量积累，客观上需要整理和总结，使之系统化、理论化。受古代哲学思想的深刻影响，以及高度发展的天文、气象等学科知识的渗透，以"天人合一"的系统整体观，运用朴素辩证的科学思维方法，结合古代的解剖知识，对以往的医学成就和治疗经验进行总结，形成了中医学的概念、规律、病因病机等基本理论框架，从而初步建立了中医学的科学理论体系。

二、中医学理论体系形成的标志

《黄帝内经》《难经》《伤寒杂病论》《神农本草经》四大医药学经典巨著的相继问世，标志着中医药学"理、法、方、药"理论体系的形成。它们是我国古代医家应用当时的科学方法进行系统总结的伟大成果。

《黄帝内经》，简称《内经》，是我国最早的典籍之一，位居我国传统医学四大经典之首。托名"黄帝"所作，以黄帝、岐伯等问答的形式写成。但后世公认该书最终成型于西汉，作者亦非一人，而是由我国历代黄老医家传承增补发展创作而来。正如《淮南子·修务训》所指出的那样，冠以"黄帝"之名，意在溯源崇本，借以说明中国医药文化发祥之早。《内经》成书于春秋战国至秦汉时期，包括《素问》和《灵枢》两部分，原书各九卷，每卷九篇，各为八十一篇，是我国现存最早的一部医学经典著作，它从整体观念出发，运用朴素的唯物论和自发的辩证法思想，系统地阐述了人体的结构、生理、病理，疾病的诊断、治疗及预防等基本理论问题，内容包括阴阳五行、五运六气、摄生、藏象、经络、病因、病机、诊法、辨证、治则及针灸、汤液治疗等，奠定了中医学的理论基础。千百年来，它始终卓有成效地指导着我国传统医学的临床实践，对世界医学的发展也产生了重要的影响。

《难经》，原名《黄帝八十一难经》，大约成书于西汉末期至东汉，全书汇编的时间在《内经》成书之后，《伤寒杂病论》之前，传说为扁鹊所著，是继《内经》之后的又一部经典著作。全书以问答体裁解疑释难的形式编撰，探究了 81 个理论难题，以阐述《内经》要旨为主，内容涉及人体的生理、病理、病因病机、诊断、治则等，对经络学说、三焦的概念、脏腑的形态及针灸疗法等方面的论述，充实和发展了《内经》的理论，书中确立的"独取寸口"诊脉方法，至今仍在临床中运用。

《伤寒杂病论》为东汉末年张仲景在《内经》《难经》的基础上，进一步总结前人的医学成就，结合自己的临床经验而著（后人将其分为《伤寒论》和《金匮要略》两部分）。《伤寒论》提出了六经辨证论治的纲领，以六经辨证治伤寒。《金匮要略》发展了《内经》的病因学说，提出"千般疢难，不越三条"，以脏腑病机理论辨证治疗杂病。全书理、法、方、药俱全，将医学理论与临床实践紧密结合，创立辨证论治理论体系，为临床医学的发展奠定了坚实的基础。千余年来，经过临床的反复应用和验证，其方药疗效确凿可靠，后世对其研究经久不衰。

《神农本草经》，简称《本草经》或《本经》，是我国现存最早的药物学专著，托名"神农"所作，成书年代自古就有不同考论，或谓成于秦汉时期，或谓成于战国时期。全书分三卷，共收药物365 种，其中包括植物药 252 种，动物药 67 种，矿物药 46 种。根据养生防病和有毒、无毒，以三品分类法，将药物分为上、中、下三品，不但记载了每种药物的性能、功效，还论述了药物的四气（寒、热、温、凉）、五味（酸、苦、甘、辛、咸）、七情（单行、相须、相使、相畏、相杀、相恶、相反）等药物学理论，为中药学理论体系的形成和发展奠定了基础。《神农本草经》对于药物及药事（采摘、炮制及使用方法等）的论述，至今仍是中医药工作者的主要理论依据和操作规范。

知识窗

张仲景（公元 150～219 年），名机，南阳郡涅阳（今河南南阳，一说河南邓州）人，生活在东汉末年，当时社会动荡，战火频繁，又天灾连年，瘟疫流行，致使其家族"建安纪年以来，犹未十稔，其死亡者，三分有二"。他痛感"居世之士，曾不留神医药，精究方术""感往昔之沦丧，伤横夭之莫救"，发愤钻研医学理论，精研《素问》《灵枢》《难经》《胎胪药录》等典籍，勤求古训，博采众方，结合自己的经验，著成《伤寒杂病论》16 卷，后世称之为"方书之祖"，尊称他为"医圣"。《伤寒杂病论》确立的"辨证论治"原则，是中医临床的基本原则，是中医的灵魂所在。在方剂学方面，《伤寒杂病论》也有巨大贡献，创造了很多剂型，记载了大量有效的方剂。其所确立的六经辨证的治疗原则，受到历代医学家的推崇。《伤寒杂病论》是我国第一部从理论到实践确立辨证论治法则的医学专著，是我国医学史上影响最大的著作之一。

三、中医学理论体系的发展

随着社会的进步、科学技术和文化的发展、医疗实践的增多，临床经验更加丰富，自西汉以后，中医药学理论体系不断创新和完善，呈现了全面发展的阶段。

（一）两晋至隋唐时期

两晋至隋唐时期，科技文化水平的进步、提高对中医学的发展起到了一定的促进作用。这一时期，中医药理论得到比较系统的整理，临床学科分化、发展显著，国家建立了中医管理和教育机构，中医学术交流广泛。

西晋·王叔和系统整理总结了《内经》《难经》，以及扁鹊、华佗、张仲景等医家有关脉学的论述，并结合自己的经验著成《脉经》，这是我国第一部脉学专著。全书共 10 卷，98 篇，在继承《难经》"独取寸口"的基础上，确立了"寸口脉法"，提出两手寸、关、尺对应内脏的脉学理论，成为至今脉诊的规范；归纳脉象二十四种及其名称；阐述脉象的临床意义，将脉证统一起来。《脉经》在当时取得的脉学成就，不仅影响着我国医学（隋唐起一直是太医署教学的必读之书），也对世界医学产生了很大的影响，在隋唐之际传到朝鲜、日本后，均被视为必读之书，后又经丝绸之路传到阿拉伯国家，到公元 17 世纪，《脉经》被译成多种文字在欧洲广泛流传。

隋·巢元方所著的《诸病源候论》，全书 50 卷，共 67 门，1739 种病候，内容丰富，包括内、外、妇、儿、五官各科，论述了各种疾病的病因、病理与证候，是我国现存最早的一部病因病理证候学专著，也是中医学中最早、最具规模而又系统全面的证候分类论病专著，对后世医学有深远的影响。

东晋·葛洪所著的《肘后救卒方》（又名《肘后备急方》），所载治法简便验廉，对急性传染病有较深入的认识，堪称是中医第一部临床急救手册。

西晋·皇甫谧（生于东汉建安二十年即公元 215 年，卒于西晋太康三年即公元 282 年），总结了秦汉、三国的针灸学成就，写成《针灸甲乙经》一书，这是我国现存最早的针灸学专著。全书共 12 卷，128 篇，既叙述了人体脏腑的生理功能、病理变化，又系统整理了腧穴，考订了腧穴部位，提出了分部划线布穴的穴位排列方法，阐明了针灸操作方法和针灸禁忌，确立了针灸学的理论体系，为后世针灸学的发展奠定了基础。至隋唐时期，由于中外文化交流日益频繁，《针灸甲乙经》被传到朝鲜和日本，成为医学生的必读之书。晋唐时期，中医临床著作涌现，如唐·昝殷所著的《经效产宝》，为我国现存的第一部妇产科专著；唐朝成书的《颅囟经》是现存最早的儿科专著；南齐·龚庆宣整理的《刘涓子鬼遗方》是现存最早的外科专著；唐·蔺道人所著的《仙授理伤续断秘方》是我国现存的第一部骨伤科专著。

唐·孙思邈所著的《备急千金要方》（又称《千金方》）和《千金翼方》，集唐以前医方之大成，是综合性临床医著，被誉为我国最早的临床百科全书，代表了盛唐医药学的先进水平，不仅在国内影响极大，而且在亚洲国家广为传播，日本医学界誉《备急千金要方》为"人类之至宝"。

（二）宋金元时期

随着历史的前进、社会生产力的发展，中医学理论和诊疗技术不断提高。宋金元时期，朝廷加大对医药制度的管理和体制改革，取得了突出的成就：整理古籍，发展方书，研究经典，临床专科进一步发展，学术争鸣，流派纷呈，丰富和发展了中医学理论体系。

南宋·陈无择所著的《三因极一病证方论》，发展了张仲景的"三因致病说"，提出"三因学说"，将复杂的病因明确分为内因、外因和不内外因三类，对后世的病因学发展产生了深远的影响。

由于官方重视，宋代编著方书盛行，不仅方书数量多，方剂理论也日益丰富。这些数量庞大的方书不仅包含医家搜集的验方、效方和秘方，也包含医家临证诊疗的丰富医案和处方用药情况，内容涉及疾病治疗、药物生产、医学教育、医学考试和打击巫术等方面，在方书学发展史上占有重要地位。这些方书先后传播到西夏国、辽国、金国、今蒙古国以及朝鲜、日本等国家和地区，对东亚地区的医学发展做出了重要贡献。三大官修方书《太平圣惠方》《太平惠民和剂局方》《圣济总录》更是官修医书的标志性成果。王怀隐、王祐等校正编著的《太平圣惠方》，载方 16 834 首，是继《备急千金要方》之后的第一部大型医学百科全书，其规模空前，而且它是第一部由官方组织编纂的大型方书。宋代太平惠民和剂局编写的《太平惠民和剂局方》是第一部由官方主持编撰的成药标准，被誉为第一部国家成药典。《圣济总录》在北宋末年由朝廷组织医家编纂，以宋徽宗赵佶名义编著颁行。宋代著名的方书还有《神医普救方》《普济本事方》《济生方》《易简方》等。这些方书均具有很强的实践性，理论也受到后人的重视。

金元时期，中医在学术上呈现了百家争鸣的盛况，一些名家独树一帜，涌现了各具特色的医学流派，其中最具代表性的是刘完素、张从正、李杲和朱震亨，被后世誉为"金元四大家"。"寒凉派"代表刘完素，著有《素问玄机原病式》，以《内经》理论为指导，倡"六气皆能化火"说，阐述火热病机，善治火热病证；"攻邪派"代表张从正，著有《儒门事亲》，以攻击病邪为治病之首要，强调邪留则伤正，邪去正自安，善用汗、吐、下三法；"补脾派"代表李杲，著有《脾胃论》，在其师张元素脏腑辨证说的启示下，总结出"脾胃内伤，百病由生"的理论，主张补益脾胃是治病之要；"滋阴派"代表朱震亨，著有《格致余论》，倡"阳有余阴不足论"，认为肾精不足、相火易亢是发病的关键，治疗强调滋阴降火。四大医家立论不同，各有创见，丰富和发展了中医学理论体系。

宋金元时期，临床医学有了较全面的发展，涌现出一些著名的医家和专著。北宋·钱乙，儿科医家，著有《小儿药证直诀》，被誉为"活幼之真谛，全婴之轨范"。南宋·陈自明，妇科医家，著有《妇人大全良方》，集宋以前妇产科之大成，是我国第一部比较完善的综合性妇产科专著。元·李仲南的《永类钤方》和元·危亦林的《世医得效方》对骨伤科具有重要贡献。北宋·王惟一的《铜人腧穴针灸图经》统一了各家对腧穴的不同看法，设计和监制了最早的两具针灸腧穴铜人。元·滑伯仁所著的《十四经发挥》，学术影响深远，日本视之为"习医之根本"，近代医家承淡安说："滑伯仁先生论而发挥其旨，针灸得盛于元代，此滑氏之功也"，对其评价甚高。

（三）明清时期

明清时期是中医学承前启后的重要阶段。这一时期，名医辈出，名著大量涌现。在整理已有医药学成就和临证经验的基础上，编撰了门类繁多的医学全书、类书、丛书及经典医籍的注释等。明·徐春甫的《古今医统大全》辑录230余部医籍，全书共100卷，内容包括内经要旨、历代医家传略、各家医论、脉法、运气、经络、针灸、本草、养生、临证各科及医案，是一部内容丰富的医学全书。

明·李时珍历时27年，著成《本草纲目》。全书共52卷，载药1892种，集明以前药学之大成，药物分类科学，药物知识全面，是我国古代最伟大的药学著作，先后被译成日、英、德、朝鲜等国文字，传播海外，丰富了世界医药科学宝库，产生了举世瞩目的影响。

明清时期，尤其在清朝，医家们总结了防治瘟疫和温病的临床经验，提出了许多新的学术见解，创制出有效新方，形成了理法方药比较全面的温病防治理论体系。明·吴有性所著的《温疫论》首创"戾气"说，并明确提出"戾气"从口鼻侵入人体，突破了前人的"外邪伤人皆从皮毛而入"的论点，是温病病因学理论发展质的飞跃。清·叶桂所著的《温热论》总结了温病的传变规律，创立了卫气营血辨证论治体系。清·吴瑭所著的《温病条辨》确立了系统的温病学诊治体系，创立了三焦辨证方法，内容全面系统，理法方药齐备，切合临床实用，为清代温病学说标志性专著。清·薛雪所著的《湿热条辨》对湿热病进行了专题论述，为后世医家所推崇，成为温病湿热证必读之书。清·王士雄所著的《温热经纬》在自序中说"以轩岐仲景之文为经，叶薛诸家之辨为纬，纂为《温热经纬》"，可见该书实乃温病学说之集大成者。后世将叶桂、吴瑭、薛雪、王士雄称为清代温病四大家。

这一时期，临床各科也有进一步的发展，并取得了显著的成就：清·傅山所著的《傅青主女科》运用中医脏腑学说，阐明妇女生理、病理特点及诸病临床表现，诊断辨证以肺、脾、肾三脏立论，治则以培补气血，调理脾胃为主；清·王清任所著的《医林改错》重视解剖，纠正了前人对一些脏腑结构的错误描述，发展了瘀血理论，创立了5个逐瘀汤，受到医家的推崇和应用；清·陈复正所著的《幼幼集成》总结了前人对小儿生理病理特点的论述,对儿科常见病的证治进行了系统的归纳;清·郑梅涧所著的《重楼玉钥》创立了养阴清肺汤治疗白喉,迄今仍为临床所用。他们的学术理论和思想都对后世临床各个学科产生了较深的影响。

（四）近现代

随着西医学逐渐传入我国,在我国近代曾一度产生中、西医学之争,一些中医界的人士逐渐形成了中西医汇通的思想,其代表张锡纯著有《医学衷中参西录》,致力于沟通中西医学,主张以中医为主体,取西医之长,补中医之短。中华人民共和国成立后,在党和政府的领导下,中医医院、中医药院校及中医药研究机构相继创办,培养了大批中医药人才。1997年1月,《中共中央、国务院关于卫生改革与发展的决定》重申,中西医并重。2003年10月1日,《中华人民共和国中医药条例》施订,这是我国中医药发展史上的里程碑,标志着中医药事业走上全面依法管理和发展的新阶段。

近几十年,国家对中医药科研的投入不断加大,开展了藏象实质、病因、病机、重大疾病、专病、中药、方剂、针灸等研究。国家级、省级等不同层次的重点实验室、临床重点专科相继成立,开展多学科研究、中西医结合研究,恢复师承教育,都在一定程度上促进了中医药学的发展和人才的培养。中医学术交流进一步扩大,既有省市级学术团体,又有国家、国际性学术机构,在某些国家还成立了中医教育机构。

中医药学包含着中华民族几千年的健康养生理念及其实践经验,是中华文明的瑰宝,凝聚着中国人民和中华民族的博大智慧。要遵循中医药发展规律,传承精华,守正创新,加快推进中医药现代化、产业化,坚持中西医并重,推动中医药和西医药相互补充、协调发展,推动中医药事业和产业高质量发展,推动中医药走向世界,充分发挥中医药防病治病的独特优势和作用,为建设健康中国、实现中华民族伟大复兴的中国梦贡献力量。《中共中央 国务院关于促进中医药传承创新发展的意见》是指导新时代中医药工作的纲领性文件。

> **知识窗**
>
> 《大医精诚》出自唐代孙思邈所著《备急千金要方》的第一卷,是论述医德的一篇极重要文献。《大医精诚》论述了有关医德的两个问题:第一是精,要求医者要有精湛的医术,认为医道是"至精至微之事",习之人必须"博极医源,精勤不倦"。第二是诚,要求医者要有高尚的品德修养,以"见彼苦恼,若己有之"感同身受的心,策发"大慈恻隐之心",进而发愿立誓"普救含灵之苦",且不得"自逞俊快,邀射名誉""恃己所长,经略财物"。

第二节　中医学理论体系的基本特点

中医学理论体系来源于长期的医疗实践、朴素的解剖知识及生活体验,受古代哲学思想的影响,形成了具有我国传统医学特色的人体观、疾病观和诊治疾病的方法,逐渐发展为以整体观念和辨证论治为主要特点的理论体系。

一、整体观念

整体即完整性、统一性,指事物是一个整体,事物内部的各个部分和事物与事物之间是相互联系、不可分割的。基于这种观点,中医学认为,人体是一个有机的整体,人体与自然和社会环境是息息相关、紧密相连的,这种人体自身的完整性和人体与自然、社会环境的统一性思想,称为整体观念。整体观念是古代哲学思想在中医学中的应用,它贯穿于中医学的生理、病理、诊法、辨证、养生、防治等各个方面,是中医学基础理论和临床实践的指导思想。

（一）人体是一个有机的整体

人体的脏腑、组织、器官在结构上是统一的整体，在生理功能上是相互联系的，在病理变化上是相互影响的。

1. 生理上的整体性 人体以五脏为中心，通过经络系统"内联脏腑，外络肢节"的作用，将六腑、五体、官窍与五脏联结成一个有机的整体，通过精、气、血、津液的作用，共同完成统一的功能活动。

五脏（心、肺、肝、脾、肾）、六腑（胆、胃、小肠、大肠、膀胱、三焦）、五体（皮、脉、肉、筋、骨）和官窍（眼、耳、鼻、口、舌、前后阴），通过经络的联属，形成以五脏为中心的五大系统，即心、肝、脾、肺和肾系。心系由心、小肠、脉、舌组成；肝系由肝、胆、筋、目组成；脾系由脾、胃、肉、口组成；肺系由肺、大肠、皮、鼻组成；肾系由肾、膀胱、骨、耳及二阴组成。虽然各系的组成和结构不同，但都是构成人体不可缺少的一部分，使人体成为上下相连、内外相通、相互联系的有机整体。

结构决定功能，人体结构的整体性也决定了功能的统一性。各个脏腑发挥的生理功能，都是整体功能活动的一部分，它们之间相互协调和密切配合、相互促进和相互制约，共同维持着机体统一的生命活动。精、气、血、津液是构成和维持人体生命活动的基本物质，脏腑的功能活动也促进和维持着精、气、血、津液的生成、分布和代谢。

形神一体，即人的形体和精神生命活动是一个统一体。形，指形体结构（脏腑、经络、五体、官窍）和生命物质（精、气、血、津液）。神，指人的精神意识思维活动和生命活动。形为神之所，神为形之用，无形则神无以生，无神则形无以存，两者相互依存，相互影响。形是神的物质基础，脏腑功能正常，精充气足形健则神旺；脏腑功能减退，精亏气损形坏则神衰。神能驭形，人的精神活动对人的形体有着直接的影响和作用。

2. 病理上的整体性 中医学认为，人体各脏腑组织器官在生理功能上相互协调、密切配合，在病理上也必然相互影响。内部脏腑的病变可以通过经络反映于相应的形体、官窍，如心火上炎出现口舌糜烂，肝胆湿热出现目睛黄染；体表的病变，也可以通过经络影响到脏腑，如外感风寒，束于体表，出现喘嗽、哮鸣。局部的症状常常是整体状态的反映，如肝阳上亢可出现头痛或眩晕等。在疾病状态下，脏与腑、脏与脏、腑与腑之间可以相互影响，如情志不遂，不仅导致肝气郁结，还常引起肝旺乘脾，导致脾失健运，或胃失和降，出现肝脾不调证或肝胃不和证。

3. 诊断、防治上的整体性 在诊治疾病时，可通过观察形体、官窍、舌脉等外在局部的表现，测知内在脏腑的病理变化，从而做出正确的诊断，为治疗提供可靠的依据。如用清心火的方法治疗口舌生疮，用清肝火的方法治疗目赤肿痛，就是应用心开窍于舌、肝开窍于目的整体观作指导而做出的诊治范例，而不是见头医头，见脚治脚。整体观念也体现在疾病的预防上，如"见肝之病，知肝传脾，当先实脾"等。

（二）人与自然环境的统一性

人类生活在自然界中，是自然界的组成部分，自然界为人类提供了赖以生存的必要条件，人类也有适应自然和改造自然的能力。自然环境的变化直接或间接地影响着人体，使人体产生相应的生理活动或病理反应。中医学的"天人相应"观即强调人与自然的统一性。

1. 自然环境对人体生理病理的影响 一年四季气候的变化规律是春温、夏热、长夏湿、秋燥、冬寒，自然界则与之相对应呈现出春生、夏长、长夏化、秋收、冬藏的变化过程，人体则表现出规律性的生理适应过程。如夏季多汗而尿少，冬季汗少而多尿，即《灵枢·五癃津液别》所说的"天暑衣厚则腠理开，故汗出……天寒则腠理闭，气湿不行，水下留于膀胱，则为溺与气"；春夏温热，阳气升发，脉多浮大；秋冬寒凉，阳气收藏，脉多沉小。人对自然气候变化的适应性是有限的，若气候变化过于剧烈，超过了人体调节适应的能力，或人的自身正气不足，不能适应自然界的气候变化时，就会发病，表现为一些季节性疾病或流行病的发生，如《素问·金匮真言论》

所说："春善病鼽衄，仲夏善病胸胁，长夏善病洞泄寒中，秋善病风疟，冬善病痹厥。"此外，某些慢性病，也往往由于气候剧变或季节更替而使病情加重或复发，如慢性咳喘在冬季容易复发或加重。

昼夜晨昏的变化影响着人体的生理和病理。人体的阳气呈规律性的昼夜变化，中午之前，人体阳气随自然界阳气的渐生而渐旺，午后至夜晚，人体阳气又随自然界阳气的渐退而渐衰，即《素问·生气通天论》所说："阳气者，一日而主外，平旦人气生，日中而阳气隆，日西而阳气已虚，气门乃闭。"在疾病状态下则表现为旦慧、昼安、夕加、夜甚。

地域环境的差异也影响着人体的生理和病理。不同的地域，有其不同的地理环境、气候条件、生活习惯和人文民俗等，对人的生理和病理是有影响的，如我国东南部，地势低下，依海傍水，气候多温热潮湿，人们喜食寒凉，则人体腠理易稀疏，形体多矮小，容易脾胃内伤，外感湿热；西北地势高，气候多寒冷干燥，人们喜饮酒，食炙热之物，则人体腠理多致密，形体多高大，容易胃肠积热，外受风寒。不同的地域地质、水质不同，会导致一些"地方病"的发生，如"瘿病"是由于水土中缺碘。

2. 自然环境与疾病防治的关系　由于自然环境变化影响着人的生命活动和疾病的发生、发展，因此在诊治疾病的过程中，要全面考虑四时气候、地方水土、生活习惯等，遵循因时、因地制宜的原则，应用天人相应的观念指导养生防病，顺应四时气候的变化，"春夏养阳，秋冬养阴"。当气候急剧变化时，要"虚邪贼风，避之有时"，防止病邪侵犯人体。

（三）人与社会环境的统一性

人生活在社会中，与社会是个整体，不能脱离社会而单独存在。人能影响社会，但人的身心更受着社会各种因素的影响，如社会的政治、经济、文化、宗教、法律、婚姻、人际关系等因素，都会直接或间接影响人体的生理功能、心理活动和病理变化。

一般来说，良好的社会环境和制度、富裕的经济条件、融洽的人际关系，使人精神振奋，有利于身心健康；动荡的社会环境、落后的经济条件、不良的人际关系均可破坏人体生理和心理的平衡，引发身心疾病。所以，人生活在社会环境中，要不断地自我调节以适应社会，同时，人们也应该尽自己所能影响社会、改变社会，使之更有利于人们的身心健康。

自然和社会都是人们生活的外环境，人们除了要顺应之外，更应该提高人文素养，利用人类的智慧和科学技术，建设、保护好社会和自然环境。随着社会科技的发展，经济水平的提高，国家、地方政府不断加大对环保的投入，重视环境生态，改善居住环境，提高人们的收入水平，不断推进各项制度的改革和完善等，为人们创造良好的社会环境，提供良好的社会保障，这些对维护人们的健康是至关重要的。

> **案例 1-1-1**
> 　　患者，女，22岁。咳嗽声重，气急，咯痰清稀呈泡沫状，咽痒，鼻塞流清涕，舌质淡红，苔薄白，脉浮缓。
> **问题：** 1. 如何分析、诊治该患者？
> 　　　　2. 如果患者咳嗽频剧，气粗或咳声嘎哑，喉燥咽痛，咯痰不爽，痰黏稠或稠黄，咳时汗出，常伴鼻流黄涕，舌红，苔薄黄，脉浮数，又该如何诊治？

二、辨证论治

辨证论治是中医认识、诊治疾病的基本原则，是中医对疾病的一种特殊的研究和处理方法，包括辨证和论治两个方面。

任何疾病的发生、发展，总是通过症状、体征等现象表现出来，人们也总是通过疾病的现象来认识疾病的本质。症，即症状，是患者的异常感觉或现象，如头痛、眩晕、腹泻等。征，即体征，是医生通过体检获得的异常征象，如舌象、脉象等。证，又称证候，包括症状和体征，是对疾病发展过程中某一阶段的病理概括，能反映疾病的病因、病位、病性及疾病的发展趋势，如阴虚火旺证、气虚证等。病，即疾病，是有特定病因、发病形式、病变机制、发展规律和转归的病理过程，反映的是疾病的全部过程，如消渴、中风等。症、征是构成证和病的基本要素，同一症状或体征可以出现在不同的证候中，同一病的全过程可以表现不同的证，而同一证又可见于不同的病中。因此，病与证之间形成了错综复杂的关系。辨证，就是将四诊所收集的资料（症状和体征及其他资料），通过分析、综合，辨清疾病的原因、性质、部位，以及邪正之间的关系，概括、判断为某种证候，这一识病方法称为辨证。论治，又称施治，即根据辨证的结果，确定相应的治疗原则和方法。辨证是论治的前提和依据，论治是辨证的目的，是治疗疾病的具体方法和手段，是对辨证正确与否的检验。因此，辨证和论治是诊治疾病过程中相互联系、不可分割的两个环节，是理、法、方、药在临床上的融会运用。

辨证论治的原则要求辨证地看待病与证的关系，既有一病可能出现多种证候，又有不同的疾病可以出现相同的证候，因而就需要"同病异治"或"异病同治"。相同的证候反映着相同的本质，因而可用相同的方法治疗，不同的证候反映着不同的本质，因而要用不同的方法治疗。所谓"同病异治"，就是指同一疾病，在疾病发展过程中出现了不同的证候，因而要用不同的治疗方法，如麻疹，初期疹发不透，治宜发表透疹；中期肺热明显，治宜清肺泄热；后期余热未尽，肺胃阴伤，治宜养阴清热。所谓"异病同治"，是指不同的疾病，在其发展过程中出现了相同的证候，则应采用相同的治疗方法，如久病泄泻、慢性水肿、肺胀等不同的病，在发展过程中都可以出现肾阳不足的证候，因而都可用温补肾阳的方法治疗。

临证时既要辨证也要辨病。辨病治疗，是指针对某一疾病采用专方专药治疗，针对疾病过程中的根本矛盾予以治疗，如用大黄牡丹皮汤治疗肠痈，体现了专方、专药对专病的辨病治疗原则，对于无证可辨的病，辨病治疗就显得尤为实用。

总之，中医治病注重证的异同，诊治疾病的着眼点是对证候的辨析和因证而治，所谓"证同治亦同，证异治亦异"，特定阶段的病理本质，是该阶段的主要矛盾，决定了疾病在此阶段所表现的证候，这种针对疾病发展变化过程中不同质的矛盾用不同的方法进行处理的原则，是辨证论治的精髓。

案例 1-1-1 分析讨论

1. 这是临床常见的咳嗽，中医则应依据临床表现进行分析，诊断为何证，然后因证治疗。外感六淫，从口鼻或皮毛而入，使肺气郁闭，肺失肃降，发为咳嗽。《河间六书·咳嗽论》谓"寒、暑、燥、湿、风、火六气，皆令人咳嗽"即是此意。由于四时主气不同，因而人体所感受的致病外邪亦有区别。风为六淫之首，其他外邪多随风邪侵袭人体，所以外感咳嗽常以风为先导，或夹寒，或夹热，或夹燥，其中尤以风邪夹寒者居多。该患者的症状具有寒邪致病的特征，如流清涕、痰色白质稀、苔白、脉缓，所以辨证为风寒犯肺，药用疏风散寒之麻黄、荆芥等。

2. 如果患者咳嗽频剧，气粗或咳声嘎哑，喉燥咽痛，咯痰不爽，痰黏稠或稠黄，咳时汗出，常伴鼻流黄涕，舌红，苔薄黄，脉浮数，是热邪致病的特征，应辨证为风热犯肺，药用疏风清热之桑叶、菊花等。

本案体现了辨证论治在临床上的诊治应用，同一疾病（咳嗽），表现不同的证（风寒证和风热证），其治疗也随之不同（前者疏风散寒，药用辛温；后者疏风清热，药用辛凉）。

第三节　中医学常用的思维方法

中医药学历经几千年盛而不衰，在世界传统医学中是保存和传承极为完好的医学，其思维方法汲取了古代自然科学、社会科学等的精华，并综合用于解释人的生命现象，分析疾病的发生发展规律，指导疾病的诊治。

一、类　比

类比是自然科学中常用的思维方法，是提出假说和创造新知的一条重要途径。类比是根据两个或两类事物之间在某些方面相似或相同，而推测出它们在其他方面也可能相似或相同的一种逻辑思维方法。中医学称之为"援物比类""取象比类""取类比象"法，如用自然界五行的特性和关系类比人体的五脏，来推知五脏的特性和五脏之间的关系。用自然界六气（风、寒、暑、湿、燥、火）的现象类比人在疾病时的临床表现，来推知疾病的病因。自然界有风时会出现树叶颤动或摇动，甚则整棵树倾倒，古代医家运用类比法，认为人的四肢和头部如出现不自主的震颤、摇动，严重时突然仆倒、半身不遂等病证，是风所致。用"釜底抽薪"法治疗上焦火热证；用"增水行舟"法治疗肠燥便秘，则是类比法在治疗上的应用。

应用类比法进行推理的结果具有或然性，因此有其局限性。事物之间，既有同一性，又有差异性，同一性提供了类比的逻辑依据，差异性则限制了类比结论的正确性。相似的两个事物之间，总存在一定的差异，如果推导的内容正好是它们的不同点，那么，推理的结论就会产生错误。因此，由类比所得的结论可能是真实的、正确的，也可能不可靠，必须通过实践检验。

> **知识拓展**
>
> 《内经》开辟了类比思维用以构建和发展医学理论的先河，如《素问·示从容论》言："汝受术诵书者，若能览观杂学，及于比类，通合道理，为余言子所长。"又言："子所能治，知亦众多，与此病失矣。譬以鸿飞，亦冲于天。夫圣人之治病，循法守度，援物比类，化之冥冥，循上及下，何必守经。"为后世医者博观约取，运用类比思维贯通融会于医理之中提供了建设性意见，并明确了类比思维在医学理论中的内涵，即根据已知事物的观察将具有相同或相似特征的事物进行类别的划分。

二、司外揣内

司外揣内是通过观察事物的外在表现，以揣测分析其内在状况和变化的一种思维方法，也称为"以表知里"，即《灵枢·本脏》所说："视其外应，以知其内脏，则知所病矣。"人体的内外通过经络的联系和气血的运行等，形成了内外相互联系的整体。"有诸内必形诸于外"，意思是说身体内部脏腑功能的状态，会在外部表现出来，直接的就是出现在面部。人体的脏，虽藏于内，但其生理功能、病理变化都会通过现象反映于外，这给司外揣内提供了分析素材，促进了藏象理论的形成，同时应用这一理论可以透过现象看本质，以表知里，推测判断内在脏腑的生理和病理，指导临床诊断和治疗。如望面色、听声音、嗅气味、切脉象，是司外，对这些表现进行分析辨证，就是揣内。

司外揣内方法与现代控制论的"黑箱"方法类似，可以测知事物内部大致联系与变化规律，但由于没有打开黑箱，不大了解内在结构的具体细节，因此比较笼统，其应用有一定的局限性。

三、以常衡变

常，指正常、生理的状态；变，指异常、病理的状态。以常衡变，是指用正常生理的标准来衡量判断异常的有无和程度。只有认识了人的正常生理现象和掌握了各种正常参数，才能识别判断出异常，如望色诊、脉诊，我们知道中国人正常的面色是"红黄隐隐，含蓄不露"，正常脉率是一息4~5至，相当于60~90次/分。一息等于一呼一吸。如果不同于此，则可判断为异常。正常人可见到"斜飞脉"、裂纹舌；正常女性有季经、经年现象等，这些情况只有在排除了正常的前提下，再考虑异常。以常衡变可以自身比较，也可以与他人比较。

四、归纳演绎

归纳是从某类事物的一系列个别事实中概括推理出一般的原理、结论等的思维方法，在整理材料，总结经验，使之上升为系统的理论，得出规律性认识的过程中，常常用这种方法。如古代医家在长期对脏腑的形态结构和功能认识的前提下，归纳出"五脏藏精气而不泻""六腑传化物而不藏"的一般结论。归纳法的依据是事物的个性中存在共性，通过个性认识共性。

演绎是从一般推演个别的思维方法，是以一般原理为依据，来探究个别的未知的事物现象，从而推理出新结论，如根据"诸病水液，澄澈清冷，皆属于寒"的原理，将吐清水、呕出不消化食物判断为胃寒；将咳嗽，咳出白色清稀痰液判断为寒邪束肺。演绎推理的结论取决于前提的正确与否和推理形式是否合乎逻辑。如部分解表药具有透疹的作用，桂枝是解表药，所以桂枝也能透疹，这里推理的逻辑不正确，因前提是部分解表药能透疹，不是所有的解表药都能透疹，所以推理的结果就具有或然性。

归纳和演绎是相互联系、相互对立、相反相成的逻辑思维形式，前者从个别到一般，后者从一般到个别，两者常被广泛地用于中医理论研究和临床实践的思维活动中。

思 考 题

1. 试述整体观念的主要内容。
2. 辨证与论治的关系如何？
3. 何谓"同病异治""异病同治"？

进一步阅读文献

侯雅静，闫秋莹，张曼，等，2019. 完善微观证治体系对发展现代中医辨证论治的影响. 中华中医药杂志，34(12): 5620～5623
廖华君，章金宝，钟玉梅，等，2022. 经方组方规律的文献研究. 中华中医药杂志，37(6): 3373～3376
邢玉瑞，2020. 2019 年度中医思维方法研究述评. 中医杂志，61(19): 1679～1684

（傅南琳）

第二章 中医学的哲学基础

学习目标

1. 掌握阴阳的基本概念和阴阳学说的主要内容。
2. 掌握五行的基本概念和五行学说的主要内容。
3. 掌握中医学思维方法的特点。
4. 了解阴阳学说和五行学说在中医学中的应用。

阴阳五行是我国古代用以认识自然和解释自然的宇宙观和方法论。阴阳和五行各自具有其系统的理论，故又称阴阳学说和五行学说。阴阳、五行学说运用于中医学理论体系，借以阐明人体的生理功能和病理变化，并用以指导临床诊断和治疗。在中医学理论体系的形成和发展过程中，阴阳、五行学说起着极其重要的作用。

第一节 阴阳学说

阴阳学说是研究阴阳的内涵及其运动变化规律，并用以解释宇宙间事物的发生、发展变化的一种古代哲学理论，是古人认识世界和阐释宇宙变化的一种世界观和方法论。中医学的阴阳学说，是用阴阳的运动规律解释人体的生命活动，指导临床实践的一种基本理论，用于阐释人体的生理功能和病理变化，并有效地指导着疾病的诊断和治疗。

一、阴阳的基本概念

阴阳是对自然界相互关联的某些事物或现象对立双方属性的概括。阴和阳，既可以代表相互对立的事物，又可以分析一个事物内部所存在的相互对立的两个方面，如一天当中的白昼与黑夜、气候的炎热与寒冷、运动状态的躁动与静止等。

一般而言，凡是运动的、外向的、上升的、温热的、明亮的，都属于阳的特性，而相对静止的、内守的、下降的、寒冷的、晦暗的，皆属于阴的特性。就物质的运动变化而言，"阳化气，阴成形"，当物质呈现蒸腾气化作用的运动状态时属于阳的功能，呈现凝聚成形的运动状态时属于阴的功能。阴和阳的相对属性引入医学领域，即对于人体具有推动、温煦、兴奋等作用的物质和功能，统属于阳；对于人体具有凝聚、滋润、抑制等作用的物质和功能，统属于阴。如人体的气具有推动、温煦作用，主动，故属阳；人体的血具有滋润、濡养作用，主静，故属阴。

阴阳属性的归类分析见表 1-2-1，可以举一反三，余类推之。

表 1-2-1 事物和现象的阴阳属性归类

属性	空间	时间	季节	温度	湿度	重量	亮度	运动状态
阳	上、外	昼	春夏	温热	干燥	轻	明亮	上升、动、兴奋、亢进
阴	下、内	夜	秋冬	寒凉	湿润	重	晦暗	下降、静、抑制、衰退

事物的阴阳属性不是绝对的，而是相对的。其一，阴阳双方在一定条件下可以相互转化，如一年四季中夏热与冬寒的转化。其二，阴阳具有无限可分性，即阴中有阳，阳中有阴，阴阳之中又有阴阳，"阴阳互藏"，如昼为阳，夜为阴，昼又分上午和下午，上午阳益趋旺而为阳中之阳，下午阳渐衰减而为阳中之阴。

二、阴阳学说的基本内容

阴阳之间的关系可概括为以下四个方面。

（一）阴阳对立制约

阴阳的对立，是指阴阳的属性是相互对立的、相反的。自然界一切事物和现象，无不存在着相互对立的阴阳两个方面。如上与下、左与右、明与暗、动与静、升与降、寒与热、水与火、柔与刚等。阴阳之间既是对立的，又是统一的，统一是对立的结果。换言之，对立是两者之间相反的一面，统一是两者之间相成的一面，如没有上下、左右的对立，就没有空间方位的存在。所以，没有对立就没有统一，没有相反也就没有相成。

阴阳两个方面的对立，主要表现在它们之间的相互制约，相互对抗。如水可制约火，动可制约静，柔可克刚。阴与阳相互制约、相互对抗的结果，取得了统一，即达到了阴阳之间的相对动态平衡。如四时气候的温热寒凉更替，是自然界阴阳二气相互制约而取得相对协调平衡的结果。

（二）阴阳消长平衡

阴和阳之间的对立制约，并非处于静止不变的状态，而是始终处于一种此消彼长，或此长彼消的运动变化之中，故称"阴阳消长"。所谓"阴阳消长平衡"，是指阴与阳之间的平衡，不是静止的和绝对的平衡，而是在一定限度、一定时间内的"阴消阳长"和"阳消阴长"之中维持着相对的平衡。阴阳的消长平衡，符合事物的运动是绝对的、静止是相对的，消长是绝对的、平衡是相对的规律。即在绝对的运动中包含着相对的静止，在相对的静止之中又蕴伏着绝对的运动；在绝对的消长之中维持着相对的平衡，在相对的平衡之中又存在着绝对的消长。事物就是在绝对的运动和相对的静止、绝对的消长和相对的平衡之中生化不息、发生发展的。

在自然界中，阴阳二气不断地消长变化，表现为四时寒暑、日夜的更替等。四时由夏至秋及冬，阴气渐长而阳气渐消，气温由炎热逐渐转凉变寒，为"阳消阴长"的过程；反之，从冬至春及夏，是"阴消阳长"的过程。人与自然界的事物相应，故人体内阴阳二气有相应的变化。在正常情况下，阴阳双方应是长而不偏盛，消而不偏衰，若破坏了这一相对的动态平衡，出现了阴阳的偏盛或偏衰，事物就会发生异常的变化，在人体就会导致疾病的发生。

阴阳相互制约的过程，也是相互消长的过程，没有消长，也就没有制约。"动极者镇之以静，阴亢者胜之以阳"（明·张景岳《类经附翼·医易》），说明动与静、阴与阳相互制约、消长的关系。只有阴与阳相互制约、相互消长，事物才能发展变化，自然界才能生生不息。人体之所以能进行正常的生命活动，是阴阳双方相互制约取得统一的结果，阴阳的相互制约、消长贯穿于人体生命活动的整个过程。

（三）阴阳互根互用

阴阳互根，是指阴阳双方相互依存、互为根基的关系。阴阳双方都以另一方的存在为自己存在的条件，每一方都不能脱离对方而独立存在，如上为阳，下为阴，没有上就无所谓下，没有下也就无所谓上，升与降、寒与热、明与暗、兴奋与抑制等，都是相互依存的阴阳双方。若阴阳互根的关系因某种原因而遭到破坏，就会出现"孤阴不生，独阳不长"，甚至"阴阳离决"而消亡。

阴阳互用，是指阴阳之间相互促进、相互滋生、相互助长的关系，这种互用关系在自然界和人体内是普遍存在的。如夏天虽热，但阴从阳生，雨水增多；冬日虽寒，但阳从阴化，干燥少雨，如此维持一年四季气候的相对稳定。在人体内，生命活动的正常有序进行，也体现出阴阳的互用关系。如对组成人体和维持人体生命活动的基本物质——气和血的关系而言，气属于阳，血属于阴；气为血之帅，血为气之母，两者是互根互用的。当人失血的时候，会导致气虚，甚至气脱；气不足时，血的生成和运行也会受到影响。人体最本质的功能是兴奋与抑制，兴奋为阳，抑制为阴，它们既相互制约，又相互为用，白天的高度兴奋是以夜间充分的抑制为条件，而夜间良好的睡眠则是以白天充分的兴奋为前提。阴阳互用的关系遭到破坏，即阴阳双方中的一方虚弱，不能资助另一方，久之必然导致另一方的不足，从而出现阴阳互损的病理变化。若失眠日久，势必导致兴奋不足，可出现精神萎靡、昏昏欲睡的病理状态；反之，白天兴奋不足，亦可影响夜间的抑制，表现为入睡困难，甚至彻夜难眠。

（四）阴阳相互转化

阴阳相互转化，是指阴阳双方在一定条件下可以向其各自相反的方面转化，即属阳者可转变为阴，属阴者也可转变为阳，如白天黑夜的交替出现、寒暑往来的季节变迁等。阴阳双方的消长运动发展到一定的程度，就会向其相反方面转化，即所谓"物极必反"。从四季气候变迁来看，由春温发展到夏热之极点，就是向寒凉转化的起点；秋凉发展到冬寒之极点，就是逐渐向温热转化的起点。在疾病的发展过程中，阴阳相互转化常常表现为在一定条件下，表证与里证、寒证与热证、虚证与实证、阴证与阳证的互相转化等。阴阳转化一经发生，便意味着事物的性质发生了根本性改变。所以，如果把"阴阳消长"看作是一个量变过程的话，那么"阴阳转化"便是一个质变的过程。

阴阳的相互转化需要具备一定的条件。《灵枢·论疾诊尺》说"四时之变，寒暑之胜，重阴必阳，重阳必阴。故阴主寒，阳主热。故寒甚则热，热甚则寒。故曰：寒生热，热生寒，此阴阳之变也"；《素问·阴阳应象大论》说"寒极生热，热极生寒"，这里的"重""甚""极"就是促进转化的条件，阴、寒有了"重""甚"或"极"这个条件，就会阴转化为阳、寒转化为热；阳、热有了"重""甚"或"极"这个条件，就会阳转化为阴、热转化为寒。在这里，条件是主要的，没有一定的条件，便不能转化。

人体的生理和病理变化也是如此。如某些急性温热病，由于热毒极重，大量耗伤机体元气，在持续高热的情况下，可突然出现体温下降、面色苍白、四肢厥冷、脉微欲绝等阳气暴脱的危象，这种病证变化，即属于由阳证转化为阴证。再如寒饮中阻，本为阴证，但由于失治误治，寒饮日久会郁而化热，出现胃脘灼热、吞酸嗳气等热症。

综上所述，阴和阳是事物的相对属性，因而存在着无限可分性，随着条件的变化而变化；阴阳的对立制约、消长平衡、互根互用、相互转化等，说明阴和阳之间的相互关系，不是孤立的、静止不变的，而是相互联系、相互影响、相反相成的，在一定条件下是可以相互转化的。

> **案例 1-2-1**
>
> 　　患者，女，37岁。主诉：泄泻2个月。黎明前脐下作痛，肠鸣即泻，泻后即安，腹部畏寒，腰背怕冷，舌质淡，苔薄白，脉沉细。
>
> **问题**：如何运用阴阳学说对本病进行辨证？

三、阴阳学说在中医学中的应用

阴阳学说作为一种方法论，应用于中医学中，成为中医学的独特思维方法，主要用以说明人体生命过程中各种生命活动的对立统一关系和发展变化规律，也就是以阴阳的基本概念和其运动变化规律来说明人体的组织结构、生理功能和病理变化，并用来指导临床诊断和治疗。

（一）说明人体的组织结构

1. 部位与结构的阴阳属性　就人体的部位与组织结构来说，可分为阴阳两大类，阴阳之中再分阴阳。外为阳，内为阴；背为阳，腹为阴；头部为阳，足部为阴；体表为阳，内脏为阴。体表中皮肤为阳，肌肉筋骨为阴；脏腑中六腑为阳，五脏为阴；五脏之中心肝为阳，肺脾肾为阴。若再具体到每一脏腑，任何一脏腑都有阴阳两方面的属性，如心有心阴心阳、肝有肝阴肝阳、脾有脾阴脾阳、肾有肾阴肾阳等。

2. 气血津液的阴阳属性　气血津液是构成人体和维持人体生命活动的基本物质。就气与血来讲，气是无形的物质，有推动、温煦作用；血是有形的液态物质，有滋养、濡润作用，故气为阳，血为阴。在气中，卫气为阳，营气为阴。关于津液，津清稀而薄，故属阳；液稠厚而浊，故属阴。

3. 经络的阴阳属性　分布于全身的经络，也有阴阳之分。由于上为阳，下为阴；外为阳，内为阴；腑为阳，脏为阴，所以在经络系统中，属于腑、循行于人体四肢外侧及背部、分布于机体上部及体表者属阳，如手足三阳经；而属于脏、循行于人体四肢内侧及腹部、分布于机体下部内脏肢体深层者属阴，如手足三阴经。

人体各部位、各种组织结构、各脏腑之阴阳属性不是绝对的，而是相对的，它们常因前提条件的改变而改变。若以胸腹上下关系来讲，则胸属阳，腹属阴；如以胸背关系来说，则背属阳，胸属阴。同样，五脏阴阳属性，若以上下来分，则心肺在上属阳，心为阳中之阳脏，肺为阳中之阴脏；肝脾肾在下属阴，肝为阴中之阳脏，肾为阴中之阴脏，脾亦为阴中之阴脏。脾属太阴，太阴为三阴之始，故脾为至阴。

总之，人体的上下、内外、表里、脏腑、经络、组织结构之间，以及每一组织器官本身，无不包含着阴阳对立统一的关系。

（二）说明人体的生理功能

中医学认为，人体的正常生命活动是机体阴阳两方面对立统一、协调平衡的结果，即《素问·生气通天论》所说的"阴平阳秘，精神乃治"。人体内外、表里、上下各部分之间，以及机体的物质与物质、功能与功能、功能与物质之间，必须经常保持其相对的阴阳协调关系，才能维持正常的生理活动。

人体的生理活动，离不开阴阳。总体而言，前者是构成人体的脏腑组织器官和维持生命活动的精气血津液物质，后者是物质的变化及其和脏腑组织器官所发挥的功能，两者相互依存、相互为用、相互制约、相互消长。生理功能的发挥以消耗物质为基础，生理功能的正常发挥，又促进物质的不断产生，没有生理功能的变化则无以产生物质。人体的生命活动过程就是在阴阳的相互作用下，处于相对动态平衡的结果。

（三）说明人体的病理变化

阴阳的相对平衡是人体正常的健康状态，因某种原因而使人体的阴阳失衡，则标志着疾病的发生。疾病的过程，多为邪正斗争的过程，其结果是引起机体阴阳的偏盛或偏衰。

1. 阴阳偏盛　即阴偏盛、阳偏盛，是属于阴或阳任何一方高于正常水平的病变。《素问·阴阳应象大论》指出"阴胜则阳病，阳胜则阴病。阳胜则热，阴胜则寒"。

（1）阳胜则热，阳胜则阴病：阳胜，一般是指阳邪致病，导致机体阳气的绝对亢盛；阳胜则热，是指因阳邪致病，致阳气亢盛表现为热性病证；阳长则阴消，阳偏盛必然制约和消耗阴津，故说阳胜则阴病。由于阳以热、动、燥为特点，故阳胜则热，表现为壮热、面红、目赤、烦躁、妄动等症；阳胜则阴病，表现为口干、烦渴、小便黄、大便干结等症。

（2）阴胜则寒，阴胜则阳病：阴胜，一般是指阴邪致病，导致机体阴的绝对偏盛；阴胜则寒，是指因阴邪致病，致阴胜而表现为寒性病证；阴长则阳消，阴偏盛必然制约和耗伤阳气，故说阴胜则阳病。因为阴以寒、静、湿为特点，故阴胜则寒，表现为呕吐清水、咳痰清稀、面白、小便清长、大便稀溏等症；阴胜则阳病，表现为形寒怯冷、肢倦等症。

2. 阴阳偏衰　即阴虚、阳虚，是属于阴或阳任何一方低于正常水平的病变。《素问·调经论》指出"阳虚则外寒，阴虚则内热"。根据阴阳动态平衡的原理，阴或阳任何一方的不足，必然导致另一方相对的亢盛。

（1）阳虚则寒：阳虚，是人体的阳气虚损；阳虚不能制约阴，则阴相对偏盛而出现寒象，所以称阳虚则寒。阳虚则寒可见到面白、形寒、舌淡、脉迟等寒象，又可见到喜静蜷卧、小便不利、下利清谷的虚象。

（2）阴虚则热：阴虚，是人体的阴液不足；阴虚不能制约阳，则阳相对偏亢而出现热象，所以称阴虚则热。阴虚则热表现为五心烦热、潮热盗汗、舌红少苔、脉细数。

（3）阳损及阴，阴损及阳，阴阳俱损：根据阴阳互根的原理，机体的阴或阳任何一方虚损到一定程度，必然导致另一方的不足。阳虚至一定程度时，因阳虚不能化生阴液，而同时出现阴虚的现象，称"阳损及阴"；同样，阴虚至一定程度时，因阴虚不能化生阳气，而同时出现阳虚的现象，称"阴损及阳"。"阳损及阴"或"阴损及阳"，最终导致"阴阳两虚"。阴阳两虚并不是阴阳处于低水平的平衡，而是存在着偏于阳虚或偏于阴虚的两虚状态。

（四）用于疾病的诊断

由于疾病发生发展变化的内在原因是阴阳失调，所以任何疾病都可用阴阳来概括说明复杂多变的病证，正如《素问·阴阳应象大论》所说"善诊者，察色按脉，先别阴阳"。纲领性的"八纲辨证"法，就是以阴阳为总纲，表、实、热属阳；里、虚、寒属阴。

阴阳，大则可以概括整个病证是属阴证，还是属阳证，小则可分析四诊中一个具体脉症。在四诊中，望诊之色泽鲜明，闻诊之声高、气粗、多言、躁动，问诊之口渴、发热、尿黄、便秘，切诊之浮、数、滑、实，属阳证；望诊之色泽晦暗，闻诊之声低、气怯、少言、无力，问诊之不渴、恶寒、尿清、便溏，切诊之沉、迟、涩、虚，属阴证。总之，无论望、闻、问、切，都应以分别阴阳为首务，在临床辨证中，分清阴阳，可起到执简驭繁、提纲挈领的作用。

（五）用于疾病的治疗

由于疾病发生发展的基本病机是阴阳失调，因此，调整阴阳，补其不足，泻其有余，恢复阴阳的相对平衡，是治疗的基本原则。阴阳学说用以指导疾病的治疗，一是确定治疗原则，二是归纳药物性能。

1. 确定治疗原则

（1）阴阳偏盛的治疗原则：阴阳偏盛，为阴或阳的一方偏盛，即阳胜则热、阴胜则寒，为有余之实证。由于阳胜则阴病，阳热盛易于损伤阴液；阴胜则阳病，阴寒盛易于损伤阳气，故在调整阴阳的偏盛时，应注意有无阴或阳偏衰的情况存在。若阴或阳偏盛而其相对的一方并没有虚损时，即可采用"损其有余"的方法。若其相对一方有偏衰时，则当兼顾其不足，配合以扶阳或益阴之法。阳胜则热属实热证，宜用寒凉药以制其阳，治热以寒，即"热者寒之"。阴胜则寒属实寒证，宜用温热药以制其阴，治寒以热，即"寒者热之"。因两者均为实证，所以称这种治疗原则为"损其有余"，即"实者泻之"。

（2）阴阳偏衰的治疗原则：阴阳偏衰，即阴或阳的一方不足，或为阴虚，或为阳虚。阴虚不能制阳而致阳亢者，为虚热证，一般不能用寒凉药直折其热，须用滋阴壮水之法，以抑制阳亢之火，《素问·阴阳应象大论》称这种治疗原则为"阳病治阴"。若阳虚不能制阴而造成阴盛者，为虚寒证，不宜用辛温发散药以散阴寒，须用扶阳益火之法，以消退阴盛之寒，《素问·阴阳应象大论》称这种治疗原则为"阴病治阳"。

对阴阳偏衰的治疗，张景岳根据阴阳互根的原理，提出了阴中求阳，阳中求阴的治法，即"善补阳者，必于阴中求阳，则阳得阴助而生化无穷；善补阴者，必于阳中求阴，则阴得阳升而泉源不竭"（《景岳全书·新方八阵·补略》）。

总之，治疗的基本原则，是泻其有余，补其不足。阳盛者泻热，阴盛者祛寒；阳虚者扶阳，阴虚者补阴，以使偏盛或偏衰之阴阳，复归于平衡。

2. 归纳药物的性能 阴阳用于疾病的治疗，不仅用以确立治疗原则，而且也用来概括药物的性味功能，作为指导临床用药的依据。治疗疾病，不但要有正确的诊断和确切的治疗方法，同时还必须熟练地掌握药物的性能。根据治疗方法，选用适宜的药物，才能收到良好的疗效。

药物的性能，一般来说，主要由它的四气（性）、五味和升降浮沉来决定，而药物的药性（四气）、五味和升降浮沉，又皆可用阴阳来归纳说明。

（1）药性：主要是寒、热、温、凉四种药性，又称"四气"。其中寒凉属阴（凉次于寒），温热属阳（温次于热）。能减轻或消除热证的药物，一般属于寒性或凉性，如黄芩、栀子等；反之，能减轻或消除寒证的药物，一般属于温性或热性，如附子、干姜之类。

（2）五味：就是辛、甘、酸、苦、咸五种味。有些药物具有淡味或涩味，所以实际上不止五种。但是习惯上仍然称为五味。其中辛、甘、淡属阳，酸、苦、咸、涩属阴。

（3）升降浮沉：升是上升，降是下降，浮为浮散，沉为重镇。大抵具有升阳发表、祛风散寒、涌吐、开窍等功效的药物，多上行向外，其性升浮，升浮者为阳；而具有泻下、清热、利尿、重镇安神、潜阳息风、消导积滞、降逆、收敛等功效的药物，多下行向内，其性皆沉降，沉降者为阴。

总之，治疗疾病就是根据病证的阴阳偏盛偏衰情况，确定治疗原则，用药物的阴阳属性来纠正由疾病引起的阴阳失调，使阴阳复归于平衡而达到治愈疾病的目的。

案例 1-2-1 分析讨论

本病证属于阳虚证。肾阳不足，黎明之前，当为阳气将升之时，但因阳气不振，阴寒又盛，不能固摄，故而致泻。脾肾阳虚，阴寒内盛，故而腹部畏寒，腰背怕冷；舌质淡，苔薄白，脉沉细，乃脾肾阳虚之象。

知识拓展

太极拳在理论上沿袭了《周易》的阴阳学说。太极拳以阴阳学说为引导，在一招一式中，有着阴阳虚实的转换。阴阳、虚实、轻沉、攻防……这些由阴阳衍生出来的对立概念都运用在了太极拳的招式里。

第二节 五行学说

五行学说即是用木、火、土、金、水五种最基本物质的功能属性为代表来归类事物或现象的属性，并以五行之间的生克乘侮关系来阐释和推演事物或现象之间的相互关系及其复杂的运动变化规律。中医学理论体系在其形成过程中，受到了五行学说极其深刻的影响，体现在以整体系统的观点来认识人体自身内在的相互联系性和人体与外环境的统一性。五行学说贯穿于中医学理论体系的各个方面，用于阐述人体的生理病理，指导疾病的诊断和治疗等。

一、五行的基本概念

五行，是木、火、土、金、水五种基本物质的运动变化。五行中的"五"是指木、火、土、金、水五种构成世界的基本物质或基本元素；"行"，是指五种物质的运动变化及其相互联系。五行是一个抽象的概念，是对五大行类物质或现象之特性及其相互关系的抽象概括。

（一）五行的特性

五行的特性是古人在长期的生活和生产实践中，在对木、火、土、金、水五种物质朴素认识的基础上，进行抽象而逐渐形成的理论概念，是用以分析各种事物的五行属性和研究事物之间相互联系的基本法则。因此，五行的特性，虽然来自木、火、土、金、水，但实际上已经超越了木、火、土、金、水具体物质的本身，而是作为事物属性的抽象概念来应用，因而具有更广泛的含义（表1-2-2）。

表 1-2-2　五行的特性

五行	特性概括	特性解说
木	升发、条达	古人称"木曰曲直"。曲直,实际上是指树木的生长形态,都是枝干曲直,向上向外周舒展。因而引申为凡具有生长、升发、条达、舒畅等作用或性质的事物,均属于木
火	炎热、向上	古人称"火曰炎上"。炎上,是指燃烧之火,其性温热,其焰上升,因而引申为凡具有温热、升腾作用或性质的事物,均属于火
土	长养、化育	古人称"土爱稼穑"。稼穑,是指土有播种和收获农作物的作用,因而引申为凡具有生化、养育、承载、受纳作用或性质的事物,均归属于土。故中医学有"土载四行""万物土中生""万物土中灭""土为万物之母"的说法
金	清肃、敛降	古人称"金曰从革"。从革,其本义是指金的可熔铸变革的特性。但渗透于中医学之后,则演变引申为凡具有清洁、肃降、收敛等作用或性质的事物,均属于金
水	滋润、趋下	古人称"水曰润下"。润下,指水性湿润,由上向下流行,因而引申为凡具有寒凉、滋润、向下运行等作用或性质的事物,均属于水

（二）五行属性的推演和归类

五行学说是以五行的特性来推演和归类事物的五行属性的。事物五行属性的推演和归类,首见于《尚书》。《尚书·周书·洪范》说:"润下作咸,炎上作苦,曲直作酸,从革作辛,稼穑作甘。"事物的五行属性,并不等同于木、火、土、金、水本身,而是采用"取象比类"的方法,将事物的性质、作用或形态与五行的特性相类比,从而得出事物的五行属性。这样便把需要说明的事物或现象朴素地分成了五大类,从而将相似属性的事物或现象分别归属于五行之中,并在五行属性归类的基础上,运用五行规律,进而阐释、推演事物或现象的复杂联系及变化,如以方位配属五行和以五脏配属五行。

事物的五行属性,除了可用上述方法进行取象比类外,还可应用间接的推演络绎的方法。根据已知某些事物的五行属性推演其他相关事物的五行属性。如肺属金,则肺主皮毛和肺开窍于鼻的"皮毛"和"鼻"均属金。

五行学说认为属于同一五行属性的事物,都存在着相关的联系。所以有人认为五行学说是说明人与自然界统一关系的理论基础。现将自然界和人体的五行属性作以下归类,见表 1-2-3。

以"木"为例,从横向来说,木性柔和条畅,春季多风,阳气上升,草木滋生,郁郁青青,而青葱之果木多有酸味,因此,把春、风、青、酸、生等归属于木。在人体,肝性条达舒畅,喜滋润而升发,肝与胆相表里,开窍于目,主筋,主怒,在病理上易于化风(易发生震颤、抽搐、惊厥等症),于是将肝、胆、目、筋、怒等归属于木。其他脏腑依此类推。应当看到,这种属性归类或联系虽有表象的一方面,但其内部也有其合理的因素。若从纵向来说,则可表示在这五类事物或现象之间存在着相互促进、相互制约及相互调节的复杂关系。

表 1-2-3　自然界和人体的五行属性归类

自然界							五行	人体						
五音	五味	五色	五化	五气	五方	季节		五脏	五腑	五官	形体	五志	五声	变动
角	酸	青	生	风	东	春	木	肝	胆	目	筋	怒	呼	握
徵	苦	赤	长	暑	南	夏	火	心	小肠	舌	脉	喜	笑	忧
宫	甘	黄	化	湿	中	长夏	土	脾	胃	口	肉	思	歌	哕
商	辛	白	收	燥	西	秋	金	肺	大肠	鼻	皮	悲	哭	咳
羽	咸	黑	藏	寒	北	冬	水	肾	膀胱	耳	骨	恐	呻	栗

二、五行学说的基本内容

（一）五行的相生与相克

关于五行相生、相克关系的确立，是古人通过长期的对客观事物变化的直接观察而得出的。五行的相生相克是五行学说用以概括和说明事物之间相互联系和发展变化的基本观点。五行学说并不是静止地、孤立地将事物归属于五行系统，而是以五行之间的相生和相克联系来探索和阐释事物之间的相互关系，以及相互协调平衡的整体性和统一性。

1. 相生　是指木、火、土、金、水之间存在着有序的递相滋生、助长和促进的关系。在相生关系中，犹如母子之间的代代相继，任何一"行"都具有"生我"和"我生"两方面的关系。生我者为母，我生者为子。故《难经》喻相生关系为"母子关系"。五行相生的次序是木生火，火生土，土生金，金生水，水生木。依次递相滋生，往复不休。

2. 相克　是指木、火、土、金、水之间存在着有序的递相克制、制约的关系。在相克关系中，任何一"行"都具有"克我"和"我克"两方面的关系，《内经》称克我者为我"所不胜"，我克者为我"所胜"，故相克关系又称为"所胜""所不胜"的"相胜关系"。五行相克的次序是木克土，土克水，水克火，火克金，金克木。依次递相制约和克制，循环不止（图1-2-1）。

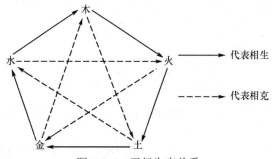

图 1-2-1　五行生克关系

五行学说认为，事物系统结构的五个方面之间的相生与相克关系，构成并促进着事物正常情况下的循环运动，并保持着相对的动态平衡。五行系统结构中的每一行都与其他四行发生一定的联系，从相生看，有"生我"和"我生"两种关系；从相克看，又有"胜我"和"我胜"两种关系。这就表明五行系统结构中的各部分之间不是孤立的，而是密切相关的，每一部分的变化，必然影响着其他部分的状态，同时又受着五行系统结构整体的影响和制约。

（二）五行的制化与胜复

五行系统结构之所以能够保持动态平衡和循环运动，主要在于其本身客观存在着两种自我调节机制和途径：一种是正常情况下的相生相克，即"制化"调节；一种则是在反常情况下的"胜复"调节。

1. 五行的制化　指五行之间既相互滋生，又相互制约，维持着事物间的协调平衡，是生中有制，制中有生，相互生化、相互制约的关系。《素问·六微旨大论》指出：制化，即"制则生化"之义。所谓"制中有化"，即是说木能制土，火才能生化；火能制金，土才能生化；土能制水，金才能生化；金能制木，水才能生化；水能制火，木才能生化。也就是说，母气能制己所胜，则子气方能得母气之滋养而起生化作用。故《素问·五脏生成》说"心……其主肾也""肺……其主心也""脾……其主肝也""肝……其主肺也""肾……其主脾也"。这里所说的"主"，即指生化之主，实际上即是相克制约之意，因其"克中有生""制则生化"，所以称其为"主"。

从五行的整体作用可以明显看出，任何两行之间的关系并不是单向的，而是相互的。以木为例，在正常情况下，木受到金的制约，木虽然没有直接作用于金，但是木能生火，而火有克制金的作用，从而使金对木的克制不致过分而造成木的偏衰。同时，木还受到水的资助，因此，木又通过生火，以加强火对金的克制，削弱金对水的滋生，从而使水对木的促进不会过分，以保证木不会发生偏亢。其他四行，依次类推。

2. 五行的胜复 是指五行中的某一行过于亢盛，则引起其所不胜一行的报复性制约，从而使五行系统复归于协调和稳定的关系。它是系统本身所具有的一种反馈调节机制。这一反馈调节机制，可借以说明自然界气候出现异常时的自行调节，也可借以说明人体五个生理病理系统内部出现异常时的自我调节，并可指导治法的确定和方药的选择。

（三）五行的相乘、相侮

相乘和相侮，是指五行系统关系在外界因素的作用下所产生的反常状态，都是指五行之间不正常的相克。在人体，则表现为病理上的相互传变（图1-2-2）。

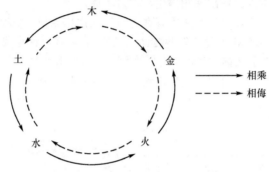

图 1-2-2 五行相乘和相侮的规律

1. 相乘 "乘"即乘虚侵袭的意思，相乘即相克太过，超过了正常的制约力量，使五行系统结构关系失去正常的协调。

相乘的产生，一般有两种情况：一是被乘者本身不足，乘袭者乘其虚而凌其弱。如土气不足，则木乘土（虚）。二是乘袭者亢极，不受他行制约，恃其强而袭其应制之行。如木气亢极，不受金制，则木（亢）乘土，从而使土气受损（图1-2-3）。

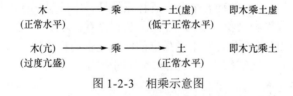

图 1-2-3 相乘示意图

"相克"与"相乘"是有区别的。前者是生理状态，后者是病理状态。

2. 相侮 即相克的反向，又称"反克"，是五行系统结构关系失去正常协调的另一种表现（图1-2-4）。

相侮的产生，也有两种情况：一是被克者亢极，不受制约，反而欺侮克者。如金本克木，若木气亢极，不受金制，反来侮金，即为木（亢）侮金。二是克者本身衰弱，被克者因其衰而侮之。如金本克木，若金气虚衰，则木因其衰而侮金，即为木侮金（衰）。

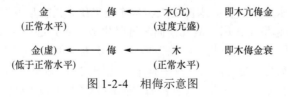

图 1-2-4 相侮示意图

相乘和相侮，都是不正常的相克现象，两者之间既有区别，又有联系。相乘与相侮的主要区别是前者是按五行的相克次序发生过强的克制，而形成五行间的生克制化异常；后者是与五行相克次序发生相反方向的克制现象，而形成五行间的生克制化异常。两者之间的联系是在发生相乘时，也可同时发生相侮；发生相侮时，也可同时发生相乘。如木过强时，既可以乘土，又可以侮金；金虚时，既可受到木的反侮，又可受到火乘，因而相乘与相侮之间存在着密切的联系。

三、五行学说在中医学中的应用

案例 1-2-2

　　患者，男，57 岁。血压高 10 年，刻下头晕头痛，手足麻木，口干耳鸣，舌红苔白，脉细偏弦。

问题：根据病情用五行学说进行辨证施治。

　　五行学说在中医学中的应用，主要是以五行的特性来分析研究机体的脏腑、经络等组织器官的五行属性；以五行之间的生克制化来分析研究机体的脏腑、经络之间和各个生理功能之间的相互关系；以五行之间乘侮来阐释病理情况下的相互影响。因此，五行学说在中医学中不仅被用作理论上的阐释，而且也具有指导临床的实际意义。

（一）归属人体组织结构，反映内外环境的统一

　　中医学运用五行类比联系的方法，根据脏腑组织的功能和特点，将人体的组织结构分属于五行系统，形成以五脏为中心，配合以六腑，主持五体，开窍于五官九窍，外荣于体表的脏腑组织系统，为藏象学说的系统化奠定了基础。

　　此外，中医学根据"天人相应"的观点，运用事物属性的五行归类方法，对自然界的有关事物或现象进行了归属，并与人体脏腑组织结构的五行属性联系起来。如将人体的五脏、六腑、五体、五官等与自然界中的五方、五季、五味、五色等相联系，这样就把人与自然环境统一起来，反映了人体内外环境之间的相互联系。

（二）说明五脏的生理功能及其相互关系

　　1. 说明五脏的生理特点　中医学根据五行的特性来说明五脏的某些生理特性和功能作用。木性可曲可直，枝叶条达，有升发的特性；肝喜条达而恶抑郁，有疏泄的功能，故以肝属木。火性温热，其性炎上；心阳有温煦之功，故以心属火。土性敦厚，有生化万物的特性；脾有运化水谷，输送精微，营养五脏六腑、四肢百骸之功，为气血生化之源，故以脾属土。金性清肃、收敛；肺具清肃之性，肺气以肃降为顺，故以肺属金。水性润下，有寒润、下行、闭藏的特性；肾有藏精、主水等功能，故以肾属水。

　　2. 说明五脏之间的相互关系　五脏的功能活动不是孤立的，而是相互联系的。五脏的五行归属和五行生克制化的理论，不仅阐明了五脏的功能特性，还说明了脏腑生理功能的内在联系，即五脏之间既有相互滋生的关系，又有相互制约的关系。

　　（1）五脏相互滋生的关系：肝生心就是木生火，如肝藏血以济心；心生脾就是火生土，如心阳以温脾；脾生肺就是土生金，如"脾气散精，上归于肺"；肺生肾就是金生水，如肺金清肃下行以助肾水；肾生肝就是水生木，如肾藏精以滋养肝的阴血等。这就是用五行相生的理论来阐释五脏相互滋生的关系。

　　（2）五脏相互制约的关系：制约，也即是相克。根据五行相克关系，五脏之间也存在着类似的制约关系。如肺属金，而制于心火，故心为肺之主；脾属土，而制于肝木，故肝为脾之主；肾属水，而制于脾土，故脾为肾之主。这就是用五行相克的理论来阐释五脏相互制约的关系。

　　综上所述，五脏配五行，五脏又联系着各自所属的五体、五官、五志等，从而把机体各部分联结在一起，形成了中医学以五脏为中心的生理病理系统，体现了人体的整体观。并根据五行生克制化规律，阐释机体肝、心、脾、肺、肾五个系统之间相互联系、相互制约的关系，进一步确

立了人体是一个完整的有机整体的基本观念。五行学说应用于生理，就在于说明人体脏腑组织之间，以及人体与外在环境之间相互联系的统一性。

（三）说明脏腑病变的发生和传变规律

五脏在生理上相互联系，在病理上也必然相互影响。

1. 说明疾病的发生　由于五脏外应五时，故四时六气的发病规律，一般是主时之脏首先受邪而发病。如春季肝先受邪，夏季心先受邪，长夏脾先受邪，秋季肺先受邪，冬季肾先受邪，此即主时之脏受邪发病的一般规律。但是，有时亦可导致"所胜"或"所不胜"之脏受病。如气候失常，时令未至而气先至，则属太过；时令已至而气未至，则属不及。太过之气的发病规律是不仅可以侮其所不胜之脏，而且还可以乘袭其所胜之脏，同时，即使是我生之脏亦有发病之可能。

2. 说明疾病的传变　本脏之病可以传至他脏，或他脏之病可以传至本脏，脏腑病变的相互影响，谓之"传变"。从五行规律来说，病理上的传变主要是应用五行相生的母子关系，以及五行相克的乘侮关系，来说明脏腑疾病相互影响的传变规律。

（1）相生关系的传变：根据相生关系进行传变即母子关系传变，包括"母病及子"和"子病犯母"两种情况。母病及子是指疾病从母脏传及子脏，如临床上常见的"水不涵木"，即由于肾水不足，不能滋养肝木，从而形成肝肾阴虚，肝阳上亢（肾为肝之母）。子病犯母是指疾病的传变从子脏传及母脏，又称"子盗母气"，如临床上常见的心肝火旺证，即由于心火旺盛累及肝脏，引动肝火，从而形成心肝火旺（心为肝之子）。

（2）相克关系的传变：主要包括"相乘传变"和"相侮传变"两种情况。

相乘传变即是相克太过导致疾病的传变。如木亢乘土，表现为肝脾不和或肝胃不和证，由肝气横逆，侵及脾胃，导致消化吸收功能紊乱，临床先见肝病证候，继则又见脾虚失运或胃失和降证候。由于病从相克方面传来，侵及被制脏腑，故病情发展较重。

相侮传变即反克为害。如木火刑金，即肝火犯肺证，因肝火亢盛，表现为胸肋疼痛、口苦、烦躁易怒、脉弦数等症，继则肝火犯肺，表现为咳嗽，甚则咯血或痰中带血等肺失清肃症状。因肝病在前，肺病在后，病证从被克之脏传来，故属相侮规律传变，病情较轻。

五行母子或乘侮之病理传变，在临床上并不是一定发生的，此种传变的发生与否，与脏气虚实、病邪性质，以及护理、治疗等因素有关。

（四）用于疾病的诊断和治疗

1. 用于诊断　人体本身是一个有机整体，内部脏腑有病可以反映于机体的体表，故《灵枢·本脏》说："视其外应，以知其内脏，则知所病矣。"依靠中医望、闻、问、切四诊方法所获得的信息均有其五行归属，据此，可以综合判断患者的疾病。

由于对五脏与五色、五官、五味、五音等进行了五行分类归属，作了一定的联系，这种五脏系统的层次结构，为临床诊察疾病奠定了理论基础。在临床实际运用时，可以综合四诊材料，根据五行之所属及其生克乘侮规律来推断病情。一般来说，人体内脏的病变或其传变，皆可从其色泽、声音、形态、口味、脉象、舌苔等方面反映出来，如面色青，喜食酸味，脉弦，为病在肝；脾虚纳差，便溏，而见面色青，为肝木乘脾土等。

2. 指导治疗

（1）控制疾病的传变：疾病的发生主要是由于人体的脏腑、阴阳、气血功能失调所致，而脏腑组织的功能失调，也必然反映于内脏生克制化关系的失常。疾病的传变，常是一脏受病而波及他脏，或他脏受病而传及本脏。因此，在治疗时，除对所病本脏进行适当处理外，还应考虑到与其有传变关系的脏腑，根据五行学说的生克乘侮规律，来调整其太过或不及，以控制其疾病的传变，使之恢复正常的功能活动。例如，肝脏有病，则应先强健脾胃，以防其传变。脾胃不伤，则疾病不传，且易于痊愈。这种病在本脏，治在他脏的原则，充分体现了中医治疗学中的整体观点。当然，疾病的传变与否，主要取决于脏腑的功能状态。

总之,在临床工作中,既要掌握疾病在其发展过程中的传变规律,并根据其生克乘侮规律及早控制其传变,防患于未然,又要根据其具体病情进行辨证论治。因此,不能把五行的某些关系当作刻板的公式而机械地运用,应当具体问题具体分析,灵活对待。

(2)确定治疗原则和治疗方法:主要是根据相生或相克规律,来确定相应的治疗原则和方法,主要有以下几方面。

1)根据相生规律确定治疗原则:多用于母病及子或子病犯母(即子盗母气)等证候。《难经·六十六难》说:"虚则补其母,实则泻其子。"故其基本治疗原则,即是补母或泻子。此外,运用相生规律来进行治疗,除母病及子或子病犯母可采用补母或泻子进行治疗外,若系单纯的子病虚证,除补虚外,亦可运用母子关系,兼顾补其母以增强其相生力量,从而有助于子脏虚证之恢复。

根据五行相生规律而确立的治疗方法,临床常用者,有滋水涵木法、培土生金法、金水相生法等。

a. 滋水涵木法:是滋养肾阴以养肝阴的方法,又称滋肾养肝法、滋补肝肾法,适用于肾阴亏损而肝阴不足,以及肝阳偏亢之证。

b. 培土生金法:是用补脾益气而补益肺气的方法,又称补养脾肺法,适用于脾胃虚弱,不能滋养肺脏而肺虚脾弱之候。

c. 金水相生法:是滋养肺肾阴虚的一种治疗方法,又称补肺滋肾法、滋养肺肾法。金水相生是肺肾同治的方法,适用于肺虚不能输布津液以滋肾,或肾阴不足,精气不能上滋于肺,而致的肺肾阴虚证。

2)根据相克规律确定治疗原则:临床上多用于因为相克关系紊乱而出现的乘侮病证,主要有相克太过、相克不及和反克(即相侮)之不同,其主要机制则是应用抑强或扶弱方法,并侧重于制伏其强盛,从而使弱者易于恢复。此外,在必要的时候,亦可在其强盛之一方尚未发生相乘传变时,利用其相克规律,预先增强其被克者的力量,从而防止病情的发展。

根据五行相克规律确定的治疗方法,临床常用者,有抑木扶土法、培土制水法、佐金平木法、泻南补北法。

a. 抑木扶土法:是以疏肝健脾药治疗肝旺脾虚的一种方法,又称疏肝健脾法、平肝和胃法,适用于木旺乘土,木不疏土之证。

b. 培土制水法:是用温运脾阳或温肾健脾药以治疗水湿停聚为病的一种方法,又称温肾健脾法,适用于脾虚不运,水湿泛滥而致的水肿胀满之证。若肾阳虚衰,不能温煦脾阳,则肾不主水,脾不制水,水湿不化,这是水反克土,治当温肾为主,兼顾健脾。

c. 佐金平木法:是清肃肺气以抑制肝木的一种治疗方法,又称泻肝清肺法,临床上多用于肝火偏盛,影响肺气清肃之证。

d. 泻南补北法:即泻心火滋肾水,又称泻火补水法、滋阴降火法,适用于肾阴不足,心火偏旺,水不制火,水火不济,心肾不交之证。因心主火,火属南方;肾主水,水属北方,故称泻南补北。在此需指出,肾为水火之脏,肾阴虚亦能使相火偏旺,也称水不制火,这种属于一脏本身水火阴阳的偏盛偏衰,不能与五行生克的水不克火相提并论。

五行的生克关系,对于精神疾病的治疗有一定的指导意义。精神疗法主要适用于情志失调的病证。情志生于五脏,五脏之间有着生克关系,所以情志之间也存在着这种关系,故在临床上可以运用情志的相互制约关系来达到调整情志,治疗疾病的目的,如《素问·阴阳应象大论》说:"怒伤肝,悲胜怒……喜伤心,恐胜喜……思伤脾,怒胜思……忧伤肺,喜胜忧……恐伤肾,思胜恐。"

其他关于药物的五色、五味入五脏,如白色入肺、酸味入肝等,是五行理论在药物归经方面的应用,虽不能生搬硬套,但也有一定的临床意义。

案例 1-2-2 分析讨论

　　本案高血压，在中医属于"眩晕""头痛"范畴，根据五行学说辨证为水不涵木。因为肾属水，肝属木，水生木，肾阴不足，不能上滋肝木，致肝阴不足，肝阳偏亢，故出现头晕、头痛、耳鸣等症；肝肾阴虚，不能濡养筋脉，故手足麻木；阴虚则口干、舌红、脉弦细。治以滋水涵木法，滋肾养肝。

思 考 题

　　1. 简述阴阳学说的基本内容。

　　2. 运用阴阳学说说明人体的生理功能和病理变化。

　　3. 简述事物五行归类的依据和方法。

　　4. 简述五行学说的基本内容。

　　5. 举例阐述任一行属性的事物间相关的联系。

进一步阅读文献

毕伟博, 姜旻, 2021. 论阴阳藏象学说的基本思想方法. 中华中医药杂志, 36(10): 5777～5781

韩诚, 郭蕾, 张俊龙, 等, 2019.《黄帝内经》五行学说的源流及应用探析. 中华中医药杂志, 34(10): 4486～4490

薛公佑, 程旺, 2020. 中医阴阳学说的本质是关系认识论. 医学哲学理论研究, 41(17): 20～22

张宇鹏, 2022. 中医阴阳学说探析. 中国中医基础医学杂志, 28(1): 9～12

（叶　蕾）

第三章 藏 象

学习目标

1. 掌握藏象的基本概念；脏与腑的生理功能特点；五脏、六腑各自的生理功能。
2. 熟悉奇恒之腑的含义及生理功能；脏腑之间的相互关系。
3. 了解五脏与体、华、窍、液、志的关系。

第一节 概 述

"藏象"一词，首见于《素问·六节藏象论》。"藏"，常与"脏"通用，指藏于体内的脏腑；"象"，征象也，指表现于外的生理、病理现象。脏居于内，形现于外，故曰"藏象"。

藏象学说是研究人体内脏的形态结构、生理功能、病理变化及脏与腑、脏腑与精气血津液、脏腑与形体官窍之间等关系的学说。"藏象"蕴含了中医学认识脏腑生理病理的思维方法。藏象学说的主要内容是脏腑的生理和病理。

脏腑是人体内脏的总称。根据脏腑生理功能特点的不同，分为五脏（心、肺、脾、肝、肾）、六腑（胆、胃、小肠、大肠、膀胱、三焦）和奇恒之腑（脑、髓、骨、脉、胆、女子胞）。

五脏的共同生理功能特点是化生和储藏精气；六腑的共同生理功能特点是受盛和传化水谷。所以《素问·五脏别论》说："所谓五脏者，藏精气而不泻也，故满而不能实；六腑者，传化物而不藏，故实而不能满也。"五脏多为实体性器官，六腑多为中空管腔性器官。奇恒之腑形多中空，与六腑相似，功能上却内藏精气，类同于脏，似脏非脏，似腑非腑，故名"奇恒之腑"。五脏六腑生理功能特点的区别，在临床实践中具有指导意义。如脏病多虚，腑病多实；脏实者可泻其腑，腑虚者可补其脏。

藏象学说的主要特点，是以五脏为中心的整体观。人体以心为主宰，五脏为中心，结合六腑、奇恒之腑、形体、官窍，以精、气、血、津液为物质基础，通过经络相互络属而组成一个有机整体，五脏、六腑、精、气、血、津液等的生理功能相互协调，相互为用，共同维系着体内外环境的相对平衡和稳定，维持人体的正常生命活动。

第二节 五 脏

五脏，即心、肺、脾、肝、肾的合称。五脏具有化生和储藏精气的生理功能，同时又各有所司，彼此协调，共同维持人体正常的生命活动。

一、心

心，位于胸腔内，两肺之间，胸膈之上，形似倒垂未开之莲花，有心包护卫于外。心为脏腑之首，主宰人体的生命活动，故称之为"君主之官""生之本""五脏六腑之大主"。心在五行属火。手少阴心经与手太阳小肠经相互络属心和小肠，故心与小肠相表里。

> **案例 1-3-1**
>
> 患者，男，48 岁。心悸，气短，左胸疼痛，寐差易醒。舌红胖，苔黄厚腻，脉细数。
>
> **问题：**1. 该患者心悸与哪一脏腑密切相关？
>
> 2. 上述证候主要与心的哪些生理功能有关？

（一）心的生理功能

1. 心主血脉 血指血液，脉指脉管，是血液运行的通道。心主血脉主要是指心气推动和调控血液在脉管中循行，周流全身，发挥其营养和滋润的作用。心、血、脉三者密切相关，共同构成一个密闭的循环系统，心和脉直接相连，血液在心和脉中不停地流动，循环往复，周而复始，其中，心脏的正常搏动起着十分关键的作用。故《素问·痿论》说："心主身之血脉。"而中医理论认为，心脏的正常搏动主要依赖于心气的推动和调节。心气充沛，则能维持正常的心力、心率、心律。血液在脉管中的正常运行，必须以心气充沛、血液充盈和脉道通畅为基本前提条件。心主血脉的另一内涵是心有生血的作用，即"奉心化赤"，是指饮食水谷经过脾胃运化后得到水谷精微，其转化为血液需要经过心火的"化赤"作用，即所谓的"浊气归心，淫精于脉"。可见，心除了推动和调控血液运行外，还参与血液的生成。心主血脉的功能正常与否，主要通过胸部感觉、面色、舌色及脉象四方面进行观察。心气充沛，心血充盈，血行流畅，则胸部舒畅，面色红润光泽，脉象和缓有力，舌淡红润泽。若心气不足，推动无力，则血流不畅或血脉空虚，可出现胸闷或心悸，面色无华，脉象细弱无力，舌质淡白；严重者出现血脉瘀阻，心前区憋闷，甚或疼痛，面色晦暗，唇舌青紫，或舌有瘀点、瘀斑，脉涩或促、结、代。

2. 心主神志 又称心藏神。神有广义和狭义之分。广义的神是指人体生命活动的外在表现；狭义的神是指人的精神、意识和思维活动。神志与五脏均有关，但主要归属为心的生理功能，心血是神志活动的主要物质基础，因此，心主神志的功能与心主血脉的功能密切相关。如心之气血充盈，则精神饱满、神志清晰、思维敏捷、内脏功能协调；若心血不足，神失所养，则可出现精神萎靡、神志不宁、反应迟钝、失眠、健忘、多梦；若血热扰心，可见神昏谵语，甚则不省人事。

（二）心与体华窍液志的关系

1. 心在体合脉，其华在面 心合脉，指全身的血脉都归属于心。华，光彩、光泽之意。其华在面是指心气、心血的盛衰，可以显露于面部的色泽变化。这是因为头面部血脉极其丰富，全身气血皆上注于面。所以心的生理功能正常与否，可从面部的色泽变化反映出来。心气旺盛，血脉充盈，则面色红润有光泽。若心血不足，则面色无华；心血瘀阻，则面色青紫。

2. 心在窍为舌 在窍，即开窍。心开窍于舌，是指舌为心之外候。由于心经别络上行于舌，而且舌面无表皮覆盖，血管又极其丰富，因此通过对舌体的色泽观察，可以了解心主血脉的功能。舌的主要生理功能是司味觉和表达语言，舌的味觉功能、语言表达及舌体的运动均有赖于心主血脉及心主神志的生理功能。若心气充沛，心血充盈，则舌色淡红、活动灵活，语言清晰，味觉正常。若心血不足，则舌色淡白；心气不足，则舌质胖嫩；心血瘀阻，则舌质紫暗或有瘀斑；心火上炎，则舌质红赤、舌体糜烂；若心主神志功能异常，则可出现舌卷、舌强、语謇、失语等。

3. 心在液为汗 即指心与汗液的生成和排泄有密切的关系。汗是津液通过阳气的蒸腾气化后，由玄府（汗孔）排出于体表之液体，故《素问·阴阳别论》说："阳加于阴谓之汗。"由于汗为津液所化生，血与津液又同出一源，因此有"汗血同源"之说。而血又为心所主，故又称"汗为心之液"。心之气血阴阳和调，则汗出有度；心阴虚，则盗汗；心阳虚，则自汗。

4. 心在志为喜 是指心的生理功能与情志"喜"有关。人的喜、怒、思、忧、恐五志分属于五脏，喜为心之志。喜，通常来说，是对外界信息产生的良性反应，有益于心主血脉等生理功能。但若喜乐过度，反易伤心神，如引起心神功能过亢，则使人喜笑不止；而引起心神功能不及时，则使人易悲，因而有"喜伤心"之说。

案例 1-3-1 分析讨论

1. 主要责之于心。分析该患者证候特点有三：一为心悸，即指心中急剧跳动，惊慌不安，甚则不能自主的一种心脏常见病证。二为胸痛，而心主血脉，血液循行不畅，不通则痛，会出现疼痛症状。三为寐差，而心主神志，当心血不足时，神失所养，即可出现失眠、寐差等症状。故综合考虑责之于心。

2. 与心主血脉及心主神志的生理功能密切相关。心主血脉，指推动和调控血液在脉管中循行，周流全身，发挥其营养和滋润的作用。心气充沛，心血充盈，则血液在脉管中正常运行，胸部舒畅。相反，血液无法正常运行，则会导致心血瘀滞，出现不通则痛的症状，如胸痛等。此外，心主神志，神志的主要物质基础是心血，当心血正常运行且充盈时，神有所养，则精神饱满、神志清晰。相反，若心血运行不畅、心血不足时，则神失所养，可出现精神萎靡、神志不宁、反应迟钝、失眠、健忘、多梦等症状。

二、肺

肺位于胸腔，横膈之上，左右各一，左肺有二叶，右肺有三叶，因其在人体脏腑中位置最高，故称之为"华盖"。因肺叶娇嫩，不耐寒热，易被邪侵，故又称其为"娇脏"。肺在五行属金。手太阴肺经与手阳明大肠经相互络属于肺和大肠，故肺与大肠相表里。

（一）肺的生理功能

1. 肺主气、司呼吸 肺主气包括主一身之气和主呼吸之气两个方面。

（1）肺主一身之气：是指肺具有主持和调节全身之气的作用。首先体现在气的生成方面，特别是宗气的生成，主要是依靠肺吸入的自然界清气和脾胃运化的水谷精气结合而成，积于胸中，上出咽喉以司呼吸，又由胸中贯注心脉而布达全身。宗气属于后天之气，是一身之气的重要组成部分。所以，呼吸功能健全与否，直接影响宗气的生成，也进一步影响着全身之气的盛衰。另一方面体现在肺对全身气机的调节，肺的有节律的呼吸运动，对全身之气的升降出入运动起着重要的调节作用。

（2）肺主呼吸之气：是指肺有司呼吸的作用，肺为人体内外气体交换的场所。呼吸是人体通过肺吸入自然界的清气和呼出体内的浊气，实现人体与外界环境气体的交换过程。肺通过不断地吸清呼浊，吐故纳新，促进气的生成，调节气的升降出入运动，从而保证了人体新陈代谢的正常进行。

肺司呼吸的功能，有赖于肺的宣降运动。肺气宣发，浊气得以呼出；肺气肃降，清气得以吸入。肺的宣降运动协调有序，则呼吸均匀通畅；反之，肺失宣降，则会出现呼吸异常，如咳嗽、气喘，甚至喘脱。

2. 肺主宣发、肃降 宣发是指肺气具有向上升宣和向外布散的作用。肃降，是指肺气具有向下通降和使呼吸道保持洁净的作用。

肺主宣发的功能，主要体现在三个方面：一是呼出体内浊气；二是将脾转输至肺的水谷精微向上、向外布散于全身，上输头面诸窍，外达于皮毛肌腠；三是通过宣发卫气，调节腠理之开阖，并将代谢后的津液化为汗液排出体外。若肺气失宣，则肺气壅滞，可出现呼气不利、胸闷、咳喘、鼻塞、无汗等症。

肺主肃降的功能，也主要有三个方面：一是吸入自然界的清气；二是将肺吸入的清气和脾转输至肺的津液和水谷精微向下、向内布散至体内各脏腑组织器官，并将体内的代谢产物和多余的水液下输于肾和膀胱，经气化形成尿液排出体外；三是肃清肺和呼吸道内的异物，以保持呼吸道的洁净。若肺失肃降，则肺气上逆，可出现咳嗽、气喘、咳痰等症。

肺的宣发和肃降，是肺的生理功能不可分割的两个方面，它们之间相互为用、相互制约，共同完成体内外气体的正常交换，促进全身气、血、津液的正常运行。

3. 肺主通调水道 通即疏通，调即调节之意；水道是指水液运行和排泄的通道。肺主通调水道，是指肺的宣发和肃降运动对体内水液的输布、运行和排泄具有疏通和调节作用，故又称"肺主行水"。一是通过肺气的宣发作用，将津液和水谷精微中较轻清的部分向上、向外布散，上至头面诸窍，外达皮毛肌腠以濡润之，并主司汗液的排泄；二是通过肺气的肃降作用，将脾转输至肺的津液和水谷精微中稠厚的部分向下、向内输送至体内各脏腑组织器官以濡润之，并将多余的水液下输膀胱，经肾、膀胱的气化作用生成尿液排出体外。所以，肺通调水道的功能，就是肺对人体水液代谢调节作用的概括。由于肺居上焦，故有"肺为水之上源"之说。若肺通调水道功能减退，则易致水湿停聚而生痰、成饮，甚则出现水肿等病证。

4. 肺朝百脉、主治节　朝，朝向、会合之意。百脉，泛指全身血脉。肺朝百脉，是指全身的血液都通过百脉会聚于肺，通过肺的呼吸，进行体内外清浊之气的交换，然后再将富含清气的血液通过百脉输送至全身。肺朝百脉的功能，是肺气的运行在血液循行中的具体体现。全身的血和脉虽统属于心，心气的推动是血液在脉管中运行的基本动力，但尚需肺的协作，肺主气司呼吸，调节全身的气机，所以血液的运行，亦有赖于肺气的敷布和调节。因此，肺朝百脉的作用是助心行血。临床上治疗血行不畅之疾时，常在活血、行血的基础上配以行气、补气之品。

治节，即治理调节，出自《素问·灵兰秘典论》"肺者，相傅之官，治节出焉"，是指肺具有治理调节肺的呼吸、全身气机、血液和水液的作用，是对肺主要生理功能的高度概括。肺主治节的作用，主要体现在四个方面：一是治理调节呼吸运动，肺的正常宣降运动，使人体有节律地一呼一吸，吐故纳新，完成体内外的气体交换；二是治理调节全身气机，随着肺的呼吸运动，调节全身气机，即调节气的升降出入运动；三是治理调节血液运行，由于肺调节气的升降出入运动，因而助心行血，推动和调节血液的运行；四是治理调节水液代谢，通过肺的宣发和肃降，治理和调节人体水液的输布、运行和排泄。

（二）肺与体华窍液志的关系

1. 肺在体合皮，其华在毛　皮毛，包括皮肤、汗腺、毫毛等组织，为一身之表。肺通过宣发作用，将卫气和气血津液输布于体表，以温养滋润皮肤和抵抗外邪，是人体抵抗外邪的第一屏障。肺的生理功能正常，则皮肤得养而致密，毫毛润泽，抵御外邪的能力也较强；反之，肺气虚弱，卫表不固，而见自汗，甚则抵御外邪能力低下而易感冒。

2. 肺在窍为鼻　鼻与喉相通，鼻、喉的功能均依赖于肺气的作用，它们是呼吸出入的门户，故称"鼻为肺之窍，喉为肺之门户"。肺气调和，则呼吸通利、鼻窍通畅、嗅觉灵敏、音声能彰；若肺气不利，则可见鼻塞流涕、嗅觉障碍、喉痒、声嘶、失音等。

3. 肺在液为涕　涕，是鼻黏膜分泌的液体，有润泽鼻腔的作用。鼻为肺窍，故其分泌物亦属肺。肺的功能是否正常，可从涕的变化反映出来。如在正常情况下鼻窍润泽，无涕外流。若风寒袭肺，则鼻塞流清涕；邪热壅肺，则鼻流浊涕；燥邪伤肺，则肺津受损而涕少鼻干。

4. 肺在志为悲忧　悲和忧这类情志活动与肺的功能有关。悲和忧虽略有不同，但均属于非良性刺激的情绪反应，对人体生理活动的影响大致相同，因而，忧和悲同属肺志，它们对人体的主要影响是耗伤肺气。反之，肺气虚时，机体对外来的非良性刺激的承受力就会下降，也易产生忧、悲的情绪。

三、脾

脾位于中焦，在膈之下。脾胃共同完成饮食物的消化吸收及水谷精微的转输，化生气血津液，滋养全身，维持人体的生命活动，故为"后天之本""气血生化之源"。脾在五行属土。足太阴脾经与足阳明胃经相互络属于脾和胃，故脾与胃相表里。

（一）脾的生理功能

1. 脾主运化　运是转运输送；化即消化吸收。脾主运化，指脾具有把饮食水谷转化为精微物质，并将精微物质吸收转输至全身的生理功能。脾主运化，包括运化水谷和运化水液两个方面。

（1）运化水谷：水谷泛指各种饮食物。运化水谷是指脾对饮食物的消化、吸收并将精微物质输布至全身的功能。饮食入胃，经胃受纳和初步腐熟，下达于小肠，经小肠的受盛化物、泌别清浊，必须依赖于脾的运化功能，方能将水谷化为精微，也必须依赖于脾的转输和散精功能，方可进一步将水谷精微吸收并布散全身。正由于脾对饮食具有消化、吸收功能并能转输水谷精微，而水谷精微又是人体出生后维持生命活动所需营养物质的主要来源，也是化生气血的主要物质基础，故常称脾为"后天之本""气血生化之源"。脾运化水谷功能正常，则精气血津液生成有源，人体各脏腑、经络、四肢百骸及筋肉皮毛等组织得到充分营养；反之，脾的运化水谷功能减退，称为脾失健运，而见腹胀、便溏、食欲减退，或倦怠、消瘦等气血不足表现。

（2）运化水液：又称运化水湿，是指脾对水液的吸收、转输和布散作用。脾在运化水谷精微的同时，还把经胃、小肠吸收的水液转化为津液，上输于肺，经肺的宣发、肃降功能输布全身而发挥滋养作用。同时，经人体脏腑组织等利用后的多余水液，由脾及时转输于肺和肾，通过肺的宣发和肾的气化作用，形成汗液和尿液，排出体外，以维持人体水液代谢的动态平衡。因此，脾运化水液功能正常，就能防止水液在体内停滞；反之，脾运化水液功能失常，则水液易停滞于体内，而产生痰、湿、饮等病理产物，或水肿等。这也是脾虚生湿、脾虚水肿或脾为生痰之源的发生机制。湿邪也最易困遏脾气，导致脾的运化水液功能障碍，所以说脾具有喜燥而恶湿的生理特性。

脾的运化水谷与运化水液功能，都主要依赖于脾气的作用，两者可分而不可离。

2. 脾气主升　指脾气的运行以上升为顺，具体表现为升清和升举内脏两方面的生理功能。

（1）升清：清，是指水谷精微等营养物质。升清即是指脾气的升腾运行，将水谷精微等营养物质吸收并上输于心、肺，通过心、肺的作用化生气血，以营养全身。脾主升清是与胃主降浊相对而言，一升一降，共同完成饮食物的消化、吸收和转输。若脾气虚不能升清，则气血化源不足，可出现乏力、头晕目眩、腹胀、便溏、腹泻等症。

（2）升举内脏：脾气升举内脏，是指脾气上升具有维持内脏位置的相对稳定，防止其下垂的作用。若脾气虚弱，则升举无力，中气下陷，可导致内脏下垂，如胃下垂、肾下垂、子宫脱垂、脱肛等。

3. 脾主统血　统是统摄、控制之意。脾主统血是指脾气具有统摄血液在脉管中运行而不溢出脉外的功能。脾统血的功能体现了气对血的固摄作用。脾气健运，气血生化有源，则气能摄血，血液则循脉运行而不溢出脉外；若脾气虚弱，运化无力，气血化源不足，气虚不摄，血溢脉外，导致各种出血。由于脾气主升且脾主肌肉，所以习惯上常把脾气虚所导致的下部出血和肌肉或皮下出血称为脾不统血，如便血、尿血、肌衄、崩漏等。

（二）脾与体华窍液志的关系

1. 脾在体合肌肉、主四肢　《素问·痿论》说："脾主身之肌肉。"四肢为人体之末，又称"四末"。人体肌肉、四肢均有赖于脾所化生的水谷精微来充养。脾气健运，则食欲良好，肌肉丰满，四肢强劲有力；若脾胃运化功能失职，则肌肉消瘦、四肢痿软，甚则痿废不用。《素问·痿论》中"治痿者独取阳明"即基于这一理论依据。

2. 脾在窍为口，其华在唇　脾开窍于口，是指人的食欲、口味与脾的运化功能关系密切。脾气健旺，则食欲、口味正常；若脾失健运，则可导致食欲不振、口味异常，出现口淡乏味、口腻、口甜等症。

脾之华在唇，是指口唇的色泽变化不仅是全身气血状况的反映，而且可反映脾气功能的盛衰。脾气健旺，气血充足，则口唇红润光泽；脾失健运，气血不足，则口唇淡白而无华。

3. 脾在液为涎　涎为口津，是唾液中较清稀的部分，具有润泽口腔、保护口腔黏膜的作用，并有助于食物的吞咽和消化。若脾胃不和或脾虚不摄，可见口角流涎，或影响食欲和消化功能。若脾气化生不足，津不上承，则涎少而口干。

4. 脾在志为思　是指情志"思"与脾的生理功能有关。思，即思虑，是人体精神、意识、思维活动的一种状态，为五志之一，有别于思考、思维的概念。一般来说，正常限度内的思虑，对人体无不良影响，但若思虑过度或所思不遂，则会影响气的升降出入，而导致气机郁结，最易影响脾的运化、升清功能，可出现不思饮食、脘腹胀闷、头目眩晕等症。

四、肝

肝，位于腹腔，横膈之下，右胁之内。肝在五行属木。胆附着于肝，足厥阴肝经与足少阳胆经相互络属于肝和胆，故肝与胆互为表里。

案例 1-3-2

患者，女，40 岁。因不满意自己的工作环境，终日忧闷不乐，形体略胖，近 1 周来，感胃脘胀痛，食欲不振，胸闷太息，大便不爽，四肢欠温，睡眠不安，月经滞后。在某医院经 B 超检查发现：胆囊结石并胆囊炎，服"消炎利胆片""黄连素片"等无效，望其舌苔薄白，脉两关偏弦。

问题：1. 分析该患者的临床表现涉及哪些脏腑功能？
　　　 2. 该患者病初由于情志致病，如何运用肝的生理功能理解"因郁致病"？
　　　 3. 该患者病位本在肝，如何利用肝的生理功能阐释所出现的脾胃症状及月经异常？

（一）肝的生理功能

1. 肝主疏泄　疏，即疏通、畅达；泄，即宣泄、通达。肝主疏泄，是指肝具有保持全身气机疏通畅达、通而不滞、散而不郁的作用。肝主疏泄的功能，反映了肝木之气主升、主动、主散的生理特点。肝主疏泄功能对人体的影响，主要表现在以下五个方面。

（1）调畅气机：气机，即气的升降出入运动，是对脏腑功能活动基本形式的概括。气机调畅是保证机体各脏腑组织器官生理功能正常发挥的主要条件。肝主疏泄功能正常，则气机调畅，气血调和，脏腑经络之气的运行畅达有序；肝的疏泄功能异常，则表现为疏泄不及或升发太过两方面。肝的疏泄功能减退，可导致气机不畅、气机郁结，表现出胸胁、乳房或少腹胀痛等"肝气郁结"的症状；如果肝的升发太过，则气的下降不及，而肝气上逆，会有头目胀痛、面红目赤、急躁易怒等表现，或血随气逆，出现吐血、咯血，甚则昏厥等症。

（2）促进血液、津液的运行与输布：气与津、血密切相关，因气能行血，气行则血行，气滞则血瘀；气能行津，气行则津行，气滞则水停。若肝气郁结，气机郁滞不畅，则血液运行障碍，形成血瘀，表现为胸胁刺痛，或形成癥积、肿块，或见女子痛经、经闭等症；若影响津液的输布代谢，则产生痰饮、水湿等病理产物，如痰阻经络则表现为痰核，水停腹内则表现为臌胀。

（3）促进脾胃的运化：肝的疏泄功能与脾胃的运化功能密切相关。饮食物的消化，水谷精微的吸收、转输，以及进一步将糟粕排出体外，均依赖于脾的升清和胃的降浊功能的协调平衡。一方面，肝的疏泄功能正常，则脾胃气机的升降协调有序，脾胃的运化功能正常。如肝的疏泄功能异常，影响脾的运化功能，脾气不升，则生飧泄，临床上称之为肝气乘脾；影响到胃，胃气不降而上逆，则可出现呕逆、嗳气、脘腹胀满或便秘等，临床上称之为肝气犯胃。两者可统称为"肝木乘土"。另一方面，肝的疏泄有助于脾主运化的功能，还表现在促进胆汁的分泌与排泄。胆汁有助于饮食物的消化和吸收。肝的疏泄功能正常，则胆汁能正常分泌与排泄，助脾运化；肝气郁结，则胆汁的分泌和排泄不畅，而出现胁下胀闷疼痛、口苦、纳呆、厌食油腻，甚则出现黄疸。

（4）调节情志：人的情志活动，除了为心所主之外，与肝的疏泄功能也密切相关。这是因为气血和调是情志活动正常的基础。心之所以主神志，是与其主血脉功能密切相关的，血能养神。而血液的正常运行又有赖于气机的调畅，肝主疏泄正常，气机调畅，气血和调，则心情舒畅、开朗；若肝失疏泄，气机失调，常表现为情志抑郁或亢进两方面。肝气郁结表现为郁郁寡欢、多疑善虑等症；肝郁化火，表现为烦躁易怒等症。反之，情志活动的持久异常或突然强烈的变化，又常常会影响肝的疏泄功能，出现肝气郁结或肝气升泄太过的病理变化。

（5）调节冲任及生殖功能：冲任二脉皆起于胞中，冲脉总领诸经气血，为"十二经之海"，调节月经，尤其是月经的开始、终止，以及经量的多少，故又称为"血海"，其血量主要靠肝的疏泄功能来调节；任脉为阴脉之海，与肝的经脉相通。肝主疏泄，气机调畅，冲任二脉通利，则月经应时而下，按时排卵，孕育正常；肝失疏泄，冲任失调，气血不和，可致月经周期紊乱，经行不畅，或痛经、闭经、或不孕等。此外，男子的排精与肝的疏泄功能亦密切相关。肾主闭藏，肝主疏泄，肝肾两脏之气协调，则男子的排精顺畅有度。肝失疏泄，疏泄不及，则排精不畅或不排精；疏泄太过，则滑精、遗精，甚则导致不育。

案例 1-3-2 分析讨论

1. 主要涉及肝、脾胃及女子冲任功能。

2. 因郁致病是由于情志不舒、气机郁滞，以心情抑郁、情绪不宁、胸部满闷、胁肋胀痛，或易怒易哭，或咽中如有异物梗塞等症为主要临床表现，与肝主疏泄功能密切相关。疾病导致肝主疏泄功能失常，则不能正常调畅气机、调节情志，出现情志失常的病变，称为因病致郁；反之，长久异常的情志，会影响肝主疏泄功能，致肝气郁结，进而出现津液代谢、血液运行障碍，产生痰凝、血瘀等病理产物，出现痰核、臌胀等病变，称为因郁致病。

3. 本病属于肝主疏泄功能异常，肝气郁结，故见胸闷太息；而肝主疏泄对人体的影响是广泛的，包括对脾胃的运化功能、冲任及生殖功能等。脾失健运，胃失通降则胃脘胀痛，痛连两胁，食欲不振；女子冲任失调及血液运行不利，则见月经未如期而至等。

---

2. 肝主藏血 是指肝具有储藏血液、调节血量及防止出血的功能。肝储藏充足的血液，可化生和濡养肝气，使之冲和条达，发挥其正常的疏泄功能，并根据机体的生理需求调节分配人体各部分的血量。首先，当人体处于安静及情绪稳定状态时，机体外周的血液需求量相对减少，部分血液就归藏于肝；当机体剧烈活动或情绪激动时，机体外周血液需求量增加，肝就会把所储藏的血液向机体外周输布，以供各组织器官的需求。其次，肝藏血，亦有防止出血的重要作用。肝藏血功能失常时，可出现两种病理改变：一是肝血不足，濡养功能减退，血不养目，则双目干涩、视物模糊、夜盲；血不养筋，则筋肉拘挛、屈伸不利、肢体麻木；血不养冲任，则月经量少色淡，甚或经闭。二是肝不藏血，可见吐血、衄血、月经过多等出血之象。

肝主疏泄，其用属阳，而肝主藏血，其体属阴，故有"肝体阴而用阳"之说。疏泄功能主要相关于气机的调节，藏血功能主要相关于血的储藏与调节，因此，两者的关系体现在气与血的和调，相辅相成、相互为用。

（二）肝与体华窍液志的关系

1. 肝在体合筋，其华在爪 "筋"，即筋膜，包括肌腱和韧带，附着于骨而聚于关节，有连接和约束骨节肌肉、主司关节运动等功能。筋主运动，有赖于肝血的濡养，若肝血不足，筋失所养，可出现手足震颤、肢体麻木、抽搐等症。"爪"，即爪甲，包括指甲和趾甲，乃筋之延续。肝血充盛，则爪甲坚韧，红润光泽；肝血不足，则爪甲软薄，色淡而枯槁，甚则变形脆裂。

2. 肝开窍于目 目能视物，有赖于肝血的濡养和肝气的疏泄，故肝的功能正常与否，可从目上反映出来。如肝血不足，目失所养，则双目干涩、视物不清；肝经风热，则目赤痒痛；肝风内动，则两目斜视、目睛上吊。

3. 肝在液为泪 肝开窍于目，泪从目出，故泪为肝之液。泪有濡养、滋润眼睛，保护眼睛的功能。在病理情况下，则可见泪液的分泌异常，如肝血不足，则双目干涩；肝经风热，则迎风流泪。

4. 肝在志为怒 怒是人对某种事物强烈不满的情志反应，对机体生理功能来说，多数情况下属于一种不良刺激。怒对机体的主要影响为"怒则气上"，大怒或暴怒，可导致肝的阳气升发太过而气逆，血随气升而呕血，甚或中风昏厥。若长期郁怒不解，可致肝气郁结，气血津液运行不畅，瘀血痰饮或癥瘕积聚内生。若肝的阴血不足，阴不制阳，肝阳偏亢，稍有刺激，即易发怒。

五、肾

肾位于腰部，脊柱两旁，左右各一，《素问·脉要精微论》说："腰者，肾之府"。肾在五行属水。足少阴肾经与足太阳膀胱经相互络属于肾和膀胱，故肾与膀胱相表里。

（一）肾的生理功能

1. 肾藏精　藏，即闭藏，肾藏精，是指肾具有储存、封藏精气的生理功能。肾对于精气的闭藏功能，主要是为精气在体内能充分发挥其生理效应创造良好条件，并防止精气从体内无故流失。

精，是构成人体和维持人体生命活动的基本物质。肾中所藏的精，按其来源不同，分为"先天之精"和"后天之精"。"先天之精"，是禀受于父母的生殖之精，与生俱来，是形成生命的原始物质，具有促进生长发育和生殖的功能，所以说"肾为先天之本"。"后天之精"，源于人出生之后，是机体从饮食物中摄入的营养物质及脏腑在生理活动中所化生的精微物质，是维持人体生命活动的基本物质。

先天之精和后天之精虽然来源不同，但均同藏于肾。先天之精有赖于后天之精的不断培育和充养，才能充分发挥其生理效应；后天之精又依赖于先天之精的活力资助，才能不断地化生，即所谓"先天生后天，后天养先天"，两者相互资助，相互为用，先天之精和后天之精在肾中密切结合而组成肾中精气，共同维持人体的生命活动和生殖功能。

肾藏精，精化气，气能生精。肾精所化之气称为肾气，通过三焦，布散全身。肾中精气的生理功能主要有两个方面。

（1）促进机体的生长、发育和生殖：《素问·上古天真论》曰"女子七岁，肾气盛，齿更发长；二七而天癸至，任脉通，太冲脉盛，月事以时下，故有子；三七，肾气平均，故真牙生而长极；四七，筋骨坚，发长极，身体盛壮；五七，阳明脉衰，面始焦，发始堕；六七，三阳脉衰于上，面皆焦，发始白；七七，任脉虚，太冲脉衰少，天癸竭，地道不通，故形坏而无子也。丈夫八岁，肾气实，发长齿更；二八，肾气盛，天癸至，精气溢泻，阴阳和，故能有子；三八，肾气平均，筋骨劲强，故真牙生而长极；四八，筋骨隆盛，肌肉满壮；五八，肾气衰，发堕齿槁；六八，阳气衰竭于上，面焦，发鬓颁白；七八，肝气衰，筋不能动；八八，天癸竭，精少，肾脏衰，形体皆极，则齿发去"。首先，这段论述明确地指出了人体生、长、壮、老、已这一生命活动过程及生殖能力的变化，与肾中精气的盛衰密切相关。随着肾中精气不断充盛达到一定程度时，产生一种具有促进人体生殖器官成熟并维持生殖功能的物质，称为"天癸"。天癸至，性腺发育逐渐成熟，于是男子产生精子，女子按期排卵，月经来潮，具有了生殖能力；天癸竭，则性腺逐渐萎缩，生殖功能减退。其次，该论述明确指出了机体的齿、骨、发的生长状态是观察肾中精气的外候，是判断人体生长发育及衰老程度的重要标志。当肾中精气不足时，小儿会出现发育不良或迟缓；青年人可见生殖器官发育不良，性成熟迟缓；中年人可见性功能减退或出现早衰；老年人则衰老加快。

（2）调节机体的物质代谢和生理功能：肾中精气是人体生命活动之本。肾气由肾精所化，包含肾阴和肾阳两种成分。对人体各脏腑组织器官起滋养、濡润作用的称为肾阴，又称"元阴""真阴"，肾阴为一身阴气之源；对人体各脏腑组织器官起推动和温煦作用的称为肾阳，又称"元阳""真阳"，肾阳为一身阳气之本。肾阴与肾阳，相互依存、相互制约、相互为用，共同维持五脏阴阳的相对平衡，对人体的物质代谢和生理功能的调节起着重要的作用。当这种相对平衡遭到破坏时，可形成肾阴虚、肾阳虚和肾阴阳两虚的病理状态。若肾阴不足，阴不制阳，虚热内生，则新陈代谢相对亢盛，可见潮热、盗汗、五心烦热、口干咽燥、腰膝酸软、脉细数，或男子遗精、女子梦交等；若肾阳不足，虚寒内生，全身的新陈代谢降低，各脏腑组织器官的生理功能减弱，则可见精神萎靡、形寒肢冷、腰膝冷痛、小便清长或频数、水肿、脉缓无力，或男子阳痿、早泄，女子宫寒不孕等。如肾中精气亏损，可见腰膝酸软无力、头晕目眩、耳鸣，但其阴阳失调却不很明显，无典型寒象或热象，可称作肾精不足或肾气虚。

由于肾阴、肾阳为各脏阴阳之本，所以肾的阴阳失调，会导致其他各脏的阴阳失调，而其他各脏阴阳失调，日久也必然影响到肾，导致肾中精气受损，阴阳失调，故临床上有"久病及肾"之说。

2. 肾主水　是指肾气具有主司和调节人体水液代谢的功能，故肾又有"水脏"之称。这一功能主要是靠肾气的气化作用来实现的，主要体现在两个方面：一方面，肾对参与水液代谢的脏腑具有促进作用，尤其是对肺、脾的运化和输布水液功能具有促进和调节作用。饮食物入胃后，被胃、小肠、大肠等吸收的水液，经脾的运化转输，上输于肺，肺宣发轻清，肃降厚浊，分别以三焦为通道，输布周身，供脏腑组织利用，多余的水液化为汗液、尿液和气体排出体外。这一过程，需要肺、脾、肾、胃、小肠、膀胱、三焦等脏腑共同参与，各脏腑对津液的气化都离不开肾的蒸腾气化作用。另一方面，肾气直接参与尿液的生成与排泄过程。经过各脏腑形体官窍代谢后产生的水液，通过三焦水道下输于肾，在肾中阳气的蒸腾气化作用下，又分清浊，清者再被重吸收，通过脾、肺作用再次参与水液代谢，浊者下降则渗入膀胱而为尿。如此循环，维持人体水液代谢平衡。而尿液的生成和排泄，在维持体内水液代谢的平衡中起着极其关键的作用。肾的气化功能失常，就会引起水液代谢障碍而发生水肿、尿少或小便清长等症。

3. 肾主纳气　纳，有受纳、摄纳之意。肾主纳气是指肾具有摄纳肺吸入自然界的清气，防止呼吸表浅，从而调节人体呼吸的功能。呼吸运动，为肺所主，呼气主要依赖于肺气的宣发运动，吸气主要靠肺气的肃降运动，也依赖于肾的摄纳、封藏，才能维持其一定的深度，从而有利于气体的正常交换。故《难经·四难》称"呼出心与肺，吸入肾与肝"。由此可见，肾主纳气功能实际上是肾主封藏作用在呼吸运动中的具体体现。肾精充足，肾气充沛，则摄纳有度，表现为呼吸均匀和调；若肾精亏损，肾气不足，摄纳无权，则可出现呼吸浅表、动则气喘、呼多吸少等症，称为肾不纳气。《类证治裁·喘证》说："肺为气之主，肾为气之根，肺主出气，肾主纳气，阴阳相交，呼吸乃和。若出纳升降失常，斯喘作焉。"阐述了肺肾共司呼吸运动的生理功能和肾不纳气致呼吸喘促的病理机制。

（二）肾与体华窍液志的关系

1. 肾在体为骨、主骨生髓，其华在发　肾主骨生髓，是指肾具有促进骨骼生长发育和滋生骨髓、脑髓和脊髓的作用。肾藏精，精生髓，髓居骨腔中，为骨的生长、发育提供营养。肾中精气充盛，则骨髓充盈，骨骼健壮；反之，肾精不足，骨髓空虚，骨失所养，可引起骨骼发育不良，如小儿囟门迟闭、骨软无力；老人肾气渐衰，骨失所养，可出现骨质脆弱，易于骨折。

肾精的盛衰，不仅影响骨骼的发育，也影响脊髓、脑髓的充盈，脊髓上通于脑，《灵枢·海论》说："脑为髓之海。"肾精充足，则脑髓充盈，髓海得养，脑的发育就健全，精力充沛，思维敏捷；若肾精不足，髓海空虚，脑失所养，则可出现精神萎靡、反应迟钝、腰膝酸软等症。

齿与骨同出一源，齿为骨之余，也由肾精所养。肾中精气充足，则牙齿坚固有力，不易脱落；反之，可出现牙齿易于松动、早期脱落。

发的生长也赖以血的滋养，所以称"发为血之余"。肾藏精，精能化血，血以养发。由于发为肾之外候，所以发的生长与脱落、润泽与枯槁，常能反映出肾精的盛衰。精血旺盛，则发黑而润泽；若未老先衰，头发枯萎、脱发、早白，多与肾中精气虚衰或血虚有关。

2. 肾开窍于耳和二阴　耳，为听觉器官，耳的听觉功能与肾中精气的充养功能密切相关。肾精充沛，上濡耳窍，则听觉灵敏；若肾精亏损，髓海空虚，耳窍失聪，可出现听力减退、耳鸣、耳聋等。故说肾开窍于耳。

二阴，指前阴（尿道口和外生殖器）和后阴（肛门）。前阴是排尿和生殖的器官，后阴是排泄粪便的通道。尿液的储藏和排泄虽由膀胱所司，但需肾的气化才能完成，肾的气化失常，膀胱开阖失司，可出现尿频、尿失禁或尿少、尿闭等。而人体的生殖功能也由肾所主，若肾气不足，封藏失司，可致遗精、早泄、不孕等。大便的排泄虽属大肠的传化功能，但也与肾的气化有关，若肾阳不足不能温煦脾阳，水湿不运，可致便溏或"五更泻"；肾气不固，可引起久泻脱肛；若肾阴不足，津液亏损，可见大便秘结。故又说肾开窍于二阴。

3. 肾在液为唾　唾，是唾液中较稠厚的部分，由肾精所化，其主要功能是润泽口舌。肾的经脉上夹舌本、通舌下，故称唾为肾液。古代养生学家主张舌抵上腭，待唾满咽之而不吐，以充养肾精，而多唾或久唾则可耗伤肾精。

4. 肾在志为恐　恐，是恐惧、害怕的情志活动，与肾的关系密切。恐，对机体生理活动来说，是一种不良的刺激。惊与恐相似，皆与肾相关。所谓的"恐伤肾""恐则气下"，是指过度惊恐，上焦的气机闭塞不畅，气迫于下焦，肾气不固，可出现二便失禁或遗精、滑泄等。

知识拓展

"天癸"一词，最早见于《内经》，它源于先天，藏于肾，并受后天水谷精微的滋养，具有促进人体生殖功能成熟的作用，对于中医妇科学、遗传学等具有重要的理论意义。在现代医学研究中，有学者认为，天癸是肉眼看不见而在体内客观存在的物质，它关系到人体生长发育、生殖和体质强弱。天癸的物质性与雌激素、孕激素及促性腺激素等有关，因此，天癸的功能可看作垂体、卵巢、睾丸、肾上腺皮质等器官的内分泌作用，但也不能机械地认为天癸的作用就是上述物质的总和。女性的肾气-天癸-冲任-胞宫的生殖轴可与西医学的下丘脑-垂体-卵巢-子宫的调节功能相对应。因而，天癸应是物质性和功能性的统一。另外，有学者认为，天癸是心（脑）肾所产生的具有主宰作用的"水样"物质。还有人认为，天癸是带有时间周期密码的生殖信息因子。对于"天癸"的说法百家争鸣，目前仍是学者们研究的热点。

第三节　六　腑

六腑，是胆、胃、小肠、大肠、膀胱、三焦的总称，其共同的生理功能是受盛、传化水谷，排泄糟粕，在饮食物的消化、吸收、转送和排泄中起着重要的作用。《素问·五脏别论》曰："六腑者，传化物而不藏，故实而不能满也……水谷入口，则胃实而肠虚，食下则肠实而胃虚。"由于六腑以传化饮食物为其生理功能特点，其气具有通降下行的特点，故六腑有实而不能满，以降为顺，以通为用之说。

一、胆

胆位于右胁下，与肝相连，附于肝之短叶间，为六腑之一，又属奇恒之腑。胆与肝经脉相互络属，互为表里。胆的生理功能主要体现在以下三个方面。

1. 储存和排泄胆汁　胆汁来源于肝，由肝血化生，或肝之余气所化，储藏于胆，发挥其功能，故《备急千金要方》称胆为"胆者中清之腑也"。胆的这一生理功能，通过肝的疏泄作用，排泄注入小肠，参与饮食物的消化和吸收，是脾胃运化得以正常进行的重要条件。肝的疏泄功能正常，有助于胆汁的正常排泄，则脾胃健运。肝失疏泄，则胆汁排泄不利，影响脾胃受纳、腐熟和运化，而出现食欲不振、厌食、腹胀、便溏等；若胆汁上逆，可见口苦、呕吐黄绿苦水；胆汁外溢于肌肤，出现黄疸。由于胆为中空囊状器官，形态似腑，所藏胆汁直接有助于饮食物的消化，故为六腑之一。但又因其储藏胆汁为精纯精微物质，类似五脏"藏精气"功能，并且胆本身无传化饮食物的生理功能，与胃肠等腑有别，故又属奇恒之腑。

2. 主决断　胆主决断是指胆具有判断事物、作出决定的功能。《素问·灵兰秘典论》说："胆者，中正之官，决断出焉。"其决断之力影响五脏六腑的功能。由于胆附着于肝，互为表里，肝主谋略，胆主决断，两者功能相互配合，对保持正常的决断功能十分重要。胆气壮者，剧烈的精神刺激对其所造成的影响较小，且恢复也快；反之，胆气虚怯之人，当受到不良精神刺激时，易出现胆怯易惊、失眠、多梦等。

3.胆主升发 胆升发之气贯通脏腑系统。胆应春，故胆气通于春气而主升发，春气生则万物得生，四时之生、长、化、收、藏皆可有序进行，胆气生则脏腑经络之气皆生，气血畅通，精神振奋，气机运行有序，则使五脏六腑之功能皆可正常发挥。"胆气升，则脏腑之气皆升"，而与肝相比较，胆为阳木，肝为阴木，阳主阴从，故胆之生发之气更具主导作用。

二、胃

胃，位于腹腔，上连食管，下通小肠。胃分为上、中、下三部分：胃的上部称上脘，包括贲门；胃的中部称中脘，即胃体部分；胃的下部称下脘，包括幽门。胃与脾同居中焦，胃与脾经脉互相络属，互为表里。胃的生理功能主要体现在以下两个方面。

1.主受纳、腐熟水谷 受纳，是接受、容纳的意思。腐熟，是饮食物经过胃的初步消化，形成食糜的过程。饮食入口，经食管，下纳于胃，故称胃为"水谷之海"，经胃的初步消化变为食糜，下行于小肠，其精微物质通过脾的运化和转输以营养全身。若胃的受纳、腐熟水谷的功能失常，可出现胃脘胀痛、纳呆食少、嗳腐食积或多食善饥等症。

2.主通降，以降为和 主通降是指胃气向下通降以下传水谷及糟粕的生理特性。胃为"六腑之海"，饮食物入胃，经胃的腐熟及通降作用，将食糜向下输送至小肠，再经过小肠的分别清浊作用，浊者下移大肠，经燥化后形成粪便排出体外。因此，胃气必须下降，才能使腐熟的水谷下行，正如《临证指南医案》中提到的"脾宜升则健，胃宜降则和"。若胃失通降，可出现脘腹胀痛、便秘、食欲减退，也可因浊气在上而出现口臭等症；若胃气上逆，则可见恶心、呕吐、呃逆、嗳气等症。此外，胃喜润恶燥，即胃必须得到充足的津液滋润才能有利于食物的受纳和腐熟，通润则降。若胃津不足，胃失濡润，则可致胃阴虚，口舌干燥、胃脘灼热、大便干结等症。

知识拓展

胃气有广义、狭义之分。狭义的胃气仅指胃腑的功能。广义的胃气则指整个脾胃系统的受纳、腐熟、运输、化生气血以营养全身的功能。中医有"有胃气则生，无胃气则死"之说，故常把"保胃气"作为重要的治疗原则。临床上往往也以胃气的有无作为判断病情和估测预后的指标。脉象中称脉有胃气，即脉象不浮不沉，不快不慢，从容和缓，节律均匀，是为有胃气之脉。故通常将饮食、面色、舌苔、脉象视为观察胃气的四个标志，一般以食欲良好、面色红润、舌质淡红、舌苔薄白、脉象从容和缓为有胃气。

三、小 肠

小肠位于腹中，其上端与胃之幽门相接，下端在阑门处与大肠相通，包括回肠、空肠、十二指肠。小肠和心的经脉互相络属，互为表里，属火属阳。其生理功能主要体现在以下两个方面。

1.主受盛和化物 受盛，即接受，以器盛物之意。化物，即消化、化生精微之意。《类经·脏象类》载："小肠居胃之下，受盛胃中水谷而分清浊，水液由此而渗于前，糟粕由此而归于后，脾气化而上升，小肠化而下降，故曰化物出焉。"小肠接受经胃初步消化并下传的食糜而盛纳之，即受盛作用；食糜必须在小肠停留一定的时间，在脾气和小肠的共同作用下，对其进一步消化，将水谷化为精微和糟粕两部分，即化物过程。

2.主泌别清浊 泌，即分泌；别，即分别；清，指水谷之精微；浊，指食物残渣和部分水液。小肠泌别清浊功能，是指小肠对经胃初步消化后的食糜，进一步分为清浊两部分，清者，即水谷精微，由小肠吸收，经脾气的转输作用，化生气血以营养全身；浊者化为糟粕进一步传送入大肠形成粪便排出体外。小肠在吸收水谷精微的同时，也吸收大量的水液，故也有"小肠主液"之论。若小肠功能失调，可致消化吸收障碍，出现腹胀、腹泻和小便异常等症。

四、大　肠

大肠，位于腹中，其上口在阑门处与小肠相接，其下端连肛门。大肠与肺的经脉相互络属，互为表里。大肠的主要生理功能是主传化糟粕。传化，即传导、变化之意。大肠接受小肠下输的食物残渣（糟粕），并向下传导，同时，吸收其中的多余水液，将糟粕变化成粪便，经肛门排出体外。如大肠传导失司，则可出现大便秘结或泄泻；湿热蕴结于大肠，则可出现腹痛、里急后重、泻下脓血等。

五、膀　胱

膀胱位于小腹部，是一个中空的囊状器官。其上有输尿管与肾相连，其下连尿道，开口于前阴。膀胱与肾的经脉相互络属，互为表里。膀胱的主要生理功能是储存和排泄尿液，为人体水液汇聚之所，故称之为"津液之腑""州都之官"。尿液为津液所化，津液通过肺、脾、肾等脏的作用，布散全身，发挥其濡养功能。其代谢后的浊液，则下归于肾，通过肾的气化作用，升清降浊，清者回流体内，再次参与水液代谢；浊者变成尿液，储存于膀胱。膀胱中的尿液，在肾与膀胱之气的激发和固摄作用下，待储存到一定量时即排出体外。若膀胱气化失常，开阖失司，可出现尿少、尿闭或尿频、尿失禁等症。湿热蕴结膀胱时，可见小腹拘急、尿频、尿急、尿痛或血尿、尿有砂石等。

六、三　焦

三焦是上焦、中焦、下焦的合称。含义有二：一是作为六腑之一；二是作为人体上中下三个部位的划分。《灵枢·本输》曰："三焦者，中渎之府也，水道出焉，属膀胱，是孤之府也。"

作为六腑之三焦，主要生理功能体现在以下两个方面。

1.通行元气　三焦既是气升降出入的通道，又是气化的场所。元气是人体生命活动的原动力，发源于肾，藏于丹田，通过三焦而充沛于全身。

2.为水液运行之通路　三焦具有疏通水道、运行水液的作用，是水液升降出入的通路。人体的水液代谢虽然主要由肺、脾胃、肾及膀胱、肠等脏腑的协同作用完成，但必须以三焦为通道，水液才能正常地升降出入。

作为部位划分的三焦，上焦指横膈以上的胸部，包括心、肺两脏，以及头面部等；中焦指膈至脐之间的上腹部，包括脾、胃、肝、胆；下焦为脐以下的部位，包括肾、膀胱、小肠和大肠等脏腑。《灵枢·营卫生会》将三焦的生理功能概况为"上焦如雾，中焦如沤，下焦如渎"。至后世温病学说三焦辨证创立以来，将肝的系列病证列入"下焦"范围，现在临床辨证中仍多从之。

第四节　奇恒之腑

奇恒之腑，包括脑、髓、骨、脉、胆、女子胞。由于它们在形态上多为中空而与腑相似，在功能上"藏精气而不泻"，与脏相似，似脏非脏，似腑非腑，故曰"奇恒之腑"。本节只叙述脑、女子胞。

一、脑

脑居颅内，由髓汇集而成，故又名"髓海"。其主要的生理功能体现在以下两个方面。

1.主生命活动和精神活动　脑为元神之府，主宰人体的生命活动，是生命之枢机，故脑是人体非常重要的器官。元神存则生命在，元神败则生命亡。而且，人的精神、意识、思维和情志活动都与脑有关，是外界客观事物反映于脑的结果。由于五脏与精神情志有密切的关系，脑的功能分属于五脏而统归于心，故脑病在临床辨证时，涉及精神、意识、思维、情志方面的病证，常以心为主，结合五脏的功能辨证论治。脑主生命活动和精神活动正常，则表现为精神饱满、意识清楚、思维敏捷、言语清晰、情志正常；反之，则出现精神萎靡、健忘、失眠、狂躁、痴呆等，甚则谵妄、昏迷、身亡。

2. 主感觉与运动　眼、耳、口、鼻、舌等五脏之外窍都聚于头面部，与脑相通，人的视觉、听觉、嗅觉、言语、运动、记忆等功能都与脑有密切关系。若髓海不足，则可出现视物不清、耳鸣、失聪、嗅觉不灵、言语謇涩、运动失调、精神委顿，甚则瘫痪、震颤、痴呆等。故视觉、听觉、嗅觉、言语、记忆、运动及精神状态等的病理变化均可能与脑的功能异常有关。

二、女　子　胞

女子胞，即子宫，又称"胞宫"，位于小腹部，在膀胱之后，直肠之前，下口与阴道相连，呈倒置的梨形。其主要的生理功能体现在以下两个方面。

1. 主月经　月经是指子宫周期性出血的生理现象，是女性生殖功能发育成熟的主要标志之一，而女子胞是产生月经的主要器官。月经来潮是一个复杂的生理活动，女子在 14 岁左右，肾中精气盛，天癸至，任脉通，太冲脉盛，女子胞发育成熟，月经按期来潮。而到 50 岁左右，肾中精气渐衰，天癸竭绝，冲任二脉分别是人体的血海及阴脉之海，故二脉气血渐少，月经闭止。此外，心主血，肝藏血、主疏泄，脾为气血生化之源而统血，对于全身血液的化生和运行均有调节作用。可见，月经的产生是肾、心、肝、脾等脏腑，冲任二脉，以及"天癸"共同作用于胞宫的结果。

2. 孕育胎儿　胞宫是女性孕育胎儿的器官。月经正常来潮后，女子胞就具有生殖和孕育胎儿的功能。受孕之后，月经停止来潮，女子胞即聚血养胎，成为保护胎儿和孕育胎儿的主要器官，直至十月期满分娩。此外，女子胞还主生理性带下，分泌阴液，以润滑阴部。所以，女子胞是女性经、带、胎、产的重要器官。

第五节　脏腑之间的关系

人体是一个统一的有机整体，脏腑、经络、形体和官窍虽各具其生理功能，但都是整体活动的一个组成部分，它们在生理功能上相互依存、相互为用而又相互制约，使各脏腑组织形成了一个协调统一的整体，在病理上则相互影响。

一、五脏之间的关系

案例 1-3-3

患者，女，59 岁。咳喘不能平卧 1 个月，近几天因天气寒冷而明显加重。现咳喘明显，痰多、清稀易咳出，带白色泡沫。心慌、呼吸短促、不能平卧，失眠，下肢浮肿。大便尚调，小便少，纳差，不欲饮水，心下痞闷，不喜重按。脉滑数，舌苔白而水滑。

问题： 1. 该患者病证由哪两脏功能失调所致？

2. 利用脏腑相互关系分析该案例证候特点。

（一）心与肺

心与肺的关系，主要表现为气与血之间的关系。首先，心主血，肺主气，两者相互协调，保证气血的正常运行。血液的运行有赖于心气的作用，也有赖于肺气的推动，体现了气和血相互依存、相互为用的关系。其次，肺朝百脉，助心行血，是保证血液正常运行的必要条件，符合气为血之帅的一般规律。而且肺主宗气，宗气具有贯心脉、司呼吸的生理功能，从而加强了血液运行与呼吸之间的协调平衡。在病理上，若肺气虚弱或肺失宣降，可致心血瘀阻，出现胸闷、心悸、唇紫等症；若心气不足，心阳不振，血行不畅，可影响肺的宣肃，肺气上逆，而出现咳嗽、气喘等症。

案例1-3-3分析讨论

　　1. 该患者病证由心、肺两脏功能失调所致。

　　2. 该患者年老，肺脾功能减退，寒湿不化，而生痰饮。痰饮上凌心肺，故咳喘、气促、心慌、不能平卧、失眠。痰饮为患，故咯痰清稀、易出、量多，带白色泡沫。湿邪停滞，中焦不化，故不欲饮水，舌苔白而水滑。湿邪下注，而致下肢浮肿；水饮凌心，胸阳不振，水饮射肺，不能"通调水道，下输膀胱"，故小便减少。

（二）心与脾

　　心与脾的关系，主要表现在血液的生成及运行之间的关系。心主血，脾统血，脾为气血生化之源，故心与脾关系密切。在血液生成方面，心血充盈有赖于脾所运化的水谷精微化生，而脾的运化功能又赖于心血的滋养和心气的推动。若脾气虚弱，脾失健运，心血化生无源，则血虚而心无所主；心血不足，脾失所养，则脾失健运，临床上可出现心悸、失眠多梦、食少便溏、面色萎黄、倦怠乏力等心脾两虚的病理变化。在血液运行方面，血液在脉中循行，既有赖于心气的推动，又依靠脾气的统摄作用而不溢出脉外。心气不足，血行无力，或脾气虚弱，统摄无力，均可致血行失常，或见气虚血瘀，或见气虚失摄的出血。

（三）心与肝

　　心与肝的关系，主要表现在血液运行和精神情志两个方面。在血液运行方面，心主血，肝藏血。人体的血液，储藏于肝，并由肝调节血量，通过心运行全身，两者相互配合，共同维持血液的正常运行。正因心与肝在血行方面关系密切，因此临床上心肝血虚证常同时并见，表现为心悸、失眠、面色无华、视物昏花等症。在精神情志方面，心主神志，肝主疏泄，调节精神情志。人的精神活动虽由心所主，但与肝的疏泄功能密切相关。肝主疏泄有度，气机调畅，气血平和，心情舒畅，精神活动才能正常。心肝均以阳为事，情志所伤，多易化火伤阴，因而，临床上心火亢盛与肝火上炎，常互相引动或同时并见，出现心烦失眠、急躁易怒等心肝火旺的病理变化。

（四）心与肾

　　心与肾的关系，主要体现为"心肾相交"。心在五行属火，位居于上而属阳；肾在五行属水，位居于下而属阴。从阴阳、水火升降理论而言，在上者以下降为和，在下者以上升为顺，即心火（阳）必须下降于肾，资助肾阳以温煦肾阴，使肾水不寒；肾水（阴）必须上济于心，与心阴共同涵养心阳，使心火不亢。这种彼此交通、相互制约的关系称为"心肾相交"或"水火既济"，以维持心与肾的正常生理功能。如果阴阳平衡失调，可产生两种病理变化：一是肾阴不足，不能上济心阴，则心阴不足，心火偏亢；或心阳偏亢，耗伤心阴，并下劫肾阴，导致肾阴不足，临床上可出现失眠、心悸、心烦、腰膝酸软或男子梦遗、女子梦交等心肾不交证。二是心阳不振，心火不能下降于肾资助肾阳以暖肾阴，使肾水泛滥，上凌于心，出现心悸、水肿、喘促等水气凌心证。

（五）肺与脾

　　肺与脾的关系，主要体现在气的生成和水液代谢两个方面。在气的生成方面，肺吸入的自然界清气和脾化生的水谷之精气，是人体之气的主要组成部分，同时脾化生的水谷之精气有赖于肺的宣降运动以输布全身，而肺气有赖于脾运化的水谷精气的不断补充。因此，肺的呼吸功能和脾的运化功能是否健旺，与气的盛衰有密切的关系。若肺气虚，可累及脾，而脾气虚也可影响到肺，终致肺脾两虚证，临床可见面色苍白、少气懒言、食少、便溏、消瘦、咳嗽等症。在水液代谢方面，肺主宣降、通调水道，脾主运化水液、输布津液，共同参与人体的水液代谢。肺的宣发肃降和通调水道，有助于脾的运化功能；而脾的转输津液，散精于肺，不仅是肺通调水道的前提，而且为肺的生理活动提供了必要的营养。如肺气虚，日久可致脾气虚，脾失健运，出现纳呆、食少、腹胀、便溏，甚则水肿等；若脾失健运，水液不化，聚而成痰，多影响肺的宣降，而出现咳嗽、痰多等临床表现，所以有"脾为生痰之源，肺为贮痰之器"之说。

（六）肺与肝

肺与肝的关系，主要表现在气机升降的调节方面。肺主肃降而肝主升发，两者相互协调，对维持人体气机的调畅、气血的调和具有重要的作用。若肝升太过或肺降不及，则气火上逆，可致咳嗽、胸痛、咳血等肝火犯肺证；反之，肺失清肃，燥热内盛，可伤及肝阴，致肝阳上亢，则在咳嗽的同时出现胁肋胀痛、头痛、易怒等肺病及肝之候。

（七）肺与肾

肺与肾的关系，主要表现在水液代谢和呼吸运动两个方面。在水液代谢方面，肺为水之上源，肾为主水之脏。肺的宣发、肃降和通调水道，有赖于肾的蒸腾气化；反之，肾的主水功能，也有赖于肺的宣发肃降和通调水道功能，使水液下归于肾和膀胱。肺肾两脏相互协调才能保证人体正常的水液输布和排泄。若肺失宣降，通调失职，可损及肾，出现尿少，甚则水肿；若肾阳不足，气化失司，则水泛为肿，并可影响肺的宣降，出现咳逆、喘促等症。在呼吸运动方面，肺主气司呼吸，肾主纳气，人体的呼吸运动，虽由肺所主，但需肾之纳气作用来协助。肾气充盛，吸入之气才能经肺的肃降下纳于肾，以维持呼吸的深度，所以有"肺为气之主，肾为气之根"的说法。病理上肺气久虚，久病及肾或肾中精气不足，摄纳无权，气浮于上，常相互影响，出现气短喘促、呼吸表浅、呼多吸少等肾不纳气的病理变化。

（八）肝与脾

肝与脾的关系，主要表现在消化、吸收功能的协调和对血液的调控两个方面。在消化吸收方面，脾主运化，肝主疏泄，协助脾胃的升降，并促进胆汁分泌，有助于脾胃对饮食的消化及对精微物质的吸收和转输。肝的疏泄功能正常，则脾的运化功能健旺；若肝失疏泄，则脾失健运，临床上可出现精神抑郁或急躁易怒、两胁胀痛、纳呆、腹胀便溏、泄泻等肝脾不和证。在血液调控方面，体现在血的生成、储藏、运行和防止出血方面。肝藏血，脾生血统血。肝血有赖于脾气的化生，脾气健运，生血有源，且统摄血液不溢出脉外，则肝有所藏。而肝血充足，藏泄有度，又能促进脾的运化，使气血生化有源。若脾气虚弱，生血无源或脾不统血，失血过多，均可导致肝血不足，进而形成肝脾两虚证。此外，病理上，肝病可以及脾，脾病亦可以及肝。因肝属木，脾属土，两者病变常常互为影响。

案例 1-3-4

患者，男，59 岁。4 年前因家庭变故出现眩晕，头痛，日渐加重。曾在多家医院治疗，效果不显。近日病情加重，现眩晕耳鸣，头胀痛，失眠多梦，面红目赤，急躁易怒，腰膝酸软，步履不稳，舌红少苔，脉弦细数有力。

问题： 1.眩晕与哪些脏腑功能有关？

2.辨证思路是什么？

（九）肝与肾

肝与肾的关系，主要表现在精血同源和藏泄互用两个方面。在精血同源方面，肝藏血，肾藏精，精与血皆由脾胃运化之水谷精微化生，血的化生有赖于肾中精气的气化，肾中精气的充盛也有赖于血液的充养，精能生血，血能化精，精血相互滋生，相互转化，所以有"精血同源""肝肾同源"之说。病理上肝肾亦相互影响，肾精亏虚，精不化血，则肝血不足；肝血不足，血不化精，则肾精亦虚，最终出现头晕耳鸣、腰膝酸软、五心烦热等肝肾阴虚证。在藏泄互用方面，肝主疏泄，肾主封藏，两者之间相互制约，相反相成。肝气疏泄可促使肾气开阖有度，肾气闭藏可防肝气疏泄太过，从而调节女子月经来潮、排卵和男子排精的生理功能。若肝主疏泄与肾主封藏的关系失调，可出现女子月经周期紊乱、月经过多或闭经、排卵异常，男子遗精、滑精或阳强不泄。

案例 1-3-4 分析讨论

1. 眩晕与肝、肾有关。
2. 因家庭变故，情绪波动而致肝气郁结，气郁日久，肝阳上亢，气血上冲而见头痛、眩晕。肝气郁结，郁而化火，而致面红目赤，头胀痛，急躁易怒；热扰心神，则失眠多梦；肝肾阴亏于下，腰膝失养，则腰膝酸软；上盛下虚，则耳鸣，步履不稳，眩晕。舌红少苔，脉弦细数有力，为阴虚阳亢之象。

（十）脾与肾

脾与肾之间的关系，主要表现在先天与后天相互滋生和水液代谢两个方面。在先天与后天相互滋生方面，脾为后天之本，肾为先天之本。脾之健运，化生精微，须借助肾中阳气的温煦、推动才能完成；而肾中所藏之精气，亦有赖于脾所化生的水谷精微的不断充养，才能保持充盈，先天与后天相互滋生、相互促进。若肾阳不足，脾失温煦，则脾阳不振；脾阳不振，肾精化生无源，精不化气，则肾阳不足，临床上可出现腰膝及腹部冷痛、下利清谷或五更泄泻、水肿、性功能低下等脾肾阳虚证。在水液代谢方面，脾主运化水液，肾为主水之脏，脾运化水液的功能有赖于肾的气化和肾阳的温煦作用，肾主持水液代谢，又需要脾气和脾阳的协助，脾肾两脏相互协同，协调其他脏腑，共司水液代谢的协调平衡。若脾虚水湿内停日久，可发展至肾虚水犯之证，而肾虚运化失司，水湿内蕴，亦可影响脾的运化，均可致脾肾两虚，水湿泛溢，而见尿少、水肿、畏寒、肢冷等症。

二、六腑之间的关系

"六腑者，传化物而不藏，故实而不能满也"。六腑，以"传化物"为其生理特点，共同完成饮食水谷的受纳、消化、吸收和代谢废物的排泄。

饮食入胃，经胃的受纳腐熟，形成食糜，下传于小肠，同时胆排泄胆汁进入小肠以助消化。通过小肠的进一步消化，泌别清浊，清者为精微物质和津液，经脾的运化和转输营养全身；浊者为食物残渣和多余水液，下传大肠，经大肠进一步吸收水液并向下传导，形成粪便，排出体外。脏腑代谢和利用后剩余的水液，经三焦渗入肾和膀胱，再经肾和膀胱的气化作用生成尿液，排出体外。所以《灵枢·本脏》说："六腑者，所以化水谷而行津液者也。"

由于六腑分工合作"传化物"，需要不断地受纳、消化、传导和排泄，虚实更替，次第传送，宜通而不宜滞，故有"六腑以通为用""六腑以降为顺"之说。

六腑病变，多表现为传化不通，故在治疗上"腑病以通为补"，即用通泄的方法使六腑通畅，六腑功能即可得以恢复。六腑之间在病理上亦可相互影响。如胃有实热，灼耗津液，可使大肠传导不利，出现大便燥结；而大肠传导失司，也可致胃失和降，胃气上逆，出现嗳气、呕吐苦水。

三、脏与腑之间的关系

《灵枢·本输》曰："肺合大肠，大肠者，传道之府。心合小肠，小肠者，受盛之府。肝合胆，胆者，中精之府。脾合胃，胃者，五谷之府。肾合膀胱，膀胱者，津液之府也。少阳属肾，肾上连肺，故将两脏。三焦者，中渎之府也，水道出焉，属膀胱，是孤之府也，是六腑之所与合者。"脏与腑之间的关系是阴阳表里配合的关系。脏属阴，腑属阳；脏为里，腑为表。一脏一腑，一阴一阳，一里一表，并有经脉相互络属，在生理上互相配合，病理上互相影响。

（一）心与小肠

手少阴经属心络小肠，手太阳经属小肠络心，心与小肠通过经脉的互相络属而形成表里关系，这种关系在病理上的表现更明显，如心有热（心火炽盛）可移热于小肠，出现小便短赤、尿道灼痛、尿血等；小肠实热，也可循经上熏于心，出现心胸烦热、舌尖红赤、口舌生疮等症。导赤散在临床上的应用即是通过泻小肠以引心火下行，使热从小便而下。

> **案例 1-3-5**
>
> 患者，女，53岁。平素便秘，2~3日一行，曾经肺部手术切除1/4肺叶，近日天气寒冷出现排痰困难，痰量少，咳喘，夜间难以平卧，乏力，舌淡有裂纹，脉浮滑。
>
> **问题：** 1. 便秘与哪些脏腑功能有关？
>
> 　　　2. 辨证思路是什么？

（二）肺与大肠

手太阴经属肺络大肠，手阳明经属大肠络肺，肺与大肠通过经脉的互相络属而形成表里关系。生理上，肺气肃降，气机调畅，并下输津液，大肠之气亦随之下降，促进大肠传导；大肠传导通畅，有利于肺气的肃降。病理上，如肺失肃降，津液不能下润大肠，则大便秘结；若大肠实热，腑气不通，又影响肺气肃降，而见咳喘、胸闷；肺气虚弱，则大肠传化无力，可出现气虚便秘，大便艰涩难行。

> **案例 1-3-5 分析讨论**
>
> 1. 便秘病位在大肠，与脾胃、肺、肾、肝等脏腑功能密切相关。
>
> 2. 详细辨证：肺与大肠通过经络互相络属，构成表里关系，在生理、病理上互相影响，若肺失肃降，津液不能下达，则大便秘结；反之，若大肠实热，腑气不通，也可影响肺气不利而咳喘。

（三）脾与胃

足太阴经属脾络胃，足阳明经属胃络脾，脾与胃通过经脉的互相络属而形成表里关系。脾与胃之间运纳协调，升降相因，燥湿相济，共同完成饮食物的消化吸收及水谷精微的输布，从而滋养全身，故称脾胃为"后天之本"。脾与胃的关系如下。

1. 纳与化的关系　胃主受纳，脾主运化。胃的受纳水谷是脾运化的前提，脾的运化为胃继续受纳腐熟提供条件。两者互相配合，共同完成消化功能，化生气血，营养全身。

2. 升与降的关系　脾气主升，胃气主降。胃受纳腐熟水谷要及时下降至小肠，故胃气以降为顺；脾化生的精微应及时上升至心肺，以供进一步化生气血，故脾气以上升为健，两者一升一降，清升浊降，相互配合，相辅相成。

3. 润与燥的关系　胃为阳腑，性燥，须津液充足才能有利于食物的受纳、腐熟并及时润降至小肠，故胃"喜润恶燥"。脾为阴脏，性湿，须及时化水为津液并上承，经肺宣发至全身，不使水液停滞；若水停为湿，脾被湿困而运化失职，则可使脾致病，故脾"喜燥恶湿"，两者润燥相济，方能完成水谷的运化。

脾与胃在病理上亦相互影响，若脾为湿困，运化失职，清气不升，可影响胃的受纳与降浊，出现食少、呕恶、脘腹胀满；反之，若饮食失节，食滞胃脘，胃失和降，亦可影响脾的运化与升清，出现腹胀、泄泻等症。

（四）肝与胆

足厥阴经属肝络胆，足少阳经属胆络肝，肝与胆通过经脉的互相络属而形成表里关系。肝胆同居右肋下，胆附于肝，胆汁由肝的精气所化生，胆汁的储藏和排泄，有赖于肝的疏泄功能；而胆汁的排泄通畅，又有利于肝主疏泄功能的正常发挥。因此，肝与胆的生理关系十分密切，在病理上则相互影响，肝病及胆、胆病及肝，终则肝胆同病，如"肝胆实热""肝胆湿热"等证。此外，肝主谋虑，胆主决断，谋虑后需决断，决断又来自于谋虑，所以两者必须协调配合，肝胆相济，才能完成正常的心理活动。

（五）肾与膀胱

足少阴经属肾络膀胱，足太阳经属膀胱络肾，肾与膀胱通过经脉的互相络属而形成表里关系。肾与膀胱同属下焦，肾为水脏，膀胱为水腑。膀胱的储尿和排尿功能，依赖于肾的气化和固摄作用，肾气充足，固摄有权，膀胱开阖有度，则储尿、排尿正常；若肾气不足，气化失司，膀胱开阖失度，可见小便失禁、遗尿、尿频等症。

思 考 题

1. 五脏、六腑各自的共同生理功能是什么？
2. 试述人体的水液代谢与哪些脏腑有关。
3. 概述心、肝、脾、肺、肾各自的生理功能是什么。
4. 为什么说"肺为气之主""肾为气之根"？
5. 肝主疏泄功能主要表现在哪些方面？
6. 归纳心与肺、心与肾、肺与脾、肝与肾、脾与肾、脾与胃之间的相互关系。

进一步阅读文献

刘珍珠, 陈子杰, 黄薰莹, 等, 2020.《黄帝内经》脏腑配属模式探讨. 中医杂志, 61(6): 471～474

潘志强, 2022. 从全生命周期解析天癸的相关物质基础. 上海中医药大学学报, 36(2): 83～88

夏桂成, 谈勇, 2020. 天癸新解. 南京中医药大学学报, 36(1): 1～4

郑涵, 鲁明源, 2021. 基于三分法解读奇恒之腑的生理意义. 中华中医药杂志, 36(6): 3294～3297

（宫爱民）

第四章 气血津液

学习目标

1. 掌握气的概念、生成、分类、运行和功能。
2. 掌握血的概念、生成、运行和功能。
3. 掌握津液的概念、生成、输布、排泄和功能。
4. 掌握气与血之间的关系。
5. 熟悉气、血与津液之间的关系。

气、血、津液是构成人体和维持人体生命活动的基本物质，是脏腑、经络等组织器官进行生理活动的物质基础和产物。气、血、津液是机体的脏腑、经络等组织器官进行生理活动所需要的能量之来源；它们的生成和代谢又依赖于脏腑、经络等组织器官的正常生理活动。因此，气、血、津液和脏腑、经络等组织器官之间在生理上相互联系，在病理上相互影响。

案例 1-4-1

患者，女，52 岁。双手指尖发凉、麻木 3 个月。3 个月前患者因家事心情抑郁，继而出现双手指尖发凉、麻木，每遇心情不悦时即出现双手指尖皮肤苍白，继而出现紫绀，曾在多家医院以"雷诺病"进行治疗（具体治疗不详）。

现症见双手指尖发凉、麻木，左侧明显，偶有疼痛，皮肤苍白，时而紫绀、善太息，月经量少，经色紫暗有血块，经前或行经时少腹胀痛，大便干，小便正常，舌质紫暗，苔白，脉弦涩。

问题： 试用中医理论分析该病情。

第一节 气

一、气的概念

气是人体内不断运动着的具有很强活力的精微物质，是构成人体和维持人体生命活动的基本物质。

气是古代人们对自然现象的一种朴素认识。古代哲学家认为，宇宙间的一切事物都是由气构成、由气的运动变化所产生。中医学受到此唯物主义观点的影响，把人体看成自然界的一部分，认为气是构成人体的最基本物质，并以气的运动变化来阐释人体的生命活动，如《素问·宝命全形论》说"人以天地之气生，四时之法成""天地合气，命之曰人"。

二、气的来源及生成

人体的气，源于禀受父母的先天之精气、后天摄入饮食物化生的水谷之精气和自然界的清气，通过肺、脾胃和肾等脏腑生理功能的综合作用而生成。

（一）气的来源

1. 先天之精气 先天之精，禀受于父母，是构成胚胎的原始物质。如《灵枢·经脉》说："人始生，先成精。"《灵枢·本神》说："生之来谓之精。"先天之精，藏于肾中，是人体生长、发育和生殖的物质基础。先天之精所化之气即先天之精气，是人体气的根本和生命活动的原动力。

2. 后天之精气　包括饮食物中的水谷精气和存在于自然界中的清气。这类精气是出生之后，从后天获得的，故称为后天之精气。水谷之精气，又称谷气、水谷精微，是饮食物中的营养物质，是人类赖以生存的基本物质。胃为水谷之海，人摄取饮食物之后，经过胃的腐熟、脾的运化，将饮食物中的营养物质化生为能被人体利用的水谷精微，输布于全身，滋养脏腑，化生气血，成为人体生命活动的主要物质基础。呼吸之清气，是通过肺的呼吸运动而吸入的自然界的新鲜空气，即自然界中的清气。人体依赖呼吸运动，使体内外的气体在肺内不断交换，吐故纳新，实现人体气的生成。

（二）气的生成

从本源来看，人体的气是由先天之精气、水谷之精气和自然界的清气三方面组成。气的生成有赖于全身各脏腑组织的综合作用，其中，与肺、脾胃和肾的关系尤为密切。

1. 肾为生气之根　肾有储藏精气的作用，所藏之精，包括先天之精和后天之精。先天之精是构成人体的原始物质，是生命的基础；后天之精，主要来源于水谷精微，由脾胃所化生，不断地充养先天之精。肾对精气，一方面不断地储藏，另一方面又不断地供给，循环往复。肾所藏的先天之精气充盛，不仅给全身之气的生成奠定了物质基础，而且还能促进后天之精的生成，使五脏六腑有所禀受而气不绝。故肾的精气为生命之根，生身之本。

2. 脾胃为生气之源　饮食物入胃，经过胃的受纳、腐熟和脾的运化，将摄入的饮食物化生为水谷精气，经脾之转输和散精的作用，将水谷精气上输于肺，成为人体之气的主要来源，再由肺注入心脉，通过经脉而布散全身，以营养五脏六腑、四肢百骸，维持人体的正常生命活动。

3. 肺为生气之主　肺主气，司呼吸。一方面，通过肺的呼吸，吸入自然界的清气，呼出体内的浊气，不断地实现体内外气体的交换，保证了自然界的清气源源不断地进入体内，成为人体之气的来源；另一方面，肺将吸入的清气和脾上输的水谷之精气积于胸中，形成宗气，行呼吸，贯心脉，成为全身之气的来源。肺之呼吸是气生成的根本保证，故《类经·藏象类》曰："诸气皆生于肺。"

总之，气的生成，依赖于肾中精气、水谷精气和自然界清气的充足，以及肺、脾胃、肾脏腑功能的正常发挥，尤以脾胃更为重要。脾胃为后天之本，人体后天所需的水谷精气必须依赖脾胃对食物的转化而生成，先天之精气又必须依赖于水谷精气的充养，才能发挥其生理效应。所以《灵枢·营卫生会》曰："人受气于谷。"

三、气的运行

气是不断运动着的具有很强活力的精微物质。它流行于人体周身，包括各脏腑、经络等组织器官，无处不在，推动和激发着人体的各种生理活动。

气的运动，称为气机。气的运动形式可以归纳为升、降、出、入四种基本运动形式。所谓升，是指气自下而上的运行；降，是指气自上而下的运行；出，是指气由内向外的运行；入，是指气从外向内的运行。气机是人体脏腑生理功能的反映和表现形式，如肺主呼气、主宣发，则肺气能升、能出；肺主吸气、主肃降，则肺气能降、能入。气机是生命活动的具体体现，一旦停息，生命即终止，所以《素问·六微旨大论》说："故非出入，则无以生长壮老已；非升降，则无以生长化收藏。是以升降出入，无器不有。"

人体气的升与降、出与入是对立统一的矛盾运动，必须协调平衡，才能维持正常的生命活动，否则就会出现气机不畅或气机失调，如出现气滞、气逆、气陷、气脱、气结或气闭等证。

四、气的功能

气是维持生命活动的基本物质，对人体具有重要作用，归纳起来，主要有以下几个方面。

（一）推动作用

气是具有很强活力的精微物质，具有促进人体的生长、发育、生殖；推动和激发各脏腑、经络、组织、器官的生理活动；推动血液的生成与运行，津液的生成、输布和排泄的作用。如果气的推动、激发作用减弱，不仅会使脏腑、经络等组织器官的生理活动减弱，还会对人体的生长发育、生殖造成不良影响，或使血液和津液的生成不足和运行迟缓，引起血虚、血脉瘀滞或水湿内停等病理变化。

（二）温煦作用

《难经·二十二难》说："气主煦之。"气具有促进产热、温煦机体的作用。主要体现在：温煦机体，维持正常体温；温煦各脏腑、经络、形体、官窍，使其发挥正常的生理活动；温煦精血津液等液态物质，维持其正常循行和输布。所以说"血得温而行，得寒而凝"。如果气虚，温煦作用减弱，则可见畏寒喜热、四肢不温、体温低下、脏腑功能减退、津血运行迟缓等寒象；如果气聚不散，气有余便会生热化火，可见喜冷怕热、烦躁难寐等热象。

（三）防御作用

气既能护卫肌表，防御外邪侵犯，又能保卫机体，与入侵之病邪作斗争，驱邪外出。如《素问·评热病论》所说："邪之所凑，其气必虚。"《素问·刺法论》说："正气存内，邪不可干。"若因气虚而防御功能减退，则机体易受邪气侵袭致病，病后也难速愈。所以，气的防御功能决定着疾病的发生、发展和转归。

（四）固摄作用

气的固摄作用，是指气对人体内血、精、津液等液态物质的固护、统摄和控制，防止其无故流失，以保证它们在体内发挥正常生理功能的作用。具体来说，主要表现在：统摄血液，使血液循脉而行，防止其溢出脉外；固摄汗液、尿液、唾液、胃液、肠液，防止其过多排出及无故流失；固摄精液，防止其妄加排泄。若气的固摄作用减弱，则机体液态物质就会流失，如气不摄血，可导致各种出血；气不摄津，可导致自汗、多尿或小便失禁、流涎、泛吐清水、泄泻等；气不固精，可出现遗精、滑精和早泄等病证。

（五）气化作用

气化是指通过气的运动而产生的各种变化，具体来说，是指精、气、血、津液各自的新陈代谢及其相互转化。例如，气、血、津液的生成，都需要将饮食物转化成水谷之精气，然后再化生成气、血、津液等；津液经过代谢，转化成汗液和尿液；饮食物经过消化和吸收后，其残渣转化成糟粕等，都是气化作用的具体表现。如果气化功能失常，就会影响到气、血、津液的新陈代谢，影响到饮食物的消化吸收，影响到汗液、尿液和粪便等的排泄，出现各种代谢异常的病证。所以说气化作用的过程，实际上就是体内物质代谢的过程，也是物质转化和能量转化的过程。

案例 1-4-1 分析讨论

患者 3 个月前因家事心情抑郁，出现双手指尖发凉、麻木，此后每遇心情不悦时即出现双手指尖皮肤苍白，继而出现紫绀，此为肝气郁滞，血脉瘀阻，阳气不能外达四末所致；气滞血行不畅则见月经量少，经色紫暗有血块，经前或行经时少腹胀痛；血瘀故见舌色紫暗，苔白，瘀阻血脉，故脉见弦涩。

五、气的分类

人体的气，从整体上说，是由肾中精气、脾胃运化的水谷精气和肺吸入的清气组成，在肾、脾胃、肺等的综合作用下生成，并充沛于全身。因气在人体分布的部位、来源和功能特点的不同，故有不同的名称，主要有元气、宗气、营气、卫气等。

（一）元气

元气又名真气、原气，是人体生命活动的原动力。元气由肾中的精气所化生，主要是肾中所藏的先天之精化生，又依赖后天水谷之精气的滋养和补充。因此，元气是否充盛，不仅与禀受于父母的先天之精有关，而且与脾胃运化饮食物、化生水谷精气的功能密切相关。

《难经·三十六难》说："命门者……原气之所系也。"明确地指出了元气根于肾。《难经·六十六难》说："三焦者，原气之别使也。"指出元气以三焦为通道，循行于全身，内至脏腑，外达肌肤，无处不到。

元气的主要生理功能是推动人体的生长发育和生殖，温煦与激发各个脏腑、经络等组织器官的生理功能。所以说，元气是人体生命活动的原动力，是维持生命活动的最基本物质。元气充沛，则各个脏腑、经络等组织器官的功能就旺盛，人体就健壮而少病；反之，如先天禀赋不足，或后天失养，就会使元气生成不足，元气虚衰而导致生长发育迟缓、生殖功能低下、脏腑功能衰退等病证。

（二）宗气

宗气为后天之气，肺吸入之清气和脾运化之水谷精气为其主要组成部分，是由两者相互结合而成。

宗气积于胸中，上出息道，贯注于心肺之脉，沿三焦蓄于脐下丹田，注入气街，下行于足。宗气在胸中积聚之处，称作"气海"，又名"膻中"。

宗气的主要功能，一是走息道以行呼吸，凡语言、声音、呼吸的强弱，都与宗气的盛衰有关；二是贯心脉而行气血，凡气血的运行、肢体的寒温和活动能力、心搏的强弱及其节律等，都与宗气的盛衰有关。宗气充盛，则语言清晰，声音洪亮，呼吸徐缓，脉搏有力，节律一致，肢体强健；宗气不足，则语言不清，声音低怯，呼吸微弱，脉搏细弱，节律不齐，肢体活动不利。

（三）营气

营气，为行于脉中之气，是水谷精微中富有营养的物质，故又称"荣气"。营气是血液的重要组成部分，营与血关系密切，可分不可离，故常以"营血"并称。营气行于脉中，与卫气相对而言，又称其为"营阴"。

营气主要来源于脾胃运化的水谷之精，是水谷精气的精华部分。营气分布于脉管之中，而循脉上下，运行全身，内入脏腑，外达肢节，终而复始，营周不休。

营气的主要生理功能是化生血液和营养全身。水谷精微中的精华部分，既是营气的主要成分，也是脏腑、经络等生理活动所必需的营养物质，同时还是化生血液的主要物质。所以《灵枢·邪客》说："营气者，泌其津液，注之于脉，化以为血，以荣四末，内注五脏六腑。"营气不足，则血液亏虚，脏腑组织器官失于濡养而功能减退，出现面色苍白、头昏眼花、肢体麻木等症。

（四）卫气

卫气，为运行于脉外之气，是水谷精气中慓疾滑利的部分，因其活动力强，流动迅速，被称为"水谷之悍气"。与营气相对，卫气属于阳气的一部分，故有"卫阳"之称。卫气的活动力非常强，流动很迅速，所以不受脉管的约束，运行于皮肤、分肉之间，熏于肓膜，散于胸腹。卫气的主要功能有三：一是卫护肌肤，抗御外邪入侵；二是温煦脏腑，润泽皮毛；三是调节控制汗孔开阖，调节体温。如《灵枢·本脏》所说："卫气者，所以温分肉，充皮肤，肥腠理，司开阖者也。"

营气和卫气，都以水谷精气为其主要的生成来源，"营行脉中""卫行脉外"。营主内守而属于阴，卫主外卫而属于阳，两者的运行功能协调，则腠理开阖正常，体温维持相对恒定，肌表发挥正常的防御功能。如果营卫不和，则可见恶寒发热、无汗或多汗，机体抗御外邪的能力下降，易于感受外邪而发病。

人体的气，除了上述最重要的四种气之外，还有"脏腑之气""经络之气"等。所谓"脏腑之气"和"经络之气"，实际上都是元气所派生的，是元气分布于某一脏腑或某一经络，成为某一脏腑或某一经络的气，它们属于人体元气的一部分，是构成各脏腑、经络的最基本物质，又是推动和维持各脏腑、经络进行生理活动的物质基础。

第二节 血

一、血的概念

血是循行于脉中具有营养和滋润作用的红色液态物质，是构成人体和维持人体生命活动的基本物质之一。血必须在脉中运行，才能发挥其生理功能。脉，具有运行血液并约束、阻遏血液溢出的功能，故有血府之称。

二、血的生成

血，主要是由营气和津液所组成。营气和津液都来源于脾胃化生的水谷精微，故称脾胃是"气血生化之源"。饮食物经胃的腐熟和脾的运化，转化为水谷精微，水谷精微经脾的升清而上输于肺，通过心肺的气化作用，注之于脉，化而为血，即《灵枢·决气》所说的"中焦受气，取汁变化而赤，是谓血"。因此，水谷精微是血液化生的主要来源。

肾受五脏六腑之精而藏之，精能生髓，髓可生血，故称"精血同源"，精血可以相互滋生和转化。肾中的精气充盛，则精化为血，促进了血液的生成而使血液得以充盈；同时，肾气充盛，也促进脾胃的运化功能，而有助于血液的化生。

三、血的运行

脉为血府，血液在脉道中循行，流布全身，环周不休，为周身组织器官提供丰富的营养物质。血属阴，其运行主要依赖于气的推动、固摄和温煦等作用。心主血，血液靠心气推动，通过脉道运行于周身；肺主宗气和朝会百脉，循行于周身的血脉均要汇聚于肺，通过肺气的作用，生成宗气，助血运行，使血液布散于全身；肝藏血，肝能够根据生理活动的需要调节脉中的血流量，肝主疏泄，条畅气机，促进血液的运行；脾统血，固摄血液，使血液循脉而行，不致溢出脉外；心为火脏，肾为一身阳气的根本，血液是液态物质，需赖阳气的温煦以维持其液态，才能流动不止，循行不息。此外，脉道的通畅、血液的清浊也是影响血液运行的因素。

血液的运行与血液、脉道、五脏功能密切相关，若血液黏浊、血热、脉道不利、五脏功能失常，则导致血瘀、出血等病证。

四、血的功能

血，具有滋润和濡养全身的生理功能。血在脉中循行，通过气的推动，内至脏腑，外达皮肉筋骨，如环无端，运行不息，不断地对全身各脏腑组织器官起着濡养和滋润的作用。《难经·二十二难》说："血主濡之。"这是对血的营养和滋润作用的简要概括。《素问·五脏生成》说："肝受血而能视，足受血而能步，掌受血而能握，指受血而能摄。"进一步阐释了机体的感觉和运动，必须依赖于血所提供的营养和滋润作用才能维持正常的功能活动。具体表现在面色的红润、肌肉的丰满壮实、皮肤毛发的润泽有华、感觉的灵敏和运动的灵活自如等方面。若血虚不足，则脏腑组织器官失于血液的濡养和滋润，即可出现头晕、目眩、面色无华、毛发干枯、肌肤干燥、四肢麻木等症状。

血是神志活动的主要物质基础，心神的活动有赖于血液的濡养，如《灵枢·平人绝谷》中所言"血脉和利，精神乃居"。血液充盈，心神得养，则神志清晰、精神振作、反应敏捷。若血虚、血热或血运失常，神无所养，则会出现惊悸、失眠、多梦、健忘等病证。

第三节 津　液

一、津液的概念

津液，是机体一切正常水液的总称，包括各脏腑组织器官的内在体液及其正常的分泌物，如唾液、胃液、肠液和泪、涕、汗等。津液和气、血一样，也是构成人体和维持人体生命活动的基本物质。

津与液，同属于水液，但两者在性状、功能及其分布部位等方面均有所不同。一般来说，清而稀者为津，其流动性较大，布散于体表皮肤、孔窍等处，渗透浸润于肌肤腠理之间，有濡养肌肉、充润皮肤的作用，如汗液、涕、泪等；浊而稠者为液，其流动性较小，流行灌注于骨节、脏腑、脑、髓等组织，有润滑关节、滋养脑髓、濡润孔窍的作用，如关节液、脑脊液、唾液等。

津和液，同源于水谷，由脾胃所化生，两者可互相转化、相互渗透，所以津和液常并称为津液。临床上，当发生"伤津"和"脱液"的病理变化时，常加以区分。

二、津液的代谢

津液的生成、输布和排泄是一个复杂的生理过程，涉及多个脏腑的一系列生理功能。如《素问·经脉别论》所说"饮入于胃，游溢精气，上输于脾，脾气散精，上归于肺，通调水道，下输膀胱，水精四布，五经并行"。这是对津液的生成、输布和排泄过程的简要概括。

◤（一）津液的生成

津液来源于饮食水谷。津液的生成，通过胃对饮食水谷的受纳腐熟和小肠的泌别清浊作用，一方面将水谷精微和水液大量吸收，然后上输至脾，清者经脾运化，生成津液；另一方面将食物残渣下输大肠，大肠进一步主津吸收水液，上输至脾，再化生津液，部分水液随粪便排出体外。因此，津液的生成，是胃、小肠、脾、大肠共同作用而生成的。

◤（二）津液的输布和排泄

津液的输布和排泄，通过脾的运化、肺的宣降和肾的蒸腾气化，以三焦为通道输布全身，最终化为尿液、汗液，部分通过呼吸、粪便排出体外。脾接受小肠、大肠上输来的水谷精微并生成津液，一方面将津液上输于肺；另一方面将津液输布至全身脏腑、组织、器官。

肺通过宣发作用，将津液输布全身体表和人体的上部，代谢后化为汗液排出体外，部分随呼吸排出体外；肺又通过肃降作用，将津液向下输送至肾和膀胱。肺的宣发肃降，通调水道，对于津液的输布和排泄起着重要的作用，所以有"肺为水之上源"之称。

肾对津液起主宰作用，肾所藏的精气是机体生命活动的原动力，胃的"游溢精气"、脾的"散精"、肺的"通调水道"、小肠的"分清别浊"及三焦的"决渎"等功能，都需要肾的蒸腾气化作用才能实现。全身的津液，最后也都要通过肾的蒸腾气化，升清降浊，使"清者"蒸腾上升，布散全身，参与代谢；"浊者"下降化为尿液，储入膀胱，再经肾的气化作用，排出体外。尿液的生成和排泄，对全身津液的代谢平衡起着至关重要的调节作用。

肝主疏泄，条畅气机，促进水行。三焦主决渎行水，是水液运行的通道。

津液的生成、输布、排泄过程，是多个脏腑相互协调、密切配合完成的，但肺、脾、肾三脏的调节最重要，所以肺、脾、肾三脏功能的失调，都会影响津液代谢的平衡，导致津液生成不足，或水液停聚等病变。

三、津液的功能

津液的功能主要是滋润濡养和充养血脉。

布散肌表的津液，有滋润皮毛肌肤的作用；流注孔窍的津液，有滋润和保护眼、鼻、口、耳等孔窍的作用；注入内脏组织器官的津液，具有濡养和滋润各脏腑组织器官的作用；渗入骨的津液，具有充养和濡润骨髓、脊髓和脑髓的作用；流入关节的津液，则有滑利关节的作用。

渗入血脉的津液，具有充养和滑利血脉的作用。脉内外的津液可以互相渗透，津液也是血液的组成部分。

> **经典链接**
>
> 　　《景岳全书·肿胀》曰："凡水肿等证，乃脾肺肾三脏相干之病，盖水为至阴，故其本在肾；水化于气，故其标在肺；水惟畏土，故其制在脾。今肺虚则气不化精而化水，脾虚则土不制水而反克，肾虚则水无所主而妄行。"

第四节　气血津液的关系

气、血、津液都是构成人体和维持人体生命活动的基本物质，都主要来源于脾胃化生的水谷精气。气为阳，津液、血液为阴，三者的性状和功能特点各异，但又互相依存，因此无论在生理或病理情况下三者之间都关系密切。

一、气与血的关系

气和血是人体内的两大类基本物质，两者的关系一般概括为"气为血之帅"和"血为气之母"。气为血之帅包括气能生血、气能行血、气能摄血三个方面；血为气之母包括血能载气、血能养气两个方面。

（一）气能生血

气能生血是指气能够促进血的生成，气是生血的动力。化生血液的物质基础是精、津液、营气，而促进其化生成血的过程，都有赖于气的推动。气盛，则化血的功能强劲而血充；气虚，则化血的功能减弱而血亏。所以，气虚常可进一步导致血虚，症见面色不华、心悸气短、头晕乏力等气血两虚的病证。临床上，在治疗血虚证时，常在补血的同时，加用益气药以促进生血，增强补血的效果。

（二）气能行血

血属阴而主静，血不能自行。气能推动血的运行，气行则血行，气滞则血停。血液的运行，主要有赖于心气的推动、肺气的敷布、肝气的疏泄。如果气的功能失常，则气虚或气滞，可引起血行不畅或血瘀。气机逆乱，血也随之妄行。临床上常在活血化瘀药中加入行气药或补气药，以行气活血、补气化瘀，治疗气滞血瘀证和气虚血瘀证。

（三）气能摄血

气能控制血液在脉管内循行而不溢出脉外。摄血，是气固摄功能的具体体现，主要是脾气的统摄作用。脾气虚弱，失去对血液的统摄作用，则导致各种出血证，如衄血、便血、紫斑等，即"气不摄血"或"脾不统血"。治疗这类出血证必须用补脾益气的方法，以益气摄血，才能达到止血的目的。

（四）血能载气

血能载气，指血是气的载体，气存于血液之中，如"营气"营行脉中，气依附于血液而循行周身。血虚气亦虚，如大出血，则气无以附而浮散脱失，气随血脱。所以大出血的治疗，常急补其气，所谓"有形之血不可速生，无形之气需当急固"。

（五）血能养气

血能养气是指血对气的濡养作用。血不断为气的功能活动提供物质基础，使其持续得到补充，以发挥正常的生理功能。人体脏腑得不到血的供养，就会出现气虚，功能减退。

气为阳，主动，津液为阴，主静，两者的关系和气与血的关系相似，即气能生津、气能行津、气能摄津、津能载气、津能养气。

二、津液与血的关系

津液和血都来源于脾胃化生的水谷精微，故称"津血同源"。与气相对而言，两者皆属于阴。

津液具有充养血脉的作用，是血液的重要组成部分。脉外津液可以渗透入脉内化为血液，以充盈和滑利血脉；脉内之血也可渗出脉外化为津液，以润养脏腑组织器官，故津血可以相互转化。当大出血时，脉外津液渗入脉内，致脉外津液不足，失于濡润脏腑组织器官的作用而表现为口干、皮肤干燥、尿少、大便干结等症；而当大汗、大吐、大泻或大面积烧伤等致津液耗损时，则脉内津血渗出脉外，使血脉空虚，出现津枯血燥证。所以《灵枢·营卫生会》说"夺血者无汗，夺汗者无血"；《伤寒论》亦云"衄家不可发汗""亡血家不可发汗"。

思 考 题

1. 试述气、血、津液的概念。
2. 简述气的不同类型。
3. 概述津液的输布过程。
4. 气与血的关系有哪些？
5. 阐述津液与血的关系。

进一步阅读文献

符仲华, 吴凤芝, 甘秀伦, 2021. 气血是中医的主要指标. 现代中医临床, 28(3): 34～38

丰哲, 邹环球, 黄有荣, 等, 2019. 从气血津液学说——空气-血气分析看中西医结合——由抽象到具体认识论的完善过程. 中国医药指南, 17(12): 196～197

胡金霞, 王洪霞, 胡晓灵, 2020.《黄帝内经》气血理论对后世医家的指导意义. 新疆中医药, 38(3): 1～4

李今庸, 2018. 精、神、气、血、津液的内在联系. 中医药通报, 17(4): 7～10

张启明, 王义国, 张健雄, 等, 2021. 精气血津液的功能性质和生物学基础. 环球中医药, 14(5): 841～847

（夏丽娜）

第五章 针灸学基础

学习目标
1.掌握经络的基本概念、经络系统的组成和主要生理功能。
2.熟悉十二经脉的大体循行路线、走向和交接规律、分布规律、流注次序和表里关系。
3.熟悉奇经八脉的特点和作用,任、督、冲、带脉的基本功能。
4.掌握腧穴的概念、定位方法和治疗作用。
5.熟悉针灸方法、拔罐法的操作要领。

针灸是以中医理论为指导,应用针刺和艾灸防治疾病、保健身体的方法,是中医临床的重要组成部分。

第一节 经 络

一、经络的概念

经络是指人体运行气血、联络脏腑、沟通内外、贯穿上下的通路。经络是经脉和络脉的总称。经络学说则是研究人体经络的循行分布、生理功能、病理变化及其与脏腑关系的一种学说。经络和经络学说是中医学的重要基本理论。

二、经络系统的组成

经络由经脉和络脉组成。经脉包括十二经脉和奇经八脉,以及附属于十二经脉的十二经别、十二经筋、十二皮部;络脉由十五别络、浮络、孙络组成(图1-5-1)。

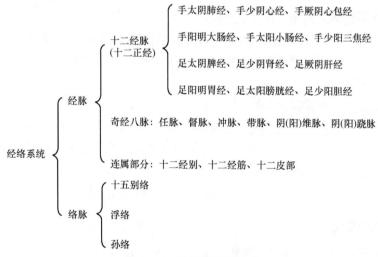

图1-5-1 经络系统的组成

经脉由十二经脉(十二正经)、奇经八脉及其连属部分组成。

十二经脉即手三阴(肺、心包、心)、手三阳(大肠、三焦、小肠)、足三阳(胃、胆、膀胱)、足三阴(脾、肝、肾)经的总称。由于它们隶属于十二脏腑,为经络系统的主体,故又称为"正经"。

奇经八脉是任、督、冲、带、阴维、阳维、阴跷、阳跷脉的总称。它们与十二正经不同，既不直属脏腑，又无表里配合，故称"奇经"。其生理功能主要是对十二经脉的气血运行起蓄溢、调节作用。

经脉的连属部分由十二经别、十二经筋和十二皮部组成。

十二经别，是从十二正经别出的经脉，离合出入于表里经之间，加强了表里经、体内外的联系。

十二经筋，行于体表，不入内脏，联系筋肉、骨骼，以保持正常的运动功能。

十二皮部，为十二经脉之气散布于体表的部位。

络脉，由十五别络、浮络和孙络组成。

十五别络，由十二正经、任督二脉之络脉和脾之大络组成，是主要的大络，其中十二条正经别走的络脉，有加强表里经之间联系的作用。

浮络，是浮行于体表的络脉。

孙络，是由络脉分出的细支，多至难以计数，无处不到。

三、经络的作用

经络遍布全身，它内连五脏六腑，外络肢节皮毛、五官九窍，把人体联结成为一个有机的统一体。因此，经络在人的生理、病理、疾病诊断和预防治疗等方面都有重要的作用。

（一）沟通内外，联系肢体

经络具有联络脏腑和肢体的作用。如《灵枢·海论》说："夫十二经脉者，内属于腑脏，外络于肢节。"指出了经络能沟通表里、联络上下，将人体各部的组织器官联结成一个有机的整体。

（二）运行气血，营养周身

经络具有运行气血、濡养周身的作用。《灵枢·本脏》说："经脉者，所以行血气而营阴阳，濡筋骨，利关节者也。"由于经络能输布营养到周身，因而保证了全身各器官的功能活动处于正常状态。所以，经络运行气血，保证了全身各组织器官的营养供给，为各组织器官的功能活动提供了必要的物质基础。

（三）抗御外邪，保卫机体

由于经络能"行血气而营阴阳"，将抗御外邪的"卫气"转运到皮肉、筋骨、四肢百骸及脏腑，加强了整个机体的防御能力，而血有营养全身的作用，因此经络具有"营内卫外"的作用，使机体"正气存内，邪不可干"。

（四）传导感应，调整虚实

经络是气血运行的通路，气血是信息的载体。经络外至皮肤，内至五脏六腑，因此，经络可以感应并将信息传递到全身各部。经络上至巅顶，下至足底，内至脏腑，外至肢节百骸，行气血，营阴阳，从而调节机体的一切功能活动。

四、经络学说在临床中的应用

（一）说明病理变化

当人体内脏有病变时，通过经络的联系作用，可以在体表的一定部位（如原穴）反映出来。通过对这些部位的检查，可以推知内脏的疾病。某些内脏疾病也常通过经络在其相关的五官苗窍出现症状，如心火上炎可致舌体生疮、胃火上炎可致牙龈肿痛、肝火上炎可致目赤肿痛、肾气亏虚可致两耳失聪等。

在正虚邪盛时，经络又是病邪传注的途径。经脉病可以传入内脏，《素问·缪刺论》说："夫邪之客于形也，必先舍于皮毛，留而不去，入舍于孙脉，留而不去，入舍于络脉，留而不去，入舍于经脉，内连五脏，散于肠胃。"反之，内脏病可影响经络，《素问·脏气法时论》说："肝病者，两胁下痛引少腹。"

（二）指导辨证归经

由于经络有一定的循行部位和脏腑属络，且在病理方面有反映病候的作用，因而在临床上可以根据疾病症状、体征所在的部位，结合经络循行的部位及所联系的脏腑，作为辨证归经的依据。如头痛表现为前额痛者属阳明头痛、侧头痛者属少阳头痛、后头痛者属太阳头痛、头顶痛者属厥阴头痛。由于各条经脉都与一定的脏腑相联属，所以根据某一经络循行线上的异常变化，如出现压痛、皮下结节或温度变化等，借以分析推断属于某一经的病变或疾病的虚实状态。

根据药物对某脏腑经络有一定的选择性作用，即药物归经或引经理论，可以指导临床用药，如羌活、白芷、柴胡三药都能治疗头痛，但是这三种药的性能各有其特性，归经不同，其治疗作用不同，羌活善走太阳经，白芷善走阳明经，柴胡善走少阳经，所以太阳头痛用羌活，阳明头痛用白芷，少阳头痛用柴胡。

（三）协助疾病诊断

在某些疾病的过程中，常发现在经络循行路线上，或在经气聚集的某些穴位上有明显的压痛，或有结节、条索状物，或皮肤形态、皮肤温度、电阻有改变，这些均有助于疾病的诊断。

扪穴诊察，就是按压体表的有关腧穴，特别是"背俞穴""募穴""原穴"等，以诊断相关的内脏疾病。内脏有病时，可在四肢腕踝关节附近寻找压痛点等改变，推知何脏、何腑有病证。有观察发现，阑尾炎患者，在阑尾穴出现压痛的阳性率达90%以上；胆囊炎患者，在阳陵泉穴可出现压痛的现象；胰腺炎患者，在阴陵泉下3寸的地方可出现压痛点。

（四）指导针灸治疗

针灸治病是通过针刺和艾灸等刺激体表经络腧穴，以疏通经气，调节人体脏腑气血的功能，从而达到治疗疾病的目的。腧穴的选取、针灸方法的选用是针灸治疗的两大关键，均依靠经络学说为指导。临床上通常根据经脉循行和主治特点进行循经取穴，《四总穴歌》所载"肚腹三里留，腰背委中求，头项寻列缺，面口合谷收"，就是循经取穴的具体体现。由于经络、脏腑与皮部有密切的联系，故经络、脏腑的疾患可以用皮肤针叩刺皮部或皮内埋针进行治疗，如胃脘痛可用皮肤针叩刺中脘、胃俞穴，也可在该穴皮内埋针；经络瘀滞、气血痹阻，可以刺其络脉出血进行治疗，如目赤肿痛刺太阳穴出血、软组织挫伤在其损伤局部刺络拔罐；经筋疾患，多因疾病在筋膜肌肉，表现为拘挛、强直、弛缓，可以"以痛为腧"取其局部痛点或穴位进行针灸治疗。

（五）指导防病保健

经络有"营内卫外"的作用，因此，临床上可通过调理经络来预防疾病。掌握时机，直接关系到预防效果，颇为重要。大致可分为下列三种：第一是平时保健。系指健康人平常用针灸防病强身，益寿延年，如宋代的医家窦材在《扁鹊心书·卷上·须识扶阳》中指出："人于无病时常灸关元、气海、命关、中脘，更服保元丹、保命延寿丹，虽未得长生，亦可保百余年寿矣。"第二是早期预防。在病证早期，显露某种先兆时，即用针灸预防，如《千金翼方》中提到："凡卒患腰肿、附骨肿、痈疽疔肿风、游毒热肿，此等诸疾，但初觉有异，即急灸之，立愈。"特别是近年来出现的以代谢综合征为代表的各种慢性非传染性疾病，如能提前用针灸介入预防，如采取减肥、降血压、降血脂、降血糖及调节亚健康等措施，即可明显减少心脑血管疾病的发病率。第三是间歇期预防。不少病证，具有时作时止的特点。在发作间歇期针灸，亦有明显的预防效果。对此，早在《素问·刺疟》中就说："凡治疟，先发如食顷乃可以治，过之则失时也。"即大凡治疗疟疾，应在病没有发作之前约一顿饭的时候，予以针刺治疗，过了这个时间，就会失去时机。现在更有较大进展，如支气管炎、哮喘等证，采用冬病夏治之法，在三伏天采用穴位敷贴的方法，具有良好的预防急性发作的效果。

第二节 腧 穴

一、腧穴的概念

腧穴是人们在长期的医疗实践中发现的治病部位。远古时代，我们的祖先发现，当身体某一部位或脏器发生疾病时，在病痛局部砭刺、叩击、按摩、针刺、火灸，可减轻或消除病痛。这种"以痛为腧"所认识的腧穴，既无定位，又无定名，是认识腧穴的最初阶段。

在以后的医疗实践中，对体表施术部位及其治疗作用的了解逐步深入，积累了较多的经验，认识到有些腧穴有确定的位置和主治病证，并给予位置的描述和命名。这是腧穴发展的第二阶段，即定位、定名阶段。

腧穴是人体脏腑经络之气输注体表的部位，是针灸治疗疾病的刺激点与反应点，是针灸的施术部位。腧与"输"通，有转输、输注的含义；"穴"即孔隙。所以，腧穴的本义即是指人体脏腑经络之气转输或输注体表的肌肉腠理和骨节交会的特定的孔隙。腧穴又有"穴位""气穴""孔穴""穴道"等名称。

二、腧穴的分类和命名

（一）腧穴的分类

人体的腧穴分为十四经穴、奇穴和阿是穴三类。

1. 十四经穴　简称经穴，是指分布于十二正经和任督二脉的腧穴，有固定的部位和名称。经穴是腧穴的主要组成部分，全身共有 362 穴，其中有 309 对双穴，53 个单穴。

2. 奇穴　是指既有一定的名称，又有明确的位置，但尚未归或不便归入十四经系统的腧穴。

3. 阿是穴　是指既无固定名称，亦无固定位置，而是以压痛点或其他反应点作为针灸施术部位的一类腧穴。

（二）腧穴的命名

腧穴的名称均有一定的含义，《千金翼方》指出："凡诸孔穴，名不徒设，皆有深意。"历代医家以腧穴所居部位和作用为基础，结合自然现象和医学理论等，采用取类比象的方法对腧穴进行命名。了解腧穴命名的含义，有助于熟悉、记忆腧穴的部位和治疗作用。兹将腧穴命名择要分类说明如下。

1. 根据所在部位命名　即根据腧穴所在的人体解剖部位而命名，如腕旁的腕骨、乳下的乳根、面部颧骨下的颧髎、第七颈椎棘突下的大椎等。

2. 根据治疗作用命名　即根据腧穴对某种病证的特殊治疗作用命名，如治目疾的睛明、光明；治水肿的水分、水道；治面瘫的牵正。

3. 利用天体地貌命名　即结合腧穴所在部位的形态或气血流注的状况而命名，如日月、上星、太乙、承山、大陵、商丘、丘墟、太溪、合谷、水沟、曲泽、涌泉、小海、四渎等。

4. 参照动植物命名　即根据动植物的名称，以形容腧穴所在部位的形象而命名，如伏兔、鱼际、犊鼻、鹤顶、攒竹等。

5. 借助建筑物命名　即根据建筑物来形容某些腧穴所在部位的形态或作用特点而命名，如天井、印堂、巨阙、脑户、屋翳、膺窗、库房、地仓、气户、梁门等。

6. 结合中医学理论命名 即根据腧穴部位或治疗作用，结合阴阳、脏腑、经络、气血等中医学理论命名，如阴陵泉、阳陵泉、心俞、三阴交、三阳络、百会、气海、血海、神堂、魄户等。

三、腧穴的作用

腧穴作为脏腑经络气血转输出入的特殊部位，其作用与脏腑、经络有着密切的关系，主要体现在以下三个方面。

（一）生理作用

腧穴从属于经脉，通过经脉向内连属脏腑，是脏腑经络气血渗灌、转输、出入的特殊部位。《灵枢·九针十二原》说："所言节者，神气之所游行出入也，非皮肉筋骨也。"说明腧穴是气血通行出入的部位，具有灌注气血的生理作用。

（二）诊断作用

腧穴作为人体的一个部位，通过经络和内脏密切地联系起来：当人体内部发生病变时，内在的病理状态通过经脉腧穴反映于体表。如胃、十二指肠溃疡及炎性病变的患者，大多在足三里或上巨虚处有敏感压痛点。有的腧穴局部可出现丘疹、脱屑、隆起、凹陷、结节、肿胀、瘀血等病理反应，具有辅助诊断内脏器官病证的作用。

（三）治疗作用

腧穴输注气血有向内传入的特性，是腧穴能够治疗疾病的基础。在腧穴部位施以针刺、温灸等治疗时，各种刺激通过腧穴、经脉传入体内，从而激发人体正气，协调平衡阴阳，达到预防和治疗疾病的目的。腧穴的治疗作用具有以下三个特点。

1. 近治作用 是一切腧穴主治作用所具有的共同特点。所有腧穴均能治疗该穴所在部位及邻近组织、器官的局部病证，如通过点揉或针刺等方式刺激眼区及其周围的睛明、攒竹、承泣、瞳子髎等穴位都能治疗眼病。

2. 远治作用 是十四经腧穴主治作用的基本规律。在十四经穴中，尤其是十二经脉在四肢肘膝关节以下的腧穴，刺激这些穴位，不仅能治疗局部病证，还可治疗本经循行所及的远隔部位的组织器官脏腑的病证，有的甚至可以影响全身的功能。如针刺合谷不仅可治上肢病，还可治颈部及头面部疾患，同时还可治疗外感发热病；针刺足三里不但可治疗下肢病，而且对调整消化系统功能，甚至在人体防卫、免疫反应等方面都具有一定的作用。

3. 特殊作用 是指某些腧穴所具有的双重性良性调整作用和相对特异性。前者如针刺"天枢"可治泻泄，又可治便秘；针刺内关在心动过速时可减慢心率，心动过缓时又可提高心率。后者如针刺大椎可退热，针刺至阴可矫正胎位。

总之，十四经穴的主治作用归纳起来大体是本经腧穴可治本经病，表里经腧穴能互相治疗表里两经病，邻近经穴能配合治疗局部病。各经主治既有其特殊性，又有其共同性。

四、特 定 穴

十四经穴中，有一部分腧穴被称为特定穴，它们除具有经穴的共同主治特点外，还有其特殊的性能和治疗作用。特定穴是针灸临床最常用的经穴，掌握特定穴的有关知识，对针灸临床选穴具有重要的指导意义。根据其不同的分布特点、含义和治疗作用，将特定穴分为"五输穴""原穴""络穴""郄穴""背俞穴""募穴""下合穴""八会穴""八脉交会穴""交会穴"十类。

（一）五输穴

十二经脉中的每一经脉分布在肘膝关节以下的五个特定腧穴，即"井、荥、输、经、合"穴，称"五输穴"，简称"五输"。古人把十二经脉气血在经脉中的运行比作自然界之水流，认为具有由小到大、由浅入深的特点，并将"井、荥、输、经、合"五个名称分别冠之于五个特定穴，即组成了五输穴。五输穴从四肢末端向肘膝方向依次排列。"井"，意为谷井，喻山谷之泉，是水之源头；井穴分布在指或趾末端，其经气初出。"荥"，意为小水，喻刚出的泉水微流；荥穴分布于掌指或跖趾关节之前，为经气开始流动的地方。"输"，有输注之意，喻水流由小到大，由浅渐深；输穴分布于掌指或跖趾关节之后，其经气渐盛。"经"，意为水流宽大通畅；经穴多位于腕踝关节以上之前臂、胫部，其经气盛大流行。"合"，有汇合之意，喻江河之水汇合入海；合穴位于肘膝关节附近，其经气充盛且入合于脏腑。

（二）原穴、络穴

十二脏腑原气输注、经过和留止于十二经脉的部位，称为原穴，又称"十二原穴"。"原"含本原、原气之意，是人体生命活动的原动力，为十二经之根本。十二原穴多分布于腕踝关节附近。阴经之原穴与五输穴中的输穴同穴名，同部位，实为一穴，即所谓"阴经以输为原""阴经之输并于原"。阳经之原穴位于五输穴中的输穴之后，即另置一原。

十五络脉从经脉分出处各有一腧穴，称为络穴，又称"十五络穴"。"络"，有联络、散布之意。十二经脉各有一络脉分出，故各有一络穴。十二经脉的络穴位于四肢肘膝关节以下；任脉络穴鸠尾位于上腹部；督脉络穴长强位于尾骶部；脾之大络大包穴位于胸胁部。

（三）郄穴

十二经脉和奇经八脉中的阴跷、阳跷、阴维、阳维脉之经气深聚的部位，称为"郄穴"。"郄"有空隙之意。郄穴共有十六个，除胃经的梁丘之外，都分布于四肢肘膝关节以下。

（四）背俞穴、募穴

脏腑之气输注于背腰部的腧穴，称为"背俞穴"，又称为"俞穴"。"俞"，有转输、输注之意。六脏（五脏+心包络）六腑各有一背俞穴，共十二个。俞穴均位于背腰部足太阳膀胱经第一侧线上，大体依脏腑位置的高低而上下排列，并分别冠以脏腑之名。

脏腑之气汇聚于胸腹部的腧穴，称为"募穴"，又称为"腹募穴"。"募"，有聚集、汇合之意。六脏六腑各有一募穴，共十二个。募穴均位于胸腹部有关经脉上，其位置与其相关脏腑所处部位相近。

（五）下合穴

六脏之气下合于足三阳经的腧穴，称为"下合穴"，又称"六腑下合穴"。下合穴共有六个，其中胃、胆、膀胱的下合穴位于本经，大肠、小肠的下合穴同位于胃经，三焦的下合穴位于膀胱经。

（六）八会穴

脏、腑、气、血、筋、脉、骨、髓等精气聚会的八个腧穴，称为八会穴。八会穴分散在躯干部和四肢部，其中脏、腑、气、血、骨之会穴位于躯干部；筋、脉、髓之会穴位于四肢部。

（七）八脉交会穴

十二经脉与奇经八脉相通的八个腧穴，称为"八脉交会穴"，又称"交经八穴"。八脉交会穴均位于腕踝部的上下。

（八）交会穴

两经或数经相交会的腧穴，称为"交会穴"。交会穴多分布于头面、躯干部。

五、腧穴定位方法

是否找准腧穴的部位直接影响着针灸的疗效，因此历来医家都很重视取穴方法。

（一）解剖标志定穴法

解剖标志定穴法是指利用人体的固定自然标志而确定穴位，如五官、肚脐、骨骼的突起等；还可以利用人的活动标志而确定穴位，如凹陷、皱纹等。

（二）骨度分寸定穴法

骨度分寸定穴法是将人体的两两骨点之间的长度定为一定的长度，作为取穴的方法，常用的骨度分寸见表 1-5-1。

表 1-5-1　常用人体骨度分寸

部位	起止点	骨度分寸（寸）	度量法	说明
头部	前后发际之间	12	直寸	用于确定头部经穴的纵向距离
	眉心至前发际	3	直寸	
	两额角之间	9	横寸	用于确定头前部经穴的横向距离
	耳后两乳突之间	9	横寸	用于确定头后部经穴的横向距离
胸腹部	天突至岐骨之间	9	直寸	用于确定胸部经穴的纵向距离
	两乳头之间	8	横寸	用于确定胸腹部经穴的横向距离
	岐骨至脐中	8	直寸	用于确定上腹部经穴的纵向距离
	脐中至耻骨联合上缘	5	直寸	用于确定下腹部经穴的纵向距离
背腰部	两肩胛骨内缘之间	6	横寸	用于确定背腰部经穴的横向距离
上肢部	腋前纹头至肘横纹	9	直寸	用于确定上臂经穴的纵向距离
	肘横纹至腕横纹	12	直寸	用于确定前臂经穴的纵向距离
下肢部	耻骨联合上缘至股骨内上髁上缘	18	直寸	用于确定足三阴经穴的纵向距离
	胫骨内侧髁下方至内踝尖	13	直寸	
	股骨大转子至腘横纹	19	直寸	用于确定足三阳经穴的纵向距离
	腘横纹至外踝尖	16	直寸	

（三）手指同身寸取穴法

手指同身寸取穴法是以患者的手指尺寸为标准来确定穴位的方法。常用下列三种同身寸法。

1. 拇指同身寸　以患者拇指指间关节的宽度作为 1 寸。

2. 中指同身寸　以患者中指中节屈曲时桡侧纹头间距离为 1 寸。

3. 横指同身寸　又称"一夫法"，是患者示指、中指、环指、小指并拢时，以中指中节横纹为准，四指的宽度为 3 寸。

（四）简便取穴法

简便取穴法是一种简便易行的定穴方法。如上肢自然下垂时，中指端定风市穴；两手虎口自然交叉时，示指端定列缺穴。

第三节　十二经脉

十二经脉，是十二脏腑各自经脉的总和，都内属于脏腑，外络于肢节。

一、十二经脉的命名

十二经脉与内脏都有直接联属的关系，所以在命名方面都冠以脏腑的名称，它们是经络的主体，经络命名的次序是手足、阴阳、脏腑（表 1-5-2）。

表 1-5-2　十二正经的命名

手经			足经	
手	肺	太阴经	脾	足
三	心包	厥阴经	肝	三
阴	心	少阴经	肾	阴
手	大肠	阳明经	胃	足
三	三焦	少阳经	胆	三
阳	小肠	太阳经	膀胱	阳

二、十二经脉的循行、走向和交接规律

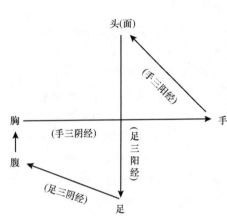

图 1-5-2　十二经脉的走向和交接规律

手经分布于上肢，足经分布于下肢；阴经属脏分布于四肢内侧，阳经属腑分布于四肢外侧；阴经从前至后分布着太阴经、厥阴经、少阴经，阳经从前至后分布着阳明经、少阳经、太阳经。

手三阴经从胸走手，交手三阳经；手三阳经从手走头，交足三阳经；足三阳经从头走足，交足三阴经；足三阴经从足走腹，交手三阴经（图 1-5-2）。

三、十二经脉的表里属络关系

十二正经经脉内系脏腑，阴经属脏络腑，阳经属腑络脏，分别络属于相应的脏腑，从而构成了脏腑阴阳的表里相合关系。由于手足阴阳十二正经经脉存在着这种表里关系，所以在生理上彼此联系，疾病状态下又相互影响。

十二正经经脉的表里相合关系具体是手太阴肺经与手阳明大肠经相表里；手厥阴心包经与手少阳三焦经相表里；手少阴心经与手太阳小肠经相表里；足太阴脾经与足阳明胃经相表里；足厥阴肝经与足少阳胆经相表里；足少阴肾经与足太阳膀胱经相表里。

相为表里的两条经脉，有着多方面的相互联系和沟通，表现为相互络属于表里的脏腑，如手太阴肺经属肺络大肠，而手阳明大肠经则属大肠络肺，分别循行于四肢内外两个侧面的相对位置，在四肢末端交接。在临床应用上，表里两经的腧穴可以交叉或配伍应用。

四、十二经脉的流注次序

十二经脉的流注次序为起于肺经→大肠经→胃经→脾经→心经→小肠经→膀胱经→肾经→心包经→三焦经→胆经→肝经，最后又回到肺经，周而复始，环流不息（图 1-5-3）。

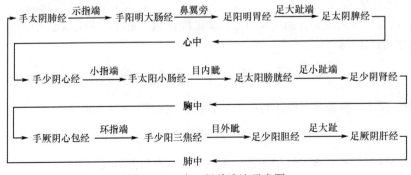

图 1-5-3　十二经脉流注示意图

五、十二经脉的体表分布

（一）手太阴肺经

起于中焦，下络大肠，还循胃口，过横膈，属肺，至喉，横行至胸外上方，出腋下，沿上肢内侧前缘下行，过肘窝，至腕入寸口，上鱼际，出拇指端。

分支：从腕后（列缺）走向示指桡侧，出指端，接手阳明大肠经（图1-5-4）。

手太阴肺经常用穴位见表1-5-3。

表1-5-3 手太阴肺经常用穴位

穴名	定位	主治	操作
尺泽	肘横纹中，肱二头肌腱桡侧凹陷处。肘关节微屈时定位	肺部、咽部病证，常用于咳嗽、气喘、咽喉肿痛，肘臂无力、疼痛	直刺0.8～1.2寸
列缺	桡骨茎突上方，腕横纹上1.5寸	颈项痛，咽痛，咳嗽	向上斜刺0.3～0.5寸
鱼际	在手外侧第一掌骨桡侧中点，赤白肉际处	肺部、咽部病证，常用于发热咳嗽、气喘、咽喉肿痛	直刺0.5～0.8寸
少商	拇指桡侧指甲角旁0.1寸	咳嗽，咽痛	直刺0.1～0.2寸

（二）手阳明大肠经

起于示指桡侧，行第一、二掌骨间，沿前臂前缘，过肘部外侧，上臂外侧前缘，上肩，至第七颈椎棘突下，入锁骨上窝，络肺，过膈，属大肠。

分支：从锁骨上窝，经颈，至面颊，入下齿龈，上唇，交人中，左右交叉，至鼻孔两侧（图1-5-5）。

手阳明大肠经常用穴位见表1-5-4。

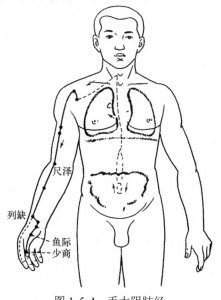

图1-5-4 手太阴肺经

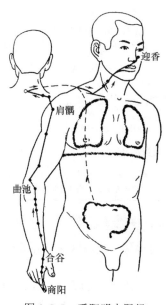

图1-5-5 手阳明大肠经

表 1-5-4　手阳明大肠经常用穴位

穴名	定位	主治	操作
商阳	示指桡侧指甲角旁 0.1 寸	咽痛，热病，昏迷	浅刺 0.1～0.2 寸
合谷	手背，第一、二掌骨之间，约平第二掌骨中点处	齿痛，咽痛，热病，口眼㖞斜。孕妇不宜针	直刺 0.5～1.0 寸
曲池	曲肘成 90°，肘横纹外端凹陷中	热病，齿痛，咽痛，腹痛	直刺 1.0～1.5 寸
肩髃	肩峰端下缘，在肩峰与肱骨大结节之间，三角肌上部中央	肩臂疼痛，上肢不遂	直刺或向下斜刺 0.8～1.5 寸
迎香	鼻翼旁 0.5 寸，鼻唇沟中	鼻塞，鼻衄，面部美容	斜刺或横刺 0.3～0.5 寸

（三）足阳明胃经

起于鼻旁，上行鼻根，旁入目内眦，鼻柱外侧，上齿龈，人中，绕唇，交承浆，下大迎穴，沿下颌角，上行耳前，沿发际，达前额。

下行支脉：从大迎，下人迎，沿喉咙，入锁骨上窝，分两支。

内行支：从锁骨上窝，过膈，属胃络脾，至气冲。

外行支脉：从锁骨上窝，沿乳中线，夹脐旁，至气冲，内外支会合，经大腿前，髌骨，胫骨外侧前缘，足背，止第二趾外侧。

胫部支脉：膝下 3 寸分出，入中趾外侧。

足背支脉：从足背，至大趾（图 1-5-6）。

足阳明胃经常用穴位见表 1-5-5。

表 1-5-5　足阳明胃经常用穴位

穴名	定位	主治	操作
地仓	口角旁 0.4 寸	口眼㖞斜，面部美容	斜刺或平刺 0.5～0.8 寸
颊车	下颌角前上方一横指凹陷中，咀嚼时咬肌隆起处	齿痛，口噤不语，面部美容	直刺 0.3～0.5 寸
下关	颧弓下缘，下颌骨髁状突之前方凹陷处，闭口取穴	耳聋，耳鸣，口眼㖞斜，三叉神经痛	直刺或斜刺 0.5～1.0 寸
天枢	脐中旁 2 寸，腹直肌中	腹胀肠鸣，绕脐痛，便秘	直刺 1.0～1.5 寸
犊鼻	在膝前区髌韧带外侧凹陷中	局部病证。常用于膝肿痛，屈伸不利	屈膝，向后内斜刺 0.5～1.0 寸
足三里	犊鼻穴下 3 寸，胫骨前嵴外一横指处	胃痛，腹胀，呕吐，泄泻	直刺 1.0～2.0 寸
解溪	在踝区，踝关节前面中央凹陷中，当㿉长伸肌腱与趾长伸肌腱之间	头面及腹部病证	直刺 0.5～1.0 寸

（四）足太阴脾经

起于大趾内侧，上内踝前，胫骨后缘，膝关节，股骨内前缘，腹部，属脾络胃，过膈，食管旁，舌。

胃部支脉：从胃，过膈，注心中（图 1-5-7）。

足太阴脾经常用穴位见表 1-5-6。

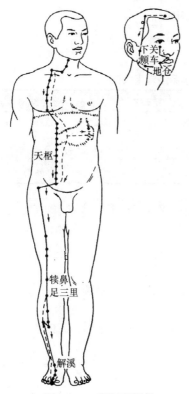

图 1-5-6　足阳明胃经

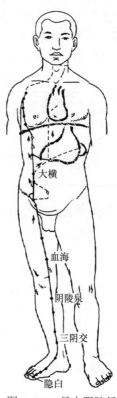

图 1-5-7　足太阴脾经

表 1-5-6　足太阴脾经常用穴位

穴名	定位	主治	操作
隐白	踇指内侧趾甲角旁 0.1 寸	腹胀，月经过多	浅刺 0.1～0.2 寸
三阴交	内踝上 3 寸，胫骨内侧面后缘	腹胀，带下，遗精，不寐	直刺 1.0～1.5 寸
阴陵泉	胫骨内侧踝下缘凹陷中	腹胀，泄泻，水肿，黄疸，小便不利或失禁	直刺 1.0～2.0 寸

（五）手少阴心经

起于心中，属心，下膈，络小肠。

分支：从心出，挟食管上行，至目系。

直行：从心出，布肺，至腋下，行上臂内侧后缘，过肘，沿前臂内侧后缘，入手掌，止于小指桡侧部（图 1-5-8）。

手少阴心经常用穴位见表 1-5-7。

表 1-5-7　手少阴心经常用穴位

穴名	定位	主治	操作
少海	屈肘，肘横纹内端与肱骨内上髁连线之中点	心痛，肘臂挛痛，瘰疬	向桡侧直刺 0.3～1.0 寸
神门	腕横纹尺侧端，尺侧腕屈肌腱的桡侧凹陷中	心悸，心痛，不寐	直刺 0.3～0.5 寸
少冲	小指桡侧指甲角旁 0.1 寸	心痛，心悸，癫狂	浅刺 0.1～0.2 寸

（六）手太阳小肠经

起于小指端，循手外侧上腕，循前臂骨外侧后缘，循上臂外后缘，绕肩胛，交肩上，入缺盆，络心，循咽，下膈，抵胃，属小肠。

支脉：从缺盆，循颈，上颊，至目锐眦，入耳中。

支脉：别颊，抵鼻，至目内眦（图1-5-9）。

手太阳小肠经常用穴位见表1-5-8。

表1-5-8　手太阳小肠经常用穴位

穴名	定位	主治	操作
后溪	握拳，第五指掌关节后尺侧，横纹头赤白肉际处	头项强痛，耳鸣，耳聋，咽喉肿痛	直刺0.5～1.0寸
听宫	耳屏前，下颌骨髁状突的后缘，张口呈凹陷处	耳疾，面部美容	张口，直刺0.5～1.0寸，不宜深刺

（七）足太阳膀胱经

起于目内眦，上额，交巅。

支脉：从巅至耳上角。

直行经脉：从巅入络脑，还出别下项，分两支。

内行支脉：循肩胛内侧，挟脊，抵腰中，入循膂，络肾，属膀胱。

支脉：从腰中，下挟脊，贯臀，入腘中。

外行支脉：从肩胛内，挟脊，过髋关节，循大腿后，下合腘中，以下贯小腿，出外踝之后，循京骨至小趾外侧（图1-5-10）。

足太阳膀胱经常用穴位见表1-5-9。

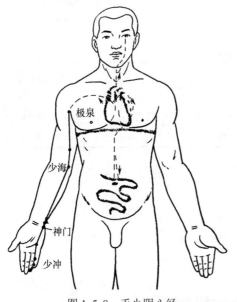

图1-5-8　手少阴心经

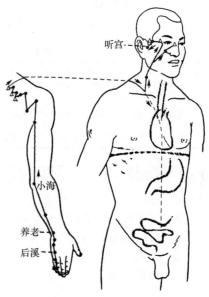

图1-5-9　手太阳小肠经

表1-5-9　足太阳膀胱经常用穴位

穴名	定位	主治	操作
睛明	目内眦旁0.1寸	目疾，面部美容	嘱患者闭目，医者押手向外轻轻固定眼球，沿目眶鼻骨边缘刺0.3～1.0寸。不宜提插捻转
攒竹	眉头凹陷中	目疾，头痛	平刺0.5～0.8寸
肺俞	第三胸椎棘突下，旁开1.5寸	咳嗽，气喘，吐血，骨蒸，潮热，盗汗，鼻塞	斜刺0.5～0.8寸，不宜深刺

续表

穴名	定位	主治	操作
脾俞	第十一胸椎棘突下，旁开1.5寸	腹胀，泄泻，痢疾	斜刺0.5～0.8寸，不宜深刺
肾俞	第二腰椎棘突下，旁开1.5寸	遗尿，遗精，阳痿	直刺0.5～1.0寸
次髎	第二骶骨孔中	腰痛，疝气，月经不调	直刺0.8～1.2寸
委中	腘横纹中央	腰痛，下肢痿痹，腹痛	直刺1.0～1.5寸
承山	腓肠肌两肌腹之间凹陷的顶端	腰痛，腿痛转筋，痔疾，便秘	直刺1.0～2.0寸
昆仑	外踝与跟腱之间凹陷中	头痛，项强，目眩，鼻衄	直刺0.5～0.8寸
至阴	足小趾外侧，趾甲角旁0.1寸	头痛，鼻衄，目痛，胎位不正，难产	浅刺0.1寸

（八）足少阴肾经

起于小趾之下，斜走足心，出然骨之下，循内踝之后，入跟中，上行小腿，出腘内侧，上股骨内侧后缘，属肾，络膀胱。

直行经脉：从肾上贯肝膈，入肺中，循喉咙，挟舌本。

支脉：从肺出，络心，注胸中（图1-5-11）。

足少阴肾经常用穴位见表1-5-10。

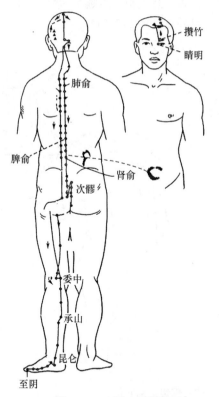

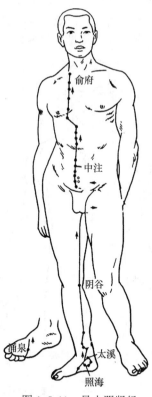

图1-5-10 足太阳膀胱经   图1-5-11 足少阴肾经

表1-5-10 足少阴肾经常用穴位

穴名	定位	主治	操作
涌泉	足底中，足趾跖屈时呈凹陷处	头痛头昏，大便难，小便不利，失音	直刺0.5～1.0寸
太溪	内踝尖与跟腱之间凹陷中	月经不调，遗精，阳痿，小便频数，便秘，消渴，耳聋，耳鸣，气喘，咳血等	直刺0.5～1.0寸

（九）手厥阴心包经

起于胸中，出属心包，下膈，历络三焦。

支脉：循胸出胁，抵腋下，循上臂内，行太阴、少阴之间，入肘中，下前臂，行两筋之间，入掌中，止于中指端。

支脉：从掌中，止于环指端（图1-5-12）。

手厥阴心包经常用穴位见表1-5-11。

表 1-5-11　手厥阴心包经常用穴位

穴名	定位	主治	操作
曲泽	肘横纹中，肱二头肌腱尺侧	心痛，心悸，热病	直刺 1.0～1.5 寸
内关	腕横纹上2寸，掌长肌腱与桡侧腕屈肌腱之间	心悸，心痛，呕吐，癫狂	直刺 0.5～1.0 寸

（十）手少阳三焦经

起于环指端，上行两指之间，循手腕，行前臂外侧两骨之间，上贯肘，循上臂外侧，上肩，布膻中，络心包，下膈，属三焦。

支脉：从膻中，出锁骨上窝，上项，系耳后，直上耳上角，下颊。

支脉：从耳后入耳中，出走耳前，交颊，至目外眦（图1-5-13）。

手少阳三焦经常用穴位见表1-5-12。

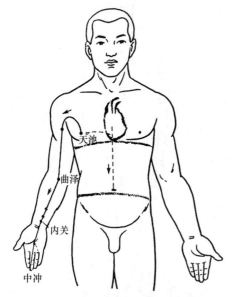

图 1-5-12　手厥阴心包经

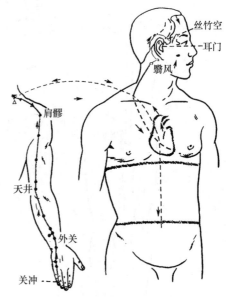

图 1-5-13　手少阳三焦经

表 1-5-12　手少阳三焦经常用穴位

穴名	定位	主治	操作
外关	腕背横纹上2寸，桡骨与尺骨之间	热病，头痛，目赤肿痛，耳鸣，耳聋落枕，胁痛，肘臂屈伸不利，手颤	直刺 0.5～1.0 寸
翳风	耳垂后方，平耳垂后下缘的凹陷中	耳鸣，耳聋，口眼㖞斜	直刺 0.5～1.0 寸，不宜深刺
丝竹空	在面部，眉梢凹陷中	头面部病证。常用于头痛，眩晕，目赤肿痛，眼睑瞤目，癫狂痛，目上视	平刺 0.5～1.0 寸，不灸

（十一）足少阳胆经

起于目外眦，上抵头角，下耳后，循颈，行手少阳之前，至肩上，入锁骨上窝。

支脉：从耳后入耳中，出走耳前，至目外眦。

支脉：从目外眦，下大迎，抵目下，下颊车，下颈，合缺盆，以下胸中，贯膈，络肝，属胆，循胁里，出气街，绕毛际，横入髋关节中。

直行经脉：从缺盆下腋，循胸，过季胁，下合髋关节中，以下循大腿外侧，出膝外侧，下腓骨之前，下出外踝之前，循足背上，入小趾次趾之间。

支脉：从足背，沿第一、二跖骨间，出大趾爪甲后从毛中（图1-5-14）。

足少阳胆经常用穴位见表1-5-13。

表1-5-13　足少阳胆经常用穴位

穴名	定位	主治	操作
风池	胸锁乳突肌与斜方肌之间，平风府穴处	头项强痛	向鼻尖直刺0.8～1.2寸，不宜深刺
环跳	股骨大转子与骶管裂孔连线的外1/3与内2/3交界处	腰腿痛，下肢瘫痪	直刺2.0～3.0寸
阳陵泉	腓骨小头前下方凹陷处	半身不遂，下肢痿痹	直刺1.0～1.5寸
悬钟	外踝上3寸，腓骨后缘	足胫挛痛	直刺0.5～0.8寸

（十二）足厥阴肝经

起于大趾丛毛，上循足背内侧，内踝前，内踝上8寸，交足太阴之后，上行大腿内侧，循阴部，抵小腹，挟胃，属肝，络胆，上膈，布胁肋，循喉咙之后，上入咽喉，连目系，上出额，与督脉会于巅。

支脉：从目系下颊里，环唇内。

支脉：从肝，贯膈，上注肺（图1-5-15）。

足厥阴肝经常用穴位见表1-5-14。

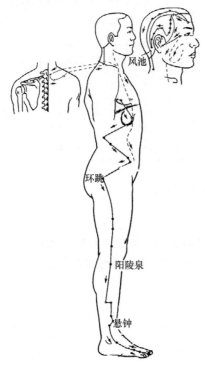

图1-5-14　少少阳胆经

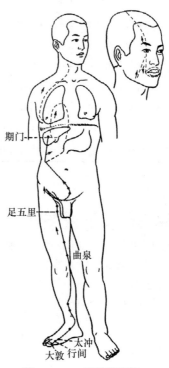

图1-5-15　足厥阴肝经

表 1-5-14 足厥阴肝经常用穴位

穴名	定位	主治	操作
大敦	足大趾外侧趾甲角旁 0.1 寸	闭经,崩漏,阴挺,阴肿	浅刺 0.1～0.2 寸
太冲	足背,第一、二跖骨底之间凹陷中	头痛,目昏,胁痛	直刺 0.5～1.0 寸

第四节 奇经八脉

一、奇经八脉的概念

奇经八脉指别道奇行的经脉,有督脉、任脉、冲脉、带脉、阴维脉、阳维脉、阴跷脉、阳跷脉共八条,故称奇经八脉。

"奇"有"异"的意思,即奇特、奇异。奇经八脉与十二正经不同,不直接隶属于十二脏腑,也无表里配属关系,但与奇恒之腑(脑、髓、骨、脉、胆、女子胞)联系密切,故称"奇经",也称"别道奇行"的经脉。奇经八脉中的督脉、任脉、冲脉皆起于胞中,同出于会阴,称为"一源三歧"。督脉可调节全身阳经脉气,故称"阳脉之海";任脉可调节全身阴经脉气,故称"阴脉之海";冲脉可涵蓄调节十二经气血,故称"十二经之海",又称"血海"。

二、奇经八脉的生理功能

除带脉横向循行外,奇经八脉均为纵向循行,纵横交错地循行分布于十二经脉之间。奇经八脉的主要作用体现在两方面:其一,沟通十二经脉之间的联系,将部位相近、功能相似的经脉联系起来,起到统摄有关经脉气血、协调阴阳的作用;其二,对十二经脉气血有着蓄积和渗灌的调节作用。若喻十二经脉如江河,奇经八脉则犹如湖泊(表 1-5-15)。

表 1-5-15 奇经八脉循行分布和生理功能

脉名	循行分布概况	生理功能
任脉	腹、胸、颏下正中,总任六阴经	调节全身阴经经气,故称"阴脉之海"
督脉	腰、背、头面正中,总督六阳经	调节全身阳经经气,故称"阳脉之海"
带脉	起于胁下,环腰一周,状如束带	约束纵行躯干的诸条经脉
冲脉	与足少阴经相并上行,环绕口唇,且与任、督、足阳明等经有联系	涵蓄十二经气血,故称"十二经之海"或"血海"
阴维脉	小腿内侧,并足太阴、厥阴上行至咽喉合于任脉	调节六阴经经气
阳维脉	足跗外侧,并足少阳经上行,至项后会合于督脉	调节六阳经经气
阴跷脉	足跟内侧,伴足少阴等经上行,至目内眦与阳跷脉会合	调节肢体运动,司眼睑开阖
阳跷脉	足跟外侧,伴足太阳等经上行,至目内眦与阴跷脉会合	调节肢体运动,司眼睑开阖

三、任督脉的分布

(一)任脉

任脉循行于胸腹正中,自会阴部向前,沿前正中线直上,经下颌部分,向两侧直抵下眼眶。

"任"有容任的含义,能够容任一身之阴经,具有调节全身诸阴经经气的作用,故任脉为"阴脉之海"(图 1-5-16)。

任脉常用穴位见表 1-5-16。

表 1-5-16　任脉常用穴位

穴名	定位	主治	操作
关元	脐下 3 寸	虚劳，遗精，带下，月经不调 小肠 "募穴"，强壮保健要穴	直刺 1.0～2.0 寸，针前让患者排尿
气海	脐下 1.5 寸	腹痛，遗尿，癃闭	直刺 1.0～1.5 寸
神阙	在脐区，脐中央	腹部、水液病证。常用于脐周痛，腹胀，肠鸣， 泄泻，水肿，小便不利；中风脱证	多用灸法
中脘	脐上 4 寸	胃痛，呕吐，泄泻	直刺 0.5～1.0 寸
膻中	前正中线上，平第四肋间隙处	气喘，胸痛，乳汁少	平刺 0.3～0.5 寸
承浆	颏唇沟的中点	龈肿，齿痛，面部美容	斜刺 0.3～0.5 寸

（二）督脉

督脉起于长强穴，行脊柱内，上行到风府穴，进入脑部（上至巅顶，沿额下行至鼻柱）。

"督" 有总督的含义，能总督一身之阳经，具有调节全身诸阳经经气的作用，故督脉为 "阳脉之海"（图 1-5-17）。

督脉常用穴位见表 1-5-17。

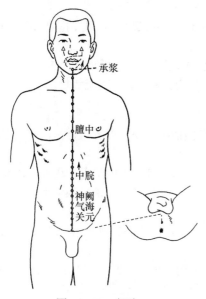

图 1-5-16　任脉

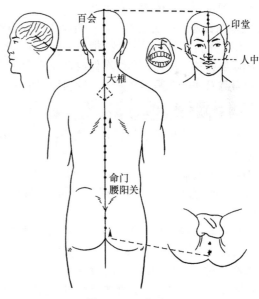

图 1-5-17　督脉

表 1-5-17　督脉常用穴位

穴名	定位	主治	操作
腰阳关	第四腰椎棘突下	月经不调，遗精	直刺 0.5～1.0 寸
命门	第二腰椎棘突下	腰脊痛，阳痿，遗精，带下	直刺 0.5～1.0 寸
大椎	第七颈椎棘突下	热病，头项强痛	向上斜刺 0.5～1.0 寸，不宜深刺
百会	后发际正中直上 7 寸（耳尖直上，头顶正中）	头痛，目眩，阴挺，脱肛	斜刺或平刺 0.5～1.0 寸
印堂	两眉头连线的中点	头痛，眩晕，鼻衄	向下平刺 0.3～0.5 寸
人中	人中沟中央近鼻孔处	昏迷，惊风，癫狂，癫痫	向上斜刺 0.3～0.5 寸

奇经八脉中唯任、督二脉各有其专属的腧穴，故与十二经脉相提并论，合称为 "十四经脉"。

第五节 针灸方法

针灸方法包括针法和灸法,简称针灸,是通过针刺和(或)艾灸腧穴,起到温经通络、活血化瘀、调节脏腑功能的作用,达到防病治病的目的。

一、针 法

针法是应用针具刺入肌腠,或叩刺体表皮部,或刺络放血,包括毫针刺法、皮肤针法、电针法、温针法等,其中毫针刺法应用最普遍。

(一)针具

目前所用毫针多由合金制成。毫针的结构包括五个部分:针尖、针身、针根、针柄、针尾。

1. 毫针规格 以针身的长度和直径加以区分,临床所用针具以直径为 0.32~0.38mm(28~50号)和 25~75mm(1~3寸)最为常用。

2. 毫针检查 在使用毫针针刺前应注意检查:针具要针尖圆而不钝,无毛刺、卷曲;针身挺直、光滑;针根牢固;针柄金属丝缠绕均匀紧致。

(二)针刺练习

针刺练习主要是锻炼指力和手法。

1. 纸垫练针法 用松软的纸张,折叠成约 8cm×5cm×3cm 的纸块,并用线扎成"井"字形。练针时,用左手持纸垫,用右手拇指与示指、中指持针练习。

2. 棉团练针法 用棉花和纱布做成直径 6~8cm 的紧致棉球。练法同纸垫练针法。

3. 自身练针法 在基本掌握了进针和行针手法后,可以尝试着在自己身上练针。

(三)针刺前准备

对于初诊患者,做适当的解释和说明,可以舒缓患者的情绪,获得患者的合作,有利于取得良好的疗效。

1. 消毒 目前临床上多用一次性针具,因此消毒主要是医生施术手的消毒和患者穴位局部的消毒。常用 75% 乙醇溶液,或先用 2% 碘酊溶液涂擦后,再用 75% 乙醇溶液脱碘消毒。治疗室要定期用紫外线消毒。

2. 选择针具 应根据患者的性别、年龄、体质、形体、病情、病位,取穴的部位等情况,选择粗细、长短适宜的针具。

3. 选择体位 体位的选择以患者舒适、自然,术者易于操作为原则。仰卧位适宜于胸腹部、头面部穴针灸;侧卧位适宜于身体侧部和下肢穴操作;俯卧位适宜于背腰部和下肢穴操作。

(四)针刺方法

针刺方法包括进针方法、针刺角度、行针方法、出针等。

1. 进针方法

(1)单手进针:用于较短的毫针进针。

(2)双手进针

1)指切进针:以左手拇指或示指指端切按在穴位上,右手持针紧靠左手指甲面将针刺入。适宜于短针进针。

2)夹持进针:用左手拇、示指夹持消毒干棉球,夹住针身下端,将针尖固定在所刺穴位上,右手捻动针柄,将针刺入穴位。适宜于长针进针。

3)舒张进针:用左手拇、示指将穴位局部皮肤撑开绷紧,右手将针刺入穴位。适宜于局部皮肤松弛或有皱纹的穴位针刺。

4）提捏进针：用左手拇、示指将针刺局部皮肤捏起，右手持针从捏起皮肤的上部刺入。适宜于皮肤浅表部穴位的针刺。

2. 针刺角度

（1）直刺：针身与皮肤成90°，垂直刺入，适用于人体大部分穴位的针刺，尤其是肌肉丰厚的腰、臀、四肢部的穴位。

（2）斜刺：针身与皮肤成45°，适用于肌肉浅薄处或内有重要脏器穴位的针刺，如腰部、肋间部的穴位。

（3）平刺：又称横刺或沿皮刺，针身与皮肤成15°，适用于皮薄处穴位的针刺，如头部的穴位。

3. 针刺深度　每个穴位都有一定的针刺深度，一般以得气而又不伤及器官为原则。

4. 得气　又称针感、"气至"和"感传"，是指将毫针刺入穴位后产生的经气感应。得气时受术者针刺部位出现酸、麻、胀、沉感觉，或沿一定方向和部位传导扩散等。术者指下有徐和沉紧感。

5. 行针　又称运针，是指在针刺后，为使得气而施行的针刺手法。常用的基本手法如下。

（1）提插法：将针刺入穴位一定深度后，施行上提下插的操作。使针由浅入深的操作称插，使针由深出浅的操作称提。

（2）捻转法：是将针刺入穴位一定深度后，术者用拇指和中、示指持住针柄进行前后捻转动作的操作方法。

6. 针刺补泻　是针对疾病虚实而施用的手法。凡是能使机体由虚弱状态恢复正常的手法称补法。凡是能使机体由亢盛状态恢复正常的手法称泻法。常用的基本补泻手法如下。

（1）提插补泻：针下得气后，先浅后深，重插轻提，提插幅度小，频率慢，操作时间短为补；先深后浅，重提轻插，提插幅度大，频率快，操作时间长为泻。

（2）捻转补泻：针下得气后，捻转角度小，用力轻，频率慢，操作时间短为补；捻转角度大，用力重，频率慢，操作时间长为泻。

7. 留针　是指针刺得气后，将针留置于穴中一定时间。留针可以加强针刺感应，延长刺激作用，也便于继续行针施术。

8. 出针　又称退针、起针，是针刺过程的最后一环，针刺达到一定要求后便可出针。

出针方法：以左手拇、示指持消毒干棉球轻压针孔周围部位，右手持针小幅度捻转，并缓慢提至皮下，然后出针。不宜一抽而出，否则容易引起出血和疼痛。

（五）针刺常见意外情况

针刺过程中最常出现的意外情况是患者发生晕厥现象，即晕针。

1. 晕针原因　常见患者体质虚弱，精神过度紧张；饥饿、疲劳，大吐泻、大出血后施针；体位不当，施术手法过重；诊室内空气闷热、过度寒冷等。

2. 晕针表现　轻者为精神疲倦，头晕目眩，恶心欲吐；重则患者突然心慌气短，面色苍白，大汗淋漓，四肢发冷；严重者神志昏迷，血压下降，二便失禁。

3. 晕针处理　停止针刺；平卧保暖饮温水；刺水沟、足三里，灸百会、关元；并根据患者生命体征的情况予以处理。

4. 晕针预防　消除患者的顾虑和紧张情绪；进食后针刺；注意观察针刺过程中患者的反应。

（六）针刺注意事项

患者不宜饥饿、疲劳或紧张；孕妇小腹、腰骶部不宜针；小儿囟门未闭不宜针；自发出血者不宜针；有感染、溃疡、瘢痕、肿瘤的部位不宜针；离内脏近的腧穴不宜直刺；尿潴留患者，小腹部腧穴应注意针刺深度、角度和穴位的选择。

案例 1-5-1 分析讨论

1. 中医学对本病早有认识，古代文献中称为"坐臀风""腿股风""腰腿痛"等。腰部闪挫、劳损、外伤等原因可损伤筋脉，导致气血瘀滞，不通则痛。久居湿地，或涉水、冒雨，衣着单薄，汗出当风，风寒湿邪入侵，痹阻腰腿部；或湿热邪气浸淫；或湿浊郁久化热；或机体内蕴湿热，流注足太阳、足少阳经脉，均可导致腰腿痛。主要属足太阳、足少阳经脉病证。

2. 治疗原则：疏经通络、行气止痛，针灸并用。处方：以足太阳、足少阳经腧穴为主。取穴：环跳、阳陵泉、秩边、承扶、殷门、委中、承山、悬钟、昆仑、足临泣。方义：由于坐骨神经痛有沿足太阳经、足少阳经放射疼痛两种情况，故循经取足太阳经穴和足少阳经穴以疏导两经闭阻不通之气血，达到"通则不痛"的治疗目的。操作：诸穴均常规针刺，用提插捻转泻法，以出现沿腰腿部足太阳经、足少阳经向下放射感为佳。每日针刺 1 次，留针 30 分钟，并行针 2 次，10 次为一疗程。

二、灸　　法

灸法是以艾为主要施灸材料，点燃后在体表穴位或病变部烧灼、温熨，借其温热、药物的刺激作用，以调整脏腑经络功能，达到防病治病目的的治疗方法。

（一）灸法的作用

灸法具有温经散寒、扶阳固脱、消瘀散结、防病保健的作用。

（二）常用灸法

常用灸法见图 1-5-18。

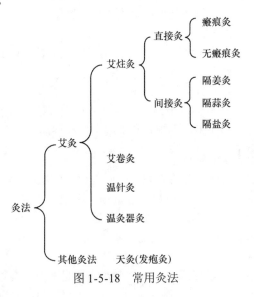

图 1-5-18　常用灸法

（三）灸法的注意事项

先阳位后阴位，先上部后下部，先少后多；热证不宜灸；孕妇腹部不宜灸；灸后有水疱，待其自然吸收或消毒吸出；防止烧伤皮肤、衣物。

第六节　拔　罐　法

拔罐法是以罐为工具，借助热力或抽气方法排出罐内气体，造成负压，使之吸附于穴位或应拔部位的体表，以防病治病的方法。

一、罐 的 种 类

常用罐具有玻璃罐、竹罐和陶罐。

二、罐 的 吸 附 方 法

1. 闪火法　用镊子夹住蘸有乙醇的棉球，点燃后使火在罐内绕 1～2 圈后退出，迅速将罐扣在要拔的部位。

2. 投火法　用易燃的小块纸片或薄棉花，点燃后投入罐内，迅速将罐扣在要拔的部位。

此外，还有滴酒法、贴棉法等。

三、拔 罐 方 法

1. 留罐法　将罐吸附于体表，留置 10～15 分钟，然后将罐起下。

2. 走罐法　先在罐口或要拔的部位涂一层润滑剂（如凡士林），然后拔罐，并在要拔的部位进行上下或左右的往返推动，至皮肤红润，将罐起下。

3. 闪罐法　将罐拔住后，立即起下，如此反复多次操作，至皮肤潮红。

此外，还有刺血拔罐法、留针拔罐法等。

四、拔 罐 的 作 用 和 适 用 范 围

拔罐法有温经通络、祛湿逐寒、行气活血及消肿止痛的作用。临床多用于以下几个方面。

（1）风寒湿痹：如肩背痛、腰腿痛。

（2）胃肠疾病：如胃痛、呕吐、腹泻。

（3）肺部疾病：如咳嗽、哮喘。

（4）刺血拔罐适宜于急性扭伤有瘀血者，疮疡患者，部分皮肤病如丹毒、神经性皮炎患者等。

五、拔 罐 法 注 意 事 项

先用一手固定火罐，另一手拇指或示指从罐口边缘按压皮肤，使空气进入罐内，即可起罐。

（1）注意选择适当的部位和体位，骨骼突起、毛发多的部位不宜拔。

（2）根据要拔的部位，选择适当大小的火罐。

（3）注意用火安全，以免烫伤、烧伤皮肤或毛发、衣物、周围物品等。

（4）皮肤溃疡、水肿、大血管处、孕妇腹腰部不宜拔罐。

思 考 题

1. 何为经络？经络的组成和作用分别是什么？

2. 十二正经的名称和体表分布规律是怎样的？

3. 什么是奇经八脉？

4. 什么是腧穴？腧穴的分类和作用分别是什么？

5. 毫针刺法的具体操作有哪些？

6. 查阅相关文献并结合所学谈谈你对经络实质及应用的认识。

进 一 步 阅 读 文 献

黄琴峰，谢晨，吴焕淦，等，2021. 基于文献计量的针灸病谱与适宜病症研究. 中国针灸，41(9)：1055～1059

刘兵，2019. 非穴的效应——基于传统针灸理论的分析. 中国针灸，39(2)：161～165

宋亚刚，自明，方晓艳，等，2019. 基于"神经-内分泌-免疫网络"中药外治机制探讨. 中国实验方剂学杂志，25(7)：220～227

尹洪娜，李佳诺，李全，等，2019. 中医针灸的发展传承与创新. 中华中医药杂志，34(10)：4467～4470

（高庆华）

第六章　体　质

学习目标
1. 掌握体质的概念、特点，体质与发病、养生、治疗的关系。
2. 熟悉体质的形成、分类、影响因素。
3. 了解体质分类法。

体质是一个重要的医学命题，也是中医的一个重要理论。中医学把个体在形态结构、生理功能和心理状态方面相对稳定的特性称为"体质"。中医体质学说是以中医理论为指导，研究人类各种体质特征，体质类型的生理、病理特点，并以此分析疾病的反应状态，病变的性质及发展趋向，从而指导疾病预防、治疗及养生康复的一门学科。重视对体质问题的研究，不但有助于从整体上把握个体的生命特征，而且有助于分析疾病的发生、发展和演变规律，对于诊断、治疗、预防、养生、康复等均具有重要的指导意义。

第一节　体质的形成与分类

一、体质理论的形成

"体质"一词在中医学中使用较晚，清·叶桂（叶天士）在《临证指南医案》中首次提出"体质"一词。在《内经》中常用"形""素""质""态"等表达体质之义，如《灵枢·阴阳二十五人》所云"五形之人"；《素问·逆调论》所言"是人者，素肾气胜"；《素问·厥论》所说"此人者质壮"。后世亦有"禀质""气质""赋禀""禀赋""气禀""形质"等其他称谓，其中，以"禀赋"一词应用、影响较广。

体质思想源于医学之始，历代医家从不同角度对体质问题进行了研究。20世纪70年代开始，一些学者在前人的基础上，从文献整理、理论研究、社会调查、临床实践、实验研究等方面对体质的形成及基本原理、体质分类、体质构成要素、体质与发病、体质与证候、体质与方药等内容进行了深入的探讨与研究，涉及体质人类学、生理学、遗传学、免疫学、医学心理学、流行病学等学科领域，取得了可喜的成果，《中医体质学》（人民卫生出版社，2009年）、《中医体质学研究与应用》（中国中医药出版社，2012年）、《中医体质病理学》（上海科学普及出版社，1996年）等多部著作相继问世。中医体质学理论的初步形成，是中医学理论体系的一个重要组成部分，促进了中医临床医学和中医预防医学的发展。

（一）体质的概念

体质是指人体生命过程中，在先天禀赋和后天获得的基础上所形成的形态结构、生理功能和心理状态方面综合的、相对稳定的固有特质，也就是人体禀受于先天，受后天影响，在其生长、发育和衰老过程中所形成的与自然、社会环境相适应的，相对稳定的人体个性特征。它表现为结构、功能、代谢及对外界刺激的反应等方面的个体差异性，对某些病因和疾病的易感性，以及疾病发生、发展、传变、转归过程中的某种倾向性。

（二）体质形成的生理基础

中医学认为，人体是以五脏为中心、通过经络将形体官窍等组织器官连成的整体，以精、气、血、津液为物质基础而进行生命活动。体质是对个体生理特性的概括，其本质是个体之间内在脏腑气血阴阳之偏倾和功能活动之差异的反映。因此，脏腑、经络、气血津液是体质形成的生理学基础。研究体质，实际上就是从差异性方面研究人体的脏腑、经络及气血津液。

精、气、血、津液是决定体质特征的重要物质基础。气的盛衰和升降出入的倾向差异可形成不同的体质类型，如气虚质、气郁质等；血液的盈亏及其运行状态的差异会导致血虚质、血瘀质等；津液的多少及运行输布的差异会形成燥红质、痰湿质、黏滞质等。肾虚质、老年人的精亏不足等体质就是由于精的不足而形成的。由于精、气、血、津液之间存在着同源、互化的关系，因此，存在"气血两虚""气滞血瘀""血虚津亏""津亏血瘀"等复杂的体质类型。肾为先天之本，脾为后天之本、气血生化之源，在脏腑中，以肾、脾两脏在影响人的体质方面所起的作用最大。

（三）体质的构成要素

体质的构成要素主要包括形态结构、生理功能和心理状态三个方面的差异性，这三个方面的差异性所反映出的必要的、可测定的"分析单元"称为体质构成要素，包括反映形态结构的要素，如体表形态、脏腑、精气血津液等；反映生理功能特性的要素，如心率、脉象、舌象、呼吸等；反映心理状态特征的要素，如感觉、知觉、情感、思维等。

机体形态结构的差异性是体质特征的重要基础条件。形态结构的差异性包括外部形态结构（如体形、体格、体重、性征、体姿、面色、毛发、舌象、脉象）和内部形态结构（如脏腑、经络、精气血津液等）方面的差异。在外部形态结构中，以体形的肥瘦最为重要。《灵枢·阴阳二十五人》说："其肥而泽者，血气有余；肥而不泽者，气有余，血不足；瘦而无泽者，气血俱不足。"现代对体形与体质关系的流行病学调查研究也证实了"瘦人多血虚""瘦人多阴虚生热""肥人多痰湿"的传统认识。

人体的生理功能是其内部形态结构完整性、协调性的反映，是脏腑经络及精气血津液功能的体现。人体生理功能的差异，反映着脏腑气血功能的盛衰偏颇，涉及人体呼吸、消化、循环、代谢、生殖、感觉、思维等各方面功能的差异。机体的防御抗病能力、新陈代谢状态和自我调节能力等不同，均是脏腑经络及精气血津液生理功能的体现。具体表现有心率、心律、面色、唇色、脉象、舌象、食欲、口味、体温、性功能、生殖功能、二便情况等方面的差别，这些均是了解个体生理功能正常与否的基本内容，也是判断其体质状况的重要内容。

心理是指客观事物在五脏、脑、胆等脏腑中的反映，包括感觉、知觉、情感、记忆、思维、性格等。"人有五脏化五气，以生喜怒悲忧恐"（《素问·阴阳应象大论》），神志活动的产生和维持依赖于脏腑的功能活动，以脏腑、精气血津液为物质基础，通过眼、耳、口、鼻、舌等器官接受外界信息刺激而传入五脏，在五脏的生理活动下产生。由于脏腑气血阴阳是神志活动产生的物质基础，因此，不但同一个体五脏有其对应的神志活动规律，而且不同个体脏腑气血阴阳的偏颇使其表现的心理特征也有差别，如有的人善悲、有的人多怒、有的人胆怯等，《灵枢·行针》解释为"多阳者多喜，多阴者多怒"。人的心理特征不仅与形态结构、功能状态有关，而且与不同个体的生活经历及所处的社会文化环境有着密切的联系。因此，即使形态结构和生理功能相同者，也可以表现出不同的心理特征。

（四）体质的特点

中医体质理论背景和经验基础构成了中医体质学的基本原理：①体质过程论认为，体质是一种按时相展开的生命过程，体质发展的过程表现为若干阶段，不同个体的体质发展过程表现出个体间的差异性；②形神构成论认为，体质是特定躯体素质与一定心理素质的综合体，构成体质的躯体素质和心理素质之间的联系是稳定性与变异性的统一，体质分型或人群个体差异性的研究应当注意到躯体-心理的相关性；③环境制约论认为，环境对体质的形成与发展始终起着重要的制约作用，在个体体质的发展过程中，生活条件、饮食结构、地理环境、季节变化及社会文化因素都可产生一定的制约性影响，有时甚至可起到决定性的作用；④禀赋遗传论认为，禀赋遗传是决定体质形成和发展的主要内在因素。中医体质学的这四个基本原理，奠定了中医体质研究的出发点和理论背景，更突出了中医体质学的特点。

1. 体质的先天禀赋性 《灵枢·天年》说："人之始生……以母为基，以父为楯。"父母之精是生命个体形成的基础，遗传因素是决定体质形成和发展的根本原因，体质的构成要素即形态结构、生理功能和心理状态均受遗传因素的影响。人体的体形、相貌、肤色、秉性、脏腑经络的功能状态、精气血津液的盛衰等，都在某种程度上受遗传因素的制约。简而言之，体质的形成与来自父母的先天禀赋密切相关。

2. 体质的相对稳定性 一般而言，个体体质一旦形成，在一定时间内不易发生较大的变化，所以体质具有相对的稳定性。体质的相对稳定性由先天禀赋所决定，并在不同的年龄段表现出不同的阶段性。然而，由于个体所处的自然环境、社会环境，以及精神状态、营养状况、体育锻炼、疾病等后天因素均参与并影响体质的形成和发展，因此，体质的稳定性是相对的。

3. 体质的动态可变性 体质禀受于先天，得养于后天。先天禀赋决定着个体体质的相对稳定性和个体体质的特异性，后天生活环境对体质的形成和发展产生重要的影响，生活条件、饮食习惯、地理环境、季节变化及社会文化因素等，使体质具有可变性。体质的可变性体现在两个方面，一是机体随着年龄的变化表现出不同的阶段性；二是由于外来因素不断变化，通过不同途径作用于人体，导致体质状态发生改变。但是，体质的动态可变性是有一定限度的，不是任意的、无度的。

4. 体质的多样性 体质的形成取决于先天禀赋和后天多种因素。先天禀赋中遗传的多样性和后天环境因素的复杂性，导致人体体质之间存在明显的差异性。即使是同一个体，在不同的生命阶段其体质特征也是逐渐变化着的。因此，体质特征因人而异，具有明显的个体差异性，呈现出多样性的特征。

5. 体质的群体趋同性 在个体体质的形成过程中，遗传因素使个体体质具有明显的差异性，环境因素、饮食构成及社会文化因素等亦可对体质的形成产生明显的影响。"一方水土养一方人"，同一种族或居住在同一地域的人群，可因为遗传背景、生存环境、生活习惯等的类同性，使体质具有相同或类似的特点，形成了地域人群的体质特征，使特定人群的体质呈现出群体趋同性。

6. 体质的后天可调性 体质的形成是先天、后天各种因素长期共同作用的结果，既是相对稳定的，又是动态可变的，这就为纠正体质的偏颇、防病治病提供了可能。在生理状况下，针对体质类型及早采取相应措施，可纠正和改善体质的偏颇，以减少个体对疾病的易感性，预防疾病的发生。在病理状况下，针对不同体质类型将辨证论治与辨体论治相结合，以人为本，可充分发挥个体诊疗的优势，提高治疗效果。

二、体质分类

中医学不但注意研究个体体质的差异性，而且也注意研究人类体质所具有的共性差异。因此，历代医家从不同角度对体质进行了分类，实际上就是试图在认识个性体质的基础上归纳出共性来，更好地把握人类体质的整体概貌，以便更有效地指导疾病的防治。

中医学主要依据阴阳五行理论、体质的构成要素、体质的影响因素等对体质进行分类，常见的分类方法有阴阳分类法、五行分类法、心理特征法，以及现代医家的三分法、六分法、九分法等。当然，这些不同的分类方法之间有着一定的联系，应相互参照。

（一）《内经》体质分类法

《内经》对体质的分类是建立在对人体的形态结构、生理功能、心理特征等方面差异性反复观察的基础上，以阴阳五行理论为指导，将"形神合一""天人合一"思想贯穿于分类方法之中，形成了医学史上最早的体质分类方法。

1. 阴阳分类法 根据个体间阴阳多少的不同对体质进行分类，主要有五分法和四分法。

（1）五分法：体质阴阳五分法见于《灵枢·通天》，该篇根据个体的阴阳多少，将人分为太阴、少阴、太阳、少阳、阴阳和平五种类型。太阴之人多阴而无阳；少阴之人多阴而少阳；太阳之人多阳而少阴；少阳之人多阳而少阴；阴阳和平之人则"阴阳之气和，血脉调"。

（2）四分法：体质阴阳四分法先见于《灵枢·行针》，该篇根据患者阴阳之气盛衰不同，将体质分为重阳、重阳有阴、阴多阳少、阴阳和调四种类型。该法强调体质不同，个体对针刺治疗的反应有迟、早、逆、剧等差异，但对不同体质类型的人的行为和形态表现描述较少。

2. 五行分类法 主要见于《灵枢·阴阳二十五人》，该篇以五行属性为依据，结合人体的肤色、形态特征、生理功能、心理特征及对环境的适应性等特征，归纳总结出木、火、土、金、水五种基本的体质类型。又与五音（角、徵、宫、商、羽）相结合，根据五音太少，阴阳属性，以及手足三阳经的左右上下、气血多少之差异，将每一基本类型再推演为五种亚型，即成为五五二十五种体质类型。该分类方法既概括了人体生理、心理特征的差异性，又总结了人的外在体貌和人与地域、时令的关系，是《内经》中具有代表性的人格体质分类方法。

3. 体形分类法 体形是指身体各部位大小比例的形态特征，是反映体质的重要指标。《灵枢·逆顺肥瘦》从形态结构、气血情况等方面将体质分为肥人、瘦人、常人、壮士和婴儿五种类型。《灵枢·卫气失常》又进一步根据皮肉气血将肥胖体质分为膏型、脂型和肉型。

4. 心理特征分类法 根据群体体质的心理特征差异对体质进行分类，是《内经》时代认识群体体质现象的一种重要方法。这种分类方法包括勇怯分类法和形志苦乐分类法。

（1）勇怯分类法：人体脏气有强弱之分，禀性有勇怯之异。《灵枢·论勇》根据心理特征在勇怯方面的差异，将体质分为勇和怯两种类型。心胆肝功能旺盛，形体健壮者，多为勇敢之体；心肝胆功能衰减，体质孱弱者，多为怯弱之人。这种分类方法有利于分析病机，诊断疾病。

（2）形志苦乐分类法：形，指形体；志，指精神。两者统一协调，人体的生命活动就能正常进行。若致病因素破坏了两者的协调，就会产生疾病。据此，《素问·血气形志》提出了人格的"五形志"特征：形乐志苦，形乐志乐，形苦志乐，形苦志苦，形数惊恐。《素问·血气形志》曰："形乐志苦，病生于脉，治之以灸刺；形乐志乐，病生于肉，治之以针石；形苦志乐，病生于筋，治之以熨引；形苦志苦，病生于咽嗌，治之以百药；形数惊恐，经络不通，病生于不仁，治之以按摩醪药，是谓五形志也。"该方法清楚地论述了由于形志苦乐的不同，导致发病也不同，并且提出了五种不同的治疗原则。

（二）现代体质分类法

在古代分类方法的基础上，现代医家结合临床实践，应用文献学研究方法、流行病学调查方法及模糊聚类等方法，对体质类型进行了划分。其中，具有代表性的分类方法有三分法、六分法、九分法等。

1. 三分法 将体质分为阴阳平和质、偏阴质、偏阳质。

2. 六分法 将体质分为正常质、晦涩质、腻滞质、燥红质、迟冷质和倦㿠质。

3. 九分法 将体质分为平和质、气虚质、阳虚质、阴虚质、痰湿质、湿热质、血瘀质、气郁质、特禀质。

其中，九分法是中华中医药学会 2009 年发表的《中医体质分类与判定》标准中规范的方法，是目前广泛认同和普遍使用的体质分类方法。

知识拓展

1. 三分法体质类型与特征（执业药师资格考试指南《中药学综合知识与技能》）

（1）阴阳平和质：指强健壮实、功能比较协调的体质类型。体质特征：身体强壮，胖瘦适度，体形匀称健壮；面色与肤色虽有五色之偏，但都红黄隐隐，明润含蓄，头发稠密有光泽；鼻色明润，嗅觉通利；食量适中，二便调畅；目光有神，性格开朗、随和；夜眠安和，精力充沛，反应灵活，思维敏捷，能耐寒暑，自身调节和对外适应能力强；唇色红润，舌质淡红、润泽，苔薄白，脉象缓匀有神。

（2）偏阴质：指具有代谢相对抑制、身体偏寒、喜静少动等特征的体质类型。体质特征：形体适中或偏胖，但肌肉不壮；面色偏白而欠华，口唇色淡；毛发易落；食量较小，消化吸收功能一般；平时畏寒喜热，手足不温，耐夏不耐冬，或体温偏低；大便溏薄，小便清长；精力偏弱，容易疲劳，睡眠偏多；动作迟缓，反应较慢，喜静少动，性欲偏弱；性格内向，或胆小易惊；舌质偏淡，脉多迟缓。

（3）偏阳质：指具有代谢相对亢奋、身体偏热、多动、好兴奋等特性的体质类型。体质特征：形体适中或偏瘦，但较结实；面色多略偏红或微苍黑，或呈油性皮肤，皮肤易生疮疖；食量较大，消化吸收功能健旺，大便易干燥，小便易黄赤；平素畏热喜冷，耐冬不耐夏，或体温略偏高，动则易出汗，口渴喜冷饮；精力旺盛，动作敏捷，反应灵敏，性欲较强，喜动好强；性格外向易急躁；唇、舌偏红，苔薄易黄，脉象多数或细弦。

2. 九分法体质类型与特征（中华中医药学会标准《中医体质分类与判定》）

依据人体总体特征、形体特征、常见表现、心理特征、发病倾向、对外界环境的适应能力六个方面的特征将体质分为九种类型。

（1）平和质（A型）：阴阳气血调和，以体态适中、面色红润、精力充沛等为主要特征；体形匀称健壮；面色、肤色润泽，头发稠密有光泽，目光有神，鼻色明润，嗅觉通利，唇色红润，不易疲劳，精力充沛，耐受寒热，睡眠良好，胃纳佳，二便正常，舌色淡红，苔薄白，脉和缓有力；性格随和开朗；平素患病较少；对自然环境和社会环境适应能力较强。

（2）气虚质（B型）：元气不足，以疲劳、气短、自汗等气虚表现为主要特征；肌肉松软不实；平素语音低弱，气短懒言，容易疲劳，精神不振，易出汗，舌淡红，舌边有齿痕，脉弱；性格内向，不喜冒险；易患感冒、内脏下垂等病，病后康复缓慢；不耐受寒、暑、湿邪。

（3）阳虚质（C型）：阳气不足，以畏寒怕冷、手足不温等虚寒表现为主要特征；肌肉松软不实；平素畏冷，手足不温，喜热饮食，精神不振，舌淡胖嫩，脉沉迟；性格多沉静、内向；易患痰饮、肿胀、泄泻等病，感邪易从寒化；耐夏不耐冬，易感风、寒、湿邪。

（4）阴虚质（D型）：阴液亏少，以口燥咽干、手足心热等虚热表现为主要特征；体形偏瘦；手足心热，口燥咽干，鼻微干，喜冷饮，大便干燥，舌红少津，脉细数；性情急躁，外向好动，活泼；易患虚劳、失精、不寐等病，感邪易从热化；耐冬不耐夏；不耐受暑、热、燥邪。

（5）痰湿质（E型）：痰湿凝聚，以形体肥胖、腹部肥满、口黏苔腻等痰湿表现为主要特征；体形肥胖，腹部肥满松软；面部皮肤油脂较多，多汗且黏，胸闷，痰多，口黏腻或甜，喜食肥甘甜黏，苔腻，脉滑；性格偏温和、稳重，多善于忍耐；对梅雨季节及湿重环境适应能力差。

（6）湿热质（F型）：湿热内蕴，以面垢油光、口苦、苔黄腻等湿热表现为主要特征；形体中等或偏瘦；面垢油光，易生痤疮，口苦口干，身重困倦，大便黏滞不畅或燥结，小便短黄，男性易阴囊潮湿，女性易带下增多，舌质偏红，苔黄腻，脉滑数；容易心烦急躁；易患疮疖、黄疸、热淋等病；对夏末秋初湿热气候，湿重或气温偏高环境较难适应。

（7）血瘀质（G型）：血行不畅，以肤色晦暗、舌质紫暗等血瘀表现为主要特征；胖瘦均见；肤色晦暗，色素沉着，容易出现瘀斑，口唇暗淡，舌暗或有瘀点，舌下络脉紫暗或增粗，脉涩；易烦，健忘；易患癥瘕及痛证、血证等；不耐受寒邪。

（8）气郁质（H型）：气机郁滞，以神情抑郁、忧虑脆弱等气郁表现为主要特征；形体瘦者为多；神情抑郁，情感脆弱，烦闷不乐，舌淡红，苔薄白，脉弦；性格内向不稳定，敏感多虑；易患脏躁、梅核气、百合病及郁证等；对精神刺激适应能力较差，不适应阴雨天气。

（9）特禀质（Ⅰ型）：先天失常，以生理缺陷、过敏反应等为主要特征；过敏体质者一般无特殊形体特征，先天禀赋异常者或有畸形，或有生理缺陷；过敏体质者常见哮喘、风团、咽痒、鼻塞、打喷嚏等，患遗传性疾病者有垂直遗传、先天性、家族性特征，患胎传性疾病者具有母体影响胎儿个体生长发育及相关疾病特征；心理特征随禀质不同情况各异；发病倾向为过敏体质者易患哮喘、荨麻疹、花粉症及药物过敏等，易患遗传性疾病如血友病、唐氏综合征等，易患胎传性疾病如五迟（立迟、行迟、发迟、齿迟和语迟）、五软（头软、项软、手足软、肌肉软、口软）、解颅、胎惊等；适应能力差，如过敏体质者对易致过敏季节适应能力差，易引发宿疾。

第二节　影响体质的因素

体质秉承于先天，得养于后天，既有先天遗传性，又受后天因素的制约和影响，先天后天多种因素构成了影响体质的内外环境。体质特征取决于脏腑经络气血的强弱盛衰，因此，凡能影响脏腑经络、精气血津液功能活动的因素，均可影响体质。

一、先 天 因 素

体质的先天因素主要取决于父母，包括父母生殖之精的遗传性和胎儿在母体内的孕育情况等因素。

（一）父母素质

种族、家族因素对体质的作用决定了种族及个体来自遗传的体质差异。父母生殖之精的盈亏盛衰和体质特征决定着子代禀赋的厚薄强弱。婚育与种子是保证子代体质优秀与否要强调的两个方面。古今优生优育研究发现，父母生殖之精的优劣多寡、身体健康状况、是否有血缘关系、结婚及生育的年龄、怀孕的时机等，均与胎儿未来的体质状况密切相关。

（二）养胎、护胎、胎教

《素问·奇病论》说："帝曰：人生而有病巅疾者，病名曰何？安所得之？岐伯曰：病名为胎病。此得之在母腹中时，其母有所大惊，气上而不下，精气并居，故令子发为巅疾也。"养胎、护胎、胎教是影响体质的先天因素中十分重要的环节。首先，孕母要"食甘美""调五味"以保证孕母及胎儿获得充分的营养。《素问·脏气法时论》说："五谷为养，五果为助，五畜为益，五菜为充，气味合而服之，以补精益气。"同时，要注意起居规律、劳逸结合，减少一切可损伤胎儿的因素。孕母还要注意自己精神、情操、道德的修养。

二、年 龄 因 素

人的生命过程是一个由幼年、成年到老年的具有生、长、壮、老、已发展变化的过程。处于不同阶段的人，其脏腑经络、精气血津液的盛衰发生着一系列相应的变化，因而形成了不同的体质。小儿脏腑娇嫩，形气未充，功能不完善，其中尤以肺、脾、肾三脏更为突出，易于发病，且变化迅速。青壮年精气血津液充盛，脏腑功能强盛，体质较稳定。老年人由于内脏功能活动的生理性衰退，体质常表现为精气神渐衰、阴阳失调、肺脾气虚、心肝血虚、神气不足、代谢减缓、气血郁滞、脏腑功能减退。

三、性 别 差 异

男女有别。男为阳，女为阴。由于男女在遗传特征、身体形态、脏腑结构等方面的差异，形成了男女不同的体质特征，主要表现在：一是生长发育和衰老过程具有时间上的差异，如《内经》中所述。二是生理功能不同，体质有异，男子以肾为先天，以精气为本；女子以肝为先天，以阴血为本。男子多用气，故气常不足；女子多用血，故血常亏虚。三是心理特征不同，男性多禀阳刚之气，脏腑功能较强，体魄健壮，性格外向、粗犷、心胸开阔；女性多禀阴柔之气，脏腑功能较弱，体形小巧，性格内向、细腻、多愁善感。四是病理反应不同，男子之病，多伤精耗气；女子之病，多耗阴血。女性在经、带、胎、产等生理周期易感受病邪。

四、饮食因素

人禀先天，得养于后天。膳食营养是体质形成中重要的影响因素之一。不同的膳食含有不同的营养成分，并具有寒、热、温、凉四种不同之性和酸、苦、甘、辛、咸五种不同之味。长期的饮食习惯和相对固定的膳食结构，均可通过脾胃运化影响脏腑气血阴阳的盛衰偏颇，形成稳定的功能趋向和体质特征。

科学的饮食习惯，合理的膳食品种，全面的营养，可维护和增强人的体质，甚至可使某些偏颇体质转变为平和体质。若饮食失宜，则将影响脾胃功能，引起阴阳气血失调，或某些营养物质缺乏，使人体体质发生不良改变。饮食不足，易致体质虚弱；饮食过度，易成形盛气弱体质。过食肥甘厚味，易成痰湿体质；过食辛辣，易成阴虚火旺体质；过食生冷寒凉，易致阳虚阴盛体质；贪恋醇酒，易成湿热体质，损伤肝脾。正如《素问·奇病论》所说"肥者令人内热，甘者令人中满"。总之，饮食营养因素对体质的形成有着重要的影响。

五、劳逸因素

适度劳作和体育锻炼可使筋骨强壮、气血调和、脏腑功能旺盛。适度休息可消除疲劳，恢复脏腑功能，保持良好体质。过度劳作易成虚性体质，如"劳则气耗""久立伤骨，久行伤筋""久卧伤气""久视伤血"；过度安逸则使气血不畅，筋肉松弛，脾胃功能减退，易成痰瘀体质。肾藏精气，有所节制，惜精才能固肾，保持体质强健；纵欲可致体质下降，出现早衰。

六、情志因素

精神情志活动与脏腑气血阴阳、体质有着密切的关系。精神情志，贵于调和。情志舒畅，精神愉快，则气血调畅，脏腑经络功能协调，体质则健壮；反之，可形成某种偏颇体质。

长期精神抑郁，情志不畅，则气血瘀滞，脏腑失调，易形成气郁体质或瘀血体质；经常愤怒者，易化火伤阴灼血，形成阳热体质或阴虚体质。情志异常变化导致体质改变，还与某些疾病的发生有特定的关系。如郁怒不解，情绪急躁的"木火质"，易患中风、眩晕等病证；忧愁日久，郁闷寡欢的"肝郁质"，易诱发癌症。现代医学证实，精神心理因素能影响机体的免疫状态，临床上常见一些患者自知患癌症后，其精神萎靡而加速了死亡。

七、地理因素

地理环境可对体质产生直接的影响。《素问·阴阳应象大论》指出"东方生风""南方生热""西方生燥""北方生寒""中央生湿"。《素问·六元正纪大论》说："至高之地，冬气常在；至下之地，春气常在，必谨察之。"我国北方是天地所闭藏之地，地高陵居，易受风、寒、燥邪，阳虚内寒之体质较多见；东南地区地卑气热，易感风、热、暑、湿之邪，阴虚内热之体质较多见。"山气使人塞，水气使人通"，久居辽阔的草原、广袤的平原和海边者，性情多旷达奔放；久居狭窄斗室，易焦虑抑郁；长宿空旷广厦者，易滋生寂寞无聊、空虚厌世的心态。故《吕氏春秋·本生》说："室大则多阴，台高则多阳……是故先王不处大室，不为高台。"

地区方域不同，地势高下有异。不同的地域具有不同的地理特征，包括地壳的物理性状、地壳的化学元素、物产及气候条件等。这些因素皆影响着人的体质特征，导致人类的体质有明显的地区性差异。

八、疾病针药因素

疾病是导致体质发生改变的重要因素。人患病以后，在致病因素的作用下，机体的脏腑阴阳、气血津液会发生变化。若病愈后调养得当，机体可逐渐恢复，不至于影响体质。若病情较重，或迁延日久，或病后失于调养，会导致脏腑经络、气血阴阳的损伤，这种损伤则可转变成稳定的影响体质的因素。一般情况下，疾病改变体质多是向不利的方向转化。

药物具有寒、热、温、凉四性之分和酸、苦、甘、辛、咸五味之别，针灸也具有相应的补泻效果，能够调整脏腑精气阴阳之盛衰和经络气血之偏颇。用之得当，可收到补偏救弊的功效；用之不当，则会加重体质的损害，使体质由强变弱，或出现阴阳气血之盛衰偏倾。

第三节　体质学说的应用

案例 1-6-1

患儿，男，4 岁。纳食差半年。现患儿不思进食，面黄神疲，若进食稍多，大便即稀。舌质淡，舌苔薄白，脉细软。

问题： 小儿体质有何特征？为何易患此疾？

体质的差异性是由脏腑之盛衰、气血之盈亏所决定的，反映了机体阴阳运动的特殊性。体质的差异性在很大程度上决定着疾病的发生、发展、传变、转归上的差异，以及个体对针药治疗的不同反应。因此，体质与养生、病因、病机、辨证、治疗等均有密切的关系。

一、体质与养生

在中医理论指导下，根据不同的体质特征，采取相应的养生方法和措施，纠正其体质之偏颇，从而达到防病益寿的目的，这就是中医的体质养生法。

善于养生者，就要修身养性，形神共养，以增强体质，预防疾病，增进身心健康。对于体质具有阴阳气血偏颇特点的个体，还需兼顾其体质特征进行养生。在精神调摄方面，根据个体体质特征，采用各种心理调节方法，以保持心理平衡，维持和增进心理健康。如气郁质者，精神多抑郁不爽，神情多愁闷不乐，性格多孤僻内向，多愁善感，气度狭小，故应注意情感上的疏导，消解其不良情绪，以防过极；阳虚质者，精神多萎靡，神情偏冷漠，缺乏信心，应帮助其树立起生活的信心。在饮食调养方面，体质偏阳者，进食宜凉忌热；体质偏寒者，进食宜温忌寒；形体肥胖者多痰湿，食宜清淡而忌肥甘；阴虚之体，饮食宜甘润生津，忌肥腻厚味、辛辣燥烈之品；阳虚之体宜多食温补之品。在起居调摄方面，阳虚质者耐春夏不耐秋冬，秋冬季节要适当暖衣温食以养阳气，夏季暑热多汗，易致阳气外泄，要避免强力劳作，大汗伤阳，贪凉饮冷；阴虚体质者耐秋冬不耐春夏，秋冬季节要注意惜阴保精，节制房事，春夏季节要避免强力劳作，剧烈运动，大汗伤津；气虚体质者脾肺之气怯弱，卫阳不足，易感受外邪，不耐劳作，应注意保暖，不要劳汗当风，可微动四肢，以流通气血，促进脾胃运化，强壮体质。

二、体质与病因

个体体质的特异性决定其对某些致病因子的易感性、某些疾病的易罹性及倾向性。中医学把这种现象称为"同气相求"。

偏阳质者耐寒，易感受风、暑、热之邪，受邪后发病多表现为热证、实证；偏阴质者耐热，易感受寒湿之邪；肥人或痰湿内盛者，易感湿邪，常因外湿引动内湿，湿邪与脾肾阳虚相互为患，痰浊蒙闭脑窍，易患中风、眩晕；瘦人或阴虚之体，其新陈代谢往往偏高，不耐暑热而易感温邪，易患肺痨、咳嗽；气血两虚者，既不耐寒，又不耐热，多汗，易感风寒，常患感冒；阳虚阴盛者易患肝郁气滞证。小儿脏腑娇嫩，体质未壮，易感外邪，易为饮食所伤，易患咳喘、腹泻、食积；老年人五脏虚弱，易患痰饮、咳喘、眩晕、心悸、消渴等。

案例 1-6-1 分析讨论

厌食是小儿时期常见病之一，典型症状为厌食、面色萎黄、形体瘦弱、精神不振、脘腹胀满不适。本病多因喂养不当，饮食失节，损伤脾胃，而致不思进食所致。小儿厌食症的形成与小儿体质"脾常不足、肝常有余"的生理特点密切相关。万全认为，脾常不足者，脾司土气。儿之初生，所饮食者乳耳，水谷未入，脾未用事，其气尚弱，故曰不足。不足者，乃谷气之自然不足也。《内经》亦云："饮食自倍，胃肠乃伤。"小儿脾胃运化功能尚不完善，乳食不知治节，加之饮食失慎，致乳食停滞不化而成积滞之证，致脾气渐虚，运化乏力，胃气亏虚，饥不受食，食量减少，厌恶食物，发为厌食。

知识窗

有研究者经长期临床观察发现：①平和质在糖尿病前期体检者中所占比例最高，这与糖尿病起病隐匿，在人群中知晓率低相关。一部分糖尿病前期体检者无明显不适或仅有轻微口渴、乏力等症状，在体检前未意识到自身血糖异常，所以需要进一步普及糖尿病知识，加强对糖尿病防治知识的宣传，提高人群对糖尿病的知晓率及控制率。②糖尿病前期的偏颇体质主要有痰湿质、阴虚质和气虚质等，表明糖尿病发病与痰湿、阴虚及气虚密切相关。这与糖尿病"阴虚为本、燥热为标"的传统认识不同，说明随着社会的发展，生活环境的改变，人群的患病特征也发生了改变，痰湿成为糖尿病发病重要的实性因素，气虚、阴虚是糖尿病发病重要的虚性因素。

三、体质与病机

中医学将病情依从体质而变化称为从化。人体感受病邪之后，由于个体体质的特殊性，病理表现往往发生不同的变化。如同为感受风寒之邪，体质偏阳者往往从阳化热，而体质偏阴者则易从阴化寒。又如，同为感受湿邪，阳热之体得之，则湿易从阳化热而为湿热之候，阴寒之体则湿易从阴化寒而为寒湿之证。个体禀赋有阴阳，脏腑有强弱，故机体对致病因子有化寒、化热、化湿、化燥等差别。

体质特征决定疾病的传变。在中医学中，传变是指疾病的变化和发展趋势，即病变部位在脏腑经络之间的传递转移，以及疾病性质的转化和改变。体质强壮者，抗邪能力强，一般不易感邪发病，一旦感邪则发病急速，但发展速度慢，传变较少，故病程也较短暂。如伤寒之太阳病，患病 7 日以上而自愈者，正是因为太阳行经之期已尽，正气胜邪之故。体质虚弱者不但易于感邪，且易深入，病势较缓，传变多而病程缠绵。如伤寒六七日，身不甚热，但病热不减，患者烦躁，即因正不敌邪，病邪从阳经传入阴经。因此，疾病传变与否，虽与邪气之盛衰、治疗得当与否有关，但主要还是取决于体质因素。

四、体质与辨证

案例 1-6-2

患者，男，31 岁。平素畏寒怕冷，3 日前在食用辛辣之品后不慎受凉，渐出现咳嗽，咳黄白痰，伴咽痛，鼻流白涕，口渴，舌淡胖苔薄黄，脉浮。自行服用桑菊饮，效果不显。于是到医院诊治。

问题： 体质在辨证论治中的作用如何？对该患者如何进行治疗？

体质是辨证的基础，体质决定临床证候类型。同一致病因素或同一种疾病，由于患者体质不同，其临床证候类型则有阴阳表里寒热虚实之别。如同样感受寒邪，有的人出现发热恶寒，头身疼痛，苔薄白，脉浮等风寒表证；有的人出现畏寒肢冷，腹痛泄泻，脉象缓弱等脾阳不足之证。前者平素体质较强，正气御邪于肌表；后者阳气素虚，正不胜邪，以致寒邪伤及脾胃。又如同一地区、同一时期所发生的感冒，由于病邪不同，体质各异，感受也有轻重。因此，其临床类型有风寒、风热之别，以及夹暑、夹湿等不同兼证。一方面，同病异证的主要影响因素不在于病因而在于体质。从热化者素体阴虚，从寒化者素体阳虚。由此可见，病因相同或疾病相同，而体质不同者，则出现不同的证候。另一方面，异病同证亦与体质相关。即使是不同的致病因素或患不同的疾病，由于患者的体质在某些方面具有共同特点，常常会表现出相同或相似的证候类型，如泄泻和水肿都可以表现出脾肾阳虚之证。因此，体质是形成"证"的生理基础之一，"证"的特征中包含着体质的特征，辨体质是辨证的重要依据。

五、体质与治疗

（一）区别体质特征而施治

对不同体质特征的患者应采用不同的治疗方法，早在张仲景的《伤寒杂病论》中即有麻黄十禁的论述，其中就有因不同体质而慎用或禁用麻黄之说。

阳虚质以肾阳虚为主，机体温煦气化功能失司，治应补肾温阳，益火之源；阴虚质表现为真阴不足，生热化燥，故治疗应滋阴清热润燥；气血虚质应以补气健脾养血为主；痰湿质为湿浊滞留于体内，当健脾利湿，化痰泄浊；血瘀质者，应疏利气血；气郁质以疏肝理气，开其郁结为主。

> **案例1-6-2 分析讨论**
>
> 体质与人类健康和疾病密切相关。辨证论治是中医认识疾病和治疗疾病的基本原则，不仅强调"人的病"，也要重视"病的人"，即同时针对患者的体质特征进行治疗，才能达到治病求本的目的。根据患者有平素畏寒怕冷、舌淡胖等特征，判断该患者为阳虚质体质类型，结合其发病情况，辨证为风寒犯肺。盖因素体阳虚，卫外不固，温煦失调，一旦受凉，易致风寒之邪侵袭体内。治以疏风散寒，宣肺止咳为主，治病兼以调体，取三拗汤合止嗽散加减。其辨治的关键在于以振奋阳气、散寒止咳为主。

（二）根据体质特征注意针药宜忌

施针、用药之宜忌多为体质之宜忌。以药物气味之偏，调治纠正患者体质阴阳气血之偏，则为用药之宜；相反，药物气味之偏，从其体质阴阳气血之偏，则为用药之所忌。药性宜忌：阴虚体质之人用药宜甘寒清润，忌苦寒沉降，辛热温散，饮食当避辛辣；阳虚体质之人，宜益火温补，忌苦寒泻火，妄伐伤正；气郁体质之人，宜疏肝调气，忌燥热滋补；血瘀体质之人，宜疏通血气，忌固涩收敛；痰湿体质之人，宜健脾化痰，忌阴柔滋补；湿热体质之人，宜清热燥湿，忌刚燥湿热、甜腻柔润、滋补厚味；阴阳平和体质之人，宜视其寒热虚实，权衡补泻施用，忌妄攻滥补。

体质不同，针刺治疗反应有别，因而临床针刺治疗的施用有禁忌。针身刺入人体的深度一般以产生针感及不伤及脏器为原则。年老体弱者及小儿或瘦人易损伤气血，宜浅刺、不留针；身肥体壮者，血气充盈，可深刺、留针。阳证、表证及初病患者一般浅刺；阴证、里证及久病者可深刺。春夏阳气浮于上，腠理开疏，气浅，故宜浅刺；秋冬，阳气潜于下，腠理致密，气深，故可深刺。

（三）重视体质特征指导善后调理

疾病初愈或趋向恢复时，中医学重视根据体质特征指导善后调理，通过精神调摄、饮食调养、起居调护、形体锻炼等措施的配合，以达到康复的目的。

知识拓展

　　对不同类型体质的调理各有侧重：①平和质，注意摄生保养，饮食有节，劳逸结合，生活规律，坚持锻炼。②气虚质，培补元气，补气健脾，代表方为四君子汤、补中益气汤，常用药物为党参、白术、茯苓、甘草、黄芪、陈皮、大枣等。③阳虚质，补肾温阳，益火之源，常用方为金匮肾气丸、右归丸、斑龙丸、还少丹等，常见药物有熟地黄、山药、山萸肉、枸杞子、菟丝子、杜仲、鹿角胶、附子、肉桂等。④阴虚质，滋补肾阴，壮水制火，常用方为六味地黄丸、大补阴丸等，常用药物有熟地黄、山药、山茱萸、牡丹皮、茯苓、泽泻、桑椹、女贞子等。⑤痰湿质，健脾利湿，化痰泄浊，代表方为参苓白术散、三子养亲汤等，常用药物有党参、白术、茯苓、炙甘草、山药、扁豆、薏苡仁、砂仁、莲子肉、白芥子等。⑥湿热质，分消湿浊，清泻伏火，代表方为泻黄散、泻青丸、甘露消毒丹等，常用药物有藿香、山栀、石膏、甘草、防风、龙胆草、当归、茵陈、大黄、羌活、苦参、地骨皮、贝母、石斛、茯苓、泽泻等。⑦血瘀质，活血祛瘀，疏利通络，代表方为桃红四物汤、大黄䗪虫丸等，常用药物有桃仁、红花、生地黄、赤芍、当归、川芎、丹参、茜草、蒲黄、山楂等。⑧气郁质，疏肝行气，开其郁结，代表方为逍遥散、柴胡疏肝散、越鞠丸，常用药物有柴胡、陈皮、川芎、香附、枳壳、白芍、甘草、当归、薄荷等。⑨特禀质，益气固表，养血消风，代表方为玉屏风散、消风散、过敏煎等，常用药物有黄芪、白术、荆芥、防风、蝉衣、乌梅、益母草、当归、生地黄、黄芩、牡丹皮等。

思 考 题

1. 什么是体质？体质有什么特点？
2. 简述常用的体质分类方法。体质九分法的体质类型有哪些？
3. 影响体质的因素有哪些？
4. 简述中医体质养生法。
5. 简述中医体质理论的应用。

进一步阅读文献

韩鹏鹏, 王天芳, 吴秀艳, 等, 2022. 关于五行体质现代研究的思考. 中医杂志, 63(17): 1607～1610

石燕, 何黎, 任秋静, 等, 2021. 中医体质知识图谱分析-基于 VOSviewer 和 CiteSpace 的计量分析. 世界科学技术-中医药现代化, 23(9): 3415～3423

吴嘉珍, 童双, 沈红艺, 等, 2021. 血脂异常患者中医体质与钙镁锌的相关性研究. 世界科学技术-中医药现代化, 23(11): 4259～4267

（陈　广）

第七章　病　因

学习目标

1. 掌握六淫的概念、性质和致病特点。
2. 掌握疠气的致病特点。
3. 掌握瘀血、痰饮的概念和致病特点。
4. 熟悉七情、劳逸、饮食内伤致病的规律和特点。
5. 了解外伤、诸虫、药邪、医过和先天因素的致病概况。

病因泛指破坏人体相对平衡状态而导致疾病发生的原因，也称为致病因素，与人体正气相对而言，又称为邪气。

致病的因素是多种多样的，主要有六淫、疫疠、七情、饮食失宜、劳逸失度（劳倦）、外伤、虫兽伤、药邪等。历代医家不乏对致病因素的研究，如《素问·调经论》指出："夫邪之生也，或生于阴，或生于阳。其生于阳者，得之风雨寒暑。其生于阴者，得之饮食居处，阴阳喜怒。"即《内经》把病因分为阴阳两类：阳即风、雨、寒、暑；阴即饮食、居处、喜怒。风、雨、寒、暑是外感病因，饮食、喜怒等影响内脏而发病，是内伤病因。所以，中医学常将疾病分为外感病和内伤病两大类。

汉·张仲景将病因与发病途径结合起来，归纳为三类，如《金匮要略》中所说"千般疢难，不越三条，一者，经络受邪入脏腑，为内所因也；二者，四肢九窍，血脉相传，壅塞不通，为外皮肤所中也；三者，房事、金刃、虫兽所伤。以此详之，病由都尽"。

晋·陶弘景提出"三因论"，他在《肘后百一方》中说"一为内疾，二为外发，三为它犯"。

宋·陈无择在前人病因分类研究的基础上，明确提出"三因学说"，他在《三因极一病证方论》中指出"六淫，天之常气，冒之则先自经络流入，内合于脏腑，为外所因；七情，人之常性，动之则先自脏腑郁发，外形于肢体，为内所因；其如饮食饥饱，叫呼伤气、尽神度量，疲极筋力，阴阳违逆，乃至虎野狼毒虫，金疮踒折，疰忤附着，畏压缢溺等，有悖常理，为不内外因"。即六淫邪气侵袭为外因，情志所伤为内因，饮食劳倦、跌仆金刃、虫兽伤为不内外因。

中医学认识病因的方法有其自身的特点。一是"取象比类"，即将疾病的症状、体征与自然界某些事物或现象进行联系比较，并加以概括和分类，以此来认识各种病因的性质和致病特点。如自然界的风有游走不定、变化多端的特点，当人体发生疾病表现为游走不定、变化多端的症状或体征时，即认为是感受了风或体内有风所致。二是"审证求因"或"辨证求因"，即根据疾病的临床表现，通过分析症状和体征来推求病因。如根据患者出现脘腹胀痛、嗳腐吞酸、厌食、呕吐、腹泻，可判断为食积；出现胸胁刺痛、舌有紫斑，可判断为瘀血。

结合致病因素的形成，目前多数人将病因分为外感病因、内伤病因、病理产物性病因和其他病因四类。

此外，在疾病的发展过程中，由于脏腑功能或气血津液失调所产生的类似风、寒、湿、燥、火（热）致病特点的五种病理变化，其临床表现与六淫之风、寒、湿、燥、火（热）的证候类似，但与六淫外感有本质上的不同，为了与后者相区别，把它们称为"内生五邪"，即内风、内寒、内湿、内燥、内火（热）。

学习和研究病因学，掌握各种病因的性质和致病特点，就能够正确地认识疾病和诊断疾病，对积极主动地防治疾病具有十分重要的意义。

第一节 外感病因

外感病因是指来自外界，从皮毛肌腠，或从口鼻等表浅的部位侵入人体，引起外感病的致病因素，也称为"外邪"，主要包括六淫和疠气。

一、六　　淫

淫，有太过、过多、不正之意，引申为异常。六淫，是风、寒、暑、湿、燥、火（热）六种外感病邪的总称，又称"六邪"。

风、寒、暑、湿、燥、热（火）本指自然界六种不同的正常的气候变化，简称"六气"，是自然万物生长化收藏的必要条件，其运动变化决定了一年四季有不同的气候特点，即春风、夏热、秋燥、冬寒、长夏湿。人体在正常情况下具有适应外界气候变化的自我调节能力，所以正常的六气并不使人致病。只有四时的气候急剧变化，如气温骤降或骤升而出现暴冷或暴热，或出现太过、不及的反常气候而超过人体的适应能力，如明显地超过或低于往年同期的气温，或非其时而有其气，如春季当温而反寒、冬季应寒而反温，或人体的抵抗力下降而不能适应变化的气候，六气即可侵犯人体而致病，这时六气就称为"六淫"。诚然气候的异常变化，并非所有的人都会发病，即便六气正常变化，也依然有人会发病，这主要取决于个人的正气是否充足和强盛。

六淫学说是古人认识到异常气候与疾病的发生的关系，并把致病因素与机体反应结合起来研究疾病发生的规律而创立的。

六淫所致疾病的范围很广，从临床实践看，包括了生物性的（如细菌、病毒、寄生虫等）、物理性的（如高温、低温等）、化学性的（有机的和无机的化学物质）及机体反应性改变（如过敏性疾病）等因素作用所引起的疾病。因此，对六淫病因不能单从气候因素来理解。

虽然六淫之邪各有其特殊的性质和致病特点，但都属于外感病因，因而在致病方面有许多共同特点，概括如下。

1. 季节性　六淫致病多与季节气候有关，如春季多风病、夏季多暑病、长夏多湿病、秋季多燥病、冬季多寒病。

2. 环境性　六淫致病多与生活居住、工作的地区和环境密切相关，如久居卑湿之地多湿邪为患；高温环境作业常燥热或火热为病；西北高原地区多寒病、燥病；东南沿海多湿病、热病、温病。

3. 外感性　六淫来自于自然，是风、寒、暑、湿、燥、火六种外感病邪的总称，多从肌表侵犯或经口鼻而入，或两者同时受邪，故六淫所致的疾病称为外感病。

4. 相兼性　六淫邪气致病可单独致病，也可数邪同时侵犯人体而致病，如风寒感冒、风热感冒、风寒湿痹、风湿热痹、寒湿泄泻、湿热泄泻等。

5. 转化性　六淫致病后，在一定的条件下可以发生相互转化，如随着人的体质不同而发生的转化，《医原·百病提纲论》说："六气伤人，因人而化。阴虚体质，最易化燥，燥固为燥，即湿亦化为燥，阳虚体质，最易化湿，湿固为湿，即燥亦必夹湿。"其他如寒邪入里化热、五气皆能化火等，其转化后的病证特征，与始受之邪的性质不同。

> **知识窗**
>
> 国医大师李今庸对六淫学说的形成具有一番考究，李老认为六淫学说是东汉以后形成的。六淫之说在《素问》所载的《天元纪大论》《五运行大论》《六微旨大论》《六交变大论》《五常政大论》《六元正纪大论》《至真要大论》等所谓的"运气七篇"中才出现，而"运气七篇"正是东汉殇帝刘隆的延平元年以后成书的。《素问·阴阳应象大论》中提出的"寒、暑、燥、湿、风"已完备了中医理论中的外邪病因，而"运气七篇"是专论"运气学说"的，它为了符合天道"六六之节"的"六数"需要，在"寒、暑、燥、湿、风"中又加了"火"成为"六气"而配"三阴三阳"，以应一岁之中的"初之气"到"终之气"的所谓"六节之气"。于是，六淫之说，即从此产生了。（国医大师李今庸：《临床经验辑要》）

（一）风

风是春天的主气，但一年四季都有，所以春季易伤风，风邪引起的疾病，以春季为多，但不限于春季，其他季节也可以发生。风邪多从皮毛肌腠侵犯人体，产生外表症状，如《素问·风论》说："风气藏于皮肤之间，内不得通，外不得泄；风者，善行而数变，腠理开则洒然寒，闭则热而闷。"风是六淫中最主要的致病因素。

风邪的性质和致病特点如下。

1. 风为阳邪，其性轻扬开泄，易袭阳位　风性轻扬为阳邪，易使皮毛腠理疏泄开张，具有升发、向上、向外的特点，故风邪伤人，容易侵犯人体的阳性部位，如头面和肌表，出现头痛、咳嗽、流涕、发热、恶风、出汗等症状，即如《素问·太阴阳明论》所说"故犯贼风虚邪者，阳受之……故伤于风者，上先受之"。

2. 风性善行数变　风性善行，是指风邪致病有病位游移、行无定处、变化无常的特性，如风寒湿三气杂至所引起的"痹证"，当表现为关节疼痛，游走而无定处者，则是因风邪偏盛，被称为"风痹"或"行痹"。数变，是指风邪致病具有发病迅速、发展快、变化多端的特性，如风疹、荨麻疹表现为皮肤瘙痒，发无定处，此伏彼起，皮损形状多样的特点；小儿急惊风表现为突然四肢抽搐、颈项强直等症状。故《素问·风论》说："风者，善行而数变。"

3. 风性主动　动，即动摇不定。"风胜则动"，指风邪致病会出现动摇不定的症状，如眩晕、摇头、震颤、双目上视、咬牙啮齿、颈项强直、抽搐、角弓反张等，如中风、破伤风等病。

4. 风为百病之长　风邪为六淫之首，是六淫病邪的主要致病因素，常常是致病的先导，寒、湿、燥、火（热）等病邪多依附于风邪而侵犯人体，如风寒、风湿、风燥、风热等，所以《素问·生气通天论》说："风者，百病之始也。"

（二）寒

寒是冬天的主气，所以冬季多见寒邪致病。此外，贪凉露宿，淋雨涉水，饮食过于寒凉，空调温度过低，均是感受寒邪的途径。寒邪伤于肌表，郁遏卫阳，称"伤寒"；寒邪直接侵入于里，伤及脏腑阳气，称"中寒"或"寒邪直中"。寒邪的性质和致病特点如下。

1. 寒为阴邪，易伤阳气　寒邪属性为阴，"阴胜则阳病"，寒邪容易损伤人体的阳气，使全身或局部失于阳气的温煦而表现为寒象。寒邪伤于肌表，卫阳受损，出现恶寒无汗、头疼身痛等症；寒邪直中于里，脾阳受损，出现脘腹冷痛、呕吐腹泻、四肢不温等症；若心肾阳虚，寒邪直中少阴，则可见恶寒蜷卧、手足厥冷、下利清谷、小便清长、精神萎靡、脉微细等症。

2. 寒性凝滞，主痛　凝滞，即凝结、阻滞、不通之意。人体气血津液的运行，全赖阳气的温煦推动，当受寒邪侵袭时，阳气受损，鼓动乏力，则机体津液血液凝滞而不行，所谓"血得热则行，得寒则凝"，凝滞不通，不通则痛，所以寒邪是引起多种痛证的原因之一，故有"寒主疼痛"之说，如寒邪束表，凝滞经络，则头身疼痛；寒邪直中于里，阻滞气机，则脘腹疼痛；寒客肢体关节，则关节疼痛；寒客肝脉，可见少腹或阴部冷痛等，正如《素问·痹论》所说"痛者，寒气多也，有寒故痛也"。

3. 寒性收引　收引，即收缩、收敛、牵引之意。寒邪侵袭人体，易使气机收敛，腠理、经络、筋脉、肌肉收缩牵引，如寒邪侵袭肌表，使腠理闭塞，毛窍收缩，卫阳被郁不得宣泄，则见皮肤起粟粒、恶寒、无汗；寒客血脉，气血凝滞，血脉挛缩，则身体疼痛、面色苍白、脉紧；寒客筋脉关节，则经脉拘急收引、肢体屈伸不利、冷厥不仁，关节冷痛。

4. 寒性清澈　寒邪致病，表现为分泌物或排泄物的清澈稀薄，如风寒感冒，鼻流清涕；寒邪束肺，咳痰清稀；寒客胃肠，泛吐清水冷涎、大便澄澈清冷。

（三）暑

暑乃火热所化，是夏天的主气，独见于夏季，有明显的季节性，主要发生于夏至之后，立秋之前，即《素问·热论》所说"先夏至日者为病温，后夏至日者为病暑"。暑邪致病，发病缓慢，病情较轻者为"伤暑"；发病急骤，病情较重者为"中暑"，伴有神昏、抽搐、肢冷者为暑厥。暑邪致病，只有外感，没有内生，故无"内暑"之称。

暑邪的性质和致病特点如下。

1. 暑为阳邪，其性炎热 暑是盛夏火热之气所化，具有火热之性，故暑为阳邪，其致病，则出现高热、头痛、烦渴、汗出、脉洪大等火热炎盛之症。

2. 暑性升散，耗气伤津 暑为阳邪，易升发散，上犯头目，扰及心神，轻则头目昏眩、心烦意乱，而"伤暑"，重则卒然昏倒、不省人事、冷汗自出、手足厥冷，而"中暑""暑厥"；暑邪侵犯人体，致腠理开泄，表现为多汗，汗出过多又伤津耗液，表现为口渴喜饮、小便短赤、大便秘结，气随津脱则表现为气短乏力、少气懒言等气虚症状，故有"暑必伤津""暑必耗气"之说。

3. 暑多夹湿 暑令气候炎热，常又多雨潮湿，热蒸湿动，所以暑邪伤人，多夹湿邪，表现为发热烦渴的同时，并见头身困重、胸闷脘痞、恶心呕吐、四肢倦怠、大便溏泻等症，是为暑湿。

> **经典链接**
>
> 清·叶天士《临证指南医案·暑》曰："天之暑热一动，地之湿浊自腾，人在蒸淫热迫之中，若正气设或有隙，则邪从口鼻吸入，气分先阻，上焦清肃不行，输化之机失于常度，水谷之精微亦蕴结而为湿也。人身一小天地，内外相应，故暑病必挟湿。"

（四）湿

湿是长夏主气。长夏指农历六月，正当夏秋之交，阳热下降，氤氲熏蒸，水气上腾，潮湿充斥，湿气最盛，故多湿病。外湿伤人，除与季节有关之外，还与工作、生活环境有关，如长期涉水淋雨、水中作业、居处潮湿等，均是感受湿邪的条件。

湿邪的性质和致病特点如下。

1. 湿性重浊 重，有沉重、重着之意。指湿邪致病，多有肢体困重、酸懒沉重的症状。湿困于头，清阳不升，则头重如裹，昏昏欲睡，即《素问·生气通天论》所说"因于湿，首如裹"；湿邪留滞经络，肢体肿重；湿留关节，则重痛难举。

浊，即秽浊不清。指湿邪致病，会出现秽浊不清的分泌物、排泄物，如小便浑浊、大便溏泻、痢下脓血，以及妇女带下黏稠腥臭、疮疡流脓、湿疹浸淫流水等症。

2. 湿性黏滞 黏，黏腻；滞，停滞。湿邪具有黏腻不畅、停滞的特性，所致疾病表现在两个方面：一个是症状的黏腻不畅，如湿滞大肠则大便黏滞不爽；湿蕴膀胱则小便滞涩不畅，以及面垢眵多，舌苔垢腻等；另一个是湿邪致病，表现为起病缓慢，病程较长，不易速愈，且易反复发作，迁延难愈，如湿疹、湿痹、湿温等病。

3. 湿为阴邪，易伤阳气，阻碍气机 湿性类水，为阴邪，阴胜则阳病，故湿邪致病，最易损伤人体阳气。湿性重着黏滞，容易阻遏气机，使气机升降失常，脏腑经络阻滞不畅，因其所犯病位不同，从而表现不同的症状，湿滞上焦，症见胸膈满闷、头目眩晕、咳嗽多痰；湿阻中焦，症见脘腹痞满、呕恶食少、口黏或甜；湿滞下焦，症见小便短涩、大便不爽、便痢脓血等。

因脾喜燥恶湿，故湿邪袭人，最易损伤脾阳，阻遏脾胃气机。脾为湿困，运化失职，气机阻滞则脘腹痞满；水湿停聚，泛于肌肤则为水肿；流窜肠胃则泄泻，故有"诸湿肿满，皆属于脾""湿胜则濡泄，甚则水闭胕肿"之说。

4. 湿性趋下，易袭阴位 湿邪致病多出现下焦部位症状，如下肢水肿、小便浑浊、大便溏泄、痢疾、带下等，故《素问·太阴阳明论》说："伤于湿者，下先受之。"

（五）燥

燥是秋天的主气，秋季西风不断，肃杀收敛，空气缺乏水分，故燥病主要见于气候干燥的秋季，又称秋燥，也有因久晴无雨，骄阳久曝，火热炽烤。

燥邪致病，有温燥、凉燥之分。温燥为初秋尚热，夹有夏火之余气，燥而兼热；凉燥为深秋已凉，近于冬寒，燥而兼寒。

燥邪的性质和致病特点如下。

1. 燥性干涩　燥邪，干燥涩滞，外感燥邪最易耗伤人体的津液，出现种种干燥证候，如鼻燥咽干、口唇皲裂、舌上少津、口渴、干咳少痰、大便干结，或见皮肤干燥、皲裂及毛发不荣等。故《素问·阴阳应象大论》说："燥胜则干。"

2. 燥易伤肺　肺为娇脏，喜滋润而恶干燥。肺主气，司呼吸，与天气相通。肺又外合皮毛，开窍于鼻，燥邪伤人，多从口鼻而入，所以燥邪致病，最易损伤肺津，使肺失津润，宣发肃降功能失调，而出现干咳少痰或痰液胶黏、咳痰不爽、咽干而痛、呼吸不利、喘息胸痛等症，甚则损伤肺络而见鼻干、痰中带血。

经典链接

清·喻昌《医门法律·伤燥门·秋燥论》曰："夫干之为害，非遍赤地千里也。有干于外而皮肤皱揭者；有干于内而精血枯涸者；有干于津液而荣卫气衰，肉烁而皮著于骨者。随其大经小络，所属上下中外前后，各为病所，燥之所胜，亦云熯矣。"

（六）火

热为火之渐，火为热之极，两者程度不同，性质则一，均为阳盛所生，所以火与热常并称。风、寒、湿、燥等邪均能在其病理过程中化热成火，故有"五气皆能化火"之说。

火邪的性质和致病特点如下。

1. 火为阳邪，其性炎上，易扰心神　火为热之极，火热之性，燔灼焚焰，升腾上炎，故谓"火性炎上"。火性炎热，故为阳邪，致病后出现壮热、恶热、烦渴、汗出、面红、目赤、咽痛、舌红、脉洪数等阳热症状。其性炎上，证候多表现在人体的上部，尤其易扰心神，蒙蔽脑窍，扰乱神明，轻则心烦失眠，重则狂躁妄动，甚则神昏谵语，即所谓"诸躁狂越，皆属于火"（《素问·至真要大论》）。

2. 火易灼津耗气　火为热极，热甚燔灼，最易伤津耗液，又迫津外泄，耗伤人体津液，故火热伤人，临床上除有热象之外，常伴有口干渴、喜凉饮、舌干少津、小便短赤、大便秘结等症；火为阳邪亢盛之实火，即为壮火，"壮火食气"，火邪易伤人体正气，故火邪致病也多见气短懒言、乏力倦怠等症。

3. 火易生风动血　火热之邪侵袭人体，易高热伤津，燔灼肝经，遂使筋脉失养，引起热极生风，肝风内动，在出现高热的同时，并见四肢抽搐、颈项强直、神昏谵语、目睛上视等症，即《素问·至真要大论》所说"诸热瞀瘛，皆属于火"。

血得寒则凝，得热则行，火热邪气易于灼伤脉络，促进血行，甚则迫血妄行，出现吐血、便血、尿血、皮肤发斑、月经过多、崩漏等出血症状。

4. 火易致肿疡　火热入于血分，聚于局部，热盛则肉腐，肉腐则成脓，发为痈肿疮疡，故有"痈疽原是火毒生"之说。

二、疠　气

疠，病情较重。疠气，是一类具有很强的传染性和致病性的外感病邪，又名"疫气""瘟疫""异气""疫毒""毒气""乖戾之气"等。疠气多通过空气或接触传染，多从口鼻皮肤侵入人体，也可以随饮食、蚊虫叮咬、血液等途径侵入人体。疠气所致疾病称为"疫病""瘟疫""瘟疫病"等，包括痄腮（蛤蟆瘟、流行性腮腺炎）、疫毒痢（中毒性痢疾）、霍乱、鼠疫、大头瘟、白喉、烂喉丹痧（猩红热）等。疫病包括了现代医学所称的许多传染病（烈性传染病）。

案例 1-7-1

患者，男，69 岁。发热反复 4 日，伴四肢皮疹 1 日。患者 4 日前被蚊子叮咬后出现发热，伴有畏寒、周身酸痛，赴某诊所对症治疗，具体不详。现症见面色潮红，周身酸痛难忍，咽喉痛，时恶心欲呕，大便不通，四肢出现大量红色皮疹，舌质红，苔厚腻，脉弦滑。近期曾到过登革热流行地区，血常规检查提示白细胞减少，考虑为登革热。

问题： 如何认识和分析本案患者的病情？

（一）疠气的性质和致病特点

1. 发病急剧，病情危笃 某些疠气毒重性急，致病性很强，被染之后，发病急，病情重，变化多端而迅猛，甚至危及生命，"顷刻而亡"，如鼠疫等。

2. 传染性强，容易流行 疠气具有强烈的传染性和流行性，患病之人很容易将疫气传至他人，处于疫区的人，只要接触疠气，就有可能发生疫病，造成大范围的流行传播。

3. 疠气不同，传染方式各异 疫病的传染，虽都是外感，但有从呼吸感受、有从饮食而入、有从肌表内袭、有因蚊虫叮咬而致。

4. 疠气不同，发病症状各异 疠气非单纯一种，所致疾病多种多样。不同的疠气侵犯的脏腑经络不同，出现的病证亦各异，如蛤蟆瘟（流行性腮腺炎）表现为腮腺肿胀；大头瘟（颜面丹毒）表现为头面焮红肿胀；霍乱表现为突然腹泻，继而呕吐，日行大便数次甚至难以计数；烂喉丹痧表现为咽喉糜烂、红肿疼痛、肌肤透发痧疹等。

5. 一气一病，症状相似 疠气致病的症状特异性很强，一种疠气导致一种疫病发生，其症状相似，一旦流行，容易被发现。故《素问·刺法论》说："五疫之至，皆相染易，无问大小，病状相似。"

（二）疠气发生和流行的影响因素

1. 气候因素 疫病的发生和流行与自然界气候的特殊变化有关，如久旱、酷热、淫雨、洪水、山岚瘴气等，均可滋生疠气，导致疫病的发生。

2. 环境因素 环境卫生条件差，如动物尸体未及时掩埋、秽恶杂物处理不善，则日久腐败，有利于疫毒的滋生，污染空气、水源等环境，造成疫病流行。故《三因极一病证方论》说："疫之所兴，或沟渠不泄，其秽恶，熏蒸而成者，或地多死气，郁发而成者。"

3. 饮食因素 饮食不洁、食物被污染是疠气致病的常见条件，如疫痢等病。

4. 社会因素 不同的社会状态，直接影响着疠气的传播。若社会处于战争状态，人们生活动荡不安，工作环境恶劣，则疠气容易产生和流行。

5. 预防措施 疠气有其特有的传播途径和发病特点，只要及时采取正确的消毒隔离、免疫接种等措施，就可以很好地控制和阻断疠气的传播。

案例 1-7-1 分析讨论

登革热是由登革病毒引起的急性传染病，是全球传播最广泛的蚊媒传染病之一，其诊断依据为近期有登革热流行病学史；有发热，伴乏力、肌肉及骨关节痛、皮疹和出血倾向等临床表现，或有白细胞和（或）血小板减少；登革热病毒免疫球蛋白 M（IgM）抗体、非结构蛋白 1（NS1）抗原或登革热病毒核酸阳性。根据本案患者的现病史和旅居史，可考虑为登革热。登革热属于中医学"瘟疫"范畴，其发病符合疠气发病急剧、传染性强、一气一病等致病特点，可参照温病学"疫疹""湿温"等病证辨证论治。

第二节 内伤病因

内伤病因与外感病因相对而言，指导致气血津液失调、脏腑功能异常的致病因素，主要有七情内伤、饮食失宜、劳逸失度等。

案例 1-7-2

患者，男，45 岁。心悸反复发作 2 个月。患者于 2 个月前受惊后突感心慌心悸，烦躁不得安眠。前医先后开具稳心颗粒、柴胡加龙骨牡蛎汤、归脾汤加酸枣仁等方药，不曾见效。症见形体偏瘦，精神倦怠，情绪抑郁，胸闷，心慌心悸，唇红口干，饮食无味，夜寝难安，小便黄，舌红，苔腻，脉弦紧。

问题： 如何分析该患者的病情？

一、七情内伤

七情，即喜、怒、忧、思、悲、恐、惊七种情志致病因素。七情本是人体对内外环境刺激的不同情绪反应，是人的正常精神活动，一般情况下，并不成为致病因素，但是如果突然受到强烈的精神刺激，或某种情志活动持续过久，超过了人体生理所能调节的范围，即可导致疾病的发生，成为致病因素。因七情致病，不是从口鼻肌表而入，而是直接影响内脏，故有"七情内伤"之说。

七情活动以五脏气血为物质基础，是五脏气血充盛、功能协调的外候，即肝在志为怒、心在志为喜、脾在志为思、肺在志为忧、肾在志为恐，故《素问·阴阳应象大论》说："人有五脏化五气，以生喜怒悲忧恐。"若气血失常，五脏功能紊乱，则出现异常的情志变化，即如《素问·调经论》所说"血有余则怒，不足则恐"；《灵枢·本神》所说"肝气虚则恐，实则怒……心气虚则悲，实则笑不休"。

七情致病还受社会环境、健康状况、个体体质等因素的影响。社会政治、经济、文化等因素直接关系到人的福利待遇、生活保障、工作条件、人际关系、家庭关系等，从而直接或间接地影响着人的身心健康；急慢性疾病的困扰，导致人体气血失调，脏腑功能失常，以致表现出不同的情志改变；由于禀赋的差异，每个人的年龄、生活条件、工作条件、家庭教育及所受社会教育程度等的不同，决定了每个个体体质的不同，以及心理承受能力和调适能力的不同，这些都影响着七情致病与否和致病的程度。

七情致病有如下特点。

1. 直接伤及内脏 不同的情志变化，对人体的内脏有不同的影响，其规律一般表现为"怒伤肝""喜伤心""思伤脾""悲伤肺""恐伤肾"。七情总属神的范畴，而血是神的物质基础，心藏神又主血，心为五脏六腑之大主也，肝藏血而主疏泄，脾主运化为气血生化之源，脾胃是人体气机升降的枢纽，所以人的情志活动与心肝脾三脏的关系最为密切，且人是一个有机的整体，故七情致病，以心肝脾三脏和气血失调多见。临床常见思虑劳神过度伤心脾，导致心脾两虚，出现心悸怔忡、失眠多梦、食欲不振、腹胀便溏、倦怠乏力等症。郁怒或暴怒伤肝，致肝气郁滞，出现肝经气血瘀滞之胸胁胀痛、刺痛、善太息，以及妇女痛经、闭经、癥瘕；肝郁横逆，克犯脾胃，则出现肝脾不调，肝胃不和证；肝郁气机上逆，可出现头痛、眩晕，血随气升则可见吐血、咯血、中风等症。此外，情志内伤还可以化火，即"五志化火"，久之火旺伤阴，也可继发湿、食、痰郁诸证。

2. 影响脏腑的气机 七情内伤致病，直接损及脏腑，主要是影响内脏的气机活动，即《素问·举痛论》所说"百病生于气也，怒则气上，喜则气缓，悲则气消，恐则气下……惊则气乱……思则气结"。

怒则气上，大怒暴怒伤肝，使肝气上逆，血随气升，出现面红目赤、头胀头痛，甚则呕血、昏厥，即《素问·生气通天论》所说"大怒则形气绝，而血菀于上，使人薄厥"。

喜则气缓，适度的喜能够缓解精神紧张，使人神情振奋，心情舒畅，气机通利。但狂喜暴乐，则使人精神涣散，心气弛缓，神不守舍，出现精神不宁、心悸、失眠，甚至精神失常而神乱。

悲则气消，消有消蚀、消耗之意。过度悲忧，可使肺气耗伤，意志消沉，出现呼吸气短、懒言乏力、声低息微等症。

恐则气下，气下，即正气下陷。过度恐惧伤肾气，使肾气下陷而不固，出现二便失禁、遗精、滑精等症。

惊则气乱，气乱，即气机紊乱。突然受惊，使心无所倚，神无所归，虑无所定，出现惊慌失措等症。

思则气结，气结，即气机郁结。思虑过度则伤脾，脾失健运，则出现食欲不振、脘腹痞满、大便溏泄、倦怠乏力等症。

3. 影响病情的变化和转归 七情不仅可以引起许多疾病的发生，而且对疾病的演变和发展也有重要的影响。如豁达乐观，可使五脏安和，气机调畅，促进疾病向愈；如忧思郁怒，则损伤五脏，影响气机，可使病情恶化。某些病，若情志异常波动，可使病情加重，甚至急剧恶化，如高血压患者，遇事恼怒，可使肝阳暴涨，血压上升，发生眩晕，甚则突然昏厥，半身不遂；胸痹患者，突受情志刺激，可发生心悸、真心痛，甚至阴阳亡失，危及生命。所以，解除精神负担是防止七情致病和战胜疾病不可忽视的重要方面。

案例 1-7-2 分析讨论

心悸是指患者因惊吓，自觉心跳、心慌、悸动不安的症状。多由水气凌心、痰邪阻遏、瘀血阻络或心血不足、阴阳耗损等导致。患者体质有虚实之别，证有阴阳寒热之异。乍看本案，心胆气虚无异，而用养心补气、宁心安神、重镇安神之品均无效。详审其源，此案之心悸乃由"六郁之火"扰动心神所致。考其形体消瘦，情绪抑郁，故而肝气郁结，气滞不舒，则胸中闷塞；木郁克土，脾胃运化失调，则饮食积滞，食入无味；久郁化火，炼津成痰，痰火扰心因而心慌心悸，夜寐难安。

二、饮食失宜

饮食是生存的基本条件。饮食物从口而入，其消化、传导、吸收、排泄，主要依赖于脾胃功能的协调和共同发挥而完成。合理的饮食，使得气血生化有源，脏腑功能正常发挥，生命活动正常进行。不恰当的饮食，则是疾病发生的原因，使病从口入。

（一）饮食不节

饮食要有节制，应适量、有规律地进食，过饥过饱，或饮食无时，都会发生疾病。水谷是化生气血的源泉，若长期饥饿，摄食不足，人体气血津液生化乏源，久则正气虚弱，脏腑功能减退，抵抗力下降而容易患病；反之，如饮食过饱，损伤脾胃，则饮食停滞，不能及时得到消化吸收，而出现脘腹胀痛、拒按、嗳腐、嘈杂、吐泻酸臭等症。长期过饱，"肥则令人内热，甘则令人中满"，影响胃肠气血运行，使气滞血瘀，化热生痰，出现便血、便秘、痔疮、肥胖、消渴等病证。由于小儿脾常不足，所以饮食失节，小儿多见。婴幼儿食滞日久，还可以酿成疳积，出现手足心热、烦躁易闹、脘腹胀满、面黄肌瘦等症。

（二）饮食不洁

饮食不洁净，或进食腐败变质有毒的食物，或误食毒物，易引起胃肠道疾病，出现腹泻、腹痛、下痢等症；或引起肠道寄生虫病，如蛔虫病、蛲虫病、绦虫病等，出现腹痛、嗜食异物、面黄肌瘦、肛门痛痒等症。若蛔虫窜入胆道，则出现上腹阵发绞痛、四肢厥冷，是为"蛔厥"。若误食有毒食物，会出现剧烈腹痛、吐泻，甚则昏迷、死亡。

（三）饮食偏嗜

饮食物多样化是满足人体对各种营养物质需求的条件，饮食物有寒、热、温、凉之性和酸、苦、甘、辛、咸五味，五味入五脏，以养五脏气，饮食均衡，则水谷精气充足，五脏得养而功能正常。若饮食偏嗜，容易因水谷精微缺乏，或机体阴阳的偏盛或偏衰而致病。

饮食偏嗜可致某些营养物质缺乏，发生多种病变，如瘿瘤（碘缺乏）、佝偻病（钙、磷代谢障碍）、夜盲症（维生素 A 缺乏）等。

过食肥甘厚味或嗜酒无度易致脾困纳呆，助湿、生痰、化热，出现肥胖、眩晕、中风、胸痹、消渴等病证，或生痈疡疔疮，所谓"膏粱之变，足生大丁"；过食生冷易伤脾胃阳气，使寒湿内生，发生腹痛、泄泻；偏嗜辛辣燥热可使胃肠积热而致大便燥结、肛裂或痔疮下血等。五味偏嗜，可使其脏气偏盛，久之伤及内脏，传变他脏，即《素问·生气通天论》所说"味过于酸，肝气以津，脾气乃绝；味过于咸，大骨气劳，短肌，心气抑；味过于甘，心气喘满，色黑，肾气不衡；味过于苦，脾气不濡，胃气乃厚；味过于辛，筋脉沮弛，精神乃央"。

因此，平时饮食不要五味偏嗜，病时注意饮食宜忌。对于疾病，食与病相宜，能辅助治疗，促进疾病向愈好转；反之，会使疾病加重。

> **经典链接**
>
> 《素问·脏气法时论》曰："毒药攻邪，五谷为养，五果为助，五畜为益，五菜为充，气味合而服之，以补精益气。此五者，有辛酸甘苦咸，各有所利，或散，或收，或缓，或急，或坚，或软，四时五藏，病随五味所宜也。"

三、劳逸失度

正常的劳动和体育锻炼有助于气血流通，增强体质；适当的休息，可以消除疲劳，使体力、脑力恢复，脏腑功能和调。过度劳作，超过人体的生理适应能力，对人体会造成损伤；过度安逸，可导致人体的生理功能减退并成为致病因素。

1. 过劳 指过度劳累，包括劳力过度、劳神过度和房劳过度三个方面。

劳力过度是指长期繁重的体力劳作，或病后体虚，勉强劳作，超过机体的承受能力，消耗气血，积劳成疾；或突然用力过度与不当造成持重努伤。长时间的用力过度，一则伤气耗气，即《素问·举痛论》所说"劳则气耗"，内伤于脾，出现食少力衰、四肢困倦、神疲懒言、动则气喘，甚至引起内脏下垂。再则伤形，即"久立伤骨，久行伤筋，久坐伤肉"。

劳神过度是指思虑过度，用脑过度，内伤脾气，暗耗心血，致心脾两虚，出现心悸、健忘、失眠、多梦、纳少、腹胀、便溏等症。

房劳过度指性生活过度，不节制，或早婚，或妇女产育过多，耗伤肾精，出现腰膝酸软，眩晕耳鸣，男子遗精滑泄或阳痿，女子月经不调、带下、不孕等症。

2. 过逸 适当的休息可使体力恢复、重建阴阳平衡，但缺少体力活动，过度安逸会使气血运行不畅，脾胃功能呆滞，出现食少乏力、精神不振、肢体软弱或萎缩，或肥胖臃肿，动则心悸、气喘、汗出等症，即"久卧伤气，久坐伤肉"。

第三节 病理产物性病因

疾病过程中脏腑功能失调、气血津液运化失常产生的痰饮、瘀血等病理产物，可以成为新的病邪而致病，被称为病理产物性病因，又称"继发性病因"。这类病因既是病理产物，又是致病因素。

一、痰 饮

痰饮是水液代谢障碍所形成的病理产物，是继发性病因之一。稠厚者为痰，清稀者为饮，两者同出一源，故常并称为痰饮。痰有有形和无形之分，前者是可视、可闻或可触及的，如咳出的痰液，喉中痰鸣，肌肤瘰疬痰核；后者是指由痰而形成的病理变化和表现出的临床症状，如梅核气、眩晕、癫狂、呕吐、肿块、腻苔等，无形之痰虽然不能直接被看、被闻或被触知，但是有症状和征象可察。饮的流动性较大，多停留在人体脏腑组织间隙或疏松部位，因停的不同部位而有不同的名称，如痰饮、悬饮、支饮、溢饮。

水湿和痰饮均为水液代谢失常所致，异名而同类，既有密切的关系又有区别，一般认为湿聚为水，水停成饮，饮凝成痰，同源异流。较饮清者为水，水多溢于肌表，以头面、四肢或全身水肿为多；湿乃水气弥散的状态，湿多布散全身，易困脾土。水湿和痰饮可同时并存，或相互转化，水饮内留，受寒热、气火等因素的影响，可煎熬、凝聚而成痰，如火热煎熬而成痰，寒积凝结而为痰，气道闭塞、饮停聚结而为痰。所以四者时常难以区分而并称，如水湿、痰湿、水饮、痰饮等。

（一）痰饮的形成

痰饮是水液不能正常布散、排泄，停聚而成。外感六淫或疫疠，内伤七情或饮食，以及瘀血、结石是其初始之因，肺、脾、肾三脏功能失常，是其中心环节。

肺主宣发布散津液，肃降而通调水道，脾主运化水液，肾主蒸化水液，在外感、内伤、瘀血或结石等致病因素作用下，使得肺失宣降，水津不能输布，则储津为湿，酿湿为痰；脾失健运，则水液不得正化，津凝液聚为痰饮；肾失气化，不能蒸水化气，则水液停蓄而成痰饮。此外，肝气郁结，气机阻滞，气不行水，或心阳不振，胸阳痹阻，行血无力，也可致湿聚成痰饮。

（二）痰饮的致病特点

痰饮形成之后，可随气流行，痰可外至皮肉筋骨，内至经络脏腑，无处不到，致病范围广泛；饮多停留于肠胃、胸胁、胸膈、肌肤等脏腑组织的间隙或疏松部位。由于痰饮可停留于不同的部位，临床症状甚为复杂，所以古人有"百病多由痰作祟"之说。但是痰饮均为水液代谢障碍的病理产物，均为阴邪，所以又有着共同的致病特点。

1. 易阻气机，壅塞经络气血　痰饮与湿异名而同源，因此致病也易阻气机，使脏腑气机升降失常，经络气血运行受阻，阻于上焦则出现头昏、头重、胸闷；阻于中焦则出现脘腹胀满；阻于经络则出现肢体沉重麻木、屈伸不利；痰气交结于局部则出现痰核、瘰疬、阴疽等。

2. 易扰心神　痰邪致病，易扰心神，蒙蔽清窍，出现元神之腑和神志异常的病证。痰浊上蒙头部清窍，则见眩晕、昏冒；痰迷心窍，则见心悸、痴呆、癫、痫；痰火扰心，则见神昏、谵语、发狂。

3. 症状多样　痰病根据所在部位的不同，有不同的见症：痰在肺，则见咳喘、咳痰；痰气凝结咽喉，则见咽中梗塞，如有物阻；痰在胃脘，则见恶心呕吐、胸脘痞闷；痰在胸胁，则见胸满而喘、咳引胁背作痛；痰在四肢，则见四肢麻木疼痛；痰在经脉筋骨，则生瘰疬、痰核，或阴疽流注，或半身不遂等。

饮停于不同的部位，亦有不同的见症。饮泛肌肤，则见水肿、身痛而重（溢饮）；饮留胸胁，则见咳嗽气促、胸胁胀痛（悬饮）；饮在膈上，则见咳喘气逆不得平卧、面部浮肿（支饮）；饮在胃肠，则见呕吐痰涎，肠鸣辘辘（痰饮）。

4. 病程长久或反复　痰饮与湿是同类，具有黏滞的特性，致病则表现为致病缠绵，难以速愈，病程较长，或反复发作，如癫痫、哮喘、中风、痰核等。

经典链接

　　清·黄元御《四圣心源·痰饮根原》曰："痰饮者，肺肾之病也，而根原于土湿，肺肾为痰饮之标，脾胃乃痰饮之本。盖肺主藏气，肺气清降则化水，肾主藏水，肾水温升则化气。阳衰土湿，则肺气壅滞，不能化水，肾水凝瘀，不能化气。气不化水，则郁蒸于上而为痰，水不化气，则停积于下而为饮。"

二、瘀　血

　　瘀血是血液运行障碍或停滞所形成的病理产物，是继发性病因，包括阻滞于脏腑经络中运行不畅的血液和停留于体内的离经之血。

　　瘀血既是果又是因，是在疾病过程中，由于脏腑气血功能失常产生的病理产物，形成后的瘀血又成为新的致病因素，是病因。血瘀和瘀血的含义不同，血瘀指的是血液运行不畅或瘀滞不通的病理状态，是病机。

（一）瘀血的形成

　　外伤、外感、内伤、痰饮、结石等是其初始之因。气血运行失调是瘀血形成的基本病理。各种原因导致气虚、气滞、血寒、血热、阴亏及脉道伤损不利等，均可使脉中血液运行迟滞、凝聚而为瘀血。

　　气虚致瘀：气能行血、摄血，气为血之帅，气虚推动无力则血行迟缓涩滞，气虚固摄无权则血溢脉外，而成离经之血。

　　气滞致瘀：气行则血行，气滞则血滞。情志抑郁、痰饮停积、结石阻塞等导致气滞，气机不利，血运不畅。

　　血寒致瘀：血得温则行，得寒则凝。外感寒邪或内生寒邪，寒入于经，经脉收引，血液凝涩；寒为阴邪，损伤阳气，血脉失于温运推动，则血液运行受阻或凝滞。

　　血热致瘀：外感火热之邪，或体内阳盛化火，入舍于血，耗伤津液，津不载血，血失濡润，流行不畅；热灼脉络，迫血妄行，则血溢脉外，停积体内。

　　出血致瘀：各种内外伤、撞击挤压伤、跌仆损伤，致脉道损伤，使血离经脉，留于体内。

　　血液的流动，与心气的推动、脾气的固摄、肝气的疏泄、肺气的布散密切相关。因此，各种病因影响到心、肝、脾、肺的功能，均可形成瘀血。

（二）瘀血的致病特点

　　瘀血的证候常因瘀阻部位的不同而有所不同。瘀阻于脑，则见头痛、眩晕，神失所养，则发为癫狂；瘀阻于心，则见心悸、胸闷不畅、心痛、唇舌青紫；瘀阻于肺，则见胸痛、气喘、咳血；瘀阻于胃肠，则见呕血、黑便；瘀阻于肝，则见胁下胀痛、刺痛、癥块；瘀阻于胞宫，则见小腹疼痛、月经不调、痛经、经闭等；瘀阻于皮下或体内，可见局部青紫肿胀、癥积肿块等。

　　瘀血的证候虽然繁多，但有其共同的致病特点。

　　1. 疼痛　瘀血阻滞经脉，不通则痛，故疼痛为瘀血病证的常见症状之一。瘀血致痛的特点：痛如针刺；拒按；固定不移；疼痛持续而顽固，经久不愈；得温则舒，遇寒增剧；昼轻夜重。

　　2. 肿块　外伤瘀血，伤处可见青紫色血肿；体内脏腑组织发生瘀血，则可在患处触及肿块，如癥积。

　　3. 紫绀　瘀阻经脉，血行障碍，故见紫绀，如外伤后局部的青紫；心血瘀阻则爪甲发青，唇色紫绀，舌色紫暗；瘀阻肌肤则见皮肤紫斑、瘀点等。

　　4. 出血　瘀血阻滞脉道，血流不通而溢于脉外，即"瘀血不去，则血不循经"。这种因瘀而致的出血，多血色紫暗夹有血块。

5. 舌象 舌质紫暗，或有瘀点、瘀斑，或舌下静脉曲张等。

6. 脉象 细涩、弦、结或为代脉。

7. 其他 面色黧黑、肌肤甲错、赤丝缕纹等都为瘀血体征。

导致疾病发生的原因，除外感、内伤和病理产物形成的病因之外，尚有如外伤、寄生虫感染、环境污染、医源因素和先天因素等其他病因。

应用链接

血瘀证诊断参考标准

主要标准：①舌质暗红、紫暗、青紫，或有瘀斑、瘀点，或舌下脉络青紫、紫黑、曲张或粗胀。②面部、口唇、齿龈、眼周或指（趾）端等部位暗红、紫暗或青紫。③各部位的静脉曲张，或毛细血管扩张。④离经之血（出血后引起的脏器、组织、皮下或浆膜腔内瘀血、积血）。⑤腹部压痛抵抗感。⑥月经暗黑，或色暗有血块。⑦影像学显示血管闭塞或中重度狭窄（≥50%）。⑧血栓形成，或梗死，或栓塞的客观证据。

次要标准：①固定性疼痛，或刺痛，或疼痛入夜尤甚。②肢体麻木或偏瘫，或关节肿大畸形。③肌肤甲错（皮肤粗糙、肥厚、鳞屑增多）。④脉涩，或脉结代，或无脉。⑤病理性肿块，包括脏器肿大、新生物、炎性或非炎性包块、组织增生。⑥影像学等检查显示血管轻度狭窄（<50%）。⑦血流动力学、血液流变学、血小板功能、凝血功能、纤溶功能、微循环、X线胸片、超声等理化检测异常，提示循环障碍，或微血管结构功能异常，或血液呈浓、黏、凝、聚状态。⑧近1个月有外伤、手术或流产，或久病不愈（病程≥10年）者。

符合主要标准中的1条标准，或次要标准中的2条标准，即可诊断为血瘀证。（《世界中医药》杂志2022年1期）

<h2 align="center">思 考 题</h2>

1. 什么是六淫？

2. 风、寒、暑、湿、燥、火分别有哪些性质和致病特点？

3. 什么是疠气？疠气的致病特点有哪些？

4. 什么是痰饮？痰饮致病可见哪些病证？

5. 什么是瘀血？瘀血有哪些致病特点？

<h2 align="center">进一步阅读文献</h2>

邵学鸿, 王宣权, 何纾文, 等, 2020. 六淫辨析. 浙江中医杂志, 55(7): 534～535

世界中医药学会联合会, 2022. 国际血瘀证诊断指南 (2021-12-16). 世界中医药, 17(1): 31～36

王宪正, 汪受传, 纪建建, 2022. 《温疫论》诊治疫病思路分析. 中华中医药杂志, 37(6): 3365～3368

徐浩, 张光霁, 朱爱松, 等, 2021. 近5年中医病因学研究进展. 中华中医药杂志, 36(8): 4793～4798

（张志敏）

第八章　发病与病机

学习目标

1. 掌握邪正盛衰对虚实变化和疾病转归的影响。
2. 掌握阴阳失调的基本概念和阴阳偏盛、偏衰、互损、格拒、亡失的基本病机。
3. 掌握气虚、气机失调、血虚、血行失常、津液不足、津液输布排泄障碍的基本病机。
4. 熟悉正气不足是发病的内在依据，邪气是发病的重要条件，内外环境与发病的关系。

千百年来，古代医家在同疾病作斗争的过程中，通过对发病、疾病过程的仔细观察，临床实践的反复验证，逐步加深了对疾病发生、发展和转归的认识，总结出了有关疾病发生、发展的基本理论和规律，并有效地应用于中医学的临床实践。

> **案例 1-8-1**
> 　　李同学是一名入校不久的大学生，节假日同学约他去郊游，他一直不敢前往，因为他在花草繁茂的郊外总会出现鼻痒、不停地打喷嚏、流清鼻涕、流眼泪等不适症状，十分影响游玩的心情，并且在天气骤变的时候，他都难免感冒，常因请病假而耽误了功课，为此他非常苦恼。
> **问题：** 李同学为什么会出现上述不适症状，而且会经常感冒呢？

第一节　发　病

人体内部与自然界保持着相对的动态平衡。在致病因素的作用下，机体内部环境发生紊乱，内外环境之间整体统一的平衡被破坏，出现正气与致病邪气相争，同时产生一定的临床症状，影响正常的机体功能，则发生疾病。

一、正邪的基本概念

中医学认为，疾病的发生，关系到人体正气和致病邪气两方面的因素。

正气，简称"正"，即人体的生理功能，主要指其对外界环境的适应能力、抗邪能力及康复能力。

邪气，简称"邪"，泛指各种致病因素。疾病的发生，就是在一定条件下邪正双方相互斗争的反映。邪包括产生于外界和产生于人体内的各种致病因素，如六淫、疫气、七情内伤、痰饮、瘀血、虫兽伤等。

中医发病学认为，任何疾病的发生，都是在一定的条件下，正邪相争的结果。正邪相争的结果，决定发病与不发病。疾病的过程也是如此，始终存在着"正""邪"之间力量的对比和斗争，其消长盛衰直接影响着疾病的发展和预后转归。

二、正邪在发病中的作用

（一）正气不足与发病

中医发病学特别重视人体"正气"的作用。正气是维护人体内在平衡的主导因素。人体正气旺盛或病邪毒力较弱，则邪气不易侵犯机体，或虽有侵袭，亦不至于发生疾病，即"正气存内，邪不可干"；反之，如果人体正气虚弱，抗病能力低下，不足以抗御邪气，或病邪之毒力过强，则病邪即可乘虚入侵，导致机体脏腑组织、阴阳气血的功能失调，即"邪之所凑，其气必虚"。《灵枢·百病始生》说："风雨寒热，不得虚，邪不能独伤人。卒然逢疾风暴雨而不病者，盖无虚，故邪不能独伤人。此必因虚邪之风，与其身形，两虚相得，乃客其形。"所以说，正气不足是疾病发生的内在根据。

（二）邪气与发病

疾病的发生关系到正、邪两方面因素，中医学虽然强调正气的主导地位，但并不否认或排除邪气在发病中的作用。在某些情况和条件下，邪气甚至可以起主导作用，是疾病发生的重要条件，如高温灼伤、枪弹杀伤及虫兽咬伤或某些剧烈的理化因素（高温、化学毒剂等），当其作用于机体时，即便是体质强壮，正气旺盛，也难免被其损伤而发病。《素问·刺法论》指出："五疫之至，皆相染易，无问大小，病状相似。"说明多种传染病的发生，对人体有较大的危害，所以《素问·刺法论》提出要"避其毒气"。

总之，正能胜邪则不发病。邪气侵袭人体时，正气起而抗邪，若正气强盛，抗邪有力，则病邪难以侵入人体，或侵入后即被正气及时消除，不产生病理反应，即不发病。如自然界中经常存在着各种各样的致病因素，但并不是所有接触的人都会发病，此即是正能胜邪的结果；邪胜正负则发病。在正邪斗争的过程中，若邪气偏盛，正气相对不足，邪胜正负，从而使脏腑阴阳、气血失调，气机逆乱，便可导致疾病的发生。

案例 1-8-1 分析讨论

《素问·刺法论》认为："正气存内，邪不可干。"若人体脏腑功能正常，气血充盈，卫外固密，常足以抗御邪气的侵袭，病邪便难以侵入，人体之所以患病，是正不胜邪的结果。只有在正气相对不足，卫外不固时，邪气才会乘虚而入，使人体阴阳失调，脏腑组织功能紊乱，导致疾病的发生。李同学之所以经常感冒，就是因为他正气不足，抵御外邪的能力下降的缘故。此外，人的体质与发病有一定的相关性。李同学在花草丛生的环境中，总会出现鼻痒、打喷嚏、流清涕等不适症状，是对花草过敏的表现，与他的特殊体质密切相关。

知识窗

唐代名医、"药王"孙思邈坚持走步运动，认为"四时气候和畅之日，量其时节寒温，出门行三里、二里及三百、二百步为佳"。他还长期进行导引按摩，并独创了呼气六字诀以安心调气，坚持锻炼使身体强健，年逾百岁，说明适当锻炼、调养身心是增强人体正气，提高抗邪能力的有效方法。

三、影响发病的主要因素

疾病的发生与内外环境都有着密切的关系。外环境主要指生活、工作环境，包括气候变化、地理特点、环境卫生等。内环境，主要是指人体本身的正气。正气的强弱与体质和精神状态有关。

（一）外环境与发病

中医学认为人与自然息息相关，人们在长期与自然作斗争中能够逐渐适应自然。但是自然气候的异常变化，或人的居处、工作环境、生活习惯等的不同，对疾病的发生也有一定的影响。

气候因素：许多疾病的发生与气候因素有密切的关系。如春天气候多风，常发生风温病证；夏天气候炎热，常发生热病和中暑；秋天天气干燥，常发生燥病；冬天气候严寒，易于外感寒邪。传染病的发生与流行也与自然气候有关。特别是气候反常，该热不热，该冷不冷，则更容易导致传染病的发生。如麻疹、百日咳、流行性脑脊髓膜炎，多流行于冬春季节；痢疾、流行性乙型脑炎，多流行于夏秋季节等。因为当时的气候条件更适合于这些疾病的致病细菌或病毒的繁殖和传播。

地域因素：不同的地域，由于自然条件不同，常有不同的常见病和多发病。如北方地区，冬日漫长，气候寒冷，人多患痹证；东部地区，滨海傍水，地势低洼，温热多雨，病多痈疡；西北地区，气候燥寒，体质肥壮，多发内伤病。此外，由于地域水土不同，一些疾病带有明显的地域性，如克山病、氟骨病就是常见的地方性疾病。

生活、工作环境：生活、工作环境对人的影响很大。如长期在粉尘车间工作的人容易患肺尘埃沉着病；工业废水处理不当，会使周围生活的人们血中重金属超标，或者发生急慢性中毒；生活的环境较差，秽物淤积，蚊蝇滋生，空气、水源或食物等受到污染，均可导致疾病的发生。

外环境还存在着其他致病因素，如外伤、虫兽伤、精神刺激及社会环境因素等。

（二）内环境与发病

1. 体质因素　体质，是指人体以先天禀赋为基础，在后天的生长发育和衰老过程中所形成的结构、功能和代谢上的个体特殊性。如《灵枢·寿夭刚柔》说："人之生也，有刚有柔，有弱有强，有短有长，有阴有阳。"人的体质与发病有一定的相关性。同样感邪，则有发病与不发病之分，或虽然感受的病邪相同，但由于体质禀赋不同，则发病情况有差异，如同样是风寒之邪侵袭肌表，由于体质不同，则有的表现为"中风表虚证"，有的表现为"伤寒表实证"，阴虚者感之则从阳化热，阳虚者感之则从阴化寒。又如体肥者多湿多痰，偏气虚，易患痰证；体瘦者多火多热，偏阴虚，易患痨病。

2. 精神因素　精神因素可以直接影响脏腑的气血阴阳和功能活动。如长期处于抑郁不畅的精神状态，则可使人寝食俱废，形体衰弱，气血运行阻滞，脏腑功能失调，抗病能力低下，易于感受外邪而发病。

> **知识拓展**
> 　　《红楼梦》中记载：王熙凤"刚将年事忙过，凤姐便小月了……谁知凤姐禀赋气血不足，兼年幼不知保养，平生争强斗智，心力更亏，故虽系小月，竟着实亏虚下来，一月之后，复添了下红之症""只从上月行了经之后，这一个月竟渐渐沥沥的没有止住"，可知她患有崩漏的病证。凤姐性喜争强斗智、筹划算计，虽在病中，却也不肯放宽心思，抛下家事，还是一味劳碌，且喜怒善虑，导致肝经火盛，冲任失调，所以血崩。操劳过度、思虑过多，则伤心脾之气，且平素失于调养，造成气血亏虚，可见许多疾病都与精神因素密切相关。

第二节　病　机

病机，即疾病发生、发展和变化的机制。尽管疾病的种类繁多，临床表现千变万化，错综复杂，然而从总体来说，离不开邪正盛衰、阴阳失调、气血津液失常这三个基本病机。

一、邪正盛衰

邪正盛衰，是指在疾病的发展过程中，致病邪气与机体抗病能力之间相互斗争所发生的盛衰变化。这种变化不仅关系着疾病的发生，而且直接影响着疾病的发展和转归。一般来说，正气增长而旺盛，则邪气必然消退而衰减；邪气增长而亢盛，则正气必然受损而衰弱。邪正的盛衰消长，决定着机体虚、实两种不同的病理状态。

（一）邪正盛衰与虚实变化

1. 虚实病机　所谓实，主要指邪气亢盛，是以邪气盛为矛盾主要方面的一种病理反应。主要表现为致病邪气的毒力和机体的抗病能力都比较强盛，脏腑功能亢进，或是邪气虽盛而机体正气未衰，尚能积极与邪气抗争，故正邪相搏，斗争剧烈。临床上表现为一系列比较强烈的病理反应性证候。多由外感六淫病邪侵袭，或由于痰、食、水、血等滞留于体内所致。常见于外感病证的初期和中期，或慢性病之痰涎壅盛、食积不化、水湿泛滥、瘀血内阻等病证。

所谓虚，主要指正气不足，是以正气虚损为矛盾主要方面的一种病理反应。主要表现为人体生理功能减退，抗病能力低下，正气不足以与邪抗争，难以出现较剧烈的病理反应。临床上出现一系列虚弱不足或衰退的证候表现。多由素体虚弱，或慢性病耗损，以致精气消耗，或大汗、吐利、大出血等因素耗伤人体气、血、津液、阳气、阴精等所致。临床可见神疲体倦、面容憔悴、心悸气短、自汗、盗汗，或五心烦热，或畏寒肢冷、脉细弱无力等症。虚的病机常见于疾病后期及多种慢性病证。

2. 虚实变化 在疾病的发展过程中，邪正双方相互斗争的力量对比经常发生变化，因而疾病的虚、实病理状态也常会发生变化。如由于失治或误治等原因，致使病情迁延日久，虽然邪气渐退，或余邪羁留未清，但人体正气和脏腑功能亦受到损伤，因而疾病的病机由实转虚。同样，由于正气本虚，脏腑组织生理功能减退，以致气、血、水等不能正常代谢运行，从而产生气滞、血瘀、痰饮等实邪滞留于体内而见因虚致实。

一般情况下，当现象（症状）是本质（病机）的反映的时候，便可以真实地反映病机的虚实。但在特殊的情况下，当疾病的现象不能反映疾病的本质的时候，则可出现一些与疾病本质不相符的假象症状，这些假象不能真正地反映病机的虚实，如"至虚有盛候"的真虚假实证和"大实有羸状"的真实假虚证。因实邪结聚，阻滞经络，气血不能外达，可导致真实假虚证，称为"大实有羸状"；因脏腑的气血不足，功能减退，运化无力，可导致真虚假实证，称为"至虚有盛候"。

总之，临床分析病机，要透过现象看本质，不被假象所迷惑，还要正确地分析正邪盛衰的主次，以判断虚实的错杂变化，才能真正地把握住疾病的本质。

（二）邪正盛衰与疾病转归

在疾病的发生、发展过程中，由于邪正的斗争，从而使邪正双方的力量不断产生消长盛衰的变化，这种变化，决定着疾病的预后转归。

1. 正胜邪退 当正气战胜邪气，邪气被驱除的情况下，则疾病向好转或痊愈方向发展，多见于实证。这是由于患者正气比较充盛，抗御病邪的能力较强，或因及时得到正确的治疗，或两者兼而有之，邪气难以进一步发展，进而使病邪对机体的损害作用终止或消失，则机体脏腑、经络等组织的病理损害逐渐得到修复，精、气、血、津液等物质的耗伤亦逐渐得到恢复，机体的阴阳两个方面在新的基础上又获得了新的相对平衡，疾病即告痊愈。如外感风寒之邪所致的疾病，邪气多从皮毛或口鼻侵袭人体，若机体正气尚充，抗御病邪的能力较强，则不仅能阻断病情进一步发展，使病变局限于肌表或经络，而且可以在机体正气抗御病邪的作用下，一经发汗解表，驱邪外出，则邪去而营卫和调，疾病即告痊愈。

2. 邪去正虚 邪气已被驱除，但致病邪气使正气耗伤，则正虚待复，见于久病、慢性病、重病的恢复期。多由于邪气亢盛，病势较剧，正气在疾病过程中受到较大的耗伤，或因治疗措施过于猛烈，诸如大汗、大吐、大下之类，邪气虽在强烈的攻击下被驱除，但正气亦随之大伤。亦有因正气素虚，又患疾病，而病后正气更虚者。

3. 正虚邪恋 疾病后期，正气已虚，但邪气去而未尽，正气又一时无力驱邪外出，使疾病迁延，不能速愈。多见于某些急性热病迁延期，或慢性病。多由于素体正气不强，疾病中正气虽奋起抗邪，并已驱除病邪之大半，然已精疲力竭，无力逐尽邪气；或因治疗不力，未能驱邪彻底所致。

4. 邪盛正衰 邪气亢盛，正气衰退，是在疾病发展，邪正消长盛衰的斗争过程中，病势趋向恶化，甚至向死亡方向发展的一种转归。这是由于机体的正气虚弱，或由于邪气炽盛，机体抗御病邪的能力日趋低下，或抗邪无力，因之不能阻止邪气的致病性损害，或不能阻止其发展，机体所受的病理性损害日趋严重，则病势趋向恶化或加剧。若正气衰竭，邪气独盛，气血、脏腑、经络等生理功能衰惫，甚则阴阳离决，机体的生命活动则告终止而死亡。

二、阴阳失调

阴阳失调，即是阴阳两方面失去相对的协调平衡，出现阴阳偏盛与偏衰的病理变化。阴阳失调又是脏腑、经络、气血、营卫等相互关系失去协调，以及表里出入、上下升降等气机失常的概括。阴阳失调的病机甚为复杂，但其主要表现，不外乎阴阳偏盛、阴阳偏衰、阴阳互损、阴阳格拒及阴阳亡失等几个方面。

（一）阴阳偏盛

阴阳偏盛的本质为"邪气盛则实"的病机。阳邪侵袭人体可形成机体阳偏盛；阴邪侵袭人体可形成机体阴偏盛。

阳偏盛，是指在疾病发展过程中机体所出现的一种阳邪偏盛，功能亢奋，代谢活动亢进，机体反应性增强的病理状态。多由于感受温热阳邪；或感受阴寒之邪，但入里从阳化热；或情志内伤，五志过极而化火；或因气滞、血瘀、食积等郁而化热所致。阳偏盛多表现为壮热、面红、目赤等阳盛则热的证候。

阴偏盛，是指在疾病过程中所出现的一种阴邪偏盛，功能障碍或减退，产热不足，以及病理性代谢产物积聚的病理状态。多由感受寒湿阴邪，或过食生冷，寒滞遏抑阳气，或因素体阳虚，无力温化阴寒，寒湿内聚，从而导致阴寒内盛。阴偏盛多表现为形寒、肢冷、舌淡等阴盛则寒的证候。

（二）阴阳偏衰

阴阳偏衰是指人体阴精或阳气亏虚所引起的病理变化，可见于"精气夺则虚"所致的证候。

阳偏衰，即阳虚，是指机体阳气虚损，功能减退或衰弱，机体反应性低下，代谢活动减退，热量不足的病理状态。阳虚病变，多由于先天禀赋不足，或后天饮食失养，或劳倦内伤，或久病损伤阳气所致。其病机特点多表现为机体阳气不足，阳不制阴而阴相对偏盛的虚寒证。

阴偏衰，即阴虚，是指机体精、血、津液等物质亏耗，以及由于阴液不足，阴不制阳，导致阳相对亢盛，功能虚性亢奋的病理状态。阴虚多由热性病证，邪热炽盛，灼耗津液，或因五志过极，化火伤阴，或因久病损耗阴液等所致。其病机特点多表现为阴液不足及滋养、宁静功能减退，以及阳相对偏盛的虚热证。

（三）阴阳互损

阴阳互损是指在阴或阳任何一方虚损到一定程度，病变发展影响到相对的一方，形成阴阳两虚的病机。由于肾藏精气，内寓真阴真阳，为全身阳气阴液之根本。因此，无论阴虚或阳虚，终可损及肾的阴阳；肾本身阴阳失调的情况下，也易于产生阴损及阳或阳损及阴的阴阳互损病理变化。

阴损及阳，由于阴液亏损，阳无以生化或阳气无所依附而耗散，从而在阴虚的基础上又导致了阳虚，形成了以阴虚为主的阴阳两虚的病理状态。

阳损及阴，由于阳气虚损，无阳则阴无以生化，久之累及阴精生化不足，从而在阳虚基础上，又导致阴虚，形成了以阳虚为主的阴阳两虚的病理状态。

（四）阴阳格拒

阴阳格拒是阴阳失调中比较特殊的一类病机，主要是由于某些原因，使阴或阳的一方偏盛至极，盛者壅遏于内，将另一方排斥格拒于外，迫使阴阳之间不相维系，从而出现真寒假热或真热假寒等复杂的病理现象。

阴盛格阳，系指阴寒之邪壅盛于内，逼迫阳气浮越于外，使阴阳之气不相顺接，相互格拒的一种病理状态。其病变本质是阴寒内盛，但由于格阳于外，除可见四肢厥逆、下利清谷、脉微欲绝等虚寒症状外，又可见阳浮于外之症，如身热而欲加衣被、面颊泛红等假热之象，是真寒假热之证。

阳盛格阴，系指邪热过盛，深伏于里，阳气被遏，郁闭于内，不能外透布达于肢体，从而形成阴阳格拒、排斥，而格阴于外的一种病理状态。其病变本质是邪热亢盛于里的实热证，但由于格阴于外（阳气被遏，不能外达），出现某些假寒之象，如四肢厥冷、脉沉伏等假寒之象，是真热假寒之证。

（五）阴阳亡失

阴阳亡失是机体的阴液或阳气突然大量地亡失，功能活动严重衰竭，导致生命垂危的一种病理状态。

亡阳，是指机体的阳气发生突然性脱失，而致全身功能突然严重衰竭的一种病理状态。亡阳病变，多由于外邪过盛，正不敌邪，阳气突然大量耗伤而脱失；或因素体阳虚，正气不足，又因疲劳过度等因素而诱发；或过用汗法，汗出过多，阳随阴泄，阳气骤虚而外脱等所致；慢性消耗性疾病之亡阳，多由于阳气严重耗散而衰竭，虚阳外越所致。亡阳病证，临床表现多见大汗淋漓、汗稀而凉、肌肤手足逆冷、精神疲惫、神情淡漠，甚则昏迷、脉微欲绝等症。

亡阴，是指机体由于阴液发生突然性的大量消耗或丢失，而致阴精亏竭，滋养濡润功能丧失，全身功能严重衰竭的一种病理状态。亡阴病变，多由于外感温热之邪，邪热炽盛，或久留，大量煎灼阴液；或大出血，或吐泻过度，而耗伤阴液；或其他疾病快速消耗阴液所致。亡阴病变亦属疾病的危重证候，临床表现为汗出不止、汗热而黏、手足温、喘渴烦躁，或昏迷谵妄、身体干瘪、皮肤皱褶、目眶深陷、脉疾躁无力等症。

三、气血津液失常

（一）气血失常

气血失常，是指气与血的不足和各自的生理功能异常，以及气血互根互用功能失常等病理变化。人体的气血，在生理上，是脏腑经络等组织器官进行功能活动的物质基础；在病理上，气血的失常，必然会影响及机体的各种生理功能，从而导致疾病的发生。所以，《素问·调经论》说："血气不和，百病乃变化而生。"

1. 气的失常　主要包括两方面：一是气的生化不足或耗损过多，从而形成气虚之病理状态。二是气的某些功能不足及气的运动失常或紊乱，从而表现为气滞、气逆、气陷、气闭或气脱等气机失调的病理状态。

气虚，指元气耗损，功能失调，脏腑功能衰退，抗病能力下降的病理状态。常表现为精神倦怠，四肢乏力，头目眩晕，自汗易感冒等症状。

气滞，指由于情志郁结不舒，或痰、湿、食积、瘀血等阻滞气的流通，导致脏腑、经络的气机郁滞不畅的病理状态。常表现为胀、闷、痛等症状，临床上肺、肝、脾、胃等脏腑功能的障碍都能形成气滞。

气逆，指由于情志所伤，或因饮食寒温不适，或因痰浊阻滞等引起的气升之太过、降之不及，脏腑之气逆上的病理状态。气逆最常见于肺、胃和肝等脏腑。如肺失肃降，肺气上逆，发为咳逆上气；胃失和降，胃气上逆，发为恶心、呕吐、嗳气、呃逆；肝气上逆，发为头痛、头胀、面红目赤而易怒，甚则出现咯血、吐血、昏厥等症。

气陷，是指在气虚的基础上表现以气的无力升举为主要特征的一种病理状态。机体内脏位置的相对恒定，全赖于气的固摄作用。当气虚而升举力量减弱的时候，会引起某些内脏的下垂，如胃下垂、肾下垂、子宫脱垂等。脾主升，脾气虚则升提乏力，更易导致气陷，故气陷常称为中气下陷，伴见腰腹重坠胀满、便意频多、短气乏力、语声低微、脉弱无力等症。

气闭，是指气机郁闭，外出受阻，气不外达，出现突然闭厥的病理状态。例如，触冒秽浊之气所致的闭厥，外感热病过程中的热盛闭厥，突然精神创伤所致的昏厥等，其病机都属于气的外出受阻而致气闭。

气脱，是指气虚至极，气不内守而外脱，或因大出血、大汗等气随血脱或气随津脱而致气脱，从而出现功能突然衰竭的病理状态。气脱实际上是各种虚脱病变的主要病机。

2. 血的失常 主要表现在两方面：一为血的生化不足或耗伤太过，从而形成血虚之病理状态。二为血的循环运行失常，或血行迟缓，或血行加速，或血行逆乱，从而形成血瘀、出血等病理变化。

血虚，是指血的化生不足或耗伤太过，血的濡养功能减退的病理状态。多因失血过多，新血来不及生成补充；或因脾胃虚弱，饮食营养不足，化生血液的功能减弱或化源不足，而致血液化生障碍；或因久病不愈，慢性消耗等因素而致营血暗耗等，均可导致血虚。血虚时，会出现全身或局部的功能活动逐渐衰退，神志活动衰惫的虚弱证候。血虚表现为神疲乏力，形体瘦削，面色不华，头目眩晕，或两目干涩，视物昏花，心悸怔忡，唇舌爪甲色淡无华，或手足麻木，关节屈伸不利等。

血瘀，是指血液的循行迟缓和不流畅的病理状态。导致血瘀病变的因素很多，如气滞而致血行受阻，或气虚而血运迟缓，或痰浊阻于脉络，或寒邪入血，血寒而凝，或邪热入血，煎熬血液等，均可形成血瘀。所以，瘀血是血瘀的病理产物，既可以出现在局部，也可以为全身性，多表现为疼痛，痛有定处，得寒温而不减，甚则可形成肿块，称之为"癥积"。还可伴见面目黧黑，肌肤甲错，唇舌紫暗及瘀斑，皮肤晦暗或青紫等症。

出血，是指血液溢出脉外的病理状态。导致出血的原因甚多，主要有外感阳热邪气入血，迫使血液妄行；脏腑阳气亢盛，气血冲逆；气虚固摄无力，血不循经而外溢；各种外伤损伤脉络或瘀血阻滞，血不循经等。临床表现常见的出血有咯血、咳血、鼻衄、齿衄、吐血、便血、尿血、崩漏、皮下出血等。

（二）津液代谢失常

人体津液的生成、输布与排泄是由多个脏腑相互协作来完成的一个复杂的生理过程。津液代谢必须保持平衡，即进入体内的水液和排出体外的水液在数量上应保持相对的平衡，只有这样，才能维持机体新陈代谢的正常进行。所谓津液代谢失常，是指全身或某一环节津液代谢发生异常，从而导致津液的生成、输布或排泄发生紊乱或障碍，主要表现为津液的亏损不足，或津液的输布排泄障碍及停滞潴留等方面。

津液亏损不足，是指人体的津液在数量上的耗伤亏少，进而导致内则脏腑，外而皮毛、孔窍失其濡润滋养，从而产生一系列干燥失润的病理状态。津液亏损不足，多由燥热之邪灼伤津液；或大汗、失血、吐泻、多尿，或过用燥热之剂，耗伤阴液所致。可见口、鼻、皮肤干燥，舌质光红无苔，形体瘦削等临床表现。

津液的输布与排泄障碍是指津液得不到正常的输布，因而导致津液在体内的环流缓慢，或是津液停滞于体内某一局部，以致湿从内生，或酿为痰，或成饮，或水泛为肿等。如水饮阻肺，则可见胸满咳嗽、喘促不能平卧；水气凌心，则可见心悸、胸闷、心痛等症；水饮停滞中焦，则可见头昏困倦、脘腹胀满、纳食呆滞，甚则恶心、呕吐、腹胀、腹泻等症；水饮阻滞于经脉，则可见肢体困倦、沉重等症。

津和液，在性状、分布和生理功能等方面存在着一定的差异。津较清稀，流动性较大，内可充盈血脉，润泽脏腑，外可达于皮毛和孔窍，故易于耗伤，也易于补充；液较稠厚，流动性较小，以濡养脏腑，充养骨髓、脑髓、脊髓，滑利关节为主，一般不易损耗，一旦亏损则不易迅速补充。临床可见咽干唇焦而口渴，皮肤干燥，毛发枯槁，汗少或无汗，小便短少，大便秘结等症状。

> **知识窗**
>
> 在《红楼梦》的第八十三回、八十四回中，夏金桂借酒发疯，大吵大嚷，导致薛姨妈大怒伤肝，只听薛姨妈忽然叫道："左肋疼痛得很。"说着，便在炕上躺下，吓得宝钗、香菱二

人手足无措。薛宝钗来不及请医生，先叫人去买了几钱钩藤来，浓浓地煎了一碗，给他母亲吃了，又和香菱给薛姨妈捶腿揉胸，停了一会儿，略觉安顿，宝钗又劝了一回，不知不觉睡了一觉，肝气才渐渐平复了。薛姨妈一时因被儿媳夏金桂这场气恼得肝气上逆，情志郁结不舒，而出现左肋作痛的病理状态，其病机很明显是气机失调。经使用清热平肝的中药、女儿宝钗言语开导等措施后，才令肝气舒张而痛除。

思 考 题

1. 阐述正邪相搏与发病的关系。
2. 疾病的发生与哪些因素有关？
3. 阐述邪正盛衰对疾病发展变化及转归的影响。
4. 何谓阴阳失调？阴阳失调的病理变化主要表现在哪些方面？
5. 简述气虚、气机失调、血虚、血行失常、津液不足、津液输布排泄障碍的基本病机。

进一步阅读文献

尤良震, 潘海娥, 代倩倩, 等, 2021. 糖尿病心脏病中医病机述要. 中医杂志, 62(12): 1013～1019
张玳玮, 朱少铭, 李国臣, 2020. 气、气机、病机说略. 中医学报, 35(12): 2564～2567

（潘艳伶）

第九章 诊 法

学习目标

1. 掌握得神、失神、假神、神乱的常见表现及临床意义。

2. 掌握舌诊的方法，正常舌象的特征，异常舌象的表现及临床意义。

3. 掌握寸口脉诊的方法，常见病脉的脉象及主病。

4. 熟悉面部色泽变化及五色主病，常见异常形体、姿态的表现。

5. 熟悉问诊的内容，常见现在症的内容。

6. 了解望头面五官、望排泄物、望小儿指纹的基本内容，以及闻诊和按诊的内容。

诊法，是指望、闻、问、切四种诊察疾病、收集病情资料的方法，即四诊。

中医学认为，人体是一个有机的整体，体表的形体官窍与内在的脏腑息息相关，局部的病变可影响到全身，全身的病变又可反映于局部。因此，疾病的本质虽藏于内，但必有一定的征候显现于外，如《丹溪心法·能合脉色可以万全》所说："有诸内者，必形诸外。"通过望、闻、问、切来诊察疾病外在的症状和体征，便可求得疾病的原因、性质及其与内脏的关系等，为辨证论治提供依据，正如《灵枢·本脏》所言"视其外应，以知其内脏，则知所病矣"。人与社会和自然是一个整体，社会环境和自然环境诸多因素都影响着人的脏腑功能和精神活动。所以，诊察疾病要遵循整体观念，进行整体审查。

望、闻、问、切四诊，是用不同的方法，从不同的角度来诊察疾病、收集病情资料，各有其特点和临床意义，不能互相取代。疾病是一个复杂的过程，其临床表现多样各异。因此，应用四诊时，必须相互参照，结合起来分析，即"四诊合参"，如《医门法律》曰"望闻问切，医之不可缺一"，精通一诊，忽视其他诊法的做法是不可取的，只有四诊并用、诊法合参，才能够全面地了解病情，准确地做出诊断。当然在临床实践中，四诊并不都是按望闻问切固定的顺序进行，通常在询问病情的同时，观其神色形态、闻其语言呼吸，然后察舌切脉，或有时望诊在先，有时闻声在先。总之，要认识疾病的本质，就必须四诊合参。

经典链接

《难经·六十一难》曰："经言望而知之谓之神，闻而知之谓之圣，问而知之谓之工，切脉而知之谓之巧。何谓也？然：望而知之者，望见其五色，以知其病。闻而知之者，闻其五音，以别其病。问而知之者，问其所欲五味，以知其病所起所在也。切脉而知之者，诊其寸口，视其虚实，以知其病，病在何脏腑也。"

案例 1-9-1

王某，女，52岁。以"双膝关节疼痛1年余，加重1个月"为主诉入院。

患者于1年前无明显诱因出现双膝关节疼痛，伴晨僵，活动后有所缓解，未系统正规治疗，之后上述症状时好时坏。近1个月因受凉，上述症状加重，伴双手腕、掌指关节疼痛，以晨起尤为明显，每日持续约1小时，活动后有所缓解，严重影响生活。今日为求进一步治疗，以"类风湿关节炎"收入院。患者自入院以来，神志清楚，精神疲倦，言语清晰，应答切题，形体瘦削，面色苍白，全身皮肤黏膜未见黄染，无出血点、皮疹，全身浅表淋巴结未触及肿大，双手腕、3～5掌指关节可见明显肿胀及压痛，未见明显畸形，四肢肌力、肌张力正常，舌质淡，苔薄白，脉弦数。

问题：根据上述病例，分别指出望、闻、问、切四诊内容。

第一节 望 诊

望诊是医生运用视觉对患者的外部表现进行观察，以了解健康状况，推知病情的方法。内容主要包括望全身、望局部、望排出物、望小儿示指络脉和望舌。

望诊为四诊之首。由于人的精神状态、面部色泽、形体强弱、姿势和动态等重要信息通过视觉可直观获得，故有"望而知之谓之神"之说，可见望诊在诊察疾病中的作用，这也提示医生在诊察疾病时，既要充分地利用自己的视觉能力仔细地观察病情，更要注重培养和训练自己的望诊技能，才能达到"神"的水准。

在望诊中，为获得准确而客观的病情资料，需要注意以下几个方面：第一，应在充足的自然光线下望诊，若在夜间或光线较暗的地方，则应在日光灯下望诊，避免在霓虹灯等其他有色的灯光下望诊。第二，望诊时既要快速敏捷，又要仔细全面，有步骤、有重点地观察。第三，被查看的部位应充分暴露，以便较全面、细致地观察，获得更多的病情资料。第四，注意保护患者隐私，维护其合法权益。

一、望 全 身

望全身，就是整体的望诊，指的是医生在望诊时，首先对患者的精神、色泽、形体、姿态（即神、色、形、态）进行观察，以获得对病情的总体判断。全身望诊，要注意形神兼备，形神合参。神为形之主，形为神之舍。一般情况下，形与神的表现一致，易于判断，但在形与神的表现不一致时，则要综合地予以判断，如久病、大病之人，形羸色败，虽神志清醒，也属失神；新病、急病之人，神昏谵语，虽形体壮实，也非佳兆。

（一）望神

望神，是通过观察生命活动的整体外在表现以判断病情的方法。神，有广义和狭义之分，广义之神是指人体生命活动的一切外在表现，可以说神就是生命，所以有"得神者昌，失神者亡"之说；狭义之神是指人的精神情志、意识、思维活动。望神是对两者的综合判断。

神产生于先天之精，而又必须依赖后天水谷精微的滋养。人体先后天之精充足，由精所化生的气血津液随之充盛，脏腑组织功能活动表现正常，人才表现为有神。因此，神以精、气、血为物质基础，是脏腑功能活动的外在表现，通过人的神志、目光、语言、形体、动态、气息、面部表情、食欲、二便等表现出来。因此，通过望神，了解精气血的盛衰，可以推测脏腑功能的强弱，估计病情的轻重和判断疾病的预后。

心主神，其华在面，五脏六腑之精气皆上注于目，形与神俱，所以望神的主要内容是望神情、色泽、眼神和体态。"神藏于心，外候在目"，故望眼神又是望神的重点。临床上根据神的盛衰和病情的轻重，可分为有神、少神、失神和假神，另有神志失常为主要表现的神乱。

1. 有神 即"得神"，表现为神志清楚，面色荣润，含蓄不露，目光精彩，语言清晰，呼吸平稳，表情自然丰富，反应灵敏，活动自如，肌肉不削等。提示正气充足，精气充盛，脏腑组织功能正常。有神多见于正常人，或虽病亦正气未伤、精气未衰之人，病轻易治，预后良好。

2. 少神 即"神气不足"，介于有神与失神之间，表现为精神萎靡，面色少华，暗淡不荣，目光无彩，或睡卧露睛，声低气怯，表情淡漠，懒于言行，动作迟缓，肌肉松软等。提示正气亏虚，精气轻度损伤，功能减退，少神多见于虚证，或脏腑失和、气血不调之证，为轻证。

3. 失神 即"无神"，表现为神志昏迷，或言语失伦，或神昏谵语，目暗睛定，呼吸气微，形羸色败，表情淡漠呆板，应答迟缓，或循衣摸床，撮空理线等。提示正气大伤，精气衰竭，机体功能严重衰减。失神见于久病、重病之人，为重证，预后不良。

4. 假神 是垂危患者出现精神暂时好转的假象，为临终前的预兆。表现为原来神志模糊，突然转清；原来面色晦暗，突然两颧发赤，如涂油彩；原来目光晦滞，突然目似有光，但浮光外露；

原不多言，语言低微，时断时续，突然言语不休，声音响亮，想见亲人；原来毫无食欲，突然食量大增。其局部症状的暂时好转与整体病情的恶化不相一致。提示正气将脱，精气极度衰竭，阴不敛阳，虚阳外越，阴阳即将离绝，俗称"回光返照"或"残灯复明"。假神见于久病、重病之人。

5. 神乱 是神志异常和精神失常的表现，见于癫、狂、痫、脏躁等患者。癫病表现为淡漠寡言，闷闷不乐，精神呆滞，喃喃自语，哭笑无常，多由痰气郁结，阻闭神明所致；狂病表现为疯狂怒骂，打人毁物，不避亲疏，或登高而歌，弃衣而走，或少卧不饥，妄行不休，多由气郁化火，痰火扰心所致；痫病表现为突然昏倒，不省人事，口吐涎沫，两目上视，四肢抽搐，醒后如常，多由肝风夹痰，上蒙清窍所致。脏躁病表现为焦虑不安，烦躁难寐，心悸气短，多由脏阴不足，心神失养所致。

（二）望色

望色，是通过观察皮肤的颜色和光泽以了解病情的方法。皮肤颜色，属血，反映人体内在血的盛衰和运行情况，在病理情况下可判断疾病的性质和部位。《灵枢·五色》认为：五脏应五色，即肝应青、心应赤、脾应黄、肺应白、肾应黑，色随气华，故色内含则气藏，色外露则气泄。光泽为光明润泽，属气，反映脏腑精气的盛衰。所以望色，就是望气色，望气血。皮肤的色泽是脏腑气血的外荣，所以皮肤色泽的变化，可以反映脏腑气血的盛衰，对判断疾病的轻重和预后有着重要的意义。

心主血脉，其华在面，十二经脉之手足三阳经皆上行于头面，尤其是足阳明胃经，属于多气多血之经，分布于面。《灵枢·邪气脏腑病形》说："十二经脉，三百六十五络，其血气皆上于面而走空窍。"因此面部为脏腑气血外在所荣之处，加之面部的皮肤薄嫩，色泽变化容易显露于外，且面部也易于观察，故望色诊以观察面部色泽为主，兼顾望肌肤、口唇和爪甲。

1. 面部分候脏腑 面部的不同部位分候不同的脏腑（图1-9-1）。将面色与面部的脏腑分候结合起来，更有助于诊察病情。

《灵枢·五色》将面部分部命名为额-庭（颜）；眉间-阙；鼻-明堂；颊侧-藩；耳门-蔽。面部分候：庭-首面；阙上-咽喉；阙中（印堂）-肺；阙下（下极、山根）-心；下极之下（年寿）-肝；肝部左右-胆；肝下（准头）-脾；方上（脾两旁）-胃；中央（颧下）-大肠；挟大肠-肾；明堂（鼻端）以上-小肠；明堂以下-膀胱子处。

《素问·刺热》将面部分候为额-心；鼻-脾；颏-肾；左颊-肝；右颊-肺。

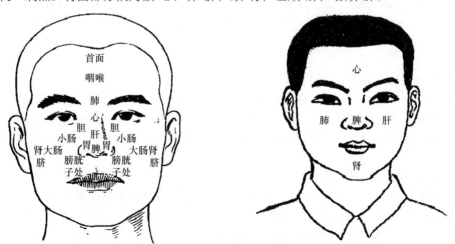

图 1-9-1 面部分候脏腑图

临床诊病时可将上述两种方法结合应用，综合分析，以观察患者面部整体色泽变化为主，辅以分部色诊。

2. 常色 即正常人面部皮肤的色泽。我国正常人面色表现为红黄隐隐，明润含蓄。特征是明润光泽、含蓄不露。面部明润光泽，提示机体精气充盛、气血津液充足、脏腑功能正常，即有神气；含蓄不露，是为胃气充足、精气内含而不外泄，即有胃气。常色分主色和客色。

（1）主色：指一生不变，与生俱来的面色。主色有种族特征，我国人的正常面色微黄，略红润而有光泽。因个体禀赋、生活工作环境等原因的不同可形成偏白、偏黑、偏黄、偏红、偏青等差异。

（2）客色：指因外界条件的变化而发生改变的正常面色。外界条件包括四季、气候、昼夜、日晒、饮酒、运动、工作或生活环境等。如四时之变，春稍青、夏稍赤、长夏稍黄、秋稍白、冬稍黑。

3. 病色 疾病状态下表现的面部色泽，称为病色。其特征是色泽晦暗、枯槁或显露，或独见一色而失红润。

一般来说，患者面部色泽鲜明显露，但尚有光泽，说明病轻，多见于新病、阳证，提示气血未衰，预后良好；如果患者面部色泽晦暗、枯槁，则说明病情深重，多见于久病、阴证，提示脏腑精气已衰，预后较差。下面介绍常见病色和主病。

（1）青色

【主病】 主寒证、痛证、气滞血瘀、惊风。

【机制分析】 多由寒凝气滞，或瘀血内阻，或筋脉拘急，不通则痛，经脉受阻，使面部脉络血行瘀阻所致。

【临床意义】 面色苍白带青，伴脘腹剧痛，多由阴寒内盛，经脉拘急，气血瘀阻所致；面色青紫或青黑，口唇青紫，伴心胸刺痛，由心阳不振，心血瘀阻所致；若突见面色青灰，口唇青紫，肢凉脉微者，为心阳暴脱，心血瘀阻，多见于真心痛等；小儿于眉间、鼻梁、口唇四周出现青灰色，或兼口撮，为惊风先兆或发作，多由热极生风，筋脉拘急，血行瘀阻所致；面色青黄，伴脘腹胀痛，连及胁肋，胸闷善叹息，为肝木克脾土证。

（2）赤色

【主病】 主热证，也可见于戴阳证。

【机制分析】 血为赤色，血得热则行，热盛则脉络中血液充盈而见皮肤颜色发红。故面色赤，多因体内有热而面部脉络扩张，气血充盈所致；亦可因脏腑精气衰竭殆尽，阴不敛阳，虚阳上越所致。

【临床意义】 满面通红，多为外感发热，或脏腑阳盛之实热证；两颧午后发红，多为阴虚阳亢之虚热证；久病重病，面色苍白，忽见颧红如妆，游移不定，为虚阳浮越之戴阳证，是真寒假热之危重证。

（3）黄色

【主病】 主脾虚、湿证。

【机制分析】 多由脾虚机体失养，或湿邪内蕴、脾失健运，气血不足，面部失荣所致。

【临床意义】 萎黄：面色淡黄无泽，枯槁无华，多为脾胃气虚；黄胖：面黄虚浮，为脾虚水湿泛滥；黄疸：身目俱黄，黄色鲜明如橘为湿热，黄色晦暗如烟熏为寒湿。

（4）白色

【主病】 主虚证、寒证、失血。

【机制分析】 多由气虚血少，或阳衰寒盛，气血不能上荣于面部脉络所致。

【临床意义】 苍白无华而消瘦，为营血亏损或失血；㿠白虚浮，为阳气不足；白而无华，略带黄色，为脾虚，气血俱亏；急性病突然面色苍白，伴冷汗淋漓，为阳气暴脱；面色白，伴剧烈疼痛，为阴寒凝滞，经脉拘急。

（5）黑色

【主病】 主肾虚、寒证、水饮、血瘀。

【机制分析】 黑为阴寒水盛或气血凝滞之病色。多因肾阳虚衰，水寒内盛，血失温养，脉络拘急，血行不畅所致。

【临床意义】　面黑多为肾病。面黑浅淡，为肾阳衰微；面黑干焦，为肾精亏虚；面色黧黑，肌肤甲错，为瘀血；目眶周围晦黑，为肾虚水泛之痰饮病或寒湿下注之带下病。

（三）望形态

望形态，是通过观察患者的形体、姿势和动态，以诊断疾病的方法。人体以五脏为中心，外合皮毛、肌肉、血脉、筋腱、骨骼五种基本组织结构（又称五体），五脏精气不断充实滋养五体，通过五体反映五脏精气的盛衰、功能的强弱，即"内盛则外强，内衰则外弱"。所以，观察患者的形态可以测知内在脏腑的虚实、气血的盛衰，判断疾病的预后和转归。

1. 望形体　是指观察人形体的强弱胖瘦和体质形态等，以诊断疾病的方法。《素问·三部九候论》说："必先度其形之肥瘦，以调其气之虚实。"

形体壮实，肌肉丰满，骨骼粗大，胸廓宽厚，皮肤润泽，表明体魄强壮，气血充盛，内脏坚实，抗病力强，有病易治，预后较好。形体瘦弱，肌肉瘦削，骨骼细小，胸廓狭窄，皮肤干燥，表明体质虚衰，为精气衰竭，阴血不足，内脏脆弱，抗病力弱而易病，或病多虚证难治，预后较差。胖而能食，肌肉结实者，为形盛有余，系脾胃健旺、精气充足的表现。体胖食少，肌肉松软，为形盛气衰，多为阳气不足，脾虚有湿，即肥人多湿。形体消瘦，两颧泛红，皮肤干焦，为体虚有火，即瘦人多火。若久病卧床不起，骨瘦如柴，肌肉削脱，为气血干涸，脏腑精气衰竭，属病危。胸呈桶状，称"桶状胸"，多由伏饮积痰，壅塞肺道，或肺肾气虚，肾不纳气，咳喘日久而成。胸廓扁平，称"扁平胸"，多为心肺气虚所致。腹部胀大，腹壁青筋暴露，四肢瘦削，为臌胀，多属肝郁脾虚、气血瘀阻证。

2. 望姿态　姿，即姿势、体位；态，即动态、体态。望姿态就是通过观察患者的动静姿态和肢体的异常动作，以了解病情的诊病方法。

患者的动静姿态与疾病有密切关系。总体来说，阳主动，阴主静，故阳证、热证、实证患者，多表现为躁动不安、仰、伸，如卧时身仰肢展，转侧便利，面常向外，欲去衣被；阴证、寒证、虚证患者，多表现为喜静懒动、俯、屈，如蜷卧身重，转侧不利，面常向内，喜加衣被。临床上观察患者因疼痛而护持的特殊姿态或因疾病而出现的强迫体位，有助于诊断疾病，如行走时以手护腹、身体前倾，多为腹痛；以手护腰、弯腰曲背、步履艰难，多为腰腿病；行走时身体震动，或步态蹒跚，多为肝风内动，或筋骨受损。坐而仰首、胸满气急，多为痰壅气逆的肺实证；坐而喜伏，多为肺虚少气；坐不得卧，卧则气逆，多为咳喘肺胀，或心阳不足，水气凌心；坐而喜仰，多属肺实气逆；坐而不欲起，多为阳气虚；坐卧不安是烦躁之征，或腹满胀痛之故，但卧不耐坐，坐则神疲或昏眩，多为气血双亏或脱血夺气。咳喘，胸高息涌，仰首抬肩，以吐出为快，为痰涎壅盛之肺实证；咳喘，短气不足以息，坐而俯首，以引长吸为快，为肺虚或肾不纳气。

不同疾病可产生不同的病态，观察患者肢体的异常动作有助于疾病的诊断。半身不遂，口眼㖞斜，为风痰阻络；颈项强直，角弓反张，四肢抽搐，为动风之象；猝倒神昏，口吐涎沫，四肢抽搐，醒后如常，为痫病。关节肿胀，屈伸困难，为痹证；四肢痿软无力，不能握物行动，为痿证。四肢不用，麻木不仁，或拘挛，或痿软，为瘫痪。

二、望 局 部

望局部是在全身望诊的基础上，根据病情诊治的需要，对某一局部进行细致深入的观察，以判断内在脏腑的病变情况。中医学认为，人体是一个有机整体，全身的病变可反映至相应的局部，局部的病变也可影响至全身，故观察局部的异常变化，对于疾病的诊断和治疗，具有重要意义。

（一）望头颈

望头颈就是通过对头颅、头发、面部、颈项部的观察，以了解病情的方法。包括望头颅大小、形状，头的动态，头发的生长和色泽，颈项部的外形等情况。

1. 望头部 头为精明之府，内藏脑髓，为元神所居之处，肾藏精生髓、通于脑，发为血之外荣，头又为诸阳之会，脏腑精气皆上荣于头，所以望头部可以推知肾、脑的情况和精血的盛亏与否。包括望头形、囟门、头发和头的动态。

头形的异常多见于正值颅骨发育期的婴幼儿。小儿头颅左右突出，头顶平坦，头呈方形，是肾精不足或脾胃虚弱，见于佝偻病、先天性梅毒等；小儿头颅均匀增大，颅缝裂开，面部较小，智力低下，由先天不足，肾精亏损，水液停聚所致；小儿头颅狭小，头顶尖圆，颅缝早合，智力低下，由肾精不足，发育不良所致。

囟门是婴幼儿颅骨接合不紧所形成的骨间隙，分前囟和后囟，前囟是临床观察的主要部位。囟门高突，多属实证，常因温病火邪上攻，或颅内水液停聚，或脑髓有病所致；囟门下陷，多属虚证，见于吐泻伤津、气血不足，或先天精气亏虚、脑髓失养。

肾其华在发，发为血之余，故望头发可以诊察肾气的强弱和精血的盛衰。头发脱落、干枯，为精血不足；片状脱发，脱发处皮肤光亮呈圆形或椭圆形，称为"斑秃"，因血虚或血瘀所致。发黄干枯，稀疏易落，多因精血不足所致。发白伴耳鸣、腰酸膝软，为肾虚。

头摇不能自主，多为肝风内动，或气血虚衰，脑失所养。

2. 望面部 面部指包括额在内的脸面部，是脏腑精气外荣的部位，尤其与心的关系密切。通过面部神情表现和色泽形态的观察，可了解体内脏腑精气的盛衰。望面部主要是望面色（已在望色诊中讲述）和面容。

面肿较速，眼睑头面先肿，为阳水，多由外感风邪，肺失宣降所致；面肿较慢，先从下肢、腹部肿起，最后波及头面，为阴水，多由脾肾阳虚，水湿泛溢所致。若头面皮肤焮红肿胀，色如涂丹，压之褪色，伴有疼痛，是抱头火丹，多由风热火毒上攻所致。头肿大如斗，面目肿盛，目不能开，是"大头瘟"，由天行时疫，毒火上攻所致。腮部突然肿起，面赤咽痛，或喉不肿痛，但外肿而兼耳聋，此为"痄腮"，是温毒证，多见于儿童，属传染病。若颧骨之下，耳前一寸三分，发疽肿起，名为"发颐"，属少阳、阳明经热毒上攻所致。口眼㖞斜不能闭合，多属中风证。面部肌肉瘦削，两颧高耸，眼窝、颊部凹陷，属气血虚衰，脏腑精气耗竭，多见于慢性病的危重阶段。

3. 望颈项 是通过对颈项部的观察，以诊察疾病的方法。正常人的颈项两侧对称，气管居中，转摇俯仰自如。颈项是连接头与躯干的部分，其前部称颈，后部称项。颈项部是饮食、呼吸和气血津液运行的要道，若有阻滞，可引起全身的病变；脏腑气血失调，也可在颈项部反映出来。望诊时主要观察其外形和动态变化。

颈前颌下喉结处肿块，可随吞咽上下移动，皮色不变，名曰"瘿瘤"，多由肝郁气结痰凝所致。颈侧颌下，皮里膜外，肿块如垒，累累如串珠，名曰"瘰疬"，多由肺肾阴虚，虚火灼津，结成痰核，或感受风火时毒，气血壅滞所致。颈部肿块，色红热痛，谓之"颈痈"，多由外感风热，痰热壅滞而成。项部漫肿平塌，疼痛，色微红，谓之"项疽"，多由寒痰凝结瘀血所致。

项强不得俯仰转动，甚则项背强急，伴恶寒发热等症，是风寒侵袭太阳经脉，经气不利所致。若项部强硬，不能前俯，伴壮热、神昏、抽搐，则由温病火热炽盛，热盛生风所致。头项软弱，头低垂倾斜，无力抬举，谓之"项软"，主虚证。小儿项软，由先天不足，肝肾亏损或后天失养，脾胃不足，骨骼失充所致；病后项软，多为气血亏损；久病、重病，项软，眼窝深陷，则为脏腑精气衰竭，多病情危重。

（二）望五官

望五官是通过观察头面部器官目、舌、口、鼻、耳的形态色泽等变化，以测知疾病的方法。望舌另有专节论述，此处主要叙述望目、耳、鼻、口唇、齿龈和咽喉。

1. 望目 目为肝窍，五脏六腑之精气皆上注于目，瞳仁属肾，称水轮；黑睛属肝，称风轮；白睛属肺，称气轮；目眦的血络属心，称血轮；眼睑属脾，称肉轮。所以观察目的变化可以测知脏腑的病变。望目时应注意其神、色、形、态的常和变。

眼睛黑白分明，精彩内含，神光充沛，有眵有泪，视物清晰，是眼有神，虽病易治。反之，白睛暗浊，黑睛色滞，失却精彩，浮光暴露，无眵无泪，视物模糊，是眼无神，病属难治。

目赤肿痛为实热，诸经热盛皆可引起目赤，如白睛发红为肺火或外感风热，目眦赤痛为心火，眼睑赤烂为脾有湿热，全目赤肿为肝经风热上攻；目眦淡白为血虚、失血，为血少不能上荣于目所致；白睛黄染，见于黄疸；眼清澈为寒，眼暗浊为热；眼胞色黑晦暗为肾虚。

眼睛突起而喘为肺胀；眼睛突起而颈肿为瘿肿；单眼突出，多恶候。目睛下陷窠内，是脏腑精气已衰，病属难治。眼睑肿胀为脾虚水停；眼睑下垂为中气不足；胞睑边缘起核如麦粒，红肿较轻，曰"针眼"，由风热或脾胃蕴热上攻于目所致。目眦赤脉胬肉，横布白睛，渐侵黑睛，名"胬肉攀睛"，多由心肺两经风热壅盛，经络瘀滞，或脾胃湿热蕴蒸，血滞于络，或肾阴暗耗，心火上炎所致。

目开喜明为阳，目闭喜暗为阴。羞明流泪，多为暴风客热、天行赤眼。胞轮振跳，称"目瞤"，多由风热外感，贼邪不泄，或气血亏虚，经络失养所致。两目上视，白多黑少，不能转动，为"戴眼"，目翻上视、瞪目直视、目睛正圆等，多属肝风内动，脏腑精气欲绝，都是危重症状。黑睛斜向一侧，称"横目斜视"，为肝风内动，亦见于先天性斜视。瞳仁扩大多属肾精耗竭、濒死危象，也见于肝胆风火上扰的绿风内障及某些中毒，瞳孔完全散大，是临床死亡的标志之一；瞳仁缩小，则属肝胆火炽，或中毒所致；两侧瞳仁不等大，多见于脑内生瘤、中风、颅外伤等。

2. 望耳　肾开窍于耳，手足少阳经布于耳，手足太阳经和足阳明经也布于耳或耳的周围，故耳为"宗脉之所聚"。耳郭是全身信息反映的部位，所以望耳有助于诊察疾病。望耳主要是望耳的色泽、形态和分泌物。

正常人耳郭色泽红润，是肾精气血充足的表现。耳轮淡白，是气血不足；耳轮红肿，多为肝胆湿热或热毒上攻；耳轮焦黑干枯，为肾精亏虚，精不上荣，为病重；小儿耳背有红络，耳根发凉，多为麻疹先兆；耳郭瘦小是先天亏损，肾气不足；耳轮皮肤甲错，见于日久血瘀。耳内流脓是肝胆湿热。

知识拓展

长寿老人的耳郭特点

中医学认为，耳郭外形宽大厚实，耳垂肥厚下垂者是形盛，为肾气足，主寿；耳郭瘦小而薄，耳垂小而不能下垂者形亏，为肾气亏，主夭。研究者对50名80岁以上长寿老人耳郭视诊发现，长寿老人耳郭的特点是耳郭长和耳垂大。据测量，80岁以上老人，耳郭的长度均在7cm以上（一般人为5～8cm)，有的甚至达到8.5cm；80岁以上老年人耳垂长度均在1.8cm以上（一般人为1～2.5cm)，有的竟达3.2cm；有的老年人甚至自觉60岁以后耳郭及耳垂有逐渐增长的趋势，足见耳郭、耳垂与寿夭有一定的关系。另对24例长寿老人与21例短寿者耳轮色泽的观察和对耳轮廓长、宽、厚的测量发现，长寿老人耳轮颜色淡红，荣润光泽，肉厚丰满，耳轮长，耳垂长，而耳宽无明显改变；短寿者耳轮颜色多晦暗苍白，枯槁无泽，耳郭肉瘦干薄，耳轮和耳垂短，说明耳郭的长、厚与肾之精气、经脉气血的盛衰和寿命长短有密切关系。

---

3. 望鼻　肺开窍于鼻，足阳明胃经分布于鼻旁，《灵枢·五色》指出，鼻根（下极）候心，鼻柱（直下）候肝，鼻柱旁（肝左者）候胆，鼻头（下者）候脾，鼻翼（方上者）候胃，鼻翼旁（面王以上）候小肠。因此，鼻及其周围与各脏腑关系密切。望鼻有助于诊察脏腑的虚实、胃气的盛衰、病情的轻重和预测预后。望鼻主要是望鼻的色泽、形态和鼻内病变。

正常人鼻色红黄隐隐，含蓄明润，是胃气充足的表现。鼻头色青为虚寒或腹痛；色黄为里有湿热；色白为气虚或失血；色赤为脾肺两经有热；色黑为有水气。鼻端晦暗枯槁，则为胃气已衰，属病重。

鼻红肿生疮，是血热或胃热。鼻端色赤有小丘疹，久之色紫变厚或肿大，称为"酒渣鼻"，多因肺胃蕴热所致。鼻柱溃陷多见于梅毒。鼻柱塌陷，眉毛脱落，见于麻风恶候。鼻翼煽动，常见于喘证，新病多为邪热壅肺，或痰饮停聚于肺，属实证、热证；久病见喘而汗出如油，多为肺肾精气虚竭，多属重危病证。

鼻塞流涕，清涕者多为外感风寒，浊涕者多属外感风热；鼻流脓涕气腥臭者多为鼻渊，为外感风热或胆经郁热上攻于鼻所致；鼻腔出血，多因肺胃蕴热，灼伤鼻络所致。

4. 望口唇　脾开窍于口，其华在唇，手足阳明经环口唇，故望口唇可诊脾胃的病变。望口唇主要观察口唇的色泽、润燥和形态变化。

正常人唇色红润，提示胃气充足，气血调和。唇色淡红不华为血虚，是血少不能上充于唇络所致；唇色鲜红为阴虚火旺；唇深红而干为实热，是因热而唇部络脉扩张，血液充盈所致；唇红绛而干，是热伤津液或热入营血；唇色紫暗为心阳不振，瘀血内阻；环口色黑者，是肾气将绝或水气内停；小儿环口发青为惊风先兆。

口唇干燥皲裂，为津液损伤，见于外感燥热，邪热津伤或脾热，或为阴津不足；口角流涎为脾虚湿盛，或胃中有热，见于小儿，或因中风口㖞，不能收摄。口唇糜烂，多为脾胃积热上蒸，热邪灼伤唇部所致。口内唇边生白色小疱，溃烂后红肿疼痛，称为"口疮"，也称"口破""口疳"，由心脾两经积热上熏所致；婴幼儿口腔、舌上布满白斑如雪片，称"鹅口疮"，系胎中伏热蓄积心脾，上蒸于口所致。口唇发痒红肿，破裂流水，痛如火灼，称为"唇风"，由阳明胃火上攻所致。

口噤不开，多是实证；口开不闭，多是虚证。口㖞为风中经络。上下口唇紧聚称"口撮"，由邪正交争所致，见于新生儿脐风、破伤风。口唇振摇，战栗鼓颔称"口振"，多由阳衰寒盛或邪正剧争所致，见于伤寒欲作战汗或疟疾发作。口频繁开阖，不能自禁称"口动"，是胃气虚弱之象。口角掣动不止，为热极生风或脾虚生风。

5. 望齿龈　齿为骨之余，肾主骨，手足阳明经络齿龈，故望齿龈可以诊察肾与胃肠的病变。温病学派十分重视验齿，在阳明热盛和热伤肾阴的情况下，观察齿龈的润燥情况，可以了解胃津、肾液的存亡。望齿龈，主要观察其色泽润枯和形态的变化。

（1）望牙齿：正常人牙齿洁白润泽而坚固，是津充气足的表现，虽病而津液未伤。牙齿干燥，为胃阴已伤。牙齿光燥如石，为阳明热甚，津液大伤。牙齿燥如枯骨，为肾阴枯竭，精不上荣所致，见于温热病的晚期，属病重。牙齿稀疏松动，齿根外露，多为肾虚，或虚火上炎。牙齿枯黄脱落，见于久病者，多为骨绝，属病重。牙关紧急，多属风痰阻络或热极动风。咬牙啮齿，多为热盛动风。睡中啮齿，多因胃热或虫积所致，也见于正常人。

（2）望牙龈：正常人牙龈淡红而润泽，是胃气充足，气血调和的表现。牙龈红肿疼痛，为胃火上炎，熏灼于齿龈所致；牙龈淡白为血虚或失血；龈肉萎缩，牙根暴露，牙齿松动，称为牙宣，多属肾虚，或胃阴不足。牙缝出血，称为齿衄，痛而红肿，多为胃热；不痛不红肿或微红者，多为气虚或虚火。齿龈溃烂，流腐臭血水，甚则唇腐齿落，称为牙疳，多因外感疫疠之邪，余毒未清，积毒上攻所致。

6. 望咽喉　咽喉是肺胃的门户，是呼吸、进食的要冲，足少阴肾经循喉咙，所以望咽喉，可以推知肺、胃、肾的病变。望咽喉主要是观察其色泽形态和分泌物等。

正常的咽喉色淡红润泽，不肿不痛，呼吸通畅，发音正常，食物下咽顺利无阻。咽部深红，肿痛明显，属实热证，多为肺胃热毒壅盛所致；咽部色红娇嫩，肿痛不显，属阴虚证，多因肾阴亏虚、虚火上炎所致。咽喉一侧或两侧突起肿块，色红疼痛，状如乳突，甚则溃烂或有黄白色脓点，脓汁拭之易去者，为乳蛾，多因肺胃热毒壅盛所致。咽部一侧或咽后壁明显红肿高突，吞咽困难，身发寒热者，为喉痈，因风热痰火壅滞而成。咽喉腐烂，周围红肿者，多为实证；溃腐日久，周围淡红或苍白者，多属虚证；腐烂分散浅表者，为肺胃之热尚轻，虚火上炎；成片或凹陷者，多为气血不足，肾阴亏损，邪毒内陷。咽部溃烂处表面覆盖一层黄白或灰白色膜称为假膜。假膜松厚，容易拭去者，此属胃热，病情较轻；咽部有灰白色假膜，坚韧拭之不去，重擦则出血，很快复生者，此属重证，多为白喉，是外感时行疫邪所致。

（三）望二阴

二阴包括前阴和后阴，前阴是男女外生殖器，称阴茎、阴囊、阴户；后阴是肛门，又称魄门。肾开窍于二阴，司二便，精窍通于肾，阴户通于胞宫，尿窍通于膀胱，均与肾相关。前阴为宗脉之所聚，又为太阴、阳明及冲、任诸脉汇合处，肝之经脉环绕阴器。后阴亦为肾所司，肛门通于大肠，肺与大肠相表里。可见前后二阴与脏腑经络有着密切的关系。因此，望二阴不仅可以了解二阴的局部病变，还可以了解相关脏腑的病变。

1. 望前阴 望男性前阴主要诊察阴茎、阴囊和睾丸是否正常，有无硬结、肿胀、溃疡和其他异常的形色改变。对女性前阴诊察应观察有无阴户肿胀等。

男性阴囊或女性阴户肿胀，称为"阴肿"。阴肿无痛痒，见于坐地触风受湿或水肿严重者。阴肿而痛，多由劳伤血分所致。阴囊肿大透明者，称"水疝"；肿大不透明，时大时小，时上时下而不坚硬者，称为"狐疝"，是小肠坠入囊中所致。睾丸肿痛，亦属疝症，多由肝气郁结，久立劳累或寒湿侵袭所致。阴囊起粟米样红丘疹，浸淫流水，灼痛，经久不愈，称"绣球风"，由肝经湿热下注，风邪外袭而成。

阴茎、阴囊或阴户收缩入腹，拘急疼痛者，称为"阴缩"，多因寒凝肝脉所致，也有因外感热病，热入厥阴，阴液大伤，以致宗筋失养所致。

小儿阴囊紧实，或色紫红者，是气充形足，多健壮；若松弛下坠，或色白者，为气血亏而体弱多疾；小儿睾丸过小或触不到，多属先天发育异常，亦见于痄腮后遗症导致的睾丸萎缩。

妇女阴户中有物突出如梨状，称为"阴挺"或"阴茄"，多由脾虚中气下陷，或产后用力过度，努伤所致。

前阴生疮，或有硬结破溃腐烂，时流血水或脓水者，称为"阴疮"，多因肝经湿热下注，或梅毒感染，或房事不洁所致。若硬结溃后呈菜花样，有腐臭气，则多为癌肿，病属难治。

妇人阴部皮肤发白，甚则延至会阴、肛门及阴股部瘙痒难忍，或皮肤干枯萎缩，为女阴白斑。多与肝、脾、肾功能失调，冲、任、督气血运行失常有关。

妇人前后二阴及咽喉溃疡、目赤，伴神情恍惚者，称为"狐惑"，多由热毒所致。

2. 望后阴 望诊时注意观察肛门部位有无红肿、痔疮、肛裂、瘘管及其他病变。

肛门有裂口，便时流血鲜红，烧灼样疼痛，为肛裂，多因血热肠燥所致。肛周红肿疼痛，状如桃李，甚则重坠刺痛，破溃流脓者，为肛痈，多由湿热下注或外感邪毒而发。肛门内外有物突出如痔，或伴便血，或肛门疼痛，称"痔疮"。生于肛门之外的称"外痔"，生于肛门之内的称"内痔"，内外皆有，称"混合痔"，由大肠湿热，血脉瘀阻而成。肛门周围痈疽及痔疮溃后久不敛口，脓血淋沥，形成瘘管，或通入直肠，称为"肛瘘"，因余毒未尽，溃口不敛而成。直肠脱出肛门外，呈环状或花瓣状，称"脱肛"。轻者大便时脱出，便后可以缩回；重者脱出后不易缩回，须用手慢慢推入肛门内，多因中气不足，气虚下陷所致，常见于老人、小儿、妇女产后、久泻者、习惯性便秘者、长期咳嗽者等。

（四）望皮肤

望皮肤是通过观察皮肤色泽与形态，以诊察疾病的方法。皮肤是全身之表，为机体的屏障，具有保护内脏、防御外邪侵袭的功能。卫气循行于肌表，肺主卫气，脏腑气血亦通过经络而外荣于皮肤。若脏腑功能正常，气血充盛，则皮肤润泽，卫外坚固；若先天禀赋不足，或内伤脏腑，气血不充，则卫外不固，六淫疫毒易于侵袭，或蚊虫叮咬外伤，则可见皮肤损害。临床通过望皮肤，可以发现皮肤本身的疾病，同时可以推察脏腑的虚实、气血的盛衰、病邪的性质、病情的轻重及预后的吉凶等。望皮肤主要望其形色、润燥变化及表现于皮肤的病证，如斑、疹、痘、痦、痛、疽、疔、疖等。

皮肤鲜红成片，色如涂丹，边界清楚，灼热肿胀，为丹毒，由热所致。皮肤发黄，兼面目、爪甲俱黄者，为黄疸，由湿所致。皮肤白斑，大小不等，界限清楚，病程缓慢，为白癜风，由风湿侵袭，气血失和，血不荣肤所致。

肌肤肿胀，按有压痕，为水肿，其中头面先肿，继及全身，上半身肿甚者，为阳水；足跗下肢先肿，继及全身，下半身肿甚者，为阴水。肿胀而见缺盆平，或足心平，背平，脐突，唇黑者，多属难治。皮肤干枯无华，多为津液已伤，或营血亏虚，肌肤失养；皮肤干枯粗糙，状若鱼鳞，称为肌肤甲错，兼见面色黧黑，属血瘀日久，肌肤失养所致。

皮疹色桃红，形似麻粒，先见于发际颜面，为麻疹，多因外感风热时邪所致，属儿科传染病。皮肤突然出现淡红或淡白色丘疹，形状不一，小似麻粒，大如花瓣，皮肤瘙痒，出没迅速者为瘾疹，为外感风邪或过敏所致。初起皮肤红斑，迅速出现肿胀、丘疹或水疱，继之水疱破裂、渗液，出现皮肤红湿糜烂，以后干燥结痂，痂脱后留有痕迹，日久可自行消退，为湿疹，多由风、湿、热留于肌肤，或病久耗血，血虚生风化燥，肌肤失养所致。腰腹与胸胁部皮肤灼热刺痛，出现成簇小疱，绿豆至黄豆大小，围以红晕，为缠腰火丹，多由肝火妄动，致湿热熏蒸皮肤而发。小儿皮肤出现粉红色斑丘疹，很快变成椭圆形小水疱，顶满无脐，晶莹明亮，浆液稀薄，皮薄易破，分批出现，大小不等，常伴有轻微恶寒发热、咳嗽流涕等表证，愈后不留痕迹，为水痘，由外感时邪所致。

三、望排出物

望排出物是通过观察患者的排泄物、分泌物和其他排出体外的病理产物，以诊察病情的方法。排泄物是指人排出于体外的代谢废物，如大便、小便、白带、月经等。分泌物指人体官窍所分泌的液体，如泪、涕、唾、涎等，在病理情况下其分泌量增大，也成为排出体外的排泄物。此外，人体有病时所产生的某些病理产物，如痰液、呕吐物等，也属排出物范畴。

排出物变化总的规律可概括为凡色白、清稀者，多属虚证、寒证；凡色黄、稠浊者，多属实证、热证。

1. 望痰涕　痰是机体水液代谢障碍所形成的病理产物，有广义和狭义之分。此指从肺和气道排出的分泌物，即狭义之痰。涕是鼻腔的分泌物，为肺之液。望痰涕主要观察其色、质、量和气味的改变，以推测相关脏腑的病变。

痰白清稀为寒；痰白清稀、有泡沫为风痰；痰黄而稠为热；痰少而黏，难于咯出为燥；痰白量多、易咳为湿；咳吐脓血腥臭痰，或吐脓痰如米粥者，为肺痈；痰中带血丝，血色鲜红，系肺络受损，见于燥邪犯肺，或肝火犯肺，或阴虚火旺等。

鼻流清涕为风寒；鼻流浊涕为风热；阵发性流清涕，伴喷嚏频作为鼻鼽；久流浊涕腥臭为鼻渊。

2. 望呕吐物　呕吐物是因胃气上逆，经口吐出的胃内容物。观察呕吐物的色、质、量的变化，便于了解胃气上逆的原因及病情的寒热虚实。

呕吐物清稀无臭为胃寒；呕吐物秽浊酸臭为胃热；呕吐清水痰涎，伴口干不欲饮，苔腻胸闷，多为痰饮；呕吐物酸腐，夹有不消化食物为伤食；呕吐黄绿苦水为肝胆郁热或湿热；吐血暗红，夹有食物残渣，为胃热或胃有瘀血，若脓血混杂，多为胃痈；突然呕吐，伴有发热恶寒、周身疼痛者，多为外邪犯胃。

3. 望大便　正常大便呈黄色圆柱状。大便清稀如水样，为外感寒湿；大便黄褐而臭为湿热泄泻；大便清稀，完谷不化，或如鸭溏，多属脾虚泄泻或肾虚泄泻；脓血黏液大便多见于痢疾或大肠癌，其中血多脓少者偏于热，病在血分，脓多血少者偏于湿，病在气分；大便燥结难解为便秘。大便带血，或便血相混，或血便，称为"便血"，其中血色鲜红，附在大便表面或于排便前后滴出者，为近血，见于风热灼伤肠络所致的肠风下血，或痔疮、肛裂出血等；血色暗红或紫黑，与大便均匀混合者，为远血，因内伤劳倦、肝胃瘀滞等所致。大便色黑如柏油状，兼面色不华，或脘腹隐痛者，常见于胃出血；大便色白，兼纳差、胁腹胀、身目发黄者，为黄疸，胆气不舒。

4. 望小便　正常小便呈清淡黄色。小便清长，多属虚寒；小便短黄，多属实热；尿中带血，多由膀胱湿热、脾虚、肾虚所致，见于尿血、血淋、肾癌或膀胱癌等；小便浑浊如米泔，为膀胱湿热或脾肾两虚；尿有砂石，多因湿热内蕴，煎熬尿液所致，见于石淋；小便浑浊如米泔或滑腻如脂膏，多因脾肾亏虚，清浊不分，或湿热下注，气化不利，不能制约脂液所致，见于尿浊、膏淋等。

四、望小儿示指络脉

望小儿示指络脉是指观察小儿示指内侧（掌侧）络脉的形色等变化，以诊察疾病的方法。原称"望小儿指纹"，适宜于 3 岁以下的小儿。

示指内侧络脉系手太阴肺经的支脉（手太阴肺经，从胸走手，上鱼际，出大指端，其支者，从腕后直出次指内廉，出其端），为寸口脉的分支，所以诊示指络脉与诊寸口脉，同出一辙，意义相同。因 3 岁以内的小儿寸口脉短小，切脉时只能"一指定三关"，加之诊脉时常啼哭躁动，影响脉象的诊察，小儿皮肤薄嫩，络脉显露，所以诊小儿示指络脉可弥补诊脉的不足，且更方便诊察。

1. 诊察方法 家长抱小儿面向光亮处，医生先用左手拇指和示指握住小儿示指末端，再用右手拇指指腹，以适中的力度，从指尖推向指根的掌侧前缘，推动数次以使络脉显露，然后观察络脉的形色变化，推知疾病的情况。

2. 三关定位 小儿络脉分为三关，即风关、气关和命关，风关是示指第一节（掌指横纹与第二节横纹间），气关是示指第二节（第二节横纹与第三节横纹间），命关是示指第三节（第三节横纹至指尖之间），见图 1-9-2。

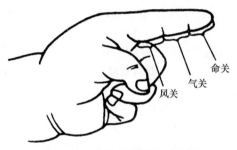

图 1-9-2　小儿示指络脉三关图

3. 正常小儿示指络脉 色泽淡红，隐隐显露于风关之内，形态多是斜形、单支、粗细适中。气候温热则变粗增长，气候寒冷则变细缩短。

4. 临床意义 疾病状态下，小儿示指络脉会表现出部位、颜色和形状的异常变化，据此可推知病邪的性质和深浅，判断病情的轻重和预后，其要点一般概括为"浮沉辨表里，红紫辨寒热，淡滞定虚实，三关测轻重"。

（1）浮沉：络脉的浮沉反映病位的深浅。络脉浮露者，主病在表，多见于外感表证，因外邪袭表，正气抗邪，鼓舞气血趋向于表，故指纹浮显；络脉沉隐不显者，主病在里，多见于内伤里证，因邪气内困，阻滞气血难于外达，故指纹沉隐。

（2）色泽：络脉的色泽反映疾病的性质。色鲜红者，主外感表证；色紫红者，主里热证；色青者，主风、痛证；色紫黑者，主血络郁闭，病多重；色淡者，多为虚证；色暗者，多为实证。一般来说，指纹色深暗滞者多属实证，提示邪气有余；色淡不泽者多属虚证，提示正气不足。

（3）长短：络脉的长短反映病情的轻重，络脉显于风关者，是邪气入络，邪浅病轻；络脉透过风关至气关者，是邪气入经，邪深病重；络脉过气关达命关者，是邪气入脏，邪陷病危之兆；若络脉透过风、气、命三关直达指端，称"透关射甲"，提示病情凶险，预后不佳。

（4）形状：络脉渐长为病进，日渐缩短为病退；络脉增粗，多属热证、实证，变细者，多属寒证、虚证。

望小儿示指络脉还应考虑影响其形色的一些因素,如肤色、皮肤的厚薄、形体的胖瘦等。望小儿示指络脉应与其他诊法结合,综合分析,才能做出正确的诊断。

> **经典链接**
>
> 清·林之翰的《四诊抉微·审虎口三关法》曰:辨其纹色,紫者属热,红者属寒,青者惊风,白者疳病,黑者中恶,黄者脾之困也。若现于风关为轻,气关为重,过于命关,则难治矣。

五、望　舌

望舌又称舌诊,是通过观察患者舌质和舌苔的变化,以诊察病情的方法。舌诊是望诊的重要内容,是中医特色诊法之一,在《内经》和《伤寒论》等医籍中都有诊病察舌的记载。至元代,舌诊专著《敖氏伤寒金镜录》问世。明清时期,温病流行,舌诊对其辨证论治起到了重要的指导作用。

(一)舌诊的原理

舌是肌性器官,由舌肌、脉络和黏膜组成。中医诊舌的部位主要是舌体,上面是舌背,称为舌面,下面称为舌底。习惯上将舌体的前端称为舌尖;舌体的中部称为舌中;舌体的后部、人字形界沟之前称为舌根;舌两边称为舌边。当舌向上卷时,可以看到舌底,舌底正中线上有一条舌系带,系带两侧各有一条纵行的大络脉,称为舌下络脉。舌面上有丝状乳头,它的复层扁平上皮细胞角化和脱落,再混以食物残渣、细菌、黏液等,使舌黏膜表面形成一层白色的薄薄的苔状物,称舌苔。

1. 舌与脏腑的关系　脏腑均通过经络或经筋的循行直接或间接地与舌相联。手少阴心经之别系舌本;足太阴脾经连舌本、散舌下;足少阴肾经挟舌本;足厥阴肝经络舌本;足太阳之筋,其支者,别入结舌本;足少阳之筋,入系舌本。

舌是心之苗窍,又为脾之外候,舌苔乃胃气上承所致,舌与心和脾胃关系最密切。舌质的血络丰富,舌的灵活运动可调节声音形成语言,与心主血脉、心主神、肝主筋相关。舌的味觉,影响着食欲,与脾主运化和胃主受纳相关。舌下"金津"和"玉液"是肾液和胃津上朝之穴。肾藏精,五脏六腑之精气皆藏于肾,脏腑的精气上营于舌,其病变可从舌象反映出来,所以,望舌可以诊察脏腑的病变。

2. 舌与气血津液的关系　舌为血脉丰富的肌性组织,有赖于气血和津液的濡养。舌体的形质和颜色与气血的多少和运行状态有关;舌体的润燥和舌苔与津液的盈亏有关;舌下有唾液腺体的开口,中医学认为唾液、涎液均属于津液,其生成、输布离不开脏腑的功能,因此根据舌体的润燥,可以了解体内津液情况,进而推知脏腑功能。

3. 舌的脏腑划分　舌尖候心肺;舌中候脾胃;舌根候肾膀胱;舌边候肝胆。

4. 舌的三焦划分　舌尖候上焦;舌中候中焦;舌根候下焦。

5. 舌的胃经划分　舌尖候上脘,舌中候中脘,舌根候下脘。

(二)望舌的方法和注意事项

1. 光线　望舌一般宜在白天,要有充足的自然光线。灯光下辨舌易错,如白炽灯下黄苔易看为白苔。

2. 伸舌姿势　望舌时一般要求患者取坐位或仰卧位,伸舌要自然,充分暴露舌体,舌尖略向下,舌体要放松,舌面要平展。不要卷缩,也不要过分用力外伸,伸舌时间不宜过长,以免影响舌质的颜色。若过分用力,时间过久,使舌体紧张、卷曲,会影响舌体血液循环而引起舌色或润燥的改变。

3. 顺序 一般先看舌苔，然后看舌体，最后看舌下络脉；先看舌尖，再看舌中、舌两边，最后看舌根。

4. 染苔 某些食物或药物可使舌苔染上颜色，称为"染苔"。如乌梅、橄榄等食物，甲氧氯普胺、枸橼酸铋钾、抗生素等药物，可使舌苔染黑；橘子、黄连、核黄素、蛋黄等，可将舌苔染黄；吃红色糖果，可使舌苔染红；吸烟可将舌苔染成灰黄色；饮牛奶、豆浆可使舌苔染白、变厚；食花生米、瓜子等易见"腐苔"，苔质疏松，颗粒较大，舌中、舌边皆厚，刮之易去，形如豆腐渣堆积舌面。鉴别是否属于染苔，除通过望诊外，必要时配合其他诊法，如清·梁玉瑜在《舌鉴辨正》中提出，用刮舌验苔的方法进行舌诊，若刮之不脱或刮而留污质，多为里有实邪；刮之易去，舌体明净光滑，多为虚证。

5. 个体生理情况 胖人舌体较胖大，瘦人舌体略瘦而偏红；牙齿排列不齐，容易有齿痕；个别人有先天性地图舌或裂纹舌，临证诊察时应注意鉴别。

此外，还可以结合问诊综合判断，如嗜好烟酒者大多舌苔黄腻，嗜食辛辣者往往舌质较红。还有季节、年龄、进食等因素，对舌象均有一定的影响，望舌时应予注意。如夏季暑湿盛，舌苔多厚，或苔色淡黄；秋季燥气当令，苔多薄干；冬季严寒，舌常湿润。老年人气血常偏虚，舌多裂纹，舌乳头也常见萎缩。晨起舌苔多厚，白天进食后则舌苔变薄。

（三）舌诊的内容

望舌，主要是观察舌质与舌苔的变化。舌质，指舌体本身的肌肉脉络组织，又称"舌体"；舌苔，指舌面上附着的苔状物，由胃气所生。

正常舌象表现为舌体柔软，活动自如，淡红润泽，不胖不瘦，舌面铺有薄薄的、均匀颗粒、干湿适中的白苔，一般概括为淡红舌，薄白苔。提示脏腑功能正常，气血津液充盈，胃气旺盛。亦见于外感病初起，病情轻浅，尚未伤及气血、脏腑。

> **经典链接**
>
> 曹炳章在《辨舌指南》第六章"辨舌质生苔之原理"中说："观舌质可验其证之阴阳虚实，审苔垢即知其邪之寒热浅深。"

1. 望舌质 是通过观察舌体的神、色、形、态，以测知病情的方法。舌质与脏腑经络、气血阴阳关系密切，望舌质能辨脏腑的虚实、气血的盈亏和阴阳的盛衰。望舌主要观察舌体的神、色、形、态的变化。

（1）舌神：即舌的神气，可由舌质的荣与枯反映出来。

【舌象特征】 主要表现在舌的荣枯和灵动方面。"荣"就是荣润红活，"枯"是干枯死板。舌质滋润，色泽红活鲜明，活动自如为荣舌；舌质干枯，色泽晦暗，死板呆滞为枯舌。

【临床意义】 荣舌主要反映津液充足，气血充盈，精神健旺，是谓有神，提示病情轻浅，预后良好；枯舌提示津液匮乏，气血大亏，精神衰败，是谓无神，提示病情危重，预后不良。

（2）舌色：指舌体的颜色，主要反映气血阴阳状况和病邪的属性。

1）淡白舌

【舌象特征】 舌色较正常浅淡，甚至全无血色。

【临床意义】 主气血两虚、寒证。因气血亏虚，血少不能上荣于舌或因阳气虚衰，血运无力，不能载血以上荣，致舌色浅淡。淡白湿润，舌体胖嫩，为阳虚；淡白苔少，舌体瘦薄，为气血两亏。

2）红舌

【舌象特征】 舌色深于正常，甚至呈鲜红色。

【临床意义】 主热证。多因阳热亢盛，气血上壅于舌所致。舌鲜红，苔黄燥，为气分实热；舌鲜红，苔厚腻，为湿热邪盛。舌鲜红少苔或剥脱或无苔或裂纹，为虚热；舌尖红，为心火亢盛；舌边红，为肝胆火旺。

3）绛舌

【舌象特征】 是较红舌更深的深红色舌。

【临床意义】 主热盛。绛舌多由红舌进一步发展而成，比红舌的病情深重。其形成原因：一是邪热亢盛，气血沸涌，舌部血络充盈而舌红；二是因热入营血，耗伤营阴，血液浓缩，血热充斥于舌而出现舌绛；三是可因阴虚水涸，虚火上炎于舌络而舌红。所以，舌颜色越红，提示热势越甚。舌红绛有苔，多由外感热病，热邪炽盛，或内伤杂病，脏腑阳热偏盛所致，属实热证。舌红绛而少苔或无苔，提示阴虚阳亢，多由热病后期阴液受损，或久病阴虚火旺，属虚热证。

4）青紫舌

【舌象特征】 舌质青紫，或舌上有青紫色斑块、瘀点。

【临床意义】 主热证、寒证、瘀证。热证，由热毒炽盛，深入营血，营阴受灼，气血不畅所致。寒证，因阴寒内盛，气血不畅，血脉瘀滞所致。不论因热或因寒引起，均有气血不畅，脉络瘀滞存在。绛紫而干为热；淡紫或青紫，湿润，为寒；紫暗或有瘀斑、瘀点，为瘀血内滞。

（3）舌形：指舌体的形状、大小。

1）老嫩舌

【舌象特征】 老舌是舌质纹理粗糙，形色坚敛苍老；嫩舌是舌质纹理细腻，形色浮胖娇嫩。舌质老嫩是舌色和形质的综合表现。

【临床意义】 老和嫩是疾病虚实的标志之一。老舌主实证；嫩舌主虚证。

2）胖大舌

【舌象特征】 较正常舌体大，甚则胖大满口。

【临床意义】 主水湿、痰饮。舌淡白胖嫩，多因脾肾阳虚，水湿不化，积水停饮；舌红胖大，苔黄腻，多因脾胃湿热，或痰热。

3）瘦薄舌

【舌象特征】 舌体萎缩，瘦小而薄。

【临床意义】 主气血亏虚、阴虚火旺。因阴血耗伤，或脾虚津亏，舌失濡润充养，舌肌萎缩所致。淡白瘦薄，为气血两虚；干绛瘦薄，为阴虚火旺，热盛津伤。

4）裂纹舌

【舌象特征】 指舌上面有多少不等、深浅不一、各种形态明显的裂沟或皱纹。

【临床意义】 主津血亏虚。因阴血亏损，不能荣润舌面所致。少数正常人也有裂纹，无诊断意义。舌红绛有裂纹，为热盛津伤，阴津亏损；舌淡有裂纹，为血虚不润。舌淡白胖嫩，边有齿痕而又有裂纹，则属脾虚湿侵。

5）齿痕舌

【舌象特征】 舌体的边缘见有牙齿的压迹。

【临床意义】 主脾虚、湿盛。淡红舌有齿痕，为脾虚、气虚；淡白湿润舌有齿痕，为湿盛。

6）点刺

【舌象特征】 点是指鼓起于舌面的红色、白色或黑色星点；刺是指芒刺，即舌面上的软刺及颗粒，不仅增大，并逐渐形成尖峰，高起如刺，摸之棘手。点、刺多见于舌的边尖部分。

【临床意义】 主火热炽盛、血分实热。因脏腑热盛，热入营血，营热郁结充斥舌络所致。红点多主温毒入血，或热毒乘心，或湿热蕴于血分。白点多是脾胃气虚而热毒攻冲，是将糜烂之兆。黑点多为血中热甚而气血壅滞。芒刺而兼焦黄苔者，多为气分热极；芒刺而绛舌无苔者，则是热入营血，阴分已伤。舌尖起芒刺为心火亢盛，舌中起芒刺则为胃肠热盛。

若舌面上出现大小不等、形状不一的青紫色或紫黑色斑点，并不突出舌面，称为瘀斑。舌见瘀斑，在外感热病，为热入营血，气血壅滞，或将发斑；在内伤杂病，多为血瘀之征。

（4）舌态：指舌体运动时的状态。正常舌体活动灵便，伸缩自如，提示气血充盛，经脉通调，脏腑健旺。

1）强硬舌

【舌象特征】 指舌体强硬而不灵活，或转动不灵，以致语言謇涩，称为"舌强"。

【临床意义】 主热入心包、热盛伤津或风痰阻络。舌红绛强硬，见于外感热病，多为热入心包，或高热伤津，筋脉失养；舌淡紫强硬，见于内伤杂病，多为中风偏枯，风痰阻络，络道失畅。

2）痿软舌

【舌象特征】 指舌肌萎缩，舌体软弱，伸缩无力，不能随意伸缩回旋。

【临床意义】 主气血俱虚，或伤阴。若舌体淡白痿软，为心脾气血两虚；舌质红绛光滑而舌体痿软，是热灼津伤，阴虚已极；舌红绛不鲜，舌体干枯而痿软，为肾阴涸竭；舌体紫绛痿软，舌形敛束，伸不过齿，为肝肾阴液枯竭之败证。总之，舌体痿软，在暴病中出现多为热灼，在久病中出现多为虚损。

3）颤动舌

【舌象特征】 指舌体震颤抖动，不能自主，也称"颤抖"或"舌战"。

【临床意义】 主气血虚衰，热极生风，肝阳化风。若病久而舌体颤动，舌色淡白或淡红者，为气血两虚动风；外感热病而舌体颤动，舌色深红，或红绛少津者，为热极生风；内伤杂病，舌鲜红而舌体颤动者，为阴虚肝风内动。

4）歪斜舌

【舌象特征】 指舌体不正，伸舌时偏斜于一侧。

【临床意义】 主中风或中风先兆。因风邪中络或风痰阻络所致，病在左，偏向右，病在右，偏向左。舌紫红、势急者，多为肝风发痉；舌淡红、势缓者，多为中风偏枯。

5）吐弄

【舌象特征】 舌伸出口外，不立即回缩，称为"吐舌"；舌微露出口，立即收回，或舐口唇上下左右，掉动不停，称作"弄舌"。

【临床意义】 吐弄舌皆因心脾两经有热所致。吐舌多见于疫毒攻心或正气已绝，往往全舌色紫。弄舌多见于动风先兆，或小儿智能发育不全。

6）短缩舌

【舌象特征】 指舌体紧缩不能伸长。由舌上筋脉拘急所致。

【临床意义】 舌体短缩，无论虚实，皆属危重证候。舌短缩，舌体淡白或青紫而湿润，多为寒凝筋脉；舌短缩，舌红绛而干，多是热病伤津；舌短胖大，多属风痰阻络。先天性短缩舌，是舌下系带过短，牵拉而使舌不能伸长所致。

2. 望舌苔 是通过对舌苔颜色、质地的观察，以了解病情的诊法。正常舌苔是薄白均匀，干湿适中。病苔由胃气夹邪气上蒸而成，有苔色、苔质等异常变化，主要反映病邪的性质、深浅、进退，津液的存亡，胃气的有无。

（1）望苔色：是通过观察舌苔的颜色变化，以推断病情的方法。

1）白苔

【舌象特征】 白苔为最常见的苔色，有厚薄之分。舌上薄薄地分布一层白色舌苔，透过舌苔可以看到舌体，是薄白苔；苔白而舌边尖稍薄，中根部较厚，舌体被舌苔遮盖而不被透出者，是厚白苔。

【临床意义】 主表证、寒证。舌苔薄白，舌边尖红，见于风热表证；薄白腻苔，见于外感湿邪。白厚腻苔多为湿浊内困，或为痰饮内停，亦见于食积。白厚腻干苔多为湿浊中阻，津气不得宣化之象。舌上满布白苔，有如白粉堆积，扪之不燥，为"积粉苔"，或称"粉白苔"，常见于外感温热病，秽浊湿邪与热毒相结。苔白燥裂如砂石，扪之粗糙，称"糙裂苔"，提示燥热伤津。

2）黄苔

【舌象特征】 舌苔呈现黄色谓之黄苔。根据黄色的浅深，有淡黄苔、深黄苔和焦黄苔之别。淡黄苔又称微黄苔，是在薄白苔上出现均匀的浅黄色；深黄苔又称正黄苔，苔色黄而略深厚；焦黄苔又称老黄苔，是正黄色中夹有灰褐色苔。黄苔还有厚薄、润燥、腐腻等苔质变化。

【临床意义】 主里证、热证。热邪熏灼，苔现黄色，故黄苔多与红绛舌同见。苔色越黄，邪热越甚。淡黄苔为热轻，深黄苔为热重，焦黄苔为热极。

舌苔由白转黄或黄白相间，为外感表证，表里相兼，表邪入里化热的阶段；薄黄苔示邪热未甚，多见于风热表证，或风寒化热入里。苔黄质腻，称"黄腻苔"，主湿热蕴结、痰饮化热，或食积热腐等证；若苔黄而干燥，甚则裂纹如花瓣形，或黄黑相间，主邪热伤津、燥结腑实之证；若舌淡胖嫩，苔黄滑润，多为阳虚水湿不化，日久化热。

3）灰、黑苔

【舌象特征】 苔色呈浅黑色为灰苔，呈深黑色为黑苔，灰苔和黑苔仅有轻重程度的差别，常并称为灰黑苔。

【临床意义】 主里证，寒甚、热极。舌苔呈灰、黑色，病情都比较严重，但必须与饮食或药物染苔相鉴别。灰黑而润为肾阳虚衰，里寒已极，主痰湿内停或寒湿中阻；灰黑而干为里热极盛，损伤阴津或阴虚火旺。若苔由白而黄转灰者，为外感后传经邪热所致。苔黑厚腻而黏、舌红者，是痰湿夹热伏于中焦；舌中焦黑，四周无苔，为津液受伤，虚火所致；苔黑燥而生芒刺，是热极津涸之实热证；苔黑生刺，望之虽燥，但渴不多饮、边有白苔、舌质淡白而嫩者，为真寒假热证。

（2）望苔质：是通过观察舌苔的厚薄、润燥、腐腻、剥脱等变化，以诊察疾病的方法。

1）厚薄苔

【舌象特征】 透过舌苔能隐隐见到舌体的为"薄苔"，不能见到舌体的为"厚苔"。

【临床意义】 薄苔是由胃气上熏，胃津上潮，聚之于舌而成；厚苔是胃气夹食浊、痰湿等邪气熏蒸所致。观察舌苔的厚薄，可以了解病位的深浅、感邪的轻重和病情的进退。

薄苔，见于疾病初起，病邪在表，病情较轻，苔薄色白主表寒证，苔薄色黄主表热证。厚苔，见于病邪传里，病情较重，或内有痰湿积滞，苔厚而黄腻主湿热或痰热，或食积化热。舌苔由薄变厚，表示病邪由表入里，病情由轻变重，为病进；舌苔由厚变薄，表示邪气渐消，病情由重变轻，为病退。

2）润燥苔

【舌象特征】 舌苔润泽有津，干湿适中，扪之有津液，称为润苔；若舌面水分过多，伸舌欲滴、扪之滑腻，称为滑苔；若舌苔含水特少，望之干枯，扪之无津，甚则舌苔干裂，称为燥苔；若苔质干燥而粗糙，称为糙苔。

【临床意义】 观察舌苔的润燥可以了解津液变化的情况。苔面润泽，是胃津、肾液上承于舌之征，为正常舌象或有病而津液未伤。燥苔，见于外感病，为热甚伤津，或燥气伤肺，见于内伤杂病，为阴虚液亏，或阳虚气化不行而津不上承。滑苔，为水湿内停。舌苔由润转燥，表明津液已伤，热势加重，或邪从热化；舌苔由燥转润，多是热邪渐退，或津液渐复，表示病情好转。

3）腐腻苔

【舌象特征】 腐苔，苔质疏松，颗粒较大，如豆腐渣堆积舌面，厚而满布，刮之易去；腻苔，苔质致密，颗粒细腻，如罩一层油腻状黏液，揩之不去，刮之不脱。

【临床意义】 皆主湿浊、痰饮、食积。舌苔薄腻，或腻而不板滞，为食积，或脾虚湿困，阻滞气机；苔腻而滑，为痰浊、寒湿内阻，阳气被遏；苔白厚而腻，为脾胃湿热，气聚上泛；苔黄厚而腻，为痰热、湿热、暑温、食滞等邪内蕴，腑气不畅。腐苔多见于痰湿、食积蕴热上泛之征。

4）剥脱苔

【舌象特征】 舌苔全部或部分剥脱，称剥苔。花剥苔：舌苔剥脱不全，剥脱处光滑无苔，余处斑斑驳驳地残存舌苔，界限明显。地图舌：舌苔剥落呈地图状，边缘凸起。镜面舌：舌苔全部退去，舌面光洁如镜。

【临床意义】 观察舌苔的剥脱变化，可判断胃气胃阴的存亡、邪正的盛衰和疾病的预后。花剥苔和地图舌均为胃之气阴两伤。镜面舌为胃阴枯竭，胃气将竭。一般少苔较轻，剥苔较重，无苔更重。如舌苔从有到剥，是胃的气阴不足，正气渐衰的表现；舌苔剥落之后，复生薄苔者，乃邪去正胜，胃气渐复之佳兆。

（3）舌质与舌苔的关系：疾病状态下，人体的病理变化是一个复杂的整体性改变过程，相对而言，望舌质重在辨正气的虚实，望舌苔，重在辨邪气的性质和深浅。一般情况下，舌质与舌苔的变化是统一的，病情多单纯，其主病也就是两者的综合，例如，舌红，苔黄，为实热证；舌淡，苔白，为虚寒证；舌干，苔燥，为热盛津伤；舌润，苔滑，为寒湿内停。临床上也会见到患者的舌质与舌苔不相一致的情况，病情多复杂，在应用舌诊诊病时，就要将舌质和舌苔综合起来分析，如贫血患者复感湿热之邪，可出现舌质淡白，舌苔黄腻；平素阴虚火旺体质，复感寒湿之邪，可出现红绛舌，白腻苔。

3. 望舌下络脉　舌下络脉是位于舌系带两侧纵行的大络脉，管径小于 2.7 mm，长度不超过舌下肉阜至舌尖的五分之三，颜色为淡紫色。望舌下络脉主要观察其长度、形态、颜色、粗细及舌下小血络等的变化。

诊察方法：先让患者张口，将舌体向上腭方向翘起，舌尖可轻抵上腭，勿用力太过，使舌体保持自然松弛，舌下络脉充分显露。首先观察舌系带两侧的大络脉粗细、颜色，有无怒张、弯曲等改变。然后再查看周围细小络脉的颜色、形态及有无紫暗的珠状结节和紫色血络。

舌下络脉异常及其临床意义：正常舌下络脉细而短，色淡红，周围小络脉不明显。舌色和舌下黏膜色偏淡，多属气血不足。舌下络脉粗胀，或舌下络脉呈青紫、紫红、绛紫、紫黑色，或舌下细小络脉呈暗红色或紫色网状，或舌下络脉曲张如紫色珠子状大小不等的瘀血结节等改变，都是血瘀的征象。其形成原因可有寒、热、气滞、痰湿、阳虚等不同，需进一步结合其他症状进行分析。

第二节　闻　诊

闻诊是指医生利用听觉和嗅觉辨别患者的声音和气味的变化，从而了解疾病的诊察方法，包括听声音和嗅气味两个方面。

人体生命活动中发出的各种声音和气味，都是脏腑生理活动和病理变化的结果，所以观察声音和气味的变化，可以判断脏腑的生理和病理变化，为诊病、辨证提供依据。不过闻诊首先要熟悉正常声音和气味，才能以常衡变。

听声音一般包括诊察患者的声音、语言、呼吸、咳嗽、呕吐、呃逆、嗳气、太息、打喷嚏、呵欠、肠鸣等各种响声。嗅气味一般包括嗅病体发出的异常气味、排出物的气味及病室的气味。

一、听 声 音

听声音是指听辨患者语声、语言、呼吸的变化，以及脏腑功能失调出现的咳嗽、呕吐等声响，以判断病情的诊察方法。当脏腑病变时，机体除出现特异的声响外，亦可通过经络影响语言声音。因此，临床根据声音的变化，不仅能诊察发音器官的病变，亦可进一步推断脏腑和整体的变化。

正常语声，发声自然，声调和谐，柔和圆润，语言流畅，应答自如，言与意符，无其他病理音，是宗气充沛，气机调畅的表现。由于性别、年龄和禀赋等个体的差异，正常人的语言声音亦各有不同。一般来说，男性多声低而浊，女性多声高而清，儿童声尖利而清脆，老年人多浑厚而低沉。

（一）语声

语声的发出不仅是口、鼻、咽喉等器官功能协调作用的结果，而且与心、肺、肾等脏腑功能密切相关。因此，语声不仅反映发声器官的病变，而且根据声音的变化特点，可以推断脏腑功能虚实盛衰的变化。

异常的语声，一般声音高亢有力，多主实证、热证，多为阳盛气实、功能亢奋；声音低怯断续，多主虚证、寒证，提示禀赋不足，气血亏虚；声音重浊，多因外感风寒或湿浊阻滞，肺气不宣，鼻窍不通；新病音哑或失音，属实证，多是外邪袭肺或痰浊壅肺，以致肺失宣肃所致，即所谓的"金实不鸣"；久病音哑或失音，多属虚证，常是精气内伤，肺肾阴虚，以致津枯肺损所致，即所谓的"金破不鸣"。呻吟声高亢有力，多为实证、剧痛；久病呻吟低微无力，多为虚证。

（二）语言

闻语言主要是分析患者语言的表达与应答能力有无异常、是否符合逻辑、吐字的清晰程度等。语言的异常主要反映心神的病变。一般来说，沉默寡言，语声低微，时断时续，多属虚证、寒证；烦躁多言，语声高亢有力，多属实证、热证。常见的病态语言主要有谵语、郑声、独语、错语、狂言、语謇等，其区别及临床意义见表1-9-1。

表1-9-1　常见异常语言鉴别

类型	表现	临床意义
谵语	神识不清，胡言乱语，声高有力	热扰心神，实证
郑声	神识不清，语言重复，声音低弱，时断时续	心气大伤，虚证
独语	自言自语，喃喃不休，见人语止，首尾不续	心气不足，虚证
错语	神识清楚而语言时有错乱，语后自知言错	
狂言	精神错乱，笑骂狂言，登高而歌，弃衣而走	痰火扰心或伤寒蓄血
语謇	神志清楚，语言不利，吐字不清	风痰阻络

（三）呼吸

闻呼吸是诊察患者呼吸的快慢、是否均匀通畅，以及气息的强弱粗细、呼吸音的清浊、有无啰音等情况。一般来说，呼吸气粗，快出快入者，多属实证、热证；呼吸气微，徐出徐入者，多属虚证、寒证。临床常见的异常呼吸音包括喘、哮、短气等，其区别及意义见表1-9-2。

表1-9-2　常见异常呼吸音鉴别

类型	表现	临床意义
哮	呼吸困难急促，喉间哮鸣，反复发作	痰饮内停，复感外邪
喘	实者：发作急骤，气粗声高，以呼出为快，形体壮实	风寒袭肺、热邪壅肺或痰饮停肺
	虚者：发病徐缓，息短声低，以吸入为快，形体虚弱	肺肾亏虚
短气	呼吸急促，短气不足以息，快而难以接续	肺气虚或饮停胸中

（四）咳嗽

几乎所有肺系疾病均可见到咳嗽。此外，他脏疾病亦可影响到肺而伴见咳嗽。咳嗽的发生是因肺失肃降，肺气上逆。故《素问·咳论》曰："五脏六腑皆令人咳，非独肺也。"根据咳嗽的声音特点及伴随症状，可以判断病证的寒热虚实。临床常见咳嗽类型及意义见表1-9-3。

表1-9-3　临床常见咳嗽类型及意义

咳声特点	伴随症状	临床意义
重浊紧闷	痰清稀白，鼻塞	外感风寒
咳有痰声	痰多易咳出	痰湿阻肺
轻清低微	咳出白沫，气促	肺虚
	夜间咳甚	肾阴虚
	天亮咳甚	脾虚，或大肠寒湿
咳声不扬	痰稠色黄，不易咳出	热邪犯肺

续表

咳声特点	伴随症状	临床意义
清脆	无痰或少痰	燥邪犯肺或阴虚肺燥
短促，阵发性连续不断	咳后有鸡鸣样回声反复发作	顿咳（百日咳）：风邪与痰热搏结
如犬吠	声音嘶哑，吸气困难	白喉：肺肾阴虚，疫毒攻喉

（五）呕吐

呕吐指因胃气上逆，饮食物、痰涎从胃中上涌，由口中吐出的症状。古时以有声有物为呕吐，有物无声为吐，有声无物为干呕。一般临床上难以截然分开，故统称为呕吐。

吐势较猛，声音高而粗，呕吐出黏稠黄水，或酸或苦者，多属实热证，常因热伤胃津，胃失濡养；吐势徐缓，声音低而弱，呕吐物清稀，多属虚寒证，常因脾胃阳虚，脾失健运，胃失和降。霍乱、类霍乱则吐利并作；反胃见朝食暮吐或暮食朝吐，多属脾阳虚；食入即吐多为胃热；呕吐呈喷射状，多为热扰心神，或因头颅外伤，颅内有瘀血、肿瘤等使颅内压增高。

（六）呃逆

呃逆指由于各种原因导致胃气上逆，从咽喉发出的一种不由自主的冲击声，声短而促，反复呃呃作响的症状，即俗称的"打呃"。如突发呃逆，而无其他病史及兼症者，多属饮食或风寒刺激，一时胃气上逆动膈所致，一般可短时自愈。

呃声高亢频频，短而有力者，多属实证；呃声低弱无力，多属虚证；新病呃逆而有力，多属寒邪或热邪客胃；久病、重病呃逆不止，声低无力，属胃气衰败之危候。

（七）嗳气

嗳气指胃中气体上出咽喉，所发出的一种声长而缓的症状，古称"噫"，也是胃气上逆的一种表现。如饱食或饮汽水后出现的嗳气，无其他兼症，是饮食入胃排挤胃中气体上出所致，不属病态。

嗳气酸腐，兼脘腹胀满，多因宿食内停，属于实证；嗳气因情志变化而增减，声响而频，嗳后腹胀减轻，多为肝气犯胃，属于实证；嗳气频作，兼脘腹冷痛，得温症减，多为寒邪犯胃，或为胃阳亏虚；老年人或体虚之人出现嗳声低沉断续，无酸腐气味，兼见纳呆食少，为胃虚气逆，属虚证。

（八）太息

太息又称叹息，指情志抑郁，胸闷不畅时发出的长吁或短叹声。不自觉地发出太息声，太息之后自觉宽舒，是情志不遂，肝失疏泄，肝气郁结的表现。

二、嗅 气 味

嗅气味，包括嗅患者体内发出的气味和患者分泌物或排泄物的气味，以及病室的气味。疾病情况下，由于邪气侵扰，气血运行失常，脏腑功能失调，体内秽浊积滞，导致体气、口气、分泌物和排出物发出异常气味。通过嗅气味可以了解疾病的寒热虚实。临床实践表明，一般气味酸腐臭秽，多属实热；气味偏淡或微有腥臭，多属虚寒。

（一）病体之气

1. 口气 正常人口中无异常气味。口中散发臭味，多与口腔不洁、龋齿或消化不良相关。口气酸馊，伴食欲不振、脘腹胀满，多因食积；口气秽臭，多因胃热；口气腐臭，伴咳吐脓血，多因内有溃腐脓疡。

2. 汗气 即人体排出汗液所散发的气味。患者身有汗味，表明有出汗；汗出腥臭，见于瘟疫或暑热火毒盛；腋下汗出臊臭，是湿热内蕴，见于狐臭病。

3. 痰涕之气　正常情况下人体排出的痰涕无异常气味。咳吐浊痰脓血，腥臭异常，见于肺痈，为热毒炽盛；咳痰黄稠腥味，是肺热壅盛；鼻流浊涕腥秽，为鼻渊；鼻流清涕无气味，为外感风寒。

（二）排泄物之气

1. 二便之气　二便气味的异常变化，须结合望诊进一步判断分析。

大便酸臭难闻，多属肠有郁热；大便溏泻而腥，多属脾胃虚寒；大便泄泻臭如败卵，或夹有未消化食物，矢气酸臭，为伤食的表现。

小便黄赤浑浊，有臊臭味，多属膀胱湿热；尿甜并散发烂苹果样气味，多见于消渴重症。

2. 经、带、恶露气味　月经臭秽是热证；月经有腥味是寒证。带下黄稠臭秽多是湿热证；带下清稀有腥味是寒湿证。恶露臭秽多是湿热证。

3. 呕吐物之气　呕吐物清稀无臭味，多属胃寒；呕吐物气味酸腐臭秽，多属胃热；呕吐未消化食物，气味酸腐为食积；呕吐脓血而腥臭为内有溃疡。

（三）病室之气

病室气味是病体或患者排出物所散发的气味。若病气充斥病室，说明病情危重甚至脏腑败坏，同时也表明卫生护理条件较差，应引起警惕，防止病情迅速恶化甚至疫病的发生。

第三节　问　诊

问诊是医生通过询问患者或家属，以了解病情的一种诊察方法。通过问诊，一方面可以了解疾病的发生、发展，治疗经过，目前自觉症状及既往病史等对诊断疾病有利的重要线索。此外，也为其他三诊提供方向性指导。另一方面，问诊也有助于及时给予患者有针对性的健康教育和心理疏导，有利于疾病的早日康复。

中医学历来重视问诊。辨证论治必须全面收集患者的主、客观症状和体征，同时要寻找病因，确定病位，四诊合参才能做出正确的诊断。若只凭切脉而不询问病情就确定诊断的看法和做法都是不全面的。

一、问诊方法

问诊是及时、准确、全面地获得有关疾病的临床资料的主要途径。熟练的问诊，除了要求具有较坚实的理论基础和较丰富的临床经验之外，还需要掌握一定的技巧和方法。《难经·六十一难》谓："问而知之谓之工。"其中的"工"字，就是指问诊的技巧。

首先，医生的态度要和蔼可亲，切忌审讯式的询问，如遇病情较重，或较难治愈的患者，要鼓励患者树立战胜疾病的信心，切忌有悲观、惊讶的语言或表情，避免给患者造成不良刺激，增加其精神负担。如某些病情涉及患者隐私，应单独询问。其次，医生用语应注意通俗易懂，让患者能准确叙述病情，切忌使用患者听不懂的医学术语。最后，切忌以医生个人的主观臆测去套问或暗示患者，以免资料失真而误诊。

二、问诊内容

根据规范病案记载要求，问诊的内容主要包括一般情况、主诉、现病史、既往史、个人生活史、家族史等。临床询问时，可以根据就诊对象的实际情况，如是初诊还是复诊、是门诊还是住院等，有针对性地进行询问及记录。

（一）一般情况

一般情况包括患者姓名、性别、年龄、婚姻状况、民族、职业、籍贯、工作单位、现住址等。

询问一般情况，便于联系患者和随访病情，并给诊断和治疗提供一定的依据。不同的年龄、性别、职业有其不同的多发病，如水痘、麻疹好发于小儿；癌症、中风多发于老年人；妇女可有经带、胎产病；男子可有遗精、阳痿病；井下或水中作业者易患风寒湿痹；隧道作业者易患硅沉着病等。

（二）主诉

主诉指患者就诊时最感痛苦的或最主要的症状、体征及其持续时间。问诊时要将主诉所述的症状或体征的部位、性质、程度、时间等情况询问清楚，不能笼统、含糊，要将主诉问深问透、问准问清。记录主诉时要简洁、精练，用医学术语进行归纳书写，文字一般不超过 20 个字，通常不把病名或患者的诊断、检查结果作为主诉，如"头晕头痛 3 天，加重 1 天"。

临床疾病的症状多种多样，但主诉一般只有一两个症状，因其是疾病的主要矛盾。在复杂多样的症状中，医生首先要善于抓住主诉。例如，询问时患者叙述有眩晕、神疲乏力、出汗、心悸、胸痛、气短、胸闷等症状。在这些症状中，如果主要症状是心悸、胸痛，可初步考虑为心病；如果主要症状是眩晕，可初步考虑为脑病。然后围绕主症，进一步深入询问有关兼症和病史，全面诊察，才能做出正确诊断。

（三）现病史

现病史是患者从发病到此次就诊时疾病的发生、发展变化及其诊治经过的概括。因此，询问的内容包括发病情况、病变过程、诊治经过、现在症状等。

1. 发病情况 包括发病的时间，急缓程度；发病的原因或诱因；起始症状及其性质、部位；是否作处理，处理后变化等。一般凡起病急、时间短者，多属实证；凡患病已久，反复发作，经久不愈者，多属虚证，或为虚实夹杂证。询问患者的发病情况，对辨别疾病的病因、病位、病性有重要意义。

2. 病变过程 可按疾病发生的先后顺序进行询问。如发病后病情有无好转或加重，有无新的病情，何时出现，变化规律如何等。通过询问病变过程，可以了解疾病的发展变化趋势，以及机体邪正斗争的情况。

3. 诊治经过 对初诊者，需要询问其以往的诊治经历，如曾做过何检查及结果；既往诊断及依据；既往治疗及效果等。了解既往诊断和治疗的情况，是当前诊断与治疗的重要参考。

4. 现在症状 是问诊的主要内容，是诊治病情的主要依据之一。因其包括的内容较多，在下面专门讨论。

（四）既往史

既往史包括患者平素的身体健康状况，以及过去的患病情况。

1. 既往健康状况 了解患者既往的健康状况，对分析病情有重要的参考价值。如既往体健，现患病证多为实证；既往体弱，现患病证多为虚证或虚实夹杂证；素体阴虚，易感温燥，多为热证；素体阳虚，易感寒湿，多为寒证。

2. 既往患病情况 患者过去曾患过何病，是否接受过预防接种，有无药物或其他物品的过敏史，是否做过手术治疗等，都应该加以询问。

患者既往所患某些疾病，可能与现患病证有密切关系。如哮证、痫证、中风等病，经治疗之后，症状虽已消失，但尚未根除，某些诱因常可导致旧病复发。对于小儿，应当注意询问预防接种、传染病和传染病接触史。如麻疹流行时，患儿出现类似将出麻疹之象，通过询问患儿既往是否患过麻疹，以及是否接受过麻疹预防接种，即可做出判断。

（五）个人生活史

个人生活史主要包括患者生活经历、精神情志、饮食起居、婚姻生育状况等。

1. 生活经历 询问患者的出生地、居住地及经历地，可提示或鉴别有无地方病或区域流行传染病的发病可能。

2. 精神情志 精神情志变化，影响脏腑气血功能，致使疾病的发生。同时，人的精神情志变化，对某些疾病的发展与变化亦有一定影响。因此，了解患者的性格特征、当前精神情志状况及其与疾病的关系等，有助于疾病诊断，并提示情志病的治疗方向。

3. 饮食起居 饮食偏嗜、生活起居不当，是疾病的重要诱因。因此询问饮食嗜好、生活起居情况对分析判断病情有一定意义。如嗜食肥甘厚腻，多病痰湿；偏食辛辣，易患热证；贪食生冷，阳气受损，易患寒证。劳倦过度，耗伤精气，易患诸虚劳损；起居无常，饮食不节，易患脾胃病。

4. 婚姻生育状况 对成年患者，应询问其是否结婚、结婚年龄、配偶的健康状况及有无传染病或遗传性疾病。对育龄期女性，应询问月经的初潮年龄，月经周期，行经天数，月经的色、质、量，带下的变化，或者绝经年龄和绝经前后的情况。对已婚女性，还应询问妊娠次数，生产胎数，以及有无流产、早产、难产史等。

新生儿疾病多与先天因素或分娩情况有关，故应着重询问妊娠期及产育期母亲的相关情况。婴幼儿生长发育迅速，应重点询问喂养方法及坐、爬、立、走、出牙、学语的迟早等情况，了解小儿的营养状况和生长发育情况。

（六）家族史

家族史指患者家庭成员的健康和患病情况。必要时应注意询问直系亲属的死亡原因。由于遗传性疾病与血缘关系密切，而有些传染性疾病，如肺痨，与生活密切接触相关。因此，家族史对诊断现患疾病有一定意义。

三、问现在症状

现在症状是指患者就诊时所感受到的痛苦和不适，以及与病情相关的全身情况。现在症状是疾病当前阶段病理的客观反映，是诊治疾病的主要依据。问现在症状是问诊的主要内容，其范围较为广泛，为便于掌握，张景岳在前人问诊的基础上写成了"十问歌"，后人又加以修改补充，成为中医问诊的参考模式：一问寒热二问汗，三问头身四问便，五问饮食六胸腹，七聋八渴俱当辨，九问旧病十问因，再兼服药参机变，妇女尤必问经期，迟速闭崩皆可见，再添片语告儿科，天花麻疹全占验。此歌诀可以方便记忆问诊内容，但注意在临床实际中，要依据具体病情灵活运用，无须机械照搬。

（一）问寒热

寒即怕冷，加衣被或近火取暖不能缓解者，称恶寒，而加衣被或近火取暖可以缓解者，称畏寒。热即发热，指体温升高，或体温不升高而患者自觉全身或局部发热。

寒与热的产生，主要取决于病邪的性质和机体的阴阳盛衰。一般来说，邪气致病时，由于寒为阴邪，其性清冷，故寒邪致病，多见恶寒；热为阳邪，其性炎热，故热邪致病，多见发热。在机体阴阳失调时，阳盛则热，阴盛则寒，阴虚则热，阳虚则寒。由此可见，寒热是阴阳盛衰的表现。

临床上常见的寒热症状有恶寒发热、但寒不热、但热不寒、寒热往来四种。具体症状特点及临床意义见表 1-9-4。

表 1-9-4　常见寒热症状及意义

寒热症状分类		特点	意义
恶寒发热	寒重热轻	恶寒明显，轻微发热	风寒表证
	热轻恶风	轻微发热，遇风觉冷，避之可缓	伤风表证
	热重寒轻	发热较重，轻微怕冷	风热表证
但寒不热	新病恶寒	突然怕冷，体温不高，伴四肢不温，或有脘腹、肢体冷痛，或呕吐泄泻，或咳喘痰鸣，脉沉紧	里实寒证
	久病畏寒	经常怕冷，四肢凉，得温可缓，伴面色㿠白，舌淡胖嫩，脉弱	里虚寒证

续表

寒热症状分类		特点		意义
但热不寒	壮热	高热（体温在39℃以上）持续不退，不恶寒只恶热，伴面赤、口渴、大汗出、脉洪大		里实热证
	潮热	按时发热，或热按时加重，如潮汐之有定时	日晡潮热：下午3～5时（即申时）热势较高	阳明腑实
			骨蒸潮热：午后和夜间有低热，有热自骨内向外透发的感觉	阴虚火旺
			湿温潮热：身热不扬，午后热甚	湿郁热蒸
			发热以夜间为甚	热入营血
	微热	发热不高，体温一般在38℃以下，或仅自觉发热	长期微热，劳累则甚，疲乏少气、自汗	气虚发热
			时有低热，兼面色白、头晕、舌淡、脉细	血虚发热
			长期低热，兼颧红、五心烦热	阴虚发热
			情志不舒时微热，兼胸闷，急躁易怒	气郁发热
寒热往来	不定时	自觉时冷时热，一日多次发作而无时间规律		半表半里证
	有定时	恶寒战栗与高热交替，每日或二三日发作一次		疟疾

（二）问出汗

汗是阳气蒸化津液，出于体表而成。正常出汗具有调节体温、滋润皮肤、调和营卫的作用。通过出汗异常可以判断正气的盛衰和邪气的性质。临床常见出汗类型及意义见表1-9-5。

表1-9-5 出汗类型及意义

出汗类型		症状特点	意义
表证	无汗	恶寒发热，无汗，头身疼痛，鼻塞流清涕，舌苔薄白，脉浮紧	风寒表证
	有汗	发热恶风，汗出不畅，头痛面赤，鼻塞流黄涕，舌红苔薄黄，脉浮数	风热表证
	战汗	温病或伤寒邪正剧烈斗争的阶段，先恶寒战栗而后汗出，为病变发展的转折点	汗出热退：邪去正复，疾病向愈
			汗出热不退，烦躁，脉来急疾：邪盛正衰，病情恶化
里证	自汗	白天出汗，动则更甚	气虚
	盗汗	寐时出汗，醒则汗止	阴虚
	黄汗	汗出沾衣，色如黄柏汁	湿热交蒸
	大汗	身壮热，舌红苔黄，脉洪数	里热炽盛
	绝汗	病重，大汗淋漓，脉微肢冷	亡阳或亡阴

（三）问疼痛

疼痛是临床最常见的自觉症状之一，可发生于患病机体的各个部位，有虚、实之别。因实致痛，是邪阻经络，不通则痛；因虚致痛，是气血不足或阴精亏损，脏腑经脉失养所致。

1. 疼痛的部位 问疼痛的部位，有助于判断病位。

（1）头痛：手足阳经均循行于头部，有"头为诸阳之会"之说，根据头痛部位，可以判断病在何经。头后及项部痛，为太阳经头痛；前额及眉棱骨痛，为阳明经头痛；两侧头痛，为少阳经头痛；巅顶痛，为厥阴经头痛；头痛连齿，为少阴经头痛。引起头痛的原因很多，为外感风、寒、暑、湿、火邪及痰浊、瘀血阻滞所致，多属实证；气血精髓亏少，不能上荣于头，则为虚证。

（2）胸痛：多为心、肺、胸壁疾病所致。问诊时，需辨别胸痛的确切位置，如胸前"虚里"部位作痛，或痛彻臂内，病位在心；胸膺部位作痛，部位在肺。左胸心前区憋闷疼痛，时作时止，多是痰瘀痹阻心脉之胸痹；胸痛，发热，咳吐脓血腥臭痰，多是痰热瘀阻于肺之肺痈。

（3）胁痛：一侧或两侧胁部疼痛，见于肝郁气滞、肝胆湿热、瘀血阻络等证。

（4）脘腹痛：脘部是剑突之下、脐之上的部位，脘痛多是胃腑病所致，多由寒、热、食积、气滞等原因引起胃失和降，出现胃脘疼痛；腹痛多是脾、大小肠、膀胱病所致。

（5）腰及四肢痛：腰脊或腰骶部疼痛，多属寒湿痹病，或为瘀血阻络，或由肾虚所致。腰痛以后背以下腰椎两侧为主者，多属肾虚。临床常结合按诊，询问患者腰部两侧有无叩击痛，作为肾病诊断的重要指征。若腰脊疼痛连及下肢，多属经络阻滞。四肢痛主要见于痹证。

2. 疼痛的性质 了解疼痛的性质有助于判断病性。胀痛或窜痛是气滞的特点；刺痛多是瘀血；灼痛多是热证；重痛多是湿；剧痛是实证；隐痛绵绵不休是虚证；空痛多是气血衰少，精髓亏虚；绞痛多是结石、蛔虫或瘀血所致。

总之，凡新病疼痛，痛势较剧，持续不解，痛而拒按，多属实证；久病疼痛，痛势较轻，时痛时止，痛而喜按，多属虚证。

（四）问头身胸腹

问头身胸腹指问头身胸腹除疼痛之外的其他不适或异常，主要包括头晕、胸闷、心悸、胁胀、脘痞、腹胀、身重、麻木、阳痿、遗精，以及恶心、神疲、乏力、气坠、心烦、胆怯、身痒等。常见的头身胸腹症状及意义见表1-9-6。

表 1-9-6　常见头身胸腹症状及意义

症状	特点	伴随症状	意义
头晕	自觉头脑眩晕，轻者闭目自止，重者感觉自身或眼前景物旋转，不能站立	头胀痛，口苦，易怒，脉弦数	肝火上炎或肝阳上亢
		面白，神疲乏力，舌淡脉弱	气血亏虚
		头晕而重，如物缠裹，痰多，苔腻	痰湿内阻
		耳鸣，腰酸遗精	肾虚精亏
耳鸣、耳聋	耳鸣是指患者自觉耳内鸣响耳聋是指听力减退，甚至听觉完全丧失	突发耳鸣，声大如雷，按之尤甚，或新起耳暴聋	肝胆火扰、肝阳上亢，或痰火壅结、气血瘀阻、风邪上袭，或药毒损伤耳窍
		渐起耳鸣，声细如蝉，按之可减，或耳渐失聪而听力减退	肾精亏虚，或脾气亏虚，清阳不升，或肝阴、肝血不足，耳窍失养
胸闷	胸部痞塞满闷	心悸气短	心气虚或心阳不足
		咳喘痰多	痰饮停肺
		壮热，鼻翼煽动	热邪或痰热壅肺
		气喘，畏寒肢冷	寒邪客肺
		气喘，少气不足以息	肺气虚或肺肾气虚
心悸	自觉心跳不安	突受惊吓	心虚胆怯
		胁肋胀闷，苔厚腻，脉滑	胆郁痰扰
		面色㿠白，舌淡苔白，脉沉迟	心气、心阳亏虚
		颧红，盗汗，舌红少苔，脉细数	心阴、心血不足
		唇甲紫绀，胸痛，脉涩	心脉痹阻
		面白浮肿，舌淡胖边有齿痕，脉沉	脾肾阳虚，水气凌心
胁胀	胁部胀满不舒	易怒，脉弦	肝气郁结
		口苦，舌苔黄腻	肝胆湿热
		肋间饱满，咳唾引痛	饮停胸胁
腹胀	自觉腹部胀满，痞塞不适，甚则如物支撑	腹胀喜按	脾胃虚弱
		腹胀拒按	食积，热结，气滞

（五）问饮食、口味

1. 口渴与饮水 口渴在临床上是一个常见的症状。是否口渴、饮食多少等与机体内津液盈亏、输布和阴阳盛衰关系密切。临床时询问患者口渴与饮水情况，可了解其津液盛衰情况及辅助判断病性的虚实寒热。

（1）口不渴，饮水不多：提示津液未伤，见于寒证、湿证。寒邪或湿邪不耗伤津液，体内津液未伤，故口不渴而不欲饮。此外，无明显寒热偏性的患者也有此表现。

（2）口渴欲饮：表明津液受损或津液内停不能上承，多见于热证、燥证。口渴多饮，指患者口渴明显，饮水量多，是津液大伤的表现；如口渴甚且喜冷饮，伴随面赤壮热，烦躁多汗，脉洪大，多是实热证；如大渴引饮兼高热，为热盛津伤；如渴甚，饮水多，伴食多消瘦，尿多，多为消渴。

（3）渴不多饮：指患者有口渴感觉但饮水不多，是轻度津伤或津液输布障碍所致，多由阴虚、湿热、痰饮、瘀血等引起。如口干不欲饮水，伴潮热、盗汗、颧红等，为阴虚；如口渴饮水不多，伴头身困重，舌苔厚腻等，为湿热；如口渴欲饮热水，饮又不多，或水入即吐，伴头目眩晕等，为痰饮内停；如口渴，但欲漱水而不欲咽，伴舌色青紫或有瘀点、瘀斑，为瘀血证。

2. 食欲与食量 人饮食的多少与脾胃功能密切相关，脾胃或相关脏腑发生病变，常可引起食欲与进食的异常；同时脾胃又是人的后天之本，脾胃的功能影响疾病的预后及转归。因此，询问患者饮食情况，可以了解脾胃功能的强弱，协助判断疾病轻重和预后等。常见以下几种情况。

（1）食欲减退：指患者不想进食，甚则厌食，多是脾胃气虚或湿邪困脾。如食少，伴见消瘦乏力，腹胀便溏，舌淡脉虚，为脾胃气虚；如脘闷纳呆，伴头身困重，舌苔厚腻，为湿邪困脾；如食少，尤厌油腻饮食，伴黄疸等，为肝胆湿热；如厌食，伴嗳酸腐气，脘腹胀痛，舌苔厚腻，为食积。

（2）食欲亢进：指食欲旺盛，食量较平常明显增加。如消谷善饥，食欲旺盛，食后不久即又饥饿，伴身体消瘦，口渴心烦，舌红苔黄，口臭便秘，是胃火亢盛，腐熟太过所致；如多食易饥，伴大便溏泄，为胃强脾弱，胃强腐熟功能过亢，故多食易饥，脾弱运化水谷功能减弱，故大便溏泄。

（3）饥而不欲食：指患者有饥饿感但进食不多，多属胃阴不足，虚火内扰所致。虚火内扰则易于饥饿，阴虚胃弱，受纳腐熟水谷功能减退，故不欲食。

（4）嗜食异物：如小儿嗜食生米、泥土，伴消瘦、脘腹胀痛，可扪及包块且包块可移动，多是虫积。

此外，了解患者饮食的变化情况，可协助判断疾病转归预后。如患者食欲好转，食量增加，反映胃气恢复，预后较好；反之，食欲减退，食量减少，反映胃气衰减，预后较差。如患者久病、重病已长时间不能食，而突然欲食，是脾胃之气将绝的表现，称为"除中"，属病危。

3. 口味 指口中异常味觉或气味的变化。由于脾胃及其他脏腑由经络与口相连，脾又开窍于口。因此，脾胃功能失常或其他脏腑功能失调，可以引起口味异常或气味的变化。常见以下几种情况。

（1）口苦：患者自觉口中有苦味，为内热证常见表现，如心烦失眠而有口苦者，为心火上炎；伴烦躁易怒，胸胁胀满者，为胆火上炎，或胆气上泛。

（2）口甜腻：患者自觉口中发甜，有黏腻不爽的感觉。过食肥甘，滋生湿热，或外感湿热，蕴结于脾胃，与谷气相搏，上蒸于口，致口中甜而黏腻不爽，舌苔黄腻；口甜亦可因脾虚而致，但舌苔薄净，口中涎沫亦稀薄。

（3）口淡乏味：指患者口中味觉减退，甚至无味，无法品尝食物的滋味，多是虚寒证，脾虚不运，或者寒湿中阻及寒邪犯胃。

（4）口咸：患者自觉口中有咸味，多与肾病相关，或者寒水上泛。

（5）口酸：患者自觉口中有酸味，或泛酸，伴酸腐气味，多是食积或肝胃郁热的表现。

（6）口涩：指口中有涩味如食生柿子的感觉。每多与舌燥同时出现。为燥热伤津，或脏腑阳热偏盛，气火上逆所致。

（六）问大小便

问二便主要是问大小便的量、色、质、次数等情况。

1. 问大便　正常大便呈圆柱形，每1～2日一次或两次，干湿适中，由肠道排出，反映大肠、脾、肾的功能正常。大便干结，次数减少，或排便困难，或数日不解，称便秘，可因胃肠热结、津亏肠燥、气血不足等致肠道燥化太过，失于濡润，传导失常；大便稀溏或如水状，次数增多，称泄泻，可因内伤饮食、感受寒湿、大肠湿热、脾肾亏虚、肝郁等引起。大便带血，血色黑褐，先便后血，为远血，多由胃腑瘀血或积热所致；大便带血，血色鲜红，先血后便，称近血，多由内痔、肛裂、直肠息肉、大肠癌等引起。

临床常见大便质地异常、排便感异常的具体表现及意义见表1-9-7、表1-9-8。

表1-9-7　常见大便质地异常及意义

大便质地异常	特点	意义
完谷不化	大便中含有较多未消化食物	久病体弱：脾虚、肾虚 新病：食滞胃肠
溏结不调	大便时干时稀	肝郁脾虚，肝脾不调
	大便先干后稀	脾虚
脓血便	大便中含有脓血黏液	湿热疫毒积滞肠道

表1-9-8　常见排便感异常及意义

排便感异常	特点及伴随症状		意义
肛门灼热	排便时自觉肛门灼热		大肠湿热
里急后重	便前腹痛，急迫欲便，便时窘迫不畅，肛门重坠，便意频数		湿热内阻
排便不爽	排便不畅，涩滞难尽	泻下如黄糜而黏滞不爽	湿热蕴结大肠
		腹痛欲便而排出不爽，抑郁易怒	肝郁脾虚，肠道气滞
		腹泻不爽，大便酸腐臭秽	食积化腐，肠道气机不畅
大便失禁	大便不能控制，滑出不禁，甚至便出不知		脾肾虚损，肛门失约
肛门气坠	肛门有下坠感觉，劳累或排便后加重		脾虚中气下陷

2. 问小便　小便为津液所化，了解小便有无异常变化，可诊察体内津液的盈亏和有关脏腑的气化功能是否正常。一般应询问尿量的多少、排尿的次数及排尿时情况等。要注意尿次和尿量受饮水、气温、体温、出汗、年龄等因素的影响。

尿多伴口渴多饮、多食、消瘦，称消渴，由阴虚内燥引起；尿频伴尿急、尿痛、小便短赤，称淋证，由肾虚、膀胱湿热所致；小便不畅，点滴而出，或点滴不出，称癃闭，由湿热、瘀血、结石、肾虚等所致；小便自行排出，称尿失禁，多由肾虚不固所致。

（七）问睡眠

自然界每日的阴阳变化，产生了白昼与黑夜的节律变化，与之相适应，人体白天清醒，黑夜入睡。因此，睡眠实际反映了人体的阴阳变化。正常睡眠是人体阴阳平衡协调的结果；反之，阴阳盛衰变化异常或失调则引起睡眠障碍或失眠。因此，询问睡眠情况，如睡眠时间长短、入睡的难易、是否多梦等，可协助判断机体阴阳气血变化、心肾等脏腑功能的强弱。临床常见的睡眠异常有失眠和嗜睡。

1. 失眠　包括患者不易入睡，易醒，醒后难以再入睡，睡不安宁，甚则彻夜不眠等。提示机体阳不入阴，神不守舍。若由营血亏虚，或阴虚火旺，导致心神失养，或心胆气虚而心神不安，为虚证；由火或痰热内扰，致心神不安，或由胃脘食积所致，为实证。

2. 嗜睡 指患者精神疲惫，时时不由自主地入睡的症状。如饭后疲惫嗜睡，伴纳呆腹胀，少气懒言，为脾虚；如精神疲惫，易睡，肢体不温，脉微弱，为心肾阳虚；如嗜睡，伴轻度意识障碍，叫醒后不能正确回答问题，为邪闭心神；大病后神疲嗜睡，为正气未复的表现。

▎（八）问经带

妇女生理上有月经、带下、妊娠、产育的特点，因此也会有这方面的疾病，其中月经病和带下病是最常见的妇科疾病。

1. 问月经 主要问月经的量、色、质、周期、经期、绝经年龄、初潮和末次日期、痛经等。月经的正常周期为 28 日左右，经期为 5 日左右，颜色正红，质地中等。

（1）经期：月经周期连续 3 个月提前 8 日以上称月经先期，多因血热、气虚；月经周期连续 3 个月延后 8 日以上称月经后期，多由寒凝、血瘀、血虚所致；月经周期紊乱，或先或后 8 日以上，经期不定，称月经先后不定期，多因肝气郁结、脾肾虚损。

（2）经量：月经过多多为血热、血瘀、气虚所致；月经过少可多为血虚、寒凝、血瘀、痰湿阻滞所致；女子年逾 18 周岁，月经尚未来潮，或已行经，未受孕、不在哺乳期，而停经 3 个月以上，称闭经，多为肝肾不足、气血亏虚、气滞血瘀、阳虚寒凝、痰湿阻滞所致。

（3）经色、经质：经色是指月经的颜色，正常月经其色正红。经质是指月经的性状，正常经质不稀不稠，不夹杂血块。若色淡红质稀，为血少不荣；经色深红质稠，乃血热内炽；经色紫暗，夹有血块，兼小腹冷痛，属寒凝血瘀。

2. 问带下 正常情况下妇女阴道内有少量无色、无臭分泌物，称为带下。带下具有濡润阴道的作用。带下色白量多，质稀，无臭味，多因脾肾阳虚，寒湿下注；带下色黄，质黏臭秽，多因湿热下注；赤白带下，即白带中混有血液，因肝经郁热、湿毒蕴结，绝经后赤白带下可能因癌症引起。

> **案例 1-9-2**
> 　患者，男，36 岁。右上腹疼痛 2 日，加重 12 小时。
> **问题：**围绕以上主诉，口述如何询问患者的现病史。

第四节 切 诊

切诊是医生运用手指在患者身体的一定部位进行触、摸、按、压，以诊察病情的方法，包括脉诊和按诊。

一、脉 诊

脉诊是医生用手指切按患者的动脉以探察脉象，了解病情的一种诊察方法，又称"切诊"。

观察脉象的变化，是中医诊病的重要组成部分，历来医家对此都很重视。脉象的产生与心脏的搏动、心气的盛衰、脉道的通利和气血的盈亏直接有关。人体的血脉贯通全身，内连脏腑，外达肌表。周身之病，皆可反映于脉，血气盛的脉必盛，血气衰的脉必衰，无病脉必平和，有病脉必乖违。通过诊脉可以了解气血的盈亏、邪气的盛衰，对病情的诊断有一定价值，但不能把此当作中医诊病的唯一方法，必须结合望、闻、问诊所获得的资料综合起来认识病情、分析病情，才能做出正确的诊断。

▎（一）脉诊部位

脉诊的部位在寸口，即桡动脉腕后的浅表部分，又名"脉口""气口"。寸口脉分寸部、关部、尺部三部分。正对腕后高骨（桡骨茎突）为关部，关前（远端）为寸部，关后（近端）为尺部，见图 1-9-3。

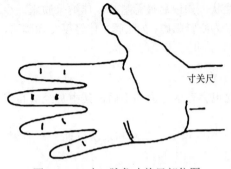

图 1-9-3 寸口脉象寸关尺部位图

六脉分候脏腑，各家学说略有出入，现大都采用李时珍《濒湖脉学》中的分候法：左寸部候心（心包、小肠），左关部候肝（胆），左尺部候肾（膀胱），右寸部候肺（大肠），右关部候脾（胃），右尺部候命门（肾、膀胱）。

寸口各部分候相应的脏腑，在临床上有一定的诊断价值，但须结合其他体征和症状进行综合分析。

（二）脉诊方法

1. 时间 诊脉时应先让患者稍事休息，使其心静。每次诊脉时间不得少于 1 分钟，一般以 2～4 分钟为宜。

2. 平息 是指诊脉时，用医生的一呼一吸时间计患者脉搏的次数。一吸一呼谓"一息"。要求医生自然调匀呼吸，集中思想，全神贯注地体察脉象。

五十动切脉法：候 50 动，以辨清脉象。

3. 体位 平臂，诊脉时不论坐、卧，使患者手掌向上平放，手与心脏要在同一水平上，并在腕关节背部垫上脉枕，使气血通畅，这样不仅便于切脉，而且能够真实反映体内情况。

4. 布指 用示、中、环三指。首先中指按在高骨（桡骨茎突）定关部；示指按在关前定寸部（远端）；环指按在关后定尺部（近端）。三指应呈弓形，指端齐平，斜按在同一水平，以感觉较灵敏的指腹接触脉体，以便按寻。三指的疏密，应以患者的高矮作适当调整，臂长者按指宜疏，臂短者按指宜密。小儿可用"一指定关法"，即用拇指或示指统按寸关尺三部脉，而不细分三部。3 岁以下的小儿，可用望指纹代替切脉。

5. 指法 切脉时用举按寻三种指力，以体察脉象。举，又称浮取、轻按，用手指轻按在皮肤上；按，又称重取、重按，手指重按至筋骨；寻，指力从轻到重，从重到轻，左右前后推寻，以寻求脉动最明显的特征。

根据临床的需要，可按照举按寻或相反的顺序反复触按，也可分部用一指直压，以体会脉象的变化。寸关尺三部，每部有浮中沉三候，合称"三部九候"。

6. 单按与总按 总按是指三指平布，同时用力按脉，总体体会三部九候脉象。单按是指分别用一指单按其中一部脉象，重点体会某一部脉象特征。临床上总按、单按常配合使用。

7. 脉象 指脉动应指的现象，包括频率、节律、充盈度、显现的部位、通畅的程度和波动的幅度等。

（三）正常脉象

正常的脉象又称"平脉"或"常脉"。

1. 平脉的形象 三部有脉，不浮不沉，不快不慢，成人一息 4～6 至（每分钟 60～90 次），小儿一息 7～8 至（每分钟 100～120 次），和缓有力，节律均匀。

2. 平脉的特点 有胃、有神、有根。

有胃，即脉搏从容和缓，节律一致。主要反映了脾胃运化功能的盛衰、营养状况的优劣和能量的储备状况。正如《素问·平人气象论》所说"人以水谷为本，故人绝水谷则死，脉无胃气亦死"。

有神，即脉搏柔和有力，指下分明。诊神之有无，可察精气之盈亏，并与胃气的盛衰有关。脉象有神，常人见之精气充盛；有病之人见之，虽病而精气未竭。

有根，即沉取尺部，应指有力。脉之有根无根主要说明肾气的盛衰。若在病中，症虽危重，但尺脉沉取尚可摸得，则为肾气未绝，尚有生机。相反，若尺脉沉取不应，则说明肾气已败，病情危笃。

3. 平脉的影响因素 脉和人体内外环境的关系非常密切，由于年龄、性别、体质、精神状态及气候等因素的不同，脉象也可有差异。

小儿脉多数，年龄越小，脉搏越快；老人脉多弱；妇女较男子脉细弱；瘦人脉稍浮；胖人脉多沉；运动员脉多迟缓；重体力劳动及情绪激动时，脉多快而有力。

气候的影响：春季脉稍弦，夏季脉稍洪，秋季脉稍浮，冬季脉稍沉，均不属病脉。

斜飞脉：脉从尺部斜向手背；反关脉：脉见于腕部背侧，均属于桡动脉位置异常，不属病脉。

（四）常见病脉与主病

病脉，指疾病反映于脉象的变化，不同于平脉和正常变异之脉。

病与脉是密切相关的，不同的脉标志着不同的病，但不能单纯凭脉象来诊断疾病，须四诊合参。

1. 浮脉

（1）脉象：轻取即得，重按则弱（举之有余，按之不足，如水漂木）。

（2）主病：表证。浮而有力为表实；浮而无力为表虚。

（3）分析：浮脉主表，反映病邪在经脉肌表部位。外邪袭表，卫阳抗邪，脉气鼓动于外，应指而浮。浮脉与心排血量增加、血管弹性阻力下降有关。

内伤久病，亦有脉浮大无力者，乃精血亏损，阴不敛阳或气虚不能内守，虚阳外越，脉气浮散于外的重证，属虚脉一类，不可误作表证论治。

2. 沉脉

（1）脉象：轻取不显，重按始得（举之不足，按之有余，如石投水）。

（2）主病：里证。沉而有力为里实；沉而无力为里虚；沉而迟为里寒；沉而数为里热。

（3）分析：邪郁在里，气血内困，则脉沉而有力；若脏腑虚弱，正气不足，阳虚气陷，不能升举，脉气鼓动无力，则脉沉而无力。正常肥胖之人，脉管深沉可见沉脉，属正常。

3. 迟脉

（1）脉象：一息不足 4 至，来去缓慢（每分钟少于 60 次）。

（2）主病：寒证。迟而有力为实寒证；迟而无力为虚寒证。

（3）分析：寒凝气滞，气血运行缓慢，故脉见迟而有力。若阳气虚弱，鼓运无力，则脉象迟而无力。

4. 数脉

（1）脉象：一息 6 至以上，来去快急（每分钟多于 90 次）。

（2）主病：热证。数而有力为实热；数而无力为虚热。

（3）分析：邪热鼓动，血行加速，故见数脉。实热内盛，必数而有力；虚热内生，热则血行加速，但津血不足，故脉数而无力。

5. 虚脉

（1）脉象：三部脉举按皆无力，为无力脉的总称。

（2）主病：虚证，多为气血不足。

（3）分析：气血不足，气不足以运其血，则脉来无力；血不足以充其脉，则脉按之空虚。

6. 实脉

（1）脉象：脉大而长，三部举按皆有力，为有力脉的总称。

（2）主病：实证。

（3）分析：正盛邪实。邪正相搏，气血壅盛，脉道坚满，故脉搏动有力。

7. 滑脉

（1）脉象：往来流利，应指圆滑，如盘走珠。

（2）主病：痰饮、食滞、实热。妇人无病而见滑脉可见于怀孕。

（3）分析：痰食内滞，邪气壅盛，气实血涌，往来流利，故脉来应指滑利。

8. 涩脉

（1）脉象：脉细而缓，往来艰涩不畅，有如轻刀刮竹。

（2）主病：气滞、血瘀、精伤、血少。

（3）分析：气滞、血瘀，脉道不畅，血行受阻，故血流艰涩见涩脉。精血亏少，不能濡润经脉，脉气往来艰涩亦见涩脉。

9. 洪脉

（1）脉象：脉来如波涛汹涌，来盛去衰，脉形阔，波动大，洪大鼓指。

（2）主病：热盛。平常人夏季脉象可见洪脉。

（3）分析：内热充斥，热盛血涌，脉道扩大，来势汹涌。夏季阳气亢盛，脉象稍显洪大。

10. 细脉

（1）脉象：脉细如线，脉管窄，波动小，应指明显。

（2）主病：气血两虚，诸虚劳损。

（3）分析：气虚无力鼓动血液运行，阴血亏虚，不足以充盈脉道。

11. 弦脉

（1）脉象：端直以长，如按琴弦。

（2）主病：肝胆病、诸痛、痰饮。平常人春季脉。

（3）分析：弦为肝脉，肝胆病时，疏泄功能障碍，肝气不柔，脉气劲急，呈现弦脉。痛证、痰饮可致气机不畅，脉气因而紧张，也可见弦脉。生理性弦脉可见于春季，应自然界生发之气，故脉象弦而柔和。

12. 紧脉

（1）脉象：脉来绷急，应指紧张有力，状如牵绳转索，特点是搏动张力大。

（2）主病：主寒、主痛、宿食。

（3）分析：寒邪侵袭人体，寒主收引，则脉道收缩而拘急，故见紧脉。寒邪在表，脉见浮紧；寒邪在里，脉见沉紧。痛证、宿食，多因寒邪积滞、与正气相搏所致，故亦多见紧脉。

13. 代脉

（1）脉象：脉来缓慢，动而中止，良久复动，止有定数。即有规律（则）的间歇，间歇时间较长。

（2）主病：脏气衰微、风证、痛证、惊恐、跌仆损伤。

（3）分析：代脉是因脏气衰微，气血亏损，元阳不足，以致脉气不能接续，故脉来微弱而止有定数，且歇止时间较长，常见于病情危重的患者。至于风证、痛证、惊恐、跌仆损伤诸病而见代脉，脉气不能衔接，与脏气衰微的危险之象不同。

14. 结脉

（1）脉象：脉来缓慢，时见一止。止无定数，即脉缓而有不规则的间歇。

（2）主病：阴盛气结，痰盛血瘀。

（3）分析：阴盛而阳不达，故脉来缓慢而时有歇止。寒痰瘀血使脉气阻滞，故也见结脉。

15. 促脉

（1）脉象：脉来急数，时而一止，止无定数。即脉数而有不规则的间歇。

（2）主病：阳盛实热，气血、痰食、肿痛等诸实证则促而有力，虚脱则细促无力。

（3）分析：阳盛实热，阴不济阳，故脉来急数时有歇止。凡气血、痰食、肿痛等诸实证均可见此脉，但促而有力。若促而无力，则多是虚脱之象。

（五）相兼脉

相兼脉又称复合脉，是指由两种以上的病脉同时出现的脉象，如浮数相兼为二合脉，沉细数互见为三合脉。疾病的发生是一个复杂的过程，可以由多种致病因素相兼为患，在疾病过程中邪正斗争的形势会不断地发生变化，疾病的性质和病位亦可随疾病变化而改变。因此，患者的脉象经常是两种或两种以上相兼出现。

相兼脉的主病，往往是各单一脉象主病的总和，如浮紧脉为表寒证；浮数脉为表热证；沉细脉为里虚证或血虚证；滑数脉为痰热或痰火等。此外，有的脉本身就是复合脉。如浮细软是濡；沉细软为弱。但相兼脉有一定原则，即不与相反的脉相兼，如浮与沉、迟与数、滑与涩等，彼此是不可能相兼的。

知识拓展

妊娠期脉象研究

女性有经、孕、产、育等特殊生理变化，这些会不同程度地反映在脉象上。妇女妊娠过程是动态的、复杂的，妊娠期的脉象多以滑脉为主，但随妊娠阶段不同，表现为多样化。《诊家枢要》曰："三部脉浮沉正等，无他病而不月者，妊也。"《素问·平人气象论》云："妇人手少阴脉动甚者，妊子也。"《素问·腹中论》云："帝曰：……何以知怀子之且生也？岐伯曰：身有病而无邪脉也。"《脉因证治》云："三部脉浮沉正等，按之无绝者妊。"《景岳全书》曰："凡妇人怀孕者，其血留气聚，胞宫内实，故脉必滑数倍常，此当然也。"这些医籍记载了妊娠脉在不同的生理状态下亦会有不同脉象。

临床和实验资料表明，妇女在妊娠期间，血液各项黏度均值降低，这主要由于妊娠期雌性激素的作用，血容量增加，血浆增加约40%，而红细胞增加约20%，故呈生理性稀血状态，而使血细胞比容显著降低，红细胞沉降率加快，妊娠末期时红细胞沉降率约为正常时的5倍，另外雌性激素可使血管内、外的水分潴留，使血液稀释，血液黏滞度降低，血流滑利、快速，与中医学认为"妇女以血养胎"，气血充实，血流加快，因而往来流利，如珠之应指呈现的滑脉相符合。

二、按 诊

按诊是切诊的重要组成部分，指医生用手直接触摸按压患者的某部位，了解局部是否存在异常变化，如冷热、润燥、软硬、压痛、肿块等，以诊察病情的方法。按诊可以补充其他诊法的不足，可进一步探明疾病的部位和性质等情况，对胸胁、脘腹等局部病证的诊断有重要作用。

（一）按胸胁

一般以膈为界划分胸腹，膈上为胸，膈下为腹。侧胸部由腋下至肋部下缘为胁。胸内藏心肺，胁内包括肝胆，所以胸胁按诊除排除局部皮肤、经络、骨骼之病变外，主要用以诊察心、肺、肝、胆等脏腑的病变。因此根据病情需要，可有目的地对胸前区、肋部进行触摸、按压或叩击，以了解局部病变情况。

1. 按虚里 虚里，在左乳下心尖搏动处，反映宗气的盛衰。虚里按之应手，和缓有力，是宗气充盛，健康之征；虚里搏动微弱无力，是宗气不足；动而应衣，按之弹手，是宗气外泄。

2. 按胸胁 前胸高起，按之气喘，为肺胀；右胁下按及肿块，表面光滑，质韧多是肝积，表面凹凸不平，质硬，压痛，多是肝癌；反复疟疾，左胁下按及肿块，多是疟母。

（二）按脘腹

按脘部主要是诊察胃腑病证，按腹部主要是诊察肝、脾、小肠、大肠、膀胱、胞宫及其附件组织的病证。脘腹疼痛喜按为虚证，拒按为实证；腹部胀大如鼓状，为臌胀；右少腹疼痛拒按，多是肠痈；腹内按及肿块，固定不移，痛有定处，为癥积；聚散不定，痛无定处，为瘕聚。

（三）按四肢、肌肤

手足俱冷为寒证；手足俱热为热证；四肢厥冷，胸腹灼热，多是真热假寒证；手足背热甚于手足心是表热；手足心热甚于手足背是里热。

肌肤湿润为汗出或津液未伤；肌肤干燥为无汗或津液已伤；肌肤肿胀，按之凹陷为水肿，应手而起多是气肿。

（四）按腧穴

按压某些特定腧穴有助于诊察内脏的疾病。诊察内脏病变常用的腧穴有肺病察中府、肺俞、太渊穴；心病察巨阙、膻中穴；肝病察期门、肝俞、太冲穴；脾病察章门、太白、脾俞穴；肾病察气海、太溪穴。按腧穴要注意发现穴位上是否有结节或条索状物，有无压痛或其他敏感反应，然后结合望、闻、问诊所得资料综合分析判断内脏疾病。如肺俞穴摸到结节，或按中府穴有明显压痛，为肺病的反应；按上巨虚穴有显著压痛，为肠痈（阑尾炎）的表现等。

案例 1-9-1 分析讨论

1. 望诊内容：神志清楚，精神疲倦，形体瘦削，面色苍白，全身皮肤黏膜未见黄染，无出血点、皮疹，双手腕、3～5掌指关节可见明显肿胀，未见明显畸形，舌质淡，苔薄白。

2. 闻诊内容：言语清晰，应答切题。

3. 问诊内容：双膝关节疼痛1年余，1年前无明显诱因出现双膝关节疼痛，伴晨僵，活动后有所缓解，未系统正规治疗，之后上述症状时好时坏。近1个月因受凉后上述症状加重伴双手腕、掌指关节疼痛，以晨起尤为明显，每日持续约1小时，活动后有所缓解，严重影响生活。

4. 切诊内容：全身浅表淋巴结未触及肿大，双手腕、3～5掌指关节压痛，四肢肌力、肌张力正常，脉弦数。

案例 1-9-2 分析讨论

1. 根据主诉了解从发病到就诊前疾病的发生、发展、变化、诊治经过及询问发病时间、起病缓急、病因和诱因。

（1）患者发病原因是否为进油腻食物突发右上腹剧烈疼痛，阵发性加剧，是否伴有右肩背部放射痛、恶心等，疼痛与情绪是否有关，有无两胁胀痛等症状。

（2）是否有右下腹压痛及下肢转移痛；是否有腹泻，大便脓血等；有无周期性、规律性上腹部疼痛病史；是否有胆道病史及暴饮暴食史，是否有上腹剧痛并向腰背部放射，或左上腹隐痛伴恶心、呕吐、发热等。

（3）可结合中医"十问"，记录目前情况。

2. 诊疗情况：①是否到医院诊治？做过哪些检查？结果如何？②用过何种药物治疗？效果如何？

思 考 题

1. 如何鉴别假神与重病好转？

2. 如何从望面色推断病证的寒热虚实？

3. 举例说明望舌可辨别病邪的性质、病势的进退。

4. 何谓自汗、盗汗、绝汗、战汗？其病因病机如何？

5. 如何从脉象诊断表里寒热虚实证？

进 一 步 阅 读 文 献

冯路，许朝霞，宋雪阳，2020. 概述妊娠期脉象特征的研究进展. 中华中医药杂志，35(6): 3026～3028

解天骁，许朝霞，王忆勤，等，2021.《黄帝内经》中"舌"相关理论探析. 中华中医药杂志，36(5): 2479～2481

张钰莹，周华，詹松华，等，2021. 中医四诊新技术的应用及研究进展. 中国医学计算机成像杂志，27(1): 83～86

（沈蓓蓓）

第十章 辨 证

学习目标

1. 掌握八纲辨证的概念和各纲证概念、证候表现及鉴别要点。
2. 熟悉八纲辨证的意义和八纲之间的关系。
3. 掌握各脏腑常见证的病机特点和证候表现。
4. 熟悉脏腑辨证的意义和脏腑之间的发病关系。
5. 熟悉气血津液辨证的实质及其辨证意义。

辨证是指运用中医理论，将四诊所收集的资料进行分析、综合，对疾病当前阶段的病理本质做出诊断。

辨证是中医学认识和诊断疾病的方法，在全面分析病史、症状和体征等临床资料的基础上，做出能说明疾病的病因、病位、性质和正邪盛衰等情况的诊断，即证的诊断，它与疾病所反映的个别症状，如发热、咳嗽等有本质的不同。

中医学有很多种辨证方法，如八纲辨证、脏腑辨证、气血津液辨证、六经辨证、卫气营血辨证、三焦辨证等。其中八纲辨证是其他各种辨证方法的总纲；脏腑辨证是其他各种辨证方法的基础，主要运用于杂病；气血津液辨证是脏腑辨证的必要补充；六经辨证主要应用于伤寒病；卫气营血辨证和三焦辨证主要应用于温病。这些辨证方法虽各有特点，对不同疾病的诊断各有侧重，但又是相互联系和相互补充的，在实际应用中我们可以相互参照，灵活应用。

中医学的辨证和西医学的辨病是在两种不同理论体系指导下认识疾病的方法，各有短长，在临床上应把辨证和辨病有机地结合起来，取长补短，才能更全面地认识疾病。

第一节 八纲辨证

八纲，即阴、阳、表、里、寒、热、虚、实八类纲领性证候，以阴、阳描述病证的类别，以表、里区分病变的部位，以寒、热归纳病变的性质，以虚、实反映病变过程中正邪双方的力量对比，其中表、热、实三纲属阳，里、寒、虚三纲属阴，故阴、阳又是八纲中的总纲。

八纲辨证，就是通过对四诊所取得的材料，进行综合分析，将病证辨别为阴证、阳证、表证、里证、寒证、热证、虚证、实证八类纲领性证候的方法，是其他辨证方法的总纲，应用在临床上，可以起到执简驭繁的作用。

八纲辨证就是把千变万化的症状和（或）体征，按照表与里、寒与热、虚与实、阴与阳的两点论来加以分析，把疾病的各个矛盾充分地揭示出来，最后判断出八类基本证候。在八纲的基础上，结合脏腑、气血津液、温病和经络的病机特点，则又可分为脏腑辨证、气血津液辨证、卫气营血辨证和经络辨证等方法。

八纲辨证虽然将疾病概括为具有纲领性的四对证候，但并不是各自独立、界限分明、互不相干的，在临床上，它们之间既互相区别、又互相联系，既相互转化、又错杂互见，因此在应用八纲辨证方法时，既要掌握各个基本证候的内容，又要熟悉复杂的证候类型，才能正确全面地认识病证。

一、表里辨证

表里辨证，是辨别病变部位和病邪深浅的两个纲领。人体的皮毛、肌腠、经络在外，外有病属表；五脏、六腑、气血、骨髓在内，内有病属里。但不能机械地把表里等同于固定的解剖部位。病位在表，并非全是表证，如毛发脱落、皮肤紫癜等，就不能认为是表证。辨别表里证要以临床症状为主要依据。

外邪犯表，多是疾病初起，一般比较轻浅；脏腑、气血、骨髓受病，多是病邪深入，一般比较深重。

（一）表证

表证是外感病邪从皮毛、口鼻侵入机体所产生的证候。见于外感病的初起阶段。以起病急，病程短，病位浅为特点。

1. 临床表现 发热恶寒（或恶风），头身疼痛，鼻塞流涕，打喷嚏，咽痛，喉痒咳嗽，舌苔薄白，脉浮。

2. 辨证要点 恶寒发热并见，苔薄白，脉浮。

（二）里证

里证是病变部位在里，脏腑、气血或骨髓等受邪所致的证候。里证可由表邪不解，内传入里，侵犯脏腑；外邪直接侵犯脏腑；情志内伤、饮食、劳倦等各种原因，导致脏腑功能失调，使病从内生。简而言之，凡非表证（包括半表半里证）者，一般均为里证范畴。

1. 临床表现 里证包括的证候范围很广，临床表现多种多样，但总以脏腑的证候为主。

2. 辨证要点 不恶风寒，脉不浮，以脏腑气血阴阳失调症状为依据。

> **知识拓展**
>
> 半表半里证：病证名，是在外感病邪由表入里的过程中，邪正分争，少阳枢机不利所表现的证候，表现症状以往来寒热、口苦、咽干、目眩为特征。半表半里是《伤寒论》六经辨证的病位概念之一，指病邪既不在表，又未入里，介于表里之间。

（三）表证与里证的鉴别

表证为新病，病程短，发热与恶寒并见，舌正常或边尖红，脉浮；里证为久病，病程长，发热不恶寒或但寒不热或但热不寒，舌象多有变化，脉不浮或沉。表证与里证鉴别要点见表1-10-1。

表 1-10-1　表证与里证的鉴别要点

鉴别点	表证	里证
病程	新病，病程短	久病，病程长
寒热	发热恶寒并见	但寒不热，或但热不寒
常症	头身疼痛、鼻塞、打喷嚏、流涕等	咳喘、心悸、腹痛等内脏证候
舌象	少有变化	多有变化
脉象	多见浮脉	多见沉脉，或其他脉象

（四）表证与里证的关系

1. 表里同病 指表证和里证同时在一个患者身上出现。如患者既有发热、恶寒、头痛等表证，又有腹痛、肠鸣、腹泻等里证。表里同病见于表证未解，邪已入里；病邪同时侵犯表里；旧病未愈，复感外邪。

2. 表里转化 表证和里证可以互相转化，即"由表入里"或"由里出表"。表证、里证相互转化是有条件的，主要取决于正邪斗争的情况。当机体抵抗力不足，或邪气过盛，或护理不当，或失治、误治等因素可致表证转化为里证；当发病后经过正确及时的治疗，正气来复，里邪外透，病势好转，则可里证出表。凡病邪由里出表，表示病势减轻；病邪由表入里，表示病势加重。

二、寒 热 辨 证

寒热辨证是辨别疾病性质的两个纲领。寒热是阴阳偏盛偏衰的具体表现。

辨寒热就是辨阴阳之盛衰，辨别疾病的寒热性质，是治疗用温热性药物或寒凉性药物的依据，即《素问·至真要大论》所说的"寒者热之""热者寒之"之意。

（一）寒证

寒证是感受寒邪，或阳虚阴盛，表现为功能活动衰退的证候。寒证因外感寒邪，或过食生冷使阴寒过盛；或内伤久病，耗伤阳气，使阴寒偏盛所致。

1. 临床表现 恶寒或畏寒喜暖，口淡不渴，面色苍白，肢冷蜷卧，痰、涕清稀，小便清长，大便稀溏，舌淡，苔白而润滑，脉迟。

2. 辨证要点 恶寒或畏寒喜暖，面色苍白，肢冷蜷卧，分泌物和排泄物清稀，舌苔白。

（二）热证

热证是感受热邪，或阳盛阴虚，表现为功能活动亢进的证候。热证因外感热邪，或寒邪入里化热，或过食辛辣，蓄积为热，或情志内伤，郁而化火，或房事劳伤，阴精内耗，致虚热内生。

1. 临床表现 发热喜凉，口渴喜凉饮，面红目赤，烦躁不安，痰、涕黄稠，大便秘结，小便短赤，舌红，苔黄而干，脉数。

2. 辨证要点 发热，恶热喜凉，面红，舌红，苔黄，脉数。

（三）寒证与热证的鉴别

辨别寒证与热证，应对疾病的全部表现综合观察，才能得出正确的结论。临床上多从患者的面色、寒热喜恶、四肢冷暖、口渴与否、大小便等情况，以及舌象、脉象的变化，进行辨别。寒证与热证的鉴别要点见表 1-10-2。

表 1-10-2　寒证与热证的鉴别要点

证型	面色	四肢	寒热	口渴	大便	小便	舌	脉
寒证	苍白	清凉	怕冷	不渴或热饮不多	稀溏	清长	舌质淡，苔白滑	迟
热证	红赤	燥热	发热	渴喜冷饮	秘结	短赤	舌质红，苔黄干	数

（四）寒证与热证的关系

寒证与热证虽有阴阳盛衰的本质区别，但又互相联系，它们既可在患者身上同时出现，表现为寒热错杂的证候，又可在一定条件下相互转化，出现寒证化热、热证转寒。在疾病的危重阶段，还可出现假象。

1. 寒热错杂 指寒证和热证同时在一个患者身上出现。如患者出现胸中烦热，呕吐吞酸（热在胸脘），又有腹痛喜暖，肠鸣泄泻（寒在大肠）。

寒热错杂证，在临床上并不少见，故在辨证施治中，要分清寒与热的主次、轻重、缓急，抓住主要矛盾，做出适当的立法用药。

2. 寒热转化 指在疾病发展过程中，寒证转化为热证，热证转化为寒证。如开始恶寒发热，头痛身疼，苔薄白，脉浮紧，是表寒证，若未及时治疗，病情进一步发展，寒邪入里化热，恶寒等症状消失，而出现发热恶热，心烦口渴，苔黄，脉数等热证表现，即是表寒证转化为里热证。

寒热证的相互转化，往往反映邪正的进退情况。一般由寒证转化为热证，是正气尚盛；由热证转化为寒证，多属正不胜邪。

3. 寒热真假 寒证和热证在病程的某一阶段表现出与本质相反的情况，即真寒假热和真热假寒。在疾病过程中，一般情况下，疾病的本质与所反映的征象是一致的，即热证出现热象，寒证出现寒象。但在特殊情况下，特别是在疾病的危重阶段，有时出现寒热真假的证候，即寒证见热象，热证见寒象。因其临床症状与疾病本质不一致，故需要详加辨别，方能透过现象抓本质，做出正确的诊断。

真热假寒：即内有真热，外有假寒的证候。表现为胸腹灼热，不欲盖衣被，口渴喜冷饮，咽干，口臭，小便短赤，大便燥结，舌红，苔黄，脉虽沉细，但按之有力等热象；又有面色苍白，四肢厥冷，脉沉细等似寒证。

真寒假热：即内有真寒，外见假热的证候。临床表现为身热而欲加衣被，面嫩红而四肢冷，口渴而喜热饮，但饮不多，小便清长，大便稀薄，舌质淡，苔白等寒象；又有身热，面红，口渴，烦躁，脉大等似热证。

真热假寒与真寒假热的鉴别要点见表1-10-3。

表 1-10-3　真热假寒与真寒假热的鉴别要点

鉴别点	真热假寒	真寒假热
望诊	面色晦滞，如油垢烟熏；表情淡漠，时烦躁，两目有神；苔白而干厚	两颧嫩红，唇白；时烦躁，但形萎神疲；舌干而苔黑滑润
闻诊	气热息粗，声音响亮，口气臭秽	气冷息微，语声无力，无臭秽气味
问诊	胸下痞闷，痰黄稠；大便泄泻臭秽，肛门灼热，尿赤；身寒但不欲近衣	口渴不欲饮水或喜热饮，便溏足冷，身热反欲近衣
切诊	脉滑数，或脉虽沉按之有力 胸腹灼热，按之灼手	脉数按之无力，或微细欲绝 胸腹按之不灼手

知识窗

康熙年间，温补之风在岭南地区备受推崇。当是时，清·何梦瑶的友人赵林临之妻患病两月余，延请的医生多用温补疗法，越治越重，恰逢何氏辞官归里，改用寒凉攻邪法数十剂而力挽狂澜。赵林临不免困惑，前医皆言是阳虚证，非参附之属不可治，为何何氏却反其道而行？何氏强调，正气虚损，无论阴虚阳虚，均当补益；邪气偏盛，无论阴邪阳邪，均当攻邪。时医以温补可起死回生而盲目滥用，不辨寒热虚实，生搬硬套；对苦寒、甘寒之品，不明其理而不敢用，便以温补为稳，杀人如麻。

三、虚实辨证

虚实辨证是辨别正气强弱和邪气盛衰的两个纲领。

虚实，是由正气和邪气相争的势力强弱所决定的，虚证是正气虚弱不足，实证是邪气亢盛有余。辨别疾病的虚实，是确定扶正和祛邪治则的依据。

案例 1-10-1

患者，男，60岁。反复咳嗽气喘10余年，曾在某医院行肺功能检查，诊断为"慢性阻塞性肺疾病"。3日前气温骤降，患者不慎感寒，发作咳喘，呼吸不畅，寻医求治。症见咳嗽气短，胸闷，咯痰，痰多色白质稀，神疲乏力，肢体倦怠，小便短少不利，舌淡胖苔白滑，右脉沉细无力，左脉弦滑。
问题：如何应用虚实辨证的方法对该患者进行分析和诊断？

（一）虚证

虚证是指人体正气不足，脏腑功能衰退所表现的证候。由先天不足，年老体弱，妇女生育过多，大病久病之后，七情劳倦，房事过度等原因所致。

1. 气虚证　指全身或某一脏腑功能减退的证候。临床表现有面白无华，少气懒言，语声低微，疲倦乏力，自汗，动则诸症加剧，舌质淡，脉虚弱。

2. 血虚证 指血液不足，不能濡养脏腑、经脉、组织、器官所表现的证候。临床表现有面色苍白或萎黄，唇甲淡白，头晕眼花，心悸失眠，手足麻木，妇女月经量少，衍期或经闭，舌质淡，脉细无力。

3. 阴虚证 是机体阴液亏损，阴不制阳，虚热内生所表现的证候。临床表现有午后潮热，盗汗，颧红，咽干，手足心热，心烦失眠，消瘦乏力，小便短黄，大便干结，舌红少苔或花剥、光剥，脉细数。

4. 阳虚证 是机体阳气不足，阳不制阴，虚寒内生所出现的证候。临床表现有形寒肢冷，面色㿠白，神疲乏力，自汗，口淡不渴，小便清长，大便稀薄，舌淡胖，苔薄白，脉沉细弱。

（二）实证

实证是指邪气过盛，脏腑功能活动亢进所表现的证候。由外感六淫或疫气，脏腑功能失调，以致痰饮、水湿、瘀血等病理产物停留体内所致。

临床表现：由于邪气的性质及所在部位不同，其临床表现也各不相同，常见的症状有形体壮实，声高气粗，精神烦躁，胸胁脘腹胀痛、疼痛拒按，小便短赤，大便秘结或热痢下重，发热，面赤，舌苔厚腻，脉实有力等。

（三）虚证与实证的鉴别

实证表现为有余、壅闭的证候，虚证表现为不足、滑脱的征象，鉴别要点见表1-10-4。

表1-10-4 虚证与实证的鉴别要点

鉴别要点	虚证	实证
病程	久	短
体质	弱	壮
精神	精神萎靡，身倦乏力	精神振奋
气息	气弱懒言	声高气粗
疼痛	隐痛喜按	剧痛拒按
二便	大便稀溏，小便清长	大便秘结，小便短赤
舌	舌淡嫩，少苔	舌苔厚腻
脉	细弱	实而有力

（四）虚证与实证的关系

疾病的变化是一个复杂的过程，常由于体质、治疗、护理等各种因素的影响，使虚证与实证相互转化，或出现虚实夹杂的证候。

1. 虚实夹杂 指患者同时出现虚证和实证。如素体气虚，复感外邪表现有面白无华、少气懒言、疲倦乏力之气虚证，又有咳嗽痰黄等新感邪实证。

2. 虚实转化 在疾病发展过程中，由于正邪相互斗争的复杂变化，在一定条件下，虚证和实证之间可发生相互转化。实证转化为虚证，多由失治或误治，或邪气过盛伤及正气而成，如感染性疾病，长期高热不退，邪气久留，损伤正气，可出现消瘦、少气乏力、面色少华、脉细无力等虚证。虚证转化为实证较少，多见的是先为虚证，后转化为虚实夹杂证，如脾虚运化失健，初为纳呆，乏力，继则出现脘腹痞满、嗳腐吞酸、舌苔厚腻之脾虚食滞证。

3. 虚实真假 指在疾病过程中出现真实假虚或真虚假实。

真实假虚指本质是实证，反见似虚症状的证候。如神情淡漠无语，但语则声高气粗，身倦懒动，稍动觉舒；脘腹疼痛，但按之加剧；脉沉细但按之有力。

真虚假实指本质是虚证,反见似实症状的证候。如腹胀满,但时有缓解,腹痛喜按,大便不通但腹无硬满,脉弦大而重按无力。

虚实真假鉴别要点见表1-10-5。

表1-10-5 虚实真假的鉴别要点

鉴别点	真实假虚	真虚假实
体质	强	弱
病程	新病	久病
舌质	苍老	胖嫩
脉象	有力	无力

案例 1-10-1 分析讨论

痰涎上壅,肺气不宣,故见胸闷、咳嗽痰多,左脉弦滑,属实证;肾阳虚衰,肾气不纳,水气不化,故神疲乏力,肢体倦怠,喘促短气,小便短少不利,右脉沉细无力,属虚证。因此本案患者肾阳虚而不能化阴制水,水饮上逆,饮聚成痰,痰饮阻肺,形成上盛下虚之势,即为上实下虚证。

四、阴阳辨证

阴阳是概括病证类别的两个纲领,是八纲的总纲。表、热、实证属阳,里、寒、虚证属阴。一切病证都可以归纳为阴证和阳证两大类,所以《素问·阴阳应象大论》说:"善诊者,察色按脉,先别阴阳。"

(一)阴证

阴证是体内阳气虚衰,或寒邪凝滞所表现的证候,其病属寒、属虚。机体反应衰退,临床表现为精神萎靡,面色苍白,畏寒肢冷,气短声低,口不渴,大便溏,小便清,舌质淡或胖嫩,苔白,脉沉迟弱等。

(二)阳证

阳证是体内热邪壅盛,或阳气亢盛所表现的证候,其病属热、属实。机体反应亢盛,临床表现为身热面赤,精神烦躁,气壮声高,口渴喜冷饮,呼吸气粗,大便秘结,小便短赤,舌质红绛,苔黄,脉滑数。

(三)阴证与阳证的鉴别

阴证,呈慢性起病,精神抑郁,静而不躁,肢体清冷,脏腑功能衰退,面色晦暗。

阳证,呈急性起病,精神亢奋,躁动不安,大便秘结,脏腑功能亢进,面色明亮。

经典链接

清·程国彭所撰的《医学心悟》曰:"热者为阳,实者为阳,在表者为阳;寒者为阴,虚者为阴,在里者为阴。寒邪客表,阳中之阴;热邪入里,阴中之阳。寒邪入里,阴中之阴;热邪达表,阳中之阳。"

(四)亡阴证与亡阳证

亡阴与亡阳是疾病过程中的危重证候。一般在高热大汗或发汗太过,或剧烈吐泻、失血过多等阴液或阳气迅速亡失的情况下出现。

1. 亡阴证 是指体内阴液大量消耗或丢失，以致阴液衰竭所表现的证候。临床表现为汗出而黏，身热肢温，烦躁不安，皮肤皱瘪，呼吸短促，渴喜冷饮，舌红而干，脉细数无力。

2. 亡阳证 是指体内阳气严重耗损，以致阳气虚脱所表现的证候。临床表现为大汗淋漓，面色苍白，精神淡漠，畏寒，四肢厥冷，气息微弱，口不渴或渴喜热饮，舌质淡，脉微欲绝。亡阴证与亡阳证的鉴别要点见表 1-10-6。

表 1-10-6 亡阴证与亡阳证的鉴别要点

鉴别点	亡阴证	亡阳证
寒热	畏热，手足温	畏寒，手足冷
汗	汗黏热，味咸	汗稀冷，味淡
口渴	渴喜冷饮	口不渴，喜热饮
呼吸	气急而短	气息微弱
舌象	红、干	白、润
脉象	细数无力，或躁疾	浮数无根，微细欲绝

由于阴阳互根的关系，阴竭则阳气必无所依而散越；阳亡则阴液必无化生而耗竭，所以亡阴可迅速导致亡阳，亡阳之后亦可出现亡阴，只是先后主次的不同。因此，在临床上应分辨亡阴、亡阳的主次，才能及时正确救治。

五、八纲辨证之间的相互关系

八纲被运用于疾病的辨证过程中，虽然每一纲都有特异性的内容，但它们是相互联系的，如辨别表里应与寒热虚实相联系，辨别寒热又必须与虚实表里相联系，辨别虚实又必须与表里寒热相联系。表证有表寒、表热、表虚、表实之别，还有表寒里热、表实里虚等错综复杂的表现。表证如此，里证、寒证、热证、虚证、实证也是如此。在一定的条件下，表里、寒热、虚实还可以相互转化。病情发展到严重阶段，还可以出现与疾病本质相反的假象。因此，运用八纲辨证，既要掌握八纲各自不同的证候特点，又要注意八纲之间的相兼、转化、夹杂、真假，才能对疾病做出全面正确的判断。

表证、里证之寒热虚实的鉴别要点见表 1-10-7。

表 1-10-7 表证、里证的寒热虚实鉴别要点

纲领		症状	舌质、舌苔	脉象
表	寒	恶寒重，发热轻，无汗，头痛，骨节酸痛，不渴	苔薄白	浮紧
	热	发热，不恶寒，或发热重，恶寒轻，微汗，口渴，尿黄	苔薄黄	浮数
	虚	恶风，发热，自汗，鼻塞	舌质淡	浮缓
	实	一般指表寒证，以无汗为特点	苔薄白	浮紧
里	寒	形寒肢冷，面色苍白，口不渴，或微渴喜热饮，痰稀白，尿清，便溏	苔白滑	沉迟
	热	壮热，面赤，心烦，口渴喜冷饮，痰黄稠，尿短赤，大便干	苔黄	沉数
	虚	气弱懒言，纳减，倦怠，头晕，心慌	舌质淡嫩	沉弱
	实	胸腹胀满，疼痛拒按，大便秘结	苔厚腻	沉实

（张志敏）

第二节　脏腑辨证

脏腑辨证是在全面认识脏腑生理功能和病理变化的基础上，对四诊收集的临床资料进行综合分析，以判断疾病的病因病机，确定证候类型的一种辨证方法。简言之，即以脏腑为纲，对疾病进行辨证。

脏腑辨证是中医辨证体系中重要的组成部分，是临床各科诊断疾病的基本方法。中医临床应用的辨证方法很多，如八纲辨证、气血津液辨证、六经辨证、卫气营血辨证、三焦辨证等，各具特色，各有侧重，但均与脏腑密切相关，最终都要落实到脏腑辨证上来。

一、心与小肠病辨证

心病以血脉功能紊乱和神志功能异常为主要病理变化。常见症状有心悸、怔忡、心痛、失眠、健忘、谵语、舌疮、脉结代等。小肠病以其分清泌浊功能失常为主要病理变化，常见症状有尿赤涩痛、尿血等。

案例 1-10-2

患者，女，68岁。心悸2个月，加重1周。平素气短乏力，头晕目眩，失眠健忘，面色不华，唇甲苍白，舌淡，脉细弱。

问题：1. 如何用脏腑辨证的方法对该患者进行分析和诊断？

2. 试分析其病因、病机、病位。

（一）心气虚证

心气虚证是心气不足鼓动无力所表现的证候。

1. 临床表现 心悸怔忡，胸闷气短，神疲乏力，自汗，活动后加重，面色淡白，舌质淡，脉虚弱。

2. 辨证要点 心悸，气短，活动后加重，脉细弱。

（二）心阳虚证

心阳虚证是心阳不振，虚寒内生所表现的证候。

1. 临床表现 心悸，气短，活动时加重，面色㿠白，畏寒肢冷，心胸憋闷或痛，四肢浮肿，舌质淡胖或紫暗，苔白滑，脉结代。

2. 辨证要点 心悸，气短，胸闷或痛，畏寒肢冷，舌淡胖。

（三）心血虚证

心血虚证是心血不足，心神失养所表现的证候。

1. 临床表现 心悸，健忘，失眠多梦，面白无华，头昏眩晕，唇舌色淡，脉细无力。

2. 辨证要点 心悸，健忘，面白无华，唇舌淡。

（四）心阴不足证

心阴不足证是心阴不足，心神失养，虚热内生所表现的证候。

1. 临床表现 心悸，健忘，失眠多梦，潮热颧赤，或五心烦热，盗汗，口干咽燥，舌红少津，脉细数。

2. 辨证要点 心悸，五心烦热，舌红少津，脉细数。

（五）心血瘀阻证

心血瘀阻证是心血运行不畅或心脉痹阻不通所表现的证候。

1. 临床表现 心悸怔忡，心胸憋闷或刺痛，痛引肩背内臂，时发时止，舌紫暗或见瘀点瘀斑，脉细涩或结代。重者暴痛欲绝，口唇青紫，肢厥神昏，脉微欲绝。

2. 辨证要点 心悸怔忡，心胸憋闷或刺痛，舌紫暗。

（六）心火亢盛证

心火亢盛证是心火炽盛所表现的实热证候。

1. 临床表现 心胸烦热，面赤口渴，失眠多梦，甚或狂躁、谵语，吐血，舌尖红绛，苔黄，脉数，或口舌生疮，或小便赤涩刺痛、血尿等。

2. 辨证要点 心胸烦热，舌尖红，口舌生疮。

案例 1-10-2 分析讨论

该患者辨证诊断为心血不足证。心主血脉，血虚不能养心，则心悸不宁；其华在面，不荣于外，则面色唇甲苍白；脑神失养，遂头晕目眩，失眠健忘，乏力。舌淡，脉细弱均为心血亏虚之象。

二、肺与大肠病辨证

肺病以呼吸功能障碍、水液输布失常、卫外功能失调、宣降失司为主要病理变化。故肺病常见症有咳嗽、气喘、咳痰、胸痛、鼻塞流涕、呼吸失常、水肿等。大肠病以传导失常为要，常见症状有便秘、泄泻、腹胀、腹痛、肠鸣矢气、里急后重、痢下脓血等。

案例 1-10-3

患者，男，35 岁。咳嗽 1 个月。咳声重浊，痰多色白而黏，胸闷脘痞，纳呆，身重困倦，大便时溏，舌胖，苔白腻，脉濡滑。

问题：1. 该患者应作何辨证诊断？

2. 试分析其病因、病机、病位。

（一）肺气虚证

肺气虚证是肺气不足，主气和卫外功能减弱所表现的证候。

1. 临床表现 咳喘无力，动则气短，痰液清稀，倦怠无力，面色无华，自汗畏风，易于感冒，舌淡，苔薄白，脉细弱。

2. 辨证要点 咳喘，痰白，并见气虚证。

（二）肺阴虚证

肺阴虚证是肺阴不足，虚热内生所表现的证候。

1. 临床表现 干咳无痰，或痰少而稠，或咳痰带血，口干舌燥，声音嘶哑，形体消瘦，潮热颧红，五心烦热，盗汗，舌红少津，脉细数。

2. 辨证要点 干咳无痰，或痰少，并见虚热证。

（三）风寒束肺证

风寒束肺证是风寒袭肺，肺卫失宣所表现的证候。

1. 临床表现 咳嗽，或兼气喘，痰液稀薄色白，鼻塞流清涕，或兼恶寒发热，无汗，头身疼痛，苔薄白，脉浮紧。

2. 辨证要点 咳嗽或气喘，痰白，并见风寒表证。

（四）风热犯肺证

风热犯肺证是风热邪气侵犯肺卫所表现的证候。

1. 临床表现 咳嗽，咳痰黄稠，咳出不爽，或鼻塞流浊涕，咽喉痛，口干欲饮，或兼发热头痛，舌边尖红，苔薄黄，脉浮数。

2. 辨证要点 咳嗽或气喘，痰黄，并见风热表证。

（五）燥邪犯肺证

燥邪犯肺证是燥邪伤于肺卫所表现的证候。

1. 临床表现 干咳无痰，或痰少而黏，不易咳出，或带血丝，咳引胸痛，口鼻干燥，咽干喉痛，或发热，舌红，苔薄黄，脉浮数。

2. 辨证要点 干咳无痰，或痰少，并见风燥表证。

（六）痰浊阻肺证

痰浊阻肺证是痰浊壅阻于肺，肺失宣降所表现的证候。

1. 临床表现 咳嗽痰多，色白易咳，胸闷气喘，喉中痰鸣，甚则喘息不能平卧，舌苔白腻，脉滑。

2. 辨证要点 咳或喘，痰多，苔腻。

（七）大肠湿热证

大肠湿热证是湿热蕴结大肠，传导失司所表现的证候。

1. 临床表现 腹痛阵作，泄泻秽浊，或下痢脓血，里急后重，肛门灼热，小便短赤，或发热口渴，舌红，苔黄腻，脉滑数。

2. 辨证要点 泄泻，或下痢，舌红，苔黄腻。

（八）大肠液亏证

大肠液亏证是津液不足，肠失濡润所表现的证候。

1. 临床表现 大便秘结干燥，状如羊屎，难以解出，常数日一行，口干咽燥，舌红少津，或见黄燥苔，脉细。

2. 辨证要点 便秘，舌红少津。

案例 1-10-3 分析讨论

该患者辨证诊断为痰湿蕴肺证。脾虚生痰，上渍于肺，阻碍肺气，肺气不利，故咳嗽痰多，色白而黏，胸闷脘痞；湿困脾阳，脾失健运，则纳呆便溏，身重困倦。舌胖，苔白腻，脉濡滑乃痰湿停积之象。

三、脾与胃病辨证

脾病以运化功能失常，导致气血生化不足、生湿生痰，以及脾不统血，清阳不升为主要病理变化，临床常见症状有食欲不振、腹满、便溏、内脏下垂、出血、水肿等症状。胃病以受纳、腐熟功能障碍及和降失常为主，常见症状有胃脘胀痛、恶心、呕吐、嗳气、呃逆等。

案例 1-10-4

患者，女，23 岁。3 日前过食冰冷食物，当晚即腹胀腹泻，夜卧不安，今日病情加重，前来诊治。面色暗黄不泽，身重困倦，口淡不渴，口腻纳呆，恶心欲呕，脘腹胀满。大便泻下清稀如水，日行数次，小便短少，舌淡红，苔白腻，脉迟缓。

问题：1. 该患者应作何辨证诊断？

2. 试分析其病因、病机、病位。

（一）脾气虚证

脾气虚证是脾虚运化功能失职所表现的证候。

1. 临床表现　纳呆，脘腹胀满，食后尤甚，便溏，少气懒言，四肢倦怠，形体消瘦，面色萎黄，舌淡，苔薄白，脉缓弱。

2. 辨证要点　纳呆，胀满，便溏。

（二）脾阳虚证

脾阳虚证是脾阳虚衰，运化无权，虚寒内生的证候。

1. 临床表现　纳少腹胀，脘腹冷痛，喜温喜按，泛吐清水，浮肿，白带清稀，大便溏泄，形寒肢冷，舌淡胖，苔白，脉沉迟。

2. 辨证要点　纳少，腹胀，便溏，并见虚寒证。

（三）寒湿困脾证

寒湿困脾证是寒湿内停，脾阳受困，运化失职所表现的证候。

1. 临床表现　纳呆，脘腹胀闷或疼痛，泛恶欲吐，口黏不爽，大便溏泄，头重身困或浮肿，舌淡胖，苔白腻，脉濡缓。

2. 辨证要点　脘腹胀闷或疼痛，大便溏泄，舌淡胖，苔白腻。

（四）脾胃湿热证

脾胃湿热证是湿热中阻，脾胃失调，影响肝的疏泄，致胆汁外溢所表现的证候。

1. 临床表现　脘腹痞闷，恶心欲吐，口黏而甜，厌恶油腻，肢体困重，大便溏泄不爽，小便短赤不利，或面目皮肤发黄，或皮肤发痒，或身热起伏，汗出热不解，舌质红，苔黄腻，脉濡数。

2. 辨证要点　脘腹痞闷，大便溏泄不爽，舌质红，苔黄腻，脉濡数。

（五）寒凝胃脘证

寒凝胃脘证是寒邪直中胃脘所表现的证候。

1. 临床表现　胃脘冷痛，轻则绵绵不已，重则拘急剧痛，遇寒加剧，得温则减，口淡不渴，或泛吐清水，或脘中有振水声，舌淡红，苔白滑，脉弦或迟。

2. 辨证要点　胃脘冷痛，呕吐清涎。

（六）胃火炽盛证

胃火炽盛证是胃中火热炽盛所表现的证候。

1. 临床表现　胃脘灼热疼痛，吞酸嘈杂，消谷善饥，口苦口臭，渴喜冷饮，大便秘结，小便短赤，或齿龈肿痛，溃烂出血，舌红苔黄，脉滑数。

2. 辨证要点　胃脘灼痛，舌红，苔黄。

（七）食滞胃脘证

食滞胃脘证是饮食停滞胃脘，腐熟无能，升降失常所表现的证候。

1. 临床表现　脘腹胀痛，嗳腐吞酸，或呕吐酸腐，吐后腹痛减轻，纳呆，泛恶，大便秘结或泄泻，泻下物酸腐秽臭，舌淡红，苔厚腻，脉滑。

2. 辨证要点　脘腹胀痛，嗳腐吞酸。

（八）胃阴不足证

胃阴不足证是胃阴不足，虚热内生所表现的证候。

1. 临床表现　胃脘隐痛，饥不欲食，或脘痞不舒，干呕呃逆，口干咽燥，大便干结，舌红少津，少苔或中剥，脉细数。

2. 辨证要点　胃脘隐痛，舌红少津，少苔或中剥。

案例 1-10-4 分析讨论

　　该患者辨证诊断为寒湿困脾证。患者因过食生冷致病。寒湿内阻脾胃，脾失健运，清浊不分，水湿下走大肠，故见大便清稀如水，日行数次，小便短少；寒湿内阻，胃失和降，则口淡不渴，口腻纳呆，恶心欲呕；面色暗黄不泽，身重困倦，舌淡红，苔白腻，脉迟缓，皆为寒湿困脾之象。

四、肝与胆病辨证

　　肝病以肝失疏泄、肝不藏血、阴血亏虚、筋脉失养、动风化火为主要病理变化。故肝病常见症状有精神抑郁、急躁易怒、头晕目眩、胸胁或少腹胀痛、肢体震颤、四肢抽搐、视物不清、月经不调等。胆病以胆汁排泄失常和主决断失常为主要病理变化。胆病常见症状有口苦、呕吐胆汁、黄疸、胆怯等。

案例 1-10-5

　　患者，女，37岁。经期不定1年。月经量或多或少，色暗红，有血块，胸胁、乳房、少腹胀痛，精神郁闷，时欲太息，苔薄白，脉弦。

问题：1. 该患者应作何辨证诊断？

　　　　2. 试分析其病因、病机、病位。

（一）肝气郁结证

　　肝气郁结证是肝失疏泄，气机郁滞所表现的证候。

　　1. 临床表现　精神抑郁，胸闷太息，胸胁或少腹胀痛，纳呆嗳气，或咽部似有物梗塞，或瘿瘤，或胁下癥积痞块，或痛经，月经不调，甚则闭经，舌淡红，苔薄白，脉弦。

　　2. 辨证要点　精神抑郁，肝经部位胀痛，脉弦。

（二）肝火上炎证

　　肝火上炎证是气郁化火，气火上逆所表现的证候。

　　1. 临床表现　头痛，眩晕，面红目赤，口苦咽干，不眠或噩梦纷纭，胁肋灼痛，耳鸣耳聋，尿黄便秘，或尿血，舌红，苔黄，脉弦数。

　　2. 辨证要点　头痛，眩晕，急躁易怒，舌红，苔黄，脉弦数。

（三）肝阳上亢证

　　肝阳上亢证是肝肾阴虚，水不涵木，阴不潜阳所表现的证候。

　　1. 临床表现　头目胀痛，眩晕耳鸣，面红目赤，急躁易怒，腰膝酸软，大便干结，小便黄，舌红，少苔，脉弦细数。

　　2. 辨证要点　头目胀痛，眩晕，腰膝酸软。

（四）肝风内动证

　　肝风内动证是以眩晕、抽搐、震颤等具有"动摇"特点的症状为主要表现的一类证候，根据病因不同，有下列几种类型。

　　1. 肝阳化风证　肝阳化风证指肝阳升动，亢逆无制而生风所表现的证候。

　　（1）临床表现：眩晕欲仆，步履不稳，肢体麻木或震颤，头痛如掣，语言不利，面红，烦躁，甚则卒然昏倒，不省人事，口眼㖞斜，半身不遂，舌强语謇，喉中痰鸣，舌红，苔黄，脉弦细数。

　　（2）辨证要点：肝阳上亢史，并见动风的表现（卒然昏仆，半身不遂）。

　　2. 热极生风证　邪热炽盛，燔灼肝经所表现的证候。

（1）临床表现：高热烦渴，躁扰不安，抽搐，项强，两目上翻，角弓反张，神志昏迷，舌红，苔黄，脉弦数。

（2）辨证要点：高热，并见动风的表现。

3. 血虚生风证 血虚生风，筋脉失养所表现的证候。

（1）临床表现：头昏目眩，视物模糊，面色萎黄，肢体麻木或震颤，肌肉瞤动，关节拘急，舌淡，苔薄，脉弦细。

（2）辨证要点：血虚证，并见动风的表现。

（五）肝阴虚证

肝阴虚证是肝阴不足，虚热内扰所表现的证候。

1. 临床表现 头昏耳鸣，目涩视蒙，面部烘热，口干咽燥，五心烦热，胁肋隐痛，或手足蠕动，舌红，少津，脉细数。

2. 辨证要点 头昏耳鸣，目涩视蒙，胁肋隐痛，并见虚热证。

（六）肝血不足证

肝血不足证是肝血亏虚，失于濡养所表现的证候。

1. 临床表现 头晕目眩，两目干涩，视物模糊，或夜盲，筋惕肉瞤，肢体麻木，筋脉拘挛；妇女月经涩少，甚或闭经；面目无华，爪甲不荣，舌淡，苔薄白，脉弦细。

2. 辨证要点 目、筋、爪甲失于濡养症状，并见血虚证。

（七）肝胆湿热证

肝胆湿热证是湿热蕴结肝胆所表现的证候。

1. 临床表现 胁肋胀痛，口苦纳呆，呕恶腹胀，大便不调，小便短赤，或发热身黄，黄色鲜明，舌红，苔黄腻，脉弦数。

2. 辨证要点 胁肋胀痛，或身黄，黄色鲜明，舌红，苔黄腻，脉弦数。

（八）寒凝肝脉证

寒凝肝脉证是寒凝肝经，气滞不利所表现的证候。

1. 临床表现 少腹胀痛，睾丸坠胀，遇寒加重，或阴囊冷缩，痛引少腹，舌淡，苔白，脉沉弦。

2. 辨证要点 肝经部位冷痛，苔白，脉弦。

> **案例 1-10-5 分析讨论**
> 该患者辨证诊断为肝郁证。肝气郁结，疏泄失常，冲任失调，血海蓄溢失常，则经期先后不定，量或多或少；气郁血滞则经行不畅，色暗红，有血块；肝脉循少腹布胁肋，肝郁气滞，经脉不利，则胸胁、乳房、少腹胀痛；气机不利，则精神郁闷，时欲太息。苔薄白，脉弦，为肝郁之征。

五、肾与膀胱病辨证

肾病以人体生长发育、生殖、呼吸、水液代谢和骨、髓、脑、发、耳等功能失调为主要病理变化。肾病常见症状有腰膝酸软、耳鸣耳聋、阳痿遗精、精少不孕、经闭不孕及水肿、虚喘、二便障碍等。膀胱病以排尿异常为主要病理变化，常见症状有尿频、尿急、尿痛、遗尿、小便失禁等。

> **案例 1-10-6**
> 患者，男，41岁。早泄6个月，伴腰膝酸软，头昏乏力，夜尿频多，面色白，舌质淡，

有齿痕，苔薄白，脉沉细，尺脉尤著。

问题： 该患者应作何辨证诊断？

（一）肾阳虚证

肾阳虚证是肾脏阳气虚衰所表现的证候。

1. 临床表现 眩晕，精神萎靡，面色㿠白或黧黑，腰膝酸软冷痛，阳痿，早泄，不孕，或久泄，完谷不化，或五更泻，小便清长，夜尿频多，舌淡胖，苔白，脉沉细无力，尺脉尤弱。

2. 辨证要点 腰膝酸软冷痛，生殖功能低下，并见虚寒证。

（二）肾阴虚证

肾阴虚证是肾阴亏虚，虚热内生所表现的证候。

1. 临床表现 耳鸣，腰膝酸软，足跟疼痛，少寐健忘，发脱齿摇，遗精，闭经，不孕，或见崩漏，咽干舌燥，形体消瘦，五心烦热，或潮热盗汗，两颧红赤，舌红，苔少而干，脉细数。

2. 辨证要点 耳鸣，腰膝酸软，遗精，月经失调，并见虚热证。

（三）肾精不足证

肾精不足证是肾精亏损所表现的证候。

1. 临床表现 生殖功能减退；小儿发育迟缓，身材矮小，智力和动作迟钝，囟门迟闭，骨骼痿软；成人早衰，发脱齿摇，足痿无力，耳鸣耳聋，健忘，舌淡，脉弱。

2. 辨证要点 生长发育迟缓，生殖功能减退，早衰。

（四）肾气不固证

肾气不固证是肾气不足，失于封藏所表现的证候。

1. 临床表现 腰膝酸软，小便频数清长，或遗尿或小便失禁，或余沥不尽，夜尿频多，滑精早泄，白带清稀，或妊娠胎动易滑，舌淡，苔白，脉沉弱。

2. 辨证要点 小便失禁，夜尿频多，滑精早泄，滑胎。

（五）肾不纳气证

肾不纳气证是肾气虚衰，肾失摄纳表现的证候。

1. 临床表现 久病咳喘，呼多吸少，气不得续，动则喘甚，咳逆汗出，声音低怯，腰膝酸软，舌淡苔白，脉沉细无力。

2. 辨证要点 咳喘日久，呼多吸少，气不接续。

（六）膀胱湿热证

膀胱湿热证是湿热蕴结膀胱，气化失常所表现的证候。

1. 临床表现 尿频、尿急、尿痛，尿黄赤或浑浊，或尿血或尿有砂石，或有发热，腰痛，小腹胀满，舌质红，苔黄腻，脉滑数。

2. 辨证要点 尿频、尿急、尿痛，舌质红，苔黄腻，脉滑数。

案例 1-10-6 分析讨论

该患者辨证诊断为肾气不固证。肾气亏虚，精不封藏，故早泄。肾精流失，腰膝及脑失于滋养则腰膝酸软、头昏乏力；肾气不固则夜尿频多；面失精养则白；舌质淡，有齿痕，脉沉细，尺部尤著均为肾气亏虚之征。

六、脏腑兼病辨证

两个或两个以上脏腑同时出现病证称脏腑兼病，有脏脏兼病、脏腑兼病和腑腑兼病，临证需仔细辨别。

> **案例 1-10-7**
> 　　患者，男，45岁。失眠1月余。入睡困难，性急易怒，口干口苦，目赤耳鸣，头晕头胀，便秘溲黄，舌红，苔黄，脉弦数。
> **问题：** 应用脏腑辨证该如何分析该病例？

（一）心肺两虚证

心肺两虚证是心肺两脏气虚，功能减退所表现的证候。

1. 临床表现　心悸，气短，咳喘无力，动则尤甚，痰液清稀，头晕，神疲乏力，语声低微，自汗，舌淡，苔白，脉细弱。

2. 辨证要点　心悸，咳喘，并见气虚证。

（二）心脾两虚证

心脾两虚证是心血虚和脾气虚所表现的证候。

1. 临床表现　心悸怔忡，失眠多梦，眩晕健忘，面色萎黄，食欲不振，腹胀便溏，身倦乏力，或肌肤出血，月经量少色淡，淋漓不尽，舌淡，脉细弱。

2. 辨证要点　心悸失眠，食少便溏，并见气血虚证。

（三）心肾不交证

心肾不交证是心肾水火不济所表现的证候。

1. 临床表现　眩晕耳鸣，腰酸遗精，心烦失眠，心悸健忘，五心烦热，咽干口燥，舌红，少苔，脉细数。

2. 辨证要点　心烦失眠，腰酸遗精，并见虚热证。

（四）肺脾两虚证

肺脾两虚证是肺脾两脏气虚，功能减退所表现的证候。

1. 临床表现　食少，腹胀，便溏，久咳气喘，痰白清稀，面白无华，少气懒言，自汗畏风，舌质淡，苔白，脉弱。

2. 辨证要点　食少，腹胀，便溏，久咳气喘，并见气虚证。

（五）肝火犯肺证

肝火犯肺证是肝经气火上逆犯肺，肺失宣降所表现的证候。

1. 临床表现　胸胁灼痛，急躁易怒，头晕目赤，烦热口苦，痰黏量少色黄，甚则咳血，舌红，苔黄，脉弦数。

2. 辨证要点　胸胁灼痛，急躁易怒，咳嗽。

（六）肺肾阴虚证

肺肾阴虚证是肺肾两脏阴液亏虚，虚火内扰所表现的证候。

1. 临床表现　干咳少痰，或咳血，口干咽燥，腰膝酸软，形体消瘦，潮热盗汗，男子遗精，女子月经失调，舌质红，少苔，脉细数。

2. 辨证要点　干咳少痰，腰膝酸软，并见虚热证。

（七）肝脾不调证

肝脾不调证是肝失疏泄，脾失健运所表现的证候。

1. 临床表现　胸胁胀满窜痛，善太息，精神抑郁或烦躁，纳呆腹胀，便溏肠鸣，腹痛欲泻，泻后痛减，舌淡，苔白或腻，脉弦。

2. 辨证要点　胸胁胀满窜痛，纳呆，腹胀，便溏。

（八）肝胃不和证

肝胃不和证是肝失疏泄，胃失和降所表现的证候。

1. 临床表现　脘胁胀满疼痛，嗳气呃逆，嘈杂吞酸，纳少，舌淡红，苔薄白，脉弦。

2. 辨证要点　脘胁胀痛，嗳气，吞酸。

（九）脾肾阳虚证

脾肾阳虚证是脾肾两脏阳虚，失于温化所表现的证候。

1. 临床表现　畏寒肢冷，面色㿠白，腰膝或腹部冷痛，久泻，或五更泻，大便清稀或完谷不化，小便不利，面肢浮肿，甚则腹胀如鼓，舌淡胖，苔白滑，脉沉迟无力。

2. 辨证要点　腰膝或腹部冷痛，久泻，浮肿，并见虚寒证。

（十）肝肾阴虚证

肝肾阴虚证是肝肾阴液亏虚所表现的证候。

1. 临床表现　头晕目眩，耳鸣健忘，失眠多梦，腰膝酸软，胁痛，遗精，闭经，五心烦热，盗汗颧红，口干咽燥，舌红少苔，脉细数。

2. 辨证要点　头晕目眩，耳鸣健忘，失眠多梦，胁痛，并见虚热证。

> **案例 1-10-7 分析讨论**
>
> 该患者辨证为肝火扰心证。情志不畅，郁怒伤肝，肝郁化火，上扰心神，则失眠易怒，口苦口干，目赤耳鸣，头晕头胀；火热伤津，故便秘溲黄。舌红，苔黄，脉弦数为肝火内盛之征。

（叶　蕾）

第三节　气血津液辨证

气血津液辨证是运用脏腑学说中气血津液的理论，分析气、血、津液所反映的各科病证的一种辨证方法。

由于气血津液都是脏腑功能活动的物质基础，而它们的生成及运行又有赖于脏腑的功能活动。因此，在病理上，脏腑功能失常，可以影响到气血津液的变化；而气血津液的病变，也必然要影响到脏腑的功能。所以，气血津液的病变，是与脏腑密切相关的。气血津液辨证应与脏腑辨证互相参照。

> **案例 1-10-8**
>
> 患者，男，55 岁。便后肛门有物脱出半年余，便后可自行回纳，伴自汗，倦怠乏力，头晕目眩，时有便溏；近 1 个月上述症状加重，并伴脘腹坠胀，食后益甚，时有便后脱肛需用手托回，劳累后上述症状加重，舌质淡有齿痕，苔薄白，脉细弱。
>
> **问题：** 应如何分析和诊断该病例？

一、气病辨证

气病的证候很多，《素问·举痛论》说"百病生于气也"，指出了气病的广泛性。气病临床常见的证候，可概括为气虚、气陷、气滞、气逆四种，其中气虚、气陷属于虚证，气滞、气逆多属于实证。

（一）气虚证

气虚证指元气不足，脏腑组织功能减退所表现的相关证候。常由久病体虚、劳累过度、年老体弱等因素引起。

1.临床表现　神疲乏力，少气懒言，头晕目眩，自汗，活动时诸症加剧，舌淡苔白，脉虚无力。

2.分析　本证以全身功能活动低下的表现为辨证要点。由于元气亏虚，脏腑组织功能减退，所以神疲乏力、少气懒言；气虚清阳不升，不能温养头目，则头晕目眩；气虚卫表不固则自汗；劳则耗气，故活动时诸症加剧；气虚无力鼓动血脉，血不上营于舌，而见舌淡苔白；运血无力，故脉象按之无力。

（二）气陷证

气陷证是气虚无力升举而反下陷所表现的证候。多见于气虚证的进一步发展，或劳累用力过度，损伤脏气所致。

1.临床表现　头晕目眩，少气倦怠，久痢久泄，腹部坠胀，脱肛或子宫脱垂等，舌白，脉弱。

2.分析　本证以内脏下垂为辨证要点。气虚功能衰退，故少气倦怠；清阳之气不能升举，所以头晕目眩；脾气不健，清阳下陷，则久痢久泄；气陷于下，以致诸脏器失其升举之力，故见腹部坠胀、脱肛、子宫脱垂等证候；气虚血不足，则舌淡苔白、脉弱。

（三）气滞证

气滞证是指人体某一脏腑或某一部位气机不畅或阻滞所表现的证候。多由情志不舒，或邪气内阻，或阳气虚弱，温运无力等因素导致气机郁滞而成。

1.临床表现　胸胁、脘腹等处胀闷、胀痛或窜痛、攻痛，部位不固定。疼痛常随嗳气、肠鸣矢气等减轻，或随情绪变化而增减，舌象可无明显变化。脉弦。

2.分析　本证以胀闷，疼痛为辨证要点。气机以畅顺为贵，气滞轻则不畅而胀闷，重则阻滞不通而胀痛，气畅则痛减，所以有时呈窜痛或攻痛。

（四）气逆证

气逆证是指气机升降失常，逆而向上或下降不及或上升太过所表现的证候。常由感受外邪或痰浊、食积阻塞，或情志不遂所引起。气逆是气滞的一种特殊表现形式，是在气滞基础上的进一步发展，常见肺气上逆、胃气上逆及肝气上逆等。

1.临床表现　肺气上逆则咳嗽、哮喘；胃气上逆则嗳气、呃逆、恶心、呕吐；肝气上逆则头痛、眩晕、昏厥、呕血等。

2.分析　本证以气机逆而向上所致的症状为辨证要点。肺气上逆，多因感受外邪或痰浊壅滞，使肺气不得宣发肃降，上逆而发咳嗽、哮喘。胃气上逆，可由寒饮、痰浊、食积等停留于胃，阻滞气机，或外邪犯胃，使胃失和降，症见嗳气、呃逆、恶心、呕吐。肝气上逆，多因郁怒伤肝，肝气升发太过，症见头痛、眩晕；血随气逆而上涌，可致呕血、昏厥。

案例1-10-8分析讨论

该患者辨证为气陷证。气虚重者则气陷于下，托举无力，故见脘腹坠胀、脱肛；自汗是气虚卫表不固的主症之一，气虚功能衰退，清阳之气不能升举，则见肢体倦怠乏力，头晕目眩，反复便溏；劳则耗气，故劳累后诸症加剧；舌质淡有齿痕，脉细弱均为气虚之象。

二、血病辨证

血病的证候表现很多，病因有寒热虚实等不同，其临床表现可概括为血虚、血瘀、血热、血寒四种证候。其中血虚属虚证，血瘀、血热、血寒属实证。

> **案例 1-10-9**
>
> 患者，女，28岁。近2个月眠差易醒，时有眼干，头晕，心悸，面色萎黄，月经量少，平素熬夜至凌晨2点入睡，舌淡苔白，脉细弱。
>
> **问题：**该患者应如何辨证诊断？

（一）血虚证

血虚证是血液亏虚，脏腑百脉失养所表现的全身虚弱的证候。血虚证的形成，有禀赋不足；或脾胃虚弱，生化乏源；或各种急慢性出血；或久病不愈；或思虑过度，暗耗阴血；或瘀血阻络，新血不生；或肠寄生虫嗜血等所致。

1. 临床表现　面白无华或萎黄，唇色淡白，爪甲苍白，头晕眼花，心悸失眠，手足发麻，妇女经血量少色淡，经期错后或闭经，舌淡苔白，脉细无力。

2. 分析　本证以面、口唇、爪甲失其血色及全身虚弱为辨证要点。血液不足，头目面部失于滋养则面白无华或萎黄、唇色淡白、头晕眼花；血不养心则心悸失眠；筋失血养则爪甲苍白、手足发麻；冲任血亏则经血量少色淡、经期错后甚或闭经；舌淡、苔白、脉细无力均为血虚不能充养之征。

（二）血瘀证

血瘀证是停留于体内的离经之血，或运行不畅之血，壅遏于经脉之内或脏腑组织中而表现的证候。常由外伤、寒邪、热邪、气滞、气虚、痰浊等影响血液正常运行所致。

1. 临床表现　疼痛，痛如针刺刀割，有定处，拒按，夜间加剧；肿块，在体表者，色呈青紫，在腹内者，坚硬按之不移；出血，反复不止，色泽紫暗，夹有血块，或大便色黑；面色黧黑，肌肤甲错，口唇爪甲紫暗，或皮下有紫斑，或血丝状如缕，或腹部青筋外露，下肢筋青胀痛等；舌质紫暗，或见瘀点瘀斑，脉细涩。

2. 分析　本证以痛如针刺，痛有定处，拒按，肿块，唇舌爪甲紫暗，脉涩等为辨证要点。由于瘀血阻塞经脉，不通则痛，故疼痛是瘀血证候中最突出的一个症状；瘀血为有形之邪，阻碍气机运行，故疼痛剧烈如针刺，部位固定不移；积瘀不散而凝结，则可形成肿块；瘀血不去，阻碍正常血运则出血；肌肤失于新血的滋养则面色黧黑、肌肤甲错、口唇爪甲紫暗，或皮下有紫斑；瘀血阻络则血丝状如缕、腹部青筋外露、下肢筋青胀痛；舌质紫暗，或见瘀点瘀斑，脉细涩是瘀血之征。

（三）血热证

血热证是脏腑火热炽盛，热迫血分所表现的证候。本证多因烦劳、嗜酒、恼怒伤肝、房事过度等因素引起。

1. 临床表现　身热，口渴，心烦，甚则狂躁谵语，出血，舌红绛，脉数。

2. 分析　本证以全身热象和出血为辨证要点。火热炽盛，灼伤津液，故身热、口渴；热扰神明则心烦，甚则狂躁谵语；血热妄行，血络受伤，故表现为各种出血；热迫血行，壅于脉络则舌红绛、脉数。

（四）血寒证

血寒证指寒邪客于血脉，凝滞气机，血行不畅，以患处拘急冷痛，畏寒，唇舌青紫，妇女月经后期、经色紫暗夹有血块等为主要表现的实寒证候。常由外感寒邪伤及血脉所引起。

1. 临床表现 形寒肢冷，喜暖怕冷，手足、腹部冷痛，肤色紫暗发凉，月经衍期，经色紫暗，夹有血块，舌淡暗，脉沉迟或涩。

2. 分析 本证以手足局部疼痛，肤色紫暗为辨证要点。寒邪内盛则形寒肢冷，喜暖怕冷；寒客血脉，血行不畅则手足、腹部冷痛，肤色紫暗发凉；寒凝胞宫，经血受阻，故妇女月经衍期，色暗有块；舌淡暗，脉沉迟或涩均为寒滞血脉，血行不畅之证。

> **案例 1-10-9 分析讨论**
>
> 　　该患者辨证为血虚证。长期熬夜，暗耗精血，导致阴血不足，心失所养，故眠差易醒，时而心悸；肝开窍于目，血不足则目失所养，故眼干；血虚不能上荣头面，故头晕，面色萎黄；妇女以肝为先天，肝血不足，血海空虚，故月经量少；舌淡苔白，脉细弱，均为血虚的表现。

三、气血同病辨证

气与血具有相互依存、相互滋生、相互为用的关系，因此在疾病状态下也相互影响，表现为气血同病。气血同病常见的证候有气滞血瘀、气虚血瘀、气血两虚、气不摄血、气随血脱等。

> **案例 1-10-10**
>
> 　　患者，男，65 岁。患有"高血压" 30 余年，自服降压药，但血压时高时低，气短乏力，自汗，心悸。1 个月前因精神紧张后突发半身不遂，口眼㖞斜。在某医院诊断为脑梗死，经治疗后病情平稳，但仍有半身不遂，肢体偏枯不用、肢软无力，言语謇涩，口角流涎，面色萎黄。舌质淡紫，脉沉细弱。
>
> 问题：1. 应如何分析该患者的病情？
> 　　　2. 该患者的辨证诊断是什么？

（一）气滞血瘀证

气滞血瘀证是气滞证和血瘀证同时或相继出现的证候。多由情志不遂，或外邪侵袭，导致肝气久郁不解所引起。

1. 临床表现 胸胁胀满，走窜疼痛，性情急躁，妇女经闭或痛经，经色紫暗，夹有血块，乳房胀痛，舌质紫暗或有紫斑，脉弦涩。

2. 分析 本证以病程较长和肝经循行部位出现疼痛痞块为辨证要点。情志不遂，肝气郁滞，故见胸胁胀满，走窜疼痛，性情急躁。气为血帅，气滞则血停，故见痞块疼痛，以及妇女闭经或痛经，经色紫暗有块，乳房胀痛等症。舌质紫暗或有紫斑，脉弦涩，为气滞血瘀之征。

（二）气虚血瘀证

气虚血瘀证是既有气虚之象，同时又兼有血瘀的证候。多因久病气虚，运血无力而逐渐形成瘀血内停所致。

1. 临床表现 面色淡白，身倦乏力，少气懒言，疼痛如刺，常见于胸胁，痛处不移，拒按，舌淡暗或有紫斑，脉沉涩。

2. 分析 本证虚中夹实，以气虚和血瘀的证候表现为辨证要点。面色淡白，身倦乏力，少气懒言，为气虚之证。气虚运血无力，血行缓慢，终致瘀阻络脉，不通则痛，故疼痛如刺，拒按不移。临床以心肝病变为多见，故疼痛出现在胸胁部位。气虚舌淡，血瘀紫暗，沉脉主里，涩脉主瘀，舌暗淡，脉沉涩是为气虚血瘀证的常见舌脉。

（三）气血两虚证

气血两虚证是气虚证和血虚证同时存在的证候。多由久病不愈，气虚不能生血，或血虚无以化气所致。

1. 临床表现 头晕目眩，少气懒言，乏力自汗，面色淡白或萎黄，心悸失眠，舌淡嫩，脉细弱。

2. 分析 本证以气虚与血虚的证候共见为辨证要点。少气懒言，乏力自汗，为脾肺气虚之象；心悸失眠，为血不养心所致。血虚不能充盈脉络，则脉细弱。气血两虚不得上荣于面、舌，则见面色淡白或萎黄，舌淡嫩。

（四）气不摄血证

气不摄血证，又称气虚失血证，是指因气虚而不能统血，气虚与失血并见的证候。常由久病体弱，或劳倦过度，气生成不足；或慢性失血，气随血耗，继而气虚不能统摄血液所致。

1. 临床表现 神疲乏力，气短懒言，声低息微，面色苍白，牙龈、鼻、肌肤出血，或尿血、便血、月经过多等，舌质淡白，脉细弱。

2. 分析 本证以气虚证和出血共见为辨证要点。气虚则神疲乏力，气短懒言，声低息微；气虚则统摄无权，以致血液离经外溢，则可表现为各种出血；血虚面舌失却濡养则面色苍白，舌质淡；失血致脉管充盈不足则脉细弱。

（五）气随血脱证

气随血脱证是大出血而引起阳气暴脱的证候。多由肝、胃、肺等脏器本有宿疾而脉道突然破裂，或外伤，或妇女崩中、分娩等引起。

1. 临床表现 大出血，面色苍白，四肢厥冷，大汗淋漓，甚则晕厥，舌质淡，脉微细欲绝，或浮大而散。

2. 分析 本证以大量出血时，随即出现气脱之症为辨证要点。大量出血，使得气无依附，随血而脱，从而体失温煦，卫表不固，表现为面色苍白，四肢厥冷，大汗淋漓；神随气散，神无所主，则为晕厥；血失气脱，舌体失养，则色淡，脉道失充而微细欲绝，阳气浮越外亡，脉见浮大而散，症情更为险恶。

> **案例 1-10-10 分析讨论**
> 该患者辨证为气虚血瘀证。患者素体气虚，则气短乏力，自汗，心悸；气虚运血无力，血行缓慢，终致瘀阻经脉，故半身不遂，口眼㖞斜，言语謇涩；气虚舌淡，血瘀紫暗，肢体偏枯不用、软弱无力，口角流涎，面色萎黄，脉沉细弱均为气虚之象。

四、津液病辨证

津液是人体正常水液的总称，有滋润肌肤、濡润脏腑、润滑关节等作用。其生成与输布代谢主要与肺的通调、脾的运化、肾的气化密切相关。

津液病辨证是分析津液病证的辨证方法。津液病证一般可概括为津液不足和水液停聚两个方面。

（一）津液不足证

津液不足证是由于津液亏少，失去濡润滋养作用而出现的以燥化为特征的证候。常由津液生成不足或丢失过多所引起，如脾胃虚弱，运化无权，致津液生成减少，或大汗、大吐、大下、多尿等致津液丢失、耗伤太过。

1. 临床表现 口渴咽干，唇燥而裂，皮肤干枯无泽，小便短少，大便干结，舌红少津，脉细数。

2. 分析 本证以皮肤、口唇、舌咽干燥，以及尿少、便干为辨证要点。由于津亏则使皮肤、口唇咽失去濡润滋养，故呈干燥不荣之象。津伤则尿液化源不足，故小便短少；大肠失其濡润，故见大便干结。舌红少津，脉细数皆为津亏内热之象。

（二）水液停聚证

水液停聚证是指水液输布、排泄失常所引起的痰饮水肿等病证。凡外感六淫，内伤脏腑皆可导致本证发生。

> **案例 1-10-11**
> 患者，男，49 岁。平素喜食生冷。反复肢体浮肿 8 年余，以腰以下为甚，按之凹陷不易恢复，脘腹胀满，纳呆乏力，面色萎黄，小便量少，大便溏薄，舌淡苔白腻，脉沉缓。
> **问题：** 1. 应如何分析该患者的病情？
> 　　　　 2. 该患者的辨证诊断是什么？

1. 水肿　是指体内水液停聚，泛滥肌肤所引起的面目、四肢、胸腹甚至全身浮肿的病证。常由外感六淫、内伤七情等影响肺、脾、肾的输布、排泄功能，导致水液停聚泛溢皮肤而引起。

临床将水肿分为阳水、阴水两大类。

（1）阳水：发病较急，水肿性质属实者，称为阳水。多为外感风邪，或水湿浸淫等因素引起。

1）临床表现：眼睑先肿，继而头面，甚至遍及全身，小便短少，来势迅速。或全身水肿，来势较缓，按之没指，肢体沉重而困倦，小便短少，脘闷纳呆，泛恶欲呕，舌苔白腻，脉沉。

2）分析：本证以发病急，来势猛，先见眼睑头面、上半身肿甚者为辨证要点。风为阳邪，上先受之，风水相搏，故水肿起于眼睑头面，继而遍及肢体。若由水湿浸渍，脾阳受困，运化失常，水泛肌肤，则渐致全身水肿。水湿内停，三焦决渎失常，膀胱气化失司，故见小便短少。水湿日甚而无出路，泛溢肌肤，所以肿势日增，按之没指，诸如身重困倦，脘闷纳呆，泛恶欲呕，舌苔白腻，脉沉等，皆为湿盛困脾之象。

（2）阴水：发病较缓，水肿性质属虚者，称为阴水。多因劳倦内伤，脾肾阳衰，正气虚弱等因素引起。

1）临床表现：身肿，腰以下为甚，按之凹陷不易恢复。脘闷腹胀，纳呆食少，大便溏稀，小便短少。或水肿日益加剧，小便不利，腰膝冷痛，四肢不温，畏寒神疲，舌淡，苔白滑，脉沉缓。

2）分析：本证以发病较缓，足部先肿，腰以下肿甚，按之凹陷不起为辨证要点。阴盛于下，故水肿起于足部，并以腰以下为甚，按之凹陷不起。脾虚及胃，中焦运化无力，故见脘闷纳呆、腹胀便溏。腰为肾之府，肾阳不足，命门火衰，故腰膝冷痛、四肢不温、畏寒神疲。舌淡、苔白滑、脉沉缓，为脾肾阳虚，寒水内盛之象。

2. 痰饮　痰和饮是由于脏腑功能失调以致水液停滞所产生的病证。

（1）痰证：是指水液凝结，质地稠厚，停聚于脏腑、经络、组织之间而引起的病证。常由外感六淫，内伤七情，导致脏腑功能失调而产生。

1）临床表现：咳嗽咳痰，痰质黏稠，胸脘满闷，纳呆呕恶，头晕目眩，或神昏癫狂，喉中痰鸣，或肢体麻木，见瘰疬、瘿瘤、乳癖、痰核等，舌苔白腻，脉滑。

2）分析：本证临床表现多端，所以古人有"诸般怪证皆属于痰"之说。在辨证上除掌握不同病变部位反映的特有症状外，一般可结合下列表现作为判断依据：吐痰或呕吐痰涎，或神昏时喉中痰鸣，或见痰核，苔腻，脉滑等。

痰阻于肺，宣降失常，肺气上逆，则咳嗽咳痰；痰湿中阻，气机不畅，则见脘闷、纳呆呕恶等；痰浊蒙蔽清窍，清阳不升，则头晕目眩；痰迷心窍，则见神昏，甚或发为癫狂；痰停经络，气血运行不利，可见肢体麻木；停聚于局部，则可见瘰疬、瘿瘤、乳癖、痰核等；舌白腻，脉滑，皆为痰湿之征。

（2）饮证：是指水饮质地清稀，停滞于脏腑、组织之间所表现的病证。多由脏腑功能衰退等原因引起。

1）临床表现：咳嗽气喘，痰多而稀，胸闷心悸，甚或倚息不能平卧，或脘腹痞胀，水声辘辘，泛吐清水，或头晕目眩，小便不利，肢体浮肿，沉重酸困，苔白滑，脉弦。

2）分析：本证主要以饮停心肺、胃肠、胸胁、四肢的病变为主。饮停于肺，肺气上逆则见咳嗽气喘、胸闷或倚息不能平卧；水饮凌心，心阳受损则见心悸；饮停胃肠，气机不畅，则脘腹痞胀、水声辘辘；胃气上逆，则泛吐清水；水饮留滞于四肢肌肤，则肢体浮肿、沉重酸困、小便不利；饮阻清阳，则头晕目眩；饮为阴邪，故苔见白滑；饮阻气机，则脉弦。

案例 1-10-11 分析讨论

该患者辨证为脾阳虚衰之阴水。患者平素多食生冷，伤及脾胃，故运化失司，水湿不运，进而长期水肿。中阳不振，气不化水，以致下焦水邪泛滥，故身肿以腰以下为甚，按之难起。脾虚运化无力，故纳呆，脘腹胀满，大便溏薄；脾胃虚弱，气血不足则乏力，面色萎黄；阳不化气，水湿不行，所以小便量少；舌淡苔白腻，脉沉缓，亦为脾阳虚衰，水湿内聚之证。

思 考 题

1. 什么是八纲？
2. 阴阳、表里、寒热、虚实的证候特点分别是什么？
3. 什么是心血瘀阻证、寒湿困脾证、肝阳上亢证？各有何表现？
4. 风寒束肺证、风热犯肺证、燥邪犯肺证如何鉴别？
5. 脾气虚证、脾阳虚证如何鉴别？
6. 肝火上炎证、肝胆湿热证如何鉴别？
7. 肾阴虚证、肾阳虚证、肾气不足证如何鉴别？
8. 什么是心肾不交证？有何表现？
9. 试述气病临床常见的证候。
10. 血瘀证有哪些临床表现？
11. 气血同病的常见证有哪些？
12. 水肿应如何分析辨证？

进一步阅读文献

季秀丽, 2022. 痰饮概念析疑及饮邪致病临床意义与研究思路. 北京中医药大学学报, 45(5): 513～518

刘玉良, 朱爱松, 2021.《伤寒论》寒热病机思辨理论探析. 中华中医药杂志, 36(9): 5243～5246

齐元玲, 张庆祥, 2020. 基于"百病皆生于气"探讨虚实错杂证的辨证思路与方法. 山东中医杂志, 39(5): 441～444

王莎莎, 方国栋, 2022. 从《黄帝内经》脏腑辨证浅论"六腑皆令人泻". 新中医, 54(4): 213～216

徐浩, 2022. 血瘀证与活血化瘀研究热点与展望. 中国中西医结合杂志, 42(6): 660～663

张力, 张强, 刘凯利, 等, 2022. 中医辨证分型治疗慢性疲劳综合征的临床研究进展. 现代中西医结合杂志, 31(18): 2623～2628

张宇鹏, 2021. 中医辨证思维框架探析. 中国中医基础医学杂志, 27(1): 4～9

（夏丽娜）

第十一章 预防康复及治则

学习目标

1. 掌握未病先防的原则和方法；熟悉既病防变的措施。
2. 掌握康复的原则；熟悉常用的康复方法。
3. 掌握常用的治则，以及治则与治法的关系。

第一节 预防与康复

一、预防

预防，就是采取一定的措施，防止疾病的发生与发展。中医学历来非常重视预防，早在《内经》中就提出了"治未病"的预防思想，《素问·四气调神大论》曰："是故圣人不治已病治未病，不治已乱治未乱，此之谓也。夫病已成而后药之，乱已成而后治之，譬犹渴而穿井，斗而铸锥，不亦晚乎。"所谓治未病，包括未病先防和既病防变两个方面。

（一）未病先防

未病先防，是疾病的一级预防，指在疾病发生之前，采取各种措施以增强体质，颐养正气，提高机体抗邪能力，同时注意避免致病因素的侵袭，从而维护健康。疾病的发生，关系到邪正两个方面。因此，在预防疾病时也要从这两个方面着手。

1.培养正气，提高机体的抗病能力 正气不足是发病的内在原因和根据，《素问·刺法论》云："正气存内，邪不可干。"所以要调摄精神、锻炼身体、合理饮食、规律生活、劳逸有节、药物预防等。《金匮要略·脏腑经络先后病脉证》曰："若五脏元真通畅，人即安和。"

（1）顺应自然：人与自然界息息相通，大自然是人类生命的源泉，而自然界的各种变化，无论是四时气候、昼夜晨昏的交替，还是日月运行、地理环境的演变，都会直接或间接地影响人体，使之发生相应的生理和病理反应，《灵枢·岁露论》曰："人与天地相参也，与日月相应也。"四时气候有春温、夏热、秋凉、冬寒的变迁，万物随之有春生、夏长、秋收、冬藏的变化，人体阴阳气血的运行亦会出现相应的改变。《灵枢·本神》指出"故智者之养生也，必顺四时而适寒暑，和喜怒而安居处，节阴阳而调刚柔"；《素问·四气调神大论》也提出了"春夏养阳，秋冬养阴，以从其根"的调养原则。只有顺应自然界的运动变化而摄生，与天地阴阳保持协调平衡，才能保障健康，避免邪气侵害，减少疾病发生。

（2）调摄精神：人的精神情志活动与机体的生理功能、病理变化均有密切的关系。突然、强烈或持续的精神刺激，不仅可直接伤及脏腑，引起气机紊乱，气血阴阳失调而发病，而且可致正气不足，抗病能力下降，易感受病邪而诱发疾病。在疾病过程中，若情志失调，则会导致疾病的加速发展和恶化。因此，中医学非常重视"恬淡虚无，真气从之，精神内守，病安从来"（《素问·上古天真论》）的精神调摄原则。

（3）运动锻炼："生命在于运动"，运动是人类生存的基础。我国历代医家都非常重视运动，以锻炼身体，增强体质。《吕氏春秋·达郁》说："形不动则精不流，精不流则气郁。"汉·华佗以"流水不腐，户枢不蠹"的恒动观，编创模仿虎、鹿、熊、猿、鸟五种动物动作的"五禽戏"来锻炼身体。经常锻炼身体，不仅可使人体气机调畅，血脉流通，关节滑利，筋骨肌肉壮实，脏腑功能健旺，还能以动济静，调节精神。

（4）药物预防及人工免疫：采用药物来预防疾病，《素问·刺法论》中有"小金丹……服十粒，无疫干也"的记载。我国于 16 世纪就发明了人痘接种法预防天花，开创了人工免疫预防疾病的先河，为后世接种疫苗预防疫病流行奠定了基础。近年来，运用中草药预防多种疾病，常获良效，如用板蓝根、大青叶预防流行性感冒和腮腺炎，用马齿苋预防细菌性痢疾，用茵陈、山栀预防肝炎等都是简便易行、行之有效的预防方法。

2. 避免致病因素的侵害 邪气是导致疾病发生的重要条件。未病先防，除了调养身体，培养正气，提高抗病能力外，还要注意防止病邪的侵害。应讲究卫生，防止环境、水源和食物的污染；注意饮食卫生，防止病从口入；注意气候变化，提倡"虚邪贼风，避之有时"；对六淫、疫疠等应避其毒气。至于外伤和虫兽伤，则要在日常生活和劳作中，留心防范。

（二）既病防变

既病防变，是疾病的二级预防，指在疾病发生后，早期诊治，以防止疾病的发展与传变，或防止传染病的蔓延。

1. 早期诊治 疾病早期，病情轻浅，正气未衰，易于治疗，也易于恢复健康。若不及时诊治，病邪就会由表入里，病情由轻变重，给治疗带来困难。故《素问·阴阳应象大论》曰"故邪风之至，疾如风雨，故善治者治皮毛，其次治肌肤，其次治筋脉，其次治六腑，其次治五脏。治五脏者，半死半生也""适中经络，未流传脏腑，即医治之，四肢才觉重滞，即导引、吐纳、针灸、膏摩，勿令九窍闭塞"，体现了早期诊治的重要意义。

2. 防止传变 根据疾病的传变规律，预先采取措施，截断邪传途径或先安未受邪之地。如卫、气、营、血是温病传变的一般规律，邪在卫分，应着力宣散其邪，借汗法阻止其内传；入气分则重在清气泄热，驱逐温热之邪外出，防其入营；即使入营，犹可"透热转气"，使邪热复由气分透泄而出，以截断邪热进入血分，防止病情加深加重。在治疗肝病时，根据肝病的传变规律，使用健脾益胃的方法，先安未受邪之地——脾胃，使脾气不虚，防止肝病传脾。正如《金匮要略·脏腑经络先后病脉证》云："夫治未病者，见肝之病，知肝传脾，当先实脾。"

二、康　复

> **案例 1-11-1**
> 中风是世界第三大致死性非传染性疾病，中国第一大致死性非传染性疾病。我国中风后遗留肢体运动功能障碍的患者，伴有不同程度痉挛的比例高达 80%～90%，其病机主要是阴阳气血失衡、筋脉失养，治疗上比较棘手，有的关节僵硬，甚者丧失肢体功能。有医家根据中风患者的体质特点，运用中医特色诊疗方法，如针灸、汤药、推拿、泡洗等，从偏瘫痉挛的病机出发，以缓解症状，促进肢体运动障碍的恢复。
> **问题**：疾病康复的原则有哪些？

中医康复学是在中医理论指导下，研究各种有利于疾病康复的方法和手段，使残疾者及老年病、慢性病、急性病后期患者的身体功能和精神状态最大限度地恢复健康的学科。中医学数千年的养生保健理论与现代康复医学融合形成了中医养生康复学，旨在促进和恢复病、伤、残者的身心健康，是中医学的一大特色，具有独特的中国文化色彩和民族风格。

（一）康复的原则

1. 形神共养 中医学认为形神合一，在养生康复方面注重形神共养，可使形体和精神得到均衡统一的调养，正如《素问·上古天真论》曰："形与神俱，而尽终其天年，度百岁乃去。"形神共养，主要包括两个方面，一是养形，重在养精血保胃气。人的形体依赖先后天的滋养，肾为先天之本，脾为后天之本，肾中精气充足，脾胃化生水谷充足，才能维持人体生命活动的正常进行。二是养神，重在调神护神，调摄精神，保持乐观豁达，增强自身的心理调摄能力，从而达到预防疾病、健康长寿的目的。

2. 调养气血阴阳　中医康复的对象主要是伤残患者、慢性病患者、老年病患者，大都以正气亏虚为主要特点，因此需要扶正固本，调养气血阴阳。如气虚者补气，以扶养中气；血虚者养血，以滋养心肝；阴虚者滋阴，以滋补肝肾。另外，还可使用食物或者针灸、按摩、气功等方法来协调脏腑，疏通经络。同时，由于需康复的患者多正气已伤，无力祛邪，常出现正虚邪恋的状况，因此扶正的同时也要祛邪，如采用疏通经络、活血化瘀等方法以使患者恢复健康。

（二）常用康复疗法

1. 药物康复和康复器械辅助疗法　药物康复法是以中医整体观、辨证观及中药方剂理论为指导，针对疾病的不同，有选择地运用药物进行调理，从而促进患者身心康复的一种方法，包括内服法和外治法。内服法是根据患者的具体情况，灵活选方用药，补虚疏郁是药物内服养生康复的基本治法。如脾肺气虚者用四君子汤、补中益气汤加减；肝血虚者用四物汤等；热邪伤肺，肺阴虚者可选用麦门冬汤、养阴清肺汤等。外治法包括熏蒸法、浸洗法、敷贴法、熨贴法等，多是将热力和药力等直接作用于患病局部的康复治疗方法。

此外，还可根据具体病情、病位等使用不同的康复器械或自行设计的器械进行功能训练，以达到康复的目的。

2. 针灸、推拿、气功康复法　经络是人体结构的重要组成部分，具有运行气血，濡养脏腑组织；联络脏腑，沟通上下内外；协调阴阳，维持机体平衡的作用。针灸、推拿、气功均可通过调理经络，激发疏通经络气血的运行，调节脏腑气血的流通，使机体气血阴阳保持平衡。

3. 体育娱乐康复法　运用传统的体育运动、娱乐方式进行锻炼，有疏通经络气血、调和脏腑、调节情志、祛除疾病、益寿延年的功效，尤其对恢复肢体功能、情志病证的康复有着独特的作用。常用的体育娱乐康复法有五禽戏、太极拳、八段锦、易筋经、健身武术等。其康复的要点有三：一是运动量要适度，做到"形劳而不倦"；二是要循序渐进，运动量由小到大；三是要持之以恒，方能收效。

4. 自然康复法　自然康复是指充分利用自然界（包括自然之物与自然环境）所提供的各种有利因素，以促进疾病痊愈和身心康复的一类方法。常见的自然康复法有日光疗法、泉水疗法、花香疗法、热砂疗法、泥土疗法、森林疗法等。如日光疗法即是根据日光的生物效应原理，科学地利用日光的照射，以促进机体康复的方法。日光照射可温壮体内阳气，增强机体的抗病能力，还可振奋精神，使人心情舒畅。

案例 1-11-1 分析讨论

中医学对于中风的研究及治疗历史悠久，中风后阴亏血少、虚风内动、气血瘀滞、筋肉失荣致肢体强痉，屈伸不利。《景岳全书·非风·论治血气》谓："偏枯拘急痿弱之类，本由阴虚，言之详矣。然血气本不相离，故阴中有气，阴中亦有血。何以辨之？夫血非气不行，气非血不化。凡血中无气，则病为纵缓废弛；气中无血，则病为抽掣拘挛。"本病基于"调养气血阴阳"的康复原则，采用推拿按摩和中药泡洗的方法，以达祛风通络、养血柔筋之功。

知识窗

八段锦是中国古代著名的气功导引功法，最早出现在北宋·洪迈所著的《夷坚志》中，其曰："政和七年，李似矩为起居郎……尝以夜半时起坐，嘘吸按摩，行所谓八段锦者。"立势八段锦在养生文献中首见于南宋·曾慥著的《道枢·众妙篇》，其曰："仰掌上举以治三焦者也；左肝右肺如射雕焉；东西独托，所以安其脾胃矣；返复而顾，所以理其伤劳矣；大小朝天，所以通其五脏矣；咽津补气，左右挑其手；摆鳝之尾，所以祛心之疾矣；左右手以攀其足，所以治其腰矣。"八段锦是由八种不同动作组成的健身术，每一组动作都有锻炼的重点，可舒展筋骨、疏通经络，很好地牵拉较少运动的肌群，对五官、头颈、躯干、四肢、腰腹全身的各个部位进行锻炼，使机体得到全面的调整，从而促进患者症状的缓解及身心功能的康复。

第二节　治　则

治则，即治疗疾病的总原则，是在整体观念和辨证论治思想指导下制订的，对临床立法、处方、用药具有普遍的指导意义。治则是治疗疾病的准则，是确立治法的理论依据，具有原则性和普遍性意义。治法是治则的具体体现，是治疗疾病的基本方法，任何具体的治疗方法，总是从属于一定的治疗总则，如各种病证从邪正关系来看，总离不开邪正斗争、消长、盛衰的变化，故扶正祛邪就成为治疗总则。在总则指导下的益气、养血、滋阴、补阳等，就是扶正的具体方法；而发汗、涌吐、泻下等，则是祛邪的具体方法。

由于疾病的证候表现多种多样，病势的轻重缓急各不相同，阴阳、寒热、虚实、表里等常有错杂，且不同的时间、地域和个体对病情变化也会产生不同的影响。因此，必须善于从复杂多变的疾病现象中，抓住病变的本质，治病求本；根据邪正斗争的虚实变化，扶正祛邪；根据阴阳失调的病理变化，调整阴阳；根据患病的季节、地域，以及患者的个体差异，因时、因地、因人制宜。

一、治病求本

案例 1-11-2
　　患者，男，75 岁。既往体虚，常乏力、腰膝酸软，面色萎黄；有吸烟史，近 10 年来每当遇气候变化，即诱发咳嗽，伴咳痰，痰色白量多，时有呼吸困难，缠绵难愈。常以二陈汤治之，效果反复。
问题：本病应采用何种治则进行治疗？

疾病过程中的症状和体征是其本质的外在表现，因而在治疗时须寻求本质，并针对本质进行治疗。"治病求本"就是寻找疾病的根本原因和病变本质进行治疗，是辨证论治的基本原则。《素问·阴阳应象大论》曰"治病必求于本"；《景岳全书·求本论》说"直取其本，则所生诸病，无不随本皆退"，都体现了治病求本的思想。治病求本，应把握好"正治与反治""治标与治本"的关系。

（一）正治与反治

正治与反治是从药物的性能与疾病表现之间的逆从关系提出的，是治病求本治则的具体运用。《素问·至真要大论》曰："逆者正治，从者反治。"

1. 正治　是指当疾病所表现的症状与其本质一致时，运用药性相反的药物逆其证候性质而治的一种治疗法则，又称"逆治"，是临床最常用的治则。正治适用于疾病的征象与本质相一致的病证，由于疾病的性质有寒热虚实之别，故正治有"寒者热之""热者寒之""虚则补之""实则泻之"之分。

寒者热之，是指寒性病证出现寒象，采用温热药物或具有温热功效的措施治疗，即以热治寒。如表寒证用辛温解表法、里寒证用辛热温里法等。

热者寒之，是指热性病证出现热象，采用寒凉药物或具有寒凉功效的措施治疗，即以寒治热。如表热证用辛凉解表法、里热证用苦寒清热法等。

虚则补之，是指虚证见虚象，采用具有补益作用的药物或具有补益功效的措施治疗，即以补法治虚证。如阳虚证用温阳法、阴虚证用滋阴法、气虚证用补气法、血虚证用补血法等。

实则泻之，是指实证见实象，采用具有攻邪泻实攻效的药物或措施治疗，即以泻法治实证。如水饮停聚证用逐水法、血瘀证用活血化瘀法、虫积证用驱虫法等。

2. 反治 是指顺从疾病假象或表象，针对其本质而治的一种治疗法则，又称"从治"。反治适用于疾病的征象与本质不完全一致的病证，临床上常用"热因热用""寒因寒用""塞因塞用""通因通用"等方法。

热因热用，即以热治热，用温热药物或具有温热功效的措施治疗假热证的方法，适用于阴寒内盛，格阳于外，反见热象的真寒假热证。

寒因寒用，即以寒治寒，用寒凉药物或具有寒凉功效的措施治疗假寒证的方法，适用于阳盛于内，格阴于外，反见寒象的真热假寒证。

塞因塞用，即以补开塞，用补益药物或具有补益功效的措施治疗假实证的方法，适用于因虚而致闭塞不通的真虚假实证。

通因通用，即以通治通，用通利药物或具有通利功效的措施治疗假虚证的方法，适用于实性通利的真实假虚证。

（二）治标与治本

标和本是一相对的概念，具有多种含义。如以正邪而言，则正气是本，邪气是标；以病因和症状论，则病因为本，症状为标；其他如旧病、原发病为本，新病、继发病为标等。一般来说，标是病或症的次要方面，本是病或症的主要方面。

治病求本是中医治病的基本原则，但在具体运用时要根据病情的先后与缓急等具体情况灵活运用。这就是"急则治标""缓则治本""标本兼治"。

1. 急则治标 是指标病或标症甚急，应先治其标。如肝病患者，形成臌胀，应先利尿逐水治其标，再活血养肝治其本。大出血、高热、呕吐、癃闭、抽搐等均是如此，宜止血、退热、止吐、利尿、止痉，以急则治标。

2. 缓则治本 对于病势较缓的病证应治其本。如肺结核患者，见午后低热、咳嗽、盗汗等症，其本为阴虚肺燥，因此应滋阴润肺，以治其本。

3. 标本兼治 指标本俱急，在时间、条件上均不允许单独治标或者单独治本时采用的一种治则。如肾阳不足的浮肿患者复感风寒，出现恶寒、无汗、咳嗽、腰痛、尿少等症，病本在肾虚水泛，标为风寒束肺，两者俱急，当解表宣肺与温阳化水同用。又如温病过程中，大便燥结者，其邪热内结为本，津液受伤为标，当泻热攻下与滋阴通便同用。

案例 1-11-2 分析讨论

凡久病宿疾，常常累及机体功能，致使抗病能力减弱，尤其易感外邪。该患者属于慢性支气管炎，中医可辨病为咳嗽病。一遇劳累或风寒之邪侵袭，则旧病复发。咳喘发作时采用急则治标的原则，虽病暂愈，而体力未能康复，且因屡病而体力更衰，抵抗力更弱，发病次数更多，病情更重，互为因果，终无愈期，若不治病求本，则永无治愈宿疾之希望。本病咳喘发作时采用疏风止咳、化痰平喘之剂以急则治其标，愈后连续服用金匮肾气丸3个月以强健体质达到治病求本之目的。

二、扶正祛邪

案例 1-11-3

李某，女，40岁。于2017年诊断为乙状结肠癌，2018年年底手术治疗，术后病理证实为乙状结肠癌，手术后来我院治疗。一般情况甚差，消瘦明显，神疲乏力，胃纳减退，大便时结时溏，有时腹痛。舌质淡，苔薄，脉软滑不数。B超显示肝肿大不明显，无腹水，也未见明显腹部肿块。曾服用中、西药均无效，病情日重。

问题：根据扶正祛邪的治则如何论治该病？

从邪正关系来说，疾病过程就是正与邪双方互相斗争的过程，正胜病退，邪胜病进。因而治疗疾病，就要扶助正气，祛除邪气，改变邪正双方的力量对比，促使病体向痊愈方向发展。扶正祛邪是指导临床治疗的重要法则。

（一）扶正与祛邪的概念及关系

扶正，即扶助正气，增强体质，提高抗邪能力和康复能力。祛邪，即祛除病邪，减轻或消除邪气的致病作用，使邪去正安。扶正与祛邪，两者相互为用，相辅相成。扶正使正气加强，有助于机体抗御和祛除病邪；祛邪能排除病邪的侵害和干扰，使邪去正安，有利于正气的保存和恢复。

（二）扶正祛邪的具体运用

扶正祛邪的具体运用要根据患者的具体情况而定。常用的具体方法有"扶正""祛邪""扶正与祛邪兼用""先祛邪后扶正""先扶正后祛邪"等。

1. 扶正 适用于以正气虚为主要矛盾，而邪气又不盛的虚性病证。如因气虚、阳虚引起的病证，应采用补气、温阳的方法治疗；血虚、阴虚引起的病证，应采用养血、滋阴的方法治疗。

2. 祛邪 适用于以邪实为主要矛盾，而正气未衰的实性病证。如表邪盛实者，宜用发汗解表法；实热实火者，宜用清热泻火法；寒证宜用温中祛寒法等。

3. 扶正与祛邪兼用 适用于正虚邪实病证。扶正与祛邪兼用应注意"扶正而不留邪，祛邪又不伤正"的原则。但是，在具体应用时必须辨清正虚和邪实的主次。如以正虚为主，邪实为次时，应以扶正为主，兼顾祛邪；邪实为主，正虚为次时，应以祛邪为主，兼顾扶正。

4. 先祛邪后扶正 适用于正虚和邪实同时存在，但正气尚能耐攻，或同时兼顾扶正反会助邪的病证。如瘀血所致的崩漏证，因瘀血不去，崩漏难止，虽补血而血虚难复，故应先活血化瘀，然后再补血。

5. 先扶正后祛邪 适用于正虚邪实，以正虚为主的患者。因正气过于虚弱，若同时兼以祛邪非但邪气难除，反而更伤正气，故应先扶正而后祛邪。如某些虫积患者，因正气太虚，不宜即行驱虫，应先健脾益气以扶正，使正气一定程度恢复时，然后再驱虫消积。

案例 1-11-3 分析讨论

根据患者病史、体征、舌象、脉象等特征，本病诊断为"肠癌"，是邪气邪毒等外因侵袭，以及自身正气虚弱，心理失常，气血运行不畅，五脏六腑功能障碍所致的气滞、血瘀、痰凝、湿毒蕴结等病理变化，内因与外因互为因果，兼夹为患，最终形成肿瘤。治疗肿瘤必须注意辨别阴阳气血的盛衰，各个脏腑经络的虚实，以及邪正双方力量的对比，从而确定攻补方案，扶正是为祛邪创造必要条件，祛邪是为达到保存正气的目的。本病例以脾虚为主，治疗上健脾益气为首选。可用药物：党参、白术、茯苓、山药、黄芪、神曲、炒麦芽、炒谷芽、生山楂、鳖甲等。

三、调整阴阳

疾病的发生，其根本是机体的阴阳之间失于相对平衡，出现偏盛偏衰。调整阴阳是根据阴阳盛衰的变化而"损其有余"或"补其不足"，使之恢复平衡，促进"阴平阳秘"，这也是临床治疗的根本法则之一。

（一）损其有余

对于阴或阳一方偏盛有余的病证，当用"损其有余"之法。如阳热亢盛的实热证，应用清泻阳热的治疗法则，即"热者寒之"；阴寒内盛的实寒证，应用温散阴寒的治疗法则，即"寒者热之"。

阴或阳一方的偏盛，可致另一方的不足。阴寒偏盛易损阳气，阳热亢盛易耗阴液，即《素问·阴阳应象大论》中所说的"阴胜则阳病，阳胜则阴病"。因此，在调整阴或阳的偏盛时，应注意有无阳盛伤阴、阴盛伤阳的情况同时存在，若已引起另一方偏衰时，则当兼顾其不足，配合益阴或扶阳之法。

（二）补其不足

对于阴或阳一方偏衰，或阴阳偏衰的病证，如阴虚、阳虚、阴阳两虚等，当用"补其不足"之法。如阴虚所致虚热之证，宜滋阴以制阳，即"阳病治阴"；阳虚所致虚寒之证，宜扶阳以制阴，即"阴病治阳"；若阴阳两虚，则应阴阳双补。由于阴阳之间的互根互用关系，在阴阳偏衰至一定程度时，又可引起阳损及阴、阴损及阳的阴阳互损变化。故在使用上述治法时，应注意"阳中求阴""阴中求阳"的治疗原则。即在补阴时适当补阳，使阴得阳助而泉源不竭；补阳时适当补阴，使阳得阴助而生化无穷。

四、三因制宜

三因制宜即因时、因地、因人制宜，是指在治疗疾病时要根据季节、地域及患者的个体差异而制订适宜的治疗方法，是中医整体观念和辨证论治的重要组成部分，体现了整体观念和辨证论治的原则性与灵活性。

（一）因时制宜

因时制宜，是根据四时气候的特点来考虑治疗用药的原则。具体为"用凉远凉、用寒远寒、用温远温、用热远热，食宜同法"（《素问·六元正纪大论》）。如夏季人体腠理开泄，即使外感风寒，也不宜过用辛温之品，以防开泄太过，损伤津气，滋生他病；冬季腠理致密，如外感风寒，则可重用辛温解表之品，使邪从汗解；暑季感冒多夹湿浊，常配伍芳香化浊药物。

（二）因地制宜

因地制宜，是根据地域的不同来考虑治疗用药的原则。不同的地域，其地势、气候、水质、土质，以及人们的生活环境和生活习惯各不相同，形成了个体体质上的差异，影响着发病和疾病的性质，因而在治疗时应据此确定适宜的治疗原则。如我国西北地势高，气候寒冷少雨，病多燥寒，治宜辛润，寒凉之剂慎用；东南地区地势低，气候温热多雨，病多温热或湿热，治宜清化，助湿之剂慎用。即使相同的病证，治疗用药亦当考虑不同地区的特点，如风寒表证，需辛温发汗解表，但是若在西北则多用辛温重剂如麻黄、桂枝；在东南则多用轻剂如荆芥、苏叶等；湿重地区则多用羌活、防风等。

（三）因人制宜

因人制宜，即根据患者年龄、性别、体质等的不同特点来考虑治疗用药的原则。

1. 年龄　年龄不同，则生理状况和气血盈亏不同，治疗用药应有所区别。小儿脏腑娇嫩，气血未充，对疾病的抵抗力差，患病后易寒易热，易虚易实，病情变化快，忌用峻剂，药量宜轻；青壮年，体质强壮，则耐攻邪泻实，药量宜重；老年人，脏腑气血虚衰，则多用扶正补虚，而慎用攻伐。

2. 性别　男女性别不同，各有其生理特点。妇女有经、带、胎、产等情况，治疗用药应加以考虑。如妊娠期患病应禁用峻下、破血走窜及有毒之药，慎用温燥之品以免胎动不安；经期避免过用寒凉之品，以免寒凉涩血，经行不畅而痛经；产后应考虑气血亏虚及恶露情况等。

3. 体质　体质有强弱之异和阴阳偏盛偏衰的不同，用药时应予考虑。体质强、阳偏盛者多为实证、热证，宜泻宜清，药量可大；体质弱、阴偏盛者多虚证、寒证或虚中夹实证，宜补宜温。此外，有的患者有慢性病、职业病、情志刺激、不良生活习惯等，在确定治疗方法时，也应充分考虑。

知识拓展

　　首届国医大师李济仁教授是新安医学传承人的代表，是新安医学研究的奠基者之一，在痹证的治疗上具有丰富的理论和临床经验。李济仁教授提出的"寒热三期疗法"治疗类风湿关节炎，即针对类风湿关节炎早期、活动期的寒性疗法，以清热解毒、活血通络为主，方用自拟清络饮；针对类风湿关节炎早期、缓解期的热性疗法，以补益肝肾、温阳益气为主，方用桂枝附子汤为主；对于类风湿关节炎中期病情复杂、病势迁延的患者，则采用寒热并治疗法。对寒痹的组方，附子、川乌、草乌不可或缺。对热痹的组方，则重视应用苦参一药，认为苦参有清热燥湿、祛风解毒之良效。同时配用功擅祛风除湿、舒筋活血、通络止痛的青风藤诸药。在痹证治疗中，还十分重视引经药的应用，此对痹证获效起很大作用。除此之外还要"择时施治"，即痹证的服药时间最好在早晨与夜间睡前各服 1 次，以在疾病发作前及时截治，更利于发挥药效，控制病情。

思　考　题

1. 如何做到未病先防？
2. 康复的原则及常用的康复方法有哪些？
3. 什么是正治、反治？其适应范围如何？各举例说明。
4. 如何运用治标与治本的治则？
5. 扶正与祛邪的基本概念、适用范围及其应用原则和方法为何？
6. 试述因时、因地、因人制宜的含义及其应用。

进一步阅读文献

李佳鑫, 王冰, 于淼, 2021. 基于"扶正祛邪"治则的中药抗肿瘤作用机制的研究进展. 中草药, 52(18): 5751～5757

赵玉斌, 肖颖, 崔淑华, 等, 2022. "新冠后状态"人群的中医综合康复研究策略. 中医杂志, 63(14): 1313～1318

朱燕波, 史会梅, 2022.《中医体质"治未病"知信行量表》的编制与信效度评价. 北京中医药大学学报, 45(9): 934～940

（陈　广）

附表　常见病辨证论治（据执业药师资格考试大纲要求）

病名	证型	临床表现	治法	代表方
感冒	风寒感冒	恶寒重，发热轻，无汗，头痛，肢节酸痛，鼻塞声重，或鼻痒打喷嚏，时流清涕，咽痒，咳嗽，咳痰稀薄色白，口不渴或渴喜热饮，舌苔薄白而润，脉浮或浮紧	辛温解表宣肺散寒	荆防败毒散
	风热感冒	身热较著，微恶风，汗泄不畅，头胀痛，面赤，咳嗽，痰黏或黄，咽燥，或咽喉乳蛾红肿疼痛，鼻塞，流黄浊涕，口干欲饮，舌苔薄白微黄，舌边尖红，脉浮数	辛凉解表宣肺清热	银翘散
	时行感冒	呈流行性发生，寒战高热，全身酸痛，酸软无力，或有化热传变之势	宣肺解表清热解毒	银翘散加减
	体虚感冒	气虚感冒：恶寒较甚，发热，无汗，头痛身楚，咳嗽，痰白，咳痰无力，平素神疲体弱，气短懒言，反复易感，舌淡苔白，脉浮而无力	益气解表	参苏饮
		阴虚感冒：微恶风寒，少汗，身热，手足心热，头昏心烦，口干，干咳少痰，鼻塞流涕，舌红少苔，脉细数	滋阴解表	加减葳蕤汤
咳嗽	风寒犯肺	咳声重浊，气急，喉痒，咳痰稀薄色白，常伴鼻塞，流清涕，头痛，肢体酸楚，恶寒发热，无汗等，舌苔薄白，脉浮或浮紧	疏风散寒宣肺止咳	三拗汤合止嗽散
	风热犯肺	咳嗽频剧，气粗或咳声嘶哑，喉燥咽痛，咳痰不爽，痰黏稠或黄，咳时汗出，常伴鼻流黄涕，口渴，头痛，身楚，或见恶风，身热等，舌苔薄黄，脉浮数或浮滑	疏风清热宣肺止咳	桑菊饮
	风燥伤肺	喉痒干咳，无痰或痰少而粘连成丝，咳痰不爽，或痰中带有血丝，咽喉干痒，唇鼻干燥，口干，常伴鼻塞，头痛，微寒，身热等表证，舌质红干而少津，苔薄白或薄黄，脉浮	疏风清肺润燥止咳	桑杏汤
	痰湿蕴肺	咳嗽反复发作，咳声重浊，痰多，因痰而嗽，痰出咳平，痰黏腻或稠厚成块，色白或带灰色，每于早晨或食后则咳甚痰多，进甘甜油腻食物加重，胸闷，脘痞，呕恶，食少，体倦，大便时溏，舌苔白腻，脉濡滑	燥湿化痰理气止咳	二陈平胃散合三子养亲汤
	痰热郁肺	咳嗽气息急促，或喉中有痰声，痰多稠黏或为黄痰，咳吐不爽，或痰有热腥味，或咳吐血痰，胸胁胀满，或咳引胸痛，面赤，或有身热，口干欲饮，舌质红，舌苔薄黄腻，脉滑数	清热肃肺化痰止咳	清金化痰汤
	肺阴亏耗	干咳，咳声短促，痰少黏白，或痰中带血丝，或声音逐渐嘶哑，口干咽燥，常伴有午后潮热，手足心热，夜寐盗汗，口干，舌质红少苔，或舌上少津，脉细数	滋阴润肺化痰止咳	沙参麦冬汤
喘证	风寒闭肺	喘息，呼吸气促，胸部胀闷，咳嗽，痰多稀薄色白，兼有头痛，鼻塞，无汗，恶寒，或伴发热，口不渴，舌苔薄白而滑，脉浮紧	散寒宣肺	麻黄汤
	痰热壅肺	喘咳气涌，胸部胀痛，痰多黏稠色黄，或夹血色，伴胸中烦热，面红身热，汗出口渴喜冷饮，咽干，尿赤，或大便秘结，苔黄或腻，脉滑数	清泄痰热	桑白皮汤
	痰浊阻肺	喘而胸满闷窒，甚则胸盈仰息，咳嗽痰多黏腻色白，咯吐不利，兼有呕恶纳呆，口黏不渴，苔厚腻色白，脉滑	化痰降逆	二陈汤合三子养亲汤
	肾不纳气	喘促日久，气息短促，呼多吸少，动则喘甚，气不得续，小便常因咳甚而失禁，或尿后余沥，形瘦神疲，面青肢冷，或有跗肿，舌淡苔薄，脉微细或沉弱	补肾纳气	金匮肾气丸合参蛤散
肺胀	痰浊阻肺	胸膺满闷，短气喘息，稍劳即著，咳嗽痰多，色白黏腻或呈泡沫，畏风易汗，脘痞纳少，倦怠乏力。舌暗，苔薄腻或浊腻，脉小滑	化痰降气健脾益肺	苏子降气汤合三子养亲汤
	痰热郁肺	发热，不恶寒，气急胀满，咳喘烦躁，痰黄黏稠，不易咯出，面红，目胀睛突，口渴欲饮，溲赤，便干，舌红，苔黄腻，脉滑数	清肺化痰降逆平喘	越婢加半夏汤
	肺肾气虚	胸满短气，语声低怯，动则气喘，或见面色晦暗，或见面目浮肿，舌淡苔白，脉沉而弱	补肺纳肾降气平喘	平喘固本汤合补肺汤

病名	证型	临床表现	治法	代表方
心悸	心脾两虚	心悸气短，头晕目眩，面色不华，神疲乏力，纳呆，腹胀便溏，少寐多梦，健忘，舌淡，脉细弱	健脾养心益气安神	归脾汤
	阴虚火旺	心悸不宁，思虑劳心尤甚，心中烦热，少寐多梦，头晕目眩，耳鸣，口干，面颊烘热，舌红，苔薄黄，脉细弦数	滋阴清火养心安神	天王补心丹合朱砂安神丸
	心阳不振	心悸不安，胸闷气短，动则尤甚，面色苍白，形寒肢冷，舌淡苔白，脉虚弱或沉细无力	温补心阳安神定悸	桂枝甘草龙骨牡蛎汤合参附汤
	瘀阻心脉	心悸不安，胸闷不舒，心痛时作，痛如针刺，唇甲青紫，舌质紫暗或有瘀斑，脉涩或结或代	活血化瘀理气通络	桃仁红花煎合桂枝甘草龙骨牡蛎汤
胸痹	气虚血瘀	心胸阵阵隐痛，胸闷气短，动则益甚，心中动悸，倦怠乏力，神疲懒言，面色㿠白，或易出汗，舌质淡暗，舌体胖且边有齿痕，或紫暗，有瘀斑，舌下瘀筋，苔薄，脉细缓或结代	补养心气鼓动心脉	保元汤加减
	气滞血瘀	心胸满闷不适，隐痛阵发，痛无定处，时欲太息，遇情志不遂时容易诱发或加重，或兼有脘腹胀闷，得嗳气或矢气则舒，舌暗，有瘀斑，舌下瘀筋，苔薄或薄腻，脉细弦	疏调气机通脉止痛	柴胡疏肝散合失笑散
	痰浊痹阻	心胸疼痛剧烈，如刺如绞，甚则心痛彻背，背痛彻心，或痛引肩背，伴有形体肥胖，痰多气短，伴倦怠乏力，纳呆便溏，口黏，恶心，咳吐痰涎，舌质暗红，或紫暗，有瘀斑，舌下瘀筋，苔白腻或白滑，脉滑或结、代、促	活血化痰通脉止痛	瓜蒌薤白半夏汤合血府逐瘀汤
	寒凝心脉	卒然心痛如绞，或心痛彻背，背痛彻心，或感寒痛甚，心悸气短，形寒肢冷，冷汗自出，苔薄白，脉沉紧或促。多因气候骤冷或感寒而发病或加重	温经散寒活血通痹	枳实薤白桂枝汤合当归四逆汤
	气阴两虚	心胸隐痛，时作时休，心悸气短，动则益甚，伴倦怠乏力，声息低微，面色㿠白，易汗出，舌质淡红，舌体胖且边有齿痕，苔薄白，脉虚细缓或结代	益气养阴活血通脉	生脉散合人参养荣汤加减
不寐	肝火扰心	不寐多梦，甚则彻夜不眠，急躁易怒，伴头晕头胀，目赤耳鸣，口干而苦，不思饮食，便秘溲赤，舌红，苔黄，脉弦数	疏肝泻热镇心安神	龙胆泻肝汤
	痰热扰心	心烦不寐，胸闷脘痞，泛恶嗳气，伴头重，目眩；舌偏红，苔黄腻，脉滑数	清化痰热和中安神	黄连温胆汤
	心脾两虚	不易入睡，多梦易醒，心悸健忘，神疲食少，伴头晕目眩，面色少华，四肢倦怠，腹胀便溏；舌淡苔薄，脉细无力	补益心脾养血安神	归脾汤
	心胆气虚	虚烦不寐，胆怯心悸，触事易惊，终日惕惕，伴气短自汗，倦怠乏力；舌淡，脉弦细	益气镇惊安神定志	安神定志丸合酸枣仁汤
	心肾不交	心烦不寐，入睡困难，心悸多梦，伴头晕耳鸣，腰膝酸软，潮热盗汗，五心烦热，咽干少津，男子遗精，女子月经不调；舌红少苔，脉细数	滋阴降火交通心肾	六味地黄丸合交泰丸
胃痛	寒邪客胃	胃痛暴作，甚则拘急作痛，恶寒喜暖，得热痛减，遇寒痛增，或喜热饮，舌淡苔薄白，脉弦紧	温胃散寒理气止痛	香苏散合良附丸
	饮食伤胃	胃脘疼痛，胀满拒按，嗳腐吞酸，或呕吐不消化食物，其味腐臭，吐后痛减，不思饮食，大便不爽，得矢气及便后稍舒，舌苔厚腻，脉滑	消食导滞和胃止痛	保和丸
	肝气犯胃	胃脘胀满，攻撑作痛，脘痛连胁，胸闷嗳气，喜太息，大便不畅，得嗳气、矢气则舒，遇烦恼郁怒则痛甚，苔薄白，脉弦	疏肝理气和胃止痛	柴胡疏肝散
	湿热中阻	胃脘疼痛，嘈杂灼热，胸脘痞满，口干口苦，渴而不欲饮，头重如裹，纳呆恶心，小便色黄，大便不畅，或肛门灼热，舌苔黄腻，脉滑数	清热化湿理气和胃	连朴饮合清中汤
	胃阴亏耗	胃痛隐作，灼热不适，嘈杂似饥，饥不饮食，大便干燥或大便干结，口干舌燥，干呕呃逆，手足心热，舌红少津，脉细数	滋阴益胃和中止痛	益胃汤合芍药甘草汤

续表

病名	证型	临床表现	治法	代表方
胃痛	脾胃虚寒	胃痛隐隐，绵绵不休，冷痛不适，喜温喜按，空腹痛甚，得食则缓，劳累或食冷或受凉后疼痛发作或加重，泛吐清水，食少，神疲乏力，手足不温，大便溏薄，舌淡苔白，脉虚弱	温中健脾和胃止痛	黄芪建中汤
泄泻	食滞肠胃	腹痛肠鸣，泻下粪便臭如败卵，泻后痛减，脘腹胀满，嗳腐酸臭，不思饮食，舌苔垢浊或厚腻，脉滑	消食导滞和中止泻	保和丸
	湿热伤中	泄泻腹痛，泻下急迫，或泻而不爽，粪色黄褐，气味臭秽，肛门灼热，烦热口渴，小便短黄，舌质红，苔黄腻，脉滑数或濡数	清热燥湿分利止泻	葛根芩连汤
	寒湿内盛	泻下清稀，甚至如水样，有时如鹜溏，腹痛肠鸣，脘闷食少，或兼有恶寒发热，鼻塞头痛，肢体酸痛，舌苔薄白或白腻，脉濡缓	芳香化湿疏表散寒	藿香正气散
	肝气乘脾	素有胸胁胀闷，嗳气食少，每因抑郁恼怒，或情绪紧张之时，发生腹痛腹泻，腹中雷鸣，攻窜作痛，矢气频作，舌淡红，脉弦	抑肝扶脾	痛泻要方
	脾胃虚弱	大便时溏时泻，迁延反复，食少，食后脘闷不舒，稍进油腻食物，则大便次数增加，面色萎黄，神疲倦怠，舌质淡，苔白，脉细弱	健脾益气化湿止泻	参苓白术散
	肾阳虚衰	黎明前脐腹作痛，肠鸣即泻，完谷不化，腹部喜暖，泻后则安，形寒肢冷，腰膝酸软，舌淡苔白，脉沉细	温肾健脾固涩止泻	四神丸
便秘	热秘	大便干结，腹胀腹痛，面红身热，口干身臭，心烦不安，小便短赤，舌红苔黄燥，脉滑数	泻热导滞润肠通便	麻子仁丸
	气秘	大便干结，或不甚干结，欲便不得出，或便而不畅，肠鸣矢气，腹中胀痛，胸胁满闷，嗳气频作，饮食减少，舌苔薄腻，脉弦	顺气导滞	六磨汤
	虚秘	大便干结，如羊屎状，形体消瘦，头晕耳鸣，心烦失眠，潮热盗汗，腰酸膝软，舌红少苔，脉细数	滋阴润肠通便	增液汤
	冷秘	大便或干或不干，皆排出困难，小便清长，面色㿠白，四肢不温，腹中冷痛，得热痛减，腰膝冷痛，舌淡苔白，脉沉迟	温阳润肠	济川煎
中风	气虚血瘀	肢体偏枯不用，肢软无力，面色萎黄，舌质淡紫或有瘀斑，苔薄白，脉细涩或细弱	益气养血化瘀通络	补阳还五汤
	风阳上扰	半身不遂，口舌㖞斜，舌强言謇或不语，偏身麻木，烦躁失眠，眩晕耳鸣，手足心热，舌质红绛或暗红，少苔或无苔，脉细弦或细弦数	滋养肝肾潜阳息风	镇肝熄风汤
	风痰入络	半身不遂，口舌㖞斜，舌强言謇或不语，偏身麻木，头晕目眩，舌质暗淡，舌苔薄白或白腻，脉弦滑	活血化瘀化痰通络	桃红四物汤合涤痰汤
头痛	风寒头痛	头痛连及项背，常有拘急收紧感，或伴恶风畏寒，遇风尤剧，口不渴，苔薄白，脉浮紧	疏散风寒止痛	川芎茶调散
	风热头痛	头痛而胀，甚则头胀如裂，发热或恶风，面红目赤，口渴喜饮，大便不畅，或便秘，溲赤，舌尖红，苔薄黄，脉浮数	疏风清热和络	芎芷石膏汤
	肝阳头痛	头昏胀痛，两侧为重，心烦易怒，夜寐不宁，口苦面红，或兼胁痛，舌红苔黄，脉弦数	平肝潜阳息风	天麻钩藤饮
	血虚头痛	眉尖至头角抽痛，善惊惕，脉芤，或见头隐隐作痛，头晕目花，面色㿠白，心悸，舌质淡白，脉细弱无力	滋阴养血	四物汤
	瘀血头痛	头痛经久不愈，痛处固定不移，痛如锥刺，或有头部外伤史，舌紫暗，或有瘀斑、瘀点，苔薄白，脉细或细涩	活血化瘀通窍止痛	通窍活血汤
眩晕	肝阳上亢	头晕且痛，其势较剧，目赤口苦，胸胁胀痛，烦躁易怒，寐少多梦，小便黄，大便干结，舌红苔黄，脉弦数	清肝泻火清利湿热	龙胆泻肝汤
	气血亏虚	头晕目眩，动则加剧，遇劳则发，面色㿠白，爪甲不荣，神疲乏力，心悸少寐，纳差食少，便溏，舌淡苔薄白，脉细弱	补养气血健运脾胃	归脾汤
	痰湿中阻	眩晕，头重如蒙，视物旋转，胸闷作恶，呕吐痰涎，食少多寐，苔白腻，脉弦滑	燥湿祛痰健脾和胃	半夏白术天麻汤
	肾精不足	眩晕久发不已，视力减退，两目干涩，少寐健忘，心烦口干，耳鸣，神疲乏力，腰酸膝软，遗精，舌红苔薄，脉弦细	滋养肝肾养阴填精	左归丸

病名	证型	临床表现	治法	代表方
消渴	阴虚燥热	烦渴多饮，口干舌燥，尿频量多，舌边尖红，苔薄黄，脉洪数	清热润肺 生津止渴	消渴方
	脾胃气虚	口渴引饮，能食与便溏并见，或饮食减少，精神不振，四肢乏力，体瘦，舌质淡红，苔白而干，脉弱	益气健脾 生津止渴	七味白术散
	肾阴亏虚	尿频量多，浑浊如脂膏，或尿甜，腰膝酸软，乏力，头晕耳鸣，口干唇燥，皮肤干燥，瘙痒，舌红苔少，脉细数	滋阴固肾	六味地黄丸
	气阴两虚	咽干口燥，倦怠乏力，多食易饥，口渴喜饮，气短懒言，五心烦热，心悸失眠，溲赤便秘，舌红少津，苔薄，脉细数无力	益气养阴	生脉饮
	阴阳两虚	小便频数，浑浊如膏，甚至饮一溲一，面容憔悴，耳轮干枯，腰膝酸软，四肢欠温，畏寒肢冷，阳痿或月经不调，舌苔淡白而干，脉沉细无力	滋阴温阳 补肾固涩	金匮肾气丸
胁痛	肝郁气滞	胁肋胀痛，走窜不定，甚则引及胸背肩臂，疼痛每因情志变化而增减，胸闷腹胀，嗳气频作，得嗳气而胀痛稍舒，纳少口苦，舌苔薄白，脉弦	疏肝理气	柴胡疏肝散
	肝胆湿热	胁肋胀痛或灼热疼痛，口苦口黏，胸闷纳呆，恶心呕吐，小便黄赤，大便不爽，或兼有身热恶寒，目身发黄，舌红苔黄腻，脉弦滑数	清热利湿	龙胆泻肝汤
	瘀血阻络	胁肋刺痛，痛有定处，痛处拒按，入夜痛甚，胁肋下或见有块，舌质紫暗，脉沉涩	祛瘀通络	血府逐瘀汤
	肝络失养	胁肋隐痛，悠悠不休，遇劳加重，口干咽燥，心中烦热，头晕目眩，舌红少苔，脉细弦而数	养阴柔肝	一贯煎
汗证	肺卫不固	汗出恶风，稍劳汗出尤甚，易于感冒，体倦乏力，面色少华，脉细弱，苔薄白	益气固表	玉屏风散
	心血不足	自汗或盗汗，心悸少寐，神疲气短，面色不华，舌质淡，脉细	补心养血	归脾汤
	阴虚火旺	夜寐盗汗或有自汗，五心烦热，或兼午后潮热，两颧色红，口渴，舌红少苔，脉细数	滋阴降火	当归六黄汤
	邪热郁蒸	蒸蒸汗出，汗液易使衣服黄染，面赤烘热，烦躁，口苦，小便色黄，舌苔薄黄，脉弦数	清肝泄热 化湿和营	龙胆泻肝汤
淋证	热淋	小便频数短涩，灼热刺痛，溺色黄赤，少腹拘急胀痛，或有寒热，口苦，呕恶，或有腰痛拒按，或有大便秘结，苔黄腻，脉滑数	清热利湿 通淋	八正散
	石淋	尿中夹砂石，排尿涩痛，或排尿时突然中断，尿道窘迫疼痛，少腹拘急，往往突发，一侧腰腹绞痛难忍，甚则牵及外阴，尿中带血，舌红，苔薄黄，脉弦或带数	清热利湿 排石通淋	石韦散
	血淋	小便短涩，滴沥刺痛，欲出未尽，小腹拘急，或痛引脐腹，小便红赤，或夹有血块，甚者可尿出纯血，舌红，苔薄黄，脉数	清热通淋 凉血止血	小蓟饮子
	气淋	郁怒之后，小便涩滞，淋沥不尽，少腹胀满疼痛，苔薄白，脉弦	理气疏导 通淋利尿	沉香散
	膏淋	小便浑浊乳白或如米泔水，上有浮油，置之沉淀，或伴有絮状凝块物，或混有血液、血块。尿道热涩疼痛，尿时阻塞不畅；口干，苔黄腻，舌质红，脉濡数	清热利湿 分清泄浊	程氏萆薢分清饮
	劳淋	小便不甚赤涩，但淋沥不已，时作时止，遇劳即发，腰酸膝软，神疲乏力，舌质淡，脉细弱	健脾益肾	无比山药丸
癃闭	膀胱湿热	小便点滴不通，或量极少而短赤灼热，小腹胀满，口苦口黏，或口渴不欲饮，或大便不畅，舌质红，苔黄腻，脉数	清利湿热 通利小便	八正散
	湿热瘀阻	小便点滴而下，或尿如细线，甚则阻塞不通，小腹胀满疼痛，口苦口黏，或口渴不欲饮，舌紫暗，或有瘀点，苔黄腻，脉涩	行瘀散结 通利水道	代抵当丸加减
	肾阳衰惫	小便不通或点滴不爽，排出无力，面色㿠白，神气怯弱，畏寒肢冷，腰膝冷而酸软无力，舌淡胖，苔薄白，脉沉细或弱	温补肾阳 化气利水	济生肾气丸

续表

病名	证型	临床表现	治法	代表方
水肿	风水相搏	眼睑浮肿，继则四肢及全身皆肿，来势迅速，多有恶寒，发热，指节酸楚，小便不利等症。偏于风热者，伴咽喉红肿疼痛，舌质红，脉浮滑数	疏风清热宣肺行水	越婢加术汤
	水湿浸渍	全身水肿，按之没指，小便短少，身体困重，胸闷，纳呆，泛恶，舌淡苔白腻，脉沉缓	健脾化湿通阳利水	五皮饮
	湿热壅盛	遍体浮肿，皮肤绷紧光亮，胸脘痞闷，烦热口渴，或口苦口黏，小便短赤，或大便干结，舌红，苔黄腻，脉滑数或沉数	分利湿热	疏凿饮子
	脾阳虚衰	身肿，腰以下为甚，按之凹陷不易恢复，脘腹胀闷，纳减便溏，面色萎黄，神倦肢冷，小便短少，舌质淡，苔白腻或白滑，脉沉缓或沉弱	温运脾阳以利水湿	实脾饮
	肾阳衰微	面浮身肿，腰以下尤甚，按之凹陷不起，心悸，气促，腰部冷痛酸重，尿量减少或增多，四肢厥冷，怯寒神疲，面色灰滞或白，舌质淡胖，苔白，脉沉细或沉迟无力	温肾助阳化气行水	济生肾气丸合真武汤
腰痛	肾虚腰痛	酸软为主，喜按喜揉，腰膝无力，遇劳更甚，卧则减轻，常反复发作，偏阳虚者，则少腹拘急，面色㿠白，手足不温，少气乏力，舌淡，脉沉细。偏阴虚者，则心烦失眠，口燥咽干，面色潮红，手足心热，舌红少苔，脉细数	温肾助阳滋阴补肾	右归丸或左归丸
	瘀血腰痛	腰痛如刺，痛有定处，日轻夜重，轻者俯仰不便，重则不能转侧，痛处拒按，舌质暗紫，或有瘀斑，脉涩	活血化瘀通络止痛	身痛逐瘀汤
	湿热腰痛	腰痛重着而热，热天或雨天疼痛加重，活动后或可减轻，口干口渴，苔黄腻，脉濡数	祛湿清热舒筋止痛	四妙丸
	寒湿腰痛	腰部冷痛重着，转侧不利，逐渐加重，静卧痛不减，阴雨天则加重，苔白腻，脉沉而迟缓	祛寒除湿温通经络	甘姜苓术汤
阳痿	惊恐伤肾	阳痿不振，心悸易惊，胆怯多疑，夜多噩梦，常有被惊吓史，苔薄白，脉弦细	益肾宁神	大补元煎
	心脾两虚	阳痿不举，心悸，失眠多梦，神疲乏力，面色萎黄，食少纳呆，腹胀便溏，舌淡，苔薄白，脉细弱	补益心脾	归脾汤
	肾阳不足	阳事不举，或举而不坚，精薄清冷，神疲倦怠，畏寒肢冷，面色㿠白，头晕耳鸣，腰膝酸软，夜尿清长，舌淡胖，苔薄白，脉沉细	温肾壮阳	赞育丸加减
	肝郁不舒	阳事不起，或起而不坚，心情抑郁，胸胁胀痛，脘闷不适，食少便溏，苔薄白，脉弦	疏肝解郁	逍遥散加减
男性不育症	肾虚精亏	性欲减退，阳痿早泄，精子数少、成活率低、活动力弱，或射精无力；伴腰酸腿软，疲乏无力，小便清长，舌质淡，苔薄白，脉沉细	温补肾阳益肾填精	金匮肾气丸
	肝郁气滞	性欲低下，阳痿不举，或性交时不能射精，精子稀少、活力下降；精神抑郁，两胁胀痛，嗳气泛酸，舌质暗，苔薄，脉弦细	舒肝解郁温肾益精	柴胡疏肝散
	湿热下注	阳事不兴或勃起不坚，精子数少或死精子较多；小腹急满，小便短赤，舌苔薄黄，脉弦滑	清热利湿	程氏萆薢分清饮
郁证	肝气郁结	精神抑郁，情绪不宁，胸部满闷，胁肋胀痛，痛无定处，脘闷嗳气，不思饮食，大便不调，苔薄腻，脉弦	疏肝解郁理气畅中	柴胡疏肝散
	痰气郁结	精神抑郁，胸部闷塞，胁肋胀满，咽中如有物梗塞，吞之不下，咯之不出，苔白腻，脉弦滑	行气开郁化痰散结	半夏厚朴汤
	心神失养	精神恍惚，心神不宁，多疑易惊，悲忧善哭，喜怒无常，或时时欠伸，或手舞足蹈，骂詈喊叫，舌质淡，脉弦	甘润缓急养心安神	甘麦大枣汤
	心脾两虚	多思善疑，头晕神疲，心悸胆怯，失眠，健忘，纳差，面色不华，舌质淡，苔薄白，脉细	健脾养心补益气血	归脾汤

病名	证型	临床表现	治法	代表方
虚劳	肺气虚	咳嗽无力，痰液清稀，短气自汗，声音低怯，时寒时热，平素易于感冒，面白	补益肺气	补肺汤
	心气虚	心悸，气短，劳则尤甚，神疲体倦，自汗	益气养心	七福饮
	脾气虚	饮食减少，食后胃脘不舒，倦怠乏力，大便溏薄，面色萎黄	健脾益气	加味四君子汤
	肾气虚	神疲乏力，腰膝酸软，小便频数而清，白带清稀，舌质淡，脉弱	益气补肾	大补元煎
	心血虚	心悸怔忡，健忘，失眠，多梦，面色不华	养血宁心	养心汤
	肝血虚	头晕，目眩，胁痛，肢体麻木，筋脉拘急，或筋惕肉瞤，妇女月经不调甚则闭经，面色不华	补血养肝	四物汤
	脾血虚	体倦乏力，纳差食少，心悸气短，健忘，失眠，面色萎黄，舌质淡，苔薄白，脉细缓	补脾养血	归脾汤
	肺阴虚	干咳，咽燥，甚或失音，咯血，潮热，盗汗，面色潮红	养阴润肺	沙参麦冬汤
	心阴虚	心悸，失眠，烦躁，潮热，盗汗，或口舌生疮，面色潮红	滋阴养心	天王补心丹
	脾胃阴虚	口干唇燥，不思饮食，大便燥结，甚则干呕，呃逆，面色潮红	养阴和胃	益胃汤
	肝阴虚	头痛，眩晕，耳鸣，目干畏光，视物不明，急躁易怒，或肢体麻木，筋惕肉瞤，面潮红	滋养肝阴	补肝汤
	肾阴虚	腰酸，遗精，两足痿弱，眩晕，耳鸣，甚则耳聋，口干，咽痛，颧红，舌红，少津，脉沉细	滋补肾阴	左归丸
	心阳虚	心悸，自汗，神倦嗜卧，心胸憋闷疼痛，形寒肢冷，面色苍白	益气温阳	保元汤
	脾阳虚	面色萎黄，食少，形寒，神倦乏力，少气懒言，大便溏薄，肠鸣腹痛，每因受寒或饮食不慎而加剧	温中健脾	附子理中汤
	肾阳虚	腰背酸痛，遗精，阳痿，多尿或不禁，面色苍白，畏寒肢冷，下利清谷或五更泻泄，舌质淡胖，有齿痕	温补肾阳	右归丸
	阴阳两虚	少气无力，消瘦面黄，音哑，潮热盗汗，骨蒸痨热，泄溏便急，痰白沫状或血痰，心悸气短，寡言少欲，纳呆，自汗，滑精，闭经，苔黄燥，脉微细或虚大无力	滋阴温阳	金匮肾气丸
痹证	行痹	肢体关节、肌肉疼痛酸楚，屈伸不利，可涉及肢体多个关节，疼痛呈游走性，初起可见有恶风、发热等表证，舌苔薄白，脉浮或浮缓	祛风通络散寒除湿	防风汤
	痛痹	肢体关节疼痛，痛势较剧，部位固定，遇寒则痛甚，得热则痛缓，关节屈伸不利，局部皮肤或有寒冷感，舌质淡，舌苔薄白，脉弦紧	散寒通络祛风除湿	乌头汤
	尫痹	肢体关节疼痛，屈伸不利，关节肿大、僵硬、变形，甚则肌肉萎缩，筋脉拘急，肘膝不得伸，或尻以代踵、脊以代头而成废人，舌质暗红，脉细涩	补肾祛寒活血通络	补肾祛寒治尫汤
	着痹	肢体关节、肌肉酸楚、重着、疼痛，肿胀散漫，关节活动不利，肌肤麻木不仁，舌质淡，舌苔白腻，脉濡缓	除湿通络祛风散寒	薏苡仁汤
中暑	阳暑	头昏头痛，心烦胸闷，口渴多饮，全身疲软，汗多，发热，面红，舌红，苔黄，脉浮数	清暑益气生津	王氏清暑益气汤加减
	阴暑	发热恶寒，无汗，身重疼痛，头晕，恶心，纳呆，大便稀，腹泻腹痛，神疲倦怠，舌质淡，舌苔腻，脉弦细	疏表散寒涤暑化湿	新加香薷饮
内伤发热	气虚发热	发热，热势或低或高，常在劳累后发作或加剧，倦怠乏力，气短懒言，自汗，易于感冒，食少便溏，舌质淡，苔薄白，脉细弱	益气健脾甘温除热	补中益气汤
	阴虚发热	午后潮热，或夜间发热，不欲近衣，手足心热，烦躁，少寐多梦，盗汗，口干咽燥，舌质红，或有裂纹，苔少甚至无苔，脉细数	滋阴清热	清骨散
	气郁发热	发热多为低热或潮热，热势常随情绪波动而起伏，精神抑郁，胁肋胀满，烦躁易怒，口干而苦，纳食减少，舌红，苔黄，脉弦数	疏肝理气解郁泄热	丹栀逍遥散
	血瘀发热	午后或夜晚发热，或自觉身体某些部位发热，口燥咽干，但不多饮，肢体或躯干有固定痛处或肿块，面色萎黄或晦暗，舌质青紫或有瘀点、瘀斑，脉弦或涩	活血化瘀	血府逐瘀汤

续表

病名	证型	临床表现	治法	代表方
积聚	肝气郁结	腹中结块柔软，时聚时散，攻窜胀痛，脘胁胀闷不适，苔薄，脉弦	疏肝解郁 行气散结	逍遥散
	气滞血阻	腹部积块质软不坚，固定不移，胀痛不适，舌苔薄，脉弦	理气消积 活血散瘀	柴胡疏肝散合失笑散
	瘀血内结	腹部积块明显，质地较硬，固定不移，隐痛或刺痛，形体消瘦，纳谷减少，面色晦暗黧黑，面颈胸臂或有血痣赤缕，女子可见月事不下，舌质紫或有瘀斑、瘀点，脉细涩	祛瘀软坚 扶正健脾	膈下逐瘀汤合六君子汤
	正虚邪结	久病体弱，积块坚硬，隐痛或剧痛，饮食大减，肌肉瘦削，神倦乏力，面色萎黄或黧黑，甚则面肢浮肿，舌质淡紫，或光剥无苔，脉细数或弦细	补益气血 活血化瘀	八珍汤合化积丸
疖	热毒蕴结	轻者疖肿只有1~2个，也可散发全身，或簇集一处，或此愈彼起；伴发热、口渴，溲赤，便秘，舌红，苔黄，脉数	清热解毒	五味消毒饮
	湿毒蕴结	疖肿散发于全身各处，此愈彼起，不断发生，疖肿较大，易转变成有头疽，疖肿颜色暗红，脓水稀少，常伴低热，烦躁口渴，舌质红，苔薄黄，脉细数	化湿解毒	四妙汤加减
	阴虚内热	疖肿常此愈彼起，不断发生。或散发全身各处，或固定一处，疖肿较大，易转变成有头疽，伴口干唇燥，舌质红，苔薄，脉细数	养阴清热 解毒	仙方活命饮合增液汤
乳癖	肝郁痰凝	乳房胀痛或刺痛，乳房肿块随喜怒消长；伴胸闷胁胀，善郁易怒，失眠多梦，舌质淡红，苔薄白，脉弦、细涩	疏肝解郁 化痰散结	逍遥蒌贝散加减
	冲任失调	多见于中年妇女。乳房肿块或胀痛，经前加重，经后缓减；伴腰酸乏力，神疲倦怠，头晕，月经先后失调，量少色淡，甚或经闭，舌淡，苔白，脉沉细	调摄冲任	加味二仙汤加减
乳痈	气滞热壅	乳房部肿胀疼痛，肿块或有或无，皮色不变或微红，乳汁排泄不畅；伴恶寒发热，头痛骨楚，口渴，便秘，舌淡红或红，苔薄黄，脉浮数或弦数	疏肝清胃 通乳消肿	瓜蒌牛蒡汤
	热毒炽盛	肿块逐渐增大，皮肤焮红，灼热，疼痛如鸡啄，肿块中央渐软，有应指感；可伴壮热，口渴饮冷，面红目赤，烦躁不宁，大便秘结，小便短赤，舌红，苔黄干，脉数或滑数	清热解毒 托毒透脓	透脓散
粉刺	肺经风热	丘疹色红，或有痒痛，舌红，苔薄黄，脉浮数	清肺散风	枇杷清肺饮加减
	胃肠湿热	皮损红肿疼痛，或有脓疱，伴口臭、便秘、尿黄，舌红，苔黄腻，脉滑数	清热化湿	枇杷清肺饮合黄连解毒汤加减
	痰湿瘀滞	皮损结成囊肿，或伴有纳呆、便溏，舌淡胖，苔薄，脉滑	化痰健脾 渗湿	海藻玉壶汤合参苓白术散加减
瘾疹	风热犯表	风团鲜红，灼热剧痒，遇热则皮损加重，伴发热恶寒、咽喉肿痛，舌质红，苔薄白或薄黄，脉浮数	疏风清热	消风散加减
	风寒束表	风团色白，遇风寒加重，得暖则减，口不渴，舌质淡，苔白，脉浮紧	疏风散寒	桂枝汤
	血虚风燥	风团反复发作，迁延日久，午后或夜间加剧，伴心烦易怒，口干，手足心热，舌红少津，脉沉细	养血祛风 润燥	当归饮子加减
	胃肠湿热	风团片大、色红、瘙痒剧烈，发疹的同时伴脘腹疼痛，恶心呕吐，神疲纳呆，大便秘结或泄泻，舌质红，苔黄腻，脉弦滑数	表里双解 清热利湿	茵陈蒿汤
痔疮	风伤肠络	大便带血，滴血或喷射而出，血色鲜红，或伴口干、大便秘结，舌红，苔黄，脉数	清热凉血 祛风	凉血地黄汤加减
	湿热下注	便血色鲜，量较多，痔核脱出嵌顿，肿胀疼痛，或糜烂坏死，口干不欲饮，口苦，小便黄，苔黄腻，脉滑数	清热利湿 止血	止痛如神汤加减
	脾虚气陷	肛门坠胀，痔核脱出，需用手托还，大便带血，色鲜红或淡红，病程日久，面色少华，神疲乏力，纳少便溏，舌淡，苔白，脉弱	健脾益气	补中益气汤加减

病名	证型	临床表现	治法	代表方
痔疮	气滞血瘀	肛内肿物脱出甚或嵌顿，肛管紧缩，坠胀疼痛，甚则肛缘有血栓形成水肿，疼痛明显，舌暗红，苔白或黄，脉弦细涩	清热利湿行气活血	止痛如神汤
	湿热下注（外痔）	肛缘肿物隆起，肿胀疼痛，甚则渗流滋水，舌红，苔黄腻，脉滑数	清热利湿理气活血	五神汤合活血散瘀汤加减
跌打损伤	气滞血瘀	患部剧烈疼痛，活动受限，腰部的俯、仰、转侧均感困难，不能挺直，严重者不能站立。若因挫伤引起，则局部肿胀、压痛均较明显。舌质偏暗或有瘀斑，脉弦或紧	活血祛瘀行气止痛	顺气活血汤
	瘀血阻络	伤后疼痛，活动受限，常因运动时间长久后伤处附近关节疼痛，乏力，酸软，夜间较重，可伴不规则的发热，心悸，食欲不振，舌质紫，苔白，脉涩弦	活血止痛舒筋活络	身痛逐瘀汤
	风寒湿瘀	多有不同程度的慢性外伤史。多发为隐痛，往往与腰部劳累或天气变化有关。急性发作时疼痛加剧，还可伴有腰肌痉挛、腰部活动受限。舌偏淡暗，苔白腻，脉濡细或涩	祛风除湿温经通络	独活寄生汤
月经不调	月经先期：脾气虚	月经提前，质稀色淡，神疲乏力，气短懒言，小腹空坠，纳少便溏，舌淡，脉弱	补脾益气摄血调经	补中益气汤
	月经先期：肾气虚	经期提前，量少，色淡暗，质清稀，腰酸腿软，头晕耳鸣，小便频数，面色晦暗或有暗斑，舌淡暗，苔薄白，脉沉细	补肾益气固冲调经	固阴煎
	月经先期：肝郁血热	量多或少，经色紫红，质稠有块，经前乳房、胸胁、少腹胀痛，烦躁易怒，口苦咽干，舌红，苔黄，脉弦数	清肝解郁凉血调经	丹栀逍遥散
	月经后期：肾虚	量少，色淡暗，质清稀，腰酸腿软，头晕耳鸣，带下清稀，面色晦暗，或面部有暗斑，舌淡暗，苔薄白，脉沉细	补肾益气养血调经	大补元煎
	月经后期：气滞	量少，经色暗红或有血块，小腹胀痛，精神抑郁，胸闷不舒，舌象正常，脉弦	理气行滞活血调经	乌药汤
	月经后期：血虚	月经周期延后，量少色淡质稀，小腹隐痛，头晕眼花，心悸少寐，面色苍白或萎黄，舌淡红，脉细弱	补血养营益气调经	大补元煎
	月经后期：痰湿	月经周期延后，量少，色淡红，质黏稠；头晕体胖，心悸气短，脘闷恶心，口腻多痰，或带下量多黏腻，舌淡胖，苔白腻，脉滑	燥湿化痰活血调经	芎归二陈汤
	月经先后无定期：肾虚	经行或先或后，量少，色淡，质稀，头晕耳鸣，腰酸腿软，小便频数，舌淡，苔薄，脉沉细	补肾益气养血调经	固阴煎
	月经先后无定期：肝郁	经行或先或后，经量或多或少，色暗红，有血块，或经行不畅，胸胁、乳房、少腹胀痛，精神郁闷，时欲太息，嗳气食少，舌质正常，苔薄，脉弦	疏肝解郁和血调经	逍遥散
	月经先后无定期：脾虚	经来先后无定，经量多，色淡质稀，神倦乏力，脘腹胀满，纳呆食少，舌淡，苔薄，脉缓	补脾益气养血调经	归脾汤
痛经	气滞血瘀	每于经前一二日或经期小腹胀痛、拒按，经血量少，或排出不畅，经色紫暗有块，血块排出则疼痛减轻，胸胁乳房作胀，舌质紫暗，舌边或有瘀点，脉沉弦	行气活血化瘀止痛	膈下逐瘀汤
	寒凝血瘀	经前或经期小腹冷痛，得热痛减，按之痛甚，经量少，色暗黑有块，恶心呕吐，畏寒，便溏，苔白腻，脉沉紧	温经除湿化瘀止痛	少腹逐瘀汤
	湿热瘀阻	经前、经期小腹胀痛，经量多，色红，质稠或有块，平日带下色黄有秽臭，舌红苔黄腻，脉弦数	清热除湿化瘀止痛	清热调血汤
	气血虚弱	经期或经净后，小腹隐痛、喜揉按，月经色淡量少，质稀，伴神疲乏力，面色苍白，舌淡苔薄，脉虚细	益气补血止痛	圣愈汤
	肝肾亏虚	经净后小腹隐痛、腰酸，经血量少而质薄，经色暗淡，或有头晕耳鸣，小腹空坠不适，舌质淡，苔薄白，脉沉细	益肾养肝止痛	调肝汤

续表

病名	证型	临床表现	治法	代表方
崩漏	气血两虚	经血非时而下，淋漓不断，色淡质稀，神疲体倦，气短懒言，四肢不温，面白无华，或面色淡黄，舌淡，苔薄白，脉缓弱	益气养血 固冲止血	归脾汤合固冲汤
	脾不统血	经血非时而下，量多如崩，或淋漓不断，色淡质稀，神疲体倦，气短懒言，不思饮食，四肢不温，或面浮肢肿，面色淡黄，舌淡胖，苔薄白，脉缓弱	健脾益气 固冲止血	固冲汤
	肝肾不足	经血非时而下，出血量少或多，淋漓不断，色淡质稀，腰痛如折，畏寒肢冷，小便清长，大便溏薄，面色晦暗，舌淡暗，苔薄白，脉沉弱	滋肾益肝 固冲止血	金匮肾气丸加减
	瘀血阻络	经血非时而下，量多或少，淋漓不净，血色紫暗有块，小腹疼痛拒按，舌紫暗或有瘀点，脉涩或弦涩有力	活血祛瘀 固冲止血	逐瘀止崩汤
带下过多	肾阳亏虚	带下量多，色白清冷，稀薄如水，淋漓不断，头晕耳鸣，腰痛如折，畏寒肢冷，小腹冷感，小便频数，夜间尤甚，大便溏薄，面色晦暗，舌淡润，苔薄白，脉沉细而迟	温肾助阳 涩精止带	内补丸
	湿热下注	带下量多，色黄，黏稠，有臭气，或伴阴部瘙痒，胸闷心烦，口苦咽干，纳食较差，小腹或少腹作痛，小便短赤，舌红，苔黄腻，脉濡数	清热利湿 止带	止带方
	脾虚湿盛	带下量多，色白或淡黄，质稀薄，无臭气，绵绵不断，神疲倦怠，四肢不温，纳少便溏，两足跗肿，面色㿠白，舌质淡，苔白腻，脉缓弱	健脾益气 升阳除湿	完带汤
绝经前后诸症	阴虚火旺	经断前后，头晕耳鸣，腰酸腿软，烘热汗出，五心烦热，失眠多梦，口燥咽干，或皮肤瘙痒，月经周期紊乱，量少或多，经色鲜红，舌红苔少，脉细数	滋肾益阴 育阴潜阳	六味地黄丸加减
	脾肾阳虚	经断前后，头晕耳鸣，腰痛如折，腹冷阴坠，形寒肢冷，小便频数或失禁，带下量多，月经不调，量多或少，色淡质稀，精神萎靡，面色晦暗，舌淡，苔白滑，脉沉细而迟	温肾壮阳 填精养血	右归丸加减
	肝郁肾虚	经断前后，阵发性烘热汗出，腰膝酸软，烦躁易怒，情绪异常，头晕耳鸣，乳房胀痛，月经紊乱，或胸闷善太息，舌淡红或偏暗，苔薄白，脉弦细	滋肾养阴 疏肝解郁	一贯煎合逍遥散
积滞	乳食内积	不思乳食，嗳腐酸馊或呕吐食物、乳片，脘腹胀满疼痛，大便酸臭，烦躁啼哭，夜眠不安，手足心热，舌质红，苔白厚或黄厚腻，脉弦滑，指纹紫滞	消乳化食 和中导滞	乳积者，消乳丸加减；食积者，保和丸加减
	脾虚夹积	面色萎黄，形体消瘦，神疲肢倦，不思乳食，食则饱胀，腹满喜按，大便稀溏酸腥，夹有乳片或不消化食物残渣，舌质淡，苔白腻，脉细滑，指纹淡滞	健脾助运 消食化滞	健脾丸加减
厌食	脾运失健	食欲不振，厌恶进食，食而乏味，或伴胸脘痞闷，嗳气泛恶，大便不调，偶尔多食后则脘腹饱胀，形体尚可，精神正常，舌淡红，苔薄白或薄腻，脉尚有力	调和脾胃 运脾开胃	不换金正气散加减
	脾胃气虚	不思进食，食而不化，大便偏稀夹不消化食物，面色少华，形体偏瘦，肢倦乏力，舌质淡，苔薄白，脉缓无力	健脾益气 佐以助运	异功散加味
	脾胃阴虚	不思进食，食少饮多，皮肤失润，大便偏干，小便短黄，甚或烦躁少寐，手足心热，舌红少津，苔少或花剥，脉细数	滋脾养胃 佐以助运	养胃增液汤加减
鼻渊	风热蕴肺	涕黄或黏白而量多，从鼻道上方流下，间歇或持续性鼻塞，嗅觉下降，鼻内肌膜红肿，眉间或颧部有叩压痛，伴恶寒发热、头痛、胸闷、咳嗽、痰多等症状，舌质红，苔微黄，脉浮数	疏风清热 芳香通窍	苍耳子散加减
	胆经郁热	鼻涕黄浊黏稠如脓样，量多，从鼻道上方流下，有臭味，嗅觉下降，鼻黏膜肿胀，红赤为甚，头痛剧烈，眉间或颧部有明显叩压痛，伴发热，口苦咽干，目眩，耳鸣耳聋，寐少梦多，急躁易怒，舌红苔黄，脉弦数	清泄胆热 利湿通窍	龙胆泻肝汤加减

续表

病名	证型	临床表现	治法	代表方
口疮	心脾积热	口疮生于唇、颊、齿龈、舌面等处，如黄豆或豌豆大小，呈圆形的黄白色溃烂点，中央凹陷，周围黏膜鲜红、微肿、溃烂点数目较多，甚者融合成小片，有灼热疼痛感，说话或进食时加重，兼见发热、口渴口臭、溲赤，舌红苔黄，脉数	清热解毒消肿止痛	凉膈散加减
	脾肾阳虚	口疮生于唇、颊、齿龈、舌面等处，如黄豆大小，呈圆形的白色溃烂点，中央凹陷，周围黏膜不红、微肿，无灼热疼痛感，反复发作，迁延不愈，兼见畏寒喜热，口流清涎不止，喜热饮，小便清长，腰膝酸软，舌淡胖有齿痕，苔白，脉沉迟	温阳散寒消肿止痛	附子理中汤加减
咽喉肿痛（乳蛾）	风热外袭	咽部疼痛逐渐加剧，吞咽不便，吞咽或咳嗽时疼痛加剧，咽喉干燥、灼热感，喉核红肿，连及周围咽部，伴发热恶寒，头痛，鼻塞，咳嗽有痰，舌边尖红，苔薄白或微黄，脉浮数	疏风清热消肿利咽	疏风清热汤
	火毒上攻	咽部疼痛剧烈，痛连耳根及颌下，吞咽困难，有堵塞感，或有声嘶，喉核红肿，表面或有黄白色脓点，咳嗽痰稠黄，口臭，腹胀，大便秘结，小便黄，舌红赤，苔黄厚，脉洪大而数	泄热解毒利咽消肿	普济消毒饮
	虚火上炎	咽部干燋不适，微痛，微痒，干咳无痰或痰少而黏，吞咽不利，喉核肥大，潮红，连及周围，喉核上或有黄白色脓点。一般午后症状明显，午后颧红，精神疲乏，口干不喜多饮，手足心热，讲话乏力，舌红或干少苔，脉细数	养阴清热生津润燥	养阴清肺汤加减
耳鸣耳聋	风热侵袭	耳鸣或耳聋突然发生，如吹风声，昼夜不停，耳部胀闷不适，或耳内作痒，听力下降，伴有发热恶寒，鼻塞流涕，咽痒咳嗽，舌质红，苔薄黄，脉浮数	疏风清热宣肺利窍	银翘散
	肝火上扰	耳鸣或耳聋突然发生，如闻潮声，或如雷鸣，时轻时重，多随情绪而波动，伴有头痛眩晕，面赤目赤，口苦咽干，烦躁，或夜寐不安，大便秘结，舌质红，苔黄，脉弦数	清肝泻火开郁通窍	龙胆泻肝汤
	肾精亏损	听力逐渐下降，耳鸣如蝉，昼夜不息，安静时尤甚，可见头昏眼花、腰膝酸软、虚烦失眠、夜尿频多、发脱齿摇，舌红少苔或淡胖，脉细数或细弱	补肾填精滋阴潜阳	耳聋左慈丸

（陈 广）

第二篇 中 药 学

中医药学是中国医学科学的瑰宝，在历史上，中医药为中华民族的繁衍生息和健康做出了不可磨灭的贡献。中医药学凝聚着深邃的哲学智慧和中华民族几千年的健康养生理念及其实践经验，是打开中华文明宝库的钥匙，是中华文化伟大复兴的先行者。以天然动植物为基础的中药因符合自然疗法的趋势，在国际上日益受到重视。充分开发利用中药这一宝贵财富，促进中医药的繁荣发展，发挥其独特的优势和作用，将会为人类健康做出更大的贡献。

我国蕴藏有多种天然药材资源，古代文献记载的中药品种已达3000余种，据统计，目前已达12 800余种，这些资源是中医药学发展的重要物质基础。自古以来，我国传统医学所使用的药物一直被单称为"药"或"毒药"。"中药"是在西方医学全面传入以后，为了与西药相区别，而对我国传统药物的总称。大约在19世纪后期，才有中医与中药的说法。

中药是指以中医药理论为指导，有着独特的理论体系和应用形式，用于预防和治疗疾病并具有康复与保健作用的天然药物及其加工代用品，主要包括植物药、动物药、矿物药。

中药是我国传统药物的主要组成部分，其中以植物药居多，使用也较普遍，故有"诸药以草为本"的说法，古来习惯将中药称为本草，将记载中药的典籍中药学称为本草学，传统本草学近代始称中药学。

中药学是研究中药基本理论和各味中药的来源、产地、采集、炮制、性能、功效及临床应用方法等知识的一门学科，是中医药学宝库的重要组成部分。

第一章 中药的起源和中药学的发展

学习目标

1. 掌握中药与中药学的含义。
2. 熟悉历代代表性本草著作的作者、成书年代和学术价值。
3. 了解中药的起源和中药学的发展。

中药的起源与中药学的发展均经历了艰辛漫长的实践过程，是我国人民同自然和疾病做斗争艰苦历程的真实写照。

我国古籍中记述了"神农尝百草之滋味……一日而遇七十毒"，这段话生动而形象地概括了药物知识萌芽的实践过程。在原始时代，最早的先民多以植物充饥，故最先发现了植物药；进入氏族社会后，由于弓箭的发明和使用，人们较多地接触动物后，逐渐了解了动物药；原始社会后期，由于采矿和冶炼的兴起，人们又发现了矿物药。并且，在了解了这些植物、动物对人体的影响后，懂得了在觅食时有所辨别和选择。同时，为了同疾病抗衡，人们对某些自然物的药效和毒性作用予以了注意，经过无数次有意识的观察、体验，逐渐懂得了如何利用其治疗疾病，经过反复的实践、认识、总结、交流，初步形成了早期的药物疗法。可见，药物知识产生于古人的生活和生产实践，故有"药食同源"之说，并由口耳相传发展为文字记载。

中药学的发展经历了多个时期，每个时期代表性的本草著作均记载着中药学发展的历程。

（1）文物考古表明，在数千年前的钟鼎文中，已有"药（藥）"字出现。正式的文字记载可以追溯到公元前1000多年。西周时（公元前1066～前771年）已有专业的"医师"，"聚毒药以供医事"。《诗经》中记载涉及植物和动物的药物共300多种，其中不少是后世本草著作中收载的药物。

《山海经》载有 100 余种动物药和植物药，并记述了它们的医疗用途。20 世纪 70 年代初出土的帛书《五十二病方》载方约 300 首，涉及药物 240 余种，说明至迟在秦汉之际，药学已初具规模。

（2）秦汉时期最有代表性的本草著作是《神农本草经》。该书成书时间大约为东汉末年，不晚于公元 200 年。《神农本草经》分序论和各论两部分。序论论述了中药的基本理论，如四气、五味、有毒无毒及配伍法度、服药方法、剂型选择，并简要介绍了中药的产地、采集、加工、储存及真伪鉴别等内容。各论收药 365 种，按有无毒性和养身延年、祛邪治病两大标准，分为上、中、下三品。各药项下，有正名、性味、主治等主要内容。所载药物大多朴实有验，历用不衰。其中多数药物疗效确切，至今常用。如黄连治痢、乌头止痛、茵陈退黄、人参补虚等。

《神农本草经》是现存最早的药学专著，它系统地总结了汉代以前的药学知识，是研究当时医药情况的重要文献，该书对后世药学的发展产生了极为重要的影响，被奉为四大经典之一。许多中药学的基本理论和编写体例都是在此基础上发展起来的。

知识窗

中医四大经典指的是中医发展史上起到重要作用、具有里程碑意义的四部经典巨著，对古代乃至现代中医都有着巨大的指导作用与研究价值。关于四大经典的具体组成存在争议。目前学术界一般将《内经》《难经》《伤寒杂病论》《神农本草经》看作是中医四大经典。

（3）魏晋南北朝时期本草著作达近百种，有突出成就的为《本草经集注》《雷公炮炙论》，另外还有《名医别录》《徐之才药对》等。

《本草经集注》为南北朝梁时陶弘景所辑。该书主要由《神农本草经》《名医别录》的内容加上作者的注释发挥而成。全书七卷，分为序论和各论两部分。序论部分对《神农本草经》条文进行了注释和补充，并增加了采收、鉴别、炮制、制剂、合药取量的理论和原则及"诸病通用药"等大量内容，大大丰富了药学总论部分。各论收药 730 种，较《神农本草经》增加一倍，并首先采用按植物、动物、矿物等药物的自然属性分类法，分列为七类。各类中又结合三品分类排列药物。

该书反映了南北朝时期的主要药学成就，一是对药材本身进行了系统研究，如品种基源、产地、采收、鉴别、炮制、制剂等；二是对药物的应用及药性理论进行了系统的研究，如性能、功效、主治、配伍、用法等。此外，还首创了按药物自然属性分类的方法。这些，均标志着综合本草模式的初步确立。

《雷公炮炙论》为南朝雷敩所著，其主要内容是收录了 300 种药物的炮制方法。该书所记载的一些炮制方法，可以提高药效，减轻毒、烈之性。更为重要的是该书为我国第一部有关炮制学方面的专著，它标志着本草新分支学科的产生。

（4）隋唐时期我国南北统一，经济、文化繁荣，医药水平不断发展。公元 659 年唐政府组织编撰的我国历史上第一部官修本草《新修本草》（又称《唐本草》）正式颁行全国。全书共 54 卷，分药图、图经、本草三部分。该书由苏敬、李勣等主持编纂，共收药 850 种。

《新修本草》采用了图文对照的撰写方法，反映了当时高度发展的药学成就，对后世的本草具有深刻影响。同时开创了世界药学著作的先例，是最早的一部由国家政府颁行的药典，比欧洲《纽伦堡药典》（公元 1542 年）要早 800 余年。

《本草拾遗》为陈藏器个人所辑，该书在《新修本草》的基础上增补了大量民间药物（692 种以上）。尤其是按药物功用特点分列为宣、通、补、泻……十类，为中药按功效分类的发端。

（5）宋代的经济、文化、科技进步，尤其是印刷术的应用，为本草学术发展提供了有利条件，本草书籍的修订，则沿唐代先例以国家规模进行。如公元 973 年刊行的《开宝本草》、1060 年成书的《嘉祐补注本草》及 1061 年成书的《本草图经》等，均足以反映当时药学发展的情况。而成书于公元 1082 年的《证类本草》是这一时期最著名的综合本草，由唐慎微著，该书以《嘉祐补注本草》《本草图经》为基础，并广泛收录其他文献中的药学资料，收药 1558 种，药后附列单方 3000 余首。采用方药兼收、图文并茂的撰写方法，首开方药相互印证的先例。该书广集前人用药经验，医药方相结合，有很高的实用价值；而且保存了大量早已亡佚的文献资料，又具有极大的文献价值。

宋代开设了国家药局，有力地促进了炮制、制剂技术的提高，所制定的《太平惠民和剂局方》是该局的制剂规范。将重要的配伍禁忌药物加以具体总结，列出其名称，即后世所遵循的"十八反""十九畏"等。

金元时期，学术争鸣开创了医学发展的新局面，著名医家张元素的《珍珠囊》、李东垣的《用药法象》、王好古的《汤液本草》、朱丹溪的《本草衍义补遗》等，注重对常用药物奏效原理的探讨，他们开拓了经典药学和前代主流本草未能较多触及的领域，颇多创见。

（6）明代的《本草纲目》是伟大医药学家李时珍的科学巨著，成书于公元 1596 年。全书 52 卷，分序例和各论两大部分。序例部分对本草史和中药基本理论进行了全面、系统的总结和发挥。各论收药 1892 种，按自然属性分为 16 部 60 类；各药之下分正名、释名、集解、正误、修治、气味、主治、发明、附方诸项介绍。全书附方 11 000 多首，并有附图 1100 多幅。该巨著集我国 16 世纪以前药学成就之大成，在训诂、历史、地理、植物、动物、矿物、冶金等方面也有突出成就。其影响远超出了本草学的范围，17 世纪末即传播海外，先后有多种文字的译本。因此，该书对世界自然科学也有举世公认的卓越贡献。

明代在我国科学技术传播海外的同时，也陆续引进一些外来药，如《本草纲目》收载的曼陀罗、番红花、番木鳖等。明代后期，约 17 世纪时的著作《白猿经》记载了以新鲜乌头提取乌头碱，比欧洲人在 19 世纪初叶从鸦片中提炼出的号称世界上第一种生物碱的吗啡还要早。

另外，明代由朱橚所著的《救荒本草》，主要记载了可供灾荒时食用之物，颇有特色。兰茂的《滇南本草》是我国现存内容最丰富的古代地方本草。李中立的《本草原始》偏重于生药学研究。缪希雍的《炮炙大法》为当时最有影响的炮制专著。

（7）清代的《本草纲目拾遗》是著名医药学家赵学敏所著，成书于公元 1765 年。全书共 10 卷，载药 921 种，其中《本草纲目》未收载的有 716 种。该书增收了大量民间药和外来药，对《本草纲目》进行了重要补充，又对《本草纲目》中的错误加以订正。不仅指出了《本草纲目》之遗，而且总结了 16～18 世纪的药学新成就，并保存了一批今已散佚的方药书籍的部分内容，具有重要的文献价值。

《本草求真》为黄宫绣所辑，其对药物性能、功用、配伍、宜忌等的论述，十分实用；其功效分类的方法，对现代中药学亦有重要影响。

从汉至清，我国药学每个时代都有它的成就和特色，且历代相承，日渐繁富。在 2000 年的发展中，文献资料广博丰富，记录了我国人民在医药方面的创造和高度成就，堪称伟大的宝库。然而，鸦片战争以后的百年间，中医药学的发展受到阻碍，甚至濒临被人为消灭的境地。但是，在力图振兴中医药事业的仁人志士的坚持与努力下，中医药学以其顽强的生命力得以发展。

（8）中华人民共和国成立 70 余年来，中医药事业得到了前所未有的迅速发展。在继承整理丰富浩繁的药学遗产的同时，培养了一批批中医药人才，建立了研究机构和基地，全国各地区先后多次进行了相当规模的中药资源普查，原药材和成品药材产量、质量都有所提高。本草学亦提高到崭新的水平，整理出版了具有特色的专门著作和地方药志，国家药典专门收载各种常用中药和成药，逐步制订了成套的质量控制标准。如有各版《中华人民共和国药典》《中药志》《全国中草药汇编》《中药大辞典》《原色中国本草图鉴》等。《中华人民共和国药典》以法典的形式确定了中药在当代医药卫生事业中的地位，也对中药材及中药制剂质量的提高、标准的确定起到了巨大的促进作用。《中药大辞典》由江苏新医学院编纂，分上、下册和附编三部分。该书内容广泛，资料丰富，查阅方便，颇为实用。

《中华本草》是国家中医药管理局主持，全国中药专家编纂的全面总结中华民族 2000 多年来传统药学成就，集中反映 20 世纪中药学科发展水平的综合性本草著作。全书共 34 卷，历时 15 年，前 30 卷为中药,于 1999 年出版,收载中药 8980 味;后 4 卷为民族药专卷,为"藏药卷""蒙药卷""维吾尔药卷""傣药卷"。《中华本草》引用古今中外文献 10 000 余种,内容涉及中药品种、栽培、药材、化学成分、药理、炮制、制剂、临床应用等中药及其相关学科的各个方面,无论是中药品种数量和篇幅,还是学术内容广度与深度,均超过了迄今任何一部中药著作,是继《本草纲目》以后我国药物学的又一次系统全面的总结,具有学术性和实用性的双重作用,不仅对中医药教学、科研、临床、医疗、资源开发、新药研制具有一定的指导作用和实用价值,而且对促进中医药走向世界具有十分重大的历史意义。

随着社会经济的高速发展及医药卫生事业的进步,我国中医药事业稳步发展,传统医学与现代科技的结合日益紧密,中医药的传承、发扬和创新因现代科技的融入迎来了新的机遇。自 1996 年国家正式启动中药现代化发展战略以来,中药学的研究和产业均取得了较大的发展。国家高度重视中药现代化,2002 年,国务院颁布了《中药现代化发展纲要(2002—2010 年)》,提出了中药现代化发展的指导思想、基本原则和战略目标,明确了中药现代化发展的重点任务和主要措施,成为我国第一部中药现代化纲领性文件,对中药现代化工作进行了整体布局。从中药的研发、中药材栽培到中成药生产、销售等,国家相继出台了一系列规范化的政策法规,中药产品标准化、规范化程度逐渐完善。一个多学科、产学研结合、海内外共同研究的中医药事业的良好局面正在形成。中药的现代研究无论在深度和广度上都取得了瞩目成就,并促进了中药化学、中药药理学、中药炮制学、中药药剂学、中药鉴定学、中药资源学、中药商品学等分支学科的发展。2016 年 2 月,国务院印发了《中医药发展战略规划纲要(2016—2030 年)》,系统部署了中医药中长期发展战略和重点任务,提出要完善中药审批管理制度。2017 年 7 月 1 日,《中华人民共和国中医药法》实施,中医药传承创新发展进入法治化时代,对鼓励支持基于经典方、院内制剂的中药新药研发提出了明确要求。2020 年 12 月,国家药品监督管理局印发《国家药监局关于促进中药传承创新发展的实施意见》,明确指出要促进中药守正创新,推动古代经典名方中药复方制剂研制;鼓励二次开发,支持运用符合产品特点的新技术、新工艺及体现临床应用优势和特点的新剂型改进已上市中药品种。2021 年 1 月 22 日,国务院办公厅印发《关于加快中医药特色发展的若干政策措施》,进一步明确了完善中药分类注册管理的重点任务。2022 年 3 月,国务院办公厅发布了《"十四五"中医药发展规划》,明确了"十四五"时期中医药发展目标任务和重点措施,提出建设优质高效中医药服务体系、提升中医药健康服务能力、建设高素质中医药人才队伍、建设高水平中医药传承保护与科技创新体系、推动中药产业高质量发展、加快中医药开放发展、深化中医药领域改革等任务。2022 年 10 月党的二十大报告提出要促进中医药传承创新发展。这些都充分表达了我国政府重视发展中医药,推动中医药学术进步和事业发展的决心。

我国医药学源远流长,内容浩博,在取得一定成绩的基础上,要更好地传承与发扬,总结经验,发挥多学科的力量来发展中药科学。同时在中药现代化与国际化的进程中,也面临着各种矛盾与问题,如中药资源的利用与保护、保持特色与创新、中药特色与国际接轨等。中药事业的发展及中药现代化是一项长期、艰巨、复杂的系统工程,还有许多工作要做,任重而道远。要遵循中医药发展规律,传承精华,守正创新,加快推进中医药现代化、产业化,推动中医药事业和产业高质量发展,推动中医药走向世界。让我们携手共勉,为这一功在民族、利在国家、造福人类、继往开来的伟大事业而奋斗。

知识拓展

中药主要包括中药材、中药饮片和中成药:①中药材,是指在中医药理论指导下,所采集的植物、动物、矿物经产地加工后形成的原料药材,可以供制成中药饮片、提取物及中成药;②中药饮片,是指中药材经过炮制后,可直接用于中医临床或制剂生产使用的处方药品;③中成药,是指在中医药理论指导下,以中药饮片为原料,经过药学、药效、毒理与临床研究，获得国家药品主管部门批准，按规定处方、生产工艺和质量标准，加工制成一定的剂型，标明其成分、性状、功能主治、规格、用法用量、使用注意、不良反应、储藏等内容，符合《中华人民共和国药品管理法》规定的中药成方制剂或单味制剂。

思 考 题

1. 何为中药及中药学？何为本草？
2. 我国现存最早的药学专著是哪一部？我国第一部官修本草的名称是什么？
3. 《神农本草经》《新修本草》《本草纲目》《中华本草》的主要学术价值有哪些？
4. 结合所学内容谈一下你对中药学的形成与发展的初步认识，以及对中药发展的展望。

进一步阅读文献

李柏霖, 赵时鹏, 廉波, 等, 2022. 《神农本草经》文献学及药物学探究. 北京中医药, 41(4): 417~420

王金, 钟其培, 王华, 2020. 中药质量控制与评价模式的创新与发展探究. 临床合理用药, 13(8): 180~181

王林元, 2022. 外来中药的发展及在中药学科建设中的地位和作用. 北京中医药大学学报, 45(10): 1005~1017

周士权, 肖国香, 张超, 等, 2022. 《本草纲目》视域下的动物药资源科学认知思想及可持续发展探讨. 时珍国医国药, 32(8): 2018~2021

（郝丽莉）

第二章　中药的产地和采集储存

学习目标

1. 掌握道地药材的含义。
2. 熟悉中药的产地与疗效的关系，以及如何发展道地药材生产以适应临床用药的需要。
3. 了解植物药采集季节与药效的关系，熟悉不同药用部分的一般采收原则。
4. 了解中药饮片储存与养护的基本知识。

中药主要来源于天然的动物、植物和矿物。中药的产地、采收与储存是否适宜，是影响药材质量的重要因素。历代医药家都十分重视中药的产地与采集，并在长期的实践中，积累了丰富的经验和知识。当今人们利用现代科学技术，发现了中药的产地、采收与储存是否适宜，与药物有效成分含量有密切关系，是保证药材质量和保护药材资源的重要环节。为了充分发挥中药在疾病治疗中的积极作用，保证其产量大、质量好、疗效好，要严格掌握采收季节，注意科学的储藏方法。

第一节　中药的产地

天然药材的分布和生产，离不开一定的自然条件。由于我国幅员辽阔，江河、高山、平原、海域等自然地理状况十分复杂，水土、气候、日照等生态环境不尽相同，甚至差异很大，各地生物的分布很不相同。各种药材在质量和品种上多有一定的地域性。古代医药学家经过长期的使用、观察和比较，知道即便是分布较广的药材，因生长的自然环境不同，其质量优劣也不一样，并逐渐形成了"道地药材"的概念。

自古以来历代医家特别重视"道地药材"，人们将具有地区特色、历史悠久、质量优良、产量宏丰、炮制考究、疗效显著的药材称为"道地药材"，是优质纯正药材的专用名词。道地药材的确定，与其产地、品种、质量等因素有关，而临床疗效则是其关键因素。

在常用药物中，东北所产的人参、五味子；四川的黄连、川芎；江苏的薄荷、苍术；浙江的杭白芍、杭菊花；河南的地黄、牛膝、山药、菊花（统称"四大怀药"）；云南的三七、茯苓；山东的阿胶；山西的党参；宁夏的枸杞子；广东的砂仁；广西的蛤蚧；甘肃的当归；西藏的冬虫夏草等，都是著名的道地药材。"道地药材"是在长期的生产和用药实践中形成的，并不是一成不变的。如环境条件的变化使上党人参绝灭，人们遂贵东北人参；川芎在宋代始成为"道地药材"；三七原产于广西，称为广三七、田七，云南产者后来居上，称为滇三七，从而云南成为三七的新道地产区。

长期的临床医疗实践证明，重视中药产地与质量的关系，强调道地药材的开发和应用，对于保证中药疗效起着十分重要的作用。故应高度重视这类药材的生产和开发利用。随着医疗事业的发展，中药材需求量的日益增加，加之很多药材的生产周期较长，产量有限，因此，单靠强调道地药材产区扩大生产，已经无法满足用药需求，进行新的引种或驯养，则成为解决这一矛盾的有效途径。但在引种和驯养工作中，必须确保该品种原有的质量和疗效。我国已经对道地药材的生态环境、栽培技术做了大量的研究，相信必将推动我国道地药材的发展。

国家十分重视中药资源的保护和利用。《中药现代化发展纲要（2002—2010年）》把中药资源保护和可持续利用作为一项重点任务，制定了一系列的政策和具体措施。如在全国范围内开展中药资源普查，建立野生资源濒危预警机制；保护中药种质和遗传资源，加强优选优育和中药种源研究，防止品种退化，解决品种源头混乱的问题；建立中药数据库和种质资源库，收集中药品种、产地、药效等相关的数据，保存中药材种质资源；加强中药材野生变家种家养研究，加强中药材栽培技术研究，实现中药材规范化种植和产业化生产；加强植保技术研究，发展绿色药材；加强中药材新品种培育，开展珍稀濒危中药资源的替代品研究，确保中药材资源可持续利用。

> **知识窗**
>
> 　　我国道地药材在形成和发展过程中，不断地变更和完善，也形成了许多以道地药材产地为标志的类型。如在传统上以其所主产地域为标准，可将我国的道地药材分为川药、广药、云药、贵药、浙药、怀药、关药、北药、南药和西药等。以四川所产道地药材最多，其次是河南，而浙江、云南、广西、广东、陕西和山西等亦有一定数量的道地药材。

第二节　中药的采集

　　中药采集的时间和方法与药物的质量有着密切的关系，药材必须在适当的时节采集。正如《备急千金要方》序中指出"早则药势未成，晚则盛势已歇"。因为药材中的药效成分多为次生代谢产物，其积累会随着生物体的生长发育产生动态变化，即动植物在其生长发育的不同时期，药用部位所含有效成分的含量各不相同，进而影响到临床疗效，据研究资料报道，人参总皂苷的含量，以6～7年采收者较高；甘草中甘草酸的含量，生长3～4年者较生长1年者高出近一倍；柴胡5月份采收其醇溶性浸出物及柴胡挥发油的含量最高；番红花在开花第1天采摘产量最高，番红花苷-Ⅰ的含量则以花未盛开时采收的为最高；艾叶在同一天以13:00（正中午）采者挥发油含量最高，比含量最低的晚间采摘者高18.5%。因此，生物来源的药材活性成分含量及质量与采收年限、季节、时间等密切相关，适时采收才能保证其内在质量，否则，其有效成分不能得到有效的利用和保存，势必降低中药质量而影响临床疗效，同时也关系到药材种植的经济效益。选择采收时机很重要，唐·孙思邈在《千金翼方》就认识到"夫药采取，不知时节，不以阴干暴干，虽有药名，终无药实，故不依时采取，与朽木不殊"；元·李东垣《用药法象》谓"凡诸草木昆虫，产之有地，根叶花实，采之有时，失其地则性味少异，失其时则气味不全"，都说明药材适时采收的重要性。

一、植物药的采集

　　中药以植物药居多，故较重视其采收时节。植物类药材采收时节和方法通常以入药部位的生长特性为依据，一般可分为以下几种。

　　1. 全草类　多数在植物充分生长、枝叶茂盛的花前期或刚开花时采收。茎较粗或较高的割取植物的地上部分，如益母草、薄荷等。以带根全草入药的，则连根拔起全株，如蒲公英、紫花地丁等。茎叶同时入药的藤本植物，其采收原则与此相同，应在生长旺盛时割取。采集时，应将生长苗壮的植株留下一些，以利繁殖。

　　2. 叶类　通常在花蕾将放或正盛开时采收。此时叶片茂盛，性味完全，药力雄厚，有效成分含量高，如大青叶、艾叶、淡竹叶、枇杷叶等。凡可在冬季采叶的，往往是经冬不凋的耐寒植物，或有特殊药用价值者，如冬桑叶、侧柏叶等。

　　3. 花类　一般以含苞待放之际或花刚开放时采收为好，此时花瓣不易脱落，香味浓，如金银花、辛夷、款冬花、槐米、丁香、密蒙花等采收花蕾；而菊花、旋覆花等则宜在开放时采收；红花则宜在花冠由黄变橙红时采收。而蒲黄之类以花粉入药的，则须于花朵盛开时采收。若花朵次第开放，则要分次采摘。采摘时间应以晴天、清晨为好，以便保持花朵完整和迅速干燥。

　　4. 果实、种子类　多数果实类药材，当于果实成熟后或将成熟时采收，如五味子、瓜蒌、枸杞子等。少数品种因入药要求，需采收未成熟的幼果，如乌梅、青皮、枳实等。种子类（包括部分果实）药材则应在果实充分成熟时采集，如杏仁、白芥子、车前子、菟丝子等。有些蒴果或干果成熟后易开裂散落，种子散失，如小茴香、豆蔻、牵牛子等，应在成熟前及时采收。

5. 根、根茎类　此类药材通常需要生长2～5年，方可供药用。一般在农历二、八月采集。因为春初"津润始萌，未充枝叶，势力淳浓""至秋枝叶干枯，津润归流于下"，且"春宜早，秋宜晚"。早春二月，新芽未萌；深秋时节，多数植物的地上部分停止生长，其营养物质多储存于地下部分，此时采收有效成分含量高、质量好、产量高，如天麻、天冬、苍术、白术、黄精、玄参、葛根、桔梗、大黄、何首乌等。此外，也有少数例外的，如太子参、半夏、延胡索等则以夏季采收为宜。在采挖过程中须深挖，尽量将根全部挖出，并注意挖大留小，以利来年生长。

6. 树皮、根皮类　一般在春夏之交树木生长旺盛时采收。这时树皮内含浆汁充足，活性成分含量高，药效最佳。且此时形成层细胞分裂迅速，树皮易于剥落，剥皮后对树木影响较小，如杜仲、黄柏、厚朴等。但肉桂则考虑到成分含量及挥发性，多在9月采收；牡丹皮、地骨皮、苦楝根皮等根皮类药材与根和根茎相类似，应于秋后苗枯，或早春萌发前采集。

二、动物药及矿物药的采集

动物类药材因品种不同，采收各异。一般以冬、春季采集较好，因为冬、春季节较易捕获动物，加之此时气温低，药材加工时不易变质，质量较好，如驴皮、龟甲等。有些药材，如桑螵蛸应在3月中旬采收，过时则孵化成虫，影响药效；鹿茸应在清明节前后适时采割，过后则骨化成鹿角；昆虫类药材大多是根据生长时期和活动季节确定捕捉时间，如斑蝥等一些有翅膀的昆虫类药材，常于夏秋季清晨露水未干时捕捉，否则飞起，捕捉不易。

矿物类药材大多可随时采收，择优采选。

第三节　中药的储存与养护

案例 2-2-1

毛阿姨去年因身体不适，按医生处方抓了一些中药，服用后病情很快好转，便将没吃完的中药包好收藏起来。今年又出现了类似去年的病证，于是她将去年所剩中药饮片拿出，准备再用。但在打开中药包装后，她发现一些中药的颜色变深、变暗了，药味似乎也变淡了，有些还出现了类似"走油"的现象。毛阿姨觉得中药饮片没生霉或长虫，应该可以继续吃，扔掉浪费了。

问题： 出现变色、"走油"等现象的中药饮片还适合继续服用吗？

中药饮片是将中药材经过炮制处理后的制成品，可以直接供应临床配方、煎制汤剂或生产中成药。饮片的片型和规格标准必须严格符合现行《中华人民共和国药典》《国家炮制规范》《中药饮片质量标准通则（试行）》的规定。

中药材的生产呈规律性，常是季节性生产，全年销售，而且药材生产与气候等因素密切相关，使得产量有所波动，加之用药量与疾病的发生率有关，故在厂方库房及医院、药店都会涉及饮片的储存与养护问题。在保管中若由于干燥程度不当，或所含的某些成分受到了外界气候或虫害等的影响，就会逐渐发生变化，使药物的颜色、气味、形态、内部组织等出现各种各样的变质而直接影响饮片的质量、临床疗效，甚至患者的安危。因此，做好中药饮片的储存与养护工作至关重要。

一、饮片常见的变质现象

中药饮片常见的变质现象大致可分为以下几种。

1. 虫蛀　是指饮片被幼虫或成虫蛀蚀的现象。虫蛀现象多发生在含有淀粉、糖、脂肪、蛋白质的饮片中。如薏苡仁、芡实、白芷、山药、人参、鹿鞭、金钱白花蛇等较易生虫。

2. 发霉　即霉变，是指饮片受潮后在适宜的温度、湿度条件下，在其表面或内部寄生和繁殖的霉菌所致的变质现象。霉变现象可使药材饮片腐烂变质、气味走失、有效成分遭到破坏，并可能产生有害成分以致不能药用。如葛根、白芍、紫河车、山药、桔梗、防风、独活等容易发霉。

3. 泛油　也称走油，是饮片中所含的挥发油、脂肪油、糖类等，在受热或受潮的情况下，表面变软、黏结、颜色变浑，呈现油状物质并发出油败气味的现象，如柏子仁、桃仁、杏仁、天冬、熟地黄、黄精、炒苏子、炒莱菔子等较易泛油。

4. 变色　是指饮片色泽发生变化，由浅变深，如山药、天花粉、白芷等；或由鲜变暗，如红花、金银花、菊花等。

5. 气味散失　主要是指一些含挥发性成分的饮片，在外界因素的影响下，或储藏过久，气味变淡或散失，如肉桂、沉香、豆蔻等。

6. 风化　指某些含结晶水的盐类药物，在干燥环境中失去结晶水的变化，如芒硝、硼砂等。

7. 潮解　是盐类药物吸收空气中的水分，由固体变成液体状态的现象，如青盐、芒硝等。

8. 粘连　是指固体药物因受热发黏而连接在一起的现象，主要是一些胶类或加工品，如阿胶、芦荟、乳香、没药等。

9. 腐烂　主要是一些新鲜饮片，在温度适宜的情况下，腐烂变质的现象，如鲜地黄、鲜芦根、鲜生姜等。

二、引起饮片质量变异的因素

引起饮片质量变异的因素主要有以下两方面。

1. 自身因素对中药质量变异的影响

（1）水分：饮片水分含量控制不当时质量会发生变化。含水量过高易导致虫蛀、霉烂、潮解、软化、粘连等；含水量过低易导致风化、走味、泛油、干裂、脆化等现象。

（2）淀粉：含淀粉多的药物易霉变、虫蛀。

（3）黏液质：含黏液质多的药物易吸水，为霉菌、害虫提供生长条件，易发生霉变和虫蛀，如枸杞子。

（4）油脂：含油脂的药物易发生酸败，如果实、种子类药物和动物类药物等，如杏仁、桃仁、刺猬皮等。

（5）挥发油：含挥发油的药物易散失气味，如白芷、肉桂、薄荷等。

（6）色素：含色素的药物易变色或发生霉变，如玫瑰花、月季花等。

2. 环境因素对中药质量变异的影响

（1）温度：药物的多种成分在15～20℃时比较稳定。若温度升高，芳香类药材气味易散失，含脂肪油较多或动物类药易泛油或走油，胶质类或固体树脂类药材易软化粘连成块。

（2）湿度：应控制在70%以下。湿度大易发生虫害、霉变和盐类易潮解等。

（3）日光：对含色素的药物易引起变色。

（4）空气：加快含挥发性成分药物气味的散失、盐类药风化等。

（5）真菌：淡豆豉、瓜蒌、肉苁蓉易霉变。

（6）害虫：蕲蛇、泽泻、党参、芡实、莲子易被虫蛀。

（7）包装容器：指直接盛装和保护药品的器具。容器不当亦会影响中药的质量。

（8）储存时间：中成药与中药材均有一定储存时间。不宜超期储存。

三、饮片的储存方法

中药品种繁多，加工炮制方法不同，饮片的形状和性质也各不相同，给饮片的保管带来很多困难。常用保管方法如下。

（1）控制水分含量：根据饮片的性质不同，应严格控制在9%～13%。

（2）控制库房条件：通风、阴凉、干燥，相对湿度保持在75%以下。

（3）合适的容器：木箱、纤维纸箱、严密封口的铁罐、铁桶等。

（4）对含有不同化学成分或不同炮制方法的饮片采取不同的储存方法。含淀粉多或含糖和黏液质多的饮片宜放在通风干燥处，如泽泻、葛根、肉苁蓉、熟地黄、天冬等；含挥发油多的宜放在阴凉处，如薄荷、当归等；酒制或醋制者应储于密闭容器中，置于阴凉处，如当归、大黄、香附；盐炙饮片应储于密闭容器中，如泽泻、知母；蜜炙饮片应密闭于缸内，如款冬花、甘草、枇杷叶等。

案例 2-2-1 分析讨论

有些中药材储存时间长，或温度、湿度不当等，饮片会出现一系列变质现象。如变色的中药饮片多是受湿度、温度、光线的影响，导致药物内部化学成分发生氧化、分解、聚合反应，原来的颜色由浅变深，由鲜变暗，不仅影响饮片的外观，也影响饮片的内在质量。再如当归、枸杞子等含有大量脂肪油、黏性糖质成分，极易走油；薄荷、檀香等含挥发性成分的药材，储存过久后香气发散，而挥发性成分大多是药材的有效成分，气味的散失严重影响饮片的质量和疗效。虽然饮片外观上没有发生霉变或虫蛀现象，但有效成分已经发生了变化，疗效亦随之降低，甚至会产生不良反应。因此，饮片一旦出现变质现象就不宜再用。

知识拓展

中药饮片的养护技术：中药饮片养护是运用现代科学的方法研究中药保管及养护防患的一门综合性技术。现代中药养护以预防为主。近年来还进一步研究如何防止中药饮片在储存过程中被毒物污染，以符合无残毒、无公害绿色中药的要求。

传统养护技术具有经济、有效、简便易行等优点，是目前饮片储存养护中药的基础措施，其方法大致有六种：①清洁养护法，注意中药与库房的环境卫生，杜绝害虫感染；②除湿养护法，采用通风、吸湿防潮等方法，消除害虫和霉菌的滋生条件；③密封养护法，使药物与外界环境隔离，既消除了害虫、霉菌的滋生条件，又避免了气味散失、泛油、吸潮、风化等现象的发生；④对抗储存法，将两种或两种以上的药物或与有特殊气味的物品同储，相互克制起到防虫、防霉菌的作用；⑤低温养护法，可有效预防虫蛀、发霉、变色等，温度一般控制在 2～10℃；⑥高温养护法，用高温杀死害虫和霉菌，但不能高于 60℃，否则，易破坏有效成分，对含挥发油的药物不适用。

现代养护技术主要有：①干燥养护法，包括远红外加热干燥养护法、微波干燥养护法；②气幕防潮养护技术，可以达到防潮的目的；③蒸气加热养护技术，即利用蒸气杀死饮片中的霉菌和害虫；④气体灭菌养护技术，即利用环氧乙烷防霉技术和混合气体防霉技术；⑤ ^{60}Co-γ 线辐射杀虫、灭菌养护技术；⑥气调养护技术，降低氧气或提高二氧化碳浓度，以杀死害虫和霉菌；⑦包装防霉养护法，即无菌包装。

思 考 题

1. 何为道地药材？我们应如何对待和发展道地药材？
2. 植物药按药用部位各在什么时节采收为宜？
3. 中药饮片常见的变质现象有哪些？

进一步阅读文献

李聪, 黄诗雨, 陈丽华, 等, 2020. 药材部位、产地及采收期对中药挥发油成分的差异性分析. 中草药, 51(20): 5395～5404

张丹丹, 2021. 中药材储存中存在的问题及管理措施. 中国民康医学, 33(7): 123～125

张志亮, 高卫芳, 张鑫, 等, 2020. 不同产地中药饮片质量调查分析. 中医学报, 35(8): 1757～1762

（吴国琳）

第三章 中药的炮制

学习目标
1. 掌握中药炮制的目的。
2. 熟悉修制、水制、火制、水火共制法等常用炮制方法。
3. 了解其余炮制方法。

药材必须经过适当炮制加工成饮片后才能入药,这是中药区别于天然药物显著的特点之一。炮制是指药物在应用或制成各种剂型前,按照中医药理论,根据药物自身性质,以及调剂、制剂和临床用药需求而进行的必要加工处理过程。它是制备中药饮片的一门传统的制药技术,古时又称为"炮炙""修治""修事"等。药材经净制,再进行切制或炮制等处理后,称为"饮片"。饮片是可直接用于中医临床或制剂生产使用的处方药品,是供中医临床调剂及中成药生产的配方原料。

中药炮制的文字记载始于战国时期,如《内经》中治疗"目不瞑"的"半夏秫米汤"中就有"治半夏"的记载。"治"即修治。至汉代,炮制目的、原则已初步确立,出现了大量的炮制方法及炮制品。如《神农本草经》序论中曰:"药……有毒无毒,阴干暴干,采造时月,生熟,土地所出,真伪陈新,并各有法……若有毒宜制,可用相畏相杀,不尔勿合用也。"南北朝刘宋时期我国第一部炮制专著《雷公炮炙论》的问世,对后世中药炮制的发展产生了极大的影响。明·陈嘉谟编写的《本草蒙筌》则系统地论述了若干炮制辅料的作用原理,如"酒制升提;姜制发散;入盐走肾脏仍使软坚;用醋注肝经且资住痛;乌豆汤、甘草汤渍曝并解毒致令平和"。缪希雍又在《雷公炮炙论》的基础上,增加了当时常用的炮制方法,著作《炮炙大法》,提出了著名的炮炙十七法,从而使炮制方法系统化。

中华人民共和国成立以来,各地有关部门都对散在本地区的具有悠久历史的炮制经验进行了文字整理。全国大部分地区制定、出版了炮制规范。药典中已经收载了部分中药炮制内容,国家还将进一步规范中药的炮制标准,以保证药品质量可控。

不同时期中药炮制代表性著作见表 2-3-1。

表 2-3-1 中药炮制代表性著作

时期	著作	作者	主要成就
汉代	《神农本草经》		奠定了炮制理论的基础
南北朝	《雷公炮炙论》	雷敩	第一部炮制专著
明代	《本草蒙筌》	陈嘉谟	系统论述若干炮制辅料的作用原理
明代	《炮炙大法》	缪希雍	第二部炮制专著
清代	《修事指南》	张仲岩	第三部炮制专著
当代	《历代中药炮制法汇典》	王孝涛	完善中药炮制学科,传统炮制技术现代化
	《现代中药炮制手册》	冉懋雄	较系统地介绍中药炮制古今演变和现代研究成果

第一节 炮制目的

案例 2-3-1

草乌为临床疗效显著的祛风湿、散寒止痛药物,云南民间有食用草乌进补的饮食习惯,但由于其毒性大，如果加工不当，食用后很可能引起"乌头碱"中毒。据报道，2008年11月份，云南玉溪市红塔区一个专门烹制食用草乌的饭店发生了一起中毒事件，先后有57人在食用含草乌的菜肴后出现中毒症状，所幸无人员伤亡。2009年12月，玉溪市再次发生食用草乌中毒事件，17人中毒，其中2人死亡。人民网昆明2015年9月11日报道，云南宾川金牛镇一村民9月8日晚邀约亲戚朋友到家中煮食草乌炖猪脚，参加就餐的亲属先后出现中毒症状，致6人死亡21人住院，省、州、县三级疾控中心实验室检测结果显示，草乌煮猪脚样品中检出新乌头碱和次乌头碱，患者尿液中检出新乌头碱，根据检测结果及临床表现，定性为乌头碱中毒。乌头碱是存在于川乌、草乌、附子等药物中的主要有毒成分。常见的中毒症状有口舌麻木、胸闷，严重者可见呼吸困难、心律失常、恶心、呕吐、腹泻等，如不及时治疗，易导致呼吸麻痹、休克，甚至其他脏器损伤而死亡。

问题： 试分析应用草乌导致中毒的原因，从中认识中药炮制的重要性。

中药成分复杂，疗效丰富，因此中药炮制的目的也是多方面的。一般认为，中药炮制的目的有以下几个方面。

（一）降低或消除药物的毒性或副作用

有毒中药经炮制可降低或消除其毒性或副作用，以保证临床用药安全，常用的方法如下。

1. 高温去毒法 即通过砂烫或油炒、水煮等高温炮制方法，以除去有毒部分或降低毒性成分的含量。如马钱子，砂烫处理后毒性下降44.5%，油炸处理后毒性下降52.5%。主要原因是炮制后，毒性成分番木鳖碱（成人口服5～10mg中毒）含量显著下降；再如，何首乌用黑豆高温蒸制后致泻成分结合性蒽醌含量下降。

2. 制霜减毒法 一般适用于含有油类毒性成分药材的炮制处理。如巴豆毒素有中枢神经细胞毒性，但其对热不稳定，加热制霜可除去约50%；柏子仁生品服后产生滑肠致泻的作用，通过去油制霜炮制后即可消除致泻的副作用；瓜蒌仁制霜可消除令人呕吐的副作用。

3. 辅料解毒法 醋、黄酒、白酒、明矾、滑石粉、蜂蜜、甘草等常作为辅料用于毒性中药的炮制，以达到降低或消除药物毒性或副作用的目的。如乌头用甘草和黑豆汤浸漂炮制后，毒性可大幅降低。

（二）增强药物疗效

在中药的炮制过程中，常常加入一些辅料，主要用于增强药物的作用，提高临床疗效。如蜜炙百部、紫菀，能增强润肺止咳作用；酒炒川芎、当归，能增强温经活血作用；醋炒延胡索、香附，能增强止痛作用；姜汁炙黄连、竹茹等可加强止呕作用；黑豆制何首乌，可增强补肝肾、乌须发作用；羊脂炙淫羊藿，可增强其治疗阳痿的效能等。不加辅料炮制也能增强或改进药物的作用，如明矾煅为枯矾，可增强燥湿、收敛作用；槐花炒制，能增强止血作用。另外，通过炮制后改变药物质地，使其质地酥脆，利于成分的煎出而提高疗效，如种子类药物炒黄等。

（三）改变或缓和药物的性能

中药常具有一定的"偏性"，而这些偏性常常制约药物的使用，如太寒则伤阳、太热则伤阴、太酸则损齿伤筋、太苦则伤胃耗液、太甘则生湿助满、太辛则损津耗气。经过炮制处理，则能在一定程度上缓和甚至改变药物的性能和功效，以适应不同的病情和体质的需要。如生地黄甘苦寒，长于清热凉血，经黄酒蒸制熟后，其性甘温而以补血见长；生首乌性平，长于解毒，消痈，制首乌性温，长于补肝肾、乌须发；甘草蜜炙后，性味由"甘、平"转为"甘、温"，功效由"清热降火、解毒"为主转为以"温中补脾益气"为主；生姜煨熟，则能减缓其发散之力，而增强温中之效，尤宜于中寒腹痛之证；麻黄蜜制，其发汗解表之力受到制约，而止咳平喘之力增强，宜于喘咳之证，利于疗效的发挥和临床应用范围的扩大。

（四）改变或增强药物作用的部位和趋向

中药的作用部位常以归经来表示。所谓某药归某经，即表示该药对某些脏腑和经络有明显的选择性。如柴胡、香附等经醋制后有助于引药入肝经；小茴香、益智仁、橘核等经过盐制后，有助于引药入肾经；黑豆制何首乌可增强补肾的作用。中药的作用趋向是以升、降、浮、沉来表示的。中药通过炮制，可以改变其升、降、浮、沉的特性。如莱菔子生用升多于降，用于涌吐风痰；炒莱菔子降多于升，用于降气化痰，消食除胀。炮制辅料对药物作用趋向的影响至关重要。黄柏生用苦寒，主降，多用于下焦湿热；酒制可略减其苦寒之性，并借助酒的引导作用，以清上焦之热。

（五）便于调剂和制剂

矿物类、贝壳类及动物骨甲类药物，必须经过煅、淬、砂烫等，使其质地变为酥脆，易于粉碎及煎出有效成分。如龟甲、鳖甲需经砂烫醋淬；一些大块的皮类药材需切成丝，这些方法均有利于配方时的调剂和成药的制备。

（六）洁净药材，利于储藏

种子类药物要去沙土、杂质，根类药物要去芦头，皮类药物要去粗皮等，才能提高药物净度，确保用药质量。新鲜药材含水量高，容易霉烂变质，经过干燥处理，才能保证常温下储存、保存药效；一些昆虫类、动物类药物经过热处理，如蒸、炒等能杀死虫卵，防止孵化，便于储存，如桑螵蛸等；植物种子类药物如苏子、莱菔子等，可经过蒸、炒、焯等炮制处理，以消除种子发芽能力，便于储存，防止变质；黄芩、杏仁等含苷及水解酶的中药，须经加热处理，达到杀酶保苷，防止活性成分转化，保存药效的目的。

（七）矫味矫臭，以利服用

动物类药物或其他有特殊臭味的药物，炮制后均能起到矫味矫臭的效果，如酒制乌梢蛇；麸炒僵蚕；醋制乳香、没药、地龙等。

知识拓展

中药的有效成分是其发挥疗效的物质基础。中药炮制水处理，热处理，以及酒、醋、药汁等辅料处理，均可对生物碱类、苷类、挥发油类等化学物质的结构、含量、溶出度等产生影响，甚至发生质的改变，故应根据药材的特点及治疗应用需要掌握炮制尺度。

案例 2-3-1 分析讨论

现代研究证明，乌头碱既是草乌治疗风湿痹痛或跌打损伤骨折肿痛等病证时止痛的活性物质，又是毒性成分，特别是所含双酯型乌头碱是引起中毒的主要物质基础。因此，必须进行适当的炮制，如加水煮或蒸、甘草和黑豆汤浸漂等方法，可以使毒性强的双酯型生物碱转变成毒性较低的单酯型生物碱或毒性更低的亲水性氨基醇类乌头原碱，再结合正确的用药剂量及煎煮方法，才能够既保证药效又杜绝中毒事件的发生，可见中药炮制的重要性。《中华人民共和国药典》（2020 年版）明确提出草乌生品内服宜慎，故临床入药时，强调内服宜用炮制品。

第二节 炮制方法

参照前人的记载，根据现代实际炮制经验，炮制方法一般可以分为以下五类。

（一）修治

修治主要包括纯净、粉碎和切制药材三道工序，具体内容和目的、药材举例见表 2-3-2。

表 2-3-2　常见修治方法比较

方法	目的	内容	举例
纯净	使药物清洁纯净	采用挑、拣、簸、筛、刮、刷等去掉灰屑、杂质及非药用部分	捡去合欢花中的枝、叶；刷除枇杷叶、石韦叶背面的绒毛；刮去厚朴、肉桂的粗皮
粉碎	以符合制剂和其他炮制法的要求	采用捣、碾、镑、锉等方法，使药物粉碎	牡蛎、龙骨捣碎便于煎煮；川贝母捣粉便于吞服；水牛角、羚羊角镑成薄片，或锉成粉末
切制	便于进行其他炮制，也利于干燥、储藏和调剂时称量	采用切、铡的方法将药物切制成一定的规格	天麻、槟榔宜切薄片；泽泻、白术宜切厚片；黄芪、鸡血藤宜切斜片；桑白皮、枇杷叶宜切丝；白茅根、麻黄宜铡成段；茯苓、葛根宜切成块

（二）水制

水制是指用水或其他液体辅料处理药材的方法。水制的目的主要是清洁药材、软化药材以便于切制和调整药性。常用的有洗、淋、泡、润、漂、水飞等。主要内容及适用范围见表 2-3-3。

表 2-3-3　常用水制法的内容及适用范围

制法	内容	适用范围
洗	药材入清水中，快速洗涤，除去上浮杂物及下沉泥沙等，及时捞出晒干	多数药材；少数易溶，或不易干燥的花、叶、果及肉类药材除外
淋	药材用少量清水浇洒喷淋	不宜浸泡的药材
泡	药材放入水中浸泡一段时间	质地坚硬的药材
润（闷或伏）	药材用清水或其他液体辅料徐徐加入，对药材进行淋润、洗润、泡润、浸润、盖润、伏润、露润、包润等处理	多种药材，如淋润荆芥、泡润槟榔、酒洗润当归、姜汁浸润厚朴、伏润天麻、盖润大黄等
漂	药材置于长流水中浸渍一段时间；或于容器中浸渍，并反复换水，以去除腥味、盐分及毒性成分	有腥味的药材如肉苁蓉；海洋来源的药材，如海藻；以及部分有毒药材
水飞	不溶于水的药材粉碎后置乳钵、碾槽或球磨机（生产用）内加水研磨，再加入多量的水，搅拌，较粗的粉粒则下沉，细粉悬于水中，倾出，粗粒再飞再研。倾出的混悬液沉淀后，分出，干燥即成极细粉末	常用于矿物类、贝甲类药物的制粉，如朱砂、炉甘石、珍珠母、雄黄

案例 2-3-2

患者，女，50 岁，近期体检发现血脂偏高，遂欲进行调治。前日阅读某健康杂志，了解到山楂具有良好的调节血脂的功能，而且山楂是药食两用的果实，便到药店购买山楂使用。

问题： 药店里山楂药材除生山楂外，还有炒山楂、焦山楂、山楂炭，该患者应该买哪种？

（三）火制

火制是用火加热处理药材的方法，使用最为广泛。常用的火制法主要有炒、炙、煅、煨、烘焙，其分类、内容和作用见表 2-3-4。

表 2-3-4　常用火制方法的内容及作用

方法			内容	作用
炒	清炒	炒黄	文火炒至药物表面微黄	使药材易于粉碎加工，并缓和药性。种子类药材炒后则煎煮时有效成分易于溶出
		炒焦	武火炒至药材表面焦黄或焦褐色，内部颜色加深，并有焦香气	
		炒炭	武火炒至药材表面焦黑，部分炭化，内部焦黄，但仍保留有药材固有气味（存性）	能缓和药材的烈性、副作用；增强其收敛止血的功效

续表

方法		内容	作用
炒	辅料炒	药材拌土、麸、米等固体辅料炒，其中，与砂或滑石、蛤粉同炒的方法习称烫	减少药物的刺激性，如米炒斑蝥；增强疗效，如土炒白术；使药材酥脆，便于调剂和有效成分煎出，如蛤粉炒阿胶
	炙	药材与液体辅料拌炒，使辅料逐渐渗入药材内部，常用液体辅料有蜜、酒、醋、姜汁、盐水、童便等	改变药性；增强疗效；减少副作用。如蜜制黄芪、蜜制甘草、酒炙川芎、醋炙香附、盐水炙杜仲等
煅	明煅	将药材放炉火上或容器内而不密闭，直接用猛火加热。常用于矿物药或动物甲壳类药	使药材质地松脆，易于粉碎，充分发挥疗效，明煅如煅石膏、煅牡蛎；焖煅如煅血余炭、煅棕榈炭
	焖煅	将药材置于密闭容器内加热煅烧。适用于质地疏松，可炭化的药材	
	煨	将药材包裹湿面粉、湿纸，放入热火灰中加热，称为面裹煨、纸裹煨；或将药材用草纸与饮片隔层分放加热，称隔纸煨；或将药材直接埋入火灰中，使其受高热发疱，称为直接煨	减轻药物的烈性和副作用，如煨生姜、煨葛根
	烘焙	将药材用微火加热	干燥药材

案例 2-3-2 分析讨论

山楂不同炮制品种功效各有所长，炒山楂长于消食化积，焦山楂长于消食止泻，山楂炭则能止血、止泻，而生山楂能够活血化瘀，常用于高血脂的防治，具有较好的效果。所以，该患者较适合服用生山楂，但需注意生山楂对于脾胃虚弱、胃酸分泌过多者需慎用。由此可见炮制对中药的药性功效意义重大，应用时应选择适应病情的中药炮制品。

（四）水火共制

常见的水火共制包括煮、蒸、焯、淬四种方法。

1. 煮　是指用清水或液体辅料与药物共同加热的方法，如醋煮芫花等。

2. 蒸　是利用水蒸气，或隔水加热药物的方法。加热时间可视炮制目的而定：改变药物性味功效，宜久蒸或反复蒸晒，如九制熟地黄；使药材软化，便于切制，以变软透心为度；便于干燥或杀死虫卵，以利于保存，加热蒸至"园气"，即可取出晒干，如玄参、桑螵蛸。

3. 焯　是将药物快速放入沸水中短暂潦过，立即取出的方法。常用于种子类药物的去皮和肉质多汁药物的干燥处理，如杏仁、桃仁去皮，天冬干燥。

4. 淬　是将药物煅烧红后，迅速投入冷水或液体辅料中，使其酥脆的方法。辅料淬不仅可使药材易于粉碎，被药物吸收后，还可提高疗效，如醋淬自然铜、黄连煮汁淬炉甘石等。

（五）其他制法

常用的其他制法主要有制霜、发酵、发芽，简要介绍如下。

1. 制霜　种子类药材压榨去油，或矿物药材重结晶的炮制方法称为制霜，如巴豆霜、西瓜霜的制作。

2. 发酵　将药材与辅料拌和，在适宜的湿度和温度下，利用霉菌生长代谢，改变原药的药性，以生产新药的方法，称为发酵，如神曲、淡豆豉的制作。

3. 发芽　种子类药材用水浸泡后，保持一定的湿度和温度，使其萌发幼芽的方法，称为发芽，如谷芽、麦芽的制作。

思 考 题

1. 中药炮制的目的有哪些？各列举两味药物进行说明。
2. 何谓水飞、炙、淬、制霜？
3. 举例说明常用火制方法有哪些？
4. 根据课堂所学及课后阅读，简述你对中药炮制的认识。

进一步阅读文献

石芸, 徐长丽, 金俊杰, 等, 2022. "逢子必炒" 炮制理论的传统认识与现代研究进展. 中草药, 53(7): 2227～2236

薛蓉, 宫静雯, 屈凌芸, 等, 2022. 毒性中药饮片炮制研究进展与探讨, 世界中医药, 17(9): 1193～1201

殷桃花, 2022. 中药炮制对药物治疗效果与不良反应情况的影响. 内蒙古中医药, 41(5): 140～141

（常惟智）

第四章　中药的性能

学习目标

1. 了解中药性能的含义。

2. 熟悉中药性能的主要内容。

3. 掌握四气、五味、升降浮沉、归经、毒性等主要性能的含义、确定依据和临床意义；五味所表示的药物作用特点；影响升降浮沉和毒性的因素及如何正确对待中药的毒性。

疾病的发生与发展是由致病因素作用于人体，导致机体阴阳失调、邪正消长或脏腑功能失常而形成的。而中药防治疾病的基本原理是扶正祛邪，清除病因，恢复脏腑功能的协调，纠正阴阳偏盛偏衰，以恢复到阴平阳秘的正常状态。这种药物与治疗有关的性质和功能称为中药的性能，由其内在的各种特性所决定的，又称药性，是对中药作用的基本性质和特征的高度概括，是中药基本理论的核心部分。中药的性能是以中医的阴阳、脏腑、经络、治疗法则等理论为基础，从医疗实践中予以归纳总结出来的，是分析药物及临床用药的基本依据。中药性能主要包括四气、五味、升降浮沉、归经及毒性。

> **知识窗**
>
> 　　中药的性能与药材的性状是两个不同的概念。性能是用以描述药物作用的特性，主要以服用药物后的人体为观察对象；性能的总结要以阴阳、脏腑、经络及治则治法等中医理论为基础，并以药物作用为依据。药材的性状是以药物本身为观察对象，用以描述药材的各种天然物理特征，其主要内容为形态、颜色、气臭、滋味及质地（如轻重、燥润、疏密、软硬和坚脆）等。

第一节　四　气

一、四气的含义

四气亦称四性，即寒、热、温、凉四种药性，主要反映药物影响人体阴阳盛衰，寒热变化方面的作用性质和特征，是药物作用性质的重要概念之一。

四气可分为两大类，寒凉属阴，凉次于寒；温热属阳，温次于热。由于寒热在程度上还有区别，故又有大热、微温、大寒、微寒之分。此外，部分药物对机体寒热变化无明显影响，认为其药性为平性，但实际上也有偏温偏凉的不同，仍未超出四性的范围，故从本质而言，四性实为寒热二性。

二、四气的确定

药性寒热温凉，主要是从药物对机体寒热病证的影响，以及所产生的寒热作用反映概括归纳出来的，是与所治疾病的寒热性质相对而言的。即凡能够减轻或消除热证的药物，一般属于寒性或凉性；反之，能够减轻或消除寒证的药物，一般属于热性或温性。

三、四气的临床意义

中药当中，具有清热、解毒、泻火、凉血等作用的药物，药性多为寒凉；具有温里散寒、发散风寒、补火、温经、回阳等作用的药物，药性多为温热。《神农本草经》所谓"疗寒以热药，疗热以寒药"，指出应根据病证的寒热选择药物，作为指导临床用药的原则，即阳热证用寒凉药，阴寒证用温热药。

药性只是反映药物作用的一种特性，要全面认识和掌握药物的作用，仅靠四气性能来认识是不够的，还应当结合其他性能加以认识理解。

知识拓展

四气的现代研究：目前对中药四气理论的研究，除了进行系统整理外，主要进行了大量的实验研究。其实验研究主要依据药物作用的物质基础，以及寒热证候所表现出来的特定病理生理反应及相应的生物化学变化，观察药物作用的物质基础及药物寒热效应对这些变化的影响，从而探讨其作用的物质基础及机制。

研究表明，不少寒凉药具有解热、抗惊厥、镇静等中枢神经系统抑制作用，能使实验动物大脑内兴奋性神经递质去甲肾上腺素（NA）和多巴胺（DA）含量降低。寒凉药还可使心率减慢、尿中儿茶酚胺排出量减少、耗氧量降低等，从而使自主神经平衡指数降低。而大多数温热药则具有中枢兴奋作用，能使 NA 和 DA 的含量升高，并可使偏低的自主神经指数逐渐趋于正常。大多数温热药对内分泌系统还具有一定的促进作用；并升高细胞膜钠泵的活性，增强机体的能量代谢。而寒凉药的上述作用则相反。此外，许多寒凉药都具有一定的抗感染作用，或通过增强机体的免疫功能而产生抗感染的疗效；不少寒性的清热解毒药，还对动物实验性肿瘤具有抑制作用。寒凉药和温热药均能调节内分泌和能量代谢，寒凉药主要是抑制机体功能活动，温热药主要是兴奋机体功能活动；寒凉药和温热药均能调节不同部位的 cAMP/cGMP 水平，使之恢复正常。

温热药一般含有某些能够提高中枢神经系统兴奋性，促进呼吸循环、代谢活性、内分泌系统功能的生物活性物质；寒凉药含有能够降低中枢神经系统兴奋性，减弱呼吸、循环、代谢和肌肉活动功能，同时减弱机体对病原性刺激的反应能力的生物活性物质。有些寒凉药物含有某些卤素及盐类，而且多数是碘、溴的钾盐，因溴、碘等离子有中枢镇静作用，钾盐可以减弱心肌活动，同时又有利尿作用，从而表现出寒凉作用；有些寒凉药可能因含有蒽醌类和其他致泻成分，通过泻下作用，清除实热，而起寒凉作用。附子、细辛、吴茱萸、花椒、高良姜和丁香等祛寒药所含的去甲乌药碱，是祛寒药所具有的生理作用的物质基础。

第二节　五　味

案例 2-4-1

即将要学习"中药的性能"一章了，同学小高与小张就"五味"的"味"讨论起来，一个说五味应该就是口尝感知的酸、苦、甘、辛、咸的实际滋味；另一个说应该不是滋味，而是"药味"，但相互说服不了对方，于是相约听老师讲完这章后再讨论。

问题： 药物的药味与滋味的含义是什么？两者有何区别？

一、五味的含义

五味指药物具有的辛、甘、酸、苦、咸五种基本药味及其附属于酸、甘的涩味和淡味。五味是用以反映药物作用规律的高度概括，是中药重要性能之一。

五味除了酸、苦、甘、辛、咸五种，还有淡味和涩味，由于淡为甘之余味，涩为酸之变味，且为使五味以合五行配属，故仍称五味。在五味理论中，辛、甘、淡属阳，酸、苦、咸、涩属阴。

二、五味与药物作用的关系

五味主要用以反映药物的作用特点，《内经》归纳了五味的基本作用"辛散、酸收、甘缓、苦坚、咸软"。

1. 辛　能散、能行，具有发散、行气、行血等作用。一般用治表证及气滞、血瘀证。如麻黄发汗解表、木香行气、红花活血通经。此外，气味芳香的药物一般也标有辛味。芳香药物除具有辛散作用外，多兼具芳香辟秽、芳香化湿、芳香开窍等作用。

2. 甘　能补、能缓、能和，具有补益、缓急止痛、缓和药性、和中、调和药性等作用。此外，部分甘味药物尚具解药食中毒作用。一般用治正气虚弱、拘挛疼痛、脾胃不和、药物食物中毒等。如人参大补元气、熟地黄滋补精血、饴糖缓急止痛、甘草调和诸药等。

3. 酸、涩　能收、能涩，具有收敛固涩作用。多用于滑脱不禁之体虚多汗、久泻久痢、肺虚久咳、遗精滑精、尿频遗尿等症。如山茱萸涩精敛汗、五倍子涩肠止泻。然部分酸味药尚能生津止渴，或与甘味相合而化阴，用于津伤口渴等，如乌梅生津止渴。而涩味药则无此特点。

4. 苦　能泄、能燥。泄的含义主要有三：一是通泄，通腑泻下，用于便秘，如大黄泻下通便。二是降泄，降泄上逆之肺气以止咳平喘，用于肺气上逆之咳喘；降泄上逆之胃气以止呕呃，用于胃气上逆之呕呃，如杏仁降气止咳平喘、旋覆花降逆止呕。三是清泄，清泄实火，用于实火上炎，如栀子清热泻火。燥即燥湿，用于湿证，其中又有苦寒燥湿和苦温燥湿的不同。此外，"苦能坚"，即泻火存阴，用于阴虚火旺证，如黄柏、知母泻相火而坚肾阴。

5. 咸　能软、能下，具有软坚散结和泻下作用。多用于瘰疬、瘿瘤、痰核、癥瘕及便秘等病证。如海藻消散瘰疬、鳖甲软坚消癥、芒硝泻下通便等。

6. 淡　能渗、能利，具有渗湿利水作用。多用于治疗水肿、小便不利等证。如茯苓、薏苡仁利水渗湿等。

三、五味的临床意义

五味的作用只是反映中药性能中的一方面，或某类药或个别药的作用特征。针对具体药物，应当综合药物其他性能特点，才能全面、准确地掌握药物的功效，以指导临床用药。性和味分别从不同角度说明药物的作用性质和特点。前者主要概括药物影响人体寒热变化的作用性质，后者则提示药物多方面的基本作用。性同而味不同的药，其作用往往互不相同；味同而性不同的药，则其作用迥异。所以，只有性味合参才能较全面地认识各药作用的性质和特征。又由于性和味都是只反映药物共性的性能，即使性和味相同，其作用也不完全相同，还必须进一步结合其具体功效，才能全面、准确地掌握各药物作用的个性特点。

> **知识拓展**
>
> 　　五味的现代研究：现代对五味的研究，以文献探讨者为多，主要集中在药味的来历、分歧现象及其与功效间的关系等方面。随着先辈在临床实践中对药性认识的不断提高，药性五味的规定逐渐从自然味转向功能特征，因此出现了很多中药的自然味与其药性五味定义不相符合的情况。这种分歧提示对药性物质基础要进行科学的、客观的探索，自然滋味可以作为一条研究线索而不能成为研究的准绳。对中药自然滋味与其五味药性相对照研究，需要准确、灵敏地对五味进行检测与辨别，而人的感官具有一定的局限性和主观性，借助灵敏客观的新型电子舌、电子鼻技术对研究可以起到很大的辅助作用。
>
> 　　目前许多单味药都有一些药性成分被分离出来，并具有相应的生物学效能，但这些药性物质在该味中药物质上或药效机制上并没有明确的普遍性。五味物质作为一类具有类似生物效能的物质团体，如何从已明确的个体成分集合中寻找共性，也可能是解决该课题的可行方法之一。实验研究则主要进行五味的有关化学成分与药理作用之间规律性的探讨。研究表明，

辛味药一般含有芳香性挥发油，分别为解表药、化湿药、温里药、行气药、活血化瘀药和开窍药的主要有效部位。酸味药多含有鞣质和有机酸，涩味药则以鞣质为主。当鞣质与胃肠黏膜或烧烫伤皮肤表面、局部出血组织、溃疡面接触后，能与组织蛋白质结合生成不溶于水的鞣酸蛋白，在局部形成保护层，有助于创面免受刺激、制止出血和组织修复，故有止泻、止血和生肌等作用。甘味药多含有糖类、蛋白质、氨基酸、苷类等人体代谢所需的营养成分，具有补充营养、强壮机体、增强或调节免疫功能、提高抗病能力等作用。从药性五味生物学效能方面，研究发现辛味药可以通过抑制炎症因子 NO 的合成而具有强抗炎作用；酸性药物五味子、金樱子、山茱萸能明显改善急性糖尿病小鼠肝脏氧化应激及肝病的病理状态，为解释"辛解表""酸入肝"的五味药性特征提供了人体病理机制上的客观支持。

案例 2-4-1 分析讨论

药物的药味与滋味是不同的。药物真实滋味主要属于药材的性状范围，是人体感觉器官的直接感受，与临床用药关系不大。而作为性能的药味，其产生源于药食滋味，早期通过临床实践观察到滋味与作用存在相关性，以味阐释药物作用。随着用药实践的发展、认识的提高，发现作用与滋味之间并无严格的一致性，不少药物的作用很难用其滋味来解释，因而采用以作用来论定其味的方法，由而产生五味理论。可见，五味已不局限于药物滋味的真实反映，而是对药物作用的高度概括。因此部分中药出现了五味与滋味不相符之处。

第三节　升降浮沉

一、升降浮沉的含义

升降浮沉是用以概括药物作用趋向的一种性能，升是上升，降是下降，浮指发散，沉指收敛固藏，是与疾病所表现的趋向性相对而言的，是中药重要性能之一。

二、升降浮沉的确定

人体的各种病证往往因气机升降出入障碍而表现出不同的病势趋向，如呕吐、喘咳之向上；泄利、脱肛之向下；自汗、盗汗之向外；表证不解而入里之向内。针对病证的病势趋向，改善或消除这些病势趋向的药物，分别具有向下、向上、向内、向外的作用趋向。

升与降、浮与沉是两对作用趋向相反的药物属性，而升与浮、沉与降作用相似，故升浮与沉降常并称。按阴阳属性区分，升浮属阳，沉降属阴。主上行而趋外，具有升阳、发表、祛风、散寒、开窍等作用的药物，多为升浮之性；主下行而内敛，具有清热、降逆、泻下、利尿、安神、潜阳、收敛固涩等作用的药物，多为沉降之性。

掌握药物的升降浮沉，可以利用其作用趋向，纠正机体功能失调，使之恢复正常；或因势利导，有助于祛邪外出。一般来说，病变在上、在表者，宜用升浮而不宜用沉降，如表证治当解表；病变在下、在里者，宜用沉降而不宜用升浮，如里实便秘治当泻下。病势上逆者，宜降不宜升，如呕吐治当降逆止呕；病势下陷者，宜升不宜降，如久泻及内脏下垂治宜升阳举陷等。

三、影响升降浮沉的因素

药物的升降浮沉作用与药物的气味、质地有一定关系。一般来说，味辛、甘，性温热的药物大多升浮；而味苦、酸、咸，性寒凉的药物大多沉降。花、叶、枝等质轻的药物大多升浮；种子、果实、矿物、贝壳等质重的药物大多沉降。除上述一般规律外，某些药也具有特殊升降浮沉之性，如旋覆花降气消痰，具沉降之性；苍耳子通窍发汗，有升浮之功。

药物的升降浮沉之性是其本身固有的，但亦受炮制和配伍的影响。药物的炮制可以影响其升降浮沉的性能，如药物酒炒则升、姜炒则散、醋炒收敛、盐炒下行。药物的升降浮沉通过配伍也可发生转化，一般来讲，升浮药在大队沉降药中能随之下降；反之，沉降药在大队升浮药中能随之上升。由此可见，在一定条件下，药性的升降浮沉可以发生变化，并不是一成不变的。故李时珍认为"升降在物，亦在人也"。

> **知识拓展**
>
> 升降浮沉的现代研究：以往针对升降浮沉理论的研究不多。然而近期，为深入研究有关中药药性，国家重点基础研究发展计划（973计划）、国家重点研发计划-中医药现代化研究项目、国家自然科学基金等项目均设立课题进行升降浮沉理论的研究。采取文献研究方式，基于物质基础分析法，借助现代研究策略对中药升降浮沉进行剖析，揭示其科学内涵，建立中药"升降浮沉"的评价方法，以推动中药药性理论不断创新。

第四节 归 经

一、归经的含义

归经，是指药物对于机体脏腑经络的选择性作用，即指药物对于机体某些脏腑经络的病变起着主要或特殊的治疗作用。药物的归经不同，其治疗作用也不相同。

> **案例 2-4-2**
>
> 小刘在读《汤液本草》，看到"头痛须用川芎，如不愈，各加引经药，太阳川芎，阳明白芷"时，产生一些疑问：这里所说的引经与中药学中的归经含义相同吗？平时所说的药引又是什么？三者有何区别？
>
> **问题**：1. 何谓引经药、药引？
>
> 2. 引经、药引与归经有何关系？

二、归经的确定

中药归经理论的形成以脏腑经络学说为基础，以药物所治疗的具体病证为依据。由于发病所在脏腑及经络循行部位不同，临床上所表现的症状也各不相同。如朱砂、远志用于心悸、失眠等心经病证有效，说明其归心经；桔梗、苏子能治愈喘咳、胸闷等肺经病变，说明其归肺经。由此可见，归经理论是通过脏腑辨证用药，从临床疗效观察中总结出来的用药理论。

三、归经的临床意义

归经理论对于指导临床随证选药，提高针对性和增强疗效，具有一定意义，功能相似的药物由于归经不同，分别具有不同的治疗作用，如寒性药物虽均具有清热作用，但有偏于清心、清肺、清肝等区分。此外，以药物归经为线索，还可探索药物的潜在功能，扩大其应用范围。

归经与四气、五味、升降浮沉从不同角度说明药性，共同组成药性理论。四气五味体现药物具有不同的寒热属性和治疗作用，升降浮沉说明药物的作用趋向，两者都缺乏明确的定位观概念，而归经理论将药物的治疗作用与病变所在的脏腑经络部位有机地联系起来，突出了药物作用特点，以准确地指导临床用药。

由于脏腑经络生理上相互联系，病理上相互影响，所以在临床用药时要考虑到某一脏腑经络的病变可影响到其他脏腑经络，不能仅单纯用治某一脏腑经络病变的药物。如肺病而见脾虚者，每兼用补脾的药物，使肺有所养而逐渐向愈，此即培土生金法。若拘泥于见肺治肺，见肝治肝，单纯分经用药，其效果必受影响。故徐灵胎指出"执经络而用药，其失也泥，反能致害"。

知识拓展

归经的现代研究：现代通过文献整理，在归经的沿革、含义、确定依据及其局限性等方面，取得了共识。在实验研究方面，对归经与药理作用的关系研究较多，结果表明祛痰药大多归肺经，止血药大多归肝经，抗惊厥药大多归肝经。一般能与传统认识相吻合。有人通过部分中药在体内过程的研究，无论是从药动学的总体情况，还是从药物成分吸收、分布与排泄，均与各药的归经密切相关。如用 ^{14}C 鱼腥草素给小鼠静脉注射后，大部分由呼吸道排出，为鱼腥草主要归肺经提供了依据。此外，还有人从微量元素含量、环核苷酸水平及受体学说与归经的关系，进行了一些研究，发现肝脏是 Fe、Cu、Mn、Zn 等微量元素富集的器官，而不少归肝经的药物，则富含这些元素。一些药物对动物不同脏器中环核苷酸水平的影响，与其相应的归经较为相似。受体学说与归经理论亦有相似之处，一些归心经的药物有效成分都明显兴奋心肌的 β_1 受体。但由于中药归经所指的部位，与实体的脏腑组织差异较大，各种实验方法的局限性是显而易见的，要阐明归经的实质，还需进一步研究探索。

案例 2-4-2 分析讨论

引经，原称引经报使，指药物可以引导其他药物的药力趋向于某经或直达病所，以提高疗效。具有这类作用的药物称为引经药。

药引类似引经药，有的也有引经作用，可引导方中其他药物抵达病所，故与引经药有类同之处。只是在药方中所处地位不同，引经药可以为方中主药，而药引，仅起佐使作用，不起主要治疗作用。

无论是引经还是药引，都根于归经。归经是药物对于机体某部分的选择性作用，是所有药物均具有的药性，而引经或药引只是部分药物具有的特性。

第五节 毒 性

案例 2-4-3

汪某，男，43 岁。身体壮实，因工作繁忙，近日感觉身心疲惫，便购买了人参、鹿茸等作为补品服用。初期服用时感觉尚可，但服用 3 周后便出现了头晕、目眩、心悸、失眠等症状。汪某疑惑：补药也有毒性吗？

问题：1. 如何理解"是药三分毒"？
　　　　2. 为何汪某服用人参、鹿茸后出现不适症状？

毒性，现多指药物对机体的损害性。本草著述中常在每一味药物的性味之下标明"有毒"或"无毒"。有毒、无毒亦是药物性能的重要标志之一。

一、毒性的含义

毒性是药物对机体所产生的严重不良影响及损害性，是反映药物安全性的一种性能。毒性反应会造成脏腑组织损伤、引起功能障碍，使机体发生病理变化，甚至死亡。由药物毒性引起的机体毒性反应称为中毒，包括急性中毒、慢性中毒及致癌、致突变、致畸等特殊毒性等。能够引起机体毒性反应的药物称为毒药。

有关毒性和毒药的含义，在中医药文献中一直存在着两种观点。一种观点认为，药物之所以能祛邪治病，是因为药物都具有某种偏性，这种偏性就是它的毒性。所以，毒性具有普遍性，凡药均有毒。如张景岳云"药以治病，因毒为能，所谓毒者，以气味之有偏也……凡可辟邪安正者，均可称为毒药"（《类经·五脏病气法时》）。《本草正》在附子条下云："热者有热毒，寒者有寒毒，若用之不当，凡能病人者，无非毒也。即如家常茶饭，本皆养人之正味，其或过用误用，亦能毒人，而况以偏味偏性之药乎？"基于这种认识，在古代医药文献中常将药物概称为"毒药"。如《周礼》所谓"医师掌医之政令，聚毒药以共医事"。日本学者丹波元坚《药治通义》也指出"毒药二字，古多连称，见《素问》及《周官》，即总括药饵之词"。

另一种观点认为，毒性专指药物对人体的毒害性，毒性反应是药物的不良作用引起的，但不同于药物功效的治疗效应。毒药应是特指容易引起毒性反应的药物。如《素问·五常政大论》云："帝曰：有毒无毒，服有约乎？岐伯曰：病有久新，方有大小，有毒无毒固宜常制矣。"《诸病源候论·解诸药毒候》亦云："凡药物云有毒及有大毒者，皆能变乱，于人为害，亦能杀人。"1988年，国务院颁布的《医疗用毒性药品管理办法》亦称"医疗用毒性药品，系指毒性剧烈，治疗剂量与中毒剂量相近，使用不当会致人中毒或死亡的药物"，表明毒性具有特殊性，只有部分药物具有毒性，多数药物不具有毒性。从古到今，持这种观点者占多数。如《内经》《神农本草经》都将有毒、无毒并提。历代本草都只给部分药物指明大毒、有毒、小毒，多数药物虽未标出"无毒"字样，但实际上认为这些药物无毒。

前一种观点为对毒性的广义认识，后一种观点为对毒性的狭义认识。即前者所称之毒药，系广义之毒药，后者所称之毒药，属狭义之毒药。今天，人们所说的毒性或毒药，一般是狭义的，依据狭义毒药毒性的大小，将其分为大毒、有毒、小毒等不同等级，以供用药参考。

中药的副作用有别于毒性作用。一味中药具有多种功效，可以发挥多方面的药效作用，在其正确用法和常用剂量给药时，亦可在治疗效应的同时，出现一些与治疗目的无关的不良反应，即副作用。药物引起的副作用，一般比较轻微，对机体的危害不大，大多在停药后可自行消失，可不必进行特殊的治疗。

二、影响毒性的因素

影响毒性的因素一是剂量过大，如砒霜、胆矾、斑蝥、蟾酥、马钱子、附子、乌头等毒性较大的药物，或时间过长，可导致中毒；二是误服伪品，如误以华山参、商陆代人参使用；三是炮制不当，如使用未经炮制的生附子、生乌头；四是制剂服法不当，如乌头、附子中毒，多因煎煮时间太短，或服后受寒、进食生冷；五是配伍不当，如甘遂与甘草同用而致中毒；此外，药材品种、药材质量、药不对证、自行服药、给药途径、服药时间及个体差异也是引起中毒的原因。

三、正确对待中药的毒性

使用药物防治疾病，必须以保证患者安全并且取得预期疗效为原则。如果所用药物对患者机体及功能造成了毒性伤害，则有违用药目的。目前用药时往往出现以下两种片面性：一是使用所谓无毒药时，盲目加大用量，忽视安全，以致引起中毒反应；二是使用所谓有毒药时，随意将用量降低到有效剂量之下，以致无法获得预期的疗效。

对待中药毒性的正确态度应当是"有毒观念，无毒用药"。首先要重视毒性的普遍性，牢固树立药物使用不当会对机体造成损害的观念；另外，必须采取各种有效的措施，降低或消除药物的毒性反应，力求确保用药安全又取得最佳疗效。

如附子、砒石、升药等毒性较明显的药物，往往具有较强或较特殊的医疗作用。古今医家利用这些有毒药治疗恶疮毒肿、疥癣、癌肿及某些疑难病、急重症方面，积累了不少经验，获得了肯定疗效，目前有的还发现了重要的新用途，证明了有毒药有其可利用的一面。对此，具有进一步研究和发掘的价值。

历代本草中有关毒药的记载，大多是正确的。由于历史条件和个人认识的局限性，其中也存在不实之处。如《神农本草经》将丹砂（即朱砂）列在上品药之首位，视其为"无毒，多服久服不伤人"之药；而素称有毒的雷丸，其安全性实际上远远大于若干"无毒"之品。还应当注意，文献中对于药物毒性的认识，一般是在口服情况下的急性中毒反应，而对中药的慢性毒性却知之甚少。我们应当在前人的经验基础上，借助现代的临床研究和毒理学研究，进一步深入认识中药的毒性。

知识窗

按药物所含毒性成分的化学结构及中毒途径不同，中药中毒主要有以下几类：含强心苷类中药中毒（如洋地黄、万年青、香加皮、蟾酥等）；含生物碱类中药中毒（如乌头类、马钱子、雷公藤、山豆根、苦参等）；含氰苷类中药中毒（如桃仁、苦杏仁、郁李仁、白果等）；含吗啡、可待因类中药中毒（如罂粟等）；含毒蛋白类中药中毒（如巴豆、苍耳子等）；矿物类中药中毒（如砒霜、雄黄、升药、朱砂、轻粉等）；含其他成分的中药中毒（如斑蝥、蜈蚣、马兜铃、半夏类、芦荟等）。

案例2-4-3分析讨论

有关药物毒性的观点古今不同。古代多认为药物用以治疗疾病的偏性为毒性，而现代则认为是药物对机体的损害性。"是药三分毒"则是指药物的偏性，如药不对证，即使药性温和的药物也可对机体造成不良作用。人参、鹿茸为药性峻强的药物，如所服用之人正气不虚，则易出现实实之患，如人参滥用综合征，该案例即是如此。

思 考 题

1. 中药的性能包括哪几方面？举例说明中药的四性是如何确定的。
2. 在五味理论中，各种味代表的作用有哪些？适应证各是什么？
3. 归经的含义、确定依据和临床意义是什么？
4. 古今对中药毒性有何认识？如何正确对待药物的毒性？

进一步阅读文献

侯西娟，李辰，刘燕君，等，2022.《本草图经》对中药毒性的认识研究. 中国中医药图书情报杂志，46(6)：44～48

刘金涛，翟双庆，2021. 李杲对脏气法时升降浮沉补泻理论的建构. 中华中医药杂志，36(8)：4599～4602

王璇，徐斌，2021. 小议药物归经理论中经络理论的应用. 中华中医药杂志，36(4)：1859～1862

王宇阳，马放，占永立，2019. 从《伤寒杂病论》中治疗肾病的经方诠释中药四气五味理论. 中医杂志，60(5)：366～369

（旺建伟）

第五章 中药的应用

学习目标

1. 掌握药物"七情配伍"的含义、内容、配伍用药原则。
2. 掌握配伍禁忌，熟悉妊娠用药禁忌、证候用药禁忌，了解服药时饮食禁忌的内容。
3. 熟悉中药剂量的含义及确定剂量的原则。
4. 熟悉汤剂的煎煮方法，掌握中药特殊的煎煮要求和服药方法。

中药的应用包括了中药的配伍、用药禁忌、用药剂量、用药方法等几方面的内容。掌握这些知识和方法，对于充分发挥药效和确保用药安全具有十分重要的意义。

> **案例 2-5-1**
>
> 小王、小左同学课前预学中药学中药配伍的内容，两人讨论有关生姜和半夏的配伍关系。小王说：半夏有毒性，生姜能降低半夏的毒性，生姜和半夏的配伍关系是相杀相畏；小左说：半夏具有降逆止呕作用，生姜具有温中止呕作用，生姜和半夏的配伍关系应该是相使。
>
> **问题：** 1. 生姜和半夏的配伍关系应该是什么？
> 2. 如何判断两药合用属于七情中哪种配伍关系？

第一节 中药的配伍

根据病情、治法和药性特点，有选择地将两种以上的药物配合使用的方法，称作配伍。配伍体现了中药的基本理论，其中涵盖了药物的性味、归经、升降浮沉、毒性等方面的内容，通过适当的配伍既可以增强药物作用，提高临床疗效；又可以抑制或消除某些药物的毒副反应。配伍是中药的特色和优势。

一、配伍内容

前人通过长期的医疗实践，把单味药的应用及药与药之间的配伍关系总结为七个方面，称为"药物七情"。《神农本草经》云："有单行者，有相须者，有相使者，有相畏者，有相恶者，有相反者，有相杀者。凡此七情，合和视之。"七情当中，除单行外，均为配伍关系，现分述于下。

1. 单行 指用单味药治病。病情比较单纯，选用一味针对性较强的药物即能获得疗效。如清金散单用一味黄芩治轻度的肺热咳血；独参汤单用一味人参补气固脱，治疗元气虚脱的危重症。

2. 相须 即性能功效相类似的药物配合应用，可以增强原有疗效。如附子配干姜，可增强散寒回阳之功；金银花与连翘配伍，可增强清热解毒、消痈散结之力。

3. 相使 即在性能和功效方面有某种共性或性能功效虽不同，但治疗目的一致的药物配合应用，以一种药物为主，另一种药物为辅，辅药能提高主药的疗效。如清热泻火的黄芩与攻下泻热的大黄配合时，大黄能提高黄芩清热泻火的治疗效果；补气利水的黄芪与利水健脾的茯苓配合时，茯苓能提高黄芪补气利水的治疗效果。

4. 相畏 即一种药物的毒性或副作用，能被另一种药物减轻或消除。如生半夏和生南星的毒性能被生姜减轻或消除，所以说生半夏和生南星畏生姜。

5. 相杀 即一种药物能减轻或消除另一种药物的毒性或副作用。如生姜能减轻或消除生半夏和生南星的毒性或副作用，所以说生姜杀生半夏和生南星的毒。由此可知，相畏、相杀实际上是同一配伍关系的两种提法，相畏是有毒药相对于解毒药而言的；相杀则是解毒药相对于被解毒药而言的。

6. 相恶　即两药合用，一种药物能使另一种药物的原有功效降低，甚至丧失药效。如人参恶莱菔子，因莱菔子能削弱人参的补气作用。

7. 相反　即两种药物合用，能产生或增强毒性或副作用。如"十八反"中甘草反芫花、"十九畏"中人参畏五灵脂等若干药物（见"用药禁忌"）。

二、应用原则

1. 相须、相使　为产生协同作用，增强疗效的配伍关系，临床用药时要充分利用。

2. 相畏、相杀　是能减轻或消除毒性反应的配伍关系，在应用有毒药时必须考虑使用。

3. 相恶　为有可能因拮抗而减弱原有功效的配伍关系，用药时应加以注意，严格区分其不宜合用或可以利用的具体情况。

4. 相反　对于产生或增强毒性的相反药物，原则上要避免配合使用。

从单味药到配伍应用，经历了长期的实践与认识过程。药物的配伍应用是中医用药的主要形式。药物按一定法度加以组合，并确定一定的分量比例，制成适当剂型，即为方剂。方剂的配伍关系用"君臣佐使"来表示（详见方剂学部分），即从多元用药的角度，论述各药在方中的地位及配伍后的性效变化规律。它高度概括了中医遣药组方的原则，是七情配伍的进一步发展。

> **案例 2-5-1 分析讨论**
>
> 　　根据不同病情和临床辨证，有选择地将两种或两种以上药物组合在一起应用称为配伍。在长期的临床用药实践中，把单味药的应用和药物的配伍关系总结为"七情"，以表示药物之间的相互作用。如何判断两药合用属于七情中哪种配伍关系，关键是两药配伍的目的是什么？从毒性角度而言，生姜和半夏的配伍关系是相杀相畏；然从止呕作用来说，两者配伍后增强止呕作用，生姜和半夏的配伍关系应该是相使。因此生姜和半夏常常配伍使用，既可增强止呕之力，又可降低半夏毒性。因此临床中常取两者相杀相畏、相使的配伍关系应用。

第二节　用药禁忌

> **案例 2-5-2**
>
> 　　患者，男，65 岁。患有心肌供血不全、窦房结传导阻滞、心率缓慢，常感倦怠乏力，动则喘甚，脉沉迟。平素服用中药治疗，其中含有人参等益气补中之品。一日，家中做以萝卜为主的食物，老人觉得清爽可口，欲食，然家人却不建议其食用。老人觉得不可思议。
>
> **问题：** 1. 为何家人不让老人食用萝卜？
>
> 　　　　2. 你知道服用中药时有哪些饮食禁忌吗？

用药禁忌一般包括配伍禁忌、妊娠用药禁忌、服药饮食禁忌及证候用药禁忌。

一、配伍禁忌

配伍禁忌是指在一般情况下不宜相互配合使用的药物，因合用后会产生毒副作用或降低和破坏疗效。《神农本草经》称其为"相恶""相反"，将此两者均视为配伍禁忌。金元时期总结的"十八反"和"十九畏"，仍是目前中医药界共同认可的配伍禁忌。

1. 十八反　甘遂、大戟、芫花、海藻反甘草；半夏、瓜蒌（全瓜蒌、瓜蒌皮、瓜蒌仁、天花粉）、贝母（川贝母、浙贝母）、白蔹、白及反乌头（川乌、附子、草乌等）；诸参（包括人参、党参、西洋参、北沙参、南沙参、丹参、玄参、苦参）、细辛、芍药（赤芍、白芍）反藜芦。

记忆歌诀（《珍珠囊补遗药性赋》）：

本草明言十八反，半蒌贝蔹及攻乌，藻戟芫遂俱战草，诸参辛芍叛藜芦。

2. 十九畏　硫黄畏朴硝，水银畏砒霜，狼毒畏密陀僧，巴豆畏牵牛，丁香畏郁金，川乌、草乌畏犀角，牙硝畏三棱，官桂畏石脂，人参畏五灵脂。

记忆歌诀（《珍珠囊补遗药性赋》）：

硫黄原是火中精，朴硝一见便相争；水银莫与砒霜见，狼毒最怕密陀僧；

巴豆性烈最为上，偏与牵牛不顺情；丁香莫与郁金见，牙硝难合京三棱；

川乌草乌不顺犀，人参最怕五灵脂；官桂善能调冷气，若逢石脂便相欺；

大凡修合看顺逆，炮爁炙煿莫相依。

十八反、十九畏作为配伍禁忌，历代医药学家虽然遵信者居多，但亦有认为十八反、十九畏并非绝对禁忌者，认为相反药同用，能相反相成，产生较强的功效。倘若运用得当，可愈沉疴痼疾，现代临床亦有相关报道。

现代对十八反、十九畏进行了药理实验研究，取得了一些成绩。但由于十八反、十九畏牵涉的问题较多，无论文献资料、临床观察及实验研究目前均无统一的结论，有待进一步深入研究。故凡属十八反、十九畏的药对，若无充分根据和应用经验，一般不宜使用。

二、妊娠用药禁忌

妊娠用药禁忌是指某些药物会损害胎元或导致堕胎，妇女在妊娠期间应禁用或慎用。根据临床实际，将妊娠禁忌药分为禁用与慎用两大类。禁用药多系剧毒药或性能峻猛之品，堕胎、伤胎性强；慎用药则主要是活血祛瘀、破气行滞、攻下通肠、辛热及滑利之品，应根据病情需要慎用。

1. 禁用药　水银、砒霜、雄黄、轻粉、斑蝥、马钱子、蟾酥、川乌、草乌、藜芦、胆矾、瓜蒂、巴豆、甘遂、大戟、芫花、牵牛子、商陆、麝香、干漆、水蛭、虻虫、三棱、莪术等。

2. 慎用药　牛膝、川芎、红花、桃仁、姜黄、牡丹皮、枳实、枳壳、大黄、番泻叶、芦荟、芒硝、附子、肉桂、冬葵子等。

凡属妊娠禁忌用药，如无特殊必要，应尽量避免使用，以免发生事故。

再者，上述一些药味会以配方形式出现在成药中，应当引起注意，以确保用药安全。

三、服药饮食禁忌

服药饮食禁忌即指服药期间对某些食物的禁忌，简称食忌，俗称忌口。古今中医皆重视药、食服用的避忌，其目的是避免出现不良作用和降低疗效，影响患者康复。在服药期间，一般情况下应忌食生冷、辛热、油腻、腥膻、有刺激性的食物。此外，服中药期间应根据病情及用药特点，忌食与病情和病性不相宜的食物，如热性病忌食辛辣、油腻；寒性病忌食生冷；脾胃虚弱或消化不良者忌食油炸黏腻、寒冷固硬、不易消化的食物等；疮疡、皮肤病患者应忌食鱼、虾、蟹等腥膻发物及辛辣刺激性食品等。

> **案例 2-5-2 分析讨论**
>
> 服药食忌是影响疾病及药物临床疗效的重要因素之一。如果在生病时不忌口，有可能拖延病愈的时间，影响药物的疗效，甚至有可能加重病情。不同体质的患者，对疾病、用药的反应是不相同的。案例患者即为体虚之人，此时服用人参，当忌萝卜等行气耗气之品，以防降低人参补气之力。此外，古代文献中记载服药食忌的药物和所禁忌的食物品类较多，如甘草、黄连、桔梗、乌梅忌猪肉，鳖甲忌苋菜，常山忌葱，地黄、何首乌忌葱、蒜、萝卜，丹参、茯苓、茯神忌醋，土茯苓、使君子忌茶，薄荷忌蟹肉，以及蜜反生葱、柿反蟹等，也应作为服药禁忌的参考。

现代医学也提倡在服用不同药物时要适当忌口。例如，服用头孢类抗生素时，禁饮酒；服用硫酸亚铁制剂时，忌饮茶；服用磺胺类药物时，不宜与食用醋同服；服用抗凝血药时，要忌食番茄等。总之，治病要忌口，这既是人们的经验，也是治病的实际需要。具体问题具体分析，辨证施行。

四、证候用药禁忌

由于药物的药性不同，其作用各有专长和一定的适应范围，因此，临床用药也就有所禁忌，称"证候用药禁忌"，即指某类或某种证候不适宜选用某类或某种中药，在使用时应予以避忌。如热证不宜用温热药、寒证不宜用寒凉药、虚证不宜用攻泻药、实证不宜用滋补药、燥证不宜用性燥伤阴耗液药、湿盛不宜用滋腻助湿药等。所以除了药性极为平和者无须禁忌外，一般药物都有证候用药禁忌。其内容详见各论中每味药物的"使用注意"部分。

第三节　中药的用药剂量

中药剂量是指为了达到一定治疗目的，所应用的单味药的剂量，又称用量。主要是指每味药的成人一日量，其次指方剂中每味药之间的比较分量，也称相对剂量。

中药的计量单位，根据国务院（1977 年）37 号文件规定，自 1979 年 1 月 1 日起，全国一律改为公制计量单位，重量单位用"克""毫克"，容量单位用"升""毫升"。十六进位制与公制计量单位，按规定以"一两（十六进位制）=30 克"近似值进行换算。

剂量是否得当，是确保用药安全、有效的重要因素之一。临床上主要依据所用药物的性质、应用方法，以及患者的具体情况来确定中药的具体用量。

一、药　物　方　面

质优者药力充足，用量勿须过大；质次者药力不足，用量可大一些；花叶类质轻的药，用量宜轻；金石、贝壳类质重的药物量宜重；鲜品一般用量也较大。药性较弱、作用温和、味较淡者，用量可稍重；药性较强、作用强烈、味较浓者，用量则宜轻。无毒者用量可稍大；有毒者剂量应严格控制在安全范围内。

二、应　用　方　面

一般药物单味应用时，用量可较大，入复方应用时，用量可略小；同一药在复方中作君药时，一般较之作辅佐药时为重；多数药物作汤剂时，因其有效成分多不能完全溶解，故用量一般较之作丸、散剂时的服用量为重。

三、患　者　方　面

一般情况下，成年人用规定量，老年人用量宜轻，儿童用量要小；对于一般药物，男女用量区别不大，但妇女在月经期、妊娠期，用药宜谨慎；体质强壮者用量可重，体质虚弱者用量宜轻。新病患者正气损伤较小，用量可稍重；久病多体虚，用量宜轻；病急病重者用量宜重；病缓病轻者用量宜轻。

另外，应考虑到患者在职业、生活习惯等方面的差异。还应考虑到季节、气候及居处的自然环境等方面的因素，做到"因时制宜""因地制宜"。

知识窗

现代中药产品包括中药材、中药饮片、中药提取物、中成药。现代中药产品的特点：三效（即高效、速效、长效）、三小（即剂量小、毒性小、副作用小）、三便（即便于储藏、便于携带、便于服用）。

第四节 中药的用法

用法，指中药的应用方法，内容十分广泛，涉及内容较多。本节主要讨论中药汤剂的常规煎法和某些特殊煎法。

> **案例 2-5-3**
>
> 　　小陈按医生处方为感冒的爷爷买了几服中药。奶奶先将中药用水泡上，过了 4 个多小时后，小陈发现药还未煎上，便问奶奶为什么泡这么长时间还不煎药，奶奶说："这药多泡会儿，多熬会儿，里面的成分都能出来，药效会更好。"小陈听了，忙跟奶奶说："中药浸泡时间不宜超过 1 小时，而且药物煎煮时间也是有规定的。"奶奶却说："老人就是这么熬药，这是经验！"
>
> **问题：**中药的浸泡时间及熬药时间越长，药效会越好吗？为什么？

一、汤剂常规煎法

汤剂是中药临床应用最常采用的剂型，其煎煮方法是否得当会直接影响药物的疗效，因此，对煎药用水、器具、火候等应明确其要求。

1. 煎药器具　以砂锅、砂罐为好，搪瓷罐次之。忌用铁、铜等金属器具。

2. 煎药用水及浸泡　煎药宜用无异味、洁净和含杂质少的水。一般用水量为将饮片适量加压后，加水至超过饮片 3～5cm 为度，第二次煎可超过药渣表面 1～2cm，需久煎的药物可适当增加水量。多数药物宜用冷水浸泡，一般药物可浸泡 20～30 分钟，以种子、果实为主的药可浸泡 1 小时。

3. 煎煮火候及时间　一般药物宜先武火后文火煎煮 20～30 分钟。解表药或芳香性药物，一般用武火迅速煮沸，改用文火维持 10～15 分钟即可。有效成分不易煎出的矿物、骨角、甲壳类药及补益药，宜文火久煎，使有效成分充分溶出。

4. 煎煮次数　一般来说，1 剂药可煎 2～3 次，煎后应榨渣取汁。

5. 煎煮方法　一般药物可以同时入煎，但部分药物因其性质、性能及临床用途不同，所需煎煮时间不同。有的还需作特殊处理，甚至同一药物因煎煮时间不同，其性能与临床应用也存在差异。所以，煎制汤剂还应讲究煎煮方法。

二、汤剂特殊煎法

1. 先煎　有效成分难溶于水，不易煎出者，应先入煎 30 分钟左右再纳入其他药同煎，如矿物、贝壳、动物角类药物。此外，久煎可降低毒烈性者亦应先煎，如川乌、附子等。

2. 后下　芳香之品有效成分煎煮时易挥发失效，须待他药煎成后再放入煎煮 5～10 分钟即可，如薄荷等。此外，久煎易破坏有效成分，不耐煎煮者亦后下，如大黄等。

3. 包煎　黏性强、粉末状及带有绒毛的药物，宜包裹入煎，以免粘锅、糊化、焦化，或对咽喉有刺激性，如车前子、蒲黄、辛夷、旋覆花等。

4. 另煎　贵重药物宜另煎，煎液可另服，亦可与其他药液混合服用。以免有效成分被其他药渣吸附，造成浪费，如鹿茸、西洋参、人参等。

5. 烊化　胶类药及黏性大而易溶的药物易黏附于其他药渣及锅底，既浪费药材，又易熬焦，可用水或黄酒加热溶化，再与其他药汁兑服，也可将此类药放入其他煎好的药液中加热烊化后服用，如阿胶、蜂蜜等。

6. 冲服　入水即化的药及汁液性药物，宜用煎好的药液或开水冲服，如芒硝、竹沥等。

三、服 药 方 法

1. 服药时间　一般饭前或饭后服药与进食间隔 1 小时左右，每日 2 次分服，间隔时间为 4～6

小时。临床用药可根据病情增减。驱虫药和泻下药宜在空腹时服；补益药宜在饭前服；安神药宜在睡前服；对胃肠有刺激性的药物宜饭后服。

2. 服药剂量与次数　一般汤剂每日1剂，分2次服用。重症者可每日多剂以加强药效；呕吐者宜少量频服；咽喉肿痛者可频频含咽；小儿服汤药可适当增加次数；发汗药、泻下药、催吐药等服药剂量不必拘泥，以中病即止为宜。

3. 服药温度　汤剂一般应温服；辛温解表药宜热服；寒证用热药宜热服；热在胃肠喜冷饮者用寒药凉服。

案例 2-5-3 分析讨论

一般药物浸泡20～30分钟，质地坚实的药物可适当延长时间。浸泡时间过长，则药材中纤维等组织吸水过多而膨胀，反不利于成分溶出。另外，煎药时间因药物性质、性能不同而有所不同。一般来说，含有挥发性成分的药物煎煮时间要短，而质地坚实的药物，由于有效成分不易煎出，所以煎煮时间要长，需30分钟至1小时，甚至更长时间。而小陈的爷爷患感冒，所用的药物应以解表药为主，此类药物多含挥发性成分，煎煮时间不宜过长，否则会降低药效。

思 考 题

1. "七情""配伍"的含义、内容、应用原则是什么？
2. 用药禁忌包括哪几方面？"十八反""十九畏"的内容是什么？
3. 妊娠用药禁忌主要是哪几类药？
4. 确定中药用量的主要因素有哪些？
5. 中药特殊煎煮方法有哪些？应当先煎、后下、包煎、烊化的药物特点如何？
6. 简述特殊人群使用中药的注意事项。

进一步阅读文献

刘慧, 许妍妍, 谢利娟, 等, 2022. 基于证候理论中药用药禁忌研究概况. 辽宁中医药大学学报, 24(3): 106～109

刘青松, 李微, 张怡, 等, 2022. 基于数据挖掘探讨"柴胡劫肝阴"的相杀配伍内涵. 中草药, 53(14): 4428～4436

刘润南, 贺福元, 刘文龙, 等, 2019. 基于超分子"印迹模板"理论探讨中药升降浮沉. 中草药, 50(2): 2771～2776

刘月, 罗娟, 顾永哲, 等, 2022. 基于多主要成分含量测定的银翘散煮散与饮片煎煮过程比较研究, 中国中药杂志, 47(14): 3788～3797

（旺建伟）

第六章 解 表 药

学习目标

1. 熟悉解表药的含义、作用、适应范围、配伍方法、分类、使用注意，以及各类药的性能特点。

2. 掌握药物：麻黄、桂枝、紫苏叶、生姜、防风、荆芥、羌活、白芷、细辛、薄荷、牛蒡子、桑叶、菊花、葛根、柴胡；熟悉药物：升麻、蝉蜕；了解药物：香薷、苍耳子、藁本、辛夷、蔓荆子、淡豆豉、浮萍、木贼。

3. 掌握麻黄与桂枝，薄荷与牛蒡子，桑叶与菊花，柴胡与升麻功效应用的主要异同点。掌握麻黄与桂枝，桑叶与菊花的配伍意义。

4. 熟悉使用解表药时的注意事项。

凡以发散表邪为主要功效，以治疗表证为主的药物，称解表药。

本类药物大多味辛轻宣，主入肺、膀胱经，具有发汗解表之功；部分解表药兼有利水消肿、止咳平喘、透疹、止痛等作用。主要用治恶寒发热、头身疼痛、无汗或有汗不畅、脉浮之外感表证；部分尚可用治水肿、咳喘、麻疹、风疹、风湿痹痛等证。

根据解表药药性及功效主治的不同特点，可分为发散风寒药和发散风热药两类。

使用解表药时应根据表证之寒热选择相应的发散风寒或风热药物。还应根据四时气候变化而适当配伍祛暑、化湿、润燥药。若虚人外感，正虚邪实，难以祛散表邪者，配伍补虚药以扶正祛邪。温病初起，邪在卫分，除选用发散风热药外，应同时配伍清热解毒药。

使用发汗力较强的解表药时，用量不宜过大，以微汗为宜。多汗、疮疡日久、淋证、失血者等平素津血亏耗或阳气不足之人，虽有表证，亦应慎用。使用解表药还应因时因地制宜。解表药多为辛散轻扬之品，入汤剂不宜久煎。

第一节 发散风寒药

发散风寒药性味多属辛温，辛以发散，温可祛寒，故以发散风寒为主要作用。主治风寒表证，症见恶寒发热、无汗或汗出不畅、头身疼痛、鼻塞流涕、口不渴、舌苔薄白、脉浮紧等。部分发散风寒药分别兼有祛风止痒、止痛、止咳平喘、利水消肿、消疮等功效，又可用治风疹瘙痒、风湿痹证、咳喘及水肿、疮疡初起等兼有风寒表证者。

> **案例 2-6-1**
>
> 患者，女，32岁。自述近日曾多次以凉水洗衣，天寒受冷，自感发热恶寒，穿衣盖被不得缓解，测体温39℃，无汗，鼻塞流涕，头身痛甚，后背僵硬，肢体酸楚疼痛重着，口苦，苔微厚腻。曾服用以菊花、金银花为主的中成药，不得缓解。
>
> **问题：** 患者所患是何种病证？应服用哪类药较合适？为什么？

麻黄 Máhuáng 《神农本草经》
EPHEDRAE HERBA

本品为麻黄科植物草麻黄 *Ephedra sinica* Stapf.、中麻黄 *Ephedra intermedia* Schrenk et C.A.Mey. 或木贼麻黄 *Ephedra equisetina* Bge. 的干燥草质茎。主产于山西、河北、甘肃等地。生用，蜜炙或捣绒用。

【性能】　辛、微苦，温。归肺、膀胱经。

【功效】　发汗散寒，宣肺平喘，利水消肿。

【应用】

1. 风寒感冒　本品辛温浮散，善开腠理，透毛窍而发汗解表，发汗力强，为发汗解表要药。宜用于风寒外郁，腠理闭密无汗之风寒表实证，每与桂枝相须为用以增发汗解表之力，如麻黄汤。

2. 咳嗽气喘　本品辛散苦泄，宣畅肺气而善平喘，为治肺气壅遏之实证喘咳的要药，常与杏仁相伍以增平喘之力，如麻杏甘石汤。因本品长于发散风寒而解表，对风寒外束，肺失宣降之喘急咳逆尤为适宜。

3. 风水水肿　本品上宣肺气，通调水道，下输膀胱以利水，且发汗解表，使肌肤之水湿随汗外泄，故宜于风邪袭表，肺失宣降之水肿、小便不利者，常配生姜、白术，如越婢加术汤。

此外，取本品散寒通滞之功，亦可用治风寒痹证、阴疽、痰核等。

【用法用量】　煎服，2～10g。发汗解表宜生用；止咳平喘多炙用。

【使用注意】　①本品发汗力强，自汗、盗汗者忌用；②肺肾虚喘者慎用；③本品能升高血压，失眠及高血压患者慎用。

【现代研究】　①化学成分：含麻黄碱、伪麻黄碱、甲基麻黄碱、麻黄次碱等生物碱，挥发油，黄酮类化合物，麻黄多糖，儿茶酚鞣质，以及有机酸等。②药理作用：发汗、解热、平喘，抗炎、抗病原微生物、抗流感病毒，利尿，升高血压，松弛胃肠平滑肌，兴奋中枢神经系统等。

【应用链接】　表实感冒颗粒、咳喘宁口服液、小青龙合剂、风寒咳嗽丸、鼻炎康片等成药中含麻黄。

知识窗

麻黄含有麻黄碱、伪麻黄碱、挥发油等成分。其中麻黄碱、挥发油有发汗作用；伪麻黄碱能显著利尿，并扩张支气管平滑肌。麻黄木质茎总生物碱含量远远低于草质茎，并且基本上不含麻黄碱，故临床麻黄选用草质茎而不用木质茎。麻黄蜜炙后，具有发汗作用的挥发油减少了1/2，麻黄碱减少甚微，虽然总生物碱与生品基本一致，但溶出较慢，作用较缓和，发散力较弱，长于止咳平喘，故多用于表证较轻而喘咳重者；麻黄绒因除去了麻黄芯，故总生物碱含量较低，作用缓和，适于老人、幼儿及体虚者。

桂枝　Guìzhī《神农本草经》
CINNAMOMI RAMULUS

本品为樟科植物肉桂 *Cinnamomum cassia* Presl 的干燥嫩枝。主产于广东、广西。生用。

【性能】　辛、甘，温。归心、肺、膀胱经。

【功效】　发汗解肌，温通经脉，助阳化气，平冲降逆。

【应用】

1. 风寒感冒　本品辛甘温煦，发汗解表之力较麻黄温和，且甘温通阳扶卫，故对于外感风寒，不论表实无汗、表虚有汗者均适用。用治外感风寒，表实无汗者，常与麻黄配用以增发汗解表之力，如麻黄汤；若治外感风寒，表虚有汗者，常与白芍同用以调和营卫，发汗解肌，如桂枝汤。

2. 寒凝血滞诸痛证　本品辛散温通，具有温通经脉、散寒止痛之效。如胸阳不振，胸痹心痛者，取其温通胸阳之效，如枳实薤白桂枝汤；如中焦虚寒，脘腹冷痛者，取其温中散寒止痛，如小建中汤；如寒凝血滞之月经不调、痛经者，取其温散血中之寒凝，如温经汤；若风寒湿痹、肩臂疼痛者，取其祛风散寒、通痹止痛，如桂枝附子汤。

3. 痰饮、水肿　本品温阳运水，助阳化气，而利水化痰饮。如脾阳不运，水湿内停之痰饮，取其温脾阳以助运水，如苓桂术甘汤；若膀胱气化不利之蓄水证，取其助膀胱气化而利水，如五苓散。

4. 心悸，奔豚 本品能助心阳、通血脉，止悸动。如心阳不振之心悸、脉结代，取其温通心阳，如炙甘草汤；若阴寒内盛，引动下焦冲气上逆之奔豚，可重用本品以助阳化气、平冲降逆，如桂枝加桂汤。

【用法用量】 煎服，3～10g。

【使用注意】 ①本品辛温助热，易伤阴动血，故凡有热象者，均当忌用；②孕妇及月经过多者慎用。

【现代研究】 ①化学成分：含桂皮醛等挥发油、酚类、有机酸、多糖、苷类、香豆精及鞣质等。②药理作用：解热、镇痛、抗病原微生物、抗炎、抗过敏、强心、镇静、抗惊厥、止咳、祛痰、利尿、缓解胃肠道痉挛等。

【配伍阐释】 麻黄与桂枝常配伍应用，麻黄味辛苦性温，善发越人体阳气，开腠理，透毛窍而发汗解表；桂枝辛甘温煦，温助卫阳，透营达卫而解表，两药合用，既助发汗之力，又营卫并治，汗出表解而除风寒，用治风寒袭表，卫遏营郁之外感风寒表实证，如麻黄汤。

【功用比较】 麻黄与桂枝皆为辛温解表药，均可用治风寒感冒。但麻黄散风寒，发汗力强，主治外感风寒无汗之表实证；桂枝发汗解表力较缓，助卫阳，透达营卫，凡风寒感冒，无论表实无汗、表虚汗出均可用。麻黄且可宣肺平喘，利水消肿，用治肺气壅遏之喘咳及风水水肿；桂枝又能温经通阳，用治胸痹、痰饮、小便不利、经闭痛经及虚寒腹痛等证。

【应用链接】 乙肝益气解郁颗粒、小儿肺咳颗粒、桂龙咳喘宁胶囊、桂芍镇痫片、桂枝茯苓丸、小青龙合剂等成药中含桂枝。

紫苏叶 Zǐsūyè 《名医别录》
PERILLAE FOLIUM

本品为唇形科植物紫苏 *Perilla frutescens* (L.) Britt. 的干燥叶（或带嫩枝）。主产于江苏、浙江、河北。生用。

【性能】 辛，温。归肺、脾经。

【功效】 解表散寒，行气和胃。

【应用】

1. 风寒感冒 本品辛散性温，发汗解表散寒之力较缓和，且味辛入脾肺而行气宽中，略兼有化痰止咳之功，故宜于风寒表证而兼气滞胸闷或咳喘痰多者，常配用陈皮、杏仁等。

2. 脾胃气滞，呕吐，胎动不安 本品辛行而行气宽中以除胀，和胃止呕，用治中焦气机郁滞之胸脘胀满、恶心呕吐者，常与丁香、陈皮等同用。本品力缓，兼理气安胎，又治胎气上逆，胎动不安者，常与砂仁、陈皮等理气安胎药同用。

此外，本品能解鱼蟹毒，用于食鱼蟹中毒而致腹痛吐泻者。

【用法用量】 煎服，5～10g，不宜久煎。

【现代研究】 ①化学成分：含紫苏醛、左旋柠檬烯及少量 α-蒎烯等。②药理作用：解热，抗病原微生物，减少支气管分泌，缓解支气管痉挛，缩短血液凝固时间，促进消化液分泌，增强胃肠蠕动等。

【应用链接】 小儿至宝丸、六合定中丸、参苏丸、解肌宁嗽丸等成药中含紫苏叶。

附药

紫苏梗 本品为唇形科植物紫苏 *Perilla frutescens* (L.) Britt. 的干燥茎。味辛，性温。归肺、脾经。功能理气宽中，止痛，安胎。常用于胸膈痞闷，胃脘疼痛，嗳气呕吐，胎动不安等。煎服，5～10g。

生姜 Shēngjiāng 《名医别录》
ZINGIBERIS RHIZOMA RECENS

本品为姜科植物姜 *Zingiber officinale* Rosc. 的新鲜根茎。全国大部分地区均产。生用。

【性能】　辛，微温。归肺、脾、胃经。

【功效】　解表散寒，温中止呕，化痰止咳。

【应用】

1. 风寒感冒　本品辛散温通，发汗解表散寒，但作用较弱，故适用于风寒感冒轻证。临床多与辛温解表药同用，以增强发汗解表之力。

2. 胃寒呕吐　本品辛温，功善温胃散寒，和中降逆止呕，随症配伍可治疗多种呕吐，故有"呕家圣药"之称，尤宜于胃寒呕吐者，常与半夏配用，如小半夏汤。

3. 脾胃寒证　本品温中散寒而止痛，可用治寒犯中焦或脾胃虚寒之胃脘冷痛、食少者。

4. 寒痰咳嗽　本品辛温发散，温肺散寒、化痰止咳，对于肺寒咳嗽，不论有无外感风寒，或痰多痰少，皆可选用。

此外，本品对生半夏、生南星等药物之毒性，以及鱼蟹等食物中毒，均有一定的解毒作用。

【用法用量】　煎服，3～10g。

【使用注意】　本品助火伤阴，故热盛及阴虚内热者忌服。

【现代研究】　①化学成分：含姜醇、α-姜烯、β-水芹烯、柠檬醛、芳香醇、甲基庚烯酮、壬醛、α-龙脑尚、姜辣素等。②药理作用：解热、镇痛，抗病原微生物、抗炎，抗溃疡、止吐、保肝、利胆，兴奋血管运动中枢、升高血压，兴奋呼吸中枢，防止血吸虫卵孵化及杀灭血吸虫等。

【应用链接】　补中益气丸、香砂六君丸、香砂养胃丸、养心定悸膏、复方牵正膏、藿香正气水、加味逍遥丸、川贝枇杷露等成药中含生姜。

附药

1. 生姜皮　本品为生姜根茎切下的外表皮。味辛，性凉。功能和脾行水消肿。主要用于水肿，小便不利。煎服，3～10g。

2. 生姜汁　用生姜捣汁入药。功同生姜，但偏于开痰止呕，便于临床应急服用。如遇天南星、半夏中毒的喉舌麻木肿痛，或呕逆不止、难以下食者，可取汁冲服，易于入喉；也可配竹沥，冲服或鼻饲给药，治中风卒然昏厥者。用量3～10g滴，冲服。

3. 煨姜　生姜洗净，用草纸包裹，浸湿后直接放在热火灰中，以草纸焦黑、姜半熟为度。味辛，性温，具有温中止泻之功，适用于胃脘冷痛、泄泻等证。煎服，3～10g。

荆芥　Jīngjiè《神农本草经》
SCHIZONEPETAE HERBA

本品为唇形科植物荆芥 *Schizonepeta tenuifolia* Briq. 的干燥地上部分。主产于江苏、浙江、江西等地。生用或炒炭用。

【性能】　辛，微温。归肺、肝经。

【功效】　解表散风，透疹，消疮。

【应用】

1. 外感表证　本品微温不烈，药性和缓，长于发表散风。对于外感表证，无论风寒、风热或寒热不明显者，均可使用，如荆防败毒散、银翘散分别用治风寒、风热外感。

2. 麻疹、风疹　本品味辛透散，祛风止痒，宣散疹毒，用治表邪外束、疹出不畅之麻疹初起及风疹瘙痒，常与薄荷、蝉蜕等同用。

3. 疮疡初起　本品味辛祛风透散，宣通壅结而达消疮之功，用于疮疡初起而有表证者，常与辛散解表、消疮之品同用。

4. 吐衄下血　本品炒炭，其性偏于苦涩而长于止血，用于吐血、衄血、便血、崩漏等出血证。

【用法用量】　煎服，5～10g，不宜久煎。发表透疹消疮宜生用；止血宜炒用。

【现代研究】　①化学成分：含右旋薄荷酮、消旋薄荷酮、胡椒酮及少量右旋柠檬烯，另含荆芥苷、荆芥醇、黄酮类化合物等。②药理作用：解热、镇痛、抗炎、抗病原微生物，荆芥炭能缩短出血时间。

【应用链接】 黄连上清片、川芎茶调丸、小儿金丹片、小儿解表颗粒、牛黄上清丸等成药中含荆芥。

防风 Fángfēng《神农本草经》
SAPOSHNIKOVIAE RADIX

本品为伞形科植物防风 *Saposhnikovia divaricata* (Turcz.) Schischk. 的干燥根。主产于东北地区及内蒙古东部。生用。

【性能】 辛、甘，微温。归膀胱、肝、脾经。

【功效】 祛风解表，胜湿止痛，止痉。

【应用】

1. 外感表证 本品甘缓微温不峻烈，以辛散祛风解表为主，虽不长于散寒，但能胜湿止痛，故外感风寒、风热、风湿表证者均可用。如治风寒表证，常与荆芥、羌活同用。

2. 风疹瘙痒 本品辛散祛风止痒，可治疗风邪所致之瘾疹瘙痒者。如治风寒者，常与白芷、苍耳子等配伍，如消风散。

3. 风湿痹痛 本品辛温，祛风散寒，胜湿止痛，为治风寒湿痹之常用药物。治风寒湿痹者，可配伍羌活、独活、桂枝等，如蠲痹汤。

4. 破伤风 本品既能辛散外风，又入肝经可息内风以止痉，用治风毒内侵，引动内风之破伤风证，常与天麻、白附子等同用，如玉真散。

此外，本品炒用，又可止泻，用于肝旺侮脾，腹痛泄泻。

【用法用量】 煎服，5～10g。

【使用注意】 本品药性偏温，阴血亏虚、热病动风者不宜使用。

【现代研究】 ①化学成分：含挥发油、甘露醇、β-谷甾醇、苦味苷、酚类、多糖类及有机酸等。②药理作用：解热、抗炎、抗菌、抗病原微生物，镇静、镇痛、抗惊厥，抗过敏，提高机体免疫力等。

【应用链接】 防风通圣丸、九味羌活颗粒、川芎茶调丸、小儿解表颗粒、五虎散、玉屏风口服液、玉真散、黄连上清片、追风透骨丸等成药中含防风。

羌活 Qiānghuó《神农本草经》
NOTOPTERYGII RHIZOMA ET RADIX

本品为伞形科植物羌活 *Notopterygium incisum* Ting ex H.T.Chang 或宽叶羌活 *Notopterygium franchetii* H. de Boiss. 的干燥根茎及根。主产于四川、甘肃、青海等地。生用。

【性能】 辛、苦，温。归膀胱、肾经。

【功效】 解表散寒，祛风胜湿，止痛。

【应用】

1. 风寒感冒，头痛项强 本品辛散苦燥性温，主散太阳经风邪及寒湿之邪，有较强的解表散寒、祛风胜湿止痛之功，尤宜于外感风寒夹湿表证之头痛项强、肢体酸痛者，常与防风、细辛等同用，如九味羌活汤。

2. 风寒湿痹，肩背酸痛 本品有较强的祛风湿，散寒止痛之功，用治风寒湿痹。因其主入太阳经，善除头项肩背之痛，故尤宜于上半身痹痛，常与防风、姜黄等同用，如蠲痹汤。

【用法用量】 煎服，3～10g。

【使用注意】 ①本品辛香温燥之性较烈，阴血亏虚者慎用；②因其气味浓烈，量多易致呕吐，脾胃虚弱者慎用。

【现代研究】 ①化学成分：含挥发油、β-谷甾醇、香豆素类化合物、酚类化合物、胡萝卜苷、欧芹属素乙、有机酸及生物碱等。②药理作用：解热、镇痛、抗炎、抗病原微生物，抗脑垂体后叶素引起的心肌缺血和增加心肌营养性血流量、抗实验性心律失常，抑制小鼠迟发性超敏反应等。

【应用链接】 九味羌活颗粒、天麻丸、小儿至宝丸、再造丸、川芎茶调丸、狗皮膏、疏风定痛丸、冯了性风湿跌打药酒等成药中含羌活。

白芷 Báizhǐ《神农本草经》
ANGELICAE DAHURICAE RADIX

本品为伞形科植物白芷 *Angelica dahurica* (Fisch. ex Hoffm.) Benth. et Hook.f. 或杭白芷 *Angelica dahurica* (Fisch. ex Hoffm.) Benth. et Hook. f. var. *formosana* (Boiss.) Shan et Yuan 的干燥根。主产于浙江、四川、河南、河北。生用。

【性能】 辛，温。归胃、大肠、肺经。

【功效】 解表散寒，祛风止痛，宣通鼻窍，燥湿止带，消肿排脓。

【应用】

1. 风寒感冒 本品辛温解表散寒，且善止头痛、通鼻窍，宜于外感风寒见头身疼痛、鼻塞流涕者，常与防风、羌活等同用，如九味羌活汤。

2. 头痛，牙痛 本品辛行上达温通，主入足阳明胃经，长于止痛，故阳明经头痛及牙龈肿痛者尤为多用。若治头痛者，可单用，如都梁丸；或配伍防风、细辛等同用，如川芎茶调散。

3. 鼻渊 本品味辛芳香通窍而止痛，常用治鼻渊、鼻塞不通等，常配苍耳子、辛夷等同用，如苍耳子散。

4. 带下 本品性温而燥，可燥湿止带，主治寒湿带下，若配伍车前子、黄柏等清热燥湿药亦可用治湿热带下等。

5. 疮痈肿毒 本品辛散以散结止痛，消肿排脓，经配伍后可用治疮痈初起，红肿热痛者及脓成难溃者。

【用法用量】 煎服，3～10g。外用适量。

【使用注意】 本品辛香温燥，阴虚血热者忌服。

【现代研究】 ①化学成分：含挥发油、欧前胡素、白当归素等香豆素类化合物，以及白芷毒素、花椒毒素、甾醇、硬脂酸等。②药理作用：解热、抗炎、镇痛、解痉，抗病原微生物，抗癌，降血压，对多种杆菌、皮肤真菌有抑制作用，尚能对抗蛇毒所致的中枢神经系统抑制，呋喃香豆素类化合物为"光活性物质"，可用治白癜风及银屑病。

【应用链接】 保济丸、元胡止痛片、藿香正气水、云香祛风止痛酊、木瓜丸等成药中含白芷。

知识窗

白癜风的形成是由于皮肤黑色素合成障碍而致，在黑色素生成过程中，酪氨酸酶的活性至关重要，能增强其活性的因素是紫外线和铜离子，能抑制其活性的是皮肤中的巯基化合物。白芷含有呋喃香豆素类化学成分，这类化学成分属光敏物质，能增强紫外线激活酪氨酸酶的作用，使还原性的黑色素氧化成黑色素，并促使其扩散；这类化学成分还能破坏皮肤中的巯基化合物，使黑色素细胞中的酪氨酸酶变得高度活跃，黑色素生成显著增多，因而使皮肤色素脱失的白斑恢复正常肤色。

细辛 Xìxīn《神农本草经》
ASARI RADIX ET RHIZOMA

本品为马兜铃科植物北细辛 *Asarum heterotropoides* Fr. Schmidt var. *mandshuricum* (Maxim.) Kitag.、汉城细辛 *Asarum sieboldii* Miq.var.*seoulense* Nakai 或华细辛 *Asarum sieboldii* Miq. 的干燥根和根茎。前两种主产于东北地区；华细辛主产于陕西。生用。

【性能】 辛，温；有小毒。归心、肺、肾经。

【功效】 解表散寒，祛风止痛，通窍，温肺化饮。

【应用】

1. 风寒感冒 本品辛温，善能发散风寒之邪，宜于外感风寒，头身疼痛较甚者，常配以羌活、防风等，如九味羌活汤。本品又善入少阴经而散阴经寒邪，故寒邪入里在阴经之阳虚外感宜用之，常与麻黄、附子配用，如麻黄附子细辛汤。

2. 头痛，牙痛，风湿痹痛 本品味辛性温，善于祛风散寒，且止痛之力颇强，尤宜于风寒性头痛、牙痛、风寒痹痛等疼痛证。若治少阴头痛，常配以独活、川芎等；风冷牙痛者，可单用或配以白芷等同用；风寒湿痹者，常配以独活、防风等，如独活寄生汤。

3. 鼻渊 本品辛温香窜，善通鼻窍，为治鼻渊之良药，宜与白芷、苍耳子等散风寒、通鼻窍药配伍。

4. 寒饮咳喘 本品辛温，外能发散风寒，内能温肺化饮，用治外感风寒，水饮内停之喘咳而痰多清稀者，常与干姜、桂枝等同用，如小青龙汤。

【用法用量】 煎服，1～3g；散剂每次服 0.5～1g。外用适量。

【使用注意】 ①阴虚阳亢头痛、肺燥伤阴干咳者忌用；②不宜与藜芦同用。

【现代研究】 ①化学成分：含甲基丁香油酚、细辛醚、黄樟醚等成分，另含 N-异丁基十二碳四烯胺、消旋去甲乌药碱、谷甾醇、豆甾醇等。②药理作用：解热、抗炎、抗菌、抗病毒、镇静、抗惊厥、局部麻醉、强心、扩张血管、松弛平滑肌，增强脂代谢、升高血糖；对抗吗啡所致的呼吸抑制；大剂量挥发油可使中枢神经系统先兴奋后抑制，显示一定毒副作用。

【应用链接】 儿童清肺丸、九味羌活丸、川芎茶调丸、小青龙合剂、平肝舒络丸、人参再造丸、通关散、通窍鼻炎片等成药中含细辛。

案例 2-6-1 分析讨论

　　患者的病证应属外感风寒兼湿邪而致的感冒，属于风寒外感证，应选择能发散风寒，祛湿止痛的药物进行治疗，应以羌活、防风、白芷等发散风寒为主药较为恰当。因羌活能发散风寒，胜湿止痛，配以防风、白芷以增强其解表祛湿之力。可以九味羌活汤加减治疗，或服以九味羌活汤为主的中成药。而菊花、金银花类药物以疏散风热、清热解毒为主，主治风热外感证，不适用于风寒外感证。

第二节　发散风热药

　　发散风热药性味多辛而偏寒凉，以发散风热为主要作用，解表作用较发散风寒药缓和。主要用于风热感冒及温病初起邪在卫分。部分发散风热药分别兼有清头目、利咽喉、透疹、止痒、止咳的作用，又可用治风热所致的目赤多泪、咽喉肿痛、麻疹不透、风疹瘙痒及咳嗽等证。

薄荷　Bòhe《新修本草》
MENTHAE HAPLOCALYCIS HERBA

　　本品为唇形科植物薄荷 *Mentha haplocalyx* Briq. 的干燥地上部分。主产于江苏、浙江。生用。

【性能】 辛，凉。归肺、肝经。

【功效】 疏散风热，清利头目，利咽，透疹，疏肝行气。

【应用】

1. 风热感冒，温病初起 本品味辛轻清凉散，辛散之性较强，功善疏散风热，多用于风热感冒和温病卫分证，常与牛蒡子、金银花等疏散风热药同用，如银翘散。

2. 头痛，目赤，咽肿 本品轻扬升浮，气清性凉，善疏散上焦风热，清头目、利咽喉，用治风热上攻之头痛、目赤多泪、咽喉肿痛等症，常与菊花、石膏等同用。

3. 麻疹，风疹 本品味辛质轻外达，功能疏表透疹，祛风止痒。用治风热束表所致的麻疹不透，常与牛蒡子、蝉蜕等同用；治风疹瘙痒，常与防风、荆芥等同用。

4. 肝郁气滞 本品辛香宣散，具有疏肝行气之功，用治肝郁气滞之胸胁胀痛、月经不调，常与柴胡等疏肝理气药同用，如逍遥散。

【用法用量】 煎服，3～6g，宜后下。

【使用注意】 本品芳香辛散，发汗耗气，故体虚多汗者不宜用。

【现代研究】 ①化学成分：含薄荷醇、薄荷酮、异薄荷酮、薄荷脑、薄荷酯类等，尚含异端叶灵、薄荷糖苷及多种游离氨基酸等。②药理作用：抗菌、抗病毒，解热、抗炎、镇痛，祛痰、止咳，抑制胃肠平滑肌收缩、解痉、利胆，抗应激，局部麻醉，抗受精卵着床、抗早孕，刺激神经末梢的冷感受器而产生冷感，对癌肿放疗区域皮肤有保护作用等。

【应用链接】 牛黄镇惊丸、黄连上清丸、加味逍遥丸、柴胡舒肝丸、芎菊上清丸、银翘解毒片、桂林西瓜霜、复方草珊瑚含片等成药中含薄荷。

牛蒡子 Niúbàngzǐ《名医别录》
ARCTII FRUCTUS

本品为菊科植物牛蒡 *Arctium lappa* L. 的干燥成熟果实。主产于东北及浙江。生用或炒用，用时捣碎。别名：大力子、鼠黏子、恶实。

【性能】 辛、苦，寒。归肺、胃经。

【功效】 疏散风热，宣肺透疹，解毒利咽。

【应用】

1. 风热感冒，温病初起 本品辛散入肺，苦寒清泄，功能疏散风热，且长于清肺而利咽喉，故常用于风热感冒而见咽喉红肿疼痛，或咳嗽痰多不利者，常与薄荷、金银花等同用，如银翘散。

2. 麻疹，风疹 本品味辛性寒，既能疏散风热，又可透泄热毒而促疹透发，常用治风热束表，热毒内炽之麻疹不透或透而复隐者，以及风疹瘙痒，常与薄荷、荆芥等同用。

3. 痈肿疮毒，丹毒，痄腮喉痹 本品苦寒清热力强，有清热解毒、消肿利咽之效，用治痈肿疮毒、丹毒、痄腮喉痹等热毒病证，常与清热解毒之品同用。因其性偏滑利，兼滑肠通便，故尤宜于兼有大便热结不通者。

【用法用量】 煎服，6～12g。炒用可降低其苦寒及滑肠之性。

【使用注意】 本品性寒，滑肠通便，气虚便溏者慎用。

【现代研究】 ①化学成分：含牛蒡子苷、脂肪油、拉帕酚、维生素 A、维生素 B_1 及生物碱等。②药理作用：抗菌、解热，抗肿瘤，降低血糖，利尿、抗肾病变等。

【功用比较】 薄荷与牛蒡子同为发散风热药，皆能疏散风热、透疹、利咽，均用治风热感冒或温病初起，麻疹初起，风热上攻，咽喉肿痛等。但薄荷辛凉芳香，轻清凉散，发汗之力较强，故为外感风热者首选；而牛蒡子辛散苦泄，性寒滑利，兼能宣肺祛痰，故外感风热兼咳嗽咽痛者，尤为适宜。且薄荷又能清利头目，疏肝行气，用治风热上攻之头痛目赤，以及肝气郁滞等证；牛蒡子苦寒，又有清热解毒散肿之功，用治痈肿疮疡等证。

【应用链接】 小儿金丹片、银翘解毒丸、消银片、感冒舒颗粒、利咽解毒颗粒等成药中含牛蒡子。

蝉蜕 Chántuì《名医别录》
CICADAE PERIOSTRACUM

本品为蝉科昆虫黑蚱 *Cryptotympana pustulata* Fabricius 若虫羽化时脱落的皮壳。主产于山东、河南、江苏等地。生用。别名：蝉衣、全蜕。

【性能】 甘，寒。归肺、肝经。

【功效】 疏散风热，利咽开音，透疹，明目退翳，止痉。

【应用】

1. 风热感冒，温病初起，咽痛音哑 本品长于疏散肺经风热，用治风热感冒、温病初起者，常与薄荷、牛蒡子等同用。因兼能宣肺利咽、开音疗哑，故尤宜于症兼声音嘶哑或咽喉肿痛者。

2. 麻疹，风疹 本品疏散风热，其气清虚，善能透发，具有宣散透疹止痒之功。用治风热外束之麻疹不透，常与牛蒡子、升麻等同用；用治风疹瘙痒，常配以荆芥、防风等，如消风散。

3. 目赤翳障 本品可疏散肝经风热而明目退翳，用治风热上攻或肝火上炎之目赤肿痛，常与菊花、决明子等同用。

4. 惊风抽搐，破伤风 本品既疏散肝经风热，又能凉肝息风止痉，常用于小儿惊风、小儿慢惊风及破伤风牙关紧闭者等，常与僵蚕、天南星等止痉药同用。

【用法用量】 煎服，3～6g。

【使用注意】 《名医别录》有蝉蜕"主妇人生子不下"的记载，故孕妇慎用。

【现代研究】 ①化学成分：含大量甲壳质、异黄质蝶呤、赤蝶呤、蛋白质、氨基酸、有机酸、酚类化合物等成分。②药理作用：镇静、解热、抗惊厥等。

【应用链接】 小儿七星茶口服液、小儿至宝丸、小儿柴桂退热口服液等成药中含蝉蜕。

知识窗

蝉蜕入药，传统一直认为宜"去头足"或"去翅足"用。现代有人认为该品去头足入药将降低祛风作用。有实验表明，蝉蜕的整体、部分均可镇痛、镇静和抗惊厥，能抑制中枢神经系统，其作用强度是整体＞身＞头足。蝉蜕整体的药理作用最强，毒性小。鉴于传统炮制蝉蜕去头足而费时费工，浪费药材，故认为蝉蜕可将泥沙等洗去晒干即可整体入药。

桑叶 Sāngyè 《神农本草经》
MORI FOLIUM

本品为桑科植物桑 *Morus alba* L. 的干燥叶。全国大部分地区均产。生用或蜜炙用。别名：冬桑叶、霜桑叶。

【性能】 甘、苦，寒。归肺、肝经。

【功效】 疏散风热，清肺润燥，清肝明目。

【应用】

1. 风热感冒，温病初起 本品轻清发散，善能清疏肺经及在表之风热，故常用于风热感冒或温病初起之发热、咽痒、咳嗽等症，多与菊花相须为用，如桑菊饮。

2. 肺热咳嗽，燥热咳嗽 本品甘苦性寒，既清泄肺热，又凉润肺燥。用治肺热者，常与杏仁、贝母等同用；用治燥热伤肺，咳嗽痰少者，常与沙参、麦冬等同用。

3. 目赤昏花 本品既能疏散风热，又能清泄肝热，且甘润益阴以明目。用治风热上攻、肝火上炎所致的目赤涩痛者，常配以菊花、决明子等；用治肝肾精血不足、眼目昏花、视物不清者，可配以黑芝麻等滋补精血之品。

此外，本品尚能凉血止血，用治血热妄行之咳血、吐血、衄血。

【用法用量】 煎服，5～10g。肺燥咳嗽多蜜炙用。

【现代研究】 ①化学成分：含脱皮固酮、芸香苷、桑苷、槲皮素、异槲皮素、东莨菪素、东莨菪苷等。②药理作用：抗菌、抑制钩端螺旋体，降血脂，促进机体蛋白质合成，降糖但不影响正常动物的血糖水平。

【应用链接】 首乌丸、坤宝丸、滋补生发片、金嗓开音丸等成药中含桑叶。

案例 2-6-2

赵女士近日到杭州游玩，听导游介绍当地的特产杭菊花有明目作用，因母亲年龄较大，视力欠佳，平日常有头晕目眩、视物昏花等症状，因此想买些菊花让母亲服用。但所卖杭菊花又有白菊花与黄菊花两种，不知哪种更适合母亲明目之需。

问题：1. 菊花有哪些品种？各有何特点？
2. 你认为赵女士的母亲服用哪类菊花比较适合？

菊花 Júhuā《神农本草经》
CHRYSANTHEMI FLOS

本品为菊科植物菊 *Chrysanthemum morifolium* Ramat. 的干燥头状花序。主产于安徽、浙江、河南。药材按产地和加工方法的不同，分为"亳菊""滁菊""贡菊""杭菊""怀菊"等；由于花的颜色不同，又有黄菊花和白菊花之分。生用。

【性能】 甘、苦，微寒。归肺、肝经。

【功效】 散风清热，平肝明目，清热解毒。

【应用】

1. 风热感冒，温病初起 本品辛散轻清，疏散风热，尤善疏散上焦风热，每与桑叶相须为用。用治外感风热之头痛、目赤及温病初起者，多与桑叶同用，如桑菊饮。

2. 目赤昏花 本品能清泄肝热以明目，可用治肝热目赤肿痛，与决明子、石决明等清肝明目药同用；若与枸杞子、熟地黄等滋补肝肾药同用，可治肝肾精血不足，目暗昏花，如杞菊地黄丸。

3. 肝阳上亢，头痛眩晕 本品既清肝热，又能平肝阳，常用治肝阳上亢之头痛眩晕，每与石决明、珍珠母等平肝潜阳药同用，如羚角钩藤汤。

4. 疮痈肿毒 本品性寒清热解毒，用治疮痈肿毒，常配以金银花、生甘草等清热解毒药。

【用法用量】 煎服，5～10g。疏散风热宜用黄菊花；平肝、清肝明目宜用白菊花。

【现代研究】 ①化学成分：含龙脑、樟脑、菊油环酮、菊苷、腺嘌呤、胆碱、黄酮、水苏碱、维生素 A、维生素 B$_1$、维生素 E、氨基酸及刺槐素等。②药理作用：抗炎、解热、镇痛、抗病原体（抑制流感、麻疹、疱疹、HIV 等病毒，抑制多种细菌，抗真菌），扩张冠状动脉，对抗心肌缺血，抗诱变、抗衰老、抗氧化、抗肿瘤，降血糖等。

【功用比较】 桑叶与菊花同为发散风热药，皆能疏散风热，平抑肝阳，清肝明目，用治风热感冒或温病初起、肝阳上亢、风热上攻或肝火上炎之目赤肿痛，以及肝肾亏虚之目暗昏花等症。但桑叶疏散风热之力较强，兼能清肺润燥，且能凉血止血，用治血热出血；菊花平肝、清肝明目之力较强，又能清热解毒，用治痈肿疮疡。

【应用链接】 桑菊感冒片、杞菊地黄丸、小儿感冒茶、牛黄上清丸、明目地黄丸、障眼明片等成药中含菊花。

案例 2-6-2 分析讨论

菊花品种较多，按产地不同，分为安徽亳县"亳菊"、安徽滁县"滁菊"、安徽歙县"贡菊"、浙江桐乡"杭菊"、河南焦作"怀菊"、河北"祁菊"、四川"川菊"等。由于花的颜色不同，又有黄菊花和白菊花之分，杭菊花有杭白菊和杭黄菊两种。不同种类的菊花作用有所区别，杭黄菊善于疏风清热，常用治风热感冒、头痛目赤、咽喉肿痛等。杭白菊肉质肥厚，味道清醇甘美，善入肝经，清肝热、养肝阴而明目，且能平肝阳，以养肝明目著称，可用治风热、肝经风热上攻所致之目赤，肝肾阴亏所致之视物昏花，以及肝阳上亢证，且较适合泡茶饮用。而赵女士的母亲年龄较大，其视物昏花多由肝肾阴亏所致，因此选择杭白菊为佳。

葛根　Gěgēn《神农本草经》

PUERARIAE LOBATAE RADIX

本品为豆科植物野葛 *Pueraria lobata* (Willd.) Ohwi 或甘葛藤 *Pueraria thomsonii* Benth. 的干燥根。《中国药典》称前者为葛根，后者为粉葛。野葛主产于河南、湖南、浙江等地；甘葛藤主产于广西、广东。生用，煨用。

【性能】　甘、辛，凉。归脾、胃经。

【功效】　解肌退热，生津止渴，透疹，升阳止泻。

【应用】

1. 表证发热，项背强痛　本品具有发表解肌退热之功，故外感表证，发热兼颈背强痛者，无论风寒与风热，均可用。

2. 麻疹不透　本品发表散邪，有透发麻疹之功，用治麻疹初起，表邪外束，疹出不畅者，常与升麻、芍药等同用。

3. 热病口渴，消渴　本品甘凉，既可清热，又能生津止渴。用治热病津伤口渴，常与芦根、天花粉等同用；用治内热消渴，常与乌梅、麦冬等同用，如玉泉丸。

4. 泻痢，脾虚泄泻　本品能升发清阳，鼓舞脾胃清阳之气上升而奏止泻痢之效。用治表证未解，邪热入里，身热下利或湿热泻痢，常与黄芩、黄连配用，如葛根芩连汤；配伍健脾补气药，亦可治脾虚泄泻。

【用法用量】　煎服，10～15g。解肌退热、透疹、生津宜生用；升阳止泻宜煨用。

【现代研究】　①化学成分：含大豆苷、大豆苷元、葛根素等黄酮类物质，以及大豆素-4、7-二葡萄糖苷、葛根素-7-木糖苷、葛根醇、葛根藤素、异黄酮苷和淀粉。②药理作用：解热，降血压、降血脂，改善微循环、抑制血小板聚集、对抗垂体后叶素引起的急性心肌缺血、扩张冠脉血管和脑血管、增加冠脉血流量和脑血流量，降低心肌耗氧量、增加氧供应，抗心律失常，尚有促进学习记忆等作用。

【应用链接】　松龄血脉康胶囊、心可舒片、小儿金丹片、小儿热速清口服液、愈风宁心片等成药中含葛根。

案例 2-6-3

　　患者，男，41 岁，常年伏案做工。因天气炎热，空调直吹其后头部，出现枕区疼痛，自服止痛药后不见好转。患者用帽子遮盖头顶，自述后枕区怕冷，遇冷则疼痛加重，颈部俯仰受限，影响睡眠，舌淡红，脉沉紧。颈椎 X 线片见生理曲度变直。

问题：患者所患是何种病证？服用哪类药较合适？为什么？

柴胡　Cháihú《神农本草经》

BUPLEURI RADIX

本品为伞形科植物柴胡（北柴胡）*Bupleurum chinense* DC. 或狭叶柴胡（南柴胡）*Bupleurum scorzonerifolium* Willd. 的干燥根。主产于河北、辽宁、湖北、江苏等地。生用或醋炙用。

【性能】　辛、苦，微寒。归肝、胆、肺经。

【功效】　疏散退热，疏肝解郁，升举阳气。

【应用】

1. 表证发热　本品善于祛邪解表退热，外感表证发热无论风热、风寒表证皆可用，具有较好的解表退热作用。若外感风寒，入里化热者，多与葛根、黄芩同用，如柴葛解肌汤。

2. 少阳证　本品主入少阳胆经，善疏散少阳半表半里之邪，常与黄芩同用，共收和解少阳之功，用治伤寒邪在少阳，寒热往来者，如小柴胡汤。

3. 肝郁气滞 本品味辛善条达肝气，疏肝解郁，常用治肝失疏泄，气机郁阻者，如柴胡疏肝散；若肝郁血虚，脾失健运者，常与健脾养血药同用，如逍遥散。

4. 气虚下陷，脏器脱垂 本品善升举脾胃清阳之气，常与补气升阳药同用，用治中气不足，气虚下陷所致之证，如补中益气汤。

【用法用量】 煎服，3～10g。解表退热宜生用；疏肝解郁宜醋炙用；升举阳气可生用或酒炙用。

【使用注意】 本品性升散，古人有"柴胡劫肝阴"之说，阴虚阳亢、肝风内动、阴虚火旺及气机上逆者忌用或慎用。

【现代研究】 ①化学成分：柴胡根含α-菠菜甾醇、春福寿草醇、柴胡皂苷 a、柴胡皂苷 c、柴胡皂苷 d，另含挥发油等。狭叶柴胡根含柴胡皂苷 a、柴胡皂苷 c、柴胡皂苷 d、挥发油、柴胡醇、春福寿草醇、α-菠菜甾醇等。②药理作用：解热、抗菌（对结核分枝杆菌、钩端螺旋体亦有抑制作用），抗病毒（对流感病毒有较强的抑制作用）、抗炎，增强免疫功能、镇静、镇痛、镇咳、保肝、利胆、降血脂、兴奋肠平滑肌、抑制胃酸分泌、抗溃疡，抗肿瘤、抗辐射，影响机体物质代谢等。

【应用链接】 护肝片、龙胆泻肝丸、鼻窦炎口服液、鼻渊舒口服液、补中益气丸、加味逍遥丸、血府逐瘀口服液等成药中含柴胡。

升麻　Shēngmá《神农本草经》
CIMICIFUGAE RHIZOMA

本品为毛茛科植物大三叶升麻 *Cimicifuga heracleifolia* Kom.、兴安升麻 *Cimicifuga dahurica* (Turcz.) Maxim. 或升麻 *Cimicifuga foetida* L. 的干燥根茎。主产于辽宁、黑龙江、河北等地。生用或蜜炙用。

【性能】 辛、微甘，微寒。归肺、脾、胃、大肠经。

【功效】 发表透疹，清热解毒，升阳举陷。

【应用】

1. 外感表证 本品辛散微寒，发散表邪，多用治外感风热或风寒兼有头痛者。治风热者，可与桑叶、菊花等同用；治风寒者，可与紫苏、白芷等同用。

2. 麻疹不透 本品味辛外散表邪，性寒内清热毒而透发麻疹，用治麻疹初起，风热外束，热毒内炽而致疹邪透发不畅。

3. 齿痛口疮，咽喉肿痛 本品性寒，为清热解毒之良药，可用治热毒所致的多种病证。因其善清解阳明热毒，故胃火炽盛者尤为多用，常伍以清热泻火之品，如清胃散。

4. 气虚下陷，脏器脱垂 本品清轻上升，善引脾胃清阳之气上升，其升提之力较柴胡为强，常配以健脾益气之品，用治中气不足，气虚下陷所致之证，如补中益气汤。

【用法用量】 煎服，3～10g。发表透疹、清热解毒宜生用；升阳举陷宜炙用。

【使用注意】 麻疹已透，阴虚火旺、阴虚阳亢者忌用。

【现代研究】 ①化学成分：含升麻碱、水杨酸、咖啡酸、阿魏酸、鞣质等；兴安升麻含升麻苦味素、升麻醇、升麻醇木糖苷、北升麻醇、异阿魏酸、齿阿米素、齿阿米醇、升麻素、皂苷等。②药理作用：抗菌、解热、抗炎，镇痛、抗惊厥，抑制血小板聚集、减慢心率、降低血压，抑制肠管和妊娠子宫痉挛等。

【功用比较】 柴胡、升麻与葛根三药皆能发表、升阳，用治风热表证及清阳不升等证。其中，柴胡、升麻及葛根皆能升举阳气；升麻、葛根两者又能透疹。但柴胡善于疏散少阳半表半里之邪，为治少阳证之要药；又具有疏肝解郁作用。升麻升阳透疹力强，其升阳之力较柴胡为强，善治中气下陷诸证；并善于清热解毒。葛根善于发表解肌，为治疗表证兼项背强痛之要药，并兼有透疹、清热生津之功；其升阳之力在三药中最弱，可升阳止泻。

【应用链接】 补中益气丸、止红肠辟丸、当归拈痛丸、金花明目丸等成药中含升麻。

案例 2-6-3 分析讨论

　　患者的病证应属风寒表证，应选择能发散风寒的药物进行治疗，另主症见枕区疼痛，遇冷加重，且颈部俯仰受限，此为外感伤寒，经脉失于濡养而致。应以麻黄、桂枝等发散风寒为主药，并应配伍葛根。葛根善解项背强痛，且升津布津，尤适于颈部酸痛、俯仰不利者。现代药理学认为，葛根所含的总黄酮和葛根素能扩张血管，改善微循环，降低血管阻力，使血流量增加，因此对于颈椎病变、高血压、动脉硬化所致的颈部不适，有很好的治疗作用。方以麻黄、桂枝、葛根为主要组成的葛根汤加减治疗。

　　其他解表药见表 2-6-1。

表 2-6-1　其他解表药简表

分类	药名	性味归经	功效	主治	用量/煎服	入药/注意
发散风寒药	香薷	辛，微温。归肺、脾、胃经	发汗解表，化湿和中，利水消肿	外感风寒，内伤暑湿，水肿脚气	3～10g	地上部分。表虚有汗及暑热证者忌用
	藁本	辛，温。归膀胱经	祛风散寒，除湿止痛	风寒感冒，巅顶疼痛，风寒湿痹	3～10g	根茎及根。阴虚、阳亢、火热内盛之头痛者忌服
	苍耳子	辛，苦，温；有毒。归肺经	散风寒，通鼻窍，祛风湿，止痛	风寒感冒，鼻渊，风湿痹痛	3～10g	成熟带总苞果实。血虚头痛者忌服，过量服易致中毒
	辛夷	辛，温。归肺、胃经	散风寒，通鼻窍	风寒感冒，鼻渊	3～10g，包煎	花蕾。鼻病因于阴虚火旺者忌服
发散风热药	蔓荆子	辛、苦，微寒。归膀胱、肝、胃经	疏散风热，清利头目	风热感冒，头昏头痛，目赤肿痛	5～9g	成熟果实
	淡豆豉	苦，辛，凉。归肺、胃经	解表，除烦，宣发郁热	外感表证，热病胸中烦闷、失眠	6～12g	种子发酵加工品
	浮萍	辛，寒。归肺经	宣散风热，透疹，利尿	麻疹不透，风疹瘙痒，水肿尿少	3～9g	全草
	木贼	甘、苦，平。归肺、肝经	疏散风热，明目退翳	风热目赤，迎风流泪，目生云翳	3～9g	地上部分

思 考 题

1. 试述解表药的含义、分类、功效、适应范围及使用注意。
2. 麻黄与桂枝、桑叶与菊花的功用有何异同？配伍意义各是什么？
3. 防风、薄荷、柴胡的功用特点各有哪些？
4. 麻黄、桂枝、生姜、细辛、薄荷各善治何种外感？
5. 查阅相关文献，简述麻黄、桂枝、葛根、柴胡的主要药理作用。

进一步阅读文献

陈磊，蔡柳洲，2022.桂枝平冲降逆作用探析.中医临床研究，14(7)：32～33

陈晓阳，韩鸿飞，张理，等，2021.基于网络药理学与分子对接技术探讨桑叶-菊花药对治疗高血压病作用机制.中华中医药杂志，36(10)：6069～6076

刘东昊，蒋啸，马松，等，2022.叶天士"柴胡劫肝阴，葛根竭胃汁"思想探析.四川中医，40(4)：32～35

叶梦倩，邓静，彭杰，等，2022.菊花本草考证.中成药，44(6)：1912～1917

（赵文静）

第七章 清 热 药

学习目标

1. 熟悉清热药的含义、作用、适应范围、配伍方法、分类、使用注意，以及各类药的性能特点。

2. 掌握药物：石膏、知母、栀子、夏枯草、黄芩、黄连、黄柏、金银花、连翘、板蓝根、蒲公英、鱼腥草、射干、白头翁、生地黄、玄参、牡丹皮、赤芍、青蒿、地骨皮；熟悉药物：芦根、天花粉、淡竹叶、决明子、龙胆、苦参、大青叶、重楼、穿心莲、绵马贯众、野菊花、大血藤、山豆根、马齿苋、败酱草、紫草、水牛角；了解药物：秦皮、白鲜皮、熊胆粉、青黛、白花蛇舌草、紫花地丁、鸦胆子、土茯苓、半边莲、银柴胡、胡黄连、白薇。

3. 掌握石膏与知母，黄芩、黄连与黄柏，金银花与连翘功效应用的主要异同点。掌握石膏与知母，石膏与麻黄，知母与黄柏的配伍意义。

4. 了解寒凉伤阳、苦寒败胃、苦燥伤津、甘寒助湿等药物副作用的含义。

凡以清泄里热为主要功效，治疗里热证的药物，称清热药。

根据清热药的功效及主治证的不同特点，一般将其分为五类。以清气分热为主，主治气分实热证或脏腑实热证者为清热泻火药；性偏苦燥清泄，以清热燥湿为主，可用于湿热证者为清热燥湿药；清热而能清解火热之毒，主治热毒病证者为清热解毒药；主入血分，能清营血分热，主治营血分实热者为清热凉血药；能清虚热、退骨蒸，常用于午后潮热、低热不退等症者为清虚热药。

使用清热药时，应辨明热证的虚实。实热证有气分热、营血分热及气血两燔之别，应分别予以清热泻火、清营凉血、气血两清；虚热证又有邪热伤阴、阴虚发热及肝肾阴虚、阴虚内热之异，则须清热养阴透热或滋阴凉血除蒸。若里热兼有表证，治宜先解表后清里，或配伍解表药同用，以达到表里双解，防止外邪内犯之效；若里热兼积滞，宜配用通里泻下药。

使用本类药应辨证用药。首先，清热药禁用于寒证、阴盛格阳证及真寒假热证。其次，辨清里热证的虚实真假、部位、阶段，选择相宜的药物。本类药物性多寒凉而主沉降，寒凉伤阳，苦寒败胃，故阳气不足、脾胃虚弱者应慎用；苦寒性燥药物易化燥伤阴，故热证伤阴或阴虚患者宜慎用。

第一节 清热泻火药

本类药物多甘、苦，寒，主入肺、胃经及心、肝经，清热力较强，以清泄气分实热为主，具有清热泻火的作用，主治热病邪入气分证。此外，根据归经不同，还可适用于肺热、胃热、心火、肝火等引起的脏腑实热证。

应用本类药物时，应注意患者的体质和胃气强弱，若正气已虚，宜适当配伍扶正药物。其次，应针对不同的脏腑热证及各药作用部位的不同，辅以相应的药物。

案例 2-7-1

小霍与小刘在复习中药学清热药一章，看到石膏这味药，发现石膏入药有生熟之分，也就是常用的生石膏和煅石膏。生石膏主要成分为 $CaSO_4 \cdot 2H_2O$。生石膏去净杂石，洗净泥土，打碎成小块，在无烟炉火中煅至酥松状，使结晶水丢失后为煅石膏。生石膏具有辛甘大寒之性，清热泻火之力强；而煅石膏兼有涩性，清热之中，尤善敛疮生肌收湿，两者应用有所不同。

小霍与小刘认识到石膏的炮制及配伍等会影响其临床疗效，但还不是很清楚为何生、煅石膏的作用、应用会有不同？机制又是什么呢？

问题：生石膏经过炮制后，药理作用有何变化？

石膏 Shígāo 《神农本草经》
GYPSUM FIBROSUM

本品为硫酸盐类矿物石膏族石膏，主含含水硫酸钙（$CaSO_4 \cdot 2H_2O$）。主产于湖北、安徽、山东。打碎生用或煅用。别名：细石、白虎。

【性能】 生用：甘、辛，大寒。归肺、胃经。煅用：甘、辛、涩，寒。归肺、胃经。

【功效】 生用：清热泻火，除烦止渴；煅用：收湿，生肌，敛疮，止血。

【应用】

1. 外感热病，高热烦渴 本品辛以解肌透热，寒能清热泻火，甘寒除烦止渴，清热泻火之力强，善清气分实热，为清泻肺胃气分实热之要药。用治壮热不退、烦渴、脉洪大之温热病气分实热证，常与知母配用，如白虎汤；用治温病气血两燔者，宜与清热凉血药同用。

2. 肺热喘咳 本品辛寒入肺经，善清泄肺热而止咳平喘，常与麻黄、杏仁等止咳平喘药配用，用治肺热喘咳，如麻杏甘石汤。

3. 胃火上炎 本品性寒入胃经，善清泻胃火，常与黄连、升麻等清胃热药配用，用治胃火上攻之牙痛、头痛等，如清胃散。

4. 疮疡不敛，湿疹瘙痒，水火烫伤，外伤出血 本品煅后外用，有敛疮生肌、收湿之功，多用于疮疡溃后不敛、湿疹浸淫及水火烫伤等。治外伤出血，可单用煅石膏研末外撒。

【用法用量】 生石膏煎服，15～60g，打碎先煎。煅石膏外用适量，研末外撒患处。

【使用注意】 脾胃虚寒及阴虚内热者忌用。

【现代研究】 ①化学成分：含水硫酸钙；此外，尚含少量硅酸，氢氧化镁，硫化物，以及微量铁、锰、铜等元素。煅石膏为无水硫酸钙。②药理作用：解热、抗炎、抗病毒，增强免疫，促进胆汁排泄，利尿，促进骨缺失愈合，兴奋心脏，大剂量则抑制心脏，提高肌肉和外周神经的兴奋性等。

【配伍阐释】 石膏与麻黄常配伍应用，麻黄辛温宣肺解表以平喘，石膏辛甘大寒清泄肺热以平喘，麻黄得石膏，宣肺平喘而不助热；石膏得麻黄，清解肺热而不凉遏，两药合用，一温一寒，宣肺清热，用治邪热壅肺，肺失宣降之喘咳，如麻杏甘石汤。

【应用链接】 七味葡萄散、儿童清肺丸、九一散、小儿感冒茶、止咳橘红口服液、牛黄解毒片、防风通圣丸、瓜霜退热灵胶囊等成药中含石膏。

案例 2-7-1 分析讨论

研究表明，生石膏可抑制发热时过度兴奋的体温调节中枢，有强而快的退热作用，在抑制发热时亦可抑制汗腺分泌，故在退热的同时无汗出，因而对身体虚弱不宜发汗者较适用。此外，生石膏内服，经胃酸作用，一部分可变为可溶性钙盐吸收，使血钙浓度增加，不仅能抑制肌肉的兴奋性，起镇静、解痉作用，还能降低血管的通透性，有效保护机体组织，故能清热泻火，除烦止渴。清热作用还与结晶水和其他一些无机元素（Fe、Co、S 等）的存在有一定关系。煅石膏经煅制后失去了结晶水，具有很强的吸水作用，故能收湿敛疮。煅石膏还能促进大鼠伤口成纤维细胞和毛细血管的形成，加快肉芽组织增生，从而促进皮肤创口愈合，具有生肌作用。

知母 Zhīmǔ《神农本草经》
ANEMARRHENAE RHIZOMA

本品为百合科植物知母 *Anemarrhena asphodeloides* Bge. 的干燥根茎。主产于河北、山西、陕西等地。生用或盐水炙用。

【性能】 苦、甘，寒。归肺、胃、肾经。

【功效】 清热泻火，滋阴润燥。

【应用】

1. 外感热病，高热烦渴 本品苦寒，善入肺胃二经以清热泻火，甘寒质润而生津止渴。其清泄气分实热之力与石膏相似，两者常相须为用以增效，用治气分实热，壮热烦渴者，如白虎汤。

2. 肺热咳嗽，阴虚燥咳 本品苦甘性寒，主入肺经，长于清肺热，又可养肺阴、润肺燥。不论是肺热，或阴虚肺燥所致之咳嗽者，均可使用。可据证配伍黄芩、瓜蒌、川贝母等同用。

3. 骨蒸潮热 本品味甘滋肾阴，苦以坚阴，善降肾经之虚火，常与滋阴、退虚热药同用，用治阴虚火旺之骨蒸潮热、盗汗、心烦者，如知柏地黄丸。

4. 消渴 本品甘寒质润，既可清肺胃之热，又能滋养肺胃之阴，生津止渴，故不论胃火内盛，或阴虚内热所致之津伤口渴及消渴证，皆可选用。治胃火内盛者，常与清胃、生津药同用，如玉女煎；若与养阴生津药同用可治阴虚内热所致者；用治消渴，常与益气、养阴生津药同用，如玉液汤。

5. 肠燥便秘 本品味甘质润，与润肠通便药同用，可奏滋阴润肠通便之功，用治阴虚肠燥便秘证。

【用法用量】 煎服，6～12g。清热泻火宜生用；滋阴润燥宜盐水炙用。

【使用注意】 本品性寒质润，有滑肠之弊，故脾虚便溏者慎用。

【现代研究】 ①化学成分：含知母皂苷等甾体皂苷、芒果苷、异芒果苷等黄酮类，知母多糖，鞣质，黏液质，烟酸，胆碱等成分。②药理作用：抗菌、解热、抗炎，祛痰，利尿，利胆、抗肝炎，保护心肌、抑制血小板聚集，调节甲状腺素的分泌、降血糖，抗肿瘤，改善学习记忆等。

【配伍阐释】 石膏与知母常配伍应用，石膏辛甘大寒，功善清解气分实热，并能除烦止渴；知母苦寒质润，以助石膏清肺胃之热，并以滋阴润燥救已伤之阴津，两药合用，可增强清热生津之力，长于治疗气分实热证，如白虎汤。

【功用比较】 石膏与知母均能清热泻火，可用治温热病气分热盛及肺热咳嗽等证。但石膏泻火之中长于清解，重在清泻肺胃实火，肺热喘咳、胃火头痛牙痛多用之，且煅用可敛疮生肌收湿；知母泻火之中长于清润，肺热燥咳、内热骨蒸、消渴多选之，又能生津润燥。

【应用链接】 鼻炎片、知柏地黄丸、二母宁嗽丸、儿童清热导滞丸、大补阴丸、抗病毒口服液等成药中含知母。

栀子 Zhīzǐ《神农本草经》
GARDENIAE FRUCTUS

本品为茜草科植物栀子 *Gardenia jasminoides* Ellis 的干燥成熟果实。主产于湖南、江西、湖北。生用，炒焦或炒炭用。别名：山栀子。

【性能】 苦，寒。归心、肺、三焦经。

【功效】 泻火除烦，清热利湿，凉血解毒；外用消肿止痛。

【应用】

1. 热病烦闷 本品苦寒清降，清泻三焦火邪，因其长于清解心经之热毒而除烦，故对邪郁心胸、心烦郁闷、躁扰不宁者，尤为多用，为治热病烦闷之要药，如栀子豉汤；若配黄芩、黄连、黄柏等，可用治火毒炽盛，三焦俱热者，如黄连解毒汤。

2. 湿热黄疸 本品苦寒，善清利肝胆湿热，又能利胆退黄，故常与利湿退黄药同用，用治肝胆湿热郁结所致之黄疸，如茵陈蒿汤。

3. 淋证涩痛 本品苦寒，清利下焦湿热而通淋，常与利尿通淋药同用。用治湿热下注之热淋，可与车前子、滑石等同用，如八正散。

4. 血热吐衄 本品清热凉血而止血，炒焦者疗效尤佳。用治血热妄行所致多种出血，常配伍大黄，如栀子汤。

5. 目赤肿痛 本品泻火解毒，清肝胆火以明目。用治肝胆火热上炎之目赤肿痛，常配夏枯草、龙胆等。

6. 疮疡肿毒 本品清热解毒，凉血消肿，可用治热毒壅盛之疮疡肿毒，内服、外用均可，常配伍金银花、连翘、蒲公英等。

【用法用量】 煎服，6～10g。外用生品适量，研末调敷。焦栀子多用于凉血止血。

【使用注意】 ①虚寒证不宜；②本品苦寒伤胃，脾虚便溏者忌用。

【现代研究】 ①化学成分：含栀子苷，其水解产物有羟异栀子苷、山栀苷、栀子新苷等环烯醚萜苷类；另含 D-甘露醇、β-谷甾醇、有机酸、色素及多种矿物元素。②药理作用：解热、镇痛、镇静，抗炎、抗菌、抗病毒，降血压，止血，保肝、利胆，显著增加正常肝血流量，促进胰腺分泌，对胃功能产生胆碱能性抑制作用。

【应用链接】 清开灵注射液、黄连上清片、天麻钩藤颗粒、龙胆泻肝丸、小儿清热片、牛黄上清丸等成药中含栀子。

> **知识窗**
>
> 栀子从汉代至清代的众多文献记载中有炮制品 13 种之多，现沿用下来的方法以清炒（炒黄、炒焦、炒炭）、酒制、姜制为主流。现代栀子的各种炮制品，在临床上主治各有侧重，一般清热泻火多生用，止血多炒炭用。传统认为栀子炒炭其止血效果优于生用，但临床使用时应视其出血病因，若非血热所致之出血，止血多用焦栀子；若为血热出血，则生栀子作用为佳。此外，药理研究亦发现在解热保肝利胆等方面，亦以生栀子作用为强，故清热宜用生栀子。

芦根 Lúgēn《名医别录》
PHRAGMITIS RHIZOMA

本品为禾本科植物芦苇 *Phragmites communis* Trin. 的新鲜或干燥根茎。全国大部分地区均产。鲜用或晒干用。别名：苇茎、苇根。

【性能】 甘，寒。归肺、胃经。

【功效】 清热泻火，生津止渴，除烦，止呕，利尿。

【应用】

1. 热病烦渴 本品甘寒，既能清透肺胃气分之热，又能生津止渴，常与清热生津之品配用，用治热病伤津，烦热口渴者。

2. 肺热咳嗽，肺痈吐脓 本品入肺经可清透肺热，用治肺热咳嗽，常与黄芩、浙贝母等清肺化痰药同用。本品又兼能祛痰排脓，与薏苡仁、冬瓜仁等清肺排脓药同用，亦可用治肺痈吐脓。

3. 胃热呕哕 本品清胃热而止呕逆，多用治胃热呕吐、哕逆，可单用，或与竹茹等清热止呕药同用以增效。

4. 热淋涩痛 本品清热利尿，用治热淋涩痛、小便短赤，常与车前子、白茅根等利尿通淋药同用。

【用法用量】 煎服，干品 15～30g；鲜品用量加倍，或捣汁用。

【使用注意】 脾胃虚寒者慎用。

【现代研究】 ①化学成分：含有多聚醇、甜菜碱、天门冬酰胺、游离脯氨基酸等，还含有蛋白质、薏苡素、黄酮类、苜蓿素及维生素等。②药理作用：解热、镇痛、镇静、镇咳，降血压，抗氧化，增强免疫，降血糖，抑制 β 溶血性链球菌，止吐，溶解胆结石，抑制骨骼肌和消化道平滑肌收缩等。

【应用链接】 小儿感冒宁糖浆、生白合剂、抗病毒口服液、桑菊感冒丸、银翘散、维 C 银翘片、感冒清热颗粒等成药中含芦根。

天花粉 Tiānhuāfěn 《神农本草经》
TRICHOSANTHIS RADIX

本品为葫芦科植物栝楼 *Trichosanthes kirilowii* Maxim. 或双边栝楼 *Trichosanthes rosthornii* Harms 的干燥根。主产于山东、河南、安徽等地。生用。别名：瓜蒌根。

【性能】 甘、微苦，微寒。归肺、胃经。

【功效】 清热泻火，生津止渴，消肿排脓。

【应用】

1. 热病烦渴，内热消渴 本品甘苦性寒，既清肺胃二经实热，又生津止渴，用治热病烦渴者。本品生津止渴之力较强，故胃热口渴及阴虚内热之消渴多饮者尤为多用，常与清热泻火或清热生津之品同用。

2. 肺热燥咳 本品苦寒清肺热，甘以润肺燥，用治肺热或燥热伤肺之咳嗽，常与清肺润燥药或养肺阴药同用，如沙参麦冬汤。

3. 疮疡肿毒 本品略有清热解毒之功，消肿排脓以疗疮，用治疮疡初起，热毒炽盛，未成脓者可使之消散，脓已成者可溃疮排脓，每与清热解毒药同用，如如意金黄散。

【用法用量】 煎服，10～15g。

【使用注意】 ①孕妇慎用；②本品不宜与川乌、制川乌、草乌、制草乌、附子同用。

【现代研究】 ①化学成分：含有淀粉及皂苷、多糖类、氨基酸、酶类和一定量的蛋白质，其中含有一种蛋白质为天花粉蛋白，又含有栝楼酸、胆碱及甾醇类。②药理作用：抗菌，抗肿瘤，抑制蛋白质的生物合成，有增强免疫和抑制免疫的双向作用，抑制艾滋病病毒复制；使饥饿兔血糖升高，对高血糖小鼠有明显降糖作用；天花粉蛋白还有引产和终止妊娠的作用。

【应用链接】 清胃黄连丸、清瘟解毒丸、儿童清肺丸、小儿化毒散、导赤丸、如意金黄散、保济丸、消渴丸等成药中含天花粉。

> **知识窗**
>
> 天花粉，本名瓜蒌根，唐宋以后，因其根多粉，洁白如雪，民间常加水捣磨过滤后澄粉入药，故改名为天花粉，目前完全以块根直接使用，已无天花粉之实，应视为瓜蒌根的现代正名。

淡竹叶 Dànzhúyè 《本草纲目》
LOPHATHERI HERBA

本品为禾本科植物淡竹叶 *Lophatherum gracile* Brongn. 的干燥茎叶。主产于浙江、江苏。生用。

【性能】 甘、淡，寒。归心、胃、小肠经。

【功效】 清热泻火，除烦止渴，利尿通淋。

【应用】

1. 热病烦渴 本品甘寒，清心火而除烦，泄胃火而止渴，常与石膏、知母等清热泻火药同用以增效，用治热病伤津，心烦口渴者。

2. 口舌生疮，小便短赤涩痛 本品甘淡性寒，上清心火，下利小便，可使心与小肠之热从小便排出，故多用治心火炽盛，口舌生疮，以及心热下移小肠之热淋涩痛者，常与生地黄、甘草等同用。

【用法用量】 煎服，6～10g。

【现代研究】 ①化学成分：含芦竹素、白茅素、蒲公英赛醇等三萜类化合物，无羁萜和甾类物质。②药理作用：解热、抗菌，利尿并增加尿中氯化物的排泄量，抗肿瘤，升高血糖等。

【应用链接】 维 C 银翘片、小儿七星茶口服液、小儿退热合剂、心脑静片等成药中含淡竹叶。

> **知识窗**
>
> 本品出自明代《本草纲目》，此前的本草和方剂中所称的淡竹叶，均非本品，而是淡竹的叶。明清时期所称的竹叶、竹叶卷心等，亦非本品，而是淡竹的叶；当时所称的淡竹叶，或为本品，或为淡竹的叶，不能一概而论。目前所称的淡竹叶，俱是本品。淡竹叶与竹叶两者功用相近，一般认为竹叶长于清心，而本品长于利尿，但两者的作用都不强，故实际差异、对疗效的影响不大。现在许多古方中用竹叶者已多用本品代替，如《伤寒论》竹叶石膏汤、《小儿药证直诀》导赤散、《温病条辨》银翘散等。

夏枯草　Xiàkūcǎo《神农本草经》
PRUNELLAE SPICA

本品为唇形科植物夏枯草 *Prunella vulgaris* L. 的干燥果穗。主产于江苏、浙江、安徽等地。生用。别名：夏枯头。

【性能】 辛、苦，寒。归肝、胆经。

【功效】 清肝泻火，明目，散结消肿。

【应用】

1. 目赤肿痛，目珠夜痛，头痛眩晕 本品苦寒入肝经，善清泄肝火，用治肝火上炎之目赤肿痛、头痛眩晕，常与菊花、决明子等清肝之品同用。本品清肝之中略兼养肝明目之功，与滋养肝阴之品同用，亦可用治目珠疼痛，至夜尤甚者。

2. 瘰疬，瘿瘤 本品辛散寒清，有清肝火、散郁结之功。常与浙贝母、海藻等消痰散结药同用，用治肝郁化火，痰火郁结之瘰疬、瘿瘤。

3. 乳痈，乳癖，乳房胀痛 本品清肝泻火，且能散结消肿，可治乳痈肿痛，常与蒲公英、金银花等同用。

【用法用量】 煎服，9～15g。

【使用注意】 脾胃虚弱者慎用。

【现代研究】 ①化学成分：含夏枯草苷、齐墩果酸、熊果酸，并含游离乌索酸和齐墩果酸等有机酸。此外，尚有鞣质、芸香苷、金丝桃苷、咖啡酸、水溶性无机盐、生物碱等。②药理作用：降压、抗心律失常，抗炎、抗菌、抗病毒，抗肿瘤，降血糖，兴奋子宫，增强肠蠕动，免疫抑制等。

【应用链接】 乳癖消片、夏枯草膏、夏枯草口服液、山菊降压片、乳康丸、乳癖消胶囊、复方益肝丸等成药中含夏枯草。

决明子　Juémíngzǐ《神农本草经》
CASSIAE SEMEN

本品为豆科植物钝叶决明 *Cassia obtusifolia* L. 或决明（小决明）*Cassia tora* L. 的干燥成熟种子。主产于安徽、广西、四川。生用或炒用。别名：草决明。

【性能】 甘、苦、咸，微寒。归肝、大肠经。

【功效】 清热明目，润肠通便。

【应用】

1. 目赤目暗 本品苦寒入肝，清肝明目，兼甘润而有益肝阴之功，故为目疾诸症之常用药物。不论是肝火目疾，还是风热目疾，以及肝虚目疾，均可使用。

2. 头痛眩晕　本品苦寒，既可清泻肝火，又能平抑肝阳，用治肝阳上亢之头痛、眩晕，常与菊花、钩藤等同用。

3. 肠燥便秘　本品甘咸性寒，清热润肠通便。常与火麻仁、瓜蒌仁等润下药同用，用治内热肠燥，大便秘结。

【用法用量】　煎服，9～15g。用于润肠通便，不宜久煎。

【使用注意】　气虚便溏者不宜用。

【现代研究】　①化学成分：含大黄酚、大黄素、芦荟大黄素、大黄酸、决明子素、甾醇、脂肪酸、糖类、蛋白质及微量元素。②药理作用：降血脂，降血压，降血糖，明目（保护视神经），抗衰老，抗肿瘤，利尿，收缩子宫，通便泻下，抗菌等。

【应用链接】　乙肝益气解郁颗粒、山菊降压片、千柏鼻炎片、牛黄降压丸、丹膝颗粒、正心降脂片等成药中含决明子。

第二节　清热燥湿药

清热燥湿药味苦性寒而燥，以清热燥湿为主要功效，主治湿热证，如湿温或暑温夹湿、肠胃湿热、肝胆湿热、下焦湿热等证。因本类药物苦降泄热力大，故多兼有清热泻火和清热解毒功效，又可用治脏腑实热证和疮痈肿痛等热毒证。

本类药物寒性较甚，易伤脾胃；苦燥之性，又易伤阴，故脾胃虚弱及阴液亏耗者当慎用，必须用时当与益胃或养阴之品同用。用治脏腑火热证及痈疽肿毒时，可配伍清热泻火药、清热解毒药；湿浊较重者，还可与利湿药和化湿药同用；此外，湿热蕴结易致气机郁滞，故常辅以行气之药。

案例 2-7-2

患者，男，36 岁。因饮食不洁，出现腹痛腹泻的症状，经医院检查，诊断为细菌性痢疾，处以黄连素等药物治疗。初学中医的侄子看到处方后遂想：黄连是清热燥湿药，可以治疗痢疾，那其他清热燥湿药是不是也可以使用，或配伍使用能否增加治疗效果呢？

问题：1. 患者服用黄连素类药物是否恰当？

2. 其他清热燥湿药是否也可以使用？

黄芩　Huángqín《神农本草经》
SCUTELLARIAE RADIX

本品为唇形科植物黄芩 *Scutellaria baicalensis* Georgi 的干燥根。主产于河北、山西、内蒙古。生用或酒炙用。别名：条芩、子芩、枯芩。

【性能】　苦，寒。归肺、胆、脾、大肠、小肠经。

【功效】　清热燥湿，泻火解毒，止血，安胎。

【应用】

1. 湿温暑湿，湿热痞闷，黄疸泻痢　本品苦寒性燥，清热燥湿之力较强，善清肺、脾胃、肝胆及大肠之湿热，广泛用于多种湿热病证。因其长于清中上焦湿热，故湿温及暑湿病者尤为多用，常配滑石、白豆蔻等，如黄芩滑石汤。

2. 肺热咳嗽，热病烦渴　本品苦寒清热泻火，善清肺火及上焦实热，故常用治肺热壅遏之咳嗽及中上焦郁热之壮热烦渴等症，可单用，或配大黄、栀子等，如清金丸、凉膈散等。

3. 少阳证　本品主入少阳胆经，长于清泄半表半里之邪热，常与柴胡配伍以疏透少阳之邪，共达和解少阳之效，用治邪入少阳，寒热往来，如小柴胡汤。

4. 血热吐衄　本品清热泻火以止血，为较常用的清热止血药，用治火毒炽盛迫血妄行之吐血、衄血等。

5. 痈肿疮毒 本品清热泻火解毒，用治火毒炽盛之痈肿疮毒，常与清热解毒药同用。

6. 胎动不安 本品除热安胎，常与生地黄、白术、续断等清热、安胎药同用，用治胎热胎动不安，如保阴煎。

【用法用量】 煎服，3～10g。清热泻火、解毒宜生用；安胎多炒用；清上焦热酒炙用；止血多炒炭用。

【使用注意】 本品苦寒伤胃，脾胃虚寒者慎用。

【现代研究】 ①化学成分：含黄芩苷元、黄芩苷、汉黄芩素、汉黄芩苷、黄芩新素、多种氨基酸、黄芩酶、甾醇、淀粉和挥发油等。②药理作用：广谱抗菌、抗病毒，解热、镇静、抗炎，抗血栓形成、抗动脉粥样硬化，抗氧自由基损伤，降血压、降血脂，保肝利胆，利尿，抑制前列腺素的生物合成，抑制被动皮肤过敏反应等。

【应用链接】 一清胶囊、双黄连口服液、痔宁片、龙胆泻肝丸、天麻钩藤颗粒、牛黄解毒片等成药中含黄芩。

> **知识窗**
>
> 　　商品药材中有枯芩、条芩之分。枯芩为生长年久的宿根，中空而枯，体轻主浮。条芩为生长年少的子根，故又称子芩，体实而坚，质重主降。古有枯芩长于泻肺火，条芩长于泻大肠火之说；枯芩主治肺热咳嗽痰黄，条芩主治湿热泻痢腹痛。但实验研究显示，条芩的清热作用不论上焦、中焦均不弱于枯芩，故两者在作用方面不存在明显差异。

黄连　Huánglián《神农本草经》
COPTIDIS RHIZOMA

本品为毛茛科植物黄连 *Coptis chinensis* Franch.、三角叶黄连 *Coptis deltoidea* C.Y. Cheng et Hsiao 或云连 *Coptis teeta* Wall. 的干燥根茎。以上三种分别习称"味连""雅连""云连"。前两者主产于四川、湖北；后者主产于云南。生用或清炒、酒炙、姜汁炙、吴茱萸水炙用。

【性能】 苦，寒。归心、脾、胃、肝、胆、大肠经。

【功效】 清热燥湿，泻火解毒。

【应用】

1. 湿热痞满，泻痢呕吐 本品寒降苦燥之性尤强，清热燥湿之力胜于黄芩、黄柏等，长于清中焦、大肠湿热，用治湿热泻痢、呕吐之证，对湿热泻痢尤为常用，为治泻痢之要药，单用或配伍使用，如香连丸。

2. 高热神昏，心烦不寐，心悸不宁 本品苦寒泻火解毒，尤善清心经实火，用治心火亢盛所致之神昏、烦躁。若配黄芩、黄柏、栀子等，可用治三焦火热毒盛，高热烦躁，如黄连解毒汤。

3. 胃火呕吐吞酸，牙痛，消渴 本品善清胃火，用治胃火炽盛所致的呕吐、消谷善饥之消渴证，配用升麻、生地黄，如清胃散。本品兼能清肝火，与吴茱萸等配用，可治肝火犯胃之呕吐吞酸，以及肝热目赤，如左金丸。

4. 血热吐衄 本品可清热泻火而止血，用治血热妄行之吐衄，可配大黄、黄芩等，如泻心汤。

5. 痈肿疔毒，耳目肿痛，湿疹湿疮 本品既能泻火解毒，又能清热燥湿，多与黄芩、黄柏等同用以治皮肤疮痈等外科热毒证，尤善治疔毒，亦可用于烧伤、烫伤。

【用法用量】 煎服，2～5g。外用适量。

【使用注意】 ①本品大苦大寒，过服、久服易伤脾胃，脾胃虚寒者忌用；②本品苦燥易伤阴津，阴虚津伤者慎用。

【现代研究】 ①化学成分：含小檗碱（黄连素）、黄连碱、甲基黄连碱、掌叶防己碱、药根碱等异喹啉类生物碱。此外，尚含木兰碱、表小檗碱、有机酸及微量元素。②药理作用：抗病原体（抗菌谱广，抗痢疾杆菌作用尤强，抗病毒、抗原虫），抗细菌毒素，抑制腹泻，抗炎、解热、镇痛、催眠，降血糖，抗溃疡，抗肿瘤，增强心肌收缩力、降低心率、抗心律失常、抗心肌缺血和脑缺血、降血压、抑制血小板聚集、降血脂，抗缺氧、益智等。

【应用链接】 黄连上清片、万应胶囊、桂龙咳喘宁胶囊、一清胶囊、清胃黄连片、养心氏片、珠黄吹喉散、桂林西瓜霜等成药中含黄连。

> **知识窗**
>
> 　　古代黄连的炮制方法甚多，当代较为常用的有生用、酒炙黄连、姜汁炙黄连、吴茱萸炙黄连、炒制黄连、醋炙黄连、盐水炙黄连、黄连炒炭、猪胆汁炙黄连。一般认为，生用清热之力较强；炒用能降低其苦寒之性；姜汁炙多用于清胃止呕；酒炙多用于上焦热证；茱黄连多用于肝胃不和之吞酸胁痛；猪胆汁炙及醋制长于泻肝胆之实火；炒炭宜于止血。

> **案例 2-7-2 分析讨论**
>
> 　　黄连具有清热燥湿、泻火解毒之功，尤善于清大肠湿热，而善治湿热泻痢，是治湿热泻痢之要药，黄连素是黄连治疗痢疾的主要有效成分，也称小檗碱，因此患者服用黄连素是恰当的。中医学认为，痢疾的主要病机为湿热蕴结大肠而致大肠传导失司，因此其他清热燥湿药如黄芩、黄柏、苦参等也可以使用，但作用不及黄连，然而配伍使用可增加黄连清热燥湿、解毒止痢之功。

黄柏　Huángbò《神农本草经》
PHELLODENDRI CHINENSIS CORTEX

本品为芸香科植物黄皮树 *Phellodendron chinense* Schneid. 或黄檗 *Phellodendron amurense* Rupr. 的干燥树皮。前者习称川黄柏，主产于四川、贵州；后者称关黄柏，主产于辽宁、吉林、河北。生用或盐水炙、炒炭用。

【性能】 苦，寒。归肾、膀胱经。

【功效】 清热燥湿，泻火解毒，除骨蒸。

【应用】

1. 湿热带下，热淋脚气，泻痢黄疸　本品苦寒，具有较强的清热燥湿之功，长于清泻下焦湿热，故常用治带下、淋证、脚气、痿证、泻痢及黄疸等下焦湿热证。用治湿热带下，常配山药、芡实等；用治湿热泻痢，常配黄连、白头翁等，如白头翁汤。

2. 骨蒸劳热，盗汗，遗精　本品苦坚清降，长于泻相火、退骨蒸。常与知母为伍，用治阴虚火旺之骨蒸劳热、盗汗、遗精，如知柏地黄丸。

3. 疮疡肿毒，湿疹湿疮　本品清热燥湿，又能泻火解毒，与黄连等同用，用治疮疡肿毒、湿疹湿疮、阴痒阴肿等，如黄连解毒汤。

【用法用量】 煎服，3～12g。外用适量。

【使用注意】 本品苦寒伤胃，脾胃虚寒者忌用。

【现代研究】 ①化学成分：含小檗碱、黄柏碱、木兰碱、掌叶防己碱等生物碱类，以及黄柏内酯、黄柏酮、黄柏酮酸及甾醇类。②药理作用：抗菌谱及抗菌效力与黄连相似，尚可解热、降压、镇咳、祛痰，降血糖，利胆，利尿，抑制乙肝表面抗原，保护血小板，外用可促使皮下渗血吸收等。

【配伍阐释】 知母与黄柏常配伍应用，知母甘寒滋肾阴，苦以坚阴，善降肾经之虚火；黄柏苦坚清降，长于入肾经降相火，退骨蒸，两药合用，降相火除骨蒸之力增强，且能滋肾阴以固本，故常用于肾阴不足、虚火偏旺等证，如知柏地黄丸。

【功用比较】 黄芩、黄连、黄柏三药性味皆苦寒，而黄连苦寒之性尤强。三药均以清热燥湿、泻火解毒为主要功效，用治湿热内蕴或热毒炽盛之证，常相须为用。但黄芩主治上焦病证，湿温及暑湿病者多用；黄连主治中焦病证，长于清中焦、大肠湿热，湿热泻痢者多用；黄柏主治下焦病证，偏于清泻下焦湿热，下焦湿热者多用。黄芩偏泻上焦肺火，肺热咳嗽者多用；黄连偏泻中焦胃火，并长于泻心火，心火亢盛、胃火炽盛者多用；黄柏偏泻下焦相火、除骨蒸，阴虚火旺、骨蒸劳热者多用。此外，黄芩还善清少阳之邪热、清热止血、安胎，而治少阳证、血热吐衄、胎动不安。

【应用链接】　大补阴丸、知柏地黄丸、复方黄柏液涂剂、二妙丸、九圣散、小儿肝炎颗粒、小儿清热片等成药中含黄柏。

龙胆　Lóngdǎn《神农本草经》
GENTIANAE RADIX ET RHIZOMA

本品为龙胆科植物条叶龙胆 *Gentiana manshurica* Kitag.、龙胆 *Gentiana scabra* Bge.、三花龙胆 *Gentiana triflora* Pall. 或坚龙胆 *Gentiana rigescens* Franch. 的干燥根及根茎。前三种习称"龙胆"，后一种习称"坚龙胆"。龙胆以东北和内蒙古产量大，故习称"关龙胆"。坚龙胆主产于云南。生用。别名：龙胆草、四叶草、胆草。

【性能】　苦，寒。归肝、胆经。

【功效】　清热燥湿，泻肝胆火。

【应用】

1. 湿热黄疸，阴肿阴痒，带下，湿疹瘙痒　本品苦寒清热燥湿，尤善清肝胆及下焦湿热，常用治肝胆或下焦湿热所致诸证。治湿热黄疸，可配苦参，如苦参丸；治湿热下注，阴肿阴痒，带下，可配泽泻、木通等利湿之品。

2. 肝火头痛，目赤耳聋，胁痛口苦，惊风抽搐　本品苦寒入肝胆经，善泻肝胆实火，常用治肝火头痛、目赤耳聋等，可与柴胡、黄芩等配用，如龙胆泻肝汤；治肝经热盛，热极生风，高热惊风抽搐，可与牛黄、钩藤等配伍，如凉惊丸。

【用法用量】　煎服，3~6g。

【使用注意】　①脾胃虚寒者禁用；②阴虚津伤者慎用。

【现代研究】　①化学成分：含龙胆苦苷、獐牙菜苦苷、龙胆碱、秦艽乙素、β-谷甾醇等。②药理作用：抗菌、抗炎，镇静、降压、减缓心率，松弛肌肉，抑制抗体生成，健胃、保肝利胆、降低谷丙转氨酶，抗疟原虫等。

【应用链接】　龙胆泻肝丸（颗粒）、小儿清热片、清热解毒口服液等成药中含龙胆。

苦参　Kǔshēn《神农本草经》
SOPHORAE FLAVESCENTIS RADIX

本品为豆科植物苦参 *Sophora flavescens* Ait. 的干燥根。全国大部分地区均产，主产于山西、河南、河北。生用。别名：地参、苦骨。

【性能】　苦，寒。归心、肝、胃、大肠、膀胱经。

【功效】　清热燥湿，杀虫，利尿。

【应用】

1. 湿热泻痢，黄疸淋证、赤白带下，阴肿阴痒　本品苦寒清热燥湿，用治胃肠湿热及下焦湿热所致之泄泻、痢疾、黄疸、带下等。

2. 湿疹，疥癣，皮肤瘙痒，滴虫性阴道炎　本品苦寒，既能清热燥湿，又能杀虫止痒，为治湿蕴肌肤所致皮肤病的常用药。

3. 小便不利　本品清热利尿，使湿热之邪外出，用治湿热蕴结之小便不利。

【用法用量】　煎服，4.5~9g。外用适量，煎汤洗患处。

【使用注意】　①脾胃虚寒者忌用；②本品不宜与藜芦同用。

【现代研究】　①化学成分：含苦参碱、氧化苦参碱、槐定碱、白金雀花碱、羟基苦参碱等生物碱；苦参醇、异苦参酮、苦参素等黄酮类化合物；并含有苦参苯醌、皂苷、氨基酸、挥发油等。

②药理作用：抗病原微生物、杀灭阴道滴虫、抗阿米巴原虫，抗炎，抗过敏，镇静、镇痛，抗心律失常，抗肿瘤，平喘、祛痰，利尿等。

【应用链接】 乌蛇止痒丸、苦参片、复方苦参肠炎康片、消银片、康妇消炎栓、清肺抑火丸、痢必灵片等成药中含苦参。

第三节　清热解毒药

清热解毒药多为苦寒药，以清热解毒为主要作用，有退热、消痈、利咽、止痢等功用，适用于各种热毒所致的疮痈、痢疾、咽喉肿痛、斑疹、痄腮、虫蛇咬伤、癌肿等病证及温热病。

在临床用药时，应根据各种证候的不同表现、部位、阶段及兼症，结合具体药物的特点，有针对性地选择应用，并应根据病情的需要给予相应的配伍。

本类药物苦寒，易伤脾胃，中病即止，不可过服。

> **案例 2-7-3**
>
> 　　患者，女，28岁。哺乳期，近日不慎患了乳痈（乳腺炎），乳房内有疼痛性肿块，局部疼痛加重，皮色红，皮肤灼热，排乳不畅，伴全身感觉不适，恶寒发热，同侧腋窝淋巴结肿大，按之疼痛。家人建议服用中药治疗。
>
> 问题：1. 该患者应该服用哪类中药较为适宜？
>
> 　　　 2. 该类中药应用时有何区别？

金银花　Jīnyínhuā《新修本草》
LONICERAE JAPONICAE FLOS

本品为忍冬科植物忍冬 *Lonicera japonica* Thunb. 的干燥花蕾或带初开的花。主产于山东、河南。生用、炒炭或制成露剂用。别名：双花、忍冬花、鸳鸯草。

【性能】 甘，寒。归肺、心、胃经。

【功效】 清热解毒，疏散风热。

【应用】

1. 痈肿疔疮 本品甘寒，清热解毒之力强，且散痈消肿，为治一切痈肿疔疮阳证之要药，可用治热毒痈疮、咽喉肿痛及内痈。用治痈疮初起，红肿热痛者，常配用穿山甲、白芷，如仙方活命饮；用治疔疮肿毒者，常与紫花地丁、蒲公英同用。

2. 风热感冒，温病初起 本品甘寒，芳香轻清疏散，善散肺经热邪，透热达表。与薄荷、牛蒡子等同用，可用治外感风热或温病初起，身热头痛，咽痛口渴，如银翘散；与清营凉血药同用，有透营转气之功，可用治热入营血，如清营汤。

3. 热毒血痢 本品清热解毒，凉血而止痢。常用于热毒血痢便脓血者，单用浓煎即效，亦可与白头翁等清热凉血止痢药同用。

【用法用量】 煎服，6～15g。疏散风热、清泄里热以生品为佳；炒炭宜用于热毒血痢；露剂多用于暑热烦渴。

【使用注意】 ①脾胃虚寒者忌用；②气虚疮疡脓清者忌用。

【现代研究】 ①化学成分：含绿原酸和异绿原酸及木犀草素、肌醇、皂苷及挥发油。②药理作用：广谱抗菌、抗病毒、抗内毒素，抗炎、解热、兴奋中枢，提高免疫功能，保肝利胆、促进胃液分泌，抗早孕，抗肿瘤，降血脂等。

【应用链接】 银黄口服液、银翘解毒片、维C银翘片、银翘散、清开灵注射液、双黄连口服液等成药中含金银花。

附药

1. 忍冬藤 本品为忍冬科植物忍冬 *Lonicera japonica* Thunb. 的干燥茎枝。生用。又名：银花藤。其药性、功效与金银花相似，故可用作金银花的代用品，其解毒作用不及金银花，但兼有通经络作用，可消除经络之风热而止痛，故常用于风湿热痹、关节红肿热痛、屈伸不利等症。煎服，9～30g。

2. 山银花 本品为忍冬科植物灰毡毛忍冬 *Lonicera macranthoides* Hand.-Mazz.、红腺忍冬 *Lonicera hypoglauca* Miq.、华南忍冬 *Lonicer confusa* DC. 或黄褐毛忍冬 *Lonicera fulvotomentosa* Hsu. et S. C. Cheng 的干燥花蕾或带初开的花。主产于重庆、贵州、湖南等地。生用。性味甘，寒。归肺、心、胃经。功能清热解毒，疏散风热。应用于痈肿疔疮，喉痹，丹毒，风热感冒，温病发热，性能功用与金银花相似，一些地区作为金银花的代用品使用。煎服，6～15g。

连翘 Liánqiào 《神农本草经》
FORSYTHIAE FRUCTUS

本品为木犀科植物连翘 *Forsythia suspensa* (Thunb.) Vahl 的干燥果实。秋季果实初熟尚带绿色时采收，习称"青翘"；果实熟透时采收，习称"老翘"。主产于山西、陕西、河南等地。生用。

【性能】 苦，微寒。归肺、心、小肠经。

【功效】 清热解毒，消肿散结，疏散风热。

【应用】

1. 痈肿疮毒，瘰疬痰核、丹毒 本品苦寒，既能清心火，解疮毒，消痈肿，又能散热结，消瘀滞，故有"疮家圣药"之称。既可与清热解毒消肿药配用，用治痈肿疮毒，如加减消毒饮；又可与夏枯草、浙贝母等散结化痰消肿之品配用，用治瘰疬痰核。

2. 外感风热，温病初起 本品质轻上行，既可清热解毒，又能疏散上焦风热，故可用治外感风热或温热初起，常与金银花、薄荷等疏散风热药同用，如银翘散。

3. 热入营血，热入心包 本品苦寒清降之力强，尤长于清泻心火，并能透营转气。若与生地黄、金银花等配用，可用治热入营血之舌绛神昏、心烦少寐；若用连翘心与麦冬、玄参等配用，可用治热入心包，高热神昏。

4. 热淋涩痛 本品兼有清心利尿之功，用治热淋涩痛。

【用法用量】 煎服，6～15g。

【使用注意】 脾胃虚寒及气虚疮疡脓清者忌用。

【现代研究】 ①化学成分：含连翘酚，齐墩果酸，6,7-二甲氧基香豆素，连翘苷，皂苷等。还含有维生素P、多种烃类、醛酮类、醇酯醚类挥发性成分。②药理作用：广谱抗菌、抗病毒、抗炎、解热、强心、降血压、利尿、止吐、抗肝损伤、降低毛细血管通透性及脆性、防止出血等。

【功用比较】 金银花与连翘均以清热解毒、疏散风热为主要功效，用治外感风热、温病初起、热毒疮疡等证，常相须为用。但金银花轻宣疏散表热之效优，且炒炭后善于凉血止痢，用治热毒血痢；而连翘苦寒清降，清心解毒之力强，而治热入心包证，并善于消痈散结，为疮家圣药，亦治瘰疬痰核。

【应用链接】 银翘散、保和片、黄连上清片、小儿热速清口服液、小儿感冒颗粒、小儿感冒茶、小儿解表颗粒、牛黄上清丸、双黄连口服液等成药中含连翘。

> **知识窗**
>
> 连翘临床有青翘、老翘及连翘心之分。秋季果实初熟尚带绿色时采收者，习称"青翘"；果实熟透时采收者，习称"黄翘"或"老翘"；筛取籽实作"连翘心"用。青翘清热解毒之力较强；老翘长于透热达表，而疏散风热；连翘心长于清心泻火，常用治邪入心包之高热烦躁、神昏谵语等症。

大青叶　Dàqīngyè《名医别录》
ISATIDIS FOLIUM

本品为十字花科植物菘蓝 *Isatis indigotica* Fort. 的干燥叶。主产于江苏、安徽、河北等地。生用。别名：板蓝叶、大青。

【性能】　苦，寒。归心、胃经。

【功效】　清热解毒，凉血消斑。

【应用】

1. 热入营血，温毒发斑　本品苦寒，清热解毒，凉血消斑，用治温热病热入营血，高热神昏，发斑发疹。本品与疏散风热药同用，还可用治风热表证，温病初起，口渴咽痛。

2. 喉痹口疮，痄腮丹毒　本品解毒利咽，凉血消肿，用治心胃火盛，瘟毒上攻，痄腮喉痹，咽喉肿痛，口舌生疮及丹毒痈肿等。

【用法用量】　煎服，9～15g。外用适量。

【使用注意】　脾胃虚寒者忌用。

【现代研究】　①化学成分：含色氨酸、靛红烷B、葡萄糖芸苔素、新葡萄糖芸苔素、靛蓝、腺苷、色胺酮，尚含甾醇、棕榈酸、氨基酸及挥发性成分。②药理作用：广谱抗菌、抗病毒，抗炎、解热，抗肿瘤，提高机体免疫功能，保肝等。

【应用链接】　消银片、感冒舒颗粒、小儿金丹片、小儿感冒茶、小儿感冒颗粒等成药中含大青叶。

板蓝根　Bǎnlángēn《新修本草》
ISATIDIS RADIX

本品为十字花科植物菘蓝 *Isatis indigotica* Fort. 的干燥根。主产于江苏、河北。生用。

【性能】　苦，寒。归心、胃经。

【功效】　清热解毒，凉血利咽。

【应用】

1. 温疫时毒，咽喉肿痛　本品苦寒，清热解毒，以解毒利咽散结见长，故热毒内盛、疫毒或风热上攻而致咽喉肿痛者尤为常用，可单用，或与金银花、玄参等同用。

2. 温毒发斑，痄腮，痈肿疮毒，丹毒　本品清热解毒，凉血消肿，据证配伍生地黄、紫草、黄芩、牛蒡子等，用治多种瘟疫热毒之证。

【用法用量】　煎服，9～15g。

【使用注意】　①体虚而无实火热毒者忌服；②脾胃虚寒者慎用。

【现代研究】　①化学成分：含靛蓝、靛红、β-谷甾醇、板蓝根乙素、板蓝根丙素和板蓝根丁素，尚含植物性蛋白、树脂状物、糖类、芥子苷和多种氨基酸。②药理作用：广谱抗菌、抗病毒、抗内毒素，增强免疫，抗氧化，降低血清胆固醇和三酰甘油等。

【应用链接】　板蓝根颗粒、板蓝根茶、清开灵注射液、二丁颗粒、儿童清肺丸、儿感退热宁口服液、小儿肺热咳喘口服液等成药中含板蓝根。

蒲公英　Púgōngyīng《新修本草》
TARAXACI HERBA

本品为菊科植物蒲公英 *Taraxacum mongolicum* Hand.-Mazz.、碱地蒲公英 *Taraxacum borealisinense* Kitam. 或同属多种植物的干燥全草。全国大部分地区均产。鲜用或生用。别名：黄花地丁、婆婆丁。

【性能】　苦、甘，寒。归肝、胃经。

【功效】　清热解毒，消肿散结，利尿通淋。

【应用】

1. 痈肿疔毒，乳痈内痈，瘰疬　本品苦寒，清热解毒，消痈散结，用治内外热毒疮痈诸证。本品兼能通经下乳，为治乳痈之要药。本品配伍鱼腥草、野菊花等可治疗肺痈、肠痈；与板蓝根、玄参等同用，可用治咽喉肿痛；与夏枯草、浙贝母等配伍，用治瘰疬；鲜品捣敷可治疗毒蛇咬伤。

2. 湿热黄疸，热淋涩痛　本品苦甘性寒，清热利湿，利尿通淋，用治淋证涩痛及黄疸等诸多湿热证，常与车前子、金钱草等同用。

此外，本品尚有清肝明目之功，用治肝火上炎之目赤肿痛。

【用法用量】　煎服，10～15g。外用鲜品适量，捣敷或煎汤熏洗患处。

【使用注意】　用量过大可致缓泻。

【现代研究】　①化学成分：含蒲公英甾醇、蒲公英赛醇、蒲公英苦素、咖啡酸、胆碱、菊糖、果胶等。②药理作用：广谱抗菌（对金黄色葡萄球菌、溶血性链球菌、卡他球菌有较强的抑制作用），抗内毒素，抗胃溃疡、利胆、保肝，提高免疫功能、抗肿瘤，利尿等。

【应用链接】　二丁颗粒、复方益肝丸、银蒲解毒片、蒲地蓝消炎口服液、连蒲双清片、乙肝宁颗粒、小儿解表颗粒、牛黄净脑片等成药中含蒲公英。

鱼腥草　Yúxīngcǎo《名医别录》
HOUTTUYNIAE HERBA

本品为三白草科植物蕺菜 *Houttuynia cordata* Thunb. 的新鲜全草或干燥地上部分。主产于长江流域以南各地。生用。

【性能】　辛，微寒。归肺经。

【功效】　清热解毒，消痈排脓，利尿通淋。

【应用】

1. 肺痈，肺热咳嗽　本品辛以散结，寒能泄降，专入肺经，善清解肺热，与黄芩、贝母同用，用治肺热咳嗽。且本品消痈排脓，为治肺痈之要药，常与桔梗、芦根等同用。

2. 热毒疮痈　本品辛寒，清热解毒，消痈排脓，亦为外痈疮毒常用之品，常与野菊花、蒲公英等同用。

3. 热淋，热痢　本品清热除湿，利水通淋，与车前子、白茅根等同用，用治淋证；与黄连、黄柏、白头翁等同用，用治泻痢。尚可用于带下、黄疸等湿热病证。

【用法用量】　煎服，15～25g，不宜久煎；鲜品加倍，水煎或捣汁服。外用适量，捣敷或煎汤熏洗患处。

【使用注意】　虚寒证及阴证疮疡忌服。

【现代研究】　①化学成分：含挥发油，油中有效成分为癸酰乙醛（鱼腥草素）及月桂醛，并含甲基壬酮、癸醛、α-蒎烯、莰烯等。②药理作用：抗菌、抗病毒，镇咳，抗炎，提高机体免疫力，抗过敏，利尿等。

【应用链接】　复方鱼腥草片、急支糖浆、柴银口服液、清热镇咳糖浆等成药中含鱼腥草。

穿心莲　Chuānxīnlián《岭南采药录》
ANDROGRAPHIS HERBA

本品为爵床科植物穿心莲 *Andrographis paniculata* (Burm. f.) Nees 的干燥地上部分。主产于广东、广西。生用。别名：苦胆草、一见喜。

【性能】　苦，寒。归心、肺、大肠、膀胱经。

【功效】　清热解毒，凉血，消肿，燥湿。

【应用】

1. 外感风热，温病初起　本品苦寒降泄，可清热解毒，凡温热之邪均可用。治外感风热或温病初起，可单用，亦可与金银花、连翘等同用。

2. 肺热咳喘，肺痈吐脓，咽喉肿痛 本品善清肺火，凉血消肿，凡肺热咳喘、肺痈吐脓、咽喉肿痛等肺热肺火证皆可应用，可与黄芩、鱼腥草、玄参等同用。

3. 湿热证 本品苦寒，清热解毒燥湿，用治多种湿热证。用治胃肠湿热，可单用，或与苦参、木香等同用；用治膀胱湿热者，多与车前子、黄柏等同用。

4. 痈肿疮毒，蛇虫咬伤 本品清热解毒消肿，又能凉血消痈。用治火热毒邪诸证，可配金银花、野菊花等，或鲜品捣烂外敷。

【**用法用量**】 煎服，6～9g。因其味甚苦，入煎剂易致呕吐，故多作丸、片剂。外用适量。

【**使用注意**】 ①不宜多服久服；②脾胃虚寒者不宜用。

【**现代研究**】 ①化学成分：含穿心莲甲素、穿心莲乙素、穿心莲丙素、穿心莲丁素、穿心莲内酯等及多种黄酮类成分。②药理作用：抗病原微生物，解热、抗炎，提高机体免疫力，保肝，抗肿瘤，抗蛇毒，终止妊娠等。

【**应用链接**】 消炎利胆片、妇科千金片、穿心莲胶囊、千喜片、消炎止咳片等成药中含穿心莲。

野菊花　Yějúhuā《本草正》
CHRYSANTHEMI INDICI FLOS

本品为菊科植物野菊 *Chrysanthemum indicum* L.的干燥头状花序。主产于广西、湖南、江苏。生用。

【**性能**】 苦、辛，微寒。归肝、心经。

【**功效**】 清热解毒，泻火平肝。

【**应用**】

1. 痈疽疔疖，咽喉肿痛 本品辛散苦降，清热解毒，解毒利咽，为治外科疔痈之良药，尤善治疔毒。治痈疽疮疡，均可与蒲公英、紫花地丁等同用。

2. 目赤肿痛，头痛眩晕 本品苦寒，清泻肝火，兼散风热，常与金银花、夏枯草等同用，用治风火上攻或肝火上炎之目赤肿痛、头痛眩晕。

【**用法用量**】 煎服，9～15g。外用适量，煎汤外洗或制膏外涂。

【**现代研究**】 ①化学成分：含野菊花内酯、苦味素、挥发油、维生素 A 及维生素 B_1 等。②药理作用：抗病原微生物，抑制多种致病菌和真菌，降血压、保护心肌，提高机体免疫功能等。

【**应用链接**】 野菊花栓、双虎清肝颗粒、复方瓜子金颗粒、复方益肝丸、夏桑菊颗粒、银蒲解毒片等成药中含野菊花。

射干　Shègān《神农本草经》
BELAMCANDAE RHIZOMA

本品为鸢尾科植物射干 *Belamcanda chinensis* (L.) DC. 的干燥根茎。主产于河南、湖北、浙江等地。生用。

【**性能**】 苦，寒。归肺经。

【**功效**】 清热解毒，消痰，利咽。

【**应用**】

1. 咽喉肿痛 本品苦寒，清热解毒，利咽消肿，为治咽喉肿痛常用之品；并能祛痰，为治痰火郁结所致咽喉肿痛之要药。

2. 痰盛咳喘 本品祛痰以止咳平喘，用治痰涎壅滞，喉中痰鸣之咳喘证。因其性寒清泄肺热，故尤宜于痰热咳喘者。

【**用法用量**】 煎服，3～10g。

【**使用注意**】 ①本品苦寒，脾虚便溏者不宜使用；②孕妇慎用。

【**现代研究**】 ①化学成分：含鸢尾苷、鸢尾黄酮、鸢尾黄酮苷等。②药理作用：抗菌、抗病毒，抗炎、解热、镇痛，利尿等。

【应用链接】 射麻口服液、清咽利膈口服液、清咽润喉丸、桂林西瓜霜等成药中含射干。

山豆根　Shāndòugēn《开宝本草》
SOPHORAE TONKINENSIS RADIX ET RHIZOMA

本品为豆科植物越南槐 *Sophora tonkinensis* Gagnep. 的干燥根及根茎。主产于广西、广东。生用。别名：广豆根。

【性能】 苦，寒；有毒。归肺、胃经。

【功效】 清热解毒，消肿利咽。

【应用】

1. 咽喉肿痛 本品苦寒之性较甚，清热解毒，尤长于利咽消肿，为治咽喉肿痛之要药，凡热毒蕴结者均可用之。可单用，或与连翘、桔梗、栀子等同用，如清凉散。

2. 牙龈肿痛 本品苦寒善清胃火，故用于胃火上炎引起的牙龈肿痛、口舌生疮。可单用煎汤漱口，或与黄连、石膏等同用。

此外，本品还可用于湿热黄疸、肺热咳嗽及痈肿疮毒等证。

【用法用量】 煎服，3～6g。外用适量。

【使用注意】 ①本品有毒，过量服用易引起呕吐、腹泻、胸闷、心悸等，故用量不宜过大；②脾胃虚寒者慎用。

【现代研究】 ①化学成分：含苦参碱、氧化苦参碱、槐果碱、金雀花碱、柔枝槐酮、染料木素及咖啡酸等高级脂肪醇酯。②药理作用：抗菌，抗炎，抗肿瘤，抗溃疡，镇咳、平喘，保肝，增加心肌收缩力、增加冠脉血流量，提高机体免疫功能等。

【应用链接】 桂林西瓜霜、口咽清丸、庆余辟瘟丹、复方益肝丸、清咽润喉丸等成药中含山豆根。

绵马贯众　Miánmǎguànzhòng《神农本草经》
DRYOPTERIDIS CRASSIRHIZOMATIS RHIZOMA

本品为鳞毛蕨科植物粗茎鳞毛蕨 *Dryopteris crassirhizoma* Nakai 的干燥根茎和叶柄残基。主产于东北地区，习称"东北贯众"。生用或炒炭用。

【性能】 苦，微寒；有小毒。归肝、胃经。

【功效】 清热解毒，驱虫，止血。

【应用】

1. 风热感冒，温毒发斑 本品苦寒，长于清热解毒，既能清气分之实热，又能解血分之热毒，故凡风热感冒或温热毒邪皆可用之。

2. 多种肠道寄生虫病 本品有杀虫之功，可与驱虫药配伍，用于多种肠道寄生虫病。

3. 血热出血 本品苦寒入肝，凉血止血，用治血热出血，尤善治崩漏下血。

此外，本品还可用于烧烫伤、带下证、高血压眩晕等。

【用法用量】 煎服，4.5～9g。杀虫、清热解毒宜生用；止血宜炒炭用。外用适量。

【使用注意】 ①本品有小毒，用量不宜过大；②服用本品时忌油腻之品；③脾胃虚寒者、孕妇慎用。

【现代研究】 ①化学成分：绵马鳞毛蕨主含东北贯众素、三叉蕨素、东北贯众醇、绵马酸、绵马酚、粗蕨素、绵马三萜、鞣质、挥发油、树脂等。紫萁主含甾体类化合物松甾酮A、羟基促脱皮甾酮及促脱皮甾酮。②药理作用：抑制乙脑病毒、流感病毒、腮腺炎病毒，抗菌，抗疟原虫，抗肿瘤，驱虫，收缩子宫、抗早孕等。

【应用链接】 连花清瘟胶囊、抗感颗粒、复方青黛丸等成药中含贯众。

白头翁　Báitóuwēng《神农本草经》
PULSATILLAE RADIX

本品为毛茛科植物白头翁 *Pulsatilla chinensis* (Bge.) Regel 的干燥根。全国大部分地区均产。生用。

【性能】　苦，寒。归胃、大肠经。

【功效】　清热解毒，凉血止痢。

【应用】

1. 热毒血痢　本品苦寒降泄，清热解毒，凉血止痢，尤善清胃肠湿热及血分热毒，故为治热毒血痢之要药。用治热痢下痢脓血，可单用，或配伍黄连、黄柏等，如白头翁汤。

2. 疮痈肿毒　本品有解毒凉血消肿之功，用治热毒壅盛之疮痈肿毒等证。

此外，本品与秦皮等配伍，煎汤外洗，又可治疗阴痒带下。

【用法用量】　煎服，9～15g。外用适量。

【使用注意】　虚寒泻痢者忌服。

【现代研究】　①化学成分：含原白头翁素、聚合成白头翁素、白头翁内酯、白头翁皂苷、胡萝卜苷等。②药理作用：抗菌，抗阿米巴原虫，杀灭阴道滴虫，抑制流感病毒，镇静、镇痛、抗惊厥等。

【应用链接】　丹益片、白蒲黄片、抗骨髓炎片等成药中含白头翁。

马齿苋　Mǎchǐxiàn《本草经集注》
PORTULACAE HERBA

本品为马齿苋科植物马齿苋 *Portulaca oleracea* L. 的地上部分。全国大部分地区均产。生用或鲜用。别名：太阳菜、五行草、酱瓣豆草。

【性能】　酸，寒。归肝、大肠经。

【功效】　清热解毒，凉血止血，止痢。

【应用】

1. 热毒血痢　本品性寒味酸，长于清热解毒，凉血止痢，为治痢疾的常用药物。用治热毒血痢，单用即可；若与黄连等配用，可用治湿热痢疾。

2. 热毒疮疡　本品有清热解毒、凉血消肿之功，故可用治痈肿疮毒。

3. 崩漏便血　本品酸寒入肝，清热凉血，收敛止血，用治血热妄行之崩漏下血、便血痔血等。

【用法用量】　煎服，9～15g。外用适量，捣敷患处。

【使用注意】　脾胃虚寒，肠滑作泄者忌服。

【现代研究】　①化学成分：含三萜醇类、黄酮类、氨基酸、有机酸及其盐等、*L*-去甲基肾上腺素、多巴胺和少量的多巴。②药理作用：抗菌、显著抑制痢疾杆菌，抗氧化、延缓衰老，降低胆固醇，利尿，松弛骨骼肌，兴奋子宫平滑肌，增强肠蠕动，剂量依赖性地松弛结肠、十二指肠，对心肌收缩力呈剂量依赖性的双向调节等。

【应用链接】　安宫止血颗粒、复方青黛丸等成药中含马齿苋。

大血藤　Dàxuèténg《本草图经》
SARGENTODOXAE CAULIS

本品为木通科落叶木质藤本植物大血藤 *Sargentodoxa cuneata* (Oliv.) Rehd.et Wils. 的干燥藤茎。主产于江西、湖北、湖南等地。生用。别名：红藤。

【性能】　苦，平。归大肠、肝经。

【功效】　清热解毒，活血，祛风止痛。

【应用】

1. 肠痈腹痛，热毒疮疡 本品味苦降泄，性平偏凉，长于清热解毒，消痈止痛，内痈、外痈均可用。本品又善散肠中瘀滞，为治肠痈之要药，常与桃仁、大黄等同用。

2. 跌打损伤，经闭痛经 本品能活血散瘀，消肿止痛。用治跌打损伤，瘀肿疼痛，可与骨碎补、续断等同用；用治经闭痛经，常与当归、香附等同用。

3. 风湿痹痛 本品不仅活血止痛，还能祛风活络止痛，用治风湿痹痛，腰腿疼痛，关节不利。

【用法用量】 煎服，9～15g。外用适量。

【使用注意】 孕妇慎用。

【现代研究】 ①化学成分：含鞣质、大黄素、大黄素甲醚、胡萝卜苷、β-谷甾醇及硬脂酸等。②药理作用：抗菌，防止损伤性肠粘连，提高耐缺氧能力，抑制血小板聚集、抑制血栓形成、抗心肌缺血等。

【应用链接】 妇乐颗粒、妇宝颗粒等成药中含大血藤。

败酱草 Bàijiàngcǎo 《神农本草经》
PATRINIAE HERBA

本品为败酱科植物黄花败酱 *Patrinia scabiosaefolia* Fisch ex Link. 或白花败酱 *Patrinia* Juss. 的干燥全草。全国大部分地区均产。生用。别名：败酱、苦苣。

【性能】 辛、苦，微寒。归肝、大肠、胃经。

【功效】 清热解毒，消痈排脓，祛瘀止痛。

【应用】

1. 肠痈肺痈，痈肿疮毒 本品辛散苦泄寒凉，清热解毒，可用治热毒炽盛之痈肿疮毒。本品主入大肠经，又善消痈排脓，活血止痛，为治肠痈之要药，尤宜于肠痈脓已成者，如薏苡附子败酱散。治肺痈咳吐脓血，常与鱼腥草、桔梗等配用。

2. 产后瘀阻腹痛 本品辛行可破血行瘀，通经止痛，用治瘀血阻滞之产后腹痛、痛经等。

【用法用量】 煎服，6～15g，鲜品酌加。

【使用注意】 脾胃虚弱，食少泄泻者慎用。

【现代研究】 ①化学成分：黄花败酱含齐墩果酸、常春藤皂苷元、皂苷、挥发油、生物碱、鞣质等；白花败酱含白花败酱苷、番木鳖苷和莫诺苷。此外，尚含少量挥发油。②药理作用：抗菌、抗病毒，镇静，促进肝细胞再生、防止肝细胞变性、改善肝功能，抗肿瘤等。

【应用链接】 热炎宁颗粒、男康片、前列欣胶囊、益肺清化膏、康妇消炎栓等成药中含败酱草。

案例 2-7-3 分析讨论

患者患有乳痈，证由热毒壅盛所致，兼有风热表证，故应选用清热解毒之品为主。清热解毒药适用于各种热毒壅盛之疮痈肿毒，对辨证属"阳证"病证，见红、肿、热、痛的疮痈，较为合适。然其中清热解毒又各有特点：蒲公英苦甘性寒，能解火郁，化热毒，散滞气，通络道，消痈肿，有苦泄而不伤正、清热而不伤胃的特点，为治乳痈之要药，是治疗该患者之首选药，且应用广泛，可配金银花、连翘等治疮痈之要药同用。患者兼有风热表证，金银花、连翘还可以疏散风热。另外，紫花地丁、鱼腥草、败酱草亦善治痈肿疮疡，但临证有所侧重。紫花地丁善治疗疮；鱼腥草专入肺经，尤以治肺痈为长；败酱草尤多用于肠痈证。

重楼 Chónglóu 《神农本草经》
PARIDIS RHIZOMA

本品为百合科植物云南重楼 *Paris Polyphylla* Smith.var.*yunnanensis* (Franch.) Hand.-Mazz. 或七叶一枝花 *Paris polyphylla* Smith var.*chinensis* (Franch.) Hara 的干燥根茎。主产于云南、广西。生用。

别名：蚤休、七叶一枝花、草河车。

【性能】 苦，微寒；有小毒。归肝经。

【功效】 清热解毒，消肿止痛，凉肝定惊。

【应用】

1. 痈肿疔疮，毒蛇咬伤 本品苦寒，清热解毒，消肿止痛，为治痈肿疔毒、毒蛇咬伤之要药。用治痈肿疔毒，可单用外敷，或与黄连、赤芍等同用；用治咽喉肿痛、痄腮等，常与牛蒡子、连翘等同用；用治瘰疬痰核，可与夏枯草、牡蛎等同用；用治毒蛇咬伤，红肿疼痛，常与半边莲配伍使用。

2. 小儿惊风抽搐 本品苦寒入肝，凉肝泻火，息风定惊，用治小儿肝热惊风，四肢抽搐。

3. 外伤出血，跌打损伤 本品入肝经血分，能消肿止痛，化瘀止血，用治外伤出血，跌打损伤，瘀肿疼痛等。

【用法用量】 煎服，3～9g。外用适量，研末调敷。

【使用注意】 ①体虚、无实火热毒者忌服；②孕妇忌服；③患阴证疮疡者忌服。

【现代研究】 ①化学成分：含蚤休苷、薯蓣皂苷等皂苷，还含有单宁酸、氨基酸、生物碱、黄酮、甾酮、蜕皮激素、胡萝卜苷等。②药理作用：广谱抗菌、抑制甲型及亚洲甲型流感病毒，抗炎、镇痛，止血，抗肿瘤，抗氧化，镇咳、平喘，抗蛇毒，收缩子宫，保护肾脏、血管内皮细胞等。

【应用链接】 三七血伤宁胶囊、小儿退热合剂、季德胜蛇药片、宫血宁胶囊等成药中含重楼。

第四节 清热凉血药

清热凉血药多为苦寒、咸寒之品，入心、肝血分，具有清解营分、血分热邪的作用。主要用于温热病热入营血、热陷心包、热盛迫血妄行等，以及内科杂病的各种血热之证。部分药物分别具有甘、辛之味，兼能养阴生津、活血化瘀，还可用治阴虚发热、血瘀证。

案例 2-7-4

同学小许在预习清热凉血药中的生地黄，在药物来源中发现地黄可以干燥生用，也可以新鲜使用，想到大部分中药均要经过干燥生用或制用，尤其是根茎入药的鲜用较少，于是很想知道地黄鲜用、干燥生用有何不同之处？另外，地黄还有其他应用方法吗？

问题：1. 生地黄、鲜地黄临床应用时有何区别？

2. 地黄还有哪些炮制品？应如何使用？

生地黄 Shēngdìhuáng 《神农本草经》

REHMANNIAE RADIX

本品为玄参科植物地黄 *Rehmannia glutinosa* Libosch. 的干燥块根。主产于河南。烘干，生用。

【性能】 甘，寒。归心、肝、肾经。

【功效】 清热凉血，养阴生津。

【应用】

1. 热入营血，温毒发斑 本品甘寒质润，入营血分，清热凉血，生津止渴，为清热凉血生津之要药，故常用治热入营血，壮热神昏，口干舌绛，多配用玄参、连翘等，如清营汤。

2. 血热吐衄 本品苦寒入营血分，清热凉血而止血。用治血热吐衄、斑疹紫黑等，常与大黄同用，如大黄散；用治血热便血、尿血，可与地榆同用；用治血热崩漏、产后下血不止、心神烦乱，可配益母草治疗。

3. 阴虚内热 本品甘寒养阴，苦寒泄热，入肾经可滋阴降火，养阴津而泄伏热。用治阴虚内热，骨蒸劳热者，可配知母、地骨皮等，如地黄膏；用治温病后期，余热未尽，阴津已伤，邪伏阴分，可与鳖甲、知母等同用，如青蒿鳖甲汤。

4. 热病伤阴，舌绛烦渴，内热消渴 本品甘寒，清热养阴力佳，可用于阴虚燥热证，尤长于生津止渴。用治热病津伤口渴，常与沙参等同用，如益胃汤；用治阴虚消渴多饮者，常与山药、黄芪等益气生津之品同用。

5. 肠燥便秘　本品甘寒质润，善于滋阴润燥以通便，治津伤肠燥便秘，多与玄参、麦冬同用，如增液汤。

【用法用量】　煎服，10～15g。

【使用注意】　脾虚湿滞、腹满便溏者不宜使用。

【现代研究】　①化学成分：含有梓醇、二氢梓醇、桃叶珊瑚苷、地黄苷等环烯醚萜、单萜及其苷类，亦含多种有机酸、糖类、氨基酸、β-谷甾醇及微量元素等。②药理作用：镇静、强心、降压、抗炎、抗过敏、增强免疫、降血糖、利尿、止血、明显缩短凝血时间，显著拮抗地塞米松对垂体-肾上腺皮质系统的抑制，促进肾上腺皮质激素的合成等。

【应用链接】　更年安片、天王补心丸、消渴丸、乙肝养阴活血颗粒、七制香附丸等成药中含生地黄。

附药

鲜地黄　本品为玄参科植物地黄 *Rehmannia glutinosa* Libosch. 的新鲜块根。味甘、苦，性寒。归心、肝、肾经。功能清热生津，凉血，止血。可用于热病伤阴，舌绛烦渴，温毒发斑，吐血，衄血，咽喉肿痛等。煎服，12～30g。亦可捣汁入药。

玄参　Xuánshēn 《神农本草经》
SCROPHULARIAE RADIX

本品为玄参科植物玄参 *Scrophularia ningpoensis* Hemsl. 的干燥根。主产于浙江。生用。别名：黑参、乌参。

【性能】　甘、苦、咸，微寒。归肺、胃、肾经。

【功效】　清热凉血，滋阴降火，解毒散结。

【应用】

1. 热入营血，内陷心包，温毒发斑　本品咸寒入血分，能清热凉血，用治温病热入营血，常与生地黄、金银花同用，如清营汤；本品苦寒清热之力强，又能泻火解毒，故可用治温热病内陷心包及气血两燔证，常与连翘心、麦冬等同用。

2. 热病伤阴，津伤便秘，骨蒸劳嗽　本品甘寒质润，清热滋阴润燥，用治肺肾阴虚，骨蒸劳嗽及津伤便秘等，如增液汤。

3. 咽喉肿痛，瘰疬痰核，痈肿疮毒　本品苦咸性寒，清热凉血，解毒散结，利咽消肿，用治瘟毒热盛之咽喉肿痛、痈肿疮毒、痰火郁结之瘰疬；本品甘咸入肾经，善清无根之火，滋阴降火，用治阴虚火旺之咽喉肿痛。

【用法用量】　煎服，9～15g。

【使用注意】　①脾胃虚寒，食少便溏者不宜服用；②本品不宜与藜芦同用。

【现代研究】　①化学成分：含有哈巴苷、哈巴苷元、桃叶珊瑚苷、6-对甲基梓醇等环烯醚萜类成分及苯丙苷类化合物、挥发油等。②药理作用：抗炎、抗菌、抗毒素，中和白喉毒素，镇静、抗惊厥，强心、降血压，降血糖等。

【应用链接】　更年安片、天王补心丸、乳癖消片、清胃黄连丸、玄麦甘桔颗粒、百合固金丸、利咽解毒颗粒、养阴清肺膏等成药中含玄参。

牡丹皮　Mǔdānpí 《神农本草经》
MOUTAN CORTEX

本品为毛茛科植物牡丹 *Paeonia suffruticosa* Andr. 的干燥根皮。主产于安徽、四川、湖南等地。生用或酒炙用。别名：丹皮、连丹。

【性能】　苦、辛，微寒。归心、肝、肾经。

【功效】 清热凉血,活血化瘀。

【应用】

1. 热入营血,温毒发斑,血热吐衄 本品苦寒能清解营分、血分实热,又辛散血中瘀滞,有凉血而不留瘀,活血而不妄行之特点,故常用治温热病热入血分者,多与清热凉血之品同用。

2. 温病伤阴,阴虚发热,夜热早凉,无汗骨蒸 本品辛寒,善清透阴分伏热,为治无汗骨蒸之要药,用治温热病后期,余邪未尽,阴液已伤,骨蒸无汗、夜热早凉或低热不退等,常配鳖甲、知母、生地黄等,如青蒿鳖甲汤。

3. 血滞经闭,跌打伤痛 本品辛行苦泄,活血祛瘀,用治血滞经闭、癥瘕等血瘀证,因其性偏寒,故对血瘀有热者尤为适宜。

4. 痈肿疮毒 本品清热凉血,并善散瘀消痈,故常用治血热瘀滞之痈肿疮毒证。治瘀热互结之肠痈初起,可与大黄、桃仁等同用,如大黄牡丹汤。

【用法用量】 煎服,6~12g。清热凉血宜生用;活血祛瘀宜酒炙用。

【使用注意】 ①血虚有寒者不宜用;②月经过多者及孕妇慎用。

【现代研究】 ①化学成分:含牡丹酚、牡丹酚苷、牡丹酚原苷、芍药苷、挥发油及植物甾醇等。②药理作用:抗菌、抗炎,抗过敏,镇静、催眠,抗惊厥,解热、镇痛,降压、降温,抑制血小板凝聚、抗心肌缺血、抗脑缺血,保肝,降血糖,利尿,抗早孕,抗肿瘤,免疫调节等。

【应用链接】 七味都气丸、女金丸、乳癖消片、六味地黄丸、归芍地黄丸、加味逍遥丸、麦味地黄丸、杞菊地黄丸、乌蛇止痒丸等成药中含牡丹皮。

赤芍 Chìsháo 《开宝本草》
PAEONIAE RADIX RUBRA

本品为毛茛科植物芍药 *Paeonia lactiflora* Pall. 或川赤芍 *Paeonia veitchii* Lynch 的干燥根。主产于内蒙古、河北、辽宁等地。生用。

【性能】 苦,微寒。归肝经。

【功效】 清热凉血,散瘀止痛。

【应用】

1. 热入营血,温毒发斑,血热吐衄 本品苦寒,善清泻肝火,泄血分郁热,而奏凉血之功,常与牡丹皮同用,用治温毒发斑或血热吐衄。

2. 血瘀证,痈肿疮疡 本品有较强的活血散瘀止痛作用,用治肝郁血滞之胁痛、经闭痛经、癥瘕腹痛、跌打损伤等,常与牡丹皮、川芎等同用;因本品兼能散瘀消肿,与清热消痈散结之品同用,可用治热毒壅盛,痈肿疮疡。

3. 目赤肿痛 本品苦寒入肝经,清泻肝火,用治肝热目赤肿痛、羞明多眵,多与薄荷、菊花等同用。

【用法用量】 煎服,6~12g。

【使用注意】 ①虚寒性的经闭不宜用;②本品不宜与藜芦同用。

【现代研究】 ①化学成分:含芍药苷、芍药内酯苷、氧化芍药苷、芍药吉酮等,还含有没食子鞣质、苯甲酸、挥发油、树脂、糖类、淀粉、黏液质和蛋白质等。②药理作用:抗炎、解热,镇静、镇痛,抗抑郁,抗溃疡,解痉,抗血小板聚集、抗血栓形成、降压、抗心肌缺血、改善微循环,抗氧化,保肝,调节免疫,抗肿瘤等。

【功用比较】 牡丹皮、赤芍皆活血活血,主治热入营血,斑疹,血热吐衄等。但牡丹皮偏于除血中伏热而重在凉血;赤芍偏于清肝火,行血中瘀滞而重在活血;即牡丹皮凉血作用较强,赤芍活血之力较强。此外,牡丹皮又能清虚热;赤芍兼能清肝火。

【应用链接】 妇科调经片、正柴胡饮颗粒、追风透骨丸、乐脉颗粒、乳疾灵颗粒、乳癖消片等成药中含赤芍。

紫草 Zǐcǎo 《神农本草经》
ARNEBIAE RADIX

本品为紫草科植物新疆紫草 *Arnebia euchroma* (Royle) Johnst. 或内蒙紫草 *Arnebia guttata* Bunge 的干燥根。主产于新疆、内蒙古。生用。

【性能】 甘、咸，寒。归心、肝经。

【功效】 清热凉血，活血解毒，透疹消斑。

【应用】

1. 热毒发斑 本品咸寒入血分，有清热凉血，活血解毒之功，用治温热病血分热毒壅盛，斑疹紫黑者，以及血热妄行之出血。

2. 麻疹不透 本品咸寒，凉血活血解毒，又能透疹，用治热毒炽盛，血行瘀滞，疹出不畅，疹色紫暗。亦有一定的预防麻疹作用。

3. 疮疡，湿疹，水火烫伤 本品能清热解毒凉血，又能活血消肿，用治痈肿疮疡，湿疹瘙痒。用治水火烫伤者，可制成紫草油外涂。

【用法用量】 煎服，5～10g。外用适量，熬膏或用植物油浸泡涂擦。

【现代研究】 ①化学成分：含萘醌衍生物、紫草素、乙酰紫草素、去氧紫草素、异丁酰紫草素、紫草红、软脂酸、油酸及亚油酸等。②药理作用：抑菌、抗病毒，解热、抗炎，止血，降血糖，保肝，抗肿瘤、增强免疫功能，抗生育等。

【应用链接】 国公酒、紫草软膏、女珍颗粒、小儿肺热平胶囊、白蚀丸、外伤如意膏等成药中含紫草。

水牛角 Shuǐniújiǎo 《名医别录》
BUBALI CORNU

本品为牛科动物水牛 *Bubalus bubalis* Linnaeus 的角。主产于华南、华东地区。镑片或锉成粗粉，生用，或制成浓缩粉用。

【性能】 苦，寒。归心、肝经。

【功效】 清热凉血，解毒，定惊。

【应用】

1. 温病高热，神昏谵语，惊风癫狂 本品苦寒入血分，清热凉血，泻火解毒定惊，用治温热病热入血分，高热神昏谵语，惊风抽搐；亦常用于中风偏瘫，神志不清。

2. 血热斑疹，吐血衄血 本品有清热凉血之功，常配清热凉血药，用治热入营血，血热妄行之斑疹、吐衄。

3. 痈肿疮疡，咽喉肿痛 本品清热解毒，多与清热解毒药同用，用治热毒壅滞之疮痈肿痛、咽喉肿痛等。

【用法用量】 煎服，15～30g。宜先煎3小时以上。

【使用注意】 脾胃虚寒者忌用。

【现代研究】 ①化学成分：含胆甾醇、氨基酸、肽类、胍基衍生物、蛋白质等。②药理作用：解热、镇静、抗惊厥，抗炎、抗菌，强心、降血压，降低毛细血管通透性，止血，兴奋垂体-肾上腺系统等。

【应用链接】 二十五味珍珠丸、人参再造丸、小儿热速清口服液、五福化毒丸、牛黄降压丸、牛黄清心丸（局方）、牛黄清宫丸、清开灵注射液等成药中含水牛角。

知识窗

目前水牛角已作为犀角代用品广泛用于临床。犀角是清热凉血的传统代表药，犀角具有凉血、止血、清心安神和凉肝定惊之功效，凡气血两燔、神昏谵语、躁扰不宁及肝热抽搐尤必用之。由于犀牛为世界保护的稀有珍贵动物，故犀角已明令禁用。现代研究表明，水牛角的化学成分、药理作用及功效和主治与犀角均相近，唯药力较弱，用量宜大。以水牛角浓缩粉配制的安宫牛黄丸、紫雪、清开灵注射液等成药，其退热息风和醒脑作用与犀角配制品的疗效无显著差异。

案例 2-7-4 分析讨论

地黄既可鲜用，又可干燥生用，有清热凉血，养阴生津之功。鲜用者名为鲜地黄，即新采挖的地黄，其苦重于甘，性寒多汁，故其清热、凉血、生津效果为佳，功偏清热生津，多用于津伤口渴、舌绛，以及血热妄行之吐衄下血等证，临床也可榨汁使用；生地黄即将鲜地黄缓缓烘焙至约八成干之品，亦称为干地黄，为地黄的常用炮制品，其味甘，性寒质润，故长于养阴生津，为清热凉血、养阴生津之常用药，故临床多用于热入营血、阴虚内热及内热消渴等证。地黄还可经酒蒸制，即熟地黄，其性甘温，质地柔润，功善养血滋阴，为补益肝肾阴血之要药，凡肝肾阴血不足所致之面色无华、心悸怔忡、失眠、妇女月经不调、遗精盗汗、手足心热等证均可用之。

第五节　清虚热药

清虚热药性虽寒凉，但寒性不重，入阴分，具有清退虚热的作用，主要用于阴虚内热所致的骨蒸潮热、手足心热、口燥咽干、虚烦不寐、盗汗、舌红少苔、脉细数等，以及温热病后期，邪热未尽，阴液已伤，而致夜热早凉、热退无汗、舌质红绛、脉象细数等。本类药物亦可用于实热证。

使用本类药物常配伍养阴及凉血之品，以标本兼治。

青蒿　Qīnghāo《神农本草经》
ARTEMISIAE ANNUAE HERBA

本品为菊科植物黄花蒿 *Artemisia annua* L. 的干燥地上部分。全国大部分地区均产。生用。别名：香蒿、苦蒿。

【性能】　苦、辛，寒。归肝、胆经。

【功效】　清虚热，除骨蒸，解暑热，截疟，退黄。

【应用】

1. 温病伤阴，夜热早凉　本品苦寒清热，辛香透散，长于清透阴分伏热，用治温病后期，余热未清，邪伏阴分，夜热早凉，热退无汗或热病后低热不退者，常配用鳖甲、生地黄等，如青蒿鳖甲汤。

2. 阴虚发热，骨蒸劳热　本品苦寒，清虚热，除骨蒸，用治阴虚发热，骨蒸劳热，潮热盗汗者，常与鳖甲、知母等同用，如清骨散。

3. 暑热外感　本品苦寒芳香，善解暑热，用治外感暑热，发热口渴。

4. 疟疾寒热　本品辛寒芳香，主入肝胆，截疟之功甚强，尤善除疟疾寒热，为治疗疟疾之良药。本品又善清解肝胆之热，可治湿热郁遏少阳三焦，寒热如疟。

5. 湿热黄疸　本品尚有退黄之功，与茵陈、栀子等同用可用于湿热黄疸。

【用法用量】　煎服，6～12g，后下。或鲜用绞汁。

【使用注意】　脾胃虚弱，肠滑泄泻者忌服。

【现代研究】　①化学成分：含倍半萜类、黄酮类、香豆素类、挥发性成分及蛋白质、β-谷甾醇、豆甾醇和棕榈酸等。②药理作用：抗疟原虫、抗血吸虫，抗菌、抗病毒，抗炎、解热、镇痛、降压、抗心律失常，调节免疫，抗肿瘤等。

【应用链接】　儿感退热宁口服液、小儿肺咳颗粒、少阳感冒颗粒、心速宁胶囊、消食退热糖浆等成药中含青蒿。

地骨皮 Dìgǔpí《神农本草经》
LYCII CORTEX

本品为茄科植物枸杞 *Lycium chinense* Mill. 或宁夏枸杞 *Lycium barbarum* L. 的干燥根皮。全国大部分地区均产。生用。别名：枸杞根皮。

【性能】 甘，寒。归肺、肝、肾经。

【功效】 凉血除蒸，清肺降火。

【应用】

1. 阴虚发热，骨蒸盗汗 本品甘寒清润，能清肝肾之虚热，除有汗之骨蒸，为退虚热、疗骨蒸之要药。用治阴虚发热，骨蒸盗汗，常与知母、鳖甲等同用，如地骨皮汤。

2. 肺热咳嗽 本品甘寒，善清泄肺热，除肺中伏火，多用治肺火郁结，咳嗽气喘，皮肤蒸热，常与桑白皮、甘草等同用，如泻白散。

3. 血热吐衄 本品甘寒入血分，清热凉血而止血，常用治血热妄行之吐血、衄血等。

此外，本品兼有生津止渴之功，可用治内热消渴。

【用法用量】 煎服，9～15g。

【现代研究】 ①化学成分：含桂皮酸和大量酚类物质、甜菜碱、皂苷和苦味质。另外，还有β-谷甾醇及亚油酸。②药理作用：解热，对多种细菌、真菌、病毒有抑制作用，降血压、降血脂、降血糖，兴奋子宫，止痛等。

【应用链接】 小儿感冒茶、补益地黄丸、小儿感冒颗粒、小儿肺咳颗粒、坤宝丸、津力达颗粒等成药中含地骨皮。

其他清热药见表2-7-1。

表 2-7-1 其他清热药简表

分类	药名	性味归经	功效	主治	用量/煎服	入药/注意
清热燥湿药	秦皮	苦、涩，寒。归肝、胆、大肠经	清热燥湿，收涩止痢，止带，明目	湿热泻痢，赤白带下，目赤肿痛，目赤翳膜	6～12g	枝皮或干皮。脾胃虚寒者忌用
	白鲜皮	苦，寒。归脾、胃、膀胱经	清热燥湿，祛风解毒	湿疮湿疹，风疹，疥癣疮癞，黄疸，风湿热痹	5～10g	根皮。脾胃虚寒者慎用
清热解毒药	熊胆粉	苦，寒。归肝、胆、心经	清热解毒，息风止痉，清肝明目	热极生风，热毒疮痈，目赤障翳	0.25～0.5g，入丸、散	干燥胆汁。虚寒证当禁用
	青黛	咸，寒。归肝经	清热解毒，凉血消斑，泻火定惊	温毒发斑，血热吐衄，咽痛疮肿，咳嗽咯血	1～3g，入丸、散	干燥粉末或团块。胃寒者慎用
	白花蛇舌草	微苦、甘，寒。归胃、大肠、小肠经	清热解毒，利湿通淋	痈疮咽痛，毒蛇咬伤，热淋	15～60g	全草
	紫花地丁	苦、辛，寒。归心、肝经	清热解毒，凉血消肿	痈肿疔疮，毒蛇咬伤	15～30g	全草。虚寒者忌服
	鸦胆子	苦，寒；有小毒。归大肠、肝经	清热解毒，截疟，止痢，外用腐蚀赘疣	热毒血痢，疟疾	0.5～2g，用龙眼肉包裹或装入胶囊吞服	成熟果实。孕妇、小儿慎用；胃肠道出血及肝肾病患者忌用；外用注意保护皮肤
	土茯苓	甘、淡，平。归肝、胃经	解毒，除湿，通利关节	杨梅毒疮，肢体拘挛，淋浊带下，湿疹湿疮	15～60g	根茎。肝肾阴虚者慎服。服药时忌饮茶
	半边莲	辛，平。归心、小肠、肺经	清热解毒，利水消肿	疮痈肿毒，水肿，小便不利	9～15g	全草。虚证水肿者忌用

续表

分类	药名	性味归经	功效	主治	用量/煎服	入药/注意
清虚热药	银柴胡	甘，微寒。归肝、胃经	清虚热，除疳热	阴虚骨蒸劳热，疳积发热	3～10g	根。外感风寒、血虚无热者忌用
	胡黄连	苦，寒。归肝、胃、大肠经	退虚热，除疳热，清湿热	阴虚骨蒸劳热，疳积发热，湿热泻痢	3～10g	根茎。脾胃虚寒者慎用
	白薇	苦、咸，寒。归胃、肝、肾经	清热凉血，利尿通淋，解毒疗疮	阴虚发热，产后虚热，热淋血淋，痈肿疮毒，阴虚外感	5～10g	根及根茎。脾胃虚寒者慎用

思 考 题

1. 试述清热药的分类，以及各类清热药的主治病证、作用、配伍应用及使用注意。
2. 石膏与知母在性能、功效与应用方面有哪些异同点？为何常配伍应用？
3. 试述黄芩、黄连、黄柏在性能、功效及主治病证方面的异同点。
4. 金银花、连翘在性能、功效、应用上有哪些异同点？
5. 简述苦寒药的主要副作用，并列举出代表药物。
6. 石膏、栀子、夏枯草、黄芩、黄连、黄柏各善清哪些脏腑之热？
7. 查阅相关文献，简述栀子、黄芩、黄连、金银花、鱼腥草、生地黄、青蒿的药理作用。

进一步阅读文献

蔡然, 宋轶, 2022. 基于网络药理学探讨黄连防治 2 型糖尿病的作用机制. 湖南中医杂志, 38(6): 158～163

陈素枝, 杨凤文, 李永章, 等, 2022. 青蒿素及其衍生物在肾病领域中作用机制的研究进展. 中草药, 53(7): 2164～2173

胡春艳, 郭欣, 刘雪玲, 等, 2022. 基于蛋白组学探讨丹皮酚和芍药苷配伍抗心肌缺血损伤的作用机制. 中国中药杂志, 46(15): 3943～3948

梁达均, 林宇建, 时军, 等, 2022. 绿原酸-黄芩苷共载纳米粒鼻腔原位凝胶的制备及增强鼻黏膜免疫作用. 中草药, 53(16): 5001～5009

刘月新, 林艳, 谢菁琛, 等, 2021. 基于夏枯草不同生长发育时期化学成分的动态监测阐释"夏枯质优"的科学内涵. 中草药, 52(7): 2082～2090

时文凤, 曹艳, 曹国胜, 等, 2021. 矿物药石膏的研究进展. 中药材, 44(7): 1793～1796

（旺建伟）

第八章 泻 下 药

学习目标

1. 熟悉泻下药的含义、作用、适应范围、配伍方法、分类、使用注意，以及各类药的性能特点。

2. 掌握药物：大黄、芒硝；熟悉药物：芦荟、火麻仁、郁李仁、甘遂、牵牛子；了解药物：番泻叶、芫花、京大戟、巴豆霜、商陆、千金子。

3. 掌握大黄与芒硝，火麻仁与郁李仁功效应用的主要异同点，以及大黄与芒硝的配伍意义。

凡能引起腹泻，或润滑大肠，促进排便的药物，称为泻下药。

本类药物以性质沉降，主入大肠经为其性能特点。主要作用是泻下通便，以排除胃肠积滞、燥屎及有害物质（毒、瘀、虫等）；或清热泻火，使实热壅滞之邪通过泻下而清解；或逐水退肿，使水湿停饮从大小便排出，达到祛除停饮，消退水肿的目的。主要适用于大便秘结、胃肠积滞、实热内结及水肿停饮等里实证。部分药物尚兼有解毒散结、活血消肿等作用，可用治疮痈肿毒及血瘀证。

本类药物根据药性、功效及主治不同，分为攻下药、润下药及峻下逐水药三类。

临床中应用本类药物应根据里实证的兼证及患者体质的不同，选择适宜的泻下药，并进行相应配伍。若里实兼表邪者，当先解表后攻里，必要时可与解表药同用，以表里双解，避免表邪内陷；若里实兼正虚者，应配伍补益药同用，以攻补兼施，使攻邪而不伤正。

攻下药、峻下逐水药，其作用峻猛，或具有毒性，易伤正气，故年老体虚、脾胃虚弱者当慎用；妇女胎前产后及月经期应当忌用。本类药物又易伤脾胃，当奏效即止，慎勿过剂，以免损伤胃气。应用毒性较强的泻下药，应严格遵守炮制法度，控制剂量。

第一节 攻 下 药

攻下药大多苦寒，其性沉降，主入胃、大肠经，具有较强的泻下通便作用，主要适用于大便秘结、燥屎坚结及实热积滞等证。又具有清热泻火作用，可用治热病高热神昏、谵语发狂，火热上炎所致的头痛、目赤、咽痛，以及火热炽盛所致的出血等证。

案例 2-8-1

即将要学习泻下药了，小李看到大黄这味药时想到一个问题，便问小王：你说大黄的功效与保健功能有没有关系？小王想了想说：我觉得大黄苦寒沉降，泻下攻积力强，作用以荡涤人体内积滞实邪为主，与保健功能应该没有联系。但小李又觉得曾看到有关大黄具有保健作用的相关资料报道。

问题： 你知道大黄有保健作用吗？

大黄 Dàhuáng 《神农本草经》
RHEI RADIX ET RHIZOMA

本品为蓼科植物掌叶大黄 *Rheum palmatum* L.、唐古特大黄 *Rheum tanguticum* Maxim.ex Balf. 或药用大黄 *Rheum officinale* Baill. 的干燥根及根茎。掌叶大黄和唐古特大黄主产于青海、甘肃，药材称北大黄；药用大黄主产于四川，药材称南大黄。生用，或酒炙（酒大黄）、酒蒸或炖（熟大黄）、炒炭（大黄炭）用。别名：将军、川军、锦纹。

【性能】 苦，寒。归脾、胃、大肠、肝、心包经。

【功效】 泻下攻积，清热泻火，凉血解毒，止血，逐瘀通经，利湿退黄。

【应用】

1. 大便秘结，胃肠积滞 本品泻下力强，善荡涤肠胃，推陈致新，为治疗积滞便秘之要药。又因其苦寒沉降，善能泄热，故热结便秘尤为适宜。常与芒硝、厚朴、枳实配伍以增强泻下攻积之力，用治阳明腑实证，如大承气汤；若里实热结而正气虚者，当与补虚药配伍，以攻补兼施，标本并顾；若热结而气血不足者，与人参、当归等同用，如黄龙汤；热结津伤者，与麦冬、生地黄、玄参等同用，如增液承气汤；若心腹卒然胀痛之寒积便秘，与干姜等同用。

2. 实火上炎，目赤咽肿 本品苦降，能使上炎之火下泄而清热泻火，用治火邪上炎所致的目赤、咽喉肿痛、牙龈肿痛等症，常与黄芩、栀子等同用。

3. 血热吐血、衄血 本品能泻血分实热，具有凉血止血作用，用治血热妄行之吐血、衄血、咯血等症，常与黄连、黄芩同用，如泻心汤。

4. 热毒疮疡，烧烫伤 本品内服能清热解毒，并借其泻下通便作用，使热毒下泄；外用能泻火解毒，凉血消肿。用治热毒痈肿疔疮，常与金银花、蒲公英、连翘等同用；治疗肠痈腹痛，可与牡丹皮、桃仁、芒硝等同用，如大黄牡丹汤。治烧烫伤，可单用研粉，或配地榆粉，用麻油调敷患处。

5. 血瘀证 本品有较好的活血逐瘀通经作用，既下瘀血，又清瘀热，为治疗血瘀证的常用药。用治妇女产后瘀阻腹痛、恶露不尽者，常与桃仁、土鳖虫等同用；用治妇女瘀血经闭，可与桃仁、桂枝等配伍，如桃核承气汤；用治跌打损伤，瘀血肿痛，常与当归、红花等同用，如复元活血汤。

6. 湿热痢疾，黄疸，淋证 本品具有泻下通便，导湿热外出的作用，故可用治湿热蕴结之证。用治肠道湿热积滞之痢疾，常与黄连、黄芩、白芍等同用，如芍药汤；用治湿热黄疸，常与茵陈、栀子同用，如茵陈蒿汤；用治湿热淋证，常配木通、车前子、栀子等，如八正散。

【用法用量】 煎服，3～15g。用于泻下时不宜久煎。外用适量。大黄轻煎泻下作用强；久煎泻下作用减弱。生大黄泻下力强，欲攻下者宜生用，或用开水泡服；熟大黄泻下力缓，泻火解毒，用于火毒疮疡；酒大黄善清上焦热毒，且活血作用较好，用于目赤咽肿、齿龈肿痛及血瘀证；大黄炭凉血化瘀止血，用于血热出血证。

【使用注意】 ①本品为峻烈攻下之品，易伤正气，如非实证，不宜妄用；②本品苦寒，易伤胃气，脾胃虚弱者慎用；③其性沉降，且善活血祛瘀，故妇女妊娠期、月经期、哺乳期应慎用。

【现代研究】 ①化学成分：主要成分为蒽醌衍生物，包括蒽醌苷和双蒽醌苷等。双蒽醌苷中有番泻苷A、番泻苷B、番泻苷C、番泻苷D、番泻苷E、番泻苷F；游离型的苷元有大黄酸、大黄酚、大黄素、芦荟大黄素、大黄素甲醚等。另含鞣质类物质、有机酸和雌激素样物质等。②药理作用：促进肠蠕动、抑制肠内水分吸收以促进排便，保肝、利胆、保护胃黏膜，止血，降血脂，降血压，调节免疫，抗肿瘤，广谱抗菌、抗病毒，抗感染等。

【应用链接】 枳实导滞丸、当归龙荟丸、防风通圣丸、三黄片、牛黄上清丸、八正合剂、如意金黄散、利胆排石片、脂脉康胶囊、跌打活血散等成药中含大黄。

案例 2-8-1 分析讨论

近年来国内外有关大黄研究的文献表明，大黄在调控免疫、清除氧自由基等方面具有确切的药理作用，对机体免疫功能具有双向调节作用，对多种自由基有广谱清除作用，利用其抗氧化和清除自由基的能力可有效抑制某些疾病的发生和发展。其延缓衰老、保肝、健胃、降血脂等作用已得到了广泛应用和充分肯定。随着研究的不断深入，大黄将成为一类极具保健开发价值的药物。

芒硝 Mángxiāo《名医别录》

NATRII SULFAS

本品为硫酸盐类矿物芒硝族芒硝，经加工精制而成的结晶体。主含含水硫酸钠（$Na_2SO_4 \cdot 10H_2O$）。主产于沿海各产盐区，以及四川、内蒙古等内陆盐湖。将天然产品用热水溶解，滤过，放冷析出结晶，通称"皮硝"。再取萝卜洗净切片，置锅内加水与皮硝共煮，取上层液，放冷析出结晶，即芒硝。芒硝经风化失去结晶水而成白色粉末称玄明粉（元明粉）。

【性能】 咸、苦，寒。归胃、大肠经。

【功效】 泻下通便，润燥软坚，清火消肿。

【应用】

1. 实热积滞，大便燥结 本品性寒能清热，味咸润燥软坚，具有泻下攻积作用，对实热积滞，大便燥结者尤为适宜，常与大黄相须为用，如大承气汤、调胃承气汤。

2. 咽痛，口疮，目赤，疮痈肿痛 本品外用有清火消肿作用。用治咽喉肿痛、口舌生疮，可配伍硼砂、冰片、朱砂等，如冰硼散；用治目赤肿痛，可用玄明粉配制眼药水，外用滴眼；用治乳痈初起，可用本品化水或用纱布包裹外敷。

【用法用量】 6～12g，一般不入煎剂，冲入药汁内或开水溶化后服。外用适量。

【使用注意】 ①孕妇及哺乳期妇女慎用；②本品不宜与硫黄、三棱同用。

【现代研究】 ①化学成分：主含硫酸钠，尚含少量氯化钠、硫酸镁、硫酸钙等无机盐。②药理作用：主要成分硫酸钠，其硫酸根离子不易被肠壁吸收，存留肠内形成高渗溶液，阻止肠内水分的吸收，使肠内容积增大，引起机械刺激，促进肠蠕动而致泻，尚有抗炎作用等。

【功用比较】 大黄与芒硝皆为攻下药，均能泻热通便，可用治实热积滞，大便秘结之证，两者相须为用。但大黄泻下攻积力强，为治疗热结便秘之要药。芒硝既能泻下通便，又能润燥软坚，善治实热积滞，大便燥结之证。大黄又能清热泻火，解毒，活血凉血，清利湿热，还可用治火热上炎之头痛目赤、咽痛，热毒疮疡、烧烫伤、血热出血证、血瘀诸证，以及湿热黄疸、淋证等。芒硝外用又可清热消肿，用治咽喉肿痛、口舌生疮、目赤肿痛及疮疡肿痛等症。

【配伍阐释】 大黄与芒硝常配伍应用，大黄味苦泻下力强，有荡涤肠胃之功，为治热结便秘之主药；芒硝味咸，可软坚泻下，善除燥屎坚结。两药合用，则泻下攻积之力增强，常用治热结便秘病证，如大承气汤。

【应用链接】 防风通圣丸、利胆排石片、荡石胶囊、新雪颗粒、冰硼散等成药中含芒硝（或玄明粉）。

知识窗

皮硝杂质较多，泻下猛烈，以外用为主，用治疮痈肿痛、乳痈初起等。芒硝质地较纯，泻下之力较强，主要用于实热积滞，大便燥结之证。玄明粉质纯，泻下作用较缓，多用于口腔及眼部疾患。芒硝置西瓜中制成的西瓜霜，其质纯净，主治咽喉部、眼部及口腔疾患，不作泻下药使用。

芦荟 lúhuì《药性论》

ALOE

本品为百合科植物库拉索芦荟 *Aloe barbadensis* Miller.、好望角芦荟 *Aloe ferox* Miller. 或其他同属近缘植物叶的汁液浓缩干燥物。前者主产于非洲北部及南美洲的西印度群岛，我国云南、广东、广西等地有栽培；后者主产于非洲南部地区。

【性能】 苦，寒。归肝、胃、大肠经。

【功效】 泻下通便，清肝泻火，杀虫疗疳。

【应用】

1.热结便秘　本品苦寒降泄，既能泻下通便，又能清肝火，除烦热。用治热结便秘，兼见心、肝火旺，烦躁失眠之证，常与朱砂同用，如更衣丸。

2.肝经实火　本品有较好的清肝火作用。用治肝经火盛的便秘溲赤、头晕头痛、烦躁易怒、惊痫抽搐等症，常配伍龙胆、栀子等，如当归芦荟丸。

3.小儿疳积　本品能杀虫疗疳。用治虫积腹痛、面色萎黄、形瘦体弱的小儿疳积证，常与使君子、人参、白术等同用。

此外，取其杀虫之效，外用可治疗癣疮。

【用法用量】　入丸、散服，2～5g。外用适量。

【使用注意】　妇女妊娠期、哺乳期及脾胃虚弱、食少便溏者慎用。

【现代研究】　①化学成分：含芦荟大黄素苷、芦荟苷、对香豆酸、少量 α-葡萄糖、多种氨基酸等，并含微量挥发油。②药理作用：泻下，抑菌，保肝，抗肿瘤等。

【应用链接】　便通片、当归龙荟丸等成药中含芦荟。

第二节　润　下　药

润下药多为植物种子或种仁，富含油脂，味甘质润，主入脾、大肠经，能润滑肠道，使大便软化易于排出。用治年老津枯、产后血虚、热病伤津及失血等所致的肠燥津枯便秘证。

案例 2-8-2

　　患者，女，58 岁。曾常年出差在外，饮食失调，起居无常。素常便秘，已有四五年之久。自觉肛门下坠，经常虚坐许久不能得便，面色不华，饮食无味，舌淡苔薄，脉细弱。本次发病已将近 1 周大便未行，到某院求治，医师给予大黄、番泻叶两药，嘱泡服，服后虽然解大便几次，但过后再次发生便秘，又服上述药数次，大便仍不通畅。

问题：1. 患者服用大黄、番泻叶一类泻下药恰当吗？
　　　 2. 你认为患者应该服用哪类药最合适？为什么？

火麻仁　Huǒmárén 《神农本草经》
CANNABIS FRUCTUS

本品为桑科植物大麻 *Cannabis sativa* L. 的干燥成熟种子。主产于山东、河北、黑龙江等地。生用，用时打碎。别名：麻子仁、大麻仁。

【性能】　甘，平。归脾、胃、大肠经。

【功效】　润肠通便。

【应用】　**肠燥便秘**　本品甘平，质润多脂，能润肠通便，且又兼有滋养补虚作用，适用于老人、产妇及体弱津血不足的肠燥便秘证，单用或配伍杏仁、厚朴、大黄等，如麻子仁丸。

【用法用量】　煎服，10～15g。

【现代研究】　①化学成分：含脂肪油约 30%，油中含有饱和脂肪酸、油酸、亚油酸、大麻酚、植酸钙镁。②药理作用：促进肠蠕动，降血压，降血脂等。

【应用链接】　麻仁丸、麻仁润肠丸、麻仁滋脾丸等成药中含火麻仁。

郁李仁　Yùlǐrén 《神农本草经》
PRUNI SEMEN

本品为蔷薇科植物欧李 *Prunus humilis* Bge.、郁李 *Prunus japonica* Thunb. 或长柄扁桃 *Prunus pedunculata* Maxim. 的干燥成熟种子。主产于内蒙古、河北、辽宁等地。生用，用时捣碎。

【性能】　辛、苦、甘，平。归脾、大肠、小肠经。

【功效】　润肠通便，下气利水。

【应用】

1. 肠燥便秘　本品质润多脂，润肠通便作用类似火麻仁而力较强，且兼可行大肠之气滞。用治大肠气滞，肠燥便秘之证，常与柏子仁、杏仁、桃仁等同用，如五仁丸。

2. 水肿胀满，脚气浮肿　本品能利水消肿，可配伍利水渗湿药。

【用法用量】　煎服，6～10g。

【使用注意】　孕妇慎用。

【现代研究】　①化学成分：含山柰苷、郁李仁苷、苦杏仁苷、脂肪油、挥发性有机酸、皂苷、植物甾醇等。②药理作用：降血压、润滑性泻下、抗炎、镇痛等。

【功用比较】　火麻仁与郁李仁同为种仁类药物，均味甘性平，质润多脂，能润肠通便。但火麻仁兼能滋养补虚，而郁李仁又有行大肠气滞和利水消肿作用。

【应用链接】　麻仁滋脾丸、通幽润燥丸等成药中含郁李仁。

案例 2-8-2 分析讨论

患者年老体弱，气血两亏，且由于饮食劳倦，中气已伤，气虚则大肠传导无力；血虚则津枯失其滋润，而致大便秘结。其证当属"假实真虚"，此时若一味采用大黄、番泻叶等苦寒泻下药，图一时之快，则愈伤人体阴血津液，且脾胃受损，升降失司，清阳不升，大肠传导失司则浊阴不降，加重其便秘。治当以补为主，法宜健脾益气，养血润燥，升清降浊，以人参、黄芪等药物健脾益气，配以当归、何首乌等养血润燥，用麻子仁等药物润肠通便。如此则能促进脾胃运化，以助大肠之传导，实为治本之道。

第三节　峻下逐水药

峻下逐水药大多苦寒有毒，泻下作用峻猛，药后能引起剧烈腹泻，使体内潴留的水液随大便排出，部分药物还兼有利尿作用，能通利二便，适用于全身水肿、臌胀、胸胁停饮等正气未衰之证。

甘遂　Gānsuí《神农本草经》
KANSUI RADIX

本品为大戟科植物甘遂 *Euphorbia kansui* T.N.Liou ex T.P.Wang 的干燥块根。主产于陕西、河南、山西。生用或醋炙用。

【性能】　苦，寒；有毒。归肺、肾、大肠经。

【功效】　泻水逐饮，消肿散结。

【应用】

1. 水肿，臌胀，胸胁停饮　本品苦寒性降，善行经隧之水湿，泻下逐饮力峻，可使潴留水饮排出体外，可配大戟、芫花为末，枣汤送服，如十枣汤。

2. 风痰癫痫　本品有逐痰涎作用，可用于风痰癫痫之证。

3. 疮痈肿毒　本品外用能消肿散结，可为末水调外敷，治疮痈肿毒。

【用法用量】　炮制后多入丸、散服，每次0.5～1.5g。外用适量，生用。

【使用注意】　①孕妇禁用；②本品不宜与甘草同用。

【现代研究】　①化学成分：含四环三萜类化合物 α-大戟醇和 γ-大戟醇、甘遂醇、大戟二烯醇，尚含棕榈酸、柠檬酸、鞣质、树脂等。②药理作用：刺激小肠、增加肠蠕动、造成峻泻；另有镇痛、引产作用，所含甘遂素A、甘遂素B有抗白血病作用。

【应用链接】　控涎丸等成药中含甘遂。

牵牛子 Qiānniúzǐ 《名医别录》
PHARBITIDIS SEMEN

本品为旋花科植物裂叶牵牛 *Pharbitis nil* (L.) Choisy 或圆叶牵牛 *Pharbitis purpurea* (L.) Voigt 的干燥成熟种子。全国大部分地区均产。生用或炒用，用时捣碎。别名：黑丑、白丑。

【性能】 苦，寒；有毒。归肺、肾、大肠经。

【功效】 泻下通便，消痰涤饮，杀虫攻积。

【应用】

1. 水肿，臌胀 本品苦寒降泄，能通利二便以排泄水湿，用治水肿臌胀，二便不利之证。

2. 痰饮喘咳 本品能泻肺气，逐痰饮，用治肺气壅滞，痰饮咳喘，面目浮肿等症。

3. 虫积腹痛 本品能杀虫攻积，并可借其泻下通便作用以排出虫体。

【用法用量】 煎服，3～6g；入丸、散服，每次 1.5～3g。炒用药性减缓。

【使用注意】 ①孕妇禁用；②本品不宜与巴豆、巴豆霜同用。

【现代研究】 ①化学成分：含牵牛子苷、牵牛子酸甲、没食子酸及生物碱麦角醇、裸麦角碱、喷尼棒麦角碱、异喷尼棒麦角碱、野麦碱、咖啡酸、绿原酸等。②药理作用：刺激小肠蠕动，有强烈的泻下作用；尚有驱蛔虫作用。

【应用链接】 一捻金、开胸顺气丸、山楂化滞丸、槟榔四消丸、小儿化食口服液等成药中含牵牛子。

> **知识窗**
>
> 牵牛子有黑白两种，传统认为黑速白缓。药理研究及临床实践表明，黑丑、白丑泻下作用无区别，体外实验，两者对猪蛔虫均有一定的驱虫效果，现已不分用。牵牛子对人体有毒性，大量使用除直接引起呕吐、腹痛、腹泻及黏液血便外，还可刺激肾脏，引起血尿，严重者可损及神经系统，发生语言障碍、昏迷等。

其他泻下药见表 2-8-1。

表 2-8-1　其他泻下药简表

分类	药名	性味归经	功效	主治	用量/煎服	入药/注意
攻下药	番泻叶	甘、苦，寒。归大肠经	泻热行滞，通便，利水	热结便秘；腹水肿胀	2～6g，后下，或温开水泡服	叶。孕妇慎用
峻下逐水药	芫花	苦、辛，温；有毒。归肺、脾、肾经	泻水逐饮，祛痰止咳，杀虫疗疮	胸胁停饮，水肿、臌胀；咳嗽痰喘；头疮、白秃、顽癣及痈肿	1.5～3g；入丸、散服，每次0.6～0.9g	花蕾。孕妇禁用；不宜与甘草同用
	京大戟	苦，寒；有毒。归肺、脾、肾	泻水逐饮，消肿散结	水肿臌胀，胸胁停饮；痈肿疮毒，瘰疬痰核	1.5～3g；入丸、散服，每次1g	根。孕妇禁用；不宜与甘草同用
	巴豆霜	辛，热；有大毒。归胃、大肠经	峻下冷积，逐水退肿，豁痰利咽；外用蚀疮	寒积便秘；腹水臌胀；喉痹痰阻；痈肿未溃，疥癣恶疮	入丸、散服，每次0.1～0.3g。外用适量	果实。孕妇禁用；不宜与牵牛子同用
	商陆	苦，寒；有毒。归肺、脾、肾、大肠经	逐水消肿，通利二便；外用解毒散结	水肿、臌胀；疮痈肿毒	3～9g	根。孕妇禁用
	千金子	辛，温；有毒。归肝、肾、大肠经	泻下逐水，破血消癥；外用疗癣蚀疣	水肿，痰饮，积滞胀满，二便不通，血瘀经闭；外治顽癣，赘疣	多入丸、散服，1～2g	种子。孕妇禁用

思 考 题

1. 试述泻下药的含义、分类、使用注意，以及各类药的性能特点。

2. 大黄入药因加工炮制及用法不同，临床应用时有何区别？

3. 大黄与芒硝，火麻仁与郁李仁在功效、应用上有哪些异同点？

4. 试述大黄与芒硝的配伍意义。

5. 查阅相关文献，简述大黄、芒硝的主要药理作用。

进一步阅读文献

何元松, 李焙仪, 孟保华, 2022. 大黄的研究现状. 成都大学学报 (自然科学版), 41(2): 113～118

马丽, 孟宪华, 杨军丽, 2022. 甘遂化学成分、药理活性和临床应用研究进展. 天然产物研究与开发, 34(4): 699～712

袁盼盼, 袁玲, 袁代昌, 等, 2022. 芦荟的本草源流考释. 亚太传统医药, 18(4): 207～212

张汉文, 张文君, 张国锋, 等, 2022. 基于中药配伍的火麻仁药理作用研究进展. 中国医院药学杂志, 42(6): 659～664

（常惟智）

第九章　祛风湿药

学习目标

1. 掌握祛风湿药的含义、作用、适应范围、配伍方法、分类、使用注意，以及各类药的性能特点。

2. 掌握药物：独活、蕲蛇、木瓜、秦艽、防己、桑寄生；熟悉药物：威灵仙、川乌、五加皮、桑枝；了解药物：乌梢蛇、伸筋草、海风藤、徐长卿、穿山龙、雷公藤、豨莶草、络石藤、丝瓜络、臭梧桐、狗脊、千年健。

3. 掌握独活与羌活功用的主要异同点；熟悉独活与羌活，独活与桑寄生的配伍意义。

凡以祛风湿为主要作用，治疗风湿痹证的药物，称为祛风湿药。

本类药物味多辛苦，具有祛风除湿之功，用治风湿痹证之肢体疼痛、酸楚、重着、麻木、关节屈伸不利等。部分药物兼有舒筋活络、止痛或补肝肾、强筋骨等作用，又可用治筋脉拘挛、麻痹不仁、半身不遂、肝肾不足之腰膝酸软等症。

根据祛风湿药药性或功效主治的不同特点，分为祛风湿散寒药、祛风湿清热药及祛风湿强筋骨药三类。

应用本类药物时，应根据痹证的类型、邪犯部位、病程新久及邪正盛衰等不同情况，选择适宜的祛风湿药，并进行相应配伍。若痹证属行痹者，宜选用善能祛风的祛风湿药，佐以活血养营之品；属痛痹者，宜选用散寒止痛力强的祛风湿药，佐以通阳温经之品；属着痹者，宜选用温燥的祛风湿药，佐以健脾渗湿之品；属热痹者，宜选用寒凉的祛风湿药，佐以清热凉血解毒药；风湿日久兼有肝肾不足，筋骨痿软者，宜选用强筋骨的祛风湿药，佐以补肝肾之品。

祛风湿药性多偏燥，易伤阴血，故阴虚血亏者应慎用。

第一节　祛风湿散寒药

祛风湿散寒药味多辛苦，性偏温燥，具有祛风除湿、散寒止痛、舒筋通络之效，主治风寒湿痹。

独活　Dúhuó《神农本草经》
ANGELICAE PUBESCENTIS RADIX

本品为伞形科植物重齿毛当归 *Angelica pubescens* Maxim. f. *biserrata* Shan et Yuan 的干燥根。主产于四川、湖北、安徽等地。生用。

【性能】　辛、苦，微温。归肾、膀胱经。

【功效】　祛风除湿，通痹止痛，解表。

【应用】

1. 风寒湿痹　本品辛散苦燥温通，功善祛风湿，止痹痛，为治风湿痹痛之主药，治风寒湿痹证不论新久，均可应用。因其主入肾经，性善下行，尤以腰膝、足关节疼痛者为宜，常配伍牛膝、桑寄生等，如独活寄生汤。

2. 风寒夹湿表证　本品辛温苦燥，散风寒湿而解表，用治外感风寒夹湿表证，常配伍羌活、防风等，如羌活胜湿汤。

3. 少阴伏风头痛　本品善入肾经而搜伏风，用治风扰肾经，伏而不出之少阴头痛，常与细辛、川芎等配伍。

【用法用量】　煎服，3～10g。外用适量。

【现代研究】 ①化学成分：含挥发油，有甲基苯酚、百里香酚、枞油烯等数十种成分；含香豆素类，有二氢欧山芹醇、异欧前胡素、香柑内酯、花椒毒素、当归醇等；并含当归酸、胡萝卜苷等成分。②药理作用：镇痛、镇静、解痉、抗炎、抗菌，兴奋呼吸，抑制实验性胃溃疡形成，抗肿瘤、抗心律失常、降血压、抑制血小板聚集及血栓形成等。

【功用比较】 羌活与独活，均能祛风散寒，胜湿止痛，解表，治风寒夹湿表证、头痛、风寒湿痹。但羌活性较燥烈，解表力强，善祛在上在表之游风及寒湿之邪，治风寒湿痹在上半身者；独活性较缓和，解表之力较羌活为弱，性善下行，善祛在下在里之伏风及寒湿之邪，治风寒湿痹在下半身者。

【配伍阐释】 羌活与独活常配伍应用。羌活善祛肌表游风及寒湿，治上半身风寒湿痹；独活善散在里之伏风及寒湿，治腰以下风寒湿痹。两药合用，走里达表，可通治风寒湿痹一身尽痛，也可用于风寒夹湿表证。

【应用链接】 腰痹通胶囊、壮骨关节丸、独活寄生丸、舒筋丸、益肾化湿颗粒、狗皮膏、国公酒、舒筋活络酒、祛风止痛片、麝香祛痛搽剂等成药中含独活。

蕲蛇 Qíshé 《雷公炮炙论》
AGKISTRODON

本品为蝰科动物五步蛇 *Agkistrodon acutus* (Güenther) 的干燥体。主产于湖北、江西、浙江等地。剖开蛇腹，除去内脏，洗净，用竹片撑开腹部，盘成圆盘状，干燥后拆除竹片。去头、鳞，切段生用或酒炙用；或去头，以黄酒润透，去鳞、骨，干燥，制成蛇肉用。别名：白花蛇。

【性能】 甘、咸，温；有毒。归肝经。

【功效】 祛风，通络，止痉。

【应用】

1. 风湿顽痹，中风口眼㖞斜，半身不遂 本品具走窜之性，祛风力强，能透骨搜风，为截风要药，又长于通经络。用治风湿顽痹，关节拘挛疼痛，常与防风、独活等其他祛风湿药同用；用治中风半身不遂者，常与天麻、地龙等同用。

2. 麻风，疥癣 本品能外走肌表而祛风止痒。用治麻风、疥癣、瘾疹等皮肤瘙痒，常配伍雄黄、苦参等。

3. 小儿惊风，破伤风 本品入肝，既能祛外风，又能息内风，为治抽搐痉挛常用药。用治小儿急慢惊风、破伤风之抽搐痉挛，多与防风、天麻等同用。

【用法用量】 煎服，3～9g；研末吞服，每次1～1.5g，每日2～3次；或入丸、散、酒剂。

【使用注意】 血虚生风者慎服。

【现代研究】 ①化学成分：含3种毒蛋白，为AaT-Ⅰ、AaT-Ⅱ、AaT-Ⅲ，由18种氨基酸组成；并含脂肪、蛇肉碱、赖氨酸及硬脂酸、棕榈酸、胆甾醇、透明质酸酶、出血毒素等。②药理作用：镇静、催眠、镇痛、扩张血管、降血压，增强免疫功能；蛇毒有抗凝血、抗血栓形成等作用。

【应用链接】 再造丸、人参再造丸、复方夏天无片等成药中含蕲蛇。

附药

金钱白花蛇 本品为眼镜蛇科银环蛇 *Bungarus multicinctus* Blyth 的幼蛇干燥体。性味、归经、功效、应用与蕲蛇相似而力较强，但用量稍轻。煎服，2～5g；研粉吞服，1～1.5g；亦可浸酒服。

木瓜 Mùguā 《名医别录》
CHAENOMELIS FRUCTUS

本品为蔷薇科植物贴梗海棠 *Chaenomeles speciosa* (Sweet) Nakai 的干燥近成熟果实，习称"皱皮木瓜"。主产于安徽、四川、湖北等地。生用。别名：酸木瓜、铁脚梨。

【性能】 酸，温。归肝、脾经。

【功效】 舒筋活络，和胃化湿。

【应用】

1. 风湿痹证 本品味酸入肝，善舒筋活络，且能去湿除痹，为治湿痹和筋脉拘挛之要药。用治筋急项强，不可转侧者，常与乳香、没药同用，如木瓜煎。

2. 脚气浮肿 本品温通，去湿舒筋，为治脚气浮肿常用药，多配吴茱萸、槟榔等。

3. 吐泻转筋 本品温香入脾，能化湿和胃止吐泻；味酸入肝，舒筋活络缓挛急。用治湿阻中焦之腹痛吐泻转筋，常与化湿药同用。

【用法用量】 煎服，6～9g。

【使用注意】 胃酸过多者不宜服用。

【现代研究】 ①化学成分：含苹果酸、酒石酸、枸橼酸等有机酸，皂苷，齐墩果酸，黄酮类和维生素；并含还原糖、蔗糖、过氧化酶、氧化酶、鞣质及果胶等。②药理作用：抑菌、抗炎，对实验性关节炎有明显抑制作用，保肝，降血脂，降血压，增强免疫功能，抗肿瘤等。

【应用链接】 疏风定痛丸、舒筋丸、祛风舒筋丸、洁白丸、平肝舒络丸、国公酒、舒筋活络酒、风湿骨痛片、中风回春片、风湿骨痛胶囊、风痛安胶囊、养血生发胶囊等成药中含木瓜。

知识窗

安徽宣城产者称"宣木瓜"，质量较好。主产于山东、江苏等地的同属植物榠楂的果实习称"光皮木瓜"，功效与皱皮木瓜相同，在华东、西南等地使用。此外，毛叶木瓜、西藏木瓜功效与皱皮木瓜近似，在某些地区也作木瓜使用。番木瓜原产于东南亚，明朝传入我国东南地区，因外形与中国木瓜相似，故名"番木瓜"，作食用和药用，功效与木瓜不完全相同，主治胃痛、痢疾、二便不畅、风痹等。

案例 2-9-1

患者，男，41岁。双侧膝关节疼痛剧烈，得热痛减，痛处固定，日轻夜重，关节屈伸不利，痛处不红不热，双脚欠温。舌苔白，脉弦紧。

问题： 患者所患为何种痹证？如何进行治疗？

川乌 Chuānwū 《神农本草经》
ACONITI RADIX

本品为毛茛科植物乌头 *Aconitum carmichaelii* Debx. 的干燥母根。主产于四川、云南、陕西等地。生用或制用。

【性能】 辛、苦，热；生川乌有大毒，制川乌有毒。归心、肝、肾、脾经。

【功效】 祛风除湿，温经止痛。

【应用】

1. 风寒湿痹 本品辛热苦燥，善于祛风除湿、温经散寒，有明显的止痛作用。常用治风寒湿痹证，尤宜于寒邪偏盛者，常与草乌、独活等配用。

2. 心腹冷痛，寒疝疼痛 本品散寒止痛力强，用治阴寒内盛所致的多种疼痛。若治心腹冷痛，可配干姜、赤石脂等；寒疝腹痛者，可配吴茱萸、小茴香等。

3. 跌打损伤，麻醉止痛 本品止痛作用强。用治跌打损伤，骨折瘀肿疼痛。古方以本品为麻醉止痛药，多用生品与生草乌等配伍。

【用法用量】 制川乌煎服，1.5～3g，宜先煎、久煎；生品宜外用，适量。

【使用注意】 ①孕妇忌用；②本品不宜与半夏、川贝母、浙贝母、瓜蒌、天花粉、白及、白蔹同用；③本品不宜久服；④生品内服宜慎。

【现代研究】 ①化学成分：含多种生物碱，如乌头碱、次乌头碱、中乌头碱、异乌头碱等。

生川乌中双酯型生物碱（如乌头碱、次乌头碱、中乌头碱有强烈毒性）含量较高。②药理作用：抗炎、镇痛，降低正常血糖，局部麻醉作用，抗肿瘤，强心、升高血压，小剂量使心跳减慢，大剂量可引起心律不齐甚至心室颤动等。

【应用链接】 小活络丸、风湿骨痛胶囊、狗皮膏、万灵五香膏、祛风舒筋丸、追风透骨丸、骨刺丸、风湿骨痛片、风寒双离拐片、骨刺消痛片等成药中含川乌。

附药

草乌 本品为毛茛科植物北乌头 *Aconitum kusnezoffii* Reichb. 的干燥块根。性味辛、苦，热；有大毒。归心、肝、肾、脾经。功效为祛风除湿，温经止痛。用治风寒湿痹，关节疼痛，心腹冷痛，寒疝作痛及麻醉止痛等。用法用量及使用注意同川乌。

在明代以前诸家本草统称川乌、草乌为乌头，自《本草纲目》始分川乌、草乌。川乌主产于四川，均系栽培。草乌全国各地均有生产，为野生。两种乌头古今常配伍使用。但因生草乌毒性较大，其攻坚止痛之力胜于生川乌，而祛风散寒则以生川乌为强。

> **知识窗**
>
> 乌头服用不当可引起中毒，其症状为口舌、四肢及全身麻木，流涎，恶心，呕吐，腹泻，头昏，甚至呼吸困难，手足搐搦，神志不清，心律失常等。中毒严重者，可死于循环、呼吸衰竭及严重心律失常。一般中毒救治为早期应催吐、导泻，或高位灌肠，并补液和注射阿托品；重症者，加大阿托品剂量和缩短其间隔时间，或同时煎服金银花、甘草、绿豆、生姜、黑豆等；轻度中毒者，可用蜂蜜适量，以凉开水冲服。

威灵仙 Wēilíngxiān《新修本草》
CLEMATIDIS RADIX ET RHIZOMA

本品为毛茛科植物威灵仙 *Clematis chinensis* Osbeck.、棉团铁线莲 *Clematis hexapetala* pall. 或东北铁线莲 *Clematis manshurica* Rupr. 的干燥根及根茎。前一种主产于江苏、安徽、浙江等地，应用较广；后两者主产于东北、华北等地。生用。

【性能】 辛、咸，温。归膀胱经。

【功效】 祛风湿，通经络，止痛，消骨鲠。

【应用】

1. 风湿痹证 本品辛温性猛，走而不守，通行十二经，祛风除湿，通络止痛，为治风湿痹痛之要药。尤宜于风邪偏盛，拘挛掣痛者，可单用为末服，也可配伍应用。

2. 疼痛 本品有一定止痛作用，可用治头风痛、牙痛、胃脘痛及外伤疼痛等。

此外，本品味咸，能软坚而消骨鲠，用治骨鲠咽喉，可单用或与砂糖、醋煎后慢慢咽下。

【用法用量】 煎服，6～10g。

【使用注意】 本品辛散走窜，气血虚弱者慎服。

【现代研究】 ①化学成分：含白头翁内酯、原白头翁素、甾醇、糖类、皂苷、酚类等。②药理作用：镇痛，抗菌，降血压，降血糖，抗疟，利胆，抗利尿，松弛咽及食管平滑肌等。

【应用链接】 再造丸、木瓜丸、颈痛颗粒、颈复康颗粒、舒筋通络颗粒、壮骨伸筋胶囊、湿热痹胶囊、祛风止痛片、祛风舒筋丸等成药中含威灵仙。

> **案例 2-9-1 分析讨论**
>
> 患者关节疼痛剧烈，得热痛减，属中医的痛痹（寒痹）。治疗应温经散寒，逐痹止痛。处方：制川乌、制附子、麻黄、独活、细辛、桂枝、当归、白芍等。川乌散寒止痛力强，方中制川乌、制附子祛风除湿，散寒止痛，治疗痛痹常相须为用。独活善散在里之风寒湿邪，治腰以下风寒湿痹；麻黄、细辛、桂枝善散在表之风寒。

第二节 祛风湿清热药

祛风湿清热药的药性偏寒，味多辛、苦。辛可祛风，苦寒可除热燥湿，具有祛风湿除热之效，主治风湿热痹，关节红肿热痛之证。本类药大多兼有清热除湿或清热解毒的功效，可用于湿热证及热毒证。

案例 2-9-2

患者，男，38 岁。因右膝关节肿痛灼热 1 月余而就诊。症见拄杖跛行，口渴不喜饮，小便短少，舌苔白厚微黄而腻，脉浮数。医生开以秦艽为主的处方，配伍桂枝、赤芍、知母、防风、防己等药物。治疗 5 日后右膝关节热痛基本解除，肿胀减轻，步行前来复诊，再守方治疗 5 日后诸症消除。

问题： 1. 患者所患为何种病证？
　　　2. 医生处方为何以秦艽为主药？

秦艽　Qínjiāo 《神农本草经》
GENTIANAE MACROPHYLLAE RADIX

本品为龙胆科植物秦艽 *Gentiana macrophylla* Pall.、麻花秦艽 *Gentiana straminea* Maxim.、粗茎秦艽 *Gentiana crassicaulis* Duthie ex Burk. 或小秦艽 *Gentiana dahurica* Fisch. 的干燥根。前三种按性状不同分别习称"秦艽""麻花艽"，后一种习称"小秦艽"。主产于陕西、甘肃、内蒙古等地。生用。别名：大艽。

【性能】　辛、苦，平。归胃、肝、胆经。

【功效】　祛风湿，清湿热，舒筋络，止痹痛，退虚热。

【应用】

1. 风湿痹证　本品苦辛微寒，既祛风湿，又善除湿热，尤宜于湿热痹证。因本品辛苦而不燥烈，为风药中之润剂，且通经络、止痹痛之力较佳，故风湿痹痛，筋脉拘挛，骨节酸痛，不论新久寒热者皆常选用。用治湿热痹证之关节红肿热痛者，多与防己、忍冬藤等药同用。

2. 中风半身不遂　本品既能祛风邪，又能舒筋络。用治中风半身不遂，口眼㖞斜，四肢拘急，舌强不语等，单用大量水煎服，或随症配伍应用。

3. 阴虚内热证　本品退虚热，为治虚热要药，用治阴虚内热，骨蒸潮热者。

4. 湿热黄疸，疮肿，湿疹　本品清肝胆湿热而退黄。用治黄疸、疮肿、湿疹等湿热证。

【用法用量】　煎服，3～10g。

【现代研究】　①化学成分：含秦艽碱甲、秦艽碱乙、秦艽碱丙、龙胆苦苷、当药苦苷、龙胆碱、秦艽苷、甾醇苷、糖类及挥发油等。②药理作用：抗炎、抗菌、抗病毒，镇静、镇痛，解热，抗过敏，降低血压，抗疟，保肝、利胆等。

【应用链接】　追风透骨丸、骨刺丸、独活寄生丸、疏风活络丸、祛风舒筋丸、痛风定片、骨刺消痛片、颈复康颗粒等制剂中含秦艽。

防己　Fángjǐ 《神农本草经》
STEPHANIAE TETRANDRAE RADIX

本品为防己科植物粉防己 *Stephania tetrandra* S.Moore. 的干燥根，习称"汉防己"。主产于浙江、安徽、江西等地。生用。

【性能】　苦，寒。归膀胱、肺经。

【功效】　祛风止痛，利水消肿。

【应用】

1. 风湿痹证 本品辛能行散，苦寒降泄，既能祛风除湿止痛，又能清热，尤宜于湿热痹证。用治风湿痹证湿热偏盛，肢体酸重，关节红肿疼痛，以及湿热身痛者，多与秦艽、薏苡仁等药同用。

2. 水肿脚气，小便不利 本品苦寒降利，能清热利水，善走下行，尤宜于下焦湿热壅盛所致的下肢水肿，小便不利者，多与清热利尿药配伍。

3. 湿疹疮毒 本品苦能燥湿，寒能清热，可与金银花、苦参等配伍治疗湿疹疮毒。

此外，本品有降血压作用，可用于高血压。

【用法用量】 煎服，5～10g。

【使用注意】 本品苦寒易伤脾胃，脾胃虚寒、阴虚体弱者慎用。

【现代研究】 ①化学成分：含粉防己甲素、粉防己乙素、粉防己丙素、粉防己丁素、粉防己碱、防己诺林碱、轮环藤酚碱等生物碱类成分，以及黄酮苷、挥发油、酚类、有机酸等。②药理作用：抗炎、抗菌、抗阿米巴原虫，镇痛，抗过敏，免疫抑制，抗心律失常、降血压、抑制血小板聚集、保护心肌等。

【应用链接】 骨仙片、湿热痹胶囊、风痛安胶囊等成药中含防己。

知识拓展

马兜铃科植物广防己 *Aristolochia fangji* Y. C. Wu ex L. D. Chow et S. M. Hwang 的根称为"广防己"或"木防己"，以前同本品"汉防己"均称为"防己"，且常混用，并有"木防己长于祛风止痛，汉防己长于利水消肿"之论。但由于广防己含有马兜铃酸，具有肾毒性，为保证用药安全，国家在 2004 年发布文件，停用"广防己"用药标准，以"粉防己"代之。

桑枝　Sāngzhī《本草图经》
MORI RAMULUS

本品为桑科植物桑 *Morus alba* L. 的干燥嫩枝。全国大部分地区均产，主产于江苏、河南、山东等地。生用，或炒黄用。

【性能】 微苦，平。归肝经。

【功效】 祛风湿，利关节。

【应用】 **风湿痹痛** 本品祛风湿，通经络，利关节，痹证无论寒热证均可配伍应用，尤适用于上肢风湿热痹，肩臂、关节酸痛麻木者。

此外，本品尚能利水消肿，治疗水肿。

【用法用量】 煎服，9～15g。

【现代研究】 ①化学成分：含鞣质、蔗糖、果糖、水苏糖、葡萄糖、麦芽糖、棉子糖、阿拉伯糖、木糖等。水提物中有 4 个多羟基生物碱及 2 个氨基酸（γ-氨基丁酸和 *L*-天门冬氨酸）。②药理作用：抗炎，提高淋巴细胞转化率，增强免疫等。

【应用链接】 湿热痹胶囊、儿康宁糖浆等成药中含桑枝。

案例 2-9-2 分析讨论

患者所患为湿热之邪郁于关节之热痹，故关节肿痛灼热，口渴不喜饮、舌苔白厚微黄而腻为湿热所致。秦艽药性苦辛微寒，既善除湿热，又祛风湿、通经络、止痹痛，是治疗湿热痹证之要药。所以，本案例以秦艽为主药，配伍以祛风除湿清热的药物而能取效。

第三节　祛风湿强筋骨药

祛风湿强筋骨药的性味多为甘苦温，主归肝、肾二经，既能祛风湿，又可补肝肾，强筋骨，主治风湿寒痹日久未愈，肝肾不足，痹痛不止者，还可用于肾虚筋骨不健者。

案例 2-9-3

患者，男，52岁。左侧腰腿疼痛，用力咳嗽、打喷嚏时腰痛伴左下肢疼痛加剧，行走乏力，脊柱侧弯，磁共振检查诊断为腰椎间盘突出症。患者恐惧手术，一直要求保守治疗。

问题：给予患者哪些中药进行治疗比较适合？

桑寄生　Sāngjìshēng《神农本草经》
TAXILLI HERBA

本品为桑寄生科植物桑寄生 *Taxillus chinensis* (DC.) Danser 的干燥带叶茎枝。主产于广东、广西、云南等地。生用。别名：寄生、飞来树。

【性能】　苦、甘，平。归肝、肾经。

【功效】　祛风湿，补肝肾，强筋骨，安胎元。

【应用】

1. 风湿痹痛，腰膝酸软，筋骨无力　本品苦燥甘补，既祛风湿，又长于补肝肾，强筋骨。用治风寒湿痹日久不愈，损及肝肾而腰膝酸软，筋骨无力者，多与独活、牛膝等同用，如独活寄生汤。

2. 妊娠漏血，胎动不安，崩漏经多　本品能补肝肾，固冲任，安胎。用治肝肾亏虚，妊娠下血，胎动不安，月经过多，崩漏者，常与杜仲、续断等同用。

【用法用量】　煎服，9～15g。

【现代研究】　①化学成分：含槲皮素、萹蓄苷、磷脂、α-儿茶素、槲皮苷、金丝桃苷等。②药理作用：抗菌、抗病毒，抗氧化，降低血压、扩张冠状动脉、增加冠状动脉血流量、减慢心率，利尿等。

【配伍阐释】　独活与桑寄生常配伍应用。独活辛苦微温，善治伏风，除久痹，且性善下行，以祛下焦与筋骨间的风寒湿邪；桑寄生苦燥甘补，既祛风湿，且长于补肝肾、强筋骨，善治风寒湿痹日久不愈，损及肝肾而腰膝酸软，筋骨无力者。两者相伍，则可以祛风除湿，养血和营，活络通痹，用治风寒湿痹证日久、肝肾亏虚之腰膝疼痛、痿软，肢节屈伸不利，或麻木不仁等病证。

【应用链接】　疏风活络丸、壮骨关节丸、养血荣筋丸、再造丸、调经促孕丸、丹益片、丹膝颗粒、舒筋活络酒等成药中含桑寄生。

知识窗

寄生因所寄生的植物不同，其性能和功用有差异。桑寄生主要寄生于桑科、茶科等乔木上；槲寄生主要寄生于榆、桦、枫等乔木上。两者均能祛风湿，补肝肾。但桑寄生更长于强筋骨、固冲任，胎漏、崩漏下血及高血压多用。马桑树上寄生的桑寄生有毒，含有神经毒马桑内酯等，使用宜慎，且不能作桑寄生入药。

五加皮　Wǔjiāpí《神农本草经》
ACANTHOPANACIS CORTEX

本品为五加科植物细柱五加 *Acanthopanax gracilistylus* W.W.Smith 的干燥根皮。主产于湖北、河南、安徽等地。生用。

【性能】　辛、苦，温。归肝、肾经。

【功效】　祛风除湿，补益肝肾，强筋壮骨，利水消肿。

【应用】

1. 风湿痹证 本品性偏温燥，又能强健筋骨，为强壮性祛风湿药。尤宜于痹证日久，正气受损而筋骨软弱，腰膝无力者，可单用浸酒服，也可与祛风湿药及补肝肾药同用。

2. 肝肾不足，筋骨痿弱 本品有温补之效，能补肝肾，强筋骨。用治肝肾不足之腰膝软弱，筋骨不健及小儿行迟，囟门不合者，多与熟地黄、牛膝等补肝肾、益精血之药同用。

3. 水肿 本品能温肾而除湿利水。用治水肿，小便不利，每与茯苓皮、大腹皮等配伍。

【用法用量】 煎服，5～10g；或酒浸，入丸、散服。

【现代研究】 ①化学成分：含丁香苷、刺五加苷 B$_1$、右旋芝麻素，左旋对映贝壳松烯酸、β-谷甾醇、β-谷甾醇葡萄糖苷、硬脂酸、棕榈酸、亚麻酸、维生素 A、维生素 B$_1$、挥发油等。②药理作用：抗炎、镇痛、镇静、抗心律失常、降血脂、降血糖、增强学习记忆、抗疲劳、抗应激、免疫抑制、抗溃疡、抗肿瘤、雄性激素样作用等。

【应用链接】 国公酒、复方夏天无片、消肿止痛酊等成药中含五加皮。

知识窗

历代作"五加皮"使用的尚有同属植物无梗五加、糙叶五加及刺五加等植物。现代研究发现刺五加补虚作用较佳，具有良好的"适应原样"作用，能增强机体的非特异性抵抗力；能调节疾病的病理过程，使其趋于正常化；能改善大脑皮质的兴奋与抑制过程，提高脑力劳动效能。现单独以"刺五加"为名入药，为益气健脾、补肾安神之品。

案例 2-9-3 分析讨论

患者腰痛已有年余，痹证迁延日久不愈，导致了肝肾虚弱，出现了行走无力。治疗上应祛风湿、补肝肾、通络止痛。处方：独活、桑寄生、牛膝、杜仲、威灵仙、川芎、当归、白芍、秦艽、全蝎、蜈蚣等药。桑寄生既祛风湿又补肝肾、强筋骨。独活善治伏风，散寒湿，除久痹，治腰以下风寒湿痹，桑寄生配独活，是治疗风寒湿痹日久、肝肾亏虚之腰膝疼痛的常用配伍，再伍以威灵仙、川芎、当归、白芍、秦艽等药可增强祛风除湿、养血和营、活络通痹的功效，配伍牛膝、杜仲则可以增强补肝肾、强筋骨之力。本案例属"顽痹"范畴，故佐以全蝎、蜈蚣等虫类药通络止痛。

其他祛风湿药见表 2-9-1。

表 2-9-1 其他祛风湿药简表

分类	药名	性味归经	功效	主治	用量/煎服	入药/注意
	乌梢蛇	甘，平。归肝经	祛风，通络，止痉	风湿顽痹，中风口眼㖞斜，半身不遂，抽搐痉挛，破伤风；麻风，疥癣	6～12g；研末，每次2～3g	去内脏、头及鳞片的干燥蛇体。血虚生风者慎服
	伸筋草	微苦、辛，温。归肝、脾、肾经	祛风除湿，舒筋活络	风寒湿痹，关节酸痛，屈伸不利，跌仆损伤	3～12g。外用适量	全草。孕妇及月经过多者慎用
祛风湿散寒药	海风藤	辛、苦，微温。归肝经	祛风湿，通经络，止痹痛	风寒湿痹，肢节疼痛，筋脉拘挛，屈伸不利	6～12g	藤茎
	徐长卿	辛，温。归肝、胃经	祛风除湿，止痛，止痒	风湿痹痛，胃痛胀满，牙痛，腰痛，痛经，跌仆伤痛，风疹、湿疹	3～12g，后下。外用适量	根及根茎。不宜久煎
	穿山龙	甘、苦，温。归肝、肾、肺经	祛风除湿，舒筋通络，活血止痛，止咳平喘	风湿痹证，关节肿胀，疼痛麻木，跌仆损伤，闪腰岔气，咳嗽气喘	9～15g	根茎

分类	药名	性味归经	功效	主治	用量/煎服	入药/注意
祛风湿清热药	雷公藤	苦、辛，寒；有大毒。归肝、肾经	祛风除湿，活血通络，消肿止痛，杀虫解毒	风湿痹痛，麻风，顽癣，疥疮，湿疹，疔疮肿毒	内服宜慎，1～5g。外用适量	全株。孕妇、体弱者忌用
	豨莶草	辛、苦，寒。归肝、肾经	祛风湿，利关节，解毒	风湿痹证，筋骨无力，腰膝酸软，四肢麻痹，半身不遂，风疹湿疮	9～12g。外用适量	地上部分
	络石藤	苦，微寒。归心、肝、肾经	祛风通络，凉血消肿	风湿热痹，筋脉拘挛，腰膝酸痛，喉痹，痈肿，跌仆损伤	6～12g	带叶藤茎
	丝瓜络	甘，平。归肺、胃、肝经	祛风，通络，活血，下乳	痹痛拘挛，胸胁胀痛，乳汁不通，乳痈肿痛	5～12g。外用适量	成熟果实的维管束
	臭梧桐	辛、苦、甘，凉。归肝经	祛风湿，通经络，平肝	风湿痹证，风疹湿疮，肝阳上亢，头痛眩晕	5～15g；研末服，每次3g	嫩枝和叶
祛风湿强筋骨药	狗脊	苦、甘，温。归肝、肾经	祛风湿，补肝肾，强腰膝	风湿痹痛，腰膝酸软，下肢无力	6～12g	根茎
	千年健	苦、辛，温。归肝、肾经	祛风湿，强筋骨	风寒湿痹，腰膝冷痛，拘挛麻木，筋骨痿软	5～10g；或酒浸服	根茎

思 考 题

1. 试述祛风湿药的分类、功效、应用及用法。
2. 试比较独活、羌活在性能、功效及应用方面的异同点。
3. 蕲蛇、川乌的功效、主治病证是什么？使用注意有哪些？
4. 查阅相关文献，简述防己、秦艽、五加皮的主要药理作用。

进一步阅读文献

刘欢欢, 刘史佳, 汪悦, 等, 2022. 秦艽地黄通痹汤治疗类风湿关节炎活动期湿热蕴毒证患者血清代谢组学研究. 中医杂志, 63(3): 245～250

魏圣青, 戴燚, 谢添, 等, 2022. 蠲痹汤合独活寄生汤治疗风湿痹阻型腰椎间盘突出症的疗效观察. 颈腰痛杂志, 43(3): 393～397

叶协滔, 钟凌云, 杨明, 等, 2021. 不同炮制方法对川乌抗痛风性关节炎及心脏毒性作用的影响. 中国实验方剂学杂志, 27(18): 121～127

（周志昆）

第十章 化 湿 药

学习目标

1. 熟悉化湿药的含义、作用、适应范围、配伍方法、使用注意。
2. 掌握药物：广藿香、苍术、厚朴；熟悉药物：砂仁、豆蔻；了解药物：佩兰、草豆蔻、草果。
3. 掌握苍术与厚朴，砂仁与豆蔻功效应用的主要异同点；熟悉苍术与厚朴、陈皮的配伍意义。

凡以化湿运脾为主要功效，常用以治疗湿浊中阻证的药物，称为化湿药。本类药品多具有芳香气味，又称芳香化湿药。

本类药物多辛香温燥，主入脾、胃经，能促进脾胃运化，消除湿浊，前人谓之"醒脾""醒脾化湿"等。同时，其辛能行气，香能通气，能行中焦之气机，以解除因湿浊引起的脾胃气滞之病机。化湿药主要适用于湿浊内阻，脾为湿困，运化失常所致的脘腹痞满、呕吐泛酸、大便溏薄、食少体倦、口甘多涎、舌苔白腻等症。此外，部分药物尚有芳香解暑之功，也可用于暑湿、湿温等证。

使用化湿药时应根据不同的湿证及兼证进行适当的配伍应用。湿证有寒湿和湿热之分。如湿阻而偏于寒湿，脘腹冷痛者，当配温里药；若湿阻偏于湿热者，当配清热燥湿药；又湿性黏滞，易阻遏气机，行气有助于化湿，故湿阻气滞，脘腹胀满痞闷者，常配伍行气药；脾弱则生湿，若脾虚湿阻，脘痞纳呆，神疲乏力，常配伍补气健脾药；如用于湿温、湿热、暑湿者，常与清热燥湿、解暑、利湿之品同用。

化湿药气味芳香，多含挥发油，一般用作丸、散剂服用疗效较好，如入汤剂不宜久煎，部分药物宜后下，以免其挥发性的有效成分逸失而药效降低。本类药物多属辛温香燥之品，易于耗气伤阴，故阴虚血燥及气虚者应慎用。

案例 2-10-1

2022 年入夏以来，我国多地持续高温，不少地方甚至突破 40℃，"热射病"一时间占据新闻热搜榜前列。小齐从媒体上了解到热射病是由于暴露在高温高湿环境中身体调节功能失衡，产热大于散热，导致核心温度迅速升高，超过 40℃，伴有皮肤灼热、意识障碍及多器官功能障碍的严重致命性疾病，是中暑最严重的类型。他不由联想到广藿香具有解暑作用，便暗自思忖：酷暑难当，何不喝上藿香正气水呢？

问题：藿香正气水能否用于预防中暑，甚至热射病呢？

广藿香 Guǎnghuòxiāng 《名医别录》
POGOSTEMONIS HERBA

本品为唇形科植物广藿香 *Pogostemon cablin* (Blanco) Benth. 的干燥地上部分。主产于广东、海南等地。生用或鲜用。

【性能】 辛，微温。归脾、胃、肺经。

【功效】 芳香化浊，和中止呕，发表解暑。

【应用】

1. 湿阻中焦，脘腹痞闷 本品气味芳香性微温，辛香行散，能化湿浊，为芳香化湿浊之要药。用治湿阻中焦气滞，脾失健运所致的脘腹痞闷、食少作呕、神疲体倦等症，常与苍术、厚朴等同用。

2. 呕吐 本品既能化湿，又能和中止呕。对脾胃湿浊所致之呕吐最为适宜，常与半夏配伍。对其他呕吐，亦可随症配伍治疗。

3. 暑湿表证，湿温初起　本品温而不燥，既能芳香化湿，又兼发表解暑。用治暑月外感风寒、内伤生冷之恶寒发热、头痛腹痛、呕恶吐泻者，常配紫苏、厚朴等，如藿香正气散；亦可用治湿温初起。

【用法用量】　煎服，3～10g；鲜品加倍。

【现代研究】　①化学成分：全草含挥发油，油中主要成分为百秋李醇，占52%～57%。主要抗真菌成分为广藿香酮。从广藿香油中分离出两种生物碱：广藿香吡啶碱及表瓜亚吡啶碱。②药理作用：抗病原微生物，调节胃肠功能、止吐，镇痛，抑制子宫收缩等。

【应用链接】　藿香正气滴丸、藿胆丸、加味藿香正气软胶囊、再造丸、小儿感冒颗粒、柴连口服液、抗病毒口服液、香砂养胃丸等成药中含广藿香。

苍术　Cāngzhú《神农本草经》
ATRACTYLODIS RHIZOMA

本品为菊科植物茅苍术 Atractylodes lancea (Thunb.) DC. 或北苍术 Atractylodes chinensis (DC.) Koidz. 的干燥根茎。前者主产于江苏、湖北、河南等地，以产于江苏茅山一带者质量最好，故名茅苍术。后者主产于内蒙古、山西、辽宁等地。生用或麸炒用。

【性能】　辛、苦，温。归脾、胃、肝经。

【功效】　燥湿健脾，祛风散寒，明目。

【应用】

1. 湿阻中焦　本品芳香性温苦燥入脾胃经，善燥脾湿，又健脾运。用治湿阻中焦，脾失健运之脘腹胀闷、呕恶食少、吐泻乏力及舌苔白腻等症最为适宜，常与厚朴、陈皮等行气、燥湿药配伍，如平胃散。

2. 风湿痹痛　本品辛散苦燥，长于祛湿，治痹证以寒湿偏盛者为宜。常配伍羌活、独活等；经配伍亦可用治湿热痹痛等证。

3. 外感表证夹湿　本品长于胜湿，又能发汗解表，用治风寒表证夹湿者最为适宜，适当配伍亦可用治风热表证夹湿者。

此外，本品尚有明目作用，单用或与羊肝、猪肝蒸煮同食治疗夜盲症及眼目昏涩（如角膜软化症）。

【用法用量】　煎服，3～9g。

【现代研究】　①化学成分：北苍术含挥发油3%～5%，油中主要成分为苍术素、茅术醇、β-桉油醇、苍术醇。另含苍术酮、α-没药醇、苍术定醇、乙酰苍术定醇等。此外，还含阿拉伯糖、半乳糖、葡萄糖、蔗糖、棉籽糖等糖类，汉黄芩素，柠檬苦素，2-呋喃甲酸。②药理作用：抗实验性胃溃疡及胃炎、调节胃肠运动，保肝，抗菌、抗炎、抗病毒，降血糖，抗缺氧，抗心律失常，抗肿瘤等。

【配伍阐释】　苍术常与厚朴、陈皮配伍应用，苍术与厚朴均辛散温燥，具有燥湿之功，苍术兼能健脾，厚朴兼能行气除胀满，两药合用可增强燥湿健脾之功。因湿性黏滞，湿阻每可气滞，行气有助于化湿，故湿阻气滞，脘腹胀满痞闷者，常配伍行气药，陈皮苦温而燥，行气止痛，健脾和中，适宜于寒湿中阻的脾胃气滞证，三药配伍应用以增强疗效。

【应用链接】　九味羌活丸、保济丸、祛风舒筋丸、国公酒、冯了性风湿跌打药酒、乌蛇止痒丸、前列舒丸等成药中含苍术。

厚朴　Hòupò《神农本草经》
MAGNOLIAE OFFICINALIS CORTEX

本品为木兰科植物厚朴 Magnolia officinalis Rehd.et Wils. 或凹叶厚朴 Magnolia officinalis Rehd. et Wils.var.biloba Rehd. et Wils. 的干燥干皮、根皮及枝皮。主产于四川、湖北、浙江等地。生用或姜汁炙用。别名：川朴。

【性能】 苦、辛，温。归脾、胃、肺、大肠经。

【功效】 燥湿消痰，下气除满。

【应用】

1. 湿阻中焦 本品苦燥辛散，功善燥湿，又能下气除胀满，为消除胀满之要药。用治湿阻中焦、脾胃气滞之脘腹痞满、不思饮食、呕恶便溏等症，常与苍术、陈皮等同用，如平胃散。

2. 胃肠积滞 本品能下气宽中，消积导滞，为治食滞胀满所常用。用治肠胃积滞之大便秘结者，常与枳实、大黄等同用；配大黄、芒硝、枳实，以治热结便秘者，如大承气汤。

3. 痰饮喘咳 本品既能燥湿化痰，又能下气平喘。用治痰湿阻肺，胸闷喘咳痰多者，常配伍苏子、杏仁等降气化痰平喘药。

【用法用量】 煎服，3～10g。

【使用注意】 本品辛苦温燥，易耗气伤津，气虚津亏者及孕妇慎用。

【现代研究】 ①化学成分：含挥发油约0.3%。油中主要含α-桉油醇、β-桉油醇，另含厚朴酚、三羟基厚朴酚、去氢三羟基厚朴酚、三羟基厚朴醛、木兰箭毒碱、氧化黄心树宁碱及鞣质。②药理作用：调整胃肠运动功能、抗溃疡，保肝，抗菌、抗病毒、抗炎，镇痛，抑制中枢神经，抑制血小板聚集，保护心肌，对脑缺血和缺血再灌注损伤有保护作用等。

【功用比较】 苍术与厚朴均为化湿药，两者均辛苦温燥，具有燥湿之功，常相须为用，治疗湿阻中焦之证。但苍术燥湿力强，又健脾运，以湿阻中焦脾失健运者为宜；又兼祛风湿及解表、明目作用，用治风湿痹证及风寒表证夹湿、夜盲等。厚朴燥湿之力不及苍术，但善行脾胃之气而消除胀满，用治胃肠积滞、脘腹胀满、便秘等；又能下气消痰，用治痰饮喘咳。

【应用链接】 柴胡舒肝丸、保济丸、藿香正气软胶囊、舒肝丸、麻仁丸、香砂养胃丸等成药中含厚朴。

砂仁 Shārén 《药性论》
AMOMI FRUCTUS

本品为姜科植物阳春砂 *Amomum villosum* Lour.、绿壳砂 *Amomum villosum* Lour.var. *xanthioides* T. L. Wu et Senjen 或海南砂 *Amomum longiligulare* T. L. Wu 的干燥成熟果实。阳春砂主产于广东、广西、云南、海南等地。生用，用时打碎。

【性能】 辛，温。归脾、胃、肾经。

【功效】 化湿开胃，温脾止泻，理气安胎。

【应用】

1. 湿阻中焦，脾胃气滞 本品辛散温通，善化湿醒脾，行气温中，为醒脾和胃之良药。用治脾胃湿阻气滞之脘腹胀痛、不思饮食等脾胃不和诸证，寒湿气滞者尤宜，常配厚朴、陈皮等。

2. 脾胃虚寒，呕吐泄泻 本品能温中止呕，温脾止泻。治脾胃虚寒之呕吐、泄泻，可单用或研末吞服，或配干姜、附子、炒白术等。

3. 妊娠恶阻，胎动不安 本品能行气和中而止呕、安胎。用治妊娠呕吐，可单用研末服；配人参、白术、熟地黄等，可治气血不足，胎动不安，如泰山磐石散。

【用法用量】 煎服，3～6g，后下。

【使用注意】 阴虚有热者慎用。

【现代研究】 ①化学成分：阳春砂种子含挥发油，油中主要成分为乙酸龙脑酯、芳樟醇、橙花叔醇、龙脑、樟脑、柠檬烯等；又含皂苷及锌、铁、锰、酮等。绿壳砂（缩砂）种子挥发油的主要成分与阳春砂相似，另含豆蔻苷。②药理作用：抗溃疡、抑制胃酸分泌，增进胃肠运动，利胆，镇痛、抗炎，抑制血小板聚集，抗氧化，调节免疫功能等。

【应用链接】 沉香化气丸、舒肝丸、香砂养胃丸、十香止痛丸、抱龙丸、香苏正胃丸、香附丸、香砂六君丸、香砂枳术丸等成药中含砂仁。

豆蔻 Dòukòu《开宝本草》
AMOMI FRUCTUS ROTUNDUS

本品为姜科植物白豆蔻 *Amomum kravanh* Pierre ex Gagnep. 或爪哇白豆蔻 *Amomum compactum* Soland ex Maton 的干燥成熟果实。按产地不同分为"原豆蔻"和"印尼豆蔻"。前者主产于泰国、柬埔寨；后者主产于爪哇岛；我国云南、广东、广西等地亦有栽培。生用，用时捣碎。别名：白豆蔻、多骨、白蔻、白叩。

【性能】 辛，温。归肺、脾、胃经。

【功效】 化湿行气，温中止呕，开胃消食。

【应用】

1. 湿阻中焦，脾胃气滞，湿温胸闷 本品辛温芳香，功善化湿行气温中。用治湿滞中焦及脾胃气滞所致的脘腹胀满、不思饮食等症，常与厚朴、陈皮等同用。本品辛散入肺而宣化湿邪，常配伍薏苡仁、杏仁，用治湿温初起，胸闷不饥证，如三仁汤。

2. 寒湿呕吐 本品能行气宽中，温中止呕。以胃寒湿阻气滞之呕吐最为适宜。可单用或与广藿香、半夏等同用，如白豆蔻汤。

3. 食积不消 本品芳香醒脾，开胃进食。配伍葛花、茯苓、白术等，专治酒积，如葛花解醒汤。治疗气膈脾胃，不能进食，可配伍砂仁、丁香、陈仓米等。

【用法用量】 煎服，3～6g，后下。

【使用注意】 阴虚血燥者慎用。

【现代研究】 ①化学成分：两种豆蔻均含挥发油。原豆蔻油中主要成分为1,8-桉油精、α-蒎烯、β-蒎烯、丁香烯等；印尼白蔻油中主要成分为1,8-桉油精、葛缕酮、α-松油醇等。②药理作用：促进胃液分泌、增进胃肠蠕动、抑制肠内异常发酵，止呕，平喘、抑菌等。

【功用比较】 砂仁、豆蔻两者均芳香辛温，均可化湿行气，温中止呕，治湿阻中焦、脾胃气滞所致的脘腹胀满、不思饮食，以及脾胃虚寒呕吐，常相须为用。然砂仁作用偏于中下焦，能温中止呕止泻，治脾胃虚寒呕吐、泄泻，又行气安胎，用治气滞妊娠恶阻、胎动不安；豆蔻作用偏于中上焦，温中止呕，又入上焦肺而宣通肺气，而治湿温初起胸闷。

【应用链接】 十六味冬青丸、平肝舒络丸、再造丸、香砂养胃丸、柴胡舒肝丸、木香分气丸、五味清浊散、六味木香散、舒肝丸等成药中含豆蔻。

fragrans Houtt. 的干燥种仁，为收涩药，功能温中行气，涩肠止泻。红豆蔻教材未栽，为姜科植物大高良姜 *Alpinia galangal* Willd. 的干燥成熟果实，功能散寒燥湿，醒脾消食。四药皆冠以"豆蔻"，须注意功效之异同，处方用名亦应规范以防造成调剂混淆。

案例 2-10-1 分析讨论

热射病系重症中暑，往往由于夏季遭受炎热暴晒或持续高温作业，暑热内侵所致，属于中医学所说的"阳暑"。广藿香具有化湿解暑功效，但其味辛，性微温，无清热泻火之功，主要用治暑月外感风寒、内伤生冷而致的恶寒发热，头痛脘闷，呕吐泄泻，为中医学的"阴暑"证，故不适宜于预防热射病。而中成药藿香正气水来源于古方藿香正气散，具有解表化湿、理气和中的功效，亦用于外感风寒，内伤湿滞证，同样不适合用于预防或者治疗热射病，且藿香正气水制剂内含乙醇 40%～50%，高温中暑（阳暑）误服藿香正气水可能造成脱水而加重病情。

其他化湿药见表 2-10-1。

表 2-10-1　其他化湿药简表

药名	性味归经	功效	主治	用量/煎服	入药/注意
佩兰	辛，平。归脾、胃、肺经	芳香化湿，醒脾开胃，发表解暑	湿阻中焦，脾经湿热，口中甜腻，外感暑湿，湿温初起	3～10g	地上部分
草豆蔻	辛，温。归脾、胃经	燥湿行气，温中止呕	寒湿中阻，脾胃气滞，虚寒夹湿久泻	3～6g，后下	种子
草果	辛，温。归脾、胃经	燥湿温中，截疟除痰	寒湿中阻，疟疾	3～6g	果实

思 考 题

1. 何谓化湿药？化湿药为什么常与行气药配伍？
2. 苍术与厚朴，砂仁与豆蔻功用主治有何异同点？
3. 苍术配伍厚朴、陈皮的意义是什么？
4. 查阅相关文献，简述广藿香、厚朴的主要药理作用。

进一步阅读文献

陈嘉颖，马钢华，钱菲，等，2021. 广藿香中非挥发性化学成分研究. 中草药，52(5)：1240～1251
杨洋，梅全喜，张书亚，等，2021. 苍术在瘟疫防治中的研究与应用. 亚太传统医药，17(8)：214～218
张悦，赵林华，邸莎，等，2019. 厚朴的临床应用及其用量探究. 吉林中医药，39(10)：1294～1296，1300

（张晓东）

第十一章　利水渗湿药

学习目标

1. 熟悉利水渗湿药的含义、作用、适应范围、配伍方法及使用注意。

2. 掌握药物：茯苓、泽泻、薏苡仁、车前子、茵陈、金钱草、虎杖；熟悉药物：猪苓、木通、滑石、海金沙、通草、萆薢；了解药物：香加皮、瞿麦、地肤子、萹蓄、石韦、灯心草。

3. 掌握茯苓与薏苡仁功效应用的主要异同点；熟悉滑石与生甘草的配伍意义。

案例 2-11-1

下节课就要学习利水渗湿药了，小韩在预习时不禁思考起一个问题：学习利水渗湿药之前已经学习了化湿药、祛风湿药，这三章药的治疗作用均与"湿"有关，各章之间的区别和各自的治疗重点是什么呢？学完这章后应该好好总结一下。

问题：你知道祛风湿药、化湿药、利水渗湿药在功效、应用方面各有哪些特点吗？

凡能通利水道，渗泄水湿，治疗水湿内停病证为主要作用的药物，称为利水渗湿药。

本类药物味多甘淡或苦，淡能渗泄，苦能降泄，主归膀胱、小肠经，作用趋向偏于下行，具有利水消肿、利尿通淋、利湿退黄等功效。主要用治水肿、小便不利、淋证、泄泻、黄疸、湿疹、湿疮、带下、痰饮、湿温、湿痹等水湿所致的各种病证。

应用本类药物时，应根据不同病情，适当配伍其他药物。若水肿兼表证者，当配宣肺解表药；水肿日久，脾肾阳虚者，可配温补脾肾药；湿热交蒸者，配清热泻火药；寒湿相并者，配温里祛寒药；热伤血络而尿血者，配凉血止血药；此外，气行则水行，气滞则水停，故利水渗湿药还常与行气药配伍使用，以提高疗效。

利水渗湿药易耗伤津液，阴亏津少、肾虚遗精遗尿者，宜慎用或忌用。有些药物性偏滑利，孕妇慎用。

茯苓　Fúlíng 《神农本草经》
PORIA

本品为多孔菌科真菌茯苓 *Poria cocos* (Schw.) Wolf 的干燥菌核。主产于云南、湖北、安徽等地。生用。别名：云苓。

【性能】　甘、淡，平。归心、肺、脾、肾经。

【功效】　利水渗湿，健脾，宁心。

【应用】

1. 水肿，小便不利　本品药性平和，利水而不伤正，为利水渗湿之要药，可用治寒热虚实各种水肿。治水肿、小便不利，常与猪苓、泽泻等利水消肿药同用，如五苓散。

2. 脾虚诸证　本品能健脾。用治脾胃虚弱，食少纳呆，体倦乏力，便溏等，常配伍人参、甘草等，如四君子汤。

3. 心悸，失眠　本品能益心脾，又能宁心安神。常配伍黄芪、当归、酸枣仁、远志等，用治心脾两虚，气血不足之心悸怔忡、健忘失眠等，如归脾汤。

【用法用量】　煎服，10～15g。

【现代研究】　①化学成分：含β-茯苓聚糖、乙酰茯苓酸、茯苓酸等三萜类化合物。此外，还含有麦角甾醇、胆碱、组氨酸及钾盐等。②药理作用：利尿，免疫调节，镇静，抗溃疡，保肝，增加心肌收缩力，抗肿瘤，降血糖，延缓衰老等。

【应用链接】 四君子颗粒、十全大补丸、保和片、六味地黄丸、舒肝丸、天王补心丸、香砂养胃丸、逍遥丸、归脾丸等成药中含茯苓。

附药

1. 茯苓皮 本品为茯苓菌核的干燥外皮。性味同茯苓。功专行皮肤水湿，多用于治疗皮水。用量15～30g。

2. 茯神 本品为茯苓菌核中带有松根的部分。性味同茯苓。有宁心安神之功，专用于心神不安、惊悸、健忘等。用量同茯苓。

知识拓展

茯苓其貌不扬，却被《神农本草经》列为上品。李时珍言："茯苓，《史记·龟策传》作伏灵。盖松之神灵之气，伏结而成，故谓之伏灵、茯神也。"古人常把茯苓作为仙家服食之品，南朝梁代著名医家陶弘景归隐后，梁武帝令"每月赐茯苓五斤，白蜜二斤，以供服用"。宋代服食茯苓蔚然成风，大文学家苏轼、苏辙兄弟即有服食茯苓的习惯。清代慈禧太后内服的13首长寿方中茯苓的使用频率最高，其喜食的茯苓饼如今已家喻户晓。现代研究发现茯苓具有抗衰老、增强免疫、降血压、降血糖、降脂减肥、健胃消食、镇静安神等药用保健作用，是良好的保健品开发原料。如何传承前人经验，结合先进技术，围绕肿瘤防治、睡眠改善、血糖降低等功能食品需求进一步挖掘茯苓食药两用的价值，这给中医药人提出了新课题。

猪苓 Zhūlíng 《神农本草经》
POLYPORUS

本品为多孔菌科真菌猪苓 *Polyporus umbellatus* (Pers.) Fries 的干燥菌核。主产于陕西、河北、云南等地。生用。

【性能】 甘、淡，平。归肾、膀胱经。

【功效】 利水渗湿。

【应用】 **水肿，小便不利，泄泻，淋浊，带下** 本品甘淡渗泄，利水作用较茯苓强，凡水湿停滞者均可选用，常与茯苓相须为用。治脾虚水肿，小便不利，常与健脾利水药同用。亦可用治淋浊、带下等证。

【用法用量】 煎服，6～12g。

【使用注意】 无水湿者忌服。

【现代研究】 ①化学成分：含麦角甾醇、生物素、猪苓酸、猪苓多糖、猪苓聚糖、猪苓酮等。②药理作用：利尿，增强免疫功能，保肝，抗菌，抗肿瘤，抗诱变等。

【应用链接】 五苓散、分清五淋丸、香砂胃苓丸、当归拈痛丸、参附强心丸等成药中含猪苓。

泽泻 Zéxiè 《神农本草经》
ALISMATIS RHIZOMA

本品为泽泻科植物东方泽泻 *Alisma orientale* (Sam.) Juzep. 或泽泻 *Alisma plantago-aquatica* Linn. 的干燥块茎。主产于福建、四川、江西等地。生用；麸炒或盐水炒用。

【性能】 甘、淡，寒。归肾、膀胱经。

【功效】 利水渗湿，泄热，化浊降脂。

【应用】

1. 水肿，小便不利，痰饮，泄泻 本品甘淡渗泄，利水渗湿作用较强，治水湿内停之水肿、小便不利，常与茯苓、猪苓等同用，如五苓散。

2. 湿热带下，淋浊 本品性寒能泄肾与膀胱之热，下焦湿热者尤为适宜，用治下焦湿热之黄白带下、小便淋浊等症。

此外，在滋阴药中加入本品可泄相火而保真阴。常配伍熟地黄、山茱萸、山药等，用治肾阴不足，相火偏亢之遗精盗汗、耳鸣腰酸等，如六味地黄丸。

因其利水渗湿，可化浊降脂，现代常用于治疗高脂血症，可与决明子、荷叶等配用。

【用法用量】 煎服，6～10g。

【现代研究】 ①化学成分：主要含三萜类化合物、挥发油、生物碱、天门冬素、树脂等。②药理作用：利尿，抗血小板聚集、降血脂、降血压、抗动脉粥样硬化，降血糖，抗脂肪肝，减肥，抗炎、抑菌等。

【应用链接】 五苓散、锁阳固精丸、桂附地黄丸、六味地黄丸、知柏地黄丸、枳实导滞丸、更年安片、耳聋左慈丸、龙胆泻肝丸等成药中含泽泻。

薏苡仁　Yìyǐrén《神农本草经》
COICIS SEMEN

本品为禾本科植物薏米 Coix lacryma-jobi L.var.ma-yuen (Roman.) Stapf 的干燥成熟种仁。主产于福建、河北、辽宁等地。生用或炒用。别名：苡仁、薏米。

【性能】 甘、淡，凉。归脾、胃、肺经。

【功效】 利水渗湿，健脾止泻，除痹，排脓，解毒散结。

【应用】

1. 水肿，小便不利，脚气，脾虚泄泻 本品甘淡渗湿，兼能健脾，功似茯苓而不及，有利水消肿作用，常用治脾虚湿盛之水肿、小便不利、脚气等症，多与利水、健脾药同用。本品渗湿健脾止泻，常配伍党参、茯苓、白术、山药等，治疗脾虚湿盛之泄泻，如参苓白术散。

2. 肺痈，肠痈 本品能清肺肠之热，排脓消痈。用治肺痈胸痛、咳吐脓痰，常配伍苇茎、冬瓜仁等，如苇茎汤；亦可用治肠痈腹痛，常配伍附子、败酱草等。

3. 湿痹筋脉拘挛 本品性寒能渗湿除痹，舒利筋脉，以治湿热痹痛为宜。用治湿滞经络之风湿痹痛、筋脉拘挛等症，常与独活、防风、苍术等同用。

4. 赘疣，癌肿 本品能解毒散结，尚可治疗赘疣、癌肿。

【用法用量】 煎服，9～30g。清热利湿宜生用；健脾止泻宜炒用。本品力缓，用量宜大。除入汤剂、丸散剂外，亦可作粥食用，为食疗佳品。

【使用注意】 孕妇慎用。

【现代研究】 ①化学成分：含薏苡仁油、薏苡仁脂、蛋白质、脂肪油、碳水化合物、维生素B_1、薏苡素、甾醇、薏苡仁多糖A、薏苡仁多糖B、薏苡仁多糖C等。②药理作用：醇提物显著抗癌，抗菌，降血糖，解热、镇痛、镇静，薏苡仁油能阻止或降低骨骼肌挛缩，对子宫有兴奋作用。

【功用比较】 茯苓与薏苡仁均能利水渗湿、健脾，主治脾虚湿盛之水肿、小便不利、泄泻等症。但茯苓性平，健脾利水功效强于薏苡仁，用于水湿内停诸证，兼能宁心安神，用治心悸失眠等症。薏苡仁性凉，能清热除痹、排脓、解毒散结，用治湿痹拘挛、肺痈、肠痈、赘疣、癌肿等。

【应用链接】 保济丸、骨刺消痛片、儿康宁糖浆、参苓白术散、前列舒丸、滑膜炎胶囊等成药中含薏苡仁。

案例 2-11-2

宋代文学家欧阳修有一次患严重腹泻，大便稀溏如水，延请京城名医诊治，均不见效。一日，其夫人闻听街上有售治疗腹泻之秘方，遂派人花三文钱将药买回，并谎称为名医所开，煎煮后让欧阳修用米汤送服，想不到竟一剂而愈。后来才知所谓秘方只不过是一味车前子而已。为什么诸多名医束手无策的暴泻，却被一味车前子治愈？

问题：你知道车前子最适合治疗哪种腹泻吗？除了用治泄泻以外，车前子还能治疗哪些病证？

车前子　Chēqiánzǐ《神农本草经》

PLANTAGINIS SEMEN

本品为车前科植物车前 *Plantago asiatica* L. 或平车前 *Plantago depressa* Willd. 的干燥成熟种子。全国大部分地区均产。生用或盐水炙用。

【性能】　甘，寒。归肝、肾、肺、小肠经。

【功效】　清热利尿通淋，渗湿止泻，明目，祛痰。

【应用】

1. 热淋，水肿，小便不利　本品甘寒滑利，善清热利尿通淋，用治湿热下注，热结膀胱所致之小便淋沥涩痛者尤为适宜，常配伍木通、滑石等，如八正散；本品善于通利水道，亦可用治水肿、小便不利，可与牛膝、熟地黄等同用，如济生肾气丸。

2. 暑湿泄泻　本品能利水湿，分清浊而止泻。尤宜于湿盛于大肠而小便不利之水泻。

3. 目赤肿痛，目暗昏花　本品甘寒入肝经，善清肝热而明目。治肝经风热所致之目赤肿痛，可与菊花、决明子等同用；亦可用治肝肾不足所致之目昏目暗、视物不清等症。

4. 痰热咳嗽　本品能清肺化痰。治肺热咳嗽痰多，常与瓜蒌、贝母等清肺化痰止咳药同用。

【用法用量】　煎服，9～15g，宜用布包煎。

【使用注意】　孕妇及肾虚精滑者慎用。

【现代研究】　①化学成分：含车前子酸、车前苷、车前烯醇酸、京尼平苷酸、黏液质、琥珀酸、车前烯醇、胆碱、脂肪油等。②药理作用：利尿、排石，镇咳，祛痰，抗炎、抑菌，降血压，降血糖，抗脂肪肝等。

【应用链接】　排石颗粒、八正合剂、龙胆泻肝丸、济生肾气丸、益肾灵颗粒、癃清片、五子衍宗丸、分清五淋丸、清淋颗粒等成药中含车前子。

附药

车前草　本品为车前的全草。性味、功用同车前子，兼能清热解毒。多用治热毒痈肿。内服或用鲜草捣烂外敷。用量9～30g；鲜品加倍。外用适量。

滑石　Huáshí《神农本草经》

TALCUM

本品为硅酸盐类矿物滑石族滑石，主含含水硅酸镁 $[Mg_3(Si_4O_{10})(OH)_2]$。主产于山东、江西、辽宁等地。粉碎、研粉或水飞用。

【性能】　甘、淡，寒。归膀胱、肺、胃经。

【功效】　利尿通淋，清热解暑；外用收湿敛疮。

【应用】

1. 热淋，石淋　本品味淡性寒而滑，能清热利窍，清膀胱热结，通利水道，为治湿热淋证之常用药。用治湿热下注，热结膀胱所致的小便淋沥涩痛，常与木通、车前子等同用，如八正散；配利尿通淋药亦可治疗石淋等。

2. 暑热烦渴，温湿初起　本品既能利湿，又能清解暑热，有清暑利湿作用，为治暑湿证之常用药。用治暑热烦渴、小便短赤，常与甘草同用，如六一散；亦可用治湿温初起之头痛恶寒、身重疼痛、胸闷等。

3. 湿疹湿疮　本品外用能清热收湿敛疮，用治湿疮、湿疹或痱子等皮肤病。

【用法用量】　煎服，10～20g。滑石块先煎，滑石粉包煎。外用适量。

【使用注意】　脾虚、热病伤津者及孕妇慎用。

【现代研究】　①化学成分：主含硅酸镁，尚含有氧化铝，氧化镍，Fe、Ti、Zr、Mn、Ba、Mg、Zn 等元素。②药理作用：所含硅酸镁有吸附和收敛作用，内服能保护发炎的胃肠黏膜而发挥镇吐、止泻作用，还能阻止毒物在胃肠道中的吸收；滑石粉撒布创面形成被膜，可保护创面，吸收分泌物，促进结痂；尚有抑菌作用。

【配伍阐释】 滑石常与生甘草配伍，滑石甘淡而寒，既能利水湿，又能解暑热，是治暑湿之常用药；甘草生用既能清热和中，又能协同滑石起到甘寒生津的作用，防止因利尿而损伤津液的弊端。两药相伍清热而不伤胃，利水而不伤津，用治暑湿身热烦渴、小便短赤。

【应用链接】 六一散、八正合剂、导赤丸、防风通圣丸、分清五淋丸、妇科分清丸、排石颗粒、清淋颗粒、香苏正胃丸、小儿至宝丸、益元散等成药中含滑石。

木通　Mùtōng《神农本草经》
AKEBIAE CAULIS

本品为木通科植物木通 *Akebia quinata* (Thunb.) Decen.、三叶木通 *Akebia trifoliata* (Thunb.) Koidz. 或白木通 *Akebia trifoliata* (Thunb.) Koidz.var. *australis* (Diels) Rehd. 的干燥藤茎。主产于江苏、湖南、湖北等地。生用。

【性能】 苦，寒。归心、小肠、膀胱经。

【功效】 利尿通淋，清心除烦，通经下乳。

【应用】

1. 热淋涩痛，水肿脚气 本品利尿通淋，使湿热之邪下行从小便排出。用治膀胱湿热之小便短赤、淋沥涩痛，常与车前子、滑石等配伍；亦可用治脚气肿胀，小便不利。

2. 心烦尿赤，口舌生疮 本品上清心火，下泄小肠之热。用治心火上炎，口舌生疮，或心火下移小肠而致之心烦尿赤，常与生地黄、竹叶等同用，如导赤散。

3. 经闭乳少，湿热痹痛 本品能通经下乳，且能利血脉，通关节。用治乳汁短少或不通；配伍活血调经药和祛风湿药亦可分别用治血瘀经闭或湿热痹痛证。

【用法用量】 煎服，3～6g。

【使用注意】 孕妇慎用。

【现代研究】 ①化学成分：含白桦脂醇、齐墩果酸、常春藤皂苷元、木通皂苷等，此外尚含豆甾醇、β-谷甾醇、胡萝卜苷、肌醇、蔗糖及钾盐等。②药理作用：利尿，抗菌、抗炎等。

【应用链接】 安阳精制膏、大黄清胃丸、导赤丸、跌打丸、分清五淋丸、龙胆泻肝丸、排石颗粒、清淋颗粒、小儿金丹片等成药中含木通。

知识窗

关木通为马兜铃科植物东北马兜铃 *Aristolochia manshuriensis* Kom. 的藤茎。主产于我国东北地区，药用只有近百年历史，首载于《中华人民共和国药典》1963 年版一部。近年来国内外有大量的关木通引起肾脏损害等不良反应的报道，其所含的马兜铃酸为有毒成分，关木通用量过大可引起急性肾衰竭，甚至死亡。中毒症状表现为上腹不适，继而呕吐、头痛、胸闷、腹胀隐痛、腹泻，或面部浮肿、尿频、尿急，渐起周身浮肿，神志不清等。故提倡临床使用木通科植物木通，而不提倡使用关木通，以确保用药安全，国家已于 2004 年下文停用关木通的药用标准，以"木通"代之。

通草　Tōngcǎo《本草拾遗》
TETRAPANACIS MEDULLA

本品为五加科植物通脱木 *Tetrapanax papyrifer* (Hook.) K. Koch 的干燥茎髓。主产于贵州、云南、四川等地。生用。

【性能】 甘、淡，微寒。归肺、胃经。

【功效】 清热利尿，通气下乳。

【应用】

1. 湿热淋证 本品味淡性寒，能清热利尿通淋，为滑利通导之品，用治膀胱湿热之小便不利、淋沥涩痛，常与滑石、白茅根等同用。

2. 产后乳汁不通或乳少 本品入胃经，能使胃气上达而下乳汁。治产后乳汁不下或不畅，常配伍穿山甲、川芎等。

【用法用量】 煎服，3～5g。

【使用注意】 孕妇慎用。

【现代研究】 ①化学成分：含肌醇、多聚戊糖、葡萄糖、半乳糖醛酸及谷氨酸等 15 种氨基酸。尚含 Ca、Mg、Fe 等 21 种元素。②药理作用：利尿，促进乳汁分泌，免疫调节，抗氧化等。

【应用链接】 通乳颗粒、小儿肝炎颗粒、风痛安胶囊、清热银花糖浆等成药中含通草。

> **知识窗**
>
> 通草和木通名称不同，气味有别。但今之木通，古书称为"通草"。今之通草，古书称为"通脱木"，当知区别，不可混淆。

海金沙 Hǎijīnshā《嘉祐本草》
LYGODII SPORA

本品为海金沙科植物海金沙 *Lygodium japonicum* (Thunb.) Sw. 的干燥成熟孢子。主产于广东、浙江等地。生用。

【性能】 甘、咸，寒。归膀胱、小肠经。

【功效】 清利湿热，通淋止痛。

【应用】

各种淋证，尿道涩痛 本品味甘、咸，性寒，体滑主降，善清小肠和膀胱湿热，功专利尿通淋止痛，尤善止尿道疼痛，为治各种淋证之要药。可用治各种淋证，尤以石淋、血淋为佳。

此外，本品又能利水消肿，可用治小便不利、水肿。

【用法用量】 煎服，6～15g，宜用布包煎。

【现代研究】 ①化学成分：主含水溶性成分海金沙素，并含咖啡酸、香豆酸、脂肪油、氨基酸、黄酮等，其中的利胆成分为反式对香豆酸和咖啡酸。②药理作用：抑菌，利胆排石等。

【应用链接】 复方瓜子金颗粒、癃闭舒胶囊、妇科分清丸、尿感宁颗粒等成药中含海金沙。

> **知识窗**
>
> 海金沙呈粉末状，棕黄色或浅棕黄色，体轻，手捻有光滑感，置手中易由指缝滑落，体轻，气微，味淡，撒在水面上能浮水，加热始沉；置火中易燃，发出爆鸣声并有闪光，无残留灰渣。

> **案例 2-11-2 分析讨论**
>
> 车前子甘寒渗利，善分清浊而止泻，即"利小便而实大便"，意为其能引导水湿之邪从小便排出而达到止泻的效果，故尤其适合治疗湿盛于大肠而小便不利的水泻。单味使用即有效。此外，车前子功能利尿通淋，可治多种淋证，尤其是湿热淋证，也用治水肿、小便不利；车前子还能清肝明目，治疗目赤肿痛、目暗昏花、翳障；清肺化痰止咳，治疗痰热咳嗽。

萆薢 Bìxiè《神农本草经》
DIOSCOREAE SPONGIOSAE/HYPOGLAUCAE RHIZOMA

本品为薯蓣科植物绵萆薢 *Dioscorea spongiosa* J. Q. Xi，M. Mizuno et W. L. Zhao、福州薯蓣 *Dioscorea futschauensis* Uline ex R. Kunth 和粉背薯蓣 *Dioscorea hypoglauca* Palibin 的干燥根茎。前两种称"绵萆薢"，主产于浙江、安徽、江西等地；后一种称"粉萆薢"，主产于浙江、福建、江

西等地。生用。

【性能】　苦，平。归肾、胃经。

【功效】　利湿祛浊，祛风除痹。

【应用】

1. 膏淋，白浊，白带过多　本品善利湿而分清祛浊，为治膏淋之要药。常与化湿浊药同用，用治下焦湿浊所致之小便浑浊、色白如米泔，如萆薢分清饮；亦可用治妇女白带属湿盛者，可与健脾利湿药同用。

2. 风湿痹证　本品能祛风湿，通经络，用治痹证偏于寒湿或湿热，筋脉屈伸不利者。

【用法用量】　煎服，9～15g。

【使用注意】　肾阴亏虚遗精滑泄者慎用。

【现代研究】　①化学成分：含薯蓣皂苷、棕榈酸、β-谷甾醇，其中薯蓣皂苷为主要成分。此外，还含有鞣质、淀粉、蛋白质等。②药理作用：抗菌，抗痛风，抗骨质疏松，抗心肌缺血、降低动脉粥样硬化斑块发生率，抗肿瘤等。

【应用链接】　骨刺丸、骨刺消痛片、再造丸、人参再造丸、天麻丸、萆薢分清丸、湿热痹片等成药中含萆薢。

茵陈　Yīnchén《神农本草经》
ARTEMISIAE SCOPARIAE HERBA

本品为菊科植物茵陈蒿 *Artemisia capillaris* Thunb. 或滨蒿 *Artemisia scoparia* Waldst. et Kit. 的干燥地上部分。主产于陕西、山西、安徽等地。生用。别名：茵陈蒿、绵茵陈。

【性能】　苦、辛，微寒。归脾、胃、肝、胆经。

【功效】　清利湿热，利胆退黄。

【应用】

1. 黄疸　本品味苦性寒，苦泄下降，寒能清热，善清利脾胃肝胆湿热，使之从小便排出，为治黄疸之要药，无论湿热（阳黄），或寒湿（阴黄），均可用。尤宜治肝胆湿热之阳黄证，配以栀子、大黄等，如茵陈蒿汤。

2. 湿温，湿疹，湿疮　本品能清热利湿，用治湿温，配藿香、滑石等；单用或配苦参、黄柏等亦可治湿疹、湿疮。

【用法用量】　煎服，6～15g。外用适量，煎汤熏洗。

【现代研究】　①化学成分：主含挥发油，油中主要成分有茵陈二炔、β-石竹萜烯、β-香叶烯、D-柠檬烯及少量单萜烯类化合物，并含绿原酸、茵陈素、茵陈色原酮、甲基茵陈色原酮、茵陈黄酮、蓟黄素等。②药理作用：保肝、利胆，抗病原微生物，降血脂、降血压、抗动脉粥样硬化、镇痛、抗炎、解热，提高机体免疫力、抗肿瘤等。

【应用链接】　小儿肝炎颗粒、乙肝宁颗粒、护肝片、利胆排石片、利肝隆颗粒、茵胆平肝胶囊、茵栀黄口服液、胆石通胶囊等成药中含茵陈。

金钱草　Jīnqiáncǎo《本草纲目拾遗》
LYSIMACHIAE HERBA

本品为报春花科植物过路黄 *Lysimachia christinae* Hance 的干燥全草，习称"大金钱草"。主产于四川。生用。

【性能】　甘、咸，微寒。归肝、胆、肾、膀胱经。

【功效】　利湿退黄，利尿通淋，解毒消肿。

【应用】

1. 湿热黄疸　本品性寒，善清利肝胆湿热而退黄。用治湿热黄疸，常与茵陈蒿、栀子等同用。

2. 石淋，热淋　本品能利尿通淋，排出结石，为治疗石淋之要药。可单用大剂量煎汤代茶饮，或与通淋排石药海金沙、鸡内金等同用，如二金排石汤；经配伍亦可用治热淋；与茵陈、大黄等配伍，尚可治疗肝胆结石。

3. 恶疮肿毒，毒蛇咬伤　本品能解毒消肿，用治恶疮肿毒、毒蛇咬伤等症。

【用法用量】　煎服，15～60g；鲜品加倍。外用适量。

【现代研究】　①化学成分：含槲皮素、查耳酮、谷甾醇、氨基酸、鞣质、挥发油、胆碱、钾盐等。②药理作用：利尿，排石，促进胆汁分泌和排泄，镇痛、抑菌、抗炎等。

【应用链接】　金钱草片、利胆排石片、乙肝宁颗粒、舒泌通胶囊、金黄利胆胶囊、肝炎康复丸等成药中含金钱草。

知识窗

全国各地作金钱草药用的植物还有豆科植物广金钱草 *Desmodium styracifolium* (Osh.) Merr.，为广东、广西一带所习用；唇形科植物活血丹（连钱草）*Glechoma longituba* (Nakai) Kupr.，药材称江苏金钱草，为江苏、浙江一带所习用；伞形科植物白毛天胡荽 *Hydrocotyle sibthorpiodes* Lam. var. *batrachium* (Hance) Hand.mazz.，药材习称江西金钱草，为江西一带所习用；旋花科植物马蹄金 *Dichondra repens* Forst.，药材习称小金钱草，为四川部分地区所习用，但常用者以报春花科植过路黄（大金钱草）较多。

虎杖　Hǔzhàng《名医别录》
POLYGONI CUSPIDATI RHIZOMA ET RADIX

本品为蓼科植物虎杖 *Polygonum cuspidatum* Sieb. *et* Zucc. 的干燥根茎和根。主产于江苏、江西、山东等地。生用。

【性能】　苦，微寒。归肝、胆、肺经。

【功效】　利胆退黄，清热解毒，散瘀止痛，止咳化痰。

【应用】

1. 湿热黄疸，淋浊带下　本品善降泻肝胆湿热，利胆退黄，为清热利湿之良药。用治湿热黄疸，常与茵陈蒿、金钱草等同用；亦可用治淋浊带下证。

2. 痈疮肿毒，烧烫伤，毒蛇咬伤　本品入血分，能凉血清热解毒，用治痈疮肿毒或烧烫伤及毒蛇咬伤等症。

3. 血瘀经闭，痛经，跌打损伤，癥瘕　本品能活血祛瘀止痛，用治瘀血阻滞之痛经、闭经；经配伍亦可用治跌打损伤疼痛或癥瘕积聚证。

4. 肺热咳嗽　本品能清肺化痰止咳。用治肺热咳嗽，可单味煎服，或与其他清肺化痰药同用。

【用法用量】　煎服，9～15g。外用适量，制成煎液或油膏涂敷。

【使用注意】　孕妇慎用。

【现代研究】　①化学成分：含虎杖苷、黄酮类、大黄素、大黄素甲醚、白藜芦醇、多糖等。②药理作用：抗菌、抗病毒、降压、减慢心率、降血脂、抗血小板聚集，保肝、利胆、镇静，抗肿瘤，利尿等。

【应用链接】　热炎宁颗粒、烧伤灵酊、胆宁片、跌打镇痛膏、双虎清肝颗粒、正骨水、维血宁颗粒、疏风解毒胶囊、疏风活络丸等成药中含虎杖。

案例 2-11-1 分析讨论

祛风湿药、化湿药、利水渗湿药虽均可治疗湿邪为患之病证，但各有其适应范围及治疗特点。

祛风湿药以祛除风湿、解除痹痛为主要作用，适用于风湿痹痛及筋脉拘急、腰膝酸痛、下肢痿弱等症，尤以祛除筋骨、经络、肌肉间的湿邪为主，痹证为主要适应证。

化湿药可化湿运脾，适用于湿阻中焦之脘腹痞满、吐泻、食少体倦等症。此类药物以芳香之气祛除中焦湿邪为特点。

利水渗湿药有通利水道、渗泻水湿的作用，用治水肿、痰饮、小便不利、淋证、黄疸等证，以增加尿量、祛除湿邪为特点。

其他利水渗湿药见表 2-11-1。

表 2-11-1　其他利水渗湿药简表

药名	性味归经	功效	主治	用量/煎服	入药/注意
香加皮	辛、苦，温；有毒。归肝、肾、心经	利水消肿，祛风湿，强筋骨	下肢浮肿，心悸气短，风寒湿痹，腰膝酸软	3～6g	根皮。本品有毒，不宜长期或过量服用
瞿麦	苦，寒。归心、小肠经	利尿通淋，活血通经	热淋，血淋，石淋，经闭瘀阻，月经不调	9～15g	地上部分。孕妇慎用
萹蓄	苦，微寒。归膀胱经	利尿通淋，杀虫，止痒	热淋，血淋，湿疹阴痒，虫积腹痛	9～15g	地上部分
地肤子	辛、苦，寒。归肾、膀胱经	清热利湿，祛风止痒	热淋，湿疮风疹，皮肤瘙痒，阴痒	9～15g	果实
石韦	甘、苦，微寒。归肺、膀胱经	利尿通淋，清肺止咳，凉血止血	热淋，石淋，血淋，肺热咳喘，血热出血	6～12g	叶
灯心草	甘、淡，微寒。归心、肺、小肠经	清心火，利小便	热淋，心烦失眠，口舌生疮，小儿夜啼	1～3g	茎髓

思 考 题

1. 试比较祛风湿药、化湿药、利水渗湿药在功效、应用方面的特点。
2. 茯苓与薏苡仁性能、功效及应用有哪些异同点？
3. 泽泻、车前子、茵陈、金钱草功用要点各有哪些？
4. 滑石为何常与生甘草配伍应用？
5. 查阅相关文献，简述茯苓、泽泻、茵陈、车前子的主要药理作用。

进一步阅读文献

陈芳，吴滩，范晓良，2021.茯苓炮制历史沿革考证.中药材，44(9): 2224～2231
李钰玲，刘海燕，贲倩，2021.车前子在不孕症中的应用及机制研究进展.环球中医药，14(11): 2097～2101
王中兴，赵翠英，2022."茵陈为青蒿之嫩者"辨析.医学理论与实践，35(10): 1799～1800

（张晓东）

第十二章 温 里 药

学习目标

1. 熟悉温里药的含义、作用、适应范围、配伍方法、性能特点、用法、用量和禁忌。

2. 掌握药物：附子、干姜、肉桂、吴茱萸；熟悉药物：花椒、丁香、小茴香；了解药物：高良姜、八角茴香、胡椒、荜茇。

3. 掌握附子与干姜，肉桂与桂枝功效应用的主要异同点。掌握附子与干姜，肉桂与附子，附子与麻黄、细辛的配伍意义。

凡以温里祛寒，治疗里寒证为主的药物，称为温里药，又称祛寒药。

本类药物味辛而性温热，善走脏腑而能温里祛寒，温经止痛，个别药物尚能助阳、回阳，常用于里寒证的治疗。

本章中药物虽同为温里药，但因其主要归经有别，临床应用各有侧重。主入脾胃经者，能温中散寒止痛，可用治外寒入侵，直中脾胃或脾胃虚寒证；主入肺经者，能温肺化饮，可用治肺寒痰饮证；主入肝经者，能暖肝散寒止痛，常用治寒滞肝经的少腹痛、寒疝腹痛或厥阴头痛等；主入肾经者，能温肾助阳，主治肾阳不足证；主入心肾两经者，能温阳通脉，主治心肾阳虚证，或回阳救逆，常用于亡阳厥逆证的治疗。

使用温里药应根据不同证候进行适当配伍。若外寒内侵、表寒未解者，需配发散风寒药；寒凝经脉、气滞血瘀者，需配行气活血药；寒湿内阻者，需配化湿或燥湿药；脾肾阳虚者，宜配温补脾肾药；亡阳气脱者，宜配大补元气药。

本类药物多辛热燥烈，易耗阴助火，故实热、阴虚火旺、津血亏虚者忌用；天气炎热时及孕妇慎用。部分有毒药物，应注意炮制、剂量及用法，避免中毒。

案例 2-12-1

小陈同学来自四川省，在学习温里药一章时，惊奇地发现有很多中药似曾相识，如干姜、肉桂、花椒、丁香、小茴香、胡椒、八角茴香等，这些中药经常会出现在四川的特色火锅汤料或底料中，以及小吃、卤肉的卤料中。

问题： 1. 这些温中散寒止痛的温里药与上述调味料是同一来源吗？

2. 经常食用这些调味料烹制的食品，是否会产生不良反应？

附子 Fùzǐ 《神农本草经》

ACONITI LATERALIS RADIX PRAEPARATA

本品为毛茛科植物乌头 *Aconitum carmichaelii* Debx. 子根的加工品。主产于四川、湖北、湖南等地。加工炮制为盐附子、黑顺片、白附片等。

【性能】 辛、甘，大热；有毒。归心、肾、脾经。

【功效】 回阳救逆，补火助阳，散寒止痛。

【应用】

1. 亡阳证 本品大辛大热，能上助心阳、中温脾阳、下补肾阳，为"回阳救逆第一品药"，用治亡阳证。常用治吐利汗出，畏寒肢厥，四肢拘急，或大汗、大吐、大泻所致亡阳证，常与干姜、甘草同用，如四逆汤；若用治亡阳兼气脱者，常配人参，即参附汤。

2. 阳虚证 本品辛甘温煦，有峻补元阳、益火消阴之效，凡肾、脾、心诸脏阳气衰弱者均可应用。若治肾阳不足，命门火衰，常与肉桂、熟地黄等同用，如右归丸；治脾肾阳虚，寒湿内盛，常与干姜、白术等同用，如附子理中汤；治脾肾阳虚，阴寒水肿，多与白术、生姜同用，如真武汤；治阳虚外感，常与解表药麻黄、细辛同用，如麻黄附子细辛汤。

3. 寒湿痹痛 本品辛散温通之力强，善于散寒止痛，温经通络。用治风寒湿痹疼痛，尤善治寒痹，常与桂枝、甘草等同用。

【用法用量】 煎服，3～15g；先煎，宜先煎0.5～1小时，至口尝无麻辣感为度。

【使用注意】 ①孕妇慎用；②阴虚阳亢者忌用；③本品不宜与半夏、瓜蒌、瓜蒌子、瓜蒌皮、天花粉、川贝母、浙贝母、平贝母、伊贝母、湖北贝母、白蔹、白及同用；④生品外用，内服须炮制。若内服过量或炮制、煎煮方法不当，可引起中毒。

【现代研究】 ①化学成分：含脂溶性双酯型二萜生物碱，如乌头碱、新乌头碱、次乌头碱；醇胺型二萜生物碱，如塔拉地萨敏、附子灵等；水溶性生物碱，如消旋去甲基乌头碱等。②药理作用：强心、抗心律失常、扩张血管、调节血压、抗心肌缺血，提高耐缺氧能力、抗休克，促进下丘脑-垂体-肾上腺轴功能，增强免疫功能，抗炎、镇静、镇痛及局部麻醉等。

【配伍阐释】 附子常与细辛、麻黄配伍应用。附子辛热，善补阳散寒；麻黄辛温，善开腠里而发汗散寒；细辛辛温气烈，善祛少阴经风寒。三药相合，善补阳发表散寒，治阳虚外感风寒功著。

【应用链接】 附桂骨痛片、定喘膏、参附强心丸、桂附地黄丸、右归丸、附子理中丸等成药中含附子。

> **知识窗**
>
> 附子中含多种乌头碱类化合物，具有较强的毒性，尤其表现为心脏毒性。其中，双酯型二萜生物碱毒性最强，附子经长时间加热水解后，可形成毒性较小的单酯型生物碱或几乎无毒的乌头原碱。

干姜 Gānjiāng 《神农本草经》
ZINGIBERIS RHIZOMA

本品为姜科植物姜 *Zingiber officinale* Rosc. 的干燥根茎。主产于四川、湖北、广西等地。生用。

【性能】 辛，热。归脾、胃、肾、心、肺经。

【功效】 温中散寒，回阳通脉，温肺化饮。

【应用】

1. 脾胃寒证 本品辛热燥烈，主入脾胃而长于温中散寒、健运脾阳，为温暖中焦之主药，用治脾胃寒证之脘腹冷痛、呕吐、泄泻。若治胃寒者，常配高良姜，如二姜丸；治脾胃虚寒者，常配人参、白术等，如理中丸。

2. 亡阳证 本品辛热，温阳守中，回阳通脉。用治心肾阳虚，阴寒内盛所致之亡阳厥逆、肢冷脉微欲绝者，常与附子相须为用，如四逆汤。

3. 寒饮喘咳 本品善能温肺散寒化饮。治寒饮喘咳、形寒背冷、痰多清稀之症，常配细辛、五味子、麻黄等，如小青龙汤。

【用法用量】 煎服，3～10g。

【使用注意】 本品辛热燥烈，阴虚内热、血热妄行者忌用。

【现代研究】 ①化学成分：含挥发油约2%，主要成分为6-姜辣素、姜烯、水芹烯、莰烯、姜烯酮、姜酮、龙脑、姜醇、柠檬醛等。②药理作用：扩张血管、强心、升血压、抗缺氧，抑制血小板聚集、抗血栓形成，增强肠道运动、促进消化、抗溃疡、保护胃黏膜、利胆、止吐，抗炎、抗菌、镇痛、镇静、解热、抗过敏，镇咳祛痰，提高免疫功能等。

【配伍阐释】 附子与干姜常配伍应用。附子大辛大热，能峻补元阳，药力迅猛，为回阳救逆、散寒止痛之要药；干姜辛热，能温中回阳，与附子同用，既能助附子回阳救逆，又能减轻附子的毒副作用。两药同用，起到协同作用而增强疗效，故有"附子无干姜不热"之说。

【功用比较】 生姜、干姜和炮姜同出一源，为姜的三种不同炮制品，均能温中散寒，适用于脾胃寒证。但生姜为姜之鲜品，辛温宣散，长于发汗解表，温中止呕，常用于外感风寒及胃寒呕吐；又能温肺止咳，用治风寒犯肺之咳嗽。干姜为姜之干品，其辛散之性已减而燥热之性更强，偏治里寒证，长于温中散寒，回阳通脉，温肺化饮，主治脾胃寒证、亡阳证及寒饮咳喘。炮姜为干姜炒至表面微黑，内呈棕黄色而成，性温，味苦涩，辛散之力大减，而长于温经止血，主治虚寒性出血；又可温中止痛止泻，用治脾胃虚寒、腹痛腹泻。

【应用链接】 十滴水软胶囊、四逆汤、骨痛灵酊、小青龙颗粒、活血止痛膏等成药中含干姜。

肉桂 Ròuguì 《神农本草经》
CINNAMOMI CORTEX

本品为樟科植物肉桂 *Cinnamomum cassia* Presl 的干燥树皮。主产于广东、广西、海南等地。生用。

【性能】 辛、甘，大热。归肾、脾、心、肝经。

【功效】 补火助阳，引火归原，散寒止痛，温通经脉。

【应用】

1. 阳痿宫冷，虚喘心悸 本品辛甘大热，补火助阳，益阳消阴，为治命门火衰之要药。用治肾阳虚衰的阳痿宫冷等，常与附子、熟地黄同用，如右归饮。本品且能引火归元，使下元虚衰所致上浮之虚阳回归于肾，故又可治元阳亏虚，虚阳上浮之面赤、虚喘、心悸。

2. 腹痛，寒疝 本品甘热助阳以补虚，辛热散寒以止痛，善祛痼冷沉寒。治寒邪内侵或脾胃虚寒之脘腹冷痛，常与附子、干姜同用，如桂附理中丸；若治寒客肝脉之寒疝，可与吴茱萸、小茴香同用。

3. 痹痛，胸痹，阴疽 本品辛散温通，能通行气血经脉，散寒止痛。若治寒痹腰痛，常与独活、杜仲同用；治胸痹心痛，与附子、干姜等同用；治阳虚寒凝之阴疽，与麻黄、炮姜等同用。

4. 经闭，痛经 本品温通血脉。用治寒滞血脉、冲任虚寒之经闭、痛经，常与吴茱萸、当归、川芎等同用。

【用法用量】 煎服，1～5g，宜后下或焗服；研末冲服，每次 1～2g。

【使用注意】 ①阴虚火旺，里有实热，有出血倾向者，以及孕妇慎用；②本品不宜与赤石脂同用。

【现代研究】 ①化学成分：含挥发油（桂皮油）1.98%～2.06%，主要成分为桂皮醛。②药理作用：强心、扩张血管、抗血栓形成，抗缺氧、抗氧化，镇痛、镇静、解热、抗炎、抑菌，改善性功能、保护肾上腺皮质功能，抗溃疡、利胆、抗肿瘤等。

【配伍阐释】 肉桂与附子常配伍应用。两药均大热而味甘，散寒止痛力强，善治脘腹冷痛、寒湿痹痛证；又均能补火助阳，常相须配伍用治肾阳虚证及脾肾阳虚证。

【功用比较】 肉桂与桂枝来源于同一植物，均能助阳散寒，温经通脉，止痛。用治寒凝血滞之胸痹、闭经、痛经、风寒湿痹证。但肉桂为树干之皮，长于温里寒止痛，用治里寒证，又能补火助阳，引火归原，用治肾阳不足、命门火衰之阳痿宫冷，下元虚衰、虚阳上浮之虚喘、心悸等。桂枝为树之嫩枝，长于散表寒，用治风寒表证，又能助阳化气，用治痰饮等证。

附子、肉桂、干姜均辛热，均有温中散寒止痛之功，用治脾胃虚寒之脘腹冷痛、大便溏泄等。但肉桂、附子味甘大热，散寒止痛力强，善治脘腹冷痛甚者及风寒湿痹证，且两者均能补火助阳，用治肾阳虚证、脾肾阳虚证。肉桂还能温经通脉、引火归原，用治虚阳上浮、胸痹、痛经、闭经、阴疽等。附子、干姜能回阳救逆，用治亡阳证，且附子力强。干姜主入脾胃，长于温胃散寒，健运脾阳，脾胃寒证多用；且能温肺化饮，治疗肺寒痰饮咳喘等。

【应用链接】 纯阳正气丸、右归丸、桂附地黄胶囊、桂附理中丸、痰饮丸等成药中含肉桂。

吴茱萸　Wúzhūyú《神农本草经》
EUODIAE FRUCTUS

本品为芸香科植物吴茱萸 *Euodia rutaecarpa* (Juss.) Benth.、石虎 *Euodia rutaecarpa* (Juss.)Benth. var. *officinalis* (Dode) Huang 或 疏毛吴茱萸 *Euodia rutaecarpa* (Juss.) Benth. var. *bodinieri* (Dode) Huang 的干燥近成熟果实。主产于贵州、广西、湖南等地。生用或制用。

【性能】　辛、苦，热；有小毒。归肝、脾、胃、肾经。

【功效】　散寒止痛，降逆止呕，助阳止泻。

【应用】

1. 寒滞肝脉诸痛　本品辛散苦泄，性热入肝，既散肝经之寒邪，又疏肝气之郁滞，为治肝寒气滞诸痛之要药。若治寒疝腹痛，常与小茴香、川楝子等同用；治厥阴头痛，与人参、生姜等同用；治冲任虚寒，瘀血阻滞之痛经，与桂枝、川芎等同用。

2. 呕吐　本品辛苦性热，能温中散寒，降逆止呕，善治胃寒或脾胃虚寒之呕吐；且本品疏肝止痛，常与黄连相伍，用治肝胃不和，胁痛口苦，呕吐吞酸，如左金丸。

3. 虚寒泄泻　本品温脾益肾，助阳止泻。用治脾肾阳虚，五更泄泻，常与肉豆蔻、补骨脂等同用，如四神丸。

【用法用量】　煎服，2～5g。外用适量，研末调敷。

【使用注意】　①本品辛热燥烈，易耗气动火，故阴虚有热者忌用；②本品有小毒，不宜多用、久服；③孕妇慎用。

【现代研究】　①化学成分：含挥发油，主要成分为吴茱萸烯、罗勒烯、月桂烯、吴茱萸内酯、吴茱萸内酯醇等；含生物碱，如吴茱萸碱、吴茱萸次碱、羟基吴茱萸碱等。②药理作用：抗溃疡、抗胃肠痉挛、抗腹泻、镇痛、镇静、抗炎、抑菌、增加组织器官血流量、抗心肌缺血、抗血栓、兴奋子宫等。

【应用链接】　加味左金丸、四神丸、华佗再造丸、肠康片、复方黄连素片、泻痢消胶囊等成药中含吴茱萸。

小茴香　Xiǎohuíxiāng《新修本草》
FOENICULI FRUCTUS

本品为伞形科植物茴香 *Foeniculum vulgare* Mill. 的干燥成熟果实。主产于内蒙古、山西等地。生用或盐水炙用。

【性能】　辛，温。归肝、肾、脾、胃经。

【功效】　散寒止痛，理气和胃。

【应用】

1. 寒疝腹痛，睾丸偏坠胀痛，少腹冷痛，痛经　本品温肾暖肝，散寒止痛，为治寒滞肝脉之常用药。治寒疝腹痛，常与乌药、青皮等同用；治肝气郁滞之睾丸偏坠胀痛，单用炒热布裹温熨腹部或与橘核、山楂等同用；治肝经受寒之少腹冷痛或冲任虚寒之痛经，可与当归、川芎、肉桂等同用。

2. 中焦虚寒气滞证　本品温中散寒止痛，理气和胃止呕。治胃寒气滞之脘腹胀痛，可与高良姜、香附、乌药等同用；治脾胃虚寒之脘腹胀痛、食少吐泻，可与白术、陈皮、生姜等同用。

【用法用量】　煎服，3～6g。外用适量。

【使用注意】　阴虚火旺者慎用。

【现代研究】　①化学成分：含挥发油3%～6%，主要成分为反式茴香脑、柠檬烯、4-烯丙基苯甲醚、月桂烯等。②药理作用：镇痛、促进肠蠕动、抗溃疡、促进胆汁分泌、松弛支气管平滑肌、促进肝组织再生、雌激素样作用等。

【应用链接】　安中片、茴香橘核丸、暖脐膏、狗皮膏、肾宝糖浆等成药中含小茴香。

花椒　Huājiāo《神农本草经》
ZANTHOXYLI PERICARPIUM

本品为芸香科植物青椒 *Zanthoxylum schinifolium* Sieb. et Zucc. 或花椒 *Zanthoxylum bungeanum* Maxim. 的干燥成熟果皮。全国大部分地区有分布，传统以四川产者为佳。生用或炒用。

【性能】　辛，温。归脾、胃、肾经。

【功效】　温中止痛，杀虫止痒。

【应用】

1. 中寒腹痛，寒湿吐泻　本品温中燥湿，散寒止痛，止呕止泻。治外寒内侵之胃寒腹痛、呕吐，常与生姜、白豆蔻等同用；治脾胃虚寒之脘腹冷痛、呕吐、不思饮食，常与干姜、人参等同用，如大建中汤；治夏伤湿冷之泄泻不止，常与肉豆蔻同用。

2. 虫积腹痛，湿疹，阴痒　本品有驱蛔、杀虫、止痒之功。治虫积腹痛之手足厥逆、烦闷吐蛔，常与乌梅、干姜等同用，如乌梅丸；治妇人阴痒，常配吴茱萸、蛇床子等水煎熏洗；治湿疹瘙痒，单用或配苦参等煎汤外洗。

【用法用量】　煎服，3～6g。外用适量，煎汤熏洗。

【现代研究】　①化学成分：果皮含挥发油，主要成分为柠檬烯、1,8-桉叶素等；另含喹啉、异喹啉、苯并菲啶、喹诺酮类生物碱、木质素、香豆素、黄酮及其苷等。②药理作用：抗胃溃疡，双向调节离体小肠的运动功能，镇痛、抗炎、抑制真菌，杀虫、止痒，局部麻醉等。

【应用链接】　乌梅丸、通络祛痛膏、康妇软膏、癣湿药水、化癥回生片等成药中含花椒。

丁香　Dīngxiāng《雷公炮炙论》
CARYOPHYLLI FLOS

本品为桃金娘科植物丁香 *Eugenia caryophyllata* Thunb. 的干燥花蕾，习称"公丁香"。主产于桑给巴尔、马达加斯加、印度尼西亚等地，我国广东海南亦产。生用。

【性能】　辛，温。归脾、胃、肺、肾经。

【功效】　温中降逆，补肾助阳。

【应用】

1. 脾胃虚寒，呃逆呕吐　本品温中散寒止痛、降逆止呕、止呃，为治胃寒呃逆之要药。治虚寒呃逆、呕吐，常与柿蒂、人参等同用，如丁香柿蒂汤；治脾胃虚寒之脘腹冷痛、食少吐泻，常与白术、砂仁、高良姜等同用。

2. 肾虚阳痿　本品温肾助阳起痿，单用力弱，可与淫羊藿、肉桂、附子等同用。

【用法用量】　煎服，1～3g。外用适量，研末外敷。

【使用注意】　本品不宜与郁金同用。

【现代研究】　①化学成分：含挥发油16%～19%，主要成分为丁香酚、乙酰丁香酚、丁香烯等。②药理作用：促进胃液分泌、减轻恶心呕吐、缓解腹部胀气，镇痛、抗炎、抗惊厥等。

【应用链接】　止痛紫金丸、十香返生丸、七味广枣丸、八味檀香散、九香止痛丸、纯阳正气丸、通窍镇痛散等成药中含丁香。

附药

母丁香　本品为丁香的干燥近成熟果实，又名"鸡舌香"。性味归经、功效主治、用法用量、使用注意与公丁香近似，但味淡而力弱。

案例 2-12-1 分析讨论

　　温里药中的干姜、肉桂、花椒、八角茴香、丁香、小茴香、胡椒等经常用于四川火锅汤料、底料、卤肉、红烧肉等佐料中。这些也是国家卫生健康委员会公布的既是食品又是药品的"药食同源"的中药。这些中药的共同特点是香气浓烈，可增加卤料、汤料等的香味，又因其辛散温热之性较大，有一定的温里散寒作用，可促进血液循环，故冬季火锅等深受大众喜爱。但多服、久服易助火伤阴，尤其津亏阴伤及阴虚火旺之人需慎用。这类中药大多还含有β受体激动剂成分，因此高血压、糖尿病、甲状腺功能亢进症、先天性心脏病患者需注意。总之，食用以这些中药作辅料的食品要适量，不宜多吃、久吃。

其他温里药见表2-12-1。

表 2-12-1   其他温里药简表

药名	性味归经	功效	主治	用量/煎服	入药/注意
高良姜	辛，热。归脾、胃经	温胃止呕，散寒止痛	脘腹冷痛，胃寒呕吐，嗳气吞酸	3～6g	根茎
八角茴香	辛，温。归肝、肾、脾、胃经	温阳散寒，理气止痛	寒疝腹痛，肾虚腰痛，胃寒呕吐，脘腹冷痛	3～6g	成熟果实
胡椒	辛，热。归胃、大肠经	温中散寒，下气，消痰	胃寒呕吐，腹痛泄泻，食欲不振，癫痫痰多	0.6～1.5g，研粉吞服。外用适量	近成熟或成熟果实
荜茇	辛，热。归胃、大肠经	温中散寒，下气止痛	脘腹冷痛，呕吐，泄泻，寒凝气滞，胸痹心痛，头痛，牙痛	1～3g。外用适量，研末塞龋齿孔中	近成熟或成熟果穗

思 考 题

1. 试述温里药的含义、性能特点、功效与适应证。
2. 试比较附子、肉桂、干姜的性能、功效及主治有何异同。
3. 肉桂和桂枝同出一源，各取材于何部位？作用特点有何异同？
4. 简述附子与干姜的配伍意义。
5. 查阅相关文献，了解附子、干姜、肉桂的主要药理作用。

进一步阅读文献

陈良妮，程雪梅，陈勇，等，2021. 川乌药理作用、毒性、质量控制方法研究进展. 中成药，43(3): 722～729

徐桐，丛竹凤，贺梦媛，等，2022. 干姜的研究进展及质量标志物分析. 山东中医杂志，41(5): 569～575

曾祥珲，谢庆凤，颜芳，等，2022. 附子现代药理研究及临床应用差异探讨. 新中医，54(4): 159～163

（刘艳丽）

第十三章 理 气 药

学习目标

1. 熟悉理气药的含义、功效、适应范围、配伍方法及使用注意。

2. 掌握药物：陈皮、枳实、木香、香附、薤白；熟悉药物：川楝子、青皮、乌药；了解药物：沉香、佛手、大腹皮、化橘红、玫瑰花、荔枝核、柿蒂、香橼。

3. 掌握香附与柴胡功效应用的主要异同点；熟悉陈皮与青皮，枳实与枳壳功效应用的主要异同点。

凡以舒理气机为主要作用，治疗气滞或气逆证的药物，称为理气药。

本类药物大多气香性温，其味辛苦，性能行散疏泄，主归脾、肝、肺经，故有理气健脾、疏肝解郁、理气宽胸、行气止痛、破气散结等作用。主要用治脾胃气滞所致之脘腹胀痛、嗳气吞酸、恶心呕吐、腹泻或便秘等；肝气郁滞所致之胁肋胀痛、抑郁不乐、疝气疼痛、乳房胀痛、月经不调等；肺气壅滞所致之胸闷胸痛、咳嗽气喘等。

临床中应用本类药物，须针对病证选择相应功效的药物，并进行必要的配伍。如脾胃气滞因于饮食积滞者，宜配消导药；因于脾胃气虚者，宜配补中益气药；因于湿热阻滞者，宜配清热除湿药；因于寒湿困脾者，宜配苦温燥湿药。肝气郁滞因于肝血不足者，宜配养血柔肝药；因于肝经受寒者，宜配温肝散寒药；因于瘀血阻滞者，宜配活血祛瘀药。肺气壅滞因于外邪客肺者，宜配宣肺解表药；因于痰饮阻肺者，宜配祛痰化饮药。

本类药物辛燥者居多，易耗气伤阴，故气虚及阴虚者慎用。

案例 2-13-1

患者，女，36 岁。半年前因重感冒，经多种药物治疗 40 余日。后常自觉头晕，肢体乏力，面色萎黄，食欲不振，胃脘胀闷，嗳气，泛吐清水，恶心，便溏，受凉或饮冷后病情加重，舌淡苔白，脉细濡。患者自述不愿服用汤剂，医生诊查后为其开了以木香、砂仁、党参、炒白术、茯苓、陈皮等为主要组成的香砂六君子丸，并叮嘱其忌食生冷、油腻、不易消化及刺激性食物。

问题： 1. 患者所患是何病证？

2. 医生为何让患者服用香砂六君子丸？

陈皮 Chénpí 《神农本草经》

CITRI RETICULATAE PERICARPIUM

本品为芸香科植物橘 *Citrus reticulata* Blanco 及其栽培变种的干燥成熟果皮。主产于广东、广西、福建等地。药材分"陈皮"和"广陈皮"。生用。

【性能】 辛、苦，温。归肺、脾经。

【功效】 理气健脾，燥湿化痰。

【应用】

1. 脘腹胀满，食少吐泻 本品味辛能行，性温能通，且辛温性燥，长于理气健脾燥湿，降逆止呕，为治脾胃气滞、湿阻之脘腹胀满、食少吐泻之佳品。对寒湿阻滞中焦者，最为适宜，常与苍术、厚朴等同用；经配伍亦可用于脾虚气滞及气滞腹痛较剧者。

2. 咳嗽痰多 本品既能燥湿痰，又能化寒痰，且辛行苦泄而能宣肺止咳，为治痰之要药。治湿痰咳嗽，多配伍半夏、茯苓等，如二陈汤；治寒痰咳嗽，多与干姜、细辛、五味子等同用。

【用法用量】　煎服，3～10g。

【现代研究】　①化学成分：含挥发油（以 *D*-柠檬烯为主）、黄酮类成分（如橙皮苷、川陈皮素、新橙皮苷、柚皮苷、柚皮芸香苷及多甲氧基黄酮等），有机胺类和微量元素等。②药理作用：双向调节胃肠平滑肌运动、促进胃液分泌、增强唾液淀粉酶活性、助消化、抗胃溃疡、利胆、保肝，祛痰、平喘，强心、升压，抗菌，抗病毒，抗氧化，抗过敏，抗肿瘤，神经保护等。

【应用链接】　二陈丸、橘红丸、健胃消食片、通宣理肺丸、保和丸、香砂六君子丸、香砂养胃丸、开胸顺气丸、杏仁止咳合剂、胃苏颗粒等成药中含陈皮。

附药

1. 橘核　本品为橘的干燥成熟种子。性味苦平，归肝、肾经。功能理气，散结，止痛。用于疝气疼痛、睾丸肿痛、乳痈乳癖等。煎服，3～9g。

2. 橘络　本品为橘的中果皮及内果皮之间的纤维束群。性味甘苦平，归肝、肺经。功能行气通络，化痰止咳。用于痰滞经络之胸痛、咳嗽。煎服，3～5g。

3. 橘叶　本品为橘树的叶。性味辛苦平，归肝经。功能疏肝行气，散结消肿。用于胁肋作痛、乳痈、乳房结块等。煎服，6～10g。

知识窗

橘皮自古以来应用以陈久者为良，故名陈皮。新鲜橘皮味辛性燥烈，放置陈久则烈气消，无燥散之患，行而不峻，温而不燥，故临证多用陈皮。中药中尚有"六陈"之说，除陈皮外，尚有半夏、枳实（壳）、吴茱萸、麻黄、狼毒，使用前均需放置一段时间。

枳实　Zhǐshí《神农本草经》
AURANTII FRUCTUS IMMATURUS

本品为芸香科植物酸橙 *Citrus aurantium* L. 及其栽培变种或甜橙 *Citrus sinensis* Osbeck 的干燥幼果。主产于四川、江西、湖南等地。生用或麸炒用。

【性能】　苦、辛、酸，微寒。归脾、胃经。

【功效】　破气消积，化痰散痞。

【应用】

1. 积滞内停，痞满胀痛，泻痢后重，大便不通　本品辛行苦降，气锐力猛，既能破气除痞，又能消积导滞，用于饮食积滞、脘腹痞满胀痛者，多与消食药同用；治热结便秘、腹满胀痛者，可配大黄等攻下药，如大承气汤；尚可用于湿热泻痢，里急后重。

2. 痰阻气滞，胸痹，结胸　本品能行气化痰以消痞。治痰浊闭阻胸阳之胸痹，胸中满闷、疼痛者，可与薤白、桂枝同用；痰热结胸者，可与黄连、半夏等同用；心下痞满、食欲不振等，可与半夏曲、厚朴等同用。现代用治冠心病心绞痛有一定疗效。

此外，本品尚可用治胃扩张、胃下垂、子宫脱垂、脱肛等脏器下垂病证，可单用本品，或配伍黄芪、白术等补气药。

【用法用量】　煎服，3～10g。炒后性较平和。

【使用注意】　孕妇慎用。

【现代研究】　①化学成分：含挥发油（如 β-蒎烯、*D*-柠檬烯、芳樟醇、β-月桂酸等）、黄酮类（如芸香柚皮苷、橙皮苷、新橙皮苷、川陈皮素等）、生物碱化合物（如辛弗林等）、香豆素类、柠檬苦素及微量元素等。②药理作用：双向调节胃肠平滑肌，既兴奋胃肠增强蠕动，又降低平滑肌张力而解痉，抗肿瘤，抗溃疡，抗氧化，抗炎，降血脂，增强心肌收缩力、升压，兴奋子宫平滑肌等。

【功用比较】　枳实和枳壳两者来源相同，皆能理气行滞，虽功效相似但作用强弱不一。枳壳为近成熟果实，行气力缓，以理气宽中、行滞消胀为主，多用于胸胁气滞、胀满疼痛、食积不化；枳实为幼果，行气力猛，以破气消积、化痰散痞为主，多用于积滞内停、痞满胀痛、泻痢后重、大便不通、痰阻气滞、胸痹、结胸及脏器下垂。

【应用链接】 枳术丸、香砂枳术丸、枳实导滞丸、开胸顺气丸、香砂养胃丸、便通片、午时茶颗粒、麻仁丸等成药中含枳实。

附药

枳壳 本品为芸香科植物酸橙 *Citrus aurantium* L. 及其栽培变种的干燥未成熟果实（去瓤）。生用或麸炒用。性味、归经与枳实相同，但作用较缓和，长于理气宽中，行滞消胀。用于胸胁气滞、胀满疼痛、食积不化、痰饮内停、脏器下垂。用法用量及使用注意同枳实。

木香 Mùxiāng《神农本草经》
AUCKLANDIAE RADIX

本品为菊科植物木香 *Aucklandia lappa* Decne. 的干燥根。主产于云南。秋、冬二季采挖，除去泥沙和须根，切段，大的再纵剖成瓣，干燥后撞去粗皮。生用或煨用。

【性能】 辛、苦，温。归脾、胃、大肠、三焦、胆经。

【功效】 行气止痛，健脾消食。

【应用】

1. 脘腹胀痛，食积不消，不思饮食 本品辛行苦泄温通，善行脾胃之滞气，为行气止痛之要药。治脾胃气滞、脘腹胀满，常与砂仁、厚朴同用；因能健脾消食，故治食滞中焦、脘痞腹痛，常与陈皮、枳实等同用；配伍人参、白术等可用治脾虚气滞引起的脘腹胀满、不思饮食。

2. 泻痢后重 本品善行大肠之气滞，为治湿热泻痢里急后重之要药，常与黄连配伍，如香连丸；尚可用于饮食积滞之脘腹胀痛、大便秘结或泻而不爽。

3. 胸胁胀痛 本品既能行气健脾，又能疏理肝胆，用治湿热郁蒸，肝失疏泄，气机阻滞之胸胁胀痛，黄疸口苦，可与郁金、大黄、茵陈等配伍。现代用治胆石症、胆绞痛有一定疗效。

【用法用量】 煎服，3～6g。生用行气力强；煨用行气力缓而多用于实肠止泻。

【现代研究】 ①化学成分：含挥发油，其中主要为萜内酯类成分，还含有种类众多的烯类成分，少量的酮、醛、酚等化合物。还含天冬氨酸、谷氨酸等20种氨基酸，以及生物碱、胆胺、树脂等。②药理作用：双向调节胃肠平滑肌运动、抗消化性溃疡、促进胆囊收缩、松弛气管平滑肌，抗炎镇痛，止泻，抗肿瘤等。

【配伍阐释】 木香与砂仁常配伍应用，砂仁可行气化湿，木香行气止痛。两药配伍，加强行气止痛之功，用治脾胃气滞，脘腹胀痛，消化不良。

【应用链接】 香连丸、复方陈香胃片、木香顺气丸、香砂养胃丸、九气拈痛丸、九香止痛丸、开胸顺气丸、三九胃泰颗粒等成药中含木香。

案例 2-13-1 分析讨论

根据患者证候表现可辨证为脾胃气虚，湿阻气滞证。故治疗宜益气健脾，行气化湿。医生选用香砂六君子丸治疗，是因为该药组成中党参、白术、茯苓等能益气健脾，补中养胃；陈皮行气、除胀、燥湿；半夏燥湿和胃，降逆止呕；更用木香行气止痛，健脾消食；砂仁化湿开胃，温脾止泻。诸药合用，可使脾气健运，湿阻气滞得除。

香附 Xiāngfù《名医别录》
CYPERI RHIZOMA

本品为莎草科植物莎草 *Cyperus rotundus* L. 的干燥根茎。主产于山东、浙江、福建等地。生用，或醋炙用，用时碾碎。

【性能】 辛、微苦、微甘，平。归肝、脾、三焦经。

【功效】 疏肝解郁，理气宽中，调经止痛。

【应用】

1. 肝郁气滞，胁肋胀痛，疝气疼痛 本品为疏肝解郁，行气止痛之要药。可用于肝气郁结之胁肋胀痛，如柴胡疏肝散；还可治寒凝气滞、肝气犯胃之胃脘疼痛及寒疝腹痛。

2. 月经不调，乳房胀痛，经闭痛经 本品尚可疏肝理气，调经止痛，为妇科调经之要药。用治月经不调、痛经、闭经或乳房胀痛，多与疏肝理气、活血调经药同用。

3. 脾胃气滞，脘腹痞闷，胀满疼痛 本品入脾经，有理气宽中之功，故常用于治疗脾胃气滞，脘腹胀痛；用治外感风寒兼脾胃气滞者，常配解表药，如香苏散。

【用法用量】 煎服，6～10g。醋炙止痛之力增强。

【现代研究】 ①化学成分：主要含挥发油，油中主要成分为倍半萜类如β-蒎烯、香附子烯、α-香附酮、β-香附酮、α-莎香醇、β-莎草醇、柠檬烯、丁香烯等。此外，还有黄酮、生物碱、三萜与甾醇等蒽醌等成分。②药理作用：镇痛、抗炎抗菌、降血糖降血脂、抗肿瘤、强心、降血压、抗抑郁，能明显抑制肠平滑肌运动、降低子宫收缩力及张力，具有雌激素样作用等。

【功用比较】 香附与柴胡均能疏肝解郁，善治肝郁气滞所致之胁肋作痛、月经不调、痛经及乳房胀痛或结节等。但香附长于疏肝理气而调经，虽为理气之品，但善治妇科血脉之证，故尤善治肝气郁滞之月经不调，经闭痛经，且尚能理气止痛，治肝胃或脾胃气滞之脘腹胀痛及疝气疼痛等；柴胡疏肝解郁力强，为治肝郁气滞之要药，还能解表退热、升阳，用于外感发热、少阳证及中气下陷之证。

【应用链接】 良附丸、香附丸、木香顺气丸、气滞胃痛颗粒、九气拈痛丸、痛经丸、开胸顺气丸、气滞胃痛颗粒、乳宁颗粒、胃苏颗粒等成药中含香附。

青皮 Qīngpí《本草图经》
CITRI RETICULATAE PERICARPIUM VIRIDE

本品为芸香科植物橘 *Citrus reticulata* Blanco 及其栽培变种的干燥幼果或未成熟果实的果皮。5～6 月收集自落的幼果，晒干，习称"个青皮"；7～8 月采收未成熟的果实，在果皮上纵剖成四瓣至基部，除尽瓤瓣，为"四花青皮"。生用或醋炙用。

【性能】 苦、辛，温。归肝、胆、胃经。

【功效】 疏肝破气，消积化滞。

【应用】

1. 胸胁胀痛，疝气疼痛，乳癖，乳痈 本品辛散温通，苦泄下行，主入肝胆而奏疏肝理气、散结止痛之功，主要用于肝郁气滞所致的胸胁胀痛、乳房结块或肿痛及寒疝腹痛。

2. 食积气滞，脘腹胀痛 本品行气消积化滞之力较强，用于食积气滞，脘腹胀痛，常与消食药同用，以增强消积化滞之功。

此外，取其破气散结之功，可用于气滞血瘀之癥瘕积聚、久疟痞块等，多与三棱、莪术等同用。

【用法用量】 煎服，3～10g。醋炙疏肝止痛力强。

【现代研究】 ①化学成分：主要含有挥发油类（右旋柠檬烯、对伞花烃、芳樟醇、α-萜品醇、柠檬醛等）、黄酮类（橙皮苷、新陈皮苷、川陈皮素等）、多种氨基酸（天冬氨酸、谷氨酸、脯氨酸等）。②药理作用：抑制胃肠平滑肌收缩、保肝利胆，保护缺血性脑损伤，舒张支气管和子宫平滑肌，祛痰、平喘，其注射剂有显著的升压、兴奋心脏、抗休克等作用。

【功用比较】 陈皮与青皮同出一物，均性温而能行气消积化滞。但两者因老幼不同而性效相异，陈皮性缓，质轻上浮，偏归脾肺，重在理脾肺气滞，又能燥湿化痰；而青皮性烈，质重沉降，偏入肝胆，善疏肝破气，又消积化滞。若用治肝病及脾，肝脾不调，或肝胃不和者，两药又常相须为用。

【应用链接】 平肝舒络丸、金嗓利咽丸、乳宁颗粒、加味左金丸、木香顺气丸、痛泻宁颗粒、痛经丸等成药中含青皮。

案例 2-13-2

大学一年级暑假，小徐跟随老师在中医门诊部见习，老师善治内科杂症，小徐边抄方边细心体会老师的用药经验，1 个月下来，他发现老师喜用陈皮、枳壳、木香等理气药，不论是否有明显的气滞表现都使用，这是为什么呢？

问题： 理气药在临床应用中可以发挥哪些作用？

川楝子 Chuānliànzǐ《神农本草经》
TOOSENDAN FRUCTUS

本品为楝科植物川楝 *Melia toosendan* Sieb. et Zucc. 的干燥成熟果实。主产于四川。生用或炒用，用时打碎。别名：金铃子。

【性能】 苦，寒；有小毒。归肝、小肠、膀胱经。

【功效】 疏肝泄热，行气止痛，杀虫。

【应用】

1. 肝郁化热，胁肋、脘腹胀痛，疝气疼痛 本品苦寒降泄，能清肝火、泄郁热，行气止痛，每与延胡索同用，如金铃子散。肝郁化火或肝阴不足之胁肋作痛及疝痛等属肝经有热者，均可应用。

2. 虫积腹痛 本品既能驱虫，又能止痛，每与杀虫药同用。

此外，以本品焙黄研末，制为软膏涂敷，可用治头癣、秃疮。

【用法用量】 煎服，5～10g。外用适量，研末调涂。炒用寒性减低。

【使用注意】 本品有毒，不宜过量或持续服用。

【现代研究】 ①化学成分：含楝烷型萜类、柠檬素类、挥发油类、黄酮类、酚酸类、长链脂肪酸类、甾体类、生物碱等。②药理作用：驱虫、镇痛、抗炎、抑菌、抗肿瘤、抗病毒、抗氧化、兴奋肠管平滑肌、抗生育等；毒性反应主要为肝脏、肾脏和造血系统损害，随剂量增加，毒性增强。

【应用链接】 舒肝丸、乳块消颗粒、茴香橘核丸、四方胃片、四方胃胶囊、妇乐颗粒、妇宝颗粒等成药中含川楝子。

薤白 Xièbái《神农本草经》
ALLII MACROSTEMONIS BULBUS

本品为百合科植物小根蒜 *Allium macrostemon* Bge. 或薤 *Allium chinense* G.Don 的干燥鳞茎。主产于东北、河北、江苏等地。生用。

【性能】 辛、苦，温。归心、肺、胃、大肠经。

【功效】 通阳散结，行气导滞。

【应用】

1. 胸痹心痛 本品辛散苦降、温通滑利，善散阴寒之凝滞，行胸阳之壅结，为治胸痹之要药。用治寒痰阻滞，胸阳不振所致之胸痹证，多与化痰开痹药配伍同用，如瓜蒌薤白白酒汤、瓜蒌薤白半夏汤等，痰瘀胸痹者，可与丹参、川芎等同用。

2. 脘腹痞满胀痛，泻痢后重 本品有行气导滞、消胀止痛之功。用治胃寒气滞之脘腹痞满胀痛或泻痢里急后重，与高良姜、木香、枳实等配伍应用。

【用法用量】 煎服，5～10g。

【现代研究】 ①化学成分：含挥发油（主要为含硫化合物如甲基烯丙基三硫、二甲基三硫、甲基正丙基三硫等）、甾体皂苷类成分（薤白苷 A～薤白苷 K 等），还含有前列腺素、生物碱及含氮化合物等。②药理作用：扩张血管、抗心肌缺血、抗血栓形成、降血脂、抗氧化，解痉平喘、抑菌、抗肿瘤等。

【应用链接】 补心气口服液、镇心痛口服液、血滞通胶囊、心脑宁胶囊、丹蒌片等成药中含薤白。

乌药　Wūyào《本草纲目拾遗》
LINDERAE RADIX

本品为樟科植物乌药 Lindera aggregata (Sims) Kosterm. 的干燥块根。主产于浙江、安徽、江西、湖南、湖北等地。生用或麸炒用。

【性能】 辛，温。归肺、脾、肾、膀胱经。

【功效】 行气止痛，温肾散寒。

【应用】

1. 寒凝气滞，胸腹胀痛，气逆喘急 本品辛散温通、散寒行气以止痛，主要用于胸胁闷痛、脘腹胀痛、疝气疼痛、气逆喘急及痛经因于寒凝气滞者。

2. 膀胱虚冷，遗尿尿频 本品有温肾散寒、缩尿止遗之功。用于肾阳不足、膀胱虚冷之小便频数、小儿遗尿，多与温肾固摄药配伍。

【用法用量】 煎服，6～10g。

【现代研究】 ①化学成分：含挥发油、黄酮、去甲乌药碱类、倍半萜及其内酯类成分、多糖、脂肪酸类、微量元素等。②药理作用：双向调节胃肠平滑肌运动、促进消化液分泌，镇痛，抗炎、抑菌、抗病毒、抗肿瘤、抗凝血酶、降血脂，兴奋心肌、改善中枢神经系统功能等。

【应用链接】 缩泉丸、暖脐膏、萆薢分清丸、平肝舒络丸、舒肝和胃丸、柴胡舒肝丸、调胃消滞丸等成药中含乌药。

案例 2-13-2 分析讨论

虽然理气药的主要作用是舒畅气机，但由于气与血、水、湿、痰等密切相关，所以理气药的使用非常灵活。例如，在治疗血瘀证时，由于"气为血之帅""气行则血行"，所以在使用活血药时每配以行气药；对于痰饮病，则遵"气顺则痰消"之理，在使用化痰药时亦常配以理气药；对于水湿病，则遵"气行则水行""气行则津行"之理，在使用化湿药治疗湿阻中焦和使用利水渗湿药治疗水湿内停病证时也常配理气药以提高药效；对于气虚者，配理气药可防补气药味甘壅中；而对于便秘患者，配理气药有助于提高泻下药的作用等。

其他理气药见表 2-13-1。

表 2-13-1　其他理气药简表

药名	性味归经	功效	主治	用量/煎服	入药/注意
沉香	辛、苦，微温。归脾、胃、肾经	行气止痛，温中止呕，纳气平喘	胸腹胀闷疼痛，胃寒呕吐呃逆，肾虚气逆喘急	1～5g，后下	含树脂的木材
佛手	辛、苦、酸，温。归肝、脾、胃、肺经	疏肝理气，和胃止痛，燥湿化痰	肝胃气滞，胸胁胀痛，胃脘痞满，食少呕吐，咳嗽痰多	3～10g	果实
大腹皮	辛，微温。归脾、胃、大肠、小肠经	行气宽中，行水消肿	湿阻气滞，脘腹胀闷，大便不爽，水肿胀满，脚气浮肿，小便不利	5～10g	果皮
化橘红	辛、苦，温。归肺、脾经	理气宽中，燥湿化痰	咳嗽痰多，食积伤酒，呕恶痞闷	3～10g	外层果皮
玫瑰花	甘、微苦，温。归肝、脾经	行气解郁，和血，止痛	肝胃气痛，食少呕恶，月经不调，跌仆伤痛	3～6g	花蕾

续表

药名	性味归经	功效	主治	用量/煎服	入药/注意
荔枝核	甘、微苦，温。归肝、肾经	行气散结，祛寒止痛	寒疝腹痛，睾丸肿痛	5～10g	种子
柿蒂	苦、涩，平。归胃经	降逆止呃	呃逆	5～10g	宿萼
香橼	辛、苦、酸，温。归肝、脾、肺经	疏肝理气，宽中，化痰	肝胃气滞，胸胁胀痛，脘腹痞满，呕吐噫气，痰多咳嗽	3～10g	果实

思 考 题

1. 理气药的性能、功效和适用范围有哪些？

2. 临床使用理气药如何配伍？

3. 陈皮与青皮，枳实与枳壳功用有何异同点？

4. 陈皮、枳实、香附、木香、薤白各善调理哪些脏腑之气机？

5. 查阅相关文献，简述陈皮、枳实、木香、香附的主要药理作用。

进一步阅读文献

吕俊慧, 于佳宁, 林海燕, 2020. 浅析理气药在中药方剂学中的配伍应用. 中国民间疗法, 28(12): 16～18

梅振英, 张荣菲, 赵志敏, 等, 2020. 陈皮多甲氧基黄酮类成分组成、提取纯化及生物活性研究进展. 中成药, 42(10): 2709～2715

王梁凤, 张小飞, 李慧婷, 等, 2020. 基于数据挖掘的芳香类中药治疗便秘高频次使用药对"陈皮-木香"网络药理学研究. 中国中药杂志, 45(9): 2103～2114

张晓娟, 赵良友, 李建华, 等, 2021. 中药枳实的研究概况. 中医药学报, 49(1): 94～100

（吴国琳）

第十四章 消食药

学习目标
1. 熟悉消食药的含义、功效、适应范围及配伍方法。
2. 掌握药物：山楂、鸡内金；熟悉药物：麦芽、莱菔子、神曲；了解药物：谷芽。
3. 掌握山楂、鸡内金、麦芽消食作用的特点。

凡以消食化积为主要作用，治疗饮食积滞的药物，称为消食药。

本类药物以性平味甘，主归脾、胃二经为其性能特点。具有消化饮食积滞、开胃和中的作用。主要用治脾胃虚弱，饮食积滞之脘腹胀满、嗳腐吞酸、恶心呕吐、不思饮食、大便失常等。

临床中使用本类药物，常配伍理气药以行气导滞，并根据不同的病情予以适当配伍。若脾胃气虚、运化无力，须配健脾益胃药以标本兼顾、消补并用。若素体脾胃虚寒，宜配温里药以温运脾阳、散寒消食。若兼湿浊中阻，宜配芳香化湿药以化湿醒脾、消食开胃。若食积化热，可配苦寒攻下药以泻热化积。

案例 2-14-1

小王同学在学习消食药时发现大部分药物都和农产品有关，有的是经过了比较特殊的加工程序制作而成。其中鸡内金他很熟悉，小时候体弱纳差，家里每次杀鸡，家人都要取鸡胗里的黄皮放在炉火上烘烤，然后碾成粉，水调或和面烙饼给他吃，调理他的消化功能，所以他一直认为鸡内金不能生用，要烘或炒后才能服用。

问题： 鸡内金的加工方法是否影响其消食功效？

山楂 Shānzhā 《本草经集注》
CRATAEGI FRUCTUS

本品为蔷薇科植物山里红 *Crataegus pinnatifida* Bge. var. *major* N.E. Br. 或山楂 *Crataegus pinnatifida* Bge. 的干燥成熟果实。主产于河南、江苏、浙江等地。生用或炒用。

【性能】 酸、甘，微温。归脾、胃、肝经。

【功效】 消食健胃，行气散瘀，化浊降脂。

【应用】

1. 食滞脘胀，腹痛泄泻 本品消积化滞之力较强，尤为消化油腻肉食积滞之要药。凡食肉不消，单用或与其他药同用。若脘腹胀痛明显，可配行气药；伤食腹痛泄泻，可用焦山楂研末，开水调服。

2. 产后瘀阻腹痛，痛经，疝气偏坠胀痛，胸痹心痛 本品性温能通行气血，有活血祛瘀止痛之功。治产后血瘀证可单用本品水煎服，或与其他活血调经药配伍应用。与通络散结药同用，可治疝气作痛。治胸痹心痛，常与川芎、桃仁等同用。

此外，本品尚有化浊降脂作用，常用治冠心病、高血压、高脂血症。

【用法用量】 煎服，9～12g。消食散瘀常用生山楂；焦山楂主用于止泻止痢。

【现代研究】 ①化学成分：含黄酮类化合物，包括金丝桃苷、槲皮素、黄酮聚合物及有机酸、磷脂、维生素、核黄素等。②药理作用：促进和调节消化系统功能，降血脂、降血压、扩冠强心、抗心律失常，抗血小板聚集，收缩子宫，抗炎、止痛，抗肿瘤，抗氧化、抗疲劳，促进免疫功能等。

【应用链接】 保和丸、大山楂丸、启脾丸、健胃消食片、健脾丸、胆宁片、降脂灵颗粒、小儿化食口服液等成药中含山楂。

知识窗

　　大山楂丸因有良好的消食导滞功能而被广泛用于治疗消化不良等病证。它由焦山楂、焦神曲、焦麦芽制成，这三味药，又被合称为焦三仙，意即消导化滞效如"神仙"。组成中的山楂含有山楂酸、枸橼酸、维生素C等成分，能增加胃中消化酶的分泌，促进脂肪类食物消化；麦芽含淀粉酶及维生素B等，具有促进胃蛋白酶及胃酸分泌的作用；神曲含多种消化酶及B族维生素，具有促进消化的作用。

神曲　Shénqū《药性论》
MASSA MEDICATA FERMENTATA

　　本品为面粉和杏仁泥、赤小豆粉，以及鲜青蒿汁、鲜苍耳汁、鲜辣蓼汁混合后经发酵而成的加工品。全国各地均有生产。生用或炒用。

　　【性能】　甘、辛，温。归脾、胃经。

　　【功效】　消食和胃。

　　【应用】　**食积不化**　本品有消食健胃、和中止泻之功，善消谷、面食积滞，用于食滞不化之脘腹胀满、不思饮食及肠鸣泄泻。本品略兼解表之功，故外感食滞者用之尤宜。

　　此外，凡丸剂中有金石、贝壳类药物者，可用本品糊丸以助消化。

　　【用法用量】　煎服，6～15g。消食宜炒焦用。

　　【现代研究】　①化学成分：含酵母菌、酶类、维生素B复合物、麦角甾醇、挥发油等。②药理作用：增进食欲、维持正常消化功能、调节肠道微生态，抑菌等。

　　【应用链接】　保和丸、大山楂丸、启脾丸、山楂化滞丸、小儿消食片、开胃健脾丸等成药中含六神曲。

麦芽　Màiyá《药性论》
HORDEI FRUCTUS GERMINATUS

　　本品为禾本科植物大麦 *Hordeum vulgare* L. 的成熟果实经发芽干燥的炮制加工品。全国大部分地区均产。生用、炒黄或炒焦用。

　　【性能】　甘，平。归脾、胃经。

　　【功效】　行气消食，健脾开胃，回乳消胀。

　　【应用】

　　1. 食积不化，脘闷腹胀　本品善于促进淀粉性食物的消化，尚可用于小儿乳食消化不良的吐乳。脾胃虚弱而运化不良者，可在补气药中配用本品。

　　2. 断乳，乳房胀痛　本品有回乳消胀之功，故可用于妇女断乳，或乳汁淤积之乳房胀痛。

　　此外，本品兼能疏肝解郁，配伍其他疏肝理气药，可用治肝气郁滞或肝胃不和之胁痛、脘腹痛等。

　　【用法用量】　煎服，10～15g，回乳炒用60g。生麦芽健脾和胃，疏肝行气，用于脾虚食少，乳汁淤积；炒麦芽行气消食回乳，用于食积不消，妇女断乳；焦麦芽消食化滞，用于食积不消，脘腹胀痛。

　　【使用注意】　哺乳期妇女不宜使用。

　　【现代研究】　①化学成分：含淀粉酶、催化酶、过氧化异构酶及大麦芽碱等。②药理作用：促进胃酸及胃蛋白酶分泌，抑制催乳素释入，降血糖，抑制真菌，抗氧化、缓解疲劳等。

　　【应用链接】　大山楂丸、启脾丸、小儿消食片、健脾丸、开胃山楂丸等成药中含麦芽。

知识窗

　　麦芽回乳时生用、炒用、生与炒并用均可，因麦芽的作用有二：一是开胃消食，用量一般在 10～15g；二是回乳消胀，用量一般在 30～120g。即麦芽回乳的作用，不在于生与炒，关键是剂量的大小。小剂量则消食开胃而催乳；大剂量则耗散气血而回乳。药理研究显示，生麦芽中所含的麦角类化合物，有抑制催乳素分泌的作用。麦芽炒后在性味方面稍有改变，但回乳作用与生麦芽差别不大，只是药力比较缓和。

鸡内金　Jīnèijīn 《神农本草经》
GALLI GIGERII ENDOTHELIUM CORNEUM

　　本品为雉科动物家鸡 *Gallus gallus domesticus* Brisson 的干燥沙囊内壁。全国各地均产。生用、炒用或醋炙用。

　　【性能】　甘，平。归脾、胃、小肠、膀胱经。

　　【功效】　健胃消食，涩精止遗，通淋化石。

　　【应用】

　　1. 食积不消，小儿疳积　本品消食化积之力很强，并能健运脾胃，广泛用于米、面、薯、芋、肉、食等各种食滞证。

　　2. 遗精，遗尿　本品尚有固摄缩尿、涩精止遗之功，与补肾、收涩药配伍治疗小便频数、遗精、遗尿等症。

　　3. 石淋涩痛，胆胀胁痛　本品有通淋化石之功，用于治疗泌尿系（肾、输尿管、膀胱）结石及胆结石，常与金钱草、虎杖等同用。

　　【用法用量】　煎服，3～10g；研末服，每次 1.5～3g。研末用效果优于煎剂。

　　【现代研究】　①化学成分：含胃激素、角蛋白、微量胃蛋白酶、淀粉酶、多种维生素。②药理作用：增强胃肠运动功能、调节消化液分泌、提高消化酶活性，降血脂、抗凝，降血糖，抗菌、抗病毒，抗癌，加速放射性锶的排泄等。

　　【应用链接】　小儿消食片、化积口服液、开胃山楂丸、健儿乐颗粒、龙牡壮骨颗粒等成药中含鸡内金。

莱菔子　Láifúzǐ 《日华子本草》
RAPHANI SEMEN

　　本品为十字花科植物萝卜 *Raphanus sativus* L. 的干燥成熟种子。全国各地均产。生用或炒用，用时捣碎。

　　【性能】　辛、甘，平。归肺、脾、胃经。

　　【功效】　消食除胀，降气化痰。

　　【应用】

　　1. 食积气滞证　本品味辛，功善行气消胀，消食导滞，多用于食积气滞之脘腹胀满、嗳腐吞酸等症，常与山楂、陈皮同用，如保和丸。

　　2. 咳喘痰壅　本品长于下气定喘，祛痰止咳，用于痰涎壅盛，气喘咳嗽，多与白芥子、苏子同用，如三子养亲汤。

　　【用法用量】　煎服，5～12g。生用长于祛痰；炒用长于消食除胀。

　　【使用注意】　①本品辛散耗气，气虚及无食积、痰滞者慎用；②本品不宜与人参同用。

　　【现代研究】　①化学成分：含芥子碱、芥子碱硫酸氢盐、莱菔子素及脂肪油等。②药理作用：收缩离体胃、十二指肠平滑肌，镇咳、祛痰、平喘，抗病原微生物、解毒，降压、降血脂，抗肾上腺素，抗癌等。

【应用链接】 保和丸、小儿消积止咳口服液、麝香脑脉康胶囊等成药中含莱菔子。

案例 2-14-1 分析讨论

　　鸡内金始见于《神农本草经》，内服、外用均可，药食两用。除生品外，还有醋制、炒制、烧灰等炮制方法。《中国药典》规定为清炒至鼓起为度。现代药理研究显示其主要成分为胃激素，易受高热的破坏。故鸡内金不宜久炒、久煎，炒用本品时温度也不宜过高，研末冲服效果较佳。

其他消食药见表 2-14-1。

表 2-14-1　其他消食药简表

药名	性味归经	功效	主治	用量/煎服	入药/注意
谷芽（稻芽）	甘，温。归脾、胃经	消食和中，健脾开胃	宿食不化，脾虚食少	9～15g	成熟果实经发芽干燥而成

<h1 align="center">思 考 题</h1>

1. 试述消食药的含义、功效、性能特点、适应范围、配伍方法和使用注意。
2. 山楂、鸡内金、麦芽的功用特点和主治病证是什么？
3. 查阅相关文献，简述山楂、麦芽、莱菔子的主要药理作用。

<h2 align="center">进一步阅读文献</h2>

龙超君, 白辰, 黄羚, 等, 2020. 基于网络药理学方法探讨莱菔子对胃肠动力的影响机制. 中国中医药信息杂志, 27(12): 83～90

张祺嘉钰, 赵佩媛, 孙静, 等, 2021. 山楂的化学成分及药理作用研究进展. 西北药学杂志, 36(3): 521～523

周丹妮, 邵蒙苏, 丁齐又, 等, 2022. 鸡内金的临床应用及其用量探究. 长春中医药大学学报, 38(2): 141～144

（刘艳丽）

第十五章 驱 虫 药

学习目标

1. 熟悉驱虫药的含义、作用、适应范围、配伍方法及使用注意。
2. 熟悉药物：使君子、苦楝皮、槟榔；了解药物：南瓜子、鹤草芽、雷丸、榧子。
3. 熟悉使君子与苦楝皮功效应用的主要异同点及各药的使用注意。

凡以驱除或杀灭人体寄生虫为主要作用，治疗虫证的药物，称为驱虫药。

本类药物大多具有毒性，主入脾、胃、大肠经，对人体寄生虫，特别是肠道寄生虫，有毒杀或麻痹作用，能促使虫体排出体外。临床主要用于治疗肠道寄生虫病，其次用于血吸虫病、阴道滴虫病等。部分具有甘温之性的驱虫药兼能健脾和胃、消积化滞，亦可用于治疗小儿疳积证。

临床中应用本类药物应根据寄生虫的种类及兼证不同，选择适宜的驱虫药，并进行相应配伍。若大便秘结，宜配伍泻下药；兼有积滞者，宜配伍消积导滞药；脾胃虚弱者，宜配伍健脾和胃药；体质虚弱者，宜配伍补虚药，以攻补兼施，或先补虚后驱虫。

驱虫药一般应在空腹时服用，使药物充分作用于虫体而保证疗效。无泻下作用的驱虫药，应加服泻下药，以促进虫体排出。有毒者，应当注意用量、用法，对孕妇、年老体弱者尤当慎用。若兼有发热或腹痛剧烈，暂时不宜驱虫，待症状缓解后，再应用驱虫药。

> **案例 2-15-1**
>
> 　　来自海南的小高与同学小李预习中药学课程即将学习的驱虫药，小高看到槟榔这味药时想到一个问题，便问小李：在我的家乡人们不仅把槟榔当作一味传统中药应用，也是敬待宾客的佳果，而且很多人喜欢嚼食槟榔作为植物口香糖，你说对身体有没有不良影响？小李想了想说：我觉得驱虫药多数具有一定的毒性，长期食用可能会产生毒副作用。但小李又不十分明确其究竟对机体会产生哪些危害。
>
> **问题：长期嚼食槟榔对人体有哪些危害呢？**

使君子　Shǐjūnzǐ《开宝本草》
QUISQUALIS FRUCTUS

本品为使君子科植物使君子 *Quisqualis indica* L. 的干燥成熟果实。主产于四川。取种仁生用或炒用。别名：留球子。

【性能】　甘，温。归脾、胃经。

【功效】　杀虫消积。

【应用】

1. 蛔虫病，蛲虫病　本品有驱虫作用，善驱蛔虫与蛲虫。且味甘气香而不苦，故尤宜于小儿。轻证单用本品炒香嚼服；重证可配伍苦楝皮、槟榔等。

2. 小儿疳积　本品甘温，入脾胃经，既可驱虫，又可消积滞、扶脾胃。用治小儿疳积、腹痛有虫、面色萎黄、形瘦腹大等症，常配伍槟榔、神曲、麦芽等，如肥儿丸。

【用法用量】　煎服，9～12g，捣碎用。使君子仁 6～9g，多入丸、散或单用，作 1～2 次分服。小儿每岁 1～1.5 粒，炒香嚼服，1 日总量不超过 20 粒。

【使用注意】　①大量服用可引起呃逆、眩晕、呕吐、腹泻等；②若与热茶同服，亦能引起呃逆、腹泻，故服用时忌饮浓茶。

【现代研究】　①化学成分：含使君子酸钾、脂肪油、胡芦巴碱等生物碱、使君子酸、糖类及氨基酸等。②药理作用：麻痹虫体、驱虫，水浸剂在体外对某些皮肤真菌有一定抑制作用。

【应用链接】　肥儿丸、儿童清热导滞丸、化积口服液等成药中含使君子。

> **知识窗**
>
> 疳积是小儿时期，尤其是1～5岁儿童的一种常见病证。系由于喂养不当，或多种疾病影响，使脾胃受损而导致的全身虚弱羸瘦、面黄发枯等的一种慢性病证。疳积较重者，形体明显消瘦，肚腹膨胀，甚则青筋暴露，面色萎黄无华，毛发稀黄如穗结，精神不振，或易烦躁激动，睡眠不宁，或伴有揉眉挖鼻，咬指磨牙，动作异常，食欲减退，或多吃多便等。

苦楝皮　Kǔliànpí《名医别录》
MELIAE CORTEX

本品为楝科植物川楝 Melia toosendan Sieb. et Zucc. 或楝 Melia azedarach L. 的干燥树皮及根皮。主产于四川、湖北、安徽等地。生用。别名：川楝皮。

【性能】　苦，寒；有毒。归肝、脾、胃经。

【功效】　杀虫，疗癣。

【应用】

1. 蛔虫病，蛲虫病，钩虫病　本品苦寒有毒，有较强的杀虫作用，善驱杀蛔虫、蛲虫、钩虫。用治蛔虫病，可单用水煎、煎膏或制成片剂、糖浆服用；亦可配使君子、槟榔、大黄等，如化虫丸。用治蛲虫病，与百部、乌梅同煎，取浓液于晚间作保留灌肠，连用2～4日。与石榴皮同煎服之，可治钩虫病。

2. 疥癣湿疮　本品具有清热燥湿，杀虫止痒之功。用治疥疮、头癣、湿疮、湿疹瘙痒等症，可单用本品研末，用醋或猪脂调涂患处。

【用法用量】　煎服，3～6g。外用适量，研末，用猪脂调敷患处。

【使用注意】　①本品有毒，不宜过量或持续久服；②孕妇及肝肾功能不全者慎用。

【现代研究】　①化学成分：含川楝素、苦楝酮、苦楝萜酮内酯、苦楝萜醇内酯、苦楝萜酸甲酯、苦楝子三醇等。②药理作用：抑制、麻痹蛔虫、蛲虫、滴虫，抗血吸虫，抗真菌，兴奋肠平滑肌等。

【功用比较】　使君子与苦楝皮均可驱杀蛔虫、蛲虫。但使君子甘温，长于健脾消积，为小儿驱虫消疳之良药；苦楝皮苦寒有毒，驱虫力强，并能治疗钩虫病，又可清湿热，治疥癣。

【应用链接】　儿童清热导滞丸等成药中含苦楝皮。

槟榔　Bīngláng《名医别录》
ARECAE SEMEN

本品为棕榈科植物槟榔 Areca catechu L. 的成熟种子。主产于广东、云南、海南等地。切片生用。别名：大腹子、海南子。

【性能】　苦、辛，温。归胃、大肠经。

【功效】　杀虫，消积，行气，利水，截疟。

【应用】

1. 多种肠道寄生虫病　本品对绦虫、蛔虫、蛲虫、钩虫、姜片虫等多种寄生虫有驱杀作用，并有缓泻作用。用治绦虫病疗效最佳，可单用，现代多与南瓜子同用，其杀绦虫疗效更佳。

2. 食积气滞，泻痢后重　本品辛行苦泄，入胃、大肠经，善行肠胃气滞，消积导滞，兼能缓泻通便。用治食积气滞、腹胀便秘等症，常与木香、青皮等同用，如木香槟榔丸；用治湿热泻痢，常与黄连、芍药等同用，如芍药汤。

3. 水肿，脚气肿痛　本品既能利水，又能行气。用治水肿实证，二便不利，常配商陆、泽泻等；用治寒湿脚气肿痛，常配木瓜、吴茱萸等。

此外，本品尚有截疟作用，可用治疟疾，如截疟七宝饮组成中即有本品。

【用法用量】　煎服，3～10g。驱杀绦虫、姜片虫时，可用30～60g。

【使用注意】　①脾虚便溏或气虚下陷者忌用；②孕妇慎用。

【现代研究】　①化学成分：含槟榔碱、槟榔次碱、去甲基槟榔碱、去甲基槟榔次碱等，尚含脂肪油、鞣质及槟榔红色素等。②药理作用：麻痹或驱杀蛲虫、蛔虫、钩虫、肝吸虫、血吸虫、滴虫，抑制皮肤真菌、流感病毒、幽门螺杆菌，兴奋胆碱受体，促进唾液、汗腺分泌，增加肠蠕动，减慢心率、降低血压，滴眼可缩小瞳孔等。

【应用链接】　一捻金、开胸顺气丸、化积口服液、四正丸、利胆排石片、国公酒、肥儿丸、消食退热糖浆、舒肝和胃丸、槟榔四消丸等成药中含槟榔。

案例 2-15-1 分析讨论

近年科学研究已证实，嚼食槟榔对健康有害。其所含槟榔碱是一种影响副交感神经的单体化学成分，在一般剂量下即具有催涎及发汗作用，高剂量则会引起肌肉松弛及短暂的精神愉悦感。首先，食用槟榔过量，会产生中毒症状。轻则兴奋、发抖、走路不稳、行为怪异或粗暴；重则导致急性精神症状，包括幻听、被迫狂想等。其次，嚼食槟榔会妨碍人体的消化功能，影响营养物质的消化与吸收。槟榔汁可以损害味觉神经、刺激唾液腺过量分泌；槟榔渣刺激胃壁，导致胃黏膜发炎甚至穿孔。再次，影响口腔健康。长期用力嚼食会损耗牙质，而且容易使牙齿松动，造成龋齿的发生。久嚼槟榔之后，牙齿会覆上一层黑褐色物质，这是儿茶素黏附的结果。现在市面上销售的槟榔是以其果实除去果蒂，随果皮边缘切开，再添加如红灰、香料等佐料而成。石灰质和槟榔汁在口腔中沉积容易形成牙结石，导致牙根周围慢性炎症，产生各种牙周病变，甚至可能导致口腔癌的发生。

其他驱虫药见表 2-15-1。

表 2-15-1　其他驱虫药简表

药名	性味归经	功效	主治	用量/煎服	入药/注意
南瓜子	甘，平。归胃、大肠经	杀虫	绦虫病	60～120g，研粉，冷开水调服	种子
鹤草芽	苦、涩，凉。归肝、小肠、大肠经	杀虫	绦虫病	30～45g，研粉吞服，不入煎剂	冬芽
雷丸	微苦，寒。归胃、大肠经	杀虫消积	绦虫病，钩虫病，蛔虫病；小儿疳积	15～21g，不入煎剂，一般研粉服，1次5～7g，饭后用温开水调服，1日3次，连服3日	菌核
榧子	甘，平。归肺、胃、大肠经	杀虫消积，润肺止咳，润燥通便	虫积腹痛，小儿疳积，肺燥咳嗽，肠燥便秘	9～15g，炒熟嚼服	种子

思　考　题

1. 使君子、苦楝皮、槟榔、南瓜子各善治人体何种寄生虫病？

2. 使君子与苦楝皮功用的异同点有哪些？

3. 查阅相关文献，简述槟榔、苦楝皮的主要药理作用。

进一步阅读文献

王慧,谢珍连,黄锁义,2019.使君子的临床应用和毒副作用研究进展.世界最新医学信息文摘,19(61):107～108

谢贤良,谢汉国,陈云虹,2020.吡喹酮与槟榔南瓜子驱除绦虫效果比较.海峡预防医学杂志,26(6):96～97

周明玺,郭亦晨,李珂,等,2022.槟榔活性成分及药理毒理作用研究进展.中成药,44(3):878～883

（赵文静）

第十六章 止血药

学习目标

1. 熟悉止血药的含义、作用、适应范围、配伍方法、分类、使用注意,以及各类药的性能特点。

2. 掌握药物:地榆、小蓟、大蓟、白茅根、白及、三七、茜草、蒲黄、艾叶;熟悉药物:槐花、侧柏叶、仙鹤草;了解药物:棕榈炭、紫珠叶、藕节、炮姜、灶心土。

3. 熟悉地榆与槐花,三七与蒲黄功效应用的主要异同点。

凡以制止体内外出血为主要作用,治疗各种出血病证的药物,称为止血药。

本类药物入血分,主入心、肝、脾经,以心、肝经尤多,具有止血作用。因其性有寒、温、散、敛之异,故功效有凉血止血、化瘀止血、收敛止血、温经止血之别。主要用治咯血、咳血、衄血、吐血、便血、尿血、崩漏、紫癜及外伤出血等体内外各种出血病证。

根据止血药药性和功效主治的不同特点,可分为凉血止血药、化瘀止血药、收敛止血药和温经止血药四类。凉血止血药主要用于血热妄行,血色鲜红,并伴有烦躁、口渴、面赤、舌红、脉滑或数;化瘀止血药既能化瘀,又能止血,适用于出血兼瘀阻,症见血色紫暗或有瘀块,并伴局部疼痛、痛处不移等症;收敛止血药主要用于出血不止,虚损不足、神疲乏力、舌淡脉细或外伤出血等;温经止血药主要用于虚寒性出血,症见血色多淡、舌淡、乏力、畏寒肢冷、脉细或迟等。

出血之证,病因不同,病情有异,部位有别,因此,止血药的应用,必须根据出血的不同原因和病情,进行相应的选择和必要的配伍,以期标本兼顾。如血热出血,宜选凉血止血药,并配清热泻火、清热凉血药;若血瘀出血,宜选化瘀止血药,并配行气活血药;若虚寒性出血,宜选温经止血药或收敛止血药,并配益气健脾、温阳药;若出血过多,气随血脱,当急投大补元气之药,以挽救气脱危候。此外,古人尚有"下血必升举,吐衄必降气"之说。故对便血、崩漏等症,宜适当配伍升举药物;而对吐血、衄血之症,则适当配伍降气之药。

凉遏易恋邪留瘀,而"止血不留瘀"是运用止血药必须注意的问题,因此,出血兼有瘀滞者不宜单独使用凉血止血药和收敛止血药。

部分止血药炒炭后止血之力增强。

第一节 凉血止血药

凉血止血药性属寒凉,味多甘苦,入血分,能清泄血分之热而止血,主治血热妄行所致的各种出血病证,常与清热凉血药物配用。

地榆 Dìyú 《神农本草经》
SANGUISORBAE RADIX

本品为蔷薇科植物地榆 *Sanguisorba officinalis* L. 或长叶地榆 *Sanguisorba officinalis* L. var. *longifolia* (Bert.) Yü et Li 的干燥根。前者主产于东北三省;后者习称"绵地榆",主产于安徽、浙江、江苏等地。生用或炒炭用。

【性能】 苦、酸、涩,微寒。归肝、大肠经。

【功效】 凉血止血,解毒敛疮。

【应用】

1. 便血,痔血,血痢,崩漏 本品苦寒长于泄热而凉血止血,味酸涩且能收敛止血,可用治多种血热出血之证。其性下降,尤宜于下焦之便血、痔血、血痢、崩漏下血,可据症配伍生地黄、黄芩、槐花、茜草等。

2. 烫伤，湿疹，疮疡痈肿 本品苦寒泻火解毒，酸涩敛疮，为治水火烫伤之要药，可单味研末用麻油调敷，亦可与紫草、冰片同用。用治湿疹及皮肤溃烂，可以本品浓煎外洗。若治疮疡痈肿，无论成脓与否均可运用，内服、外敷均可。

【用法用量】 煎服，9～15g。外用适量，研末涂敷患处。止血多炒炭用；解毒敛疮多生用。

【使用注意】 ①本品性寒酸涩，凡虚寒性便血、下痢、崩漏及出血有瘀者慎用；②对于大面积烧伤患者，不宜使用地榆制剂外涂，以防其所含鞣质被大量吸收而引起中毒性肝炎。

【现代研究】 ①化学成分：地榆根部含有地榆苷Ⅰ、地榆苷Ⅱ、地榆苷A、地榆苷B、地榆苷E等及酚酸类化合物，尚含少量维生素A。止血主要成分为鞣质。②药理作用：止血、凝血、降低毛细血管通透性，愈合伤口，减轻组织水肿，抑菌等。

【应用链接】 痔宁片、痔康片、槐角丸、地榆槐角丸、宫宁颗粒、京万红软膏等成药中含地榆。

案例 2-16-1

患者，男，50岁，嗜烟酗酒，脾气暴躁。日前出现口鼻干燥、痰中带血、鼻出血等症状。到中医院诊治，医生检查后开了十灰丸（大蓟、小蓟、荷叶、茜草、侧柏叶、白茅根、栀子、大黄、棕榈皮、牡丹皮等，均已炒炭存性），嘱其一日1～2次，一次3～9g服用。

问题： 医生为何让患者服用十灰丸？

小蓟 Xiǎojì 《名医别录》
CIRSII HERBA

本品为菊科植物刺儿菜 *Cirsium setosum* (Willd.) MB. 的干燥地上部分。全国大部分地区均产。生用或炒炭用。

【性能】 甘、苦，凉。归心、肝经。

【功效】 凉血止血，散瘀解毒消痈。

【应用】

1. 血热出血证 本品寒凉入血分，善清血分之热而凉血止血。宜用于血热妄行所致之吐血、衄血、便血、尿血、血淋、崩漏，外伤出血皆可选用。因兼能利尿通淋，故尤善治尿血、血淋，常配用生地黄、滑石等，如小蓟饮子。

2. 痈肿疮毒 本品能清热解毒，散瘀消肿。常配伍清热解毒药，用治热毒疮疡初起。

【用法用量】 煎服，5～12g，鲜品加倍。外用适量，捣敷患处。

【现代研究】 ①化学成分：含生物碱、黄酮、三萜及简单酚酸。其中止血活性成分有刺槐素-7-鼠李糖苷、芸香苷、咖啡酸、绿原酸、原儿茶醛及蒲公英甾醇等。②药理作用：止血，抗菌，降脂，利胆，利尿，强心、升压等。

【应用链接】 荷叶丸、山菊降压片等成药中含小蓟。

大蓟 Dàjì 《名医别录》
CIRSII JAPONICI HERBA

本品为菊科植物蓟 *Cirsium japonicum* Fisch. ex DC. 的干燥地上部分。全国大部分地区均产。生用或炒炭用。

【性能】 甘、苦，凉。归心、肝经。

【功效】 凉血止血，散瘀解毒消痈。

【应用】

1. 血热出血证 本品寒凉入血分，凉血止血，主治血热妄行之多种出血证，尤多用于吐血、咯血及崩漏下血。

2. 痈肿疮毒 本品既能凉血解毒，又能散瘀消肿，无论内外痈肿都适用，可单用，尤以鲜品为佳；亦可配伍其他清热解毒药。

【用法用量】 煎服，9～15g。

【现代研究】 ①化学成分：含三萜和甾体类、挥发油类。②药理作用：止血、显著缩短凝血时间，抗菌，抑制单纯疱疹病毒，降压等。

【功用比较】 大蓟与小蓟均能凉血止血，散瘀解毒消痈，广泛用治血热出血诸证及热毒疮疡，常相须为用。但大蓟散瘀消痈力强，多用治吐血、咯血及崩漏下血；小蓟散瘀、解毒消肿之力略逊于大蓟，但兼能利尿通淋，尤善治血尿、血淋。

【应用链接】 荷叶丸等成药中含大蓟。

白茅根 Báimáogēn 《神农本草经》
IMPERATAE RHIZOMA

本品为禾本科植物白茅 *Imperata cylindrica* Beauv. var. *major* (Nees) C.E. Hubb. 的干燥根茎。全国大部分地区均产。生用。

【性能】 甘，寒。归肺、胃、膀胱经。

【功效】 凉血止血，清热利尿。

【应用】

1. 血热吐血，衄血，尿血 本品甘寒，清血分之热而凉血止血，用治多种血热出血证，如吐血、衄血、咯血等。又因其入膀胱经，能清热利尿，尤适宜于膀胱有热而致的尿血、血淋，可单用，或配小蓟、泽泻等清热利尿之品。

2. 水肿，热淋，黄疸 本品能清热利尿，而消肿、通淋、利湿退黄。常配用猪苓、金钱草等，用治水肿、小便不利、黄疸等。

3. 胃热呕吐，肺热咳喘 本品既能清胃热而止呕，又能清肺热而止咳，用治胃热呕吐或肺热咳喘。配芦根治胃热呕吐；与葛根合用，治热病呕吐；配桑白皮，治肺热咳喘。

【用法用量】 煎服，9～30g。

【现代研究】 ①化学成分：含糖类化合物、有机酸类及钾盐、三萜烯等。②药理作用：止血，利尿，抗炎等。

【功用比较】 白茅根与芦根均能清肺胃热而利尿，治疗肺热咳嗽、胃热呕吐和小便淋痛，常相须配伍应用。但白茅根偏入血分，以凉血止血见长；而芦根偏入气分，以清热生津为优。

【应用链接】 痔炎消颗粒、肾复康胶囊、荷叶丸等成药中含白茅根。

槐花 Huáihuā 《日华子本草》
SOPHORAE FLOS

本品为豆科植物槐 *Sophora japonica* L. 的干燥花及花蕾。全国大部分地区均产。夏季花未开放时采收其花蕾，称为"槐米"；花开放时采收，称为"槐花"。生用、炒黄或炒炭用。

【性能】 苦，微寒。归肝、大肠经。

【功效】 凉血止血，清肝泻火。

【应用】

1. 血热出血证 本品功能凉血止血，可用治血热妄行所致的各种出血证。因其苦降下行，善清泄大肠之火热而凉血止血，尤宜于大肠火盛之痔血、便血等，如槐花散。

2. 肝热目赤头痛 本品长于清泻肝火，用治肝火上炎所致的目赤、头痛、眩晕，单用或配菊花、夏枯草等同用。

【用法用量】 煎服，5～10g。

【使用注意】 脾胃虚寒及阴虚发热而无实火者慎用。

【现代研究】 ①化学成分：含芸香苷、槲皮素、鞣质等。②药理作用：止血，制炭后促凝血作用更强，抗炎、抗菌、减少心肌耗氧量、保护心功能等。

【功用比较】 地榆与槐花均能凉血止血，用治血热妄行之出血诸证，因其性下行，故以治下部出血证为宜，常配伍使用。但地榆凉血之中兼能收涩，凡下部之血热出血，诸如便血、痔血、崩漏、血痢等皆宜；槐花无收涩之性，其止血功在大肠，故以治便血、痔血为佳。地榆还可解毒敛疮，用治水火烫伤、疮疡痈肿，为治水火烫伤之要药；槐花清泻肝火，用治肝火上炎之目赤、头痛等。

【应用链接】 痔宁片、痔炎消颗粒、痔康片、血栓心脉灵胶囊、心脑静片、肾复康胶囊、京万红软膏等成药中含槐花。

侧柏叶　Cèbǎiyè《名医别录》
PLATYCLADI CACUMEN

本品为柏科植物侧柏 *Platycladus orientalis* (L.) Franco 的干燥枝梢和叶。全国大部分地区均产。生用或炒炭用。

【性能】 苦、涩，寒。归肺、肝、脾经。

【功效】 凉血止血，化痰止咳，生发乌发。

【应用】

1. 血热出血证　本品善清血热，兼能收敛止血，为治各种出血病证之要药，尤以血热者为宜。配大蓟、小蓟、白茅根或生地黄等治血热出血；配艾叶、炮姜等治虚寒性出血。

2. 肺热咳嗽　本品苦能泄降，寒能清热，长于清肺热，化痰止咳。适用于肺热咳喘，痰稠难咳者，可单用或配瓜蒌、浙贝母等。

3. 血热脱发，须发早白　本品寒凉入血而祛风，可生发乌发，适用于血热脱发，须发早白。可制成酊剂外搽。

【用法用量】 煎服，6～12g。外用适量。

【现代研究】 ①化学成分：含挥发油、黄酮类、微量元素等。②药理作用：止血，镇咳、祛痰、平喘，镇静等。

【应用链接】 痔宁片、止红肠辟丸、癣湿药水等成药中含侧柏叶。

案例 2-16-1 分析讨论

　　患者的病证应属于烟酒燥热伤肺络，加之气火上冲，损伤血络所致。轻则口鼻干燥，痰中带血；重则鼻出血。应选择清降凉血止血的中药进行治疗，如医生为其所开十灰丸：方中大蓟、小蓟、荷叶、茜草、侧柏叶、白茅根凉血止血；栀子清肝泻火；大黄导热下行；棕榈皮收涩止血；牡丹皮活血祛瘀，以防"凉遏留瘀"。诸药合用，使血热清，气火降，则出血止。

第二节　化瘀止血药

本类药物既能止血，又能化瘀，具有止血而不留瘀的特点，适用于瘀血内阻，血不循经之出血病证，随症配伍也可用于其他各种出血证。部分药物尚能消肿、止痛，还可用治跌打损伤、经闭、瘀滞心腹疼痛等病证。

本类药物具行散之性，对于出血而无瘀者及孕妇宜慎用。

案例 2-16-2

　　同学小高在学习三七这味止血药时，听老师讲三七为"刀枪伤之圣药"，具有显著的化瘀生新、活血止血作用，开始有些不解，认为"活血化瘀"与"止血"不是矛盾吗？

问题： 你怎样理解药物"化瘀"与"止血"的作用？

三七 Sānqī《本草纲目》
NOTOGINSENG RADIX ET RHIZOMA

本品为五加科植物三七 *Panax notoginseng* (Burk.) F.H. Chen 的干燥根和根茎，支根习称"筋条"，根茎习称"剪口"。主产于云南、广西等地。生用，多研细粉用。

【性能】 甘、微苦，温。归肝、胃经。

【功效】 散瘀止血，消肿定痛。

【应用】

1. 体内外各种出血 本品功善止血，又能散瘀，有止血不留瘀，化瘀不伤正之长，药效卓著。对人体内外各种出血，如咯血、吐血、衄血、便血、崩漏、外伤出血，无论有无瘀滞，均可应用，尤以有瘀滞者为宜，单用内服外用即可，也可配伍使用。

2. 血滞胸腹刺痛，跌仆肿痛 本品活血化瘀而消肿定痛，为伤科之要药。广泛用于跌打损伤，或筋骨折伤，瘀血肿痛等伤科病证，可单味内服外用，或配伍活血行气药，如云南白药。治疗血滞胸腹刺痛，可与川芎、延胡索等共同使用。

【用法用量】 3～9g；研粉吞服，一次 1～3g。外用适量。

【现代研究】 ①化学成分：含皂苷、黄酮苷、氨基酸等。止血活性成分为三七氨酸。②药理作用：增加血小板含量，增强血小板功能而止血，抗血栓，促进造血；抗心律失常，降低心肌耗氧量和氧利用率而抗心肌缺血，扩张脑血管，增强脑血管流量而抗脑缺血，降低血压；提高免疫功能，镇痛、抗炎，保肝，抗肿瘤，改善学习记忆，抗疲劳、抗衰老等。

【应用链接】 复方丹参滴丸、麝香舒活搽剂、片仔癀胶囊、麝香痔疮栓、麝香脑脉康胶囊、麝香祛痛气雾剂、心可舒片、宫宁颗粒、云南白药、三七伤药片等成药中含三七。

> **知识窗**
>
> 通常用"头"来粗略评价三七的质量。"头"的概念是每 500g 三七有多少个即为多少"头"。以"头"的多少来给三七分等，"头"越少，质量越好。一般来讲，20～40"头"的三七质量较好。

茜草 Qiàncǎo《神农本草经》
RUBIAE RADIX ET RHIZOMA

本品为茜草科植物茜草 *Rubia cordifolia* L. 的干燥根和根茎。主产于陕西、河北、山东等地。生用或炒用。

【性能】 苦，寒。归肝经。

【功效】 凉血，祛瘀，止血，通经。

【应用】

1. 吐血，衄血，崩漏，尿血 本品苦寒入肝，凉血止血，且能活血散瘀，对于血热夹瘀的各种出血证，尤为适宜。治疗吐血、衄血、崩漏、血热尿血等可据症配伍应用。

2. 血瘀经闭，跌打损伤，风湿痹痛 本品能活血散瘀，通经活络，故可用治经闭、跌打损伤、风湿痹病等血瘀经络闭阻之证，尤为妇科调经要药。

【用法用量】 6～10g。

【使用注意】 孕妇慎用。

【现代研究】 ①化学成分：含水溶性成分环六肽系列物、脂溶性成分蒽醌、还原萘醌及其糖苷等，尚富含钙离子等。②药理作用：促进血液凝固，提高免疫功能，抗炎，抗肿瘤，镇咳、祛痰，消结石等。

【应用链接】 宫宁颗粒等成药中含茜草。

蒲黄　Púhuáng《神农本草经》
TYPHAE POLLEN

本品为香蒲科植物水烛香蒲 *Typha angustifolia* L.、东方香蒲 *Typha orientalis* Presl 或同属植物的干燥花粉。夏季采收蒲棒上部的黄色雄花序，晒干后碾轧，筛取花粉。剪取雄花后，晒干，成为带有雄花的花粉，即为草蒲黄。主产于浙江、江苏、安徽等地。生用或炒用。

【性能】　甘，平。归肝、心包经。

【功效】　止血，化瘀，通淋。

【应用】

1. 吐血，衄血，咯血，崩漏，外伤出血　本品性平，生用长于化瘀止血，炒用有收敛之功，有止血不留瘀的特点，对出血证无论属寒属热，有无瘀滞，均可应用，尤宜于属实夹瘀者。治疗吐血、衄血、咯血、崩漏等，可单用，或配伍其他止血药。亦可单用治疗外伤出血。

2. 瘀血痛证　本品活血通经，化瘀止痛，可用治跌打损伤、痛经、产后疼痛、心腹疼痛等瘀血作痛者，尤为妇科所常用，常配伍五灵脂，如失笑散。

3. 血淋，尿血　本品既能化瘀止血，又能利尿通淋。常配伍生地黄、冬葵子等，用治血淋、尿血。

【用法用量】　5～10g，包煎。外用适量，敷患处。

【现代研究】　①化学成分：含黄酮类、甾类、脂肪油、生物碱及氨基酸等。②药理作用：促进凝血，降血压、降血脂、减轻心脏负荷，增加冠脉血流量、改善微循环，兴奋子宫等。

【功用比较】　三七与蒲黄均善化瘀止血，均具有止血而不留瘀的特点，适用于瘀血内阻，血不循经之出血证。但三七化瘀止血力强，有化瘀不伤正之长，对人体内外各种出血，均可应用，并具有消肿定痛之功，为伤科之要药；蒲黄性平，出血证无论寒热，均可应用，以属实夹瘀者为宜，尤为妇科常用，并善治尿血、血淋。

【应用链接】　云南白药、宫宁颗粒、宫瘤清片等成药中含蒲黄。

案例 2-16-2 分析讨论
　　三七等药既能止血，又能化瘀，具有止血而不留瘀的特点。化瘀与止血不矛盾。因为瘀阻血脉，血不循经是导致出血的主要原因之一。瘀血不去，则血不循经，出血不止，若以化瘀、止血相结合，就能明显提高止血效果，且能止血不留瘀。三七的这些特点适用于因瘀导致出血或出血兼有瘀滞之证，为治疗跌打损伤、经闭、瘀滞心腹疼痛等症的良药。

第三节　收敛止血药

收敛止血药多为炭类，或质黏，而味涩，故能收敛止血，可用于多种出血病证。因其收涩，有留瘀恋邪之弊，故应用当以出血无明显邪气和血瘀者为宜，临证每多配化瘀止血药或活血祛瘀药。

白及　Báijí《神农本草经》
BLETILLAE RHIZOMA

本品为兰科植物白及 *Bletilla striata* (Thunb.) Reichb. f. 的干燥块茎。主产于贵州、四川、湖南等地。生用。

【性能】　苦、甘、涩，微寒。归肺、胃、肝经。

【功效】　收敛止血，消肿生肌。

【应用】

1. 咳血，吐血，外伤出血　本品质黏味涩，为收敛止血之要药，可用治体内外诸出血证，尤多用于肺胃出血证。常与三七同用，两者配伍，既可加强止血作用，又无瘀滞之弊。

2. 痈肿疮疡，手足皲裂，水火烫伤 本品苦寒，既能消散血热之痈肿，味涩质黏又能敛疮生肌，为外痈消肿生肌的常用药。对于疮疡，无论未溃或已溃均可应用。

【用法用量】 6～15g；研末服，3～6g。外用适量。

【使用注意】 不宜与川乌、制川乌、草乌、制草乌、附子同用。

【现代研究】 ①化学成分：含菲类衍生物、胶质和淀粉等。②药理作用：止血，保护胃黏膜，促进肉芽生长、促进疮面愈合，抗菌等。

【应用链接】 羊胆丸等成药中含白及。

知识窗

　　白及、紫珠叶分别含有大量的白及胶和紫珠胶，这些胶质紧紧粘贴于创面，黏合伤口，对小血管近出血端产生机械性栓塞作用，促进血小板聚集和纤维蛋白形成，减慢伤口处的血流速度，加速血细胞沉降，有较好的止血作用。

案例 2-16-3

　　小曹是一位勤于思考的学生，在学习止血药时，发现仙鹤草及前面学习过的棕榈炭、地榆、槐花、蒲黄、藕节等止血药均可炒炭应用，所以非常想知道这是为什么？

问题：1. 仙鹤草炭、棕榈炭等炭药止血的机制是什么？

　　　2. 是否所有止血药均适合炒炭使用？

仙鹤草　Xiānhècǎo 《神农本草经》
AGRIMONIAE HERBA

本品为蔷薇科植物龙芽草 *Agrimonia pilosa* Ledeb. 的干燥地上部分。主产于浙江、江苏、湖北等地。生用或炒炭用。

【性能】 苦、涩，平。归心、肝经。

【功效】 收敛止血，截疟，止痢，解毒，补虚。

【应用】

1. 出血证 本品收敛止血，广泛用于全身各部的出血证，无论寒热虚实，皆可应用，可据症配伍。

2. 腹泻，痢疾 本品涩肠止泻止痢、止血，尤适宜于血痢及久病泻痢。

3. 脱力劳伤 本品有补虚、强壮作用，用治劳力过度所致的脱力劳伤，可配大枣。

4. 疟疾，滴虫性阴道炎 本品有杀虫作用。治疟疾可单用；治滴虫性阴道炎，可煎取浓汁，冲洗阴道。

【用法用量】 6～12g。外用适量。

【现代研究】 ①化学成分：含仙鹤草素、仙鹤草酚、鞣质等。②药理作用：收缩血管、促进凝血，加强心肌收缩，抗炎、镇痛，抗肿瘤，降糖，降压，杀虫等。

【应用链接】 宫宁颗粒等成药中含仙鹤草。

第四节　温经止血药

温经止血药性属温热，能温里散寒，益脾阳，固冲脉而统摄血液，具有温经止血之效。适用于脾阳不足之脾不统血，以及下焦虚寒致冲脉失固之出血病证。

应用时，若属脾不统血者，应配温阳益气健脾药；属肾虚冲脉失固者，宜配益肾暖宫补摄之品。因其性温热，热盛火旺之出血证忌用。

艾叶　Àiyè《名医别录》
ARTEMISIAE ARGYI FOLIUM

本品为菊科植物艾 *Artemisia argyi* Lévl. et Vant. 的干燥叶。全国大部分地区均产。生用、捣绒或制炭用。

【性能】　辛、苦，温；有小毒。归肝、脾、肾经。

【功效】　温经止血，散寒止痛；外用祛湿止痒。

【应用】

1. 虚寒性出血证　本品辛温，温经止血，散寒暖宫，为温经止血要药。适用于虚寒性出血病证，尤宜于下元虚冷，冲任不固所致的崩漏下血，常与温经散寒、养血止血之品配伍，如胶艾汤。

2. 月经不调，痛经，宫冷不孕　本品温经散寒，尤善调经止痛，为治妇科下焦虚寒或寒客胞宫之要药。用治月经不调、痛经、宫冷不孕等，常配伍香附、当归、肉桂等，如艾附暖宫丸。

3. 胎动不安，胎漏下血　本品温经散寒，止血安宫，为妇科安胎要药。用治下焦虚寒所致之胎漏下血、胎动不安，常配伍续断、桑寄生等。

此外，将本品捣绒，制作艾条、艾炷等，用以熏灸体表穴位，可温运气血、透达经络，为温灸之主要原料。

【用法用量】　3～9g。外用适量，供灸治或熏洗用。

【现代研究】　①化学成分：含挥发油、倍半萜类、环木菠烷型三萜及黄酮类化合物等。②药理作用：止血，镇痛、抗炎，平喘、镇咳，抗过敏等。

【应用链接】　艾附暖宫丸等成药中含艾叶。

案例 2-16-3 分析讨论

　　多种止血中药如仙鹤草、棕榈皮、血余、藕节、茜草、蒲黄、大蓟、槐花、荷叶炒炭后无论是临床实践，还是止血药理试验均证明止血效果更好，用炭药与用对应生药相比较，出血时间、凝血时间均明显缩短。主要原理是炭药中的活性炭成分可增强止血作用，并能抗止血活性成分分解、转变或破坏，从而使止血活性成分的含量相对增加，如槐花、莲房、蒲黄等；有些炒炭后尚可减少毒副作用，如艾叶炒炭后神经毒性物质侧柏酮的含量大大减少。但现代研究证明，少数炭药如侧柏炭、地榆炭、小蓟炭、白茅根炭等止血作用比生品弱。因此并非所有止血药均宜炒炭使用，应根据具体药物而定。

其他止血药见表 2-16-1。

表 2-16-1　其他止血药简表

分类	药名	性味归经	功效	主治	用量/煎服	入药/注意
收敛止血药	藕节	甘、涩，平。归肝、肺、胃经	收敛止血，散瘀	出血证	9～15g	根茎节部
	紫珠叶	苦、涩，凉。归肝、肺、胃经	凉血、收敛止血，清热解毒	出血证，烧烫伤、热毒疮疡	3～15g；研末1.5～3g。外用适量	叶
	棕榈炭	苦、涩，平。归肝、肺、大肠经	收敛止血	出血证	3～9g	叶鞘纤维煅炭用
温经止血药	灶心土	辛，温。归脾、胃经	温中止血、止呕、止泻	出血证，胃寒呕吐，脾虚久泻	15～30g	土灶内焦黄土块
	炮姜	苦、涩，温。归脾、肝经	温经止血，温中止痛	出血证，腹痛、腹泻	3～9g	根茎

思　考　题

1. 试述各类止血药的功效、适应证、配伍及使用注意。

2. 地榆与槐花的功用有哪些异同点?

3. 小蓟、白茅根、茜草、白及、艾叶各属于哪类止血药? 分别对哪些出血证最适宜?

4. 蒲黄生用和炒用在效用上有何区别?

5. 查阅相关文献，简述三七、仙鹤草、蒲黄的主要药理作用。

进一步阅读文献

方彬宇, 朱婷, 张淑霞, 等, 2022. 三七皂苷抗缺血性脑卒中的分子机制研究进展. 中华全科医学, 20(6): 1027～1030, 1048

韩文聪, 董优, 孙颖, 等, 2019. 小蓟的药理作用与临床应用研究. 海峡药学, 31(4): 84～87

刘琳, 程伟, 2019. 槐花化学成分及现代药理研究新进展. 中医药信息, 36(4): 125～128

刘涛, 廖晓凤, 吴燕婷, 等, 2021. 艾叶有效成分抗炎作用及其机制的研究进展. 中药新药与临床药理, 32(3): 449～454

（董　慧）

第十七章 活血化瘀药

学习目标
1. 掌握活血化瘀药的含义、作用、适应范围、配伍方法、分类、使用注意，以及各类药的性能特点。

2. 掌握药物：川芎、延胡索、郁金、丹参、益母草、红花、桃仁、牛膝、水蛭、莪术；熟悉药物：乳香、没药、姜黄、鸡血藤、土鳖虫、骨碎补、三棱；了解药物：五灵脂、马钱子、血竭、王不留行、月季花、苏木、自然铜、刘寄奴、穿山甲。

3. 掌握川芎与丹参，红花与桃仁功效应用的主要异同点。熟悉牛膝与苍术、黄柏，川芎与柴胡、香附的配伍意义。

凡以通畅血行，消散瘀血为主要作用，治疗瘀血证的药物，称为活血化瘀药。

本类药物以味辛苦，归肝、心经，入血分为其性能特点。通过促进血行，消散瘀血，进而产生调经、止痛、消癥、消肿、利痹、消痈等作用。主要用治血滞经闭、痛经、产后瘀阻腹痛、恶露不尽等妇产科瘀血证；胸胁痛、心腹痛、头痛、癥瘕痞块、风湿痹证、中风半身不遂等内科瘀血证；跌打损伤、瘀肿疼痛、痈肿疮疡等外科伤科病证。

本类药物根据作用性能特点及主治不同，分为活血止痛药、活血调经药、活血疗伤药和破血消癥药四类。

临床中应用本类药物应根据病因及兼症的不同，选择适宜的活血化瘀药，并进行相应配伍。因寒凝血瘀者，配伍温里散寒药；瘀热互结者，宜配伍清热凉血、清热泻火药；风湿痹证，当配伍祛风湿药；对瘀滞较重的癥瘕积聚，则应配伍化痰软坚之品；对久瘀体虚或因虚致瘀者，应与补益药配伍。本类药物还常与行气药同用，可增强活血化瘀的作用。

本类药易耗血动血，月经过多、血虚经闭者慎用，孕妇禁用。

第一节 活血止痛药

活血止痛药多具辛行之性，活血多兼有行气作用，且止痛效佳。主治多种瘀血证，尤其适宜于瘀血疼痛的病证。

案例 2-17-1
患者，女，58岁。腰酸背痛、下肢乏力、头晕目眩、健忘恍惚、精神不振、舌暗紫，脉迟涩。用双能X线骨密度仪进行腰椎骨密度测量后确诊为骨质疏松症。
问题： 我国女性绝经后骨质疏松症发病率较高，中医对绝经后骨质疏松症认识如何？如何进行治疗？

川芎　Chuānxiōng《神农本草经》
CHUANXIONG RHIZOMA

本品为伞形科植物川芎 *Ligusticum chuanxiong* Hort. 的干燥根茎。主产于四川、贵州、云南，以四川产者质优。生用或酒炒用。别名：芎藭、台芎。

【性能】辛，温。归肝、胆、心包经。

【功效】活血行气，祛风止痛。

【应用】

1. 血瘀气滞痛证　本品辛散温通，既能活血化瘀，又能行气止痛，为"血中之气药"，用治血瘀气滞诸证。本品善"下调经水"，能活血调经，为妇科调经要药，可用治多种妇产科疾病，如生化汤；又"中开郁结"，治肝郁气滞之胁痛，如柴胡疏肝散；经配伍还可用治胸腹瘀痛及跌仆损伤之瘀肿疼痛。

2. 头痛　本品辛温升散，能"上行头目"，祛风止痛，为治头痛之要药。无论风寒、风热、风湿、血虚、血瘀头痛均可随症配伍应用，如川芎茶调散、川芎散。

3. 风湿痹痛　本品辛散温通，能"旁通络脉"，祛风通络止痛。用治风湿痹痛，常配独活、秦艽、防风等药同用。

【用法用量】　煎服，3～10g。寒凝血瘀者宜用酒炒川芎。

【使用注意】　①阴虚火旺、舌红口干，多汗，月经过多及出血性疾病，不宜使用；②孕妇慎用；③阴虚阳亢头痛者慎用。

【现代研究】　①化学成分：含生物碱（如川芎嗪）、挥发油、酚类物质（如阿魏酸）、内脂素、维生素A、叶酸、蔗糖、甾醇、脂肪油等。②药理作用：强心，扩张心、脑及外周血管，降血压、预防血栓形成、抗心肌缺血和脑缺血，镇痛、镇静，抗菌，抗肿瘤，利胆，保护肾功能，促进骨痂形成，抗组胺等。

【配伍阐释】　川芎、柴胡、香附常配伍应用。川芎辛散温通，既能活血化瘀，又能行气止痛，为"血中之气药"，既"中开郁结"，治肝郁气滞之胸胁疼痛，又"下调经水"，活血调经；柴胡辛行苦泄，性善条达肝气，疏肝解郁；香附药性偏温，专入气分，善疏肝行气，调经止痛，治疗肝郁气滞之月经不调。川芎与柴胡、香附配伍应用，可使肝气条达、血脉通畅，共奏疏肝行气、活血止痛之功，治疗肝失疏泄，气机郁阻所致的胸胁或少腹胀痛、情志抑郁、妇女月经失调、痛经等症。

【应用链接】　华佗再造丸、川芎茶调丸、速效救心丸、牛黄上清丸、妇科养坤丸、复方川芎片、妇科调经片、丹参清脂颗粒、益气通络颗粒、大川芎口服液、血府逐瘀口服液等成药中含川芎。

> **知识窗**
>
> 　　近期临床多报道，以川芎或川芎为主的复方治疗冠心病心绞痛疗效肯定。机制是川芎所含的有效成分为川芎嗪和阿魏酸，有明显的扩张冠状动脉、增加冠状动脉血流量及营养心肌作用，对血管平滑肌有解痉作用等。

延胡索　Yánhúsuǒ《雷公炮炙论》
CORYDALIS RHIZOMA

本品为罂粟科植物延胡索 *Corydalis yanhusno* W.T. Wang. 的干燥块茎。主产于浙江、江苏、湖北等地。生用，或醋炙用。别名：元胡、玄胡、玄胡索。

【性能】　辛、苦，温。归肝、脾、心经。

【功效】　活血，行气，止痛。

【应用】　**气血瘀滞诸痛证**　本品辛散温通，"能行血中气滞，气中血滞，故专治一身上下诸痛"，止痛作用佳，为止痛之常用药，无论何种痛证，均可配伍应用。多用治胸痹心痛、胃痛、肝郁气滞胁肋胀痛、痛经、产后瘀滞腹痛、寒疝腹痛、跌打损伤、风湿痹痛等；亦用治内脏痉挛性或非痉挛性疼痛。

【用法用量】　煎服，3～10g；研末服，1.5～3g。止痛多用醋制。

【使用注意】　孕妇慎用。

【现代研究】　①化学成分：含生物碱20余种，如延胡索甲素、延胡索乙素、延胡索丙素、延胡索丁素、延胡索庚素、延胡索辛素、延胡索壬素、延胡索寅素、延胡索丑素、延胡索子素等。

②药理作用：镇痛、镇静、催眠，抗心律失常、抗心肌缺血、降血压，解痉、抗溃疡，松弛肌肉等。

【应用链接】 少腹逐瘀丸、舒肝丸、千金止带丸、女金丸、参茸白凤丸、化癥回生片、元胡止痛片、安胃片、丹鹿通督片、痛风定片、妇科调经片、妇宝颗粒、丹桂香颗粒等成药中含延胡索。

> **知识窗**
>
> 延胡索入药时经常醋炙用，这与其所含的有效成分有关，延胡索止痛作用的有效成分为生物碱，醋制后，其游离的生物碱与醋酸结合生成醋酸盐而易溶于水，这使得醋制延胡索饮片的煎液中总生物碱含量显著提高，因而其止痛作用增强。

郁金 Yùjīn《药性论》
CURCUMAE RADIX

本品为姜科植物温郁金 *Curcuma wenyujin* Y.H. Chen et C. Ling、姜黄 *Curcuma longa* L.、广西莪术 *Curcuma kwangsiensis* S.G. Lee et C.F. Liang 或蓬莪术 *Curcuma phaeocaulis* Val. 的干燥块根。主产于浙江、四川、广西。生用或醋制用。

【性能】 辛、苦，寒。归肝、胆、心、肺经。

【功效】 活血止痛，行气解郁，清心凉血，利胆退黄。

【应用】

1. 气滞血瘀之胸、胁、腹痛，癥积 本品味辛能行能散，既能活血止痛，又能行气解郁，性寒清热，尤宜于气滞血瘀而有郁热之证。用治气血瘀滞之痛证，常与柴胡、木香等配伍；用治癥瘕痞块，可配鳖甲、莪术等。

2. 热病神昏，癫痫痰闭 本品辛散苦泄寒清，入心经，既能解郁开窍，又清心热。可用治痰浊蒙蔽心窍及热陷心包之神昏，配牛黄、黄连等，如安宫牛黄丸；配伍化痰药又可用治癫痫痰闭之证。

3. 吐血，衄血，倒经，尿血，血淋 本品性寒清热，味苦降泄，入肝经能顺气降火，凉血止血，经配伍可治疗气火上逆之吐血、衄血、倒经、尿血、血淋等各种出血证。

4. 黄疸，胆石症 本品能清利肝胆以退黄，并能行气解郁，配伍茵陈蒿、栀子等治疗湿热黄疸；配伍金钱草可治胆石症。

【用法用量】 煎服，3～10g。

【使用注意】 ①本品不宜与丁香、母丁香同用；②孕妇慎用。

【现代研究】 ①化学成分：含挥发油（桉叶素、松油烯、姜黄酮等），另含姜黄素、多糖等。②药理作用：镇痛、解痉，保肝、利胆，抗过敏，抗氧化、降血脂，抗菌、抗炎，兴奋子宫等。

【应用链接】 舒肝和胃丸、九气拈痛丸、舒肝丸、妇科通经丸、安宫牛黄丸、利胆排石片、消栓通络片、牛黄净脑片、平消胶囊、胆乐胶囊、抗病毒口服液等成药中含郁金。

姜黄 Jiānghuáng《新修本草》
CURCUMAE LONGAE RHIZOMA

本品为姜科植物姜黄 *Curcuma longa* L. 的根茎。主产于四川、福建等地。生用。

【性能】 辛、苦，温。归肝、脾经。

【功效】 破血行气，通经止痛。

【应用】

1. 气滞血瘀之心、胸、胁、腹诸痛 姜黄辛散温通，苦泄，既入血分又入气分，能活血行气而止痛。用治胸阳不振，心脉闭阻之心、胸痛，肝胃气滞寒凝之胸、胁痛，气滞血瘀之痛经、经闭、产后腹痛，跌打损伤，瘀肿疼痛等，可随症配伍行气活血止痛或祛瘀疗伤之品。

2. 风湿肩臂疼痛 本品辛温而兼苦，能通经活络止痛，长于行肢臂而除肩臂痹痛，常配羌活、防风、当归等。

【用法用量】 煎服，3～10g。外用适量。

【使用注意】 孕妇慎用。

【现代研究】 ①化学成分：含有挥发油，主要成分为姜黄酮、芳姜黄酮、姜烯、水芹烯、香桧烯、桉油素、莪术酮、莪术醇、丁香烯龙脑、樟脑等；色素物，主要为姜黄素、去甲氧基姜黄素；以及胭脂树橙和降胭脂树素和微量元素等。②药理作用：降血脂，抑制血小板聚集、抗血栓形成、抗心肌缺血，保肝、利胆，抗氧化，抗肿瘤，抗炎、抗菌、抗病毒，兴奋子宫等。

【应用链接】 跌打丸、舒肝丸、化癥回生片、风痛安胶囊、丹桂香颗粒、姜黄消痤搽剂、如意金黄散等成药中含姜黄。

乳香　Rǔxiāng《名医别录》
OLIBANUM

本品为橄榄科植物乳香树 *Boswellia carterii* Birdw. 及其同属植物 *Boswellia bhawdajiana* Birdw. 树皮渗出的树脂。主产于非洲索马里、埃塞俄比亚等地。可打碎生用，内服多炒用。别名：熏陆香、西香、摩勒香。

【性能】 辛、苦，温。归心、肝、脾经。

【功效】 活血定痛，消肿生肌。

【应用】

1. 跌打损伤，疮疡痈肿 本品辛香走窜、味苦通泄，既化瘀止痛，又活血消痈、祛腐生肌，为外伤科要药，用治跌打损伤、疮疡、痈疽、瘰疬、痰核等。

2. 血瘀气滞痛证 本品能行血中气滞，化瘀止痛；内能宣通脏腑，外能透达经络，用治胃脘疼痛、胸痹心痛、风寒湿痹痛等血瘀气滞痛证，多与没药配用。

【用法用量】 煎汤或入丸、散，3～5g。外用适量，研末调敷。

【使用注意】 孕妇及胃弱者慎用。

【现代研究】 ①化学成分：主要含树脂、树胶和挥发油。②药理作用：镇痛、抗炎，促进伤口愈合，提高机体免疫力，祛痰，抗溃疡等。

【应用链接】 万灵五香膏、小活络丸、壮骨关节丸、追风透骨丸、十香返生丸、八味沉香散、风湿马钱片、复方夏天无片、牛黄化毒片、舒筋活络颗粒、活血止痛软胶囊等成药中含乳香。

知识窗

乳香气味辛烈，其挥发油成分对胃肠道有较强的刺激性，可引起呕吐、腹痛、腹泻等，此外，还可引起过敏反应。临床上，可用阿托品、维生素C、诺氟沙星等治疗胃肠刺激症状，必要时可用抗过敏药和激素类药。

没药　Mòyào《开宝本草》
MYRRHA

本品为橄榄科植物地丁树 *Commiphora myrrha* Engl. 或哈地丁树 *Commiphora molmol* Engl. 的干燥树脂。主产于索马里、埃塞俄比亚及印度等地。拣去杂质，打成碎块生用，内服多制用，清炒或醋炙。

【性能】 辛、苦，平。归心、肝、脾经。

【功效】 散瘀定痛，消肿生肌。

【应用】

本品功效主治与乳香相似。常与乳香相须为用，用治跌打损伤瘀滞疼痛、痈疽肿痛、疮疡溃后久不收口及一切瘀滞痛证。但乳香偏于行气、伸筋，多用治痹证；没药偏于散血化瘀，多用治血瘀气滞较重之胃痛。

【用法用量】 3～5g，炮制去油，多入丸、散用。外用适量。

【使用注意】 同乳香。

【现代研究】 ①化学成分：含没药树脂、挥发油、树胶、少量苦味质，并含没药酸、甲酸、乙酸及氧化酶。挥发油含丁香油酚、间苯甲酚、蒎烯、柠檬烯、桂皮醛等。②药理作用：镇痛、抗菌、抗炎，降血脂、预防动脉粥样硬化，抗肿瘤，保肝，抑制子宫平滑肌收缩等。

【应用链接】 伤湿止痛膏、万灵五香膏、小活络丸、追风透骨丸、跌打七厘片、风寒双离拐片、风湿马钱片、复方夏天无片、牛黄化毒片、伤科接骨片等成药中含没药。

案例 2-17-1 分析讨论

绝经后骨质疏松症（PMOP）是绝经后妇女卵巢功能衰退、雌激素水平下降引起的，与中医学"天癸竭"产生的变化一致，故肾虚是 PMOP 的主要病机；《医林改错》云"元气既虚，必不能达于血管，血管无气，必停留而瘀"，血瘀也是 PMOP 的重要病机；肾虚血瘀是 PMOP 的主要临床证型，故用补肾活血法治疗 PMOP。该患者也是肾虚血瘀证，选用黄芪三仙汤治疗，方中用延胡索、三七等活血化瘀止痛，淫羊藿、仙茅、肉苁蓉等补肾，黄芪补气。

第二节 活血调经药

活血调经药具有活血祛瘀之功，又善调妇女经血，主治瘀血阻滞所致的月经不调、经闭、痛经、产后恶露不尽、产后瘀阻腹痛等妇科经产诸疾；又可用治血瘀所致的胸腹疼痛、癥瘕积聚、跌打损伤、痈疮肿痛等。

丹参 Dānshēn 《神农本草经》

SALVIAE MILTIORRHIZAE RADIX ET RHIZOMA

本品为唇形科植物丹参 *Salvia miltiorrhiza* Bge. 的干燥根及根茎。主产于四川、山东、河北等地。生用或酒炙用。别名：紫丹参、活血根、赤参。

【性能】 苦，微寒。归心、肝经。

【功效】 活血祛瘀，通经止痛，清心除烦，凉血消痈。

【应用】

1. 月经不调，经闭痛经，产后瘀滞腹痛 本品功善活血祛瘀，性微寒而缓，活血不伤正，祛瘀而生新，又善调经，为妇科调经之常用药。用治月经不调、经闭、痛经及产后瘀滞腹痛，常配伍川芎、当归等。

2. 血瘀诸痛，癥瘕积聚，风湿痹痛 本品善通行血脉，祛瘀止痛，广泛应用于各种瘀血病证，如经配伍可用治血瘀之胸痹心痛、脘腹疼痛等症；配秦艽、防风等治疗风湿痹痛；配祛瘀消癥药，可治癥瘕积聚等证。

3. 疮痈肿毒 本品苦寒，既能清热凉血，又能活血而消痈，用治热毒瘀阻引起的疮痈肿毒，常配伍清热解毒药同用。

4. 心烦失眠 本品入心经，既可清热凉血，又可除烦安神。用治热病邪入心营之烦躁不寐、神昏，常配伍生地黄、玄参等，如清营汤；用治血不养心之失眠、心悸，常与酸枣仁、麦冬等配用，如天王补心丹。

近年来用丹参及其复方制剂防治冠心病心绞痛、血栓性脉管炎等，获得了较好的效果。

【用法用量】 煎服，10～15g。活血化瘀宜酒炙用。

【使用注意】 本品不宜与藜芦同用。

【现代研究】 ①化学成分：含丹参酮 I、丹参酮 II A、丹参酮 II B、异丹参酮 I、丹参酮 II A、隐丹参酮、异隐丹参酮、甲基丹参酮、羟基丹参酮等。②药理作用：抗心肌缺血、抗脑缺血、抗血栓、改善微循环、降血脂，保肝、抗肝纤维化，抗菌、促进组织修复与再生，催眠，降血糖，抗衰老、增强免疫，抗肿瘤等。

【功用比较】　川芎与丹参均有活血化瘀之功，用治瘀血阻滞之经闭、痛经、胸腹刺痛等病证。但川芎性温，兼能行气开郁，祛风止痛，用治多种头痛、风湿痹痛等证；丹参性微寒，兼能凉血消痈，养血安神，用治疮痈肿毒，热入营血的烦躁不寐及心悸失眠等证。

【应用链接】　复方丹参滴丸、乌鸡白凤丸、妇炎康片、冠心丹参片、丹鹿通督片、肾康宁片、益心舒片、复方血栓通胶囊、心脑宁胶囊、丹灯通脑软胶囊、丹参清脂颗粒、益气通络颗粒、丹参注射液等成药中含丹参。

案例 2-17-2

患者，女，30 岁，已婚。6 个月来月经后期，经行涩少，色紫暗，有血块，小腹胀痛，血块排出后胀痛减轻，舌有瘀斑，脉沉涩。

问题：如何对患者进行辨证用药？

红花　Hónghuā《新修本草》
CARTHAMI FLOS

本品为菊科植物红花 *Carthamus tinctorius* L. 的干燥花。主产于河南、湖北、四川等地。生用。别名：草红花、刺红花、红蓝花。

【性能】　辛，温。归心、肝经。

【功效】　活血通经，散瘀止痛。

【应用】

1. 血滞经闭，痛经，产后瘀滞腹痛　本品辛散温通，为活血祛瘀、通经止痛之要药，是妇产科血瘀病证的常用药，用治血瘀经闭、痛经、产后腹痛等多与当归、川芎、桃仁等相须为用。

2. 心腹瘀痛，胁痛，癥瘕积聚　本品能活血化瘀而达消癥、通脉之效，常用治瘀阻心腹胁痛及癥瘕积聚。用治胸痹心痛、血瘀腹痛、胁痛，常与活血行气止痛药配伍使用；用治癥瘕积聚，多配伍三棱、莪术等。

3. 跌打损伤，瘀滞肿痛　本品善能通利血脉，消肿止痛，为治跌打损伤、瘀滞肿痛之要药，常与行气、活血化瘀药同用。

4. 瘀滞斑疹色暗　本品能活血以化斑，用治热郁血滞之斑疹色暗，多与凉血活血、泻热解毒之品同用。

【用法用量】　煎服，3～10g。外用适量。

【使用注意】　孕妇慎用。

【现代研究】　①化学成分：含红花醌苷、新红花苷、红花苷、红花黄色素、黄色素和红花油，红花油中包括棕榈酸、肉豆蔻酸、月桂酸、硬脂酸、花生酸、油酸等。②药理作用：兴奋子宫和肠道平滑肌，轻度兴奋心肌、扩张血管、改善微循环、增加冠脉血流量、降压、抗心律失常、抗心肌缺血、抗血栓、降血脂，镇痛、催眠，抗缺氧，调节免疫，抗菌、抗炎等。

【应用链接】　金嗓散结丸、妇科通经丸、伤科接骨片、化癥回生片、乳癖消片、风湿骨痛片、肾衰宁胶囊、脑安胶囊、乐脉颗粒、复方丹参颗粒、益气通络颗粒、血府逐瘀口服液等成药中含红花。

附药

番红花　本品为鸢尾科草本植物番红花 *Crocus sativus* L. 的干燥柱头。产于欧洲及中亚地区。因以前经西藏运销，故又名"藏红花""西红花"。现我国已有栽培。性味甘微寒，归心、肝经。功能活血化瘀，凉血解毒，解郁安神。力量较强，适于经闭癥瘕、温毒发斑、产后瘀阻、惊悸发狂等。用量：1～3g，煎服或沸水泡服。孕妇忌用。

桃仁 Táorén《神农本草经》
PERSICAE SEMEN

本品为蔷薇科植物桃 *Prunus persica* (L.) Batsch 或山桃 *Prunus davidiana* (Carr.) Franch. 的干燥成熟种子。主产于辽宁、河北、河南等地。生用或炒用。

【**性能**】 苦、甘，平。归心、肝、大肠、肺经。

【**功效**】 活血祛瘀，润肠通便，止咳平喘。

【**应用**】

1. 瘀血阻滞证 本品味苦入血分，活血祛瘀之力较强，有破血之功。用治经闭、痛经、癥瘕积聚、产后瘀滞腹痛及跌打损伤等血瘀证，常与红花相须为用。

2. 肺痈，肠痈 本品活血祛瘀以消痈，常配伍清热解毒药，用治肺痈、肠痈等证。

3. 肠燥便秘 本品味甘质润，入大肠经，润肠通便，用治肠燥便秘证。

4. 咳嗽气喘 本品能降肺气，有止咳平喘作用，常与杏仁等同用。

【**用法用量**】 煎服，5～10g，捣碎用。

【**使用注意**】 孕妇慎用。

【**现代研究**】 ①化学成分：含苦杏仁苷、苦杏仁酶、挥发油、脂肪油、氨基酸、蛋白质、甲基苷及糖类等。②药理作用：增加脑血流量、降低血管阻力、改变血液流变学指标、抗血栓、镇痛、抗炎、抗菌，抗过敏，镇咳、平喘、抗肺纤维化，保肝利胆等。

【**功用比较**】 红花与桃仁均有活血祛瘀通经之功，用治妇科瘀血阻滞经产诸证及胸痹、心痛、跌打损伤等病证。但红花辛散温通，质轻浮散，散瘀止痛力优，多用于瘀血阻滞诸痛及血热斑疹色暗。桃仁苦泄质润，活血作用较强，善泄血分之壅滞，尚可用于肺痈、肠痈；并有润肠通便、止咳平喘之效，用于肠燥便秘、咳喘等证。

【**应用链接**】 跌打丸、大黄䗪虫丸、消瘀康胶囊、乐脉颗粒、丹参清脂颗粒、丹桂香颗粒、产复康颗粒、化癥回生片、血府逐瘀口服液等成药中含桃仁。

益母草 Yìmǔcǎo《神农本草经》
LEONURI HERBA

本品为唇形科植物益母草 *Leonurus japonicus* Houtt. 的新鲜或干燥地上部分。我国大部分地区均产。生用、鲜用或熬膏用。别名：益母、坤草。

【**性能**】 辛、苦，微寒。归心包、肝、膀胱经。

【**功效**】 活血调经，利尿消肿，清热解毒。

【**应用**】

1. 经产血滞诸证 本品辛散苦泄，主入血分，善活血调经，祛瘀生新，为妇产科要药，故名益母。用治血滞经闭、痛经、经行不畅、产后瘀滞腹痛、恶露不尽，或难产、胎死腹中，既可单味煎汤或熬膏服用，亦可配伍活血止痛、养血调经之品。

2. 水肿，小便不利 本品既能利水消肿，又能活血化瘀，尤宜于水瘀互阻之水肿。用治水肿、小便不利，可单用或与利水渗湿之品同用。

3. 跌打损伤，疮痈肿毒，皮肤瘾疹 本品既能活血散瘀以止痛，又能清热解毒以消肿。用治跌打损伤瘀痛、疮痈肿毒、皮肤瘾疹，可单用外洗或外敷，亦可配伍内服。

【**用法用量**】 煎服，9～30g，鲜品用 12～40g。

【**使用注意**】 孕妇慎用。

【**现代研究**】 ①化学成分：含益母草碱、水苏碱、益母草定、亚麻酸、β-亚麻酸、油酸、月桂酸、苯甲酸、芸香苷及延胡索酸。②药理作用：兴奋子宫、增强子宫收缩力，改善血流动力学、抗心肌缺血、抗血栓，利尿，水浸剂对皮肤真菌有抑制作用。

【**应用链接**】 八珍益母丸、益母丸、参茸白凤丸、化癥回生片、丹益片、益母草膏、天麻钩藤颗粒、产复康颗粒、鲜益母草胶囊、益母草口服液等成药中含益母草。

牛膝 Niúxī《神农本草经》
ACHYRANTHIS BIDENTATAE RADIX

本品为苋科植物牛膝（怀牛膝）*Achyranthes bidentata* Bl. 的干燥根。主产于河南。生用或酒炙用或盐炙用。

【性能】 苦、甘、酸，平。归肝、肾经。

【功效】 逐瘀通经，补肝肾，强筋骨，利尿通淋，引血下行。

【应用】

1. 妇科瘀血阻滞诸证，跌打伤痛 本品活血祛瘀之力较强，性善下行，长于活血通经。用治妇科经产诸疾，如经闭、痛经、月经不调、产后腹痛等，多与其他活血调经药同用；用治跌打损伤者，宜与活血疗伤止痛药配伍。

2. 腰膝酸痛，下肢痿软 本品既能补肝肾、强筋骨，又能活血祛瘀，可用治肝肾亏虚之腰痛、腰膝酸软者，以及痹痛日久，腰膝酸痛者，尤以怀牛膝为佳；用治湿热成痿，足膝痿软者，多与苍术、黄柏等同用。

3. 淋证，水肿，小便不利 本品利尿通淋，又能活血祛瘀。用治淋证及水肿、小便不利，常与利尿通淋、消肿药同用。

4. 火热上炎，血气上逆所致诸证 本品性善下行，能导热下泄，引血下行，以降上炎之火、上逆之血。用治肝阳上亢之头痛眩晕；胃火上炎之齿龈肿痛、口舌生疮；气火上逆，迫血妄行之吐血、衄血，可随症配入平肝潜阳、清热泻火或凉血止血之品。

【用法用量】 煎服，5～12g。活血祛瘀、引血下行、利尿通淋多生用；补肝肾、强筋骨多酒炙用。

【使用注意】 孕妇慎用。

【现代研究】 ①化学成分：含三萜皂苷、蜕皮甾酮、牛膝甾酮、紫茎牛膝甾酮等甾体类成分和多糖类成分，精氨酸等氨基酸，生物碱类、香豆素类等化合物，以及 Fe、Cu 等微量元素。②药理作用：抗炎、促进炎性病灶吸收、镇痛，提高机体免疫功能，抑制心脏、扩张血管、降血压、改善微循环，降血糖，抗衰老，兴奋子宫和小肠平滑肌，抗生育、抗早孕等。

【配伍阐释】 牛膝常与苍术、黄柏配伍应用。牛膝性善下行，既能补肝肾、强筋骨，又能导热下泄、活血祛瘀；苍术辛散苦燥，长于祛湿；黄柏苦寒沉降，长于清泻下焦湿热。牛膝配伍苍术、黄柏，可以清湿热、行气血、补肝肾，用治湿热成痿，足膝痿软者。

【应用链接】 锁阳固精丸、五加皮酒、跌打风湿酒、天麻钩藤颗粒、丹膝颗粒、舒筋通络颗粒、风湿马钱片、舒筋活血片、肾衰宁胶囊、万灵五香膏等成药中含牛膝。

附药

川牛膝 本品为苋科植物川牛膝 *Cyathula officinalis* Kuan 的干燥根。主产于四川、贵州。味甘、微苦，性平。归肝、肾经。功能逐瘀通经，通利关节，利尿通淋。应用于经闭癥瘕，胞衣不下，跌仆损伤，风湿痹痛，足痿筋挛，尿血血淋。煎服，5～10g。孕妇慎用。川牛膝和牛膝功效相近，但川牛膝长于活血通经；牛膝长于补肝肾、强筋骨。

鸡血藤 Jīxuèténg《本草纲目拾遗》
SPATHOLOBI CAULIS

本品为豆科植物密花豆 *Spatholobus suberectus* Dunn 的干燥藤茎。主产于广西、云南等地。生用或熬膏用。

【性能】 苦、甘，温。归肝、肾经。

【功效】 活血补血，调经止痛，舒筋活络。

【应用】

1. 月经不调，痛经，闭经　本品药性和缓，行血散瘀，调经止痛，兼补血作用，随症配伍用治血瘀，以及血虚之月经不调、痛经、经闭。

2. 风湿痹痛，手足麻木，肢体瘫痪　本品行血养血，舒筋活络，用治风湿痹痛，肢体麻木；用治中风后肢体瘫痪等，可与祛风湿、活血通络等药物同用。

3. 血虚萎黄　本品味甘养血，尚可用治血虚萎黄，多配伍益气养血之品。

【用法用量】　煎服，9～15g；或浸酒服；或熬膏服。

【现代研究】　①化学成分：含异黄酮类化合物如刺芒柄花素、大豆黄素等，三萜类化合物如表木栓醇、木栓酮等，以及甾体类化合物如β-谷甾醇、胡萝卜素苷、油菜甾醇、鸡血藤醇等。②药理作用：增加外周血流量、降低血管阻力、抑制血小板聚集、降低胆固醇、抗动脉粥样硬化，抗炎，调节免疫功能，镇静、催眠，抗肿瘤等。

【应用链接】　抗骨增生丸、调经促孕丸、木瓜丸、壮骨关节丸、妇科千金片（胶囊）、妇炎净胶囊等成药中含鸡血藤。

案例 2-17-2 分析讨论

该患者属中医学"月经病"的"月经过少"范畴。瘀血内停，冲任阻滞，故月经后期，经行涩少，色紫暗有血块，小腹胀痛；血块排出则瘀滞稍通，故疼痛减轻；舌有瘀斑，脉沉涩，为瘀血内停之征。《内经》云："血实宜决之。"宜用桃红四物汤治疗。方中桃仁、红花为活血祛瘀调经要药，川芎"下调经水"，能活血止痛调经。

第三节　活血疗伤药

活血疗伤药能活血化瘀而消肿止痛，又多兼续筋接骨或止血生肌等功效。主治跌打损伤、瘀肿疼痛、骨折筋损、金疮出血等伤科疾患，也可用治其他瘀血病证。

案例 2-17-3

患者，男，9岁。玩耍时跌倒，右前臂局部肿胀、疼痛，压痛明显，右前臂功能丧失。X线检查：右桡骨上端骨折，轻度移位。经手法整复，夹板固定后服用中药治疗。

问题： 中医对骨折固定后早期怎样治疗？

土鳖虫　Tǔbiēchóng《神农本草经》
EUPOLYPHAGA STELEOPHAGA

本品为鳖蠊科昆虫地鳖 *Eupolyphaga sinensis* Walker. 或冀地鳖 *Steleophaga plancyi* (Boleny) 的雌虫干燥体。全国均有，主产于两湖、江苏、河南，江苏的产品最佳。用沸水烫死，晒干或烘干。别名：地鳖虫、䗪虫、土元。

【性能】　咸，寒；有小毒。归肝经。

【功效】　破血逐瘀，续筋接骨。

【应用】

1. 跌打损伤，筋伤骨折，瘀肿疼痛　本品咸寒入血，主入肝经，性善走窜，能活血消肿止痛，续筋接骨疗伤，为伤科常用药，用治骨折筋伤，瘀血肿痛，可单用研末调敷，或研末黄酒冲服，或配伍应用。

2. 血瘀经闭，产后瘀滞腹痛，积聚痞块　本品入肝经血分，能破血逐瘀而消积通经，用治经产瘀滞之证及积聚痞块，常与鳖甲、桃仁等活血调经、消癥药配伍应用，如大黄䗪虫丸、鳖甲煎丸。

【用法用量】　煎服，3～10g；研末服，1～1.5g，黄酒送服。外用适量。

【使用注意】　孕妇禁用。

【现代研究】　①化学成分：主要成分为氨基酸，尚含挥发油、多种微量元素、β-谷甾醇、鲨肝醇、生物碱和直链脂肪族化合物。②药理作用：抗血栓、降血脂、提高心肌和脑对缺血的耐受力，保肝，抑制肿瘤细胞生长，促进骨损伤愈合等。

【应用链接】　伤科接骨片、宫瘤清片、跌打丸、消癥丸、驳骨水、沈阳红药胶囊、活血止痛软胶囊、风湿膏、跌打镇痛膏、大黄䗪虫丸、跌打活血散、京万红等成药中含土鳖虫。

骨碎补　Gǔsuìbǔ《药性论》
DRYNARIAE RHIZOMA

本品为水龙骨科植物槲蕨 *Drynaria fortunei* (Kunze) J.Sm. 的干燥根茎。主产于湖北、江西、四川。切厚片，生用或砂烫用。

【性能】　苦，温。归肝、肾经。

【功效】　疗伤止痛，补肾强骨；外用消风祛斑。

【应用】

1. 跌仆闪挫，筋骨折伤　本品苦温，入肝肾经，能活血通经，散瘀消肿，疗伤止痛，续筋接骨，以善补骨碎而得名，为伤科要药。用治跌打损伤，骨折肿痛。可单用浸酒服，并外敷；或配伍乳香、没药。

2. 肾虚腰痛，筋骨痿软，耳鸣耳聋，牙齿松动，久泻　本品苦温性燥，入肾经，能温补肾阳，强筋健骨，可治肾阳虚损之证。治肾虚腰痛脚弱，常配伍补骨脂、牛膝等；治肾虚耳鸣、耳聋、牙痛，常配伍熟地黄、山茱萸等；治肾虚久泻，既可单用，也可配补骨脂、益智仁、吴茱萸等，以加强温肾暖脾止泻之效。

3. 斑秃，白癜风　本品外用能消风祛斑，故可用于治疗斑秃、白癜风。

【用法用量】　煎服，3～9g。外用适量，研末调敷，亦可浸酒擦患处。

【使用注意】　阴虚火旺、血虚风燥者慎用。

【现代研究】　①化学成分：含柚皮苷、甲基丁香酚、骨碎补双氢黄酮苷、骨碎补酸、谷甾醇、原儿茶酸等。②药理作用：降血脂和抗动脉硬化；促进骨对钙的吸收，提高血钙和血磷水平，有利于骨折的愈合；改善软骨细胞，推迟骨细胞的退行性病变；镇静、镇痛作用。

【应用链接】　跌打丸、骨仙片、跌打活血散、舒筋活血定痛散、舒筋通络颗粒、骨疏康颗粒、舒筋通络胶囊等成药中含骨碎补。

案例 2-17-3 分析讨论

　　中医学认为骨折早期多为瘀血内停，治疗应祛瘀、续骨、止痛。该患者瘀肿疼痛明显，予以接骨紫金丹治疗，方中土鳖虫、骨碎补、自然铜等活血疗伤、接骨止痛，乳香、没药、血竭、大黄等活血消肿定痛，当归活血养血。特别是土鳖虫、骨碎补，多相须配伍，常用在骨折的内服和外用方剂中。骨折后期则以补肝肾、养气血、壮筋骨为主。

第四节　破血消癥药

破血消癥药药性峻烈，以破血消癥作用为主，主治癥瘕积聚，亦用于瘀血时间较长，程度较重的瘀血证，如经闭、产后瘀阻腹痛、瘀肿疼痛等。凡出血证，或虚证及妇女妊娠期，当忌用本类药物。

案例 2-17-4

　　患者，男，47 岁。体质壮实，性情急躁。某日突发"脑出血"，经某医院抢救脱险后左侧肢体偏瘫，言语不利，生活不能自理。经建议每天服用水蛭 6g，研末分 2 次服，并坚持功能锻炼。3个月后，患者可以行走，语言能力明显改善，生活基本自理。

问题：水蛭为何能治疗中风后遗症？

水蛭　Shuǐzhì《神农本草经》
HIRUDO

本品为水蛭科动物蚂蟥 *Whitmania pigra* Whitman、水蛭 *Hirudo nipponica* Whitman 或柳叶蚂蟥 *Whitmania acranulata* Whitman 的干燥全体。全国大部分地区均产。生用，或用滑石粉烫后用。别名：马蜞、肉钻子。

【性能】　咸、苦，平；有小毒。归肝经。

【功效】　破血通经，逐瘀消癥。

【应用】

1. 血瘀经闭，癥瘕积聚　本品咸苦入血，活血逐瘀力强，功善破血消癥。用治血滞经闭、癥瘕积聚等证，常配伍莪术、红花等。

2. 中风偏瘫，跌打损伤，心腹疼痛　本品破血逐瘀，通经活络，用治中风偏瘫，可配地龙、红花等；用治跌打损伤，可配伍苏木、自然铜等；用治瘀血内阻、心腹疼痛、大便不通等症，多配伍大黄等。

【用法用量】　煎服，1～3g；研末服，每次0.3～0.5g。以入丸、散或研末服为宜。

【使用注意】　孕妇禁用。

【现代研究】　①化学成分：主要含蛋白质。唾液中含有水蛭素，还含有肝素、抗凝血酶及组胺样物质。②药理作用：抑制血小板聚集、抗凝、促纤溶等抗血栓形成，改善血液流变学和微循环，降血脂、抗动脉粥样硬化、增加心肌营养性血流量，抗脑血肿、抗皮下血肿，对肾缺血有明显保护作用，抗肿瘤，抗早孕等。

【应用链接】　脉络舒通丸、大黄䗪虫丸、血栓心脉宁胶囊、化癥回生片、清脑降压片、宫瘤清片、丹桂香颗粒等成药中含水蛭。

莪术　Ézhú《雷公炮炙论》
CURCUMAE RHIZOMA

本品为姜科植物蓬莪术 *Curcuma phaeocaulis* Val.、广西莪术 *Curcuma kwangsiensis* S.G. Lee et C.F. Liang 或温郁金 *Curcuma wenyujin* Y.H. Chen et C. Ling 的干燥根茎。主产于四川、浙江、广西。生用或醋制用。别名：文术、青姜。

【性能】　辛、苦，温。归肝、脾经。

【功效】　行气破血，消积止痛。

【应用】

1. 癥瘕积聚，经闭，心腹瘀痛　本品苦泄辛散温通，能破血逐瘀消癥，行气止痛。用治气滞血瘀日久而成的癥瘕积聚、经闭及心腹瘀痛，常与三棱相须为用；亦可用于跌打损伤，瘀肿疼痛。

2. 食积脘腹胀痛　本品能破气止痛，消食化积。用治食积不化之脘腹胀痛，多与行气止痛、消食导滞药配伍。

【用法用量】　煎服，6～9g。醋制后可加强祛瘀止痛作用。外用适量。

【使用注意】　孕妇禁用。

【现代研究】　①化学成分：主含挥发油类，含 α-蒎烯、β-蒎烯、柠檬烯、龙脑、樟脑、1,8-桉叶醇、丁香酚、姜烯、莪术醇、异莪术烯醇、莪术酮、芳姜酮、姜黄酮、去水莪术酮等。②药理作用：抗肿瘤，对多种癌细胞有抑制作用，增加外周血流量、抑制血小板聚集、抗血栓形成，抗炎、镇痛，抗菌、抗病毒，兴奋胃肠平滑肌、抗溃疡，保肝等。

【应用链接】 九气拈痛丸、木香槟榔丸、茴香橘核丸、妇科通经丸、消癥丸、沉香化气丸、妇炎康片、消肿止痛酊、痛经宝颗粒、丹参清脂颗粒、丹桂香颗粒、化积口服液等成药中含莪术。

三棱 Sānléng《本草拾遗》
SPARGANII RHIZOMA

本品为黑三棱科植物黑三棱 *Sparganium stoloniferum* Buch.-Ham. 的干燥块茎。主产于江苏、河南、山东等地。生用或醋炙后用。别名：京三棱、光三棱。

【性能】 辛、苦，平。归肝、脾经。

【功效】 破血行气，消积止痛。

【应用】 本品所治病证与莪术基本相同，常相须为用。然三棱偏于破血；莪术偏于破气。

【用法用量】 煎服，5～10g。醋制后可加强祛瘀止痛作用。

【使用注意】 ①孕妇禁用；②本品不宜与芒硝、玄明粉同用。

【现代研究】 ①化学成分：含挥发油，油中主要成分为苯乙醇、对苯二酚、棕榈酸、去莖木香内酯等及多种有机酸。②药理作用：抑制血小板聚集、降低全血黏度，体外抗血栓形成，兴奋子宫等。

【应用链接】 跌打丸、妇科通经丸、跌打损伤丸、化癥回生片、妇炎康片、丹桂香颗粒、丹参清脂颗粒、化积口服液等成药中含三棱。

案例 2-17-4 分析讨论

水蛭善能消散癥结，通畅血脉，破瘀血而不伤新血。《本草经百种录》说："盖血既离经，与正气全不相属，投之轻药，则拒而不纳，药过峻而及伤未败之血，故治之极难。水蛭最喜食人血，而性又迟缓善入，迟缓则生血不伤，善入则坚易破。"《医学衷中参西录》说："凡破血之药，多伤气分，惟水蛭味咸，专入血分，于气分丝毫无损，而瘀血默消于无形，真良药也。"现代药理研究发现，水蛭能够明显降低血液黏稠度，促进脑血肿吸收，减轻周围脑组织炎症反应及水肿。所以，近年来报道，临床上常用水蛭治疗出血性中风后遗症，且一日量较大，超出常规用量。本案例也是单用水蛭治疗而获效。

其他活血化瘀药见表 2-17-1。

表 2-17-1 其他活血化瘀药简表

分类	药名	性味归经	功效	主治	用量/煎服	入药/注意
活血止痛药	五灵脂	苦、咸、甘，温。归肝经	活血止痛，化瘀止血	胸痹心痛，脘腹胁痛，痛经，产后瘀滞腹痛，骨折肿痛，瘀血崩漏	3～10g，包煎	鼯鼠粪便。孕妇慎用；人参畏五灵脂
活血调经药	王不留行	苦，平。归肝、胃经	活血通经，下乳消痈，利尿通淋	血瘀经闭、痛经、难产，产后乳汁不下，乳痈肿痛，热淋、血淋、石淋	5～10g。外用适量	种子。孕妇慎用
	月季花	甘，温。归肝经	活血调经，疏肝解郁	气滞血瘀，月经不调，痛经闭经，胸胁胀痛	3～6g	花。用量不宜大；孕妇慎用
活血疗伤药	马钱子	苦，寒；有大毒。归肝、脾经	通络止痛，散结消肿	跌打损伤，骨折肿痛，痈疽疮毒，咽喉肿痛，风湿顽痹，麻木瘫痪	0.3～0.6g，炮制后入丸、散用。外用适量，研末调涂	成熟种子。内服不宜生用及多服久服；外用不宜大面积涂敷；孕妇禁用，体虚者忌用；运动员慎用

续表

分类	药名	性味归经	功效	主治	用量/煎服	入药/注意
活血疗伤药	血竭	甘、咸，平。归心、肝、脾经	活血散瘀，定痛，止血生肌，敛疮	跌打肿痛，内伤瘀痛，外伤出血，瘰疬，臁疮溃久不合	研末，1～2g，或入丸剂。外用适量，研末撒或入膏药	树脂。无瘀血者不宜用，妇女妊娠期及月经期忌用
	苏木	甘、咸，平。归心、肝、脾经	活血疗伤，祛瘀通经	跌打损伤，骨折筋伤，血滞经闭，产后瘀阻腹痛，痛经，心腹疼痛，痈肿疮毒	3～9g。外用适量，研末撒敷	树干。月经过多者和孕妇忌用
	自然铜	辛，平。归肝经	散瘀止痛，接骨疗伤	跌打损伤，骨折筋断，瘀肿疼痛	3～9g，多入丸、散，入煎剂宜先煎。外用适量	黄铁矿。不宜久服。阴虚火旺、血虚无瘀者慎用
	刘寄奴	苦，温。归心、肝、脾经	散瘀止痛，疗伤止血，破血通经，消食化积	跌打损伤，瘀滞肿痛，血瘀经闭，产后瘀阻腹痛，食积腹痛，赤白痢疾	3～10g。外用适量，研末调敷，亦可以鲜品捣烂外敷	地上部分。孕妇慎用
破血消癥药	穿山甲	辛、咸，微寒。归肝、胃经	活血祛瘀，通经下乳，消肿排脓	癥瘕积聚，血滞经闭，风湿痹痛，乳汁不下，痈肿疮毒，瘰疬	5～10g，一般炮制后用	鳞甲。孕妇慎用。痈肿已溃者忌用

思 考 题

1. 试述活血化瘀药的含义、功效、分类、应用及使用注意。
2. 试述川芎与丹参、红花与桃仁功效、应用各有何异同点。
3. 简述牛膝配苍术、黄柏，川芎配柴胡、香附的意义。
4. 延胡索、益母草、土鳖虫的功效及应用各有哪些？
5. 查阅相关文献，简述川芎、丹参、延胡索、莪术、益母草的主要药理作用。

进一步阅读文献

邓艳玲，翁文玉，周志昆，等，2022. 黄芪三仙汤抗绝经后骨质疏松作用机制的研究. 广州中医药大学学报. 39(4): 898～907

李贺，邵蒙苏，张莉莉，2022. 土鳖虫的临床应用及其用量探究. 长春中医药大学学报, 38(12): 1324～1327

马建福，王豆，陈灼，等，2022. 水蛭治疗缺血性脑卒中药理机制研究进展. 辽宁中医药大学学报, 24(7): 79～82

王小平，薛志鹏，杜少兵，等，2022. 基于 PI3K/PDK1/Akt 信号通路研究丹参-红花药对对寒凝血瘀型心肌缺血大鼠的保护作用及机制. 中草药, 53(16): 5085～5092

邹秘，徐世军，代渊，2022. 川芎活性成分改善神经退行性疾病药理研究进展. 环球中医药, 15(8): 1497～1502

（周志昆）

第十八章 化痰止咳平喘药

学习目标

1. 熟悉化痰止咳平喘药的含义、功效、适应范围、配伍方法、使用注意，以及各类药物的性能特点。

2. 掌握药物：半夏、桔梗、川贝母、浙贝母、瓜蒌、苦杏仁、紫苏子、百部、桑白皮、葶苈子；熟悉药物：天南星、芥子、竹茹、旋覆花、昆布、海藻、枇杷叶、款冬花、紫菀、白果；了解药物：白附子、白前、前胡、天竺黄、胖大海、黄药子、竹沥、皂荚、海浮石、礞石、海蛤壳、洋金花、矮地茶、胡颓叶、瓦楞子、马兜铃。

3. 掌握川贝母与浙贝母，半夏与天南星，桑白皮与葶苈子功效应用的主要异同点；熟悉旋覆花与赭石的配伍意义。

凡以祛痰或消痰为主要功效，治疗"痰证"的药物，称为化痰药；凡以制止或减轻咳嗽和喘息为主要功效，治疗"咳喘证"的药物，称为止咳平喘药。化痰药多兼止咳、平喘作用；止咳平喘药常兼有化痰作用。

痰既是病理产物，又是致病因素，"随气升降，无处不到"，所以因痰而生的病证较多。本章药物主要入肺、脾经，具有化痰、止咳、平喘作用，或兼而有之。部分药物尚兼有降逆止呕、降气、软坚散结、利水消肿、止痛等作用。化痰药主治各种痰证，如痰阻于肺之咳喘痰多；痰蒙心窍之昏厥、癫痫；痰蒙清阳之眩晕；肝风夹痰之中风、惊厥；痰阻经络之肢体麻木、半身不遂、口眼㖞斜；痰火互结之瘰疬、瘿瘤；痰凝肌肉、流注骨节之阴疽流注等。止咳平喘药用于外感、内伤所致的各种咳喘证。

本章药物根据功效及主治的侧重点不同，分为化痰药和止咳平喘药两类。化痰药根据药性又分为温化寒痰药和清热化痰药。本章只在功用中体现寒热温凉而不再分述。

临床应用本章药物，首先，应根据病证的不同，选择适宜的化痰、止咳平喘药，因咳、痰、喘多兼夹，故常配伍同用。其次，我们应根据痰、咳、喘的不同病因病机进行配伍：因外感所致者，宜配伍解表药；火热所致者，宜配伍清热泻火药；里寒者，宜配伍温里散寒药；虚劳者，宜配伍补虚药；治疗癫痫、惊厥、眩晕等证时，宜配伍平肝息风药、开窍药；治疗痰核、瘰疬、瘿瘤者，应配软坚散结药。

本章中某些药物具有刺激性且较为温燥，凡痰中带血等有出血倾向者，宜慎用；咳喘初起痰热盛者，忌用温性或带有收涩性质的化痰止咳药，以免滞邪致变。部分化痰止咳平喘药有毒，应控制用量，注意用法。

第一节 化 痰 药

本节药物中，具有温肺祛寒、燥湿化痰功效的称为温化寒痰药，药性多温燥；具有清热化痰功效的称为清热化痰药，药性多寒凉。

治疗痰多色白的寒痰、湿痰及其所致的眩晕、肢体麻木，选用温化寒痰药。治疗痰黄质稠的热痰证，或痰干稠难咳、唇舌干燥的燥痰证，以及痰火痰热所致的惊厥、瘿瘤、瘰疬、中风、癫痫等，选用清热化痰药。

使用化痰药时，除分清不同痰证选用不同的化痰药外，还应根据成痰之因审因论治，常配健脾燥湿药、理气药等。

小黄在预习化痰药时，看到半夏和天南星两味药均来源于天南星科植物，均主治湿痰、寒痰，入药都有生用、姜汁或明矾制用，看起来两药非常相似，便想，既然两味药那么相似，应用时是否任选其一即可？

　　问题：半夏与天南星各有怎样的功用特点，应如何区别使用？

半夏　Bànxià《神农本草经》
PINELLIAE RHIZOMA

　　本品为天南星科植物半夏 *Pinellia ternata* (Thunb.) Breit. 的干燥块茎。全国大部分地区均产。主产于四川、湖北、安徽等地。生用有毒，内服多炮制后入药。由于炮制方法不同，有姜半夏、清半夏、法半夏、半夏曲、竹沥半夏等。

　　【性能】　辛，温；有毒。归脾、胃、肺经。

　　【功效】　燥湿化痰，降逆止呕，消痞散结；外用消肿止痛。

　　【应用】

　　1. 湿痰，寒痰　本品为燥湿化痰、温化寒痰之要药，善治脏腑湿痰，常与陈皮同用，如二陈汤；经配伍可治疗痰湿阻肺之咳嗽气逆、痰多质稀和湿痰眩晕等。

　　2. 胃气上逆呕吐　本品为止呕要药，可通过配伍治疗各种原因所致的呕吐，尤其适用于痰饮或胃寒所致的胃气上逆之呕吐。

　　3. 胸脘痞闷，梅核气　本品辛开散结，化痰消痞。治痰热所致的心下痞满，常与干姜、黄连等同用；治痰热结胸，与瓜蒌等同用；治气郁痰凝之梅核气，常与厚朴、紫苏等配伍应用，如半夏厚朴汤。

　　4. 瘿瘤痰核，痈疽肿毒，毒蛇咬伤　本品内服消痰散结，外用消肿止痛，可用生品研末调敷或鲜品捣敷患处。

　　【用法用量】　煎服，3～9g。降逆止呕宜用姜半夏；燥湿化痰宜用法半夏、清半夏（清半夏长于化痰，法半夏长于燥湿）；化痰消食宜用半夏曲；清热化痰宜用竹沥半夏。外用生品适量，磨汁涂或研末以酒调敷患处。

　　【使用注意】　①本品不宜与川乌、制川乌、草乌、制草乌、附子同用；②生半夏有毒，内服宜慎。

　　【现代研究】　①化学成分：含左旋麻黄碱、胆碱等生物碱，茴香脑、3-乙酰氨基-甲基异噁唑等，挥发油，甾醇及葡萄糖苷，多种氨基酸，半夏凝聚素等蛋白质，核苷，鸟黑酸等辛辣性成分等。②药理作用：镇静，镇咳、祛痰，解痉、抗癫痫，止呕，抗生育、抗早孕，抗心律失常、抗动脉粥样硬化，降血压，抗氧化，抗肿瘤等。

　　【应用链接】　小青龙合剂（颗粒）、恒制咳喘胶囊、二陈丸、儿童清肺丸、医痫丸、金嗓利咽丸、橘红丸（胶囊、颗粒）、小柴胡颗粒、脑立清胶囊等成药中含半夏。

天南星　Tiānnánxīng《神农本草经》
ARISAEMATIS RHIZOMA

　　本品为天南星科植物天南星 *Arisaema erubescens* (Wall.) Schott、异叶天南星 *Arisaema heterophyllum* Bl. 或东北天南星 *Arisaema amurense* Maxim. 的干燥块茎。天南星主产于河南、河北、四川；异叶天南星主产于江苏、浙江；东北天南星主产于辽宁、吉林。生用，或用姜汁、明矾制过入药。

　　【性能】　苦、辛，温；有毒。归肺、肝、脾经。

　　【功效】　燥湿化痰，祛风止痉，散结消肿。

　　【应用】

　　1. 湿痰，寒痰　本品温燥之性较半夏甚，祛痰力强。常配半夏、枳实等治疗顽痰及湿痰咳嗽。

2. 眩晕，中风，癫痫　本品善祛风痰而止痉，常配半夏、川乌等治风痰留滞经络之半身不遂、手足麻木；配半夏、天麻等治风痰眩晕；配水牛角、冰片等治疗癫痫。

3. 痈疽肿毒，毒蛇咬伤　本品外用有散结消肿止痛作用。研末，以醋或酒调敷可治疗痈疽肿痛、瘰核等。

【用法用量】　煎服，3～9g，内服制用。外用生品适量，研末以醋或酒调敷患处。

【使用注意】　阴虚燥咳、阴血亏虚或热盛动风者不宜使用；孕妇慎用；生品内服宜慎。

【现代研究】　①化学成分：含葫芦巴碱等生物碱，芹菜素及其糖苷，咖啡酸等酚酸，松脂素等木脂素，三萜皂苷，脂肪酸（酯）及其苷，甾醇及其糖苷，萜类挥发油，尿嘧啶等核苷。②药理作用：祛痰，镇静、镇痛，抗惊厥，抗心律失常，抗炎，抗氧化，抗肿瘤，杀虫，杀钉螺等。

【配伍阐释】　半夏与天南星均为辛温燥湿化痰药，半夏专入脾胃，主治湿痰，兼降逆止呕；天南星能走经络，善治风痰，又能祛风定惊。故两药相伍，既断生痰之源，又能开泄化痰，散周身痰结，临床治疗顽痰咳喘、风痰眩晕、中风、癫痫等。

【应用链接】　小儿百部止咳糖浆、金嗓利咽丸、宝咳宁颗粒、小儿抗痫胶囊、小儿至宝丸、小儿肺咳颗粒、小活络丸、百咳静糖浆等成药中含天南星。

附药

胆南星　将生南星研末，与牛胆汁（鲜牛胆汁熬成浓汁，有的地区用猪或羊的胆汁代替）加工制成小块状或圆柱状，即为胆南星，简称胆星。味苦，性凉。入肺、肝、脾经。功能清热化痰，息风定惊。用于痰热惊风抽搐及中风、癫狂者。用量：煎服，3～6g。

案例 2-18-1 分析讨论

半夏与天南星皆药性温燥，功能祛痰而主治湿痰、寒痰，皆兼可外治痈疽肿痛、毒蛇咬伤。但亦各有所长，半夏长于祛痰而治证广泛，尤长于治脾湿生痰，且半夏为止呕之要药，可治疗各种呕吐，如配生姜治胃寒呕吐、配黄连治胃热呕吐、配人参治胃气虚呕吐等，并善消痞散结；而天南星善走经络，对于中风、癫痫等风痰证治疗效果较好，现代研究发现其对恶性肿瘤有一定疗效。所以，要根据其各自的功用特点来选择应用。

芥子　Jièzǐ《名医别录》
SINAPIS SEMEN

本品为十字花科植物白芥 *Sinapis alba* L. 或芥 *Brassica juncea* (L.) Czern. et Coss. 的干燥成熟种子。前者习称"白芥子"，后者习称"黄芥子"。主产于安徽、河南等地。生用或炒用。

【性能】　辛，温。归肺、胃经。

【功效】　温肺豁痰，利气散结，通络止痛。

【应用】

1. 寒痰咳喘　本品辛温宣肺，用治寒痰壅肺，咳喘胸闷，常与苏子、莱菔子等同用。

2. 阴疽流注及痰阻关节之肢体麻木、关节肿痛　本品能祛经络之痰，消肿止痛。治阴疽流注，配鹿角胶、肉桂等，以温阳消痰散结；配活血化瘀药治痰湿阻滞经络所致之肢体麻木或关节肿痛等。

【用法用量】　煎服，3～9g。外用适量。

【使用注意】　①本品辛温，易耗气伤阴，肺虚久咳及阴虚火旺者忌用；②对皮肤黏膜有刺激，易发疱，故有消化道溃疡、出血及皮肤过敏者忌用。

【现代研究】　①化学成分：含芥子苷，芥子酸，芥子碱，双酚，芥子酶等。②药理作用：祛痰，催吐，抑菌，抗炎，抗哮喘等。

【应用链接】　降气化痰颗粒、小儿至宝丸等成药中含芥子。

旋覆花　Xuánfùhuā《神农本草经》
INULAE FLOS

本品为菊科植物旋覆花 *Inula japonica* Thunb. 或欧亚旋覆花 *I. britannica* L. 的干燥头状花序。全国大部分地区均产。生用或蜜炙用。别名：金沸花。

【性能】　苦、辛、咸，微温。归肺、脾、胃、大肠经。

【功效】　降气，消痰，行水，止呕。

【应用】

1. 咳喘痰多，痰饮蓄结，胸膈痞满　本品辛开苦降，能化痰下气。用治寒痰咳喘，可配苏子、半夏；治热痰咳喘，常配桑白皮、瓜蒌；治顽痰胶结，胸闷胀满，可配海蛤壳等软坚化痰之品。

2. 噫气，呕吐　本品能降胃气，止呕吐，用治痰浊中阻，胃气上逆之噫气呕吐，配赭石、半夏等，如旋覆代赭汤。

【用法用量】　煎服，3～9g，包煎。

【使用注意】　阴虚劳嗽、津伤燥咳者慎用。

【现代研究】　①化学成分：含 1-咖啡酰奎宁酸、绿原酸等酚酸，槲皮素、狭叶依瓦菊素等黄酮，乙酰旋覆花内酯等倍半萜内酯，羽扇豆醇等三萜，旋覆花甾醇等。②药理作用：解痉，利尿，抑菌、抗炎、抗氧化、抗衰老、抗肿瘤、神经保护等。

【配伍阐释】　旋覆花与赭石常配伍应用。旋覆花入肺、胃经，苦辛而咸，下气消痰，降气行水；赭石重镇降逆，两者相伍，常用于肺气不降、痰浊、水饮蓄积、胸膈滞塞，气机不畅所致的咳嗽、痰多黏稠、气逆作喘之症，亦为治疗噫气首选。旋覆代赭汤（《伤寒论》）是张仲景治疗脾胃虚弱、痰浊内阻及心下痞硬、噫气不除的经典名方，其降逆化痰、益气和胃效果显著，国家中医药管理局 2018 年将该方收录于《古代经典名方目录（第一批）》中。

【应用链接】　黄连上清丸（片、胶囊、颗粒）、哮喘冲剂等成药中含旋覆花。

川贝母　Chuānbèimǔ《神农本草经》
FRITILLARIAE CIRRHOSAE BULBUS

本品为百合科植物川贝母 *Fritillaria cirrhosa* D. Don、暗紫贝母 *F. unibracteata* Hsiao et K. C. Hsia、甘肃贝母 *F. przewalskii* Maxim.、梭砂贝母 *F. delavayi* French.、太白贝母 *F. taipaiensis* P. Y. Li 或瓦布贝母 *F. unibracteata* Hsiao et K. C. Hsia var. *wabuensis* (S.Y. Tang et S.C. Yue) Z. D. Liu, S. Wang et S. C. Chen 的干燥鳞茎。按性状不同分别习称"松贝""青贝""炉贝""栽培品"。主产于四川、甘肃、云南等地。生用，用时打碎。别名：川贝。

【性能】　苦、甘，微寒。归肺、心经。

【功效】　清热润肺，化痰止咳，散结消痈。

【应用】

1. 肺热燥咳，干咳少痰，虚劳咳嗽　本品性微寒，味甘、苦，质润，具有清热化痰、润肺止咳之功，用治燥痰、热痰及内伤久咳证。治疗肺热肺燥咳嗽，常配伍知母以清肺润燥、化痰止咳，如二母丸；治疗肺虚劳嗽，阴虚久咳者，常配沙参、麦冬等以养阴润肺、化痰止咳。

2. 瘰疬疮痈，乳痈，肺痈　本品能清热化痰散结。用治痰火郁结之瘰疬，配玄参、牡蛎等，如消瘰丸；用治热毒壅结之疮痈、肺痈，常配蒲公英、鱼腥草等清热解毒、消肿散结。

【用法用量】　煎服，3～10g；研末服，1～2g。

【使用注意】　本品不宜与川乌、制川乌、草乌、制草乌、附子同用。

【现代研究】　①化学成分：主含甾体类生物碱，贝母辛等为共有生物碱，暗紫贝母含松贝甲、乙素；梭砂贝母含新贝甲素；甘肃贝母含岷贝碱甲等特有生物碱。亦含核苷、甾醇及其苷、挥发油、多糖、醛、内酯和三萜。②药理作用：镇咳、祛痰、平喘，抗炎，抑菌等，生物碱还具有镇痛、镇静，抗肿瘤作用。

【应用链接】　川贝枇杷糖浆、川贝止咳露、养阴清肺丸、蛇胆川贝胶囊、贝母瓜蒌散、二母宁嗽丸、小儿止嗽糖浆、小儿至宝丸、橘红化痰丸等成药中含川贝母。

浙贝母　Zhèbèimǔ《轩岐救正论》
FRITILLARIAE THUNBERGII BULBUS

本品为百合科植物浙贝母*Fritillaria thunbergii* Miq. 的干燥鳞茎。大者除去芯芽，习称"大贝"，小者不去芯芽，习称"珠贝"。主产于浙江。生用，用时打碎。别名：浙贝。

【性能】　苦，寒。归肺、心经。

【功效】　清热化痰止咳，解毒散结消痈。

【应用】

1. 风热咳嗽，痰火咳嗽　本品苦寒较重，开泄力大，长于清热化痰止咳。常用治风热咳嗽，配桑叶、牛蒡子等；用治痰热咳嗽，配瓜蒌、知母等。

2. 瘰疬，瘿瘤，疮毒，肺痈，乳痈　本品性苦寒，能泄热解毒，开郁散结，治疗瘰疬、瘿瘤、痈肿疮毒等，较川贝母更常用。治瘰疬结核，配玄参、牡蛎等，如消瘰丸；治瘿瘤，配海藻、昆布等；治疮痈、乳痈，配连翘、蒲公英等；治肺痈，配鱼腥草等。

【用法用量】　煎服，5～10g。

【使用注意】　不宜与川乌、制川乌、草乌、制草乌、附子同用。

【现代研究】　①化学成分：主含浙贝母碱、浙贝宁苷等生物碱，亦含尿嘧啶等腺苷，多糖等。②药理作用：祛痰、镇咳、平喘，抗炎，解痉，镇静、镇痛，抗溃疡，抗氧化，抗病毒，抗肿瘤等。

【功用比较】　川贝母与浙贝母均有止咳化痰，清热散结作用，且均能借其清热散结之功而治痰热走窜经络之瘰疬、疮痈肿毒、乳痈、肺痈等，此作用浙贝母为优。浙贝母苦寒，开泄力大，清火散结作用强，故常用于外感风热或痰火郁结之咳嗽；而川贝母甘凉滋润，多用于肺虚久咳，痰少咽燥等症。

【应用链接】　橘红丸（片、胶囊、颗粒）、二母安嗽丸、羊胆丸、参苏理肺糖浆、清肺抑火丸、宝咳宁颗粒、复方枇杷叶膏、消瘰丸、消瘿丸、小儿宝泰康颗粒等成药中含浙贝母。

案例 2-18-2 分析讨论

　　根据症状不难判断，患者实为热病伤津之燥咳，治疗宜用润燥止咳之法。"川贝母"味甘质润，具有润肺止咳的特点，对燥咳和内伤久咳效果更显著；而"浙贝母"苦寒较重，开泄力大，多用于外感风热或痰火郁结之咳嗽，故当首选"川贝母"而非"浙贝母"，且梨能生津、润燥、化痰，所以用此单方。

瓜蒌　Guālóu《神农本草经》
TRICHOSANTHIS FRUCTUS

本品为葫芦科植物栝楼 *Trichosanthes kirilowii* Maxim. 和双边栝楼 *T. rosthornii* Harms 的干燥成熟果实。主产于山东、浙江、河南等地。生用。

【性能】　甘、微苦，寒。归肺、胃、大肠经。

【功效】　清热涤痰，宽胸散结，润燥滑肠。

【应用】

1. 痰热咳喘　本品甘寒而润，能清肺润燥。用治小儿膈热、咳嗽痰喘，可单用或配知母、浙贝母；用治咳痰黄稠、胸闷，可配黄芩、胆南星等。

2. 胸痹，结胸　本品既能清化痰热，又善宣畅胸中气机。用治痰湿痹阻，胸阳不通之胸痹，可与薤白相须为用，如瓜蒌薤白白酒汤；经配伍还可治痰热结胸，胸膈痞满、拒按等。近代用治冠心病，单用及复方均有效。

3. 肺痈，肠痈，乳痈　本品能消肿散结，治肺痈咳吐脓血，可配鱼腥草、芦根等；治肠痈，可配败酱草、红藤等；治乳痈初起，红肿热痛，可配当归、乳香或蒲公英、牛蒡子等。

4. 肠燥便秘　瓜蒌仁富含油脂，可润肠通便，常配火麻仁、郁李仁等。

【用法用量】　煎服，9～15g。

【使用注意】　本品不宜与川乌、制川乌、草乌、制草乌、附子同用。

【现代研究】　①化学成分：含瓜蒌醇二醇等三萜及其苷，槲皮素等黄酮及其糖苷，甾醇类化合物，烷基糖苷、多糖，苯丙素、木脂素，生物碱、核苷等，种子含脂肪油、皂苷等，皮含多种氨基酸、生物碱。②药理作用：扩张冠状动脉、降血脂，降血糖，抗缺氧，抑菌，抗肿瘤，延缓衰老等。

【配伍阐释】　半夏与瓜蒌常配伍应用。半夏辛温，化痰降逆，消痞散结；瓜蒌清热化痰，开胸散结。两药相伍，共奏化痰散结、宽胸消痞之功。临床可治疗痰热互结之胸脘痞满，或痰热壅肺之胸膈满闷、气逆咳嗽等。

【应用链接】　桂龙咳喘宁胶囊（颗粒）、橘红丸（片、胶囊、颗粒）、瓜蒌杏连丸、清气化痰丸、小儿肺咳颗粒、小儿咳喘灵口服液等成药中含瓜蒌或其种仁。

知识窗

瓜蒌入药部位广泛，瓜蒌皮偏于宽胸利气；瓜蒌仁（瓜蒌子）偏于润燥滑肠；瓜蒌实（全瓜蒌）可宽胸降气，润肠通便；瓜蒌根（天花粉）清热生津，解毒排脓。瓜蒌皮注射液具有行气除满，开胸除痹功效，用于治疗冠心病、心绞痛、脑栓塞等。

桔梗　Jiégěng《神农本草经》
PLATYCODONIS RADIX

本品为桔梗科植物桔梗 *Platycodon grandiflorum* (Jacq.) A. DC. 的干燥根。主产于华东、华北、东北等地。生用。

【性能】　苦、辛，平。归肺经。

【功效】　宣肺，祛痰，利咽，排脓。

【应用】

1. 咳嗽痰多，胸闷不畅　本品苦辛，能宣肺祛痰利气，治疗多种咳嗽。治风寒咳嗽，常配紫苏、杏仁，如杏苏散；治风热咳嗽，配桑叶、菊花、杏仁等，如桑菊饮。

2. 咽喉肿痛，失音　本品能宣肺利咽，治咽痛失音，常配甘草、牛蒡子等，如桔梗汤；治咽喉肿痛，热毒壅盛者，常配射干、板蓝根等。

3. 肺痈吐脓　本品宣肺排脓，可配鱼腥草、冬瓜仁等，用治肺痈胸痛，咳吐脓痰。

【用法用量】　煎服，3～10g。

【使用注意】　①本品性升散，凡气机上逆之呕吐、呛咳、眩晕，阴虚火旺之咳血等不宜用；②用量过大易致恶心呕吐。

【现代研究】　①化学成分：主含皂苷（如桔梗皂苷D），多糖，亦含黄酮、酚酸、甾醇、挥发油、磷脂、脂肪酸等。②药理作用：镇咳，祛痰，镇痛、解痉，抗炎，抗菌，抗溃疡，抗过敏，抗氧化，降血糖，降血脂，减肥，调节免疫、抗肿瘤等。

【应用链接】　止咳橘红丸（口服液）、桔梗丸、复方桔梗片、喘咳宁片、消瘰丸、儿感退热宁口服液、小儿止咳糖浆、小儿止嗽糖浆、小儿咳喘颗粒等成药中含桔梗。

竹茹　Zhúrú《名医别录》
BAMBUSAE CAULIS IN TAENIAS

本品为禾本科植物青秆竹 *Bambusa tuldoides* Munro、大头典竹 *Sinocalamus beecheyanus* (Munro) McClure var. *pubescens* P.F. Li 或淡竹 *Phyllostachys nigra* (Lodd.) Munro var. *henonis* (Mitf.) Stapf ex Rendle 茎秆的干燥中间层。主产于长江流域各省。生用或姜汁炙用。

【性能】　甘，微寒。归肺、胃、心、胆经。

【功效】　清热化痰，除烦，止呕。

【应用】

1. 痰热咳嗽，心烦不眠　本品长于清热化痰，清除心胸痰火，除烦安神。用治肺热咳嗽，痰黄稠者，配瓜蒌、桑白皮等；用治痰火内扰之心烦不眠，配枳实、陈皮等，如温胆汤。

2. 胃热呕吐　本品清胃热，止呕吐，常配半夏、黄连等，如竹茹饮；还可治胃虚有热而呕者，如橘皮竹茹汤。

【用法用量】　煎服，5～10g。清热化痰生用；止呕姜汁炙用。

【现代研究】　①化学成分：青秆竹和大头典竹主要含酚、黄酮、树脂、多糖和氨基酸；淡竹主要含醌、香豆素、挥发油等。②药理作用：化痰，止呕，抑菌，所含多糖有调节免疫，调节肠道菌群作用。

【应用链接】　脑伤宁、小儿止嗽糖浆、小儿清肺化痰口服液等成药中含竹茹。

> **知识窗**
>
> 　　竹茹全年可采，砍下竹子的新鲜茎，除去绿色外皮，将中间层刮成丝，或削成薄片，成束捆扎，晾干。前者称"散竹茹"，后者称"齐竹茹"。临床可生用、炒用或姜汁炙用。有报道，竹茹 10～15g 水煎服，可治酒后头痛、呕吐。

海藻　Hǎizǎo《神农本草经》
SARGASSUM

本品为马尾藻科植物海蒿子 *Sargassum pallidum* (Turn.) C. Ag. 或羊栖菜 *S. fusiforme* (Harv.) Setch. 的干燥藻体。前者习称"大叶海藻"，后者习称"小叶海藻"。主产于辽宁、山东、浙江、广东等沿海地区。切段，干燥。生用。

【性能】　苦、咸，寒。归肝、胃、肾经。

【功效】　消痰软坚散结，利水消肿。

【应用】

1. 瘿瘤，瘰疬，睾丸肿痛　本品咸寒，有软坚消痰散结之功。治瘿瘤及瘰疬，常与昆布、浙贝母、夏枯草、连翘等同用，如海藻玉壶汤；治睾丸肿痛，如橘核丸。

2. 痰饮水肿　本品可利水消肿，与泽泻等利水渗湿药配伍使用。

【用法用量】　煎服，6～12g。

【使用注意】　不宜与甘草同用。

【现代研究】　①化学成分：含藻胶酸、甘露醇、钾、碘等。②药理作用：降压、降血脂，抗凝，抑菌、抗病毒，预防甲状腺肿，抗肿瘤等，所含多糖具有抗氧化，抗衰老作用。

【应用链接】　五海瘿瘤丸、四海舒郁丸、消瘿丸、内消瘰疬片等成药中含海藻。

昆布　Kūnbù《名医别录》
LAMINARIAE THALLUSECKLONIAE THALLUS

本品为海带科植物海带 *Laminaria japonica* Aresch. 或翅藻科植物昆布 *Ecklonia kurome* Okam. 的干燥叶状体。主产于辽宁、山东、浙江沿海地区。切宽丝，晒干。生用。

【性能】　咸，寒。归肝、胃、肾经。

【功效】　消痰软坚散结，利水消肿。

【应用】　本品功用同海藻，常与海藻相须为用。

【用法用量】　煎服，6～12g。

【现代研究】　①化学成分：主含藻胶酸、昆布素、多糖、海带氨酸、谷氨酸等氨基酸，还含微生物类，胡萝卜素，碘、钾、钙等无机盐。②药理作用：降压、降胆固醇，降血糖，抗辐射，抗肿瘤，镇咳，通便，预防甲状腺肿，增强体液免疫等，所含多糖具有抗氧化、抗衰老作用。

【应用链接】　五海瘿瘤丸、四海舒郁丸、消瘿丸等成药中含昆布。

第二节　止咳平喘药

本节药物多归肺经，其味或辛或苦或甘或涩，其性或寒或温。辛散可宣肺而止咳喘，苦泄之性可降泄肺气，或泻肺降火，或泻肺中水气及痰饮以平喘止咳，甘润之性可润肺止咳，味涩而收敛肺气以定喘。故本类药物通过宣肺、降肺、泻肺、润肺、敛肺及化痰等不同作用，而达到止咳、平喘的目的。其中部分药物兼有止咳平喘功效，有些则偏重于止咳或平喘。

咳喘证有内伤外感、寒热虚实之别，应注意根据病情合理选药，注意配伍，不可见咳单止咳。特别要注意少数药物的毒性和成瘾性问题。

案例 2-18-3

　　小乔在学习止咳平喘药桑白皮时，想起在解表药学习的桑叶同样来源于桑科植物桑 *Morus alba* L.，觉得该植物很有价值。其叶可养蚕吐丝，还是很好的发散风热药；其根名"桑白皮"，能"泻肺平喘、利水消肿"，治疗多种咳喘、水肿疾病。那么桑是否还有其他药用价值呢？遂与来自江苏的同桌小毛一起讨论。小毛说，据他所知，桑的确周身是宝，除了叶子和根皮外，果实也可入药，名桑椹，是治疗肝肾阴亏的良药，印象中好像还有桑芽、桑枝、桑黄、桑瘿、桑寄生、桑螵蛸等。

问题：1. 小毛的回答正确吗？

　　　　2. 桑叶和桑白皮都归肺经，能治疗咳嗽，临床应用上有何不同？

苦杏仁　Kǔxìngrén《神农本草经》
ARMENIACAE SEMEN AMARUM

本品为蔷薇科植物山杏 *Prunus armeniaca* L. var. *ansu* Maxim.、西伯利亚杏 *P. sibirica* L.、东北杏 *P. mandshurica* (Maxim.) Koehne 或杏 *P. armeniaca* L. 的干燥成熟种子。主产于山西、河北、内蒙古、辽宁等地。生用，或照焯法去皮用，或炒用，用时捣碎。

【性能】　苦，微温；有小毒。归肺、大肠经。

【功效】　降气止咳平喘，润肠通便。

【应用】

1. 咳嗽气喘　本品苦降之性，长于降肺气，又兼能宣肺，以降为主，降中有宣，为治咳喘之要药。可配伍治疗多种咳喘证。配麻黄、甘草治风寒咳喘；配桑叶、菊花治风热咳嗽，如桑菊饮；配桑叶、沙参、贝母治燥热咳嗽，如桑杏汤；配石膏等治肺热咳喘，如麻杏甘石汤。

2. 肠燥便秘　本品味甘质润，能润肠通便，常配郁李仁、柏子仁等，如五仁丸。

【用法用量】　煎服，5～10g。生品入煎剂后下。

【使用注意】　①本品有小毒，用量不宜过大；②大便溏泻者慎用；③婴儿慎用。

【现代研究】　①化学成分：含苦杏仁苷、苦杏仁酶、尿囊素酶、乳糖酶、维生素、脂肪油、蛋白质、游离氨基酸等。②药理作用：镇咳、平喘、祛痰、抗炎、镇痛、免疫调节、抗肿瘤，通便，抗消化性溃疡，抗脑缺血，抗纤维化等。

【配伍阐释】　杏仁与麻黄常配伍应用。杏仁苦温质润，麻黄辛温性烈，两药均为止咳平喘之要药，治肺实咳喘常相须为用。杏仁味苦主降，麻黄味辛主宣。麻黄可助肺气的宣发，以宣通肺气而止咳平喘；杏仁可助肺气的肃降，以降泄肺气而止咳平喘。另外麻黄性刚烈，杏仁性柔润，麻黄得杏仁则不致过燥，杏仁得麻黄则不致过滑。两药合用，一宣一降，一润一燥，使之宣降有度，刚柔相济而增强止咳平喘的效果。

【应用链接】　止嗽定喘片、橘红丸（片、胶囊、颗粒）、平喘贴、川贝枇杷膏、三拗片、小儿咳喘颗粒、小儿清热止咳合剂、小儿清肺化痰口服液、小儿咳喘灵口服液等成药中含苦杏仁。

附药

甜杏仁　本品为蔷薇科植物杏 *Prunus armeniaca* L. 及其栽培变种的干燥成熟甜的种子。性味甘，平。归肺、大肠经。功能润肺止咳，润肠通便。适用于虚劳咳嗽，肠燥便秘。煎服，5～10g。

紫苏子　Zǐsūzǐ《名医别录》

PERILLAE FRUCTUS

本品为唇形科植物紫苏 *Perilla frutescens* (L.) Britt. 的干燥成熟果实。主产于湖北、江苏、河南等地。生用或炒用，用时捣碎。

【性能】　辛，温。归肺、大肠经。

【功效】　降气化痰，止咳平喘，润肠通便。

【应用】

1. 痰壅气逆，咳嗽气喘　本品长于降气平喘，用治痰壅气逆，咳喘胸闷，常配莱菔子、白芥子等，即三子养亲汤；治久咳痰喘，则配半夏、厚朴等。

2. 肠燥便秘　本品富含油脂，能润燥滑肠，多与杏仁、瓜蒌仁等配伍，用治咳喘有痰兼肠燥便秘者。

【用法用量】　煎服，3～10g。

【使用注意】　脾虚便溏者慎用。

【现代研究】　①化学成分：迷迭香酸等酚酸，棕榈酸等脂肪酸及甘油酯、维生素 B_1、氨基酸，糖及糖醇等。②药理作用：镇咳、平喘、祛痰，抗炎，抗过敏，免疫调节，抗氧化、抗肿瘤，改善学习记忆，抗肝损伤，通便等。

【应用链接】　苏子降气丸、小儿咳喘颗粒、止咳橘红口服液、止咳橘红丸、儿童清肺丸、清喉利咽颗粒、小儿麻甘冲剂、小儿止嗽糖浆、小儿清肺化痰口服液等成药中含紫苏子。

百部　Bǎibù《名医别录》

STEMONAE RADIX

本品为百部科植物直立百部 *Stemona sessilifolia* (Miq.) Miq.、蔓生百部 *S. japonica* (Bl.) Miq. 或对叶百部 *S. tuberosa* Lour. 的干燥块根。主产于安徽、山东、江苏等地。生用或蜜炙用。

【性能】　甘、苦，微温。归肺经。

【功效】 润肺下气止咳，杀虫灭虱。

【应用】

1. 新久咳嗽，百日咳，肺痨咳嗽 本品甘润苦降，微温不燥，功专润肺止咳，经适当配伍，对寒热虚实及新久咳嗽均可应用，治百日咳及肺痨咳嗽尤佳。治百日咳，可单用或配贝母、紫菀等；治阴虚久咳，肺痨咳嗽，常配沙参、麦冬等；治风寒咳嗽，常配荆芥、桔梗等。现代临床以本品为主，配黄芩、丹参治疗肺结核，对痰菌转阴及病灶的吸收均有一定疗效。

2. 蛲虫病，阴道滴虫病，头虱，疥癣 本品有良好的杀虫功效，可杀多种寄生虫。单用本品浓煎剂，睡前保留灌肠可治蛲虫病；单用或与苦参、蛇床子同用，煎汤外洗可治阴道滴虫病；本品20%乙醇液或50%水煎剂外搽可治体虱、头虱及疥癣。

【用法用量】 煎服，3～9g。外用适量。久咳虚嗽宜蜜炙用，杀虫灭虱宜生用。

【现代研究】 ①化学成分：主含生物碱，如百部碱、原百部碱、新对叶百部碱、氧化对叶百部碱等；亦含二苯乙烯类、菲类、聚酮类，维生素E等。②药理作用：镇咳、松弛支气管平滑肌，抗菌（结核杆菌、皮肤真菌）、抗流感病毒，杀虫（头虱、阴虱、蛲虫、阴道滴虫等），镇静、镇痛、抗炎，免疫调节、抗肿瘤等。

【应用链接】 百咳静糖浆、复方百部止咳冲剂、羊胆丸、止咳宝片、复方远志合剂、利肺片、小儿百部止咳糖浆、川贝止咳露、百部丸等成药中含百部。

紫菀 Zǐwǎn 《神农本草经》
ASTERIS RADIX ET RHIZOMA

本品为菊科植物紫菀 *Aster tataricus* L. f. 的干燥根和根茎。主产于河北、安徽等地。生用或蜜炙用。

【性能】 辛、苦，温。归肺经。

【功效】 润肺下气，化痰止咳。

【应用】 **痰多喘咳，新久咳嗽，劳嗽咳血** 本品长于润肺下气，化痰浊而止咳。凡咳嗽无论新久、寒热虚实，皆可用之。如治风寒犯肺，咳嗽咽痒，配荆芥、桔梗等；治肺热咳喘，配桑白皮、瓜蒌等；治阴虚劳嗽，痰中带血，可配阿胶、贝母等以养阴润肺化痰止嗽。

【用法用量】 煎服，5～10g。外感暴咳宜生用；肺虚久咳宜蜜炙用。

【现代研究】 ①化学成分：主含紫菀皂苷A等皂苷类、紫菀酮等萜类，槲皮素等黄酮类，亦含挥香豆素，蒽醌，甾醇，发油，肽类等。②药理作用：祛痰、镇咳，抑菌，利尿，保护心肌，抗炎，抗补体，抗肿瘤等。

【应用链接】 急支糖浆、鸡苏丸、止咳橘红口服液、桔贝半夏曲、止咳橘红丸、橘红丸、小儿肺咳颗粒、如意定喘片等成药中含紫菀。

款冬花 Kuǎndōnghuā 《神农本草经》
FARFARAE FLOS

本品为菊科植物款冬 *Tussilago farfara* L. 的干燥花蕾。主产于内蒙古、陕西、甘肃等地。生用或蜜炙用。

【性能】 辛、微苦，温。归肺经。

【功效】 润肺下气，止咳化痰。

【应用】 **新久咳嗽，喘咳痰多，劳嗽咳血** 本品为治咳常用药，用于新久咳嗽等，药性功效与紫菀相似，紫菀长于化痰，款冬花长于止咳，两者常相须而用。

【用法用量】 煎服，5～10g。外感暴咳宜生用；内伤久咳宜蜜炙用。

【现代研究】 ①化学成分：主含款冬花酮、款冬花素等倍半萜，款冬二醇等三萜类，槲皮素、芦丁等黄酮类，绿原酸、咖啡酸等酚酸类，款冬花碱等生物碱，挥发油等，亦含多糖，甾醇，核苷、氨基酸等成分。②药理作用：止咳，平喘，抗菌、抗炎，兴奋呼吸，升高血压，抗溃疡、抗腹泻、利胆，抗肿瘤，抗血栓，降血脂、减肥等，但所含生物碱具有一定肝毒性。

【应用链接】 橘红丸（胶囊、颗粒）、秋梨膏、止咳橘红口服液、桔贝半夏曲、鸡苏丸、二母安嗽丸、小儿肺咳颗粒等成药中含款冬花。

枇杷叶　Pípáyè《名医别录》
ERIOBOTRYAE FOLIUM

本品为蔷薇科植物枇杷 *Eriobotrya japonica* (Thunb.) Lindl. 的干燥叶。主产于广东、江苏、浙江等地。生用或蜜炙用。

【性能】 苦，微寒。归肺、胃经。

【功效】 清肺止咳，降逆止呕。

【应用】

1. 肺热咳嗽，气逆喘急 本品苦寒清降，常配桑叶、前胡治疗肺热咳喘。经适当配伍，可用于多种咳喘证，如治燥热咳喘，配知母、沙参等；治阴虚久咳，则配百合、阿胶等以养阴润肺。

2. 胃热呕逆，烦热口渴 本品能清降胃热而止呕，常与橘皮、竹茹等同用。此外，还可用于热病口渴及消渴，取其清胃止渴之功。

【用法用量】 煎服，6～10g。止咳宜蜜炙用；止呕宜生用。

【现代研究】 ①化学成分：主含熊果酸、齐墩果酸、白桦脂酸甲酯等三萜酸类，苦杏仁苷、槲皮素、金丝桃苷等黄酮类，苹果酸、枸橼酸等有机酸类，亦含多糖，糖苷，挥发油，鞣质，维生素 B₁、维生素 C 等。鲜叶主含橙花叔醇和合欢醇等挥发油。②药理作用：止咳、平喘、祛痰，抗炎，抑菌、抗病毒，抗氧化、抗肿瘤，保肝、利胆等。

【应用链接】 枇杷叶膏、蜜炼川贝枇杷膏、川贝止咳露、川贝枇杷糖浆等成药中含枇杷叶。

桑白皮　Sāngbáipí《神农本草经》
MORI CORTEX

本品为桑科植物桑 *Morus alba* L. 的干燥根皮。主产于江苏、安徽、浙江等地。生用或蜜炙用。别名：桑皮。

【性能】 甘，寒。归肺经。

【功效】 泻肺平喘，利水消肿。

【应用】

1. 肺热咳喘 本品长于清肺热，兼泻水气。用治肺热咳喘，可配地骨皮等，如泻白散；用治肺虚热喘气短、潮热、盗汗，常配人参、五味子、熟地黄等；用治水饮停肺，胀满喘息，配麻黄、杏仁、葶苈子等。

2. 水肿，小便不利，浮肿 本品能肃降肺气，通调水道而利水。用于水肿实证小便不利，尤多治疗风水、皮水证。常配伍茯苓皮、大腹皮等同用，如五皮饮。

【用法用量】 煎服，6～12g。泻肺利水宜生用；肺虚咳喘宜蜜炙用。

【现代研究】 ①化学成分：含桑黄酮 W、光桑黄酮 D、青蒿素 E、桑素、桑色烯素等黄酮，桑皮苷 A 等二苯乙烯，桑辛素 A 等2-苯基苯并呋喃，白桑八醇等芪类低聚物；亦含有生物碱，多糖，香豆素，木脂素和多酚。②药理作用：镇咳、祛痰、平喘，抗炎、镇痛、利尿，降压，降血糖，抗氧化、延缓衰老，免疫调节、抗肿瘤，神经保护，心脏保护；还能抗抑郁，降血脂，抗菌，利尿，抗病毒等。

【应用链接】 桑白皮流浸膏、小儿百部止咳糖浆、风寒咳嗽颗粒、镇咳宁糖浆、二母宁嗽丸、小儿止嗽糖浆、小儿肺咳颗粒、百咳静糖浆等成药中含桑白皮。

葶苈子　Tínglìzǐ《神农本草经》
DESCURAINIAE SEMENLEPIDII SEMEN

本品为十字花科植物播娘蒿 *Descurainia sophia* (L.) Webb ex prantl 或独行菜 *Lepidium apetalum* Willd. 的干燥成熟种子。前者习称"南葶苈子"，主产于江苏、山东、安徽等地；后者习称"北葶苈子"，主产于河北、内蒙古、辽宁等地。生用或炒用。

【性能】　辛、苦，大寒。归肺、膀胱经。

【功效】　泻肺平喘，利水消肿。

【应用】

1. 痰涎壅肺，喘咳不得平卧　本品长于泻肺中水饮及痰火以平喘，常配伍苏子、桑白皮、杏仁等，佐大枣缓和药性。

2. 水肿，胸腹积水，小便不利　本品利水消肿力强，配伍牵牛子、大腹皮或苦杏仁、大黄等，治疗水肿胀满、腹水、胸腔积液等证。

【用法用量】　煎服，3～10g。包煎。

【现代研究】　①化学成分：均含槲皮素等黄酮及糖苷类，伊夫单苷等强心苷类，β-谷甾醇等甾体类，酚酸、酚醛、核苷成分；南葶苈子还含有机酸，苯丙素，甾醇等；北葶苈子含北葶新木脂素 A 等木脂素，环肽，酰胺，氨基酸等。②药理作用：止咳平喘，强心，利尿，抗菌，调节血脂（南葶苈子），抗抑郁，抗肿瘤等。

【功用比较】　桑白皮和葶苈子均具有泻肺平喘、利水消肿的功效，桑白皮甘寒，作用较缓，长于清肺热，泻肺火以平喘止咳，多用于肺热咳喘及皮肤水肿；葶苈子苦寒，作用峻猛，非实证不用，长于泻肺行水以平喘，多治痰壅邪盛之喘咳及胸腹积水。

【应用链接】　葶苈降血脂片、珠贝定喘丸、儿童清肺丸、清肺消炎丸、梅花点舌丸、小儿清肺化痰口服液、止嗽化痰丸、百咳静糖浆等成药中含葶苈子。

案例 2-18-3 分析讨论

1. 小毛的回答不完全正确，关于桑椹、桑枝、桑瘿的回答是正确的。桑枝为桑的嫩枝，具有祛风湿、利关节、行水气的功效；桑瘿为老桑树上的结节，可治疗风湿痹证。但其他几味药回答有误，其中，桑芽是槭树科植物茶条槭 *Acer theiferum* Fang 的幼芽及嫩叶，代茶饮能退热明目；桑黄是多孔菌科植物针层孔 *Phellinus igniarius* 的子实体，可治血崩、血淋、脱肛、带下等证；桑寄生为桑寄生科植物桑寄生 *Taxillus chinensis* (DC.) Danser 带叶的茎枝，具有祛风湿、强筋骨之功；桑螵蛸为昆虫的卵鞘，可固精缩尿，补肾助阳，都与桑无关。

2. 桑叶和桑白皮均归肺经，均可治疗咳嗽，但桑叶偏于清肺润燥，用治外感风热咳嗽或燥热伤肺引起的干咳少痰，长于发散风热；而桑白皮能泻肺火兼泻肺中水气而平喘，用于肺热咳喘。

白果　Báiguǒ《日用本草》
GINKGO SEMEN

本品为银杏科植物银杏 *Ginkgo biloba* L. 的干燥成熟种子。全国各地均有栽培。生用或炒用，用时捣碎。别名：银杏。

【性能】　甘、苦、涩，平；有毒。归肺、肾经。

【功效】　敛肺定喘，收涩止带，缩尿。

【应用】

1. 咳喘痰嗽　本品味涩收敛，能敛肺定喘，且有一定化痰之功。用治肺肾两虚之虚喘，常配五味子、胡桃肉等；治风寒引起的哮喘痰嗽，常配麻黄，一散一敛，敛肺平喘而不留邪；治外感风寒内有蕴热之喘证，配麻黄、黄芩等，如定喘汤。

2. 带下白浊，遗尿尿频　本品收涩能固下焦，用治妇女带浊。用治脾肾亏虚而带下清稀，常配山药、莲子等；若治湿热带下，色黄腥臭，可配黄柏、车前子等，如易黄汤。

【用法用量】　煎服，5～10g，捣碎入煎。

【使用注意】　本品生食有毒，不可多用，小儿尤当注意。

【现代研究】　①化学成分：种子主要含银杏双黄酮等黄酮类，白果内酯等萜内酯类，酚酸，有机酸，蛋白质，亦含有多糖，甾醇，腺苷及多种氨基酸；外种皮含有毒成分白果酸、氢化白果酸、白果酚、白果醇等。②药理作用：止咳、平喘、祛痰，抑菌、抗炎，抗氧化、抗脑缺血，神经保护，抗疲劳，抗衰老，抗寄生虫，抗利尿，抗肿瘤等。

【应用链接】　止嗽扫痰丸、如意定喘片等成药中含白果。

附药

银杏叶　本品为银杏科植物银杏 *Ginkgo biloba* L. 的干燥叶。性味甘、苦、涩，平。归心、肺经。功能活血化瘀，通络止痛，敛肺平喘，化浊降脂。用于瘀血阻络，胸痹心痛，中风偏瘫，肺虚咳喘，高脂血症。煎服，9～12g。主要成分为银杏黄酮、银杏内酯。现代多制成片剂、注射剂应用。

> **知识窗**
>
> 　　银杏是目前生活在地球上最古老的裸子植物，因而被称为植物"活化石"。银杏的外种皮有毒，可致皮肤溃烂，收获银杏时要避免皮肤直接接触。白果生食容易释放氢氰酸致中枢神经毒性，有报道一次性生食白果超过40粒，6～12小时会出现呕吐、腹泻、昏迷甚至休克。白果中白果酸尚具有良好的抗结核作用。银杏叶主要含银杏黄酮和银杏内酯等成分，具有显著的调节血脂、增加冠状动脉血流量等药理作用。由银杏提取物或银杏黄酮制成的制剂在国内外已经广泛应用于心脑血管疾病的治疗，效果显著，为临床常用药物。

其他化痰止咳平喘药见表 2-18-1。

表 2-18-1　其他化痰止咳平喘药简表

分类	药名	性味归经	功效	主治	用量/煎服	入药/注意
化痰药	白附子	辛，温；有毒。归胃、肝经	祛风痰，定惊搐，解毒散结，止痛	中风痰壅，口眼㖞斜，语言謇涩，惊风癫痫，破伤风，痰厥头痛，偏正头痛，瘰疬痰核，毒蛇咬伤	3～6g。外用生品适量，捣烂、熬膏或研末以酒调敷患处	块茎去皮。阴血亏虚动风、热动肝风者及孕妇慎用。生品不宜内服
	白前	辛、苦，微温。归肺经	降气，消痰，止咳	肺气壅实，咳嗽痰多，胸满喘急	3～10g	根、根茎
	前胡	苦、辛，微寒。归肺经	降气化痰，散风清热	痰热喘满，咳痰黄稠，风热咳嗽痰多	3～10g	根
	天竺黄	甘，寒。归心、肝经	清热豁痰，清心定惊	热病神昏，中风痰迷，小儿痰热惊痫，抽搐，夜啼	3～9g	竹杆内分泌液干燥后的块状物
	胖大海	甘，寒。归肺、大肠经	清肺化痰，利咽开音，润肠通便	肺热声哑，干咳无痰，咽喉干痛；热结便闭，头痛目赤	2～3枚，沸水泡服或煎服	种子
	黄药子	苦，平；有毒。归肺、肝经	消痰软坚散结，清热解毒	瘿瘤，疮疡肿毒，咽喉肿痛，毒蛇咬伤	5～15g，煎服；1～2g，研末服	块茎
	竹沥	甘，寒。归心、肺、肝经	清热豁痰，定惊利窍	肺热痰壅咳喘，惊风，癫痫	30～50ml，冲服	鲜竹杆经火烤灼流出的汁液。寒痰及便溏者忌用

续表

分类	药名	性味归经	功效	主治	用量/煎服	入药/注意
化痰药	皂荚	辛、咸、温；有小毒。归肺、大肠经	祛痰开窍，散结消肿	中风口噤，痰阻喉痹；顽痰喘咳，咳痰不爽；大便燥结；痈肿	1～1.5g，多入丸、散用。外用适量，研末吹鼻或调敷患处	果实，用时捣碎。内服过量易引起呕吐、腹泻；孕妇咳血、吐血者忌服
	海浮石	咸，寒。归肺经	清肺化痰，软坚散结	痰热咳嗽，肺热久咳，瘰疬、瘿瘤	10～15g	瘤苔虫骨骼或火山岩浆形成的多孔石块
	礞石	咸，平。归肺、肝经	坠痰下气，平肝镇惊	顽痰，老痰胶结，肺闭咳喘；癫狂，惊痫	10～15g，煎服；3～6g，入丸、散	片岩。脾胃虚弱，小儿慢惊及妊娠期慎用
	海蛤壳	咸，寒。归肺、胃经	清肺化痰，软坚散结	热痰咳喘，痰血；瘿瘤痰核	6～15g	贝壳。捣末或水飞用，蛤粉宜包煎
	瓦楞子	咸，平。归肺、胃、肝经	消痰化瘀，软坚散结，制酸止痛	顽痰胶结，黏稠难咳，瘿瘤、瘰疬，癥瘕痞块，胃痛泛酸	10～15g	贝壳。碾碎或煅至酥脆后，先煎
止咳平喘药	洋金花	辛，温；有毒。归肺、肝经	平喘止咳，解痉镇痛	哮喘咳嗽，脘腹冷痛，风湿痹痛，小儿慢惊，外科麻醉	0.3～0.6g，宜入散剂；或作卷烟分次燃吸（日用量不超过1.5g）。外用适量，煎汤洗或研末敷	花。妊娠期、外感及痰热咳喘、青光眼、高血压及心动过速者禁用
	矮地茶	辛、微苦，平。归肺、肝经	化痰止咳，清利湿热，活血化瘀	新久咳嗽，喘满痰多，湿热黄疸，风湿痹痛，跌仆损伤	15～30g	全草
	马兜铃	苦，微寒。归肺、大肠经	清肺降气，止咳平喘，清肠消痔	肺热咳喘，痰中带血，肠热痔血，痔疮肿痛	3～15g	果实。含马兜铃酸，可引起肾脏损害；儿童及老年人慎用；孕妇、婴幼儿及肾功能不全者禁用
	胡颓叶	酸、涩，温。归肺、大肠经	止咳平喘，止血，解毒	肺虚咳嗽；气喘；咳血，吐血；外伤出血；痈疽，痔疮肿痛	9～15g。外用适量，捣敷，研末调敷或煎汤熏洗	叶。内火盛者、孕妇慎用

思 考 题

1. 试述化痰止咳平喘药的含义、性能功效、主治及使用注意。
2. 半夏与天南星的功用有何异同？使用注意各有哪些？
3. 川贝母与浙贝母在性能、功效、应用上有哪些异同点？
4. 治咳嗽气喘之证常以杏仁与麻黄配伍应用，为什么？
5. 查阅相关文献，简述桑白皮、半夏、桔梗、川贝母、浙贝母的主要药理作用。

进一步阅读文献

高凤英, 高健美, 龚其海, 2020. 半夏药理作用及其毒性研究进展. 天然产物研究与开发, 32(10): 1773～1781

吕渭升, 位翠杰, 潘晓君, 等, 2021.UPLC-MS/MS 法分析旋覆花蜜炙后化学成分的变化. 中国药房, 32(20): 2478～2484

孙娜, 刘佳艺, 于婉莹, 等, 2021. 天南星化学成分及生物活性研究进展. 中国中药杂志, 46(20): 5194～5200

夏梦雨, 张雪, 王云, 等, 2020. 白果的炮制方法、化学成分、药理活性及临床应用的研究进展. 中国药房, 31(1): 123～128

徐朗希, 范琳资, 姜爽, 等, 2022. 贝母属植物的化学成分和药理作用研究进展. 中国药物化学杂志, 32(1): 61～73

殷寻嫣, 方向明, 2021. 桔梗功效与临床应用历史变迁的文献研究. 中华医史杂志, 51(3): 167～176

（彭崇胜）

第十九章　安　神　药

学习目标

1. 熟悉安神药的含义、作用、适应范围、配伍方法、分类、使用注意，以及各类药的性能特点。

2. 掌握药物：朱砂、磁石、酸枣仁、远志；熟悉药物：灵芝、龙骨、柏子仁、首乌藤；了解药物：琥珀、珍珠、合欢皮。

3. 掌握朱砂与磁石，酸枣仁与柏子仁功效应用的主要异同点；熟悉朱砂与磁石的配伍意义。

凡以安定神志为主要作用，治疗心神不宁证的药物，称安神药。

本类药物以味甘性平，入心、肝经为其性能特点。具有镇惊安神或养心安神作用，部分药物尚兼有平肝潜阳、润肠等作用。主要用治心神不宁、惊悸、失眠、多梦、健忘及癫狂、痫证、惊风等病证。部分药物尚可用治肝阳眩晕、肠燥便秘等病证。

本类药物多以矿石或植物种子入药，故根据药性、功效及主治不同，分为重镇安神药和养心安神药两类。

临床中应用本类药物应根据心神不宁证之虚实及兼症的不同，选择适宜的安神药，并进行相应配伍。因心火亢盛所致者，宜配伍清心降火药；痰热扰心者，宜配伍化痰、清热药；肝阳上亢者，宜配伍平肝潜阳药；兼气滞血瘀者，宜配伍理气活血药；心脾两虚者，宜配伍补益心脾药；阴血亏虚者，宜配伍滋阴养血药；心肾不交者，宜配伍滋阴降火、交通心肾药；治疗癫狂、痫证、惊风等证时，应以化痰开窍或息风止痉药为主，安神药常为辅助之品。

重镇安神药入煎剂宜打碎久煎，入丸、散剂不宜久服，并适当配伍健脾养胃药以顾护脾胃；部分药物有毒，应严格控制剂量。

第一节　重镇安神药

重镇安神药多为质重沉降的矿石、化石类药物，具有重镇安神、平惊定志、平肝潜阳之效。适于心火炽盛、痰火扰心及暴受惊吓等所致的烦躁不安、惊悸、失眠等神志不宁属实证者及惊痫、癫狂等证。

朱砂　Zhūshā 《神农本草经》
CINNABARIS

本品为硫化物类矿物辰砂族辰砂。主含硫化汞（HgS）。主产于湖南、贵州、四川等地。研细水飞，晒干备用。别名：丹砂、辰砂。

【性能】　甘，微寒；有毒。归心经。

【功效】　清心镇惊，安神，明目，解毒。

【应用】

1. 心烦失眠，惊悸癫痫　本品甘寒质重入心经，镇心安神兼能清心火，为治心火亢盛之烦躁失眠的要药。经配伍可治疗多种病因所致之心神不宁证，如治心血虚之虚烦不眠的朱砂安神丸；配化痰开窍药亦用治热入心包、痰热内闭所致的高热烦躁、惊厥抽搐、癫痫、癫狂等证，常与牛黄、麝香等同用，如安宫牛黄丸。

2. 视物昏花　本品微寒，清心降火，明目，与磁石、神曲同用，可治疗心肾不交之视物昏花、耳鸣耳聋、心悸失眠等，如磁朱丸。

3. 疮疡肿毒，口疮咽痛　本品清热解毒力强，内服或外用均可。治疗痈疮肿毒，如紫金锭；

治疗咽喉肿痛及口舌生疮，如冰硼散。

【用法用量】 0.1～0.5g，多入丸、散服，不宜入煎剂。外用适量。

【使用注意】 ①本品有毒，内服不可过量、久服，以防汞中毒；②孕妇及肝肾功能不全者禁用；③忌火煅。

【现代研究】 ①化学成分：主要成分为硫化汞，含量在 96% 左右。②药理作用：镇静、催眠，抗惊厥，抗心律失常，解毒，外用能抑制或杀灭皮肤细菌和寄生虫等。

【应用链接】 朱砂安神丸、天王补心丸、磁朱丸、安神定志丸、安宫牛黄丸、紫雪、至宝丹、牛黄抱龙丸、牛黄清心丸、冰硼散、紫金锭、益元散等成药中含朱砂。

知识窗

朱砂除天然产出外，尚有人工朱砂，又称"灵砂"，是以水银、硫黄为原料，经加热升华而成。灵砂含硫化汞在 99% 以上，质重而脆，无臭，味淡。有用之代替朱砂使用者，但应注意灵砂的溶解度较大，因此毒性也大，一般只作外用。

案例 2-19-1

患者，男，49 岁。因心悸失眠而采用民间验方：朱砂 9g，猪心 1 个，加水煮，分 2 天 4 次服。食用 10 天余，心悸失眠逐渐好转，故续食用 1 月余，出现腹痛，偶有恶心、呕吐，自认为受凉引起胃肠炎症，曾口服抗生素等药物，症状缓解。继续食用朱砂煮猪心 1 个月后，出现全身无力，双下肢浮肿，蛋白尿，少尿，逐渐无尿。临床化验显示为血尿素氮、非蛋白氮、肌酐、肝转氨酶均明显升高，血糖降低，血氯降低，血钾升高。诊断为汞中毒，急性肾功能衰竭。

问题： 1. 分析该患者发生汞中毒的原因。

2. 应用朱砂及其制剂应如何预防不良反应的发生？

磁石 Císhí 《神农本草经》

MAGNETITUM

本品为氧化物类矿物尖晶石族磁铁矿的矿石。主含四氧化三铁（Fe_3O_4）。采挖后，除去杂石。主产于河北、山东、辽宁等地。击碎生用，或醋淬研细用。

【性能】 咸，寒。归心、肝、肾经。

【功效】 镇惊安神，平肝潜阳，聪耳明目，纳气平喘。

【应用】

1. 惊悸，失眠 本品味咸性寒质重，镇心神，益肾阴，潜浮阳，用治肾虚肝旺，扰动心神，或惊恐气乱，神不守舍之心神不宁、烦躁不安、惊悸失眠及癫痫等，常与朱砂配伍，如磁朱丸。

2. 肝阳上亢，头晕目眩 本品质重入肝，平肝潜阳，又可益肾阴而敛浮阳，用治肝阳上亢之头晕目眩、急躁易怒，常配石决明、牡蛎等平肝潜阳药。

3. 肝肾阴虚，目暗耳聋 本品味咸入肾，益肾阴而聪耳明目，与熟地黄、山茱萸、枸杞子、菊花等配伍，用治肝肾阴虚之耳鸣耳聋、目暗不明。

4. 肾虚作喘 本品益肾纳气平喘，用治肾虚摄纳无权，气逆作喘。

【用法用量】 煎服，9～30g，宜打碎先煎。

【使用注意】 ①本品为金石重镇之品，不宜多服久服；②脾胃虚弱者慎用。

【现代研究】 ①化学成分：主含四氧化三铁，还含有砷、锰、铬、镉、钴、铜、镍、铅、锌、钛、钡等元素。②药理作用：镇静、催眠，抗惊厥，抗炎，镇痛，止血等。

【配伍阐释】 朱砂与磁石常配伍应用，朱砂甘寒降火、镇心安神，磁石咸寒益阴、潜阳安神，两药合用，重镇安神之力增强，长于治疗烦躁不安、心悸失眠及癫痫等症，如磁朱丸。

【功用比较】　朱砂与磁石同为矿石类药，性寒质重，均善镇心安神。但朱砂长于清心重镇安神，尤善治心火亢盛之心神不安，且可清热解毒；磁石长于益肾平肝，重镇安神，善治肾虚肝旺，扰动心神之心神不安，又能益肾聪耳明目，纳气平喘。

【应用链接】　耳聋左慈丸、磁朱丸、紫雪、养心安神丸、脑立清丸等成药中含磁石。

知识窗

古有灵磁石、呆磁石之说，即认为吸铁性较强的为灵磁石且疗效好，无磁力的为呆磁石而无药用价值。现代研究发现，磁石入丸、散剂时要经过多次的火煅醋淬，磁力明显降低或消失，但其镇静、抗惊厥作用却显著强于生磁石，故认为磁石的疗效与磁力的大小应无直接关系。

案例 2-19-1 分析讨论

该患者为超量、反复用药造成蓄积中毒，其服法也不合理，朱砂与猪心共同煎煮加热，导致可溶性汞增加。据报道，成人中毒者往往为超剂量服药 1～2 个月。《中华人民共和国药典》2020 年版规定，朱砂的用药剂量为内服 0.1～0.5 g，多入丸、散服，不宜入煎剂，外用适量。并提出不宜大量服用，也不宜少量久服；孕妇及肝肾功能不全者禁用。其中"不宜大量服用"，有剂量规定可依，但"不宜少量久服"，需要权衡。因汞在体内的蓄积性很明显，消除半衰期很长，一些学者建议用药时间最好在 1～2 周，再次用药最好相隔 3 个月以上，儿童亦应慎用。应该通过规范用药方法，控制用药剂量和用药时间避免朱砂中毒反应的发生。

龙骨　Lónggǔ《神农本草经》

DRACONIS OS

本品为古代多种大型哺乳动物，如三趾马、象类、犀类、鹿类、牛类等的骨骼化石或象类门齿的化石。生用或煅用。

【性能】　甘、涩，平。归心、肝、肾经。

【功效】　镇惊安神，平肝潜阳，收敛固涩。

【应用】

1. 心神不宁，心悸失眠，惊痫癫狂　本品质重入心，具有镇惊安神之功，为治心神不宁之常用药，用治心神不安、心悸失眠，常与酸枣仁、柏子仁等安神药配伍；亦可与化痰、止痉药配伍，用治肝经热盛、痰火内扰之惊痫抽搐、癫狂发作。

2. 肝阳上亢，头晕目眩　本品质重入肝，具有较强的平肝潜阳之效，与平肝潜阳药配伍，用治肝阳上亢之头痛眩晕、烦躁易怒等。

3. 各种滑脱证　本品味涩，煅用收敛固涩力强，经适当配伍，用治正气不固之遗精、滑精、遗尿、尿频、崩漏、带下、自汗、盗汗等滑脱诸证。

4. 湿疮痒疹，疮疡久溃不愈　本品性收涩，煅后外用可收湿、敛疮，生肌，治湿疮痒疹、疮疡久溃不敛。

【用法用量】　入汤剂宜打碎先煎，15～30g。外用适量。收敛固涩宜煅用；余宜生用。

【现代研究】　①化学成分：含碳酸钙、磷酸钙等，尚含铁、钾、钠、氯、锌、镁、铝等元素，尚从中分得 α-龙脑、乙酸、丙酸、丁酸、异丁酸、戊酸、异戊酸等成分。②药理作用：镇静、催眠、抗惊厥，止血，抗炎，抑制骨骼肌收缩，调节免疫等。

【应用链接】　龙牡壮骨颗粒、泻肝安神丸、参松养心胶囊、益脑片、健脑补肾丸、健脾生血片、锁阳固精丸、复方珍珠散、桂龙咳喘宁胶囊、致康胶囊等成药中含龙骨。

第二节　养心安神药

养心安神药均为植物药，多为具有甘润滋养之性的种子或种仁，具有滋养心肝、益阴补血、交通心肾之效。适宜于心血不足、心脾两虚、心肾不交等所致的虚烦不眠、心悸怔忡、多梦健忘、心神不宁等属虚证者。

> **案例 2-19-2**
> 　　患者，女，55 岁。近来身体欠佳，平日常感头晕目眩、健忘、咽干，而且心悸、失眠、多梦症状较突出，入夏以来症状加重，且经常出汗，胃部常感不适，食欲欠佳，想吃点安神的中成药来治疗，于是去药店自行购买了朱砂安神丸服用。
> **问题**：1. 患者服用朱砂安神丸恰当吗？
> 　　　　2. 你认为其应服用哪类药较合适？为什么？

酸枣仁　Suānzǎorén《神农本草经》
ZIZIPHI SPINOSAE SEMEN

本品为鼠李科植物酸枣 *Ziziphus jujuba* Mill. var. *spinosa* (Bunge) Hu ex H. F. Chou 的干燥成熟种子。主产于河北、陕西、山西等地。生用或微炒用，用时打碎。

【性能】　甘、酸，平。归肝、胆、心经。

【功效】　养心补肝，宁心安神，敛汗，生津。

【应用】

1. 心悸失眠　本品味甘，入心、肝经，养心肝之阴血而安心神，为治心肝阴血不足所致的心悸、失眠、多梦、健忘等心神不宁证之要药。可据证与补气养血、滋阴清热及其他安神药同用。

2. 体虚多汗　本品味酸性敛，具有收敛止汗之力，用治体虚自汗、盗汗，常与五味子、黄芪等益气固表止汗药同用。

3. 津伤口渴　本品味甘酸，可敛阴生津止渴，治疗津伤口渴，常配伍天花粉、生地黄、麦冬。

【用法用量】　煎服，10～15g；研末吞服，每次 1.5～3g。

【现代研究】　①化学成分：含脂肪油、甾醇、当药素、白桦脂醇酸、白桦脂酸、酸枣仁皂苷、阿魏酸、蛋白质、维生素、氨基酸、微量元素等。②药理作用：镇静、催眠、镇痛、抗惊厥，抗心律失常、改善心肌缺血、降血压、降血脂、抗血小板聚集，降体温，增强免疫功能，抗肿瘤等。

【应用链接】　天王补心丹、柏子养心丸、归脾丸、人参健脾丸、补肾益脑片、健脑安神片、健脑丸、枣仁安神胶囊等成药中含酸枣仁。

柏子仁　Bǎizǐrén《神农本草经》
PLATYCLADI SEMEN

本品为柏科植物侧柏 *Platycladus orientalis* (L.) Franco 的干燥成熟种仁。主产于山东、河南、河北等地。生用或制霜用。

【性能】　甘，平。归心、肾、大肠经。

【功效】　养心安神，润肠通便，止汗。

【应用】

1. 虚烦不眠，惊悸怔忡　本品味甘入心经，善养心之阴血而安神，用治阴血不足，心失所养之惊悸怔忡、虚烦不眠、头晕健忘等心神不宁证，常与人参、五味子等配伍；若治疗心肾不交之失眠健忘、遗精，可与麦冬、熟地黄等配伍，如柏子养心丸。

2. 肠燥便秘　本品质润多油，能润肠通便，用治阴血亏虚、老年津亏、产后血虚之肠燥便秘，可与郁李仁、杏仁等同用，如五仁丸。

3. 阴虚盗汗 本品甘润，兼可补阴以止汗，与酸枣仁、牡蛎等配伍，可用治阴虚盗汗。

【用法用量】 煎服，3～10g。

【使用注意】 便溏及多痰者慎用。

【现代研究】 ①化学成分：含脂肪油、挥发油、皂苷、甾醇、蛋白质、氨基酸、维生素 A 样物质等。②药理作用：镇静，改善记忆，润滑肠道等。

【功用比较】 酸枣仁与柏子仁同为种仁类药，均味甘性平，能养心安神，止汗，治疗阴血不足、心失所养之心悸怔忡、失眠、健忘及阴虚盗汗等，常相须为用。但酸枣仁安神作用较强，味酸收敛止汗亦佳，而常用治体虚之自汗、盗汗，且能生津，用治津伤口渴；柏子仁质润多脂，善润肠通便，而治肠燥便秘。

【应用链接】 柏子养心丸、天王补心丸、健脑丸等成药中含柏子仁。

知识窗

惊悸怔忡为中医病名，是指患者自感心中急剧跳动，惊慌不安，不能自主，或脉见三五不调的一种证候。惊悸：常因情绪、惊恐、劳累诱发，时作时止，较轻；怔忡：终日觉得心中悸动不安，稍劳尤甚，较重。西医学各种原因引起的心律失常及部分神经症等可参考本病辨治。

远志 Yuǎnzhì《神农本草经》
POLYGALAE RADIX

本品为远志科植物远志 *Polygala tenuifolia* Willd. 或卵叶远志 *Polygala sibirica* L. 的干燥根。主产于河北、陕西、吉林等地。生用或炙用。

【性能】 苦、辛，温。归心、肾、肺经。

【功效】 安神益智，交通心肾，祛痰开窍，消散痈肿。

【应用】

1. 失眠多梦，健忘惊悸，神志恍惚 本品入心、肾经，能宁心安神，开心气，益心智，又能通肾气，为交通心肾、安定神志、益智强识之佳品，用治心肾不交之心神不宁、失眠多梦、健忘惊悸、神志恍惚等，可与人参、茯神、石菖蒲、朱砂等同用。

2. 咳痰不爽，癫痫发狂 本品既能祛痰止咳以利肺，又能祛痰开窍以宁神。治咳嗽痰多，咳吐不爽，与苦杏仁、桔梗等化痰止咳药同用。治疗痰阻心窍之惊痫癫狂，常与半夏、全蝎、石菖蒲、郁金、天麻等祛痰开窍息风药同用。

3. 疮痈肿毒，乳房肿痛 本品辛行苦泄，通利气血而消散痈肿，用治疮痈肿毒、乳房肿痛等各种痈疽疮肿，内服外用均可。

【用法用量】 煎服，3～10g。祛痰止咳宜炙用。外用适量。

【使用注意】 所含皂苷能刺激胃黏膜，过量服用可致恶心、呕吐，胃炎及胃溃疡者慎用。

【现代研究】 ①化学成分：主含皂苷，另含远志醇、细叶远志定碱、脂肪油、树脂、果糖等。②药理作用：祛痰、镇咳，镇静、催眠，抗惊厥，抗菌、抗病毒，降血压、降血脂、减慢心率，降血糖，利胆、利尿，消肿，抗突变，抗癌，增强免疫，改善记忆障碍等；所含皂苷有溶血作用。

【应用链接】 安神定志丸、天王补心丸、归脾丸、健脑安神片、健脑补肾丸、远志流浸膏、远志酊、京都念慈菴蜜炼川贝枇杷膏等成药中含远志。

灵芝 Língzhī《神农本草经》
GANODERMA

本品为多孔菌科真菌赤芝 *Ganoderma lucidum* (Leyss.ex Fr.) Karst. 或紫芝 *Ganoderma sinense* Zhao，Xu et Zhang 的干燥子实体。全国大部分地区均产。全年采收，除去杂质，剪除附有朽木、泥沙或培养基质的下端菌柄，阴干或在 40～50℃烘干。生用。

【性能】 甘，平。归心、肺、肝、肾经。

【功效】 补气安神，止咳平喘。

【应用】

1. 心神不宁，失眠心悸 本品味甘性平，入心经，能补心血、益心气、安心神，用于气血不足、心神失养之心神不宁，失眠，多梦，健忘，惊悸，神疲体倦者，单用或配伍酸枣仁、当归、合欢皮、首乌藤等。

2. 肺虚咳喘 本品味甘，入肺经，能补益肺肾之气、止咳平喘，用于肺虚咳喘，常配伍党参、黄芪、五味子等。

3. 虚劳短气，不思饮食 本品味甘补气，用治虚劳短气，不思饮食，常配伍人参、山茱萸、山药等。

【用法用量】 煎服，6～12g。

【现代研究】 ①化学成分：含有多种化学成分，如糖蛋白、多糖、三萜、类萜、倍半萜、类固醇、生物碱、苯并吡喃衍生物和苯甲酸衍生物，以及钾、钙、磷、镁、硒、铁和锌等。②药理作用：具有免疫调节、镇静、镇痛、改善睡眠质量、平喘、止咳、祛痰、抗衰老、抗炎、抗过敏等药理活性。灵芝多糖具有广泛免疫调节、降糖、保肝、改善睡眠、抗氧化、清除自由基、提高机体抗氧化物酶活性、抗病毒、抗衰老和抗肿瘤等活性；灵芝三萜类化合物具有抗肿瘤作用，可抑制肿瘤细胞增殖、诱导细胞凋亡、抑制肿瘤的转移，尚具有抗炎作用，抑制核转录因子-κB（NF-κB）通路，抑制炎症因子的释放。

【应用链接】 益心宁神片、益脑片、三宝胶囊、五灵胶囊、夜宁糖浆、养心氏片、护肝宁片、养正消积胶囊等成药中含灵芝。

首乌藤　Shǒuwūténg《何首乌传》
POLYGONI MULTIFLORI CAULIS

本品为蓼科植物何首乌 *Polygonum multiflorum* Thunb. 的干燥藤茎。主产于浙江、湖北、江苏等地。生用。别名：夜交藤。

【性能】 甘，平。归心、肝经。

【功效】 养血安神，祛风通络。

【应用】

1. 失眠多梦 本品补养阴血，养心安神，用治阴血不足之心神不宁、失眠多梦等，常配伍酸枣仁、柏子仁等养心安神药。

2. 风湿痹痛，血虚身痛 本品养血祛风通络，用治风湿痹证及血虚之肢体酸痛、肌肤麻痹不仁等症，可据症配伍独活、桑寄生、当归、鸡血藤、川芎等祛风湿、补血活血、通经止痛药。

3. 皮肤瘙痒 本品可养血祛风止痒，治疗风疹、疥癣等皮肤瘙痒，与蝉蜕、地肤子等同用。

【用法用量】 煎服，9～15g。外用适量，煎水洗患处。

【现代研究】 ①化学成分：含蒽醌类，主要为大黄素、大黄酚或大黄素甲醚，尚含 β-谷甾醇等成分。②药理作用：镇静、催眠，抗炎、抗菌，抗氧化，增强免疫功能等。

【应用链接】 夜宁糖浆、安神膏、宁神补心片、天智颗粒、天麻钩藤颗粒、更年安胶囊等成药中含首乌藤。

案例 2-19-2 分析讨论

该患者的病证应属心肝阴血不足，不能濡养心神所致，属于虚证，当选择能滋养心肝阴血、养心安神的药物进行治疗，应以酸枣仁为主药较为恰当。因酸枣仁能养心益肝，安神敛汗，尚能防止夏季过汗引起的心气耗散。可将酸枣仁研粉，临睡前调服，或以酸枣仁汤加减治疗。而朱砂安神丸是以朱砂为主药的镇惊安神的代表方，适合治疗心火偏亢，阴血不足者，而且脾胃虚弱的人应慎用，因此，其不宜使用朱砂安神丸。

其他安神药见表 2-19-1。

表 2-19-1 其他安神药简表

分类	药名	性味归经	功效	主治	用量/煎服	入药/注意
重镇安神药	琥珀	甘，平。归心、肝、膀胱经	镇惊安神，活血散瘀，利尿通淋	心神不安，癫痫，瘀血阻滞证，小便不利	1.5～3g，研末冲服，不入煎剂	树脂化石
	珍珠	甘、咸，寒。归心、肝经	安神定惊，明目消翳，解毒生肌，润肤祛斑	惊悸失眠，惊风癫痫，目赤翳障，疮疡不敛，色斑	0.1～0.3g，多入丸、散。外用适量	双壳类动物受刺激形成的珍珠
养心安神药	合欢皮	甘，平。归心、肝经	安神解郁，活血消肿	忧郁失眠，跌打骨折，内痈疮肿	10～15g	树皮

思 考 题

1. 朱砂与磁石的配伍意义是什么？两者功用有何异同点？使用注意各有哪些？
2. 酸枣仁与柏子仁在性能、功效、应用上有哪些异同点？
3. 查阅相关文献，简述酸枣仁、远志的主要药理作用。

进一步阅读文献

韩鹏，李冀，胡晓阳，等，2021. 酸枣仁的化学成分、药理作用及临床应用研究进展. 中医药学报，49(2): 110～114

李钊颖，郭俊，杨东东，2021. 朱砂的药理及毒理作用研究进展. 河南中医，41(9): 1422～1426

任海琴，孔祥鹏，王颖莉，2022. 基于古今方剂数据挖掘的酸枣仁-远志药对配伍特点及外延分析. 中草药，53(13): 4065～4074

朱禹奇，张贵鑫，吕铄言，等，2022. 矿物药磁石的炮制及药理作用研究进展. 矿物学报，42(4): 541～546

（郝丽莉）

第二十章　平肝息风药

学习目标

1. 熟悉平肝息风药的含义、作用、适应范围、配伍方法、使用注意、分类，以及各类药的性能特点。

2. 掌握药物：石决明、牡蛎、赭石、羚羊角、牛黄、钩藤、天麻；熟悉药物：蒺藜、地龙、全蝎、蜈蚣、僵蚕；了解药物：珍珠母、罗布麻叶。

3. 掌握羚羊角与牛黄，天麻与钩藤功效应用的主要异同点。

凡以平抑肝阳、息风止痉为主要作用，用以治疗肝阳上亢或肝风内动的药物，称为平肝息风药。

本类药物大多性寒，主入肝经，少数药物因兼具安神之功而归心经，多具沉降之性，具有平肝潜阳、息风止痉，或镇静安神等功效。主要用治肝阳上亢之头晕目眩、肝风内动之痉挛抽搐等病证。

根据平肝息风药的药性及功效主治不同，可分为平抑肝阳药、息风止痉药两类。

使用平肝息风药时，应依其兼症进行相应的配伍。肝阳上亢证多因肝肾阴虚而致阳亢，故常配伍滋养肝肾之阴药；若肝火上炎兼肝阳上亢者，宜配伍清泻肝火药；肝阳上亢，肝火扰心者，宜配伍安神药；肝阳上亢引发肝风内动者，宜平肝药与息风药并用；温热病而热极生风者，宜用息肝风，兼清肝热的药物；脾虚之慢惊风者，宜用性质平和的止痉药，并配益气健脾药；外风引动内风之破伤风者，宜配伍祛风止痉药；内风夹痰者，宜配伍化痰药。此外，阴血亏虚之虚风内动者，应以滋阴补血药为主，息风止痉药常为辅助之品。

平肝息风药中，来源于动物的贝壳及矿物类的药物用量可稍大，且宜打碎先煎，亦可火煅后用之。有些虫类药物有毒，用量不宜过大，且孕妇慎用。平肝息风药寒凉者居多，但也有偏于温燥者，应根据病情区别用之。

第一节　平抑肝阳药

凡能平抑肝阳，主要用治肝阳上亢病证的药物，称为平抑肝阳药。

本类药物性多咸寒或苦寒，以介类和矿石类药物居多，质多重沉降，具有平肝潜阳或平抑肝阳之功效，部分药物兼有清肝热、安心神等作用。适用于肝阳上亢之头晕目眩、头痛、耳鸣和肝火上攻之面红目赤、头痛头昏、烦躁易怒等症。如阳亢化风出现肝风内动者，常与息风止痉药配伍；如肝阳上扰导致心神不安者，可与安神药配伍。

案例 2-20-1

患者，女，43 岁。近来伏案工作日久，自觉头晕耳鸣，两目胀痛，干涩不舒，口中微苦，易怒，饮食无味，睡眠欠佳，自测血压偏高，遂到药店购买了珍珠明目滴眼液，使用后目疾稍有改善，在朋友的推荐下，她又购买了杞菊地黄丸继续服用（熟地黄、山茱萸、山药、泽泻、牡丹皮、茯苓、枸杞子、菊花）。

问题：1. 患者选择的药物是否恰当？
　　　　2. 你认为有更适合该患者服用的中药或中成药吗？

石决明 Shíjuémíng《名医别录》
HALIOTIDIS CONCHA

本品为鲍科动物杂色鲍 *Haliotis diversicolor* Reeve、皱纹盘鲍 *Haliotis discus hannai* Ino、羊鲍 *Haliotis ovina* Gmelin、澳洲鲍 *Haliotis ruber* (Leach)、耳鲍 *Haliotis asinina* Linnaeus 或白鲍 *Haliotis laevigata* (Donovan) 的贝壳。主产于广东、山东、福建等沿海地区。生用或煅用，用时打碎。

【性能】 咸，寒。归肝经。

【功效】 平肝潜阳，清肝明目。

【应用】

1. 肝阳上亢，头痛眩晕 本品咸寒清热，质重潜阳，专入肝经，而有平肝阳、清肝热之功，为凉肝、镇肝之要药。既可用于阴虚阳亢之头目眩晕证，又可用于肝阳合并肝火上炎所致的头晕头痛、烦躁易怒。

2. 目赤翳障，视物昏花，青雀盲目 肝开窍于目，本品清肝火而明目退翳，为治目疾之常用药。对于肝火上炎之目赤肿痛或风热目赤、翳膜遮睛者，常与其他清肝明目药物同用；对于阴虚血少之目暗不明、雀盲眼花者，亦可配伍应用。

【用法用量】 煎服，6～20g，先煎。平肝、清肝宜生用；外用点眼宜煅用、水飞。

【现代研究】 ①化学成分：含碳酸钙，壳角质，微量元素（如钛）。②药理作用：镇静、降压、中和胃酸、抗菌、抗炎、抗氧化、保肝、抗凝等。

【应用链接】 天麻钩藤颗粒、明目地黄丸、复方珍珠散、复明片等成药中含石决明。

牡蛎 Mǔlì《神农本草经》
OSTREAE CONCHA

本品为牡蛎科动物长牡蛎 *Ostrea gigas* Thunberg、大连湾牡蛎 *Ostrea talienwhanensis* Crosse 或近江牡蛎 *Ostrea rivularis* Gould 的贝壳。主产于广东、福建、浙江等地。生用或煅用，用时打碎。

【性能】 咸，微寒。归肝、胆、肾经。

【功效】 重镇安神，潜阳补阴，软坚散结。

【应用】

1. 肝阳上亢，眩晕耳鸣 本品咸寒质重，育阴潜阳，多用治水不涵木，阴虚阳亢，眩晕耳鸣之证，常与龙骨、龟板等同用，如镇肝熄风汤；亦用治热病日久，灼烁真阴，虚风内动之四肢抽搐。

2. 惊悸失眠 本品质重能镇，可起重镇安神之效，用治心神不安、惊悸怔忡、失眠多梦等症，常与龙骨相须为用，亦可配酸枣仁、朱砂等安神药。

3. 痰核瘰疬，癥瘕痞块 本品味咸，善于软坚散结。用治痰火郁结之痰核、瘰疬或血瘀气结之癥瘕痞块，常与化痰散结、破血消癥药配伍应用。

4. 自汗盗汗，遗精滑精，崩漏带下 本品味涩，煅用收敛固涩之功与煅龙骨相似。两药常相须为用，治疗遗精、滑精、遗尿、尿频、崩漏、带下、自汗、盗汗等正虚不固，滑脱之证，并配伍相应的补虚及收涩药物。近年有报道用牡蛎煎服，治疗肺结核盗汗者，有较好的疗效。

5. 胃痛吞酸 煅牡蛎有收敛制酸作用，可治胃痛泛酸，与海螵蛸、瓦楞子、海蛤壳等药同用。

【用法用量】 煎服，9～30g，先煎。收敛固涩、制酸止痛煅用；其余生用。

【现代研究】 ①化学成分：含碳酸钙、磷酸钙、硫酸钙及镁、铝、有机质等。②药理作用：轻度镇静，抗炎、抑菌，抗氧化，抗肿瘤，降血糖，免疫调节，保肝等。

【功用比较】 龙骨与牡蛎均味涩质重，生用均重镇安神、平肝潜阳；煅用均能收敛固涩，治滑脱诸证。但牡蛎长于潜阳育阴，除善治肝阳眩晕外，又善治阴虚风动，并能软坚散结，治肝脾肿大、瘿瘤瘰疬；煅后制酸止痛，治胃痛泛酸等。龙骨长于安神、固涩，煅后又善收湿敛疮而治湿疮。

【应用链接】 龙牡壮骨颗粒、泻肝安神丸、仲景胃灵丸、蚝贝钙咀嚼片等成药中含有牡蛎。

赭石 Zhěshí 《神农本草经》
HAEMATITUM

本品为氧化物类矿物刚玉族赤铁矿，主含三氧化二铁（Fe_2O_3）。主产于山西、河北、河南等地。打碎生用或醋淬研粉用。

【性能】 苦，寒。归肝、心、肺、胃经。

【功效】 平肝潜阳，重镇降逆，凉血止血。

【应用】

1. 肝阳上亢，眩晕耳鸣 本品为矿石类药物，质重沉降而长于镇肝潜阳，性味苦寒，又清降肝火。对于肝阳上亢，肝火偏盛者及肝肾阴虚，肝阳上亢者，均可配伍应用。

2. 呕吐，嗳气，呃逆，喘息 本品善降逆气，既能降胃气而止呕吐、呃逆，又能降肺气而止喘息气急。常与旋覆花等配伍，用治胃气上逆之呕吐、呃逆，嗳气不止，如旋覆代赭汤；单味研末，米醋调服，治疗肺气上逆之喘息气短、痰鸣、睡卧不能者；亦可配伍补肾纳气之品，治疗肺肾气虚之虚喘不已、气短神疲者。

3. 血热妄行，吐衄崩漏 本品苦寒，入心肝血分，有凉血止血之效，故可用于血热妄行之吐血、衄血、崩漏下血。

【用法用量】 煎服，9～30g，先煎。

【使用注意】 孕妇慎用。

【现代研究】 ①化学成分：主要成分为三氧化二铁，并含镉、钴、铬、铜、锰、镁、铝等微量元素。②药理作用：具有镇静、抗惊厥、抗炎、止血、保护胃黏膜等作用。

【应用链接】 脑立清丸等成药中含赭石。

蒺藜 Jílí 《神农本草经》
TRIBULI FRUCTUS

本品为蒺藜科植物蒺藜 *Tribulus terrestris* L. 的干燥成熟果实。主产于河南、河北、山东等地。炒黄或盐炙用。

【性能】 辛、苦，微温；有小毒。归肝经。

【功效】 平肝解郁，活血祛风，明目，止痒。

【应用】

1. 肝阳上亢，头痛眩晕 本品味苦能降，有平抑肝阳的作用。常与珍珠母、菊花等药同用，以增强其平肝之功。

2. 肝郁胁痛，乳闭胀痛 本品入肝经气分，有疏肝解郁之效。单用或配伍他药用治肝气郁结之胸胁不舒、乳闭不通。

3. 风热上攻，目赤翳障 本品疏散风热而明目退翳。用治风热目赤肿痛、多泪多眵或翳膜遮睛等症，多与菊花、决明子等药配伍，如白蒺藜散。

4. 风疹瘙痒，白癜风 本品辛散，祛风止痒。常与荆芥、地肤子等药配伍，治疗风疹瘙痒、白癜风及湿疮疥癣。

【用法用量】 煎服，6～10g。

【现代研究】 ①化学成分：含蒺藜皂苷 A～E 等、黄酮类（槲皮素、山奈酚等）、生物碱（哈尔满、哈尔明等）、多糖类、甾醇类、氨基酸、脂肪油等成分。②药理作用：降压、利尿、抗菌、抗心肌缺血、降血脂、抗血栓形成、对脑缺血有保护作用，抗衰老，抗疲劳等。

【应用链接】 明目上清片、明目地黄丸、拨云退翳丸、天麻首乌片、白癜风胶囊等成药中含蒺藜。

案例 2-20-1 分析讨论

　　患者的病证表现主要是由于肝肾阴血不足，肝阳上亢引动气血上逆化火所致，并以肝阳亢为主，杞菊地黄丸具有滋补肝肾、养阴明目的功效，可以在一定程度上起到缓解症状的作用，但如果选用明目地黄丸（杞菊地黄丸加石决明、蒺藜等）或天麻钩藤颗粒（天麻、石决明等）则更为合适。因为石决明、蒺藜等药具有平肝潜阳、清肝明目的功效，对于以肝阳上亢为主导致的眩晕目疾疗效较好。外用珍珠明目滴眼液是恰当的。

第二节　息风止痉药

　　凡以平息肝风止痉为主要作用，主治肝风内动，痉厥抽搐病证的药物，称为息风止痉药。

　　本类药物主入肝经，药性多偏寒凉，以平息肝风、缓和或制止痉挛抽搐为主要作用，故适用于阴虚阳亢，肝阳无制，亢而化风；或阳热极盛，燔灼肝经，热极动风；以及阴血虚少，筋脉失养，虚风内动等所致之眩晕欲仆、项强肢颤、痉挛抽搐等症。或用治风阳夹痰，痰热上扰之癫痫痉狂；以及风毒侵袭，外风引动内风之破伤风痉挛抽搐、角弓反张等症。部分药物还兼有平肝阳、清泻肝火、攻毒解毒等作用，亦可用治肝阳上亢之头晕目眩，肝火上攻之目赤头痛，风中经络之口眼㖞斜、肢麻痉挛、头痛，以及风湿痹痛等症。

牛黄　Niúhuáng 《神农本草经》
BOVIS CALCULUS

　　本品为牛科动物牛 *Bos taurus domesticus* Gmelin 的干燥胆结石。主产于华北、东北、西北地区。宰牛时，如发现有牛黄，即滤去胆汁，将牛黄取出，除去外部薄膜，阴干。研极细粉末用。

　　【性能】　甘，凉。归肝、心经。

　　【功效】　清心，豁痰，开窍，凉肝，息风，解毒。

　　【应用】

　　1. 惊痫抽搐，癫痫发狂　本品具有较强的清心凉肝，息风止痉之效，故最宜于热极生风之壮热神昏、痉挛抽搐者；亦治小儿痰热壅盛之急惊风，如牛黄抱龙丸。

　　2. 热病神昏，中风痰迷　本品既能清心热，又能化痰、开窍醒神，用于温热病热入心包或痰热蒙蔽心窍所致之神昏、口噤、痰鸣等症，可单用本品为末，淡竹沥化服或与清心开窍药配伍，如安宫牛黄丸。

　　3. 咽喉肿痛，口舌生疮，痈肿疔疮　本品清热解毒力强，治疗热毒壅滞郁结之咽喉肿痛、龈肿口疮，甚则溃烂等，如牛黄解毒片、六神丸；治口舌生疮及痈疽、疔毒、乳岩、瘰疬等，常与其他解毒活血散结药配伍。

　　【用法用量】　多入丸、散用，每次 0.15～0.35g。外用适量，研末敷患处。

　　【使用注意】　孕妇慎用。

　　【现代研究】　①化学成分：含胆色素（多量胆红素）、胆酸类、胆甾醇、麦角甾醇、卵磷脂、脂肪酸、维生素 D、氨基酸及两种酸性肽类成分等。②药理作用：镇静、催眠，抗惊厥、抗癫痫，解热、镇痛、抗炎，强心、扩张血管、降压，兴奋呼吸，刺激肠蠕动、通便、利胆、保护实验性肝损伤，抗氧化、抗衰老、促进免疫功能等。

　　【应用链接】　安宫牛黄丸、西黄丸、牛黄降压丸、牛黄清宫丸、万氏牛黄清心丸、片仔癀、万应胶囊、牛黄千金散、六应丸、人参再造丸等成药中含牛黄。

知识窗

　　现有中成药及中西药复合制剂中很多以牛黄为主药或含有牛黄，但传统来源的天然牛黄资源稀缺，无法满足临床使用。作为天然牛黄的代用品，其一是体外培育牛黄，以牛的新鲜胆汁作母液，加入去氧胆酸、胆酸及复合胆红素钙等培育而成，在性状、成分、含量及药理药效上与天然牛黄非常接近。其二是人工牛黄，由牛胆粉、胆酸、猪去氧胆酸、胆红素等原料加工而成，制作工艺简单，价格低廉，目前市场占有率高，成为天然牛黄的主要替代品，但其在成分、药效上与天然牛黄存在一定差异。

羚羊角　Língyángjiǎo《神农本草经》
SAIGAE TATARICAE CORNU

本品为牛科动物赛加羚羊 *Saiga tatarica* Linnaeus 的角。主产于新疆、青海等地。捕后锯取其角，晒干。镑片用，或粉碎成细粉，或磨汁用。

【性能】　咸，寒。归肝、心经。

【功效】　平肝息风，清肝明目，清热解毒。

【应用】

1. 肝风内动，惊痫抽搐，妊娠子痫，高热痉厥，癫痫发狂　本品咸寒质重，长于息肝风、清肝热，为治疗肝风内动之惊痫抽搐的要药。常配钩藤、菊花等用于温病热邪炽盛，热极动风之高热神昏、痉厥抽搐；治疗癫痫、发狂，可与钩藤、天竺黄、郁金等息风止痉、化痰开窍药同用。

2. 肝阳上亢，头痛眩晕　本品具有平肝潜阳之效，可与石决明、牡蛎、天麻等配伍治肝阳上亢之头痛眩晕、烦躁失眠、头痛如劈等症。

3. 肝火上炎，目赤头痛　本品善清泻肝火，故宜治肝火上炎之头痛、头晕、目赤肿痛、羞明流泪等症，常配伍决明子、夏枯草、龙胆等。

4. 温热病热毒炽盛　本品擅清泻心肝之火，并可凉血解毒。治疗温热病邪热内陷心包之壮热神昏、谵语狂躁者，如紫雪丹；还可治热毒炽盛，气血两燔之壮热谵语、发斑发疹者。

5. 痈肿疮毒　本品性寒，能清热解毒，用治热毒炽盛，疮疡肿毒，可与黄连、栀子、金银花等药同用。

此外，本品尚有清肺热作用，可用治肺热咳喘。

【用法用量】　煎服，1～3g，宜另煎2小时以上；磨汁或研粉服，每次0.3～0.6g。

【现代研究】　①化学成分：含角蛋白、甾类化合物、磷酸钙、多种氨基酸和微量元素及不溶性无机盐等。②药理作用：降压、中枢镇静、催眠，抗惊厥、抗癫痫，解热、镇痛、抑菌、抗炎、抗血栓等。

【功用比较】　羚羊角与牛黄同为动物药，均归肝经而善清热息风、定惊止痉。但羚羊角味咸性寒，长于清肝热，又善平肝阳、明目，为治肝热头痛目赤、阳亢眩晕头痛所常用，并治高热神昏等症；牛黄味苦性凉，长于清心、化痰开窍，为治热入心包或痰热闭阻心窍之神昏口噤所常用，又能清热解毒，治疮肿、咽痛等症。

【应用链接】　羚羊角胶囊、羚羊清肺丸、贝羚胶囊、琥珀还睛丸、紫雪丹等成药中含羚羊角。

钩藤　Gōuténg《名医别录》
UNCARIAE RAMULUS CUM UNCIS

本品为茜草科植物钩藤 *Uncaria rhynchophylla* (Miq.) Miq. ex Havil.、大叶钩藤 *Uncaria macrophylla* Wall.、毛钩藤 *Uncaria hirsuta* Havil.、华钩藤 *Uncaria sinensis* (Oliv.) Havil. 或无柄果钩藤 *Uncaria sessilifructus* Roxb. 的干燥带钩茎枝。主产于广东、广西、湖南等地。生用。

【性能】　甘，凉。归肝、心包经。

【功效】　息风定惊，清热平肝。

【应用】

1. 肝风内动，惊痫抽搐，高热惊厥　本品甘而微寒，入肝经，其息风止痉之功较为和缓，用治小儿惊风壮热神昏、牙关紧闭、手足抽搐等，多与天麻同用；亦常用于温热病热极生风，痉挛抽搐，可与羚羊角、白芍、菊花等同用；治疗妊娠子痫，可与龟甲、鳖甲、天麻等同用。

2. 头痛，眩晕　本品既清肝热，又平肝阳，故可用治肝火上攻或肝阳上亢之头痛、眩晕等，如天麻钩藤饮。

3. 感冒夹惊，小儿惊啼，妊娠子痫　本品有轻清疏泄之性，能清透热邪、定惊止搐，用于感冒夹惊，风热头痛等；又能凉肝止惊，可用治小儿夜啼，与蝉蜕、薄荷同用，可有凉肝止惊之效。

【用法用量】　煎服，3～12g，后下。

【现代研究】　①化学成分：含钩藤碱、异钩藤碱、去氢钩藤碱、异去氢钩藤碱类；三萜类成分：常春藤苷元、钩藤苷元等；黄酮类成分：槲皮素、槲皮苷等。②药理作用：降压、镇静，抗癫痫，抗心律失常、抑制心肌收缩力、降低心肌耗氧量，抑制血小板聚集、抗血栓形成，镇痛、解痉，抗炎，抗癌、降血脂、抗内毒素血症、平喘、调节平滑肌等。

【应用链接】　正天丸、清脑降压片、养血清脑丸、小儿至宝丸等成药中含钩藤。

天麻　Tiānmá《神农本草经》
GASTRODIAE RHIZOMA

本品为兰科植物天麻 *Gastrodia.elata* Bl. 的干燥块茎。主产于四川、云南、贵州、湖北、陕西等地。生用。别名：赤箭、定风草。

【性能】　甘，平。归肝经。

【功效】　息风止痉，平抑肝阳，祛风通络。

【应用】

1. 小儿惊风，癫痫抽搐，破伤风　本品专入肝经，味甘质润，以平肝息风见长，作用平和。凡风证之惊痫抽搐、小儿急慢惊风，不论寒热虚实，皆可配伍应用。治疗小儿急惊风，可配伍钩藤、全蝎、僵蚕等，如钩藤饮子；治疗小儿慢惊风，则与人参、白术、僵蚕等配伍。治疗破伤风，痉挛抽搐、角弓反张，可与天南星、白附子、防风等药配伍，如玉真散。

2. 肝阳上亢，头痛头晕　本品平抑肝阳，为止眩晕、治头痛之良药，多用治肝阳上亢、风痰上扰或血虚肝旺之眩晕、头痛。

3. 肢体麻木不遂，风湿痹痛　本品尚能祛外风，通利经络而止痛。用治风中经络之手足不遂、肢麻抽搐等，常与川芎、全蝎等同用，如天麻丸；用治风湿痹痛多与祛风湿药同用。

【用法用量】　煎服，3～10g。

【现代研究】　①化学成分：含天麻素、天麻苷元、对羟基苯甲醛、4-羟苄基甲醚、香草醇、琥珀酸及 β-谷甾醇、棕榈酸、十七烷酸、天麻多糖等。尚含有胡萝卜苷，多种氨基酸，多种微量元素。②药理作用：降压、镇静、催眠，镇痛、抗惊厥，抑菌，抗血栓，抗眩晕，延缓衰老，保护脑神经细胞、改善学习记忆，增强免疫等。

【功用比较】　天麻与钩藤均能平肝息风，常相须为用。天麻甘平质润，清热之力不及钩藤，但肝风内动，惊痫抽搐，不论寒热虚实，皆可配伍应用；又为治眩晕、头痛之要药。钩藤甘寒，轻清透达，长于清肝热而息肝风，较宜于热极生风或小儿高热惊风抽搐之证。

【应用链接】　半夏天麻丸、全天麻胶囊、天麻头痛片、镇脑宁胶囊、天麻首乌片、天麻钩藤颗粒、小儿抗痫胶囊等成药中含天麻。

地龙　Dìlóng《神农本草经》
PHERETIMA

本品为蚯科动物参环毛蚓 *Pheretima aspergillum* (E. Perrier)、通俗环毛蚓 *Pheretima vulgaris* Chen、威廉环毛蚓 *Pheretima guillelmi* (Michaelsen) 或栉盲环毛蚓 *Pheretima pectinifera* Michaelsen 的干燥体。前一种习称"广地龙"，主产于广东、广西、福建等地；后三种习称"沪地龙"，主产于上海一带。捕捉后剖开腹部，除去内脏，切段，洗净，晒干或低温干燥。生用。

【性能】 咸，寒。归肝、脾、膀胱经。

【功效】 清热定惊，通络，平喘，利尿。

【应用】

1. 高热神昏，惊痫抽搐，癫狂 本品咸寒，有清热、息风、定惊之功效，故适用于热极生风之神昏谵语、痉挛抽搐，以及小儿惊风、癫狂。治疗小儿惊风，高热、惊厥抽搐，可将本品研烂，同朱砂作丸服用；治疗狂躁癫痫，可单用鲜品，加食盐搅拌化水后服用。

2. 关节痹痛，肢体麻木，半身不遂 本品性善走窜，长于通行经络，既可用治气虚血滞之半身不遂、肢体麻木，常与黄芪、当归等益气活血药配伍，如补阳还五汤；因药性寒凉，故适宜于关节红肿疼痛、屈伸不利之热痹，常与秦艽、忍冬藤等清热除湿通络药物配伍。

3. 肺热喘咳 用治邪热壅肺、肺失肃降之喘息不止、喉中痰鸣声嘶者，可研末单用或配伍麻黄、石膏等。

4. 小便不利，尿闭不通 本品又入膀胱经，能清热结而利水道，用治热结膀胱之小便不利，甚则尿闭不通，可与泽泻、木通、滑石等同用。

【用法用量】 煎服，5～10g。

【现代研究】 ①化学成分：主要含蚯蚓解热碱、蚯蚓毒素，还含多种酶类如纤溶酶、蚓激酶、纤溶酶原激活剂、钙调蛋白、丰富的微量元素、较高含量的不饱和脂肪酸、17 种氨基酸、琥珀酸、嘌呤和胆甾醇等活性成分。②药理作用：镇静、抗惊厥，解热，抗菌，缓慢持久降压、改善微循环、抗凝、促进纤溶，平喘、解痉、抗肺纤维化，抗肝纤维化，抗肿瘤，抗氧化，调节免疫，促进神经修复和再生、促进创面愈合，调节血糖，改善尿蛋白排泄率和肾功能等。

【应用链接】 小活络丸、复方牵正膏、脑心通胶囊、培元通脑胶囊、伸筋丹胶囊等成药中含地龙。

案例 2-20-2

患者，男，38 岁。1 周前因午睡时受风出现口眼㖞斜，遂去医院就诊，医生予牵正散（白附子、全蝎、僵蚕）加减处方治疗。服药后症状逐渐好转，但又出现了皮肤红疹瘙痒，胸背部尤甚。

问题：1. 引起患者皮肤瘙痒的原因是什么？

2. 如果遇到这种情况应如何处理？

全蝎 Quánxiē 《蜀本草》
SCORPIO

本品为钳蝎科动物东亚钳蝎 *Buthus martensii* Karsch 的干燥体。主产于河南、山东、湖北等地。捕捉后去泥沙，置沸水或沸盐水中，煮至全身僵硬，捞出，通风，阴干。别名：全虫。

【性能】 辛，平；有毒。归肝经。

【功效】 息风镇痉，通络止痛，攻毒散结。

【应用】

1. 肝风内动，痉挛抽搐，小儿惊风，中风口㖞，半身不遂，破伤风 本品专入肝经，辛散走窜，息风之力甚强，既平息肝风，又搜风通络，且性平而无寒热之偏，可用治各种原因之痉挛抽搐如小儿急慢惊风、癫痫、破伤风等，常与蜈蚣同用，如止痉散。

2. 疮疡，瘰疬 本品味辛有毒，能以毒攻毒，解毒而散结消肿，用治诸疮肿毒、瘰疬、流痰等，内服外用均可。

3. 风湿顽痹，偏正头痛 本品善于祛风通络止痛，对于痹证久治不愈，四肢肿痛麻木，甚则关节畸形，作用颇佳，常与祛风活血、舒筋活络之药同用。用治顽固性偏正头痛，多与天麻、蜈蚣、川芎等祛风止痛药同用，亦可单用研末吞服。

【用法用量】　煎服，3～6g。

【使用注意】　孕妇禁用。

【现代研究】　①化学成分：主要含蝎毒，一种类似蛇毒神经毒的蛋白及甜菜碱、三甲胺、牛磺酸、胆甾醇、卵磷脂等。②药理作用：镇痛、抗惊厥、抗癫痫，抗凝血、抗血栓、促纤溶、降低心肌收缩力、降血压，抑菌，抗肿瘤，免疫调节等。

【应用链接】　中风回春片、伸筋活络丸、脑心通胶囊、通痹片、醒脑再造胶囊、通心络胶囊等成药中含全蝎。

蜈蚣　Wúgōng《神农本草经》

SCOLOPENDRA

本品为蜈蚣科动物少棘巨蜈蚣 *Scolopendra subspinipes mutilans* L. Koch. 的干燥体。主产于江苏、浙江、湖北等地。捕捉后用竹片插入头、尾，绷直，干燥。

【性能】　辛，温；有毒。归肝经。

【功效】　息风镇痉，通络止痛，攻毒散结。

【应用】

1. 肝风内动，痉挛抽搐，小儿惊风，中风口㖞，半身不遂，破伤风　本品辛温，走窜之力最速，内至脏腑，外达经络，息风之力强于全蝎，更善搜风，两药常相须为用，治疗多种原因引起的痉挛抽搐，如止痉散。经适当配伍，亦可用于急慢惊风、破伤风、风中经络之口眼㖞斜等症。

2. 疮疡，瘰疬，蛇虫咬伤　本品以毒攻毒，味辛散结，有解毒散结、消肿止痛之功，用治疮疡肿毒、瘰疬溃烂，又可治毒蛇咬伤。

3. 风湿顽痹，顽固性偏正头痛　本品功似全蝎，搜风通络止痛，亦可用治风湿顽痹、关节僵痛及久治不愈之顽固性头痛或偏正头痛。

【用法用量】　煎服，3～5g。

【使用注意】　孕妇禁用。

【现代研究】　①化学成分：主含毒性成分包括组胺样物质和溶血性蛋白质、脂肪油、胆甾醇及多种氨基酸等。②药理作用：抗惊厥、抗炎、降压、镇痛，抗肿瘤，抑菌，增强免疫力，抗心肌缺血、改善微循环、延长凝血时间、降低血黏度等，并有溶血和组胺样作用等。

【应用链接】　通痹片、通心络胶囊、中风回春片等成药中含蜈蚣。

僵蚕　Jiāngcán《神农本草经》

BOMBYX BATRYTICATUS

本品为蚕蛾科昆虫家蚕 *Bombyx mori* Linnaeus 4～5 龄的幼虫感染（或人工接种）白僵菌 *Beauveria bassiana* (Bals.) Vuillant 而致死的干燥体。主产于浙江、江苏等养蚕区。将感染白僵菌病死的蚕干燥。生用或炒用。

【性能】　咸、辛，平。归肝、肺、胃经。

【功效】　息风止痉，祛风止痛，化痰散结。

【应用】

1. 肝风夹痰，惊痫抽搐，小儿急惊风，破伤风　本品平息内风以解痉，因兼能化痰，故治惊风、癫痫，对夹有痰热者尤宜。治疗小儿痰热急惊风，常与全蝎、牛黄、胆南星等清热化痰、息风止痉药配伍；治小儿脾虚久泻，惊风抽搐，又与人参、白术、天麻等益气健脾、息风止痉药同用；治疗破伤风痉挛抽搐、角弓反张者，则与全蝎、蜈蚣、钩藤等药配伍。

2. 中风口眼㖞斜　本品又能祛散外风，用治风中经络之口眼㖞斜、痉挛抽搐，常与全蝎、白附子同用，如牵正散。

3. 风热头痛，目赤咽痛，风疹瘙痒　本品气味俱薄，轻浮而升，功能祛风清热，止痛止痒，用治风热为患所致的头痛、目赤肿痛、咽喉肿痛、声音嘶哑及风疹瘙痒，常与桑叶、薄荷、荆芥等同用。

4. 痰核瘰疬 本品味咸，尚能化痰软坚散结，治疗瘰疬痰核等，常配伍连翘、浙贝母等清热化痰散结药。治疗发颐、痄腮、乳痈、疔疮，可配伍金银花、板蓝根、蒲公英。

【用法用量】 煎服，5～10g。

【现代研究】 ①化学成分：含蛋白质、脂肪、灰分等。②药理作用：抗惊厥、催眠、镇静、营养和保护神经，抗凝血，抗肿瘤，降血糖，降血脂，增强免疫，刺激肾上腺皮质，轻度抑菌等。

【应用链接】 中风回春片、复方牵正散、醒脑再造胶囊等成药中含僵蚕。

> **知识窗**
>
> 虫类药一般为昆虫、环节动物或蠕虫等，虫类中药有"虫类破血逐瘀""虫类搜风剔络""虫类息风"等说法，说明虫类药有不同于植物药的性效特点。目前虫类药已广泛用于治疗慢性痼疾、严重痛证和某些肿瘤、炎症等，伴随各种生化制剂的层出不穷，其应用价值日益受到国内外医药界的重视。

> **案例 2-20-2 分析讨论**
>
> 患者出现皮肤瘙痒多由过敏反应引起，因为牵正散中使用的虫类药中含有较多的动物蛋白质，少数患者服用后会出现过敏现象，表现为皮肤瘙痒、红疹等。严重者还会出现头痛、呕吐等。当出现过敏反应，应立即停药，可服用一些抗过敏的西药或祛风止痒的中药如地肤子、白鲜皮等。

其他平肝息风药见表 2-20-1。

表 2-20-1 其他平肝息风药简表

药名	性味归经	功效	主治	用量/煎服	入药/注意
珍珠母	咸，寒。归肝、心经	平肝潜阳，清肝明目，镇心安神	头晕目眩，目赤肿痛，心悸失眠	10～25g	贝壳。打碎，先煎
罗布麻叶	甘、苦，凉。归肝经	平肝抑阳，清热利尿	头晕目眩，水肿	6～12g	叶。不宜过量或长期服用

思 考 题

1. 试述平肝息风药的含义、性能功效、主治及使用注意。
2. 天麻与钩藤、羚羊角与牛黄在功效及主治应用方面有哪些异同点。
3. 简述全蝎与蜈蚣的功效、应用、用法用量及使用注意。
4. 查阅相关文献，简述羚羊角、钩藤、天麻、地龙的主要药理作用。

进一步阅读文献

郝瑞，邵蒙苏，张博荀，2021.石决明的临床应用及其用量探究.吉林中医药，41(4): 536～539

全毅恒，上官晨虹，陈琛，2022.天麻中酚类成分对心脑血管疾病的药理作用研究进展.中草药，53(14): 4582～4592

商烨，齐丽娜，金华，等，2022.地龙化学成分及药理活性研究进展.药物评价研究，45(5): 989～996

宋莹，王振，乌凯迪，等，2020.毒药全蝎药理作用研究.辽宁中医药大学学报，22(12): 216～220

王舸，李倩，2022.钩藤碱对肾性高血压大鼠血管紧张素、醛固酮及降钙素基因相关肽的影响.中西医结合心脑血管病杂志，20(11): 1965～1968, 1988

（黄少慧）

第二十一章　开窍药

学习目标

1. 熟悉开窍药的含义、作用、适应范围、配伍方法及使用注意。
2. 掌握药物：麝香、冰片、石菖蒲；熟悉药物：苏合香；了解药物：安息香。
3. 掌握麝香与冰片功效应用的主要异同点；掌握麝香、冰片的用法用量及使用注意。

凡具辛香走窜之性，以开窍醒神为主要作用，治疗闭证神昏的药物，称为开窍药，又称芳香开窍药。

本类药物以味辛性温，芳香走窜，入心、脾经为其性能特点。辛则能行，温则能通，具有通关开窍、启闭醒神作用，部分药物尚兼有行气活血、辟秽、止痛、解毒等作用。主要用治温热病热陷心包、痰浊蒙蔽心窍之神昏谵语；以及惊风、癫痫、中风等卒然昏倒，痉挛抽搐。部分药物尚可用治湿浊中阻之腹满，血瘀气滞之经闭、痛经、癥瘕，以及疮痈肿毒等症。

临床中应用本类药物根据闭证之病因病机及兼症的不同，选择适宜的开窍药，并进行相应配伍。闭证有寒闭、热闭之分，应分别选用辛温的开窍药（温开法）和辛凉的开窍药（凉开法）。若兼惊厥抽搐者，宜配伍息风止痉药；兼烦躁不安者，宜配伍重镇安神药；若痰浊壅盛者，须配伍化湿、祛痰药。

开窍药辛香走窜，易耗正气，故为急救治标之品，只宜暂用，不可久服，并忌用于脱证。因气芳香，易于挥发，故多不宜入煎剂，只入丸、散剂服用。因芳香走窜，易损及胎元，孕妇忌用。

案例 2-21-1

患者，男，55 岁。半年前出现胸痛，诊断为冠心病，用西药治疗半年疗效不显。现症见胸闷胸痛，心悸怔忡，气短乏力，手足不温，阴天疼痛加重，舌质暗淡，舌苔薄白，脉沉细弱。心电图：下壁心肌缺血。辨证属心阳不足，痰瘀阻络。治以益气温阳，活血化瘀，并配麝香保心丸以芳香开窍止痛。治疗 2 月余，自觉症状消失，复查心电图正常。

问题：你知道开窍药在中医治疗心脑血管疾病方面的现代应用吗？

麝香　shèxiāng《神农本草经》
MOSCHUS

本品为鹿科动物林麝 *Moschus berezovskii* Flerov、马麝 *Moschus sifanicus* Przewalski 或原麝 *Moschus moschiferus* Linnaeus 成熟雄体香囊中的干燥分泌物。主产于四川、西藏、云南等地。野生麝多在冬季至次春猎取，猎取后，割取香囊，阴干，习称"毛壳麝香"；用时剖开香囊，除去囊壳，称"麝香仁"，其中呈颗粒状者称"当门子"。人工驯养麝多直接从香囊中取出麝香仁，阴干或用干燥器密闭干燥。中成药制剂中，现多用人工合成品。

【**性能**】 辛，温。归心、脾经。

【**功效**】 开窍醒神，活血通经，消肿止痛。

【**应用**】

1. 闭证神昏　本品有浓郁的芳香之气，辛香走窜之性甚烈，主入心、脾经，有极强的开窍通闭、醒神作用，为醒神回苏之要药。故用治各种原因所致的闭证神昏，无论寒闭、热闭，皆可使用。用治温病热陷心包、痰热蒙蔽心窍、小儿惊风及中风痰厥等热闭神昏，常配伍牛黄、冰片、朱砂等，如安宫牛黄丸、至宝丹等；用治中风卒昏，中恶胸腹满痛等寒浊或痰湿阻闭气机，蒙蔽神明之寒闭神昏，常配伍苏合香、安息香及檀香等，如苏合香丸。

2. 疮疡肿毒，咽喉肿痛　本品辛香行散，有较好的活血散结、消肿止痛作用，用治上述诸症，内服、外用均可。用治疮疡肿毒，常配伍雄黄、乳香等；用治咽喉肿痛，可与牛黄、蟾酥等同用。

3. 血瘀经闭，癥瘕，心腹暴痛，头痛，跌打损伤，风寒湿痹　本品辛行入血散瘀，可行血中之瘀滞，开经络之壅遏而具活血通经、止痛之效，广泛用于瘀血所致的各种病证。用治血瘀经闭证，常配伍红花、丹参及桃仁等；若治癥瘕积聚等血瘀重证，可与水蛭、三棱等同用；用治心腹暴痛，常配伍木香、桃仁等；用治偏正头痛，日久不愈者，常与川芎、赤芍等合用，如通窍活血汤；用治跌仆肿痛、骨折扭挫，不论内服、外用均有良效，常与乳香、没药、红花等同用，如七厘散；用治风寒湿痹证疼痛，顽固不愈者，常配独活、桑寄生等。

【用法用量】　入丸、散，每次 0.03～0.1g。外用适量。不宜入煎剂。

【使用注意】　本品有兴奋子宫的作用，故孕妇禁用。

【现代研究】　①化学成分：大环酮类化合物：麝香酮为 R-(L)3-甲基环十五酮，为主要活性成分。②药理作用：改善脑循环，兴奋中枢、抗脑损伤，改善学习记忆，强心、抗心肌缺血，提高耐缺氧能力，抗炎抗菌，兴奋子宫、抗早孕，抗肿瘤，免疫抑制等。

【应用链接】　安宫牛黄丸、再造丸、牛黄清心丸、麝香保心丸等成药中含麝香。

知识窗

近代研究从灵猫科动物小灵猫、大灵猫的香囊中取灵猫香，从仓鼠科动物成龄雄性麝鼠的香囊中取麝鼠香，它们具有与麝香相似的化学成分及功效，可用来代替麝香使用。另外，人工麝香有与天然麝香基本相似的疗效，现已广泛用于临床，代替天然麝香，以补充药源。

冰片　Bīngpiàn《新修本草》
BORNEOLUM

龙脑冰片为龙脑香科植物龙脑香 *Dryobalanops aromatica* Gaertn. f. 树脂的加工品，或龙脑香树的树干、树枝切碎，经蒸馏冷却而得的结晶，亦称"梅片"。天然冰片（右旋龙脑）为樟科植物樟 *Cinnamomum camphora* (L.) Presl 的新鲜枝、叶经提取加工制成；艾片（左旋龙脑）为菊科植物艾纳香 *Blumea balsamifera* (L.) DC. 的新鲜叶经提取加工制成的结晶。主产于广东、广西、云南等地。现用冰片（合成龙脑），多用松节油、樟脑等经化学方法合成，亦称"机制冰片"。研细粉用。

【性能】　辛、苦，微寒。归心、脾、肺经。

【功效】　开窍醒神，清热止痛。

【应用】

1. 闭证神昏　本品味辛气香，有开窍醒神作用，功似麝香但力较弱，两者常相须为用。又性偏寒凉，为凉开之品，更宜用治痰热内闭、暑热卒厥、小儿惊风等热闭神昏，常配伍牛黄、麝香等，如安宫牛黄丸；若闭证属寒，常配伍苏合香等，如苏合香丸。

2. 胸痹心痛　本品入心经，止心痛，用治冠心病心绞痛，常与丹参或川芎同用，如复方丹参滴丸、速效救心丸。

3. 目赤肿痛，喉痹口疮　本品苦寒，有清热解毒、消肿止痛、明目退翳之功，为五官科常用药。用治目赤肿痛，单用点眼即效，也可配炉甘石等制成点眼药水；用治咽喉肿痛、口舌生疮，常配硼砂、朱砂、玄明粉共研细末，吹敷患处，如冰硼散。

4. 疮疡肿痛，溃后不敛，水火烫伤　本品有清热解毒、防腐生肌作用，为皮肤科常用药。用治疮疡肿痛，溃后日久不敛，常配伍牛黄、珍珠等；用治水火烫伤，可用本品与朱砂、香油制成药膏外用。

【用法用量】　入丸、散，每次 0.15～0.3g。外用适量，研粉点敷患处。不宜入煎剂。

【使用注意】 孕妇慎用。

【现代研究】 ①化学成分：天然冰片主要成分含右旋龙脑，又含葎草烯、β-榄香烯、石竹烯等倍半萜，以及齐墩果酸、麦珠子酸、积雪草酸、龙脑香醇等三萜化合物。艾片含左旋龙脑。机制冰片为消旋混合龙脑。②药理作用：抗缺氧、促进其他药物透过血-脑屏障、促进其他药物吸收，对中枢神经系统具有兴奋和抑制的双重作用，抗炎、镇痛、抑菌、防腐，保护脑缺血、抗生育等。

【配伍阐释】 麝香常与冰片配伍应用，麝香辛温芳香走窜，开窍醒神力强；冰片微寒辛香开窍，两药合用，醒神回苏之力增强，长于治疗闭证神昏，无论寒热均可，如安宫牛黄丸、紫雪、至宝丹、苏合香丸。

【功用比较】 冰片与麝香均可开窍醒神，用治热病神昏、中风痰厥、气郁窍闭、中恶昏迷等闭证。然麝香开窍力强，为温开之品，而冰片力逊，为凉开之剂，但又常相须为用。两者均可消肿止痛、生肌敛疮，外用治疮疡肿毒，但冰片性偏寒凉，以清热泻火止痛见长，善治五官科疾患，外用有清热止痛、防腐止痒、明目退翳之功；麝香辛温，治疮痈肿毒多以活血散结、消肿止痛功效为用。

【应用链接】 安宫牛黄丸、冠心苏合丸、复方丹参滴丸、速效救心丸、三七伤药片、伤湿止痛膏、牛黄解毒片、西瓜霜润喉片等成药中含冰片。

苏合香　Sūhéxiāng《名医别录》
STYRAX

本品为金缕梅科植物苏合香树 *Liquidambar orientalis* Mill. 的树干渗出的香树脂经加工精制而成的。主产于土耳其、埃及、叙利亚等地，我国广西、云南亦有栽培。成品应置阴凉处，密闭保存。

【性能】 辛，温。归心、脾经。

【功效】 开窍醒神，辟秽止痛，温通散寒。

【应用】

1. 中风痰厥，卒然昏倒，惊痫 本品辛香气烈，专入心、脾二经，能开窍醒神，作用与麝香相似而力稍逊，且长于温通、辟秽，为治寒闭神昏之要药。用治中风痰厥、惊痫等属于寒邪、痰浊内闭者，常配伍麝香、檀香及冰片等，如苏合香丸。

2. 胸痹心痛，胸腹冷痛 本品温通、走窜，又入脾经，具有化浊开郁、祛寒止痛作用，用治痰浊、血瘀或寒凝气滞之胸痹心痛，可与冰片、檀香等同用，如冠心苏合丸；用治胸脘痞满、脘腹冷痛等，常与冰片等同用，如苏合丸。

此外，本品能温通散寒，为治疗冻疮的良药，可将其溶于乙醇中涂敷患处。

【用法用量】 入丸、散，每次0.3～1g。外用适量。不入煎剂。

【现代研究】 ①化学成分：树脂中含苏合香树脂醇、齐墩果酮酸等。油状液体中含有苯乙烯、乙酸桂皮酯、肉桂酸、桂皮醇酯、桂皮酸苯丙酯、香荚兰醛等。②药理作用：兴奋中枢，抗缺氧（降低心肌耗氧量）、抗心肌缺血，抑制血小板聚集，抗血栓，祛痰，抗菌，利胆，防腐等。

【应用链接】 苏合香丸、冠心苏合丸等成药中含苏合香。

石菖蒲　Shíchāngpú《神农本草经》
ACORI TATARINOWII RHIZOMA

本品为天南星科植物石菖蒲 *Acorus tatarinowii* Schott 的干燥根茎。主产于四川、浙江、江苏等地。生用或鲜用。

【性能】 辛、苦，温。归心、胃经。

【功效】 开窍豁痰，醒神益智，化湿开胃。

【应用】

1. 痰蒙心窍，神志昏迷 本品辛开苦燥温通，芳香走窜，具有开窍醒神作用，且兼可化湿、豁痰、辟秽，善治痰湿秽浊之邪蒙蔽清窍所致之神志昏乱，常配半夏、天南星、橘红等，如涤痰汤；若治痰热蒙蔽，高热、神昏谵语者，常配郁金、半夏等；用治痰热癫痫抽搐，可与枳实、竹茹、黄连等同用；用治癫狂痰热内盛者，可配远志、朱砂、生铁落等，如生铁落饮。

2. 健忘，失眠，耳鸣，耳聋 本品入心经，能开心窍、益心智、安心神、聪耳明目。用治健忘证，常配伍人参、茯苓等，如不忘散、开心散；用治劳心过度、心神失养引发的失眠、多梦、心悸怔忡，常与人参、茯神、远志等同用，如安神定志丸；用治心肾两虚、耳鸣耳聋、头昏、心悸等，常配伍菟丝子、女贞子等。

3. 湿阻中焦，脘腹痞满，胀闷疼痛 本品辛温，气味芳香，善化湿浊、醒脾胃、行气滞、消胀满。用治湿浊中阻，湿从热化之脘闷腹胀、痞塞疼痛，常配伍黄连、厚朴等。

【用法用量】 煎服，3～10g。

【现代研究】 ①化学成分：含挥发油，内有 α-细辛醚、β-细辛醚、γ-细辛醚、欧细辛醚等、反式丁烯二酸、对羟基苯甲酸、石竹烯、石菖醚、细辛醛。②药理作用：镇静、抗惊厥，改善学习记忆，抗抑郁，解痉、平喘、祛痰、镇咳，利胆，抑菌，改善血液流变性、抗血栓、抗心律失常等。

【应用链接】 安神补心丸、天王补心丸等成药中含石菖蒲。

案例 2-21-1 分析讨论

　　冠心病属中医学"胸痹""心痛"范畴，其病机为阳气亏损，血脉闭阻。《素问·阴阳应象大论》曰："辛甘发散为阳。"辛香者宣，横贯穿透，壅塞不通之弊，皆可宣而散之。辛香之品不但本身可以走窜通络，还兼具引经作用，可引诸药达于病所。现代研究证实，芳香开窍药如麝香、冰片、石菖蒲等能通过血-脑屏障，起到引药入脑的作用。并能扩张冠状动脉、解除冠状动脉痉挛、增加冠状动脉流量，起到快速缓解心绞痛的作用，是治疗心脑血管疾病不可缺少的引经报使药。相关实验研究结果表明，通过某些开窍药物的治疗，可增加功能性冠状动脉分支或侧支循环，达到恢复缺血心肌血液供应、减轻患者症状和改善预后的目的，这可以形象地称为"药物促进人体的自身搭桥"。因此，该方法被比拟为"天然药物支架"。

其他开窍药见表 2-21-1。

表 2-21-1　其他开窍药简表

药名	性味归经	功效	主治	用量/煎服	入药/注意
安息香	辛、苦，平。归心、脾经	开窍醒神，祛痰辟秽，行气活血，止痛	闭证神昏，心腹疼痛，产后血晕	0.6～1.5g，入丸、散	树脂。阴虚火旺及脱证者慎服

思 考 题

1. 试述开窍药的含义、性能特点、功效、适应证及使用注意。
2. 麝香与冰片的功用有何异同？使用注意各有哪些？
3. 冰片外用可以治疗哪些病证？
4. 查阅相关文献，简述麝香、石菖蒲的主要药理作用。

进一步阅读文献

梅婷婷, 闫珺, 陈晶, 2022. 石菖蒲化学成分及其药理作用概述. 中医药信息, 39(4): 77～80

吴谕锋, 朱泽宇, 陈靖南, 等, 2020. 冰片药理作用及冰片酯的研究进展. 药学研究, 39(4): 217～224

周文杰, 李宁, 谢兴文, 等, 2022. 天然麝香的化学成分及药理研究进展. 时珍国医国药, 33(1): 185～188

（董　慧）

第二十二章　补　虚　药

学习目标

1. 熟悉补虚药的含义、作用、适应范围、配伍方法、分类、使用注意，以及各类药的性能特点。

2. 掌握药物：人参、党参、黄芪、白术、甘草、鹿茸、淫羊藿、杜仲、续断、肉苁蓉、当归、熟地黄、白芍、何首乌、阿胶、北沙参、麦冬、枸杞子、龟甲、鳖甲、黄精；熟悉药物：西洋参、山药、太子参、大枣、巴戟天、补骨脂、益智仁、菟丝子、沙苑子、蛤蚧、冬虫夏草、龙眼肉、南沙参、百合、天冬、石斛、玉竹、女贞子；了解药物：白扁豆、蜂蜜、饴糖、仙茅、海马、胡芦巴、核桃仁、紫河车、墨旱莲、桑椹、黑芝麻。

3. 掌握人参与党参，人参与西洋参，白术与苍术，白芍与赤芍，熟地黄与生地黄，北沙参与南沙参，麦冬与天冬，龟甲与鳖甲功效应用的主要异同点；掌握人参与附子，人参与蛤蚧，甘草与白芍，当归与黄芪的配伍意义。

凡能补益正气，增强体质，以提高抗病能力，治疗虚证为主要作用的药物，称为补虚药，亦称补养药或补益药。

本类药物多为味甘之品，有补虚扶弱的作用，能够补益人体的气、血、阴、阳，用于治疗虚证，包括气虚证、血虚证、阴虚证、阳虚证、气血两虚证及阴阳俱虚证等。部分药物尚兼有清热、祛寒、生津、润燥、收敛等作用，故又有相应的主治病证。

针对气血阴阳虚损的不同类型，并根据药性、功效及主治不同，补虚药分为补气药、补阳药、补血药和补阴药四类。

临床中应用本类药物时，首先应根据虚证的不同类型选择相应的补虚药，再根据兼症的不同及气血阴阳之间的相互依存和在病证中相互影响的关系，选择适当的药物与之配伍。如阳虚者多伴有气虚，而气虚易致阳虚，因此对于阳气衰弱的病证，补气药和补阳药常常配伍使用；又如阴虚者多伴有血虚，而血虚又可导致阴虚，阴亏血虚临证亦常常并见，因此补血药常与补阴药同用；又因气血同源，阴阳互根，常见有气血两虚、阴阳两虚的病证，因此在治疗时应气血兼顾，阴阳并补。故补气药与补血药、补阴药与补阳药往往相辅而用。

使用补虚药还应注意要防止不当补而误补，以免破坏机体阴阳之间的相对平衡，引起新的病理改变，造成"误补益疾"之弊病。虽然"虚者补之"，但要避免当补而补之不当。如不分气血阴阳，不分脏腑虚实寒热，见虚即补，不仅收不到预期的疗效，还可导致不良的后果。应用补虚药扶正祛邪时，要分清扶正和祛邪的主次关系，使祛邪不伤正，补虚不留邪。补虚药大多药性滋腻，易令人中满，因此应掌握好用药的分寸，或适当配伍健脾消食、行气之品，以促进运化，防止滋腻碍胃，又可充分发挥补虚药的作用。虚证用药一般疗程较长，补虚药一般宜制成蜜丸、煎膏、口服液等剂型，便于储存和服用。

第一节　补　气　药

补气药性味大多为甘温或甘平，主入脾肺二经，功善补益脾肺之气，少数药物亦入心经，能补益心气。主要适用于脾气虚之神疲乏力、食少便溏等和肺气虚之少气懒言、喘促汗出等症。部分药物亦治疗心气虚之脉结代、心动悸等症。

案例 2-22-1

　　患者，女，39 岁。一向体健不虚，听说人参具有强身健体、延年益寿、美容养颜等作用，遂自行购买，每日 12g 水煎，睡前汤渣尽服。2 周后自感胸闷，脘腹胀满，心烦躁扰，彻夜不眠，头晕、头胀，测量血压升至 210/115mmHg。去医院中医科就诊，嘱其立即停服人参，并以破气行滞、清热泻火中药治疗调理，3 日后血压恢复正常，诸症消除。

问题：你知道人参使用不当会产生哪些不良反应吗？

人参　　Rénshēn《神农本草经》
GINSENG RADIX ET RHIZOMA

　　本品为五加科植物人参 *Panax ginseng* C.A. Mey. 的干燥根和根茎。主产于吉林、辽宁、黑龙江等地。野生者名"山参"；栽培者称"园参"。园参一般应栽培 6～7 年后收获。鲜参洗净后干燥者称"生晒参"；蒸制后干燥者称"红参"；加工断下的细根称"参须"。山参经晒干称"生晒山参"。切片或研粉用。

　　【性能】　甘、微苦，微温。归脾、肺、心、肾经。

　　【功效】　大补元气，复脉固脱，补脾益肺，生津养血，安神益智。

　　【应用】

　　1. 元气虚脱，肢冷脉微　本品能大补元气，复脉固脱，为拯危救脱之要药。适用于因大汗、大泻、大失血或大病、久病所致的元气虚极欲脱、气短神疲、脉微欲绝的危重证候。单用有效，如独参汤；若气虚欲脱兼见汗出、四肢逆冷者，常配附子同用，以补气固脱，回阳救逆，如参附汤；若气虚欲脱兼见汗出口渴、舌红干燥者，常配麦冬、五味子同用，以补气养阴，敛汗固脱，如生脉散。

　　2. 脾气不足，倦怠食少　本品补益脾气，为补脾气之要药，可用治脾气虚弱之倦怠乏力、食少便溏等症，常配伍白术、茯苓等，如四君子汤。若脾气虚弱，不能统血，导致长期失血者，本品能补气以摄血，常配伍黄芪、白术等，如归脾汤。

　　3. 肺气亏虚，气短喘促　本品补益肺气，为补肺气之要药，可用治肺气亏虚之咳嗽无力、气短喘促、懒言声微、自汗脉弱等症，常配五味子、苏子、杏仁等，如补肺汤。

　　4. 津伤口渴，内热消渴　本品能益气生津止渴。用治热伤气津者，常与知母、石膏同用，如白虎加人参汤；用治消渴，常配麦冬、五味子、乌梅、葛根等。

　　5. 气血亏虚，久病虚羸　本品补气以生血、养血，若脾气虚衰，气血化生无源，以致气血两虚，久病虚羸者，可配伍熟地黄、当归、白术等药，如八珍汤。

　　6. 心气不足，失眠心悸　本品有补益心气、安神益智之效，可改善心悸怔忡、失眠、多梦、健忘、胸闷气短等症，可单用，亦可配伍生地黄、当归、酸枣仁等养血安神药，如天王补心丹。

　　7. 肾虚作喘，阳痿宫冷　本品能益气以助阳，用治肾阳虚阳痿、宫冷不孕等证，常配伍鹿茸、紫河车等补肾阳、益肾精之品；用治肾不纳气之虚喘，常配蛤蚧、五味子、胡桃肉等。

　　此外，本品还常与解表药、攻下药等祛邪药配伍，用于气虚外感或里实热结而邪实正虚之证，有扶正祛邪之效。

　　【用法用量】　煎服，3～9g；挽救虚脱可用 15～30g。宜文火另煎兑服。也可研粉吞服，1 次 2g，1 日 2 次。

　　【使用注意】　本品不宜与藜芦、五灵脂同用。

　　【现代研究】　①化学成分：含多种人参皂苷、挥发油、氨基酸、微量元素及有机酸、黄酮类、糖类、维生素等。②药理作用：抗休克，提高胃蛋白酶活性，保护胃肠细胞，促进蛋白质、RNA、DNA 合成，促进造血功能，提升白细胞，增强免疫功能，抗疲劳，抗衰老，促进大脑利用能量物质、促进学习记忆，抗心肌缺血、抗脑缺血、抗心律失常，增强性腺功能，降血脂，降血糖，抗炎，抗过敏，抗辐射，抗肿瘤，抗应激，抗利尿等。人参的药理活性常因机体功能状态不同而呈双向调节作用。

【配伍阐释】 人参与附子常相须为用，人参为补气之主药，附子为回阳之首选。人参甘温峻补，力宏固脱；附子辛热回阳，补火救逆。两药合用，大补大热，有益气、回阳、固脱之功。用治元气暴虚，阳气欲脱，汗出肢冷，气促喘息，脉微欲绝之危重证候。

【应用链接】 人参养荣丸、人参健脾丸、人参再造丸、产复康颗粒、参茸固本片、参茸白凤丸、八宝坤顺丸等成药中含人参。

知识窗

野山参，以年代久远者为佳，补益力较大。园参补力不及山参，因加工方法不同，有生晒参、红参、白参（糖参）、参须等规格，作用也稍有差异。以红参、生晒参质量较好，白参较差，参须更次。生晒参适用于气阴不足者；白参功同生晒参，但作用较弱；红参药性偏温，适用于阳气虚弱者。人参产于朝鲜者，又名"高丽参""别直参"，功同红参，而药力较强。

案例 2-22-1 分析讨论

人参的急、慢性毒性都很小，但因服用不当而产生的副作用仍时有所见。过量服用人参或其制品一般不良反应可出现胸腹胀满、恶心呕吐、头痛眩晕、心悸失眠、多汗、泄泻、水肿、衄血、咯血、视物模糊、四肢麻木等。有的可诱发心房颤动、加剧心律失常、血压升高等。大剂量服用者可出现烦躁不安、四肢抽搐等中毒反应，甚至死亡。长期连续服用人参或其制品可致人参滥用综合征，主要表现为高血压伴有神经兴奋、咽喉刺激感、皮疹、清晨腹泻等。综上，人参并非有益无害，且不是人人皆宜、多多益善，无论是用于治病，还是用于保健，都应遵循中医辨证论治的原则，正确合理使用。

西洋参 Xīyángshēn 《增订本草备要》
PANACIS QUINQUEFOLII RADIX

本品为五加科植物西洋参 *Panax quinquefolium* L. 的干燥根。主产于美国、加拿大，我国北京、吉林、辽宁等地亦有栽培。生用。别名：花旗参、洋参。

【性能】 甘、微苦，凉。归肺、心、肾经。

【功效】 补气养阴，清热生津。

【应用】

1. 气阴两伤证 本品有良好的补气养阴、清热生津之效，用于热病气阴两伤之烦倦、口渴等证，单用即效，或配伍麦冬、知母、石斛等同用。

2. 肺气虚及肺阴虚证 本品能补肺气，兼能养肺阴、清肺火，适用于火热耗伤肺脏气阴所致的短气喘促、咳嗽痰少，或痰中带血等症，可配麦冬、玉竹、川贝母等。

3. 气虚津伤，口燥咽干，内热消渴 本品不仅能补气、养阴生津，还能清热，适用于热伤气津及消渴病气阴两伤之虚热烦倦、口燥咽干等症，可配天花粉、山药、黄芪等。

【用法用量】 煎服，3～6g，另煎兑服。

【使用注意】 本品不宜与藜芦同用。

【现代研究】 ①化学成分：含多种人参皂苷、多种挥发性成分、树脂、淀粉、糖类及氨基酸、无机盐等。②药理作用：抗缺氧、抗心肌缺血、抗心肌氧化、抗心律失常、抗休克，抗疲劳，抗应激，增强免疫功能，促进学习记忆，促进造血、升高白细胞、镇静、降血糖，降血脂，抗利尿等。

【功用比较】 人参与西洋参均有补益元气之功，可用于气虚欲脱之气短神疲、脉细无力等症。但人参益气救脱之力较强，单用即可收效；西洋参偏于苦寒，兼能补阴，较宜于热病所致之气阴两脱者。两药又皆能补脾肺之气，用治脾肺气虚之证，也以人参作用较强；而西洋参多用于脾肺气阴两虚之证。此两药还有益气生津作用，均常用于津伤口渴和消渴证。此外，人参尚能补益心肾之气，安神益智，用治失眠、健忘、心悸怔忡及肾不纳气之虚喘气短。

【应用链接】 洋参保肺丸、心悦胶囊、肾炎康复片、二十七味定坤丸等成药中含西洋参。

案例 2-22-2

患者，男，72 岁。前日下午突然体温下降，手足不停抖动，并伴腹痛，家人赶紧将其送至医院，检查结果显示，各项化验指标都在正常范围，这是何故呢？后来才知，老人平日即有面色苍白、畏寒肢冷、食欲不振、腹泻、乏力等症状，女儿送来西洋参让他进补，没想到才服用 2 周就出现了不良状况。

问题：1. 患者的体质适合服西洋参吗？
　　　2. 你建议他服用什么药来调理？

党参　Dǎngshēn《增订本草备要》
CODONOPSIS RADIX

本品为桔梗科植物党参 *Codonopsis pilosula* (Franch.) Nannf.、素花党参 *Codonopsis pilosula* Nannf. var. modesta (Nannf.) L.T. Shen 或川党参 *Codonopsis tangshen* Oliv. 的干燥根。主产于山西、陕西、甘肃等地。生用。

【性能】 甘，平。归脾、肺经。

【功效】 补脾益肺，养血生津。

【应用】

1. 脾肺气虚，食少倦怠，咳嗽虚喘 本品味甘性平，主归脾、肺二经，以补脾肺之气为主要作用。其补益脾肺之功与人参相似而力较弱，临床常用以代替古方中的人参，用以治疗脾肺气虚之轻证。治疗脾气虚弱，食少便溏，倦怠乏力，常配白术、茯苓、甘草等。治疗肺气亏虚，咳喘无力，语声低微等，可配伍黄芪、五味子等，如补肺汤。

2. 气血两亏，面色萎黄，头晕心悸 本品既能补气，又能养血，常与熟地黄、当归等同用，治疗气血两亏，面色萎黄，头晕心悸等，如八珍汤。

3. 热伤气津，气短口渴，内热消渴 本品有补气生津作用，治疗热伤气津，气短口渴，内热消渴，常配伍麦冬、黄芪、五味子等。

此外，本品亦常与解表药、攻下药等祛邪药配伍，用于气虚外感或里实热结而气血亏虚等邪实正虚之证，以扶正祛邪，使攻邪而不伤正。

【用法用量】 煎服，9～30g。

【使用注意】 本品不宜与藜芦同用。

【现代研究】 ①化学成分：含甾醇、党参苷、党参多糖、党参内酯、黄酮类、酚酸类、生物碱、香豆素类、挥发油、无机元素、氨基酸、微量元素等。②药理作用：调节胃肠运动、抗溃疡，增强免疫，促进造血，改善学习记忆，强心、抗心肌缺血，抗应激，兴奋呼吸中枢，延缓衰老、抗辐射、抗缺氧、降低血糖、调节血脂等。

【功用比较】 人参与党参均具有补益脾肺、益气生津、益气生血之功，均可用于脾气虚、肺气虚、津伤口渴、消渴、血虚及气虚邪实之证。但党参性味甘平，作用缓和，药力薄弱，用以主治以上轻证和慢性疾病者，可加大用量代替人参使用，而急证、重证仍以人参为宜。且党参不具有人参益气救脱之功，凡元气虚脱之证，应以人参急救虚脱，不能以党参代替。此外，人参还长于益气助阳，安神增智。

【应用链接】 阿胶补血口服液、柏子养心片、附子理中丸、八珍益母丸、八珍颗粒等成药中含党参。

太子参　Tàizǐshēn《中国药用植物志》
PSEUDOSTELLARIAE RADIX

本品为石竹科植物孩儿参 *Peseudostellaria heterophylla* (Miq.) Pax ex pax et Hoffm. 的干燥块根。主产于江苏、安徽、山东等地。生用。别名：孩儿参、童参。

【性能】　甘、微苦，平。归脾、肺经。

【功效】　益气健脾，生津润肺。

【应用】

1. 脾虚倦怠，食少口干　本品甘、微苦，性平偏凉，属补气药中的清补之品，尤适于小儿。常配山药、石斛等，治疗脾气虚弱、胃阴不足的食少倦怠、口干舌燥等病证。

2. 气阴不足，肺燥干咳，虚热汗多　本品补气之力较弱，但兼能养阴生津、润燥，用治气虚肺燥咳嗽，常配北沙参、麦冬等；用治气阴两虚之心悸不眠、虚热汗多，宜与五味子、酸枣仁等配伍。

【用法用量】　煎服，9～30g。

【现代研究】　①化学成分：含氨基酸、多糖、皂苷、黄酮、鞣质、香豆素、甾醇、三萜及多种微量元素等。②药理作用：增强免疫功能，抗应激，抗疲劳，改善记忆，抗衰老、抗菌、抗病毒、抗炎、止咳、祛痰、降血脂，降血糖等。

【功用比较】　西洋参与太子参均为气阴双补之品，均具有益脾肺之气、补脾肺之阴、生津止渴之功。但太子参性平力薄，其补气、养阴生津与清火之力俱不及西洋参。凡气阴不足之轻证、火不盛者及小儿，宜用太子参；气阴两伤而火较盛者，当用西洋参。

【应用链接】　健胃消食片、降糖甲片、金果含片、乐儿康糖浆、儿宝颗粒等成药中含太子参。

黄芪　Huángqí《神农本草经》
ASTRAGALI RADIX

本品为豆科植物蒙古黄芪 *Astragalus memeranaceus* (Fisch.) Bge. var. *mongholicus* (Bge.) Hsiao 或膜荚黄芪 *Astragalus membranaceus* (Fisch.) Bge. 的干燥根。主产于内蒙古、山西、黑龙江等地。生用或蜜炙用。

【性能】　甘，微温。归脾、肺经。

【功效】　补气升阳，益卫固表，利水消肿，生津养血，行滞通痹，托毒排脓，敛疮生肌。

【应用】

1. 脾胃虚弱，中气下陷　本品甘温，入脾胃经，既擅补中益气，又善升阳举陷，为补气升阳之要药。用治脾气虚弱，倦怠乏力，食少便溏者，宜配伍党参、白术等；用治中气下陷之久泻脱肛、内脏下垂等症，宜配伍人参、升麻、柴胡等，如补中益气汤。

2. 肺气虚弱，表虚自汗　本品入肺经，能补益肺气，益卫固表止汗。用治肺气虚弱，咳喘日久，气短神疲者，常配伍紫菀、款冬花、杏仁等。用治诸虚不足，身常汗出之证，常配牡蛎、麻黄根等。若因卫气不固，表虚自汗而易感风邪者，宜配白术、防风等，如玉屏风散。

3. 气虚水肿，尿少　本品既能补脾益气，又能利尿消肿，标本兼治，为治气虚水肿之要药。常与白术、茯苓等健脾利湿之品配伍，治疗脾虚水湿失运，水肿、尿少者。

4. 气血亏虚，疮疡日久不愈　本品能补气托毒生肌。用治痈疽不溃，常配当归、穿山甲、皂角刺等，如透脓散；用治溃疡后期，疮口难敛者，常配人参、当归、肉桂等，如十全大补汤。

此外，本品能补气以生血，常配伍当归，治疗气虚血亏之面色萎黄、神倦脉虚等症，如当归补血汤；本品能补气以摄血，用治脾气虚不能统血所致的崩漏、下血等失血证，常配伍人参、白术等，如归脾汤；本品能补气行血以通痹滞，常配祛风湿、活血、通络药，治疗气虚血滞之肢体麻木、关节痹痛、半身不遂等症，常配伍川芎、当归、地龙等，如补阳还五汤；本品能补气生津，促进津液的生成与输布而有止渴之效；用治气虚津亏之消渴证，常配山药、天花粉、葛根等，如玉液汤。

【用法用量】 煎服，9～30g。益气补中宜蜜炙用；余多生用。

【现代研究】 ①化学成分：含苷类、多糖、黄酮、氨基酸、微量元素等。②药理作用：增强免疫功能，增强造血功能，增强心肌收缩力、抗心律失常、扩张冠状动脉和外周血管、双向调节血压，改善物质代谢，增强性腺功能，降血脂，抗衰老、抗疲劳、抗缺氧、抗辐射、抗炎，抗溃疡、保肝，抗应激，抗肿瘤等。

【功用比较】 人参与黄芪皆有补气及补气生津、补气生血之功效，常相须为用。但人参作用较强，被誉为补气第一要药，并具有益气救脱、安神增智、补气助阳之功。黄芪补益元气之力不及人参，但长于补气升阳、益卫固表、托疮生肌、利水退肿，尤宜于脾虚气陷及表虚自汗等证。

【应用链接】 玉屏风口服液、补中益气丸、归脾丸、消栓通络片、人参养荣丸、十全大补丸、降糖甲片等成药中含黄芪。

白术 Báizhú 《神农本草经》
ATRACTYLODIS MACROCEPHALAE RHIZOMA

本品为菊科植物白术 *Atractylodes macrocephala* Koidz. 的干燥根茎。主产于浙江、安徽等地。以浙江於潜产者最佳，称为"於术"。生用或麸炒用。

【性能】 甘、苦，温。归脾、胃经。

【功效】 补气健脾，燥湿利水，止汗，安胎。

【应用】

1. 脾气虚弱，食少便溏 本品甘苦性温，主归脾、胃经，为补气健脾之要药。用治脾虚气弱，食少便溏或泄泻，常配人参、茯苓等，如四君子汤。

2. 脾虚痰饮，水肿，带下 本品既补气健脾，又燥湿利水，为治痰饮、水肿之要药。与温阳化气、利水渗湿药配伍，治疗脾虚中阳不振，痰饮内停者；治脾虚水肿，常配茯苓、桂枝等；治脾虚湿浊下注，带下清稀者，配伍山药、苍术、车前子等，如完带汤。

3. 气虚自汗 本品益气固表止汗，作用与黄芪相似而力稍逊。用治脾肺气虚，卫气不固，表虚自汗，易感风邪者，宜配伍黄芪、防风，如玉屏风散。

4. 脾虚胎动不安 本品具有补气健脾，促进水谷运化以安胎之功，常配砂仁、陈皮等。

【用法用量】 煎服，6～12g。燥湿利水宜生用，补气健脾宜炒用，健脾止泻宜炒焦用。

【使用注意】 本品性偏温燥，热病伤津及阴虚燥渴者不宜使用。

【现代研究】 ①化学成分：含挥发油，油中主要有苍术酮、苍术醇、苍术醚、杜松脑、苍术内酯等，并含有果糖、菊糖、白术多糖、多种氨基酸、白术三醇及维生素 A 类成分等。②药理作用：双向调整胃肠运动、抗溃疡、抑制子宫平滑肌收缩、保肝、利胆，增强免疫功能，增强造血功能，抗氧化、抗衰老，利尿，抑制子宫收缩，镇静，降血糖，抗菌、镇咳、祛痰、抗肿瘤等。

【功用比较】 白术与苍术，古时统称为"术"，后世逐渐分别入药。两药均具有健脾与燥湿之功。然白术以健脾益气为主，宜用于脾虚湿困而偏于虚证者；苍术以苦温燥湿为主，宜用于湿浊内阻而偏于实证者。此外，白术又能利尿、止汗、安胎；苍术又能发汗解表、祛风湿、明目。

【应用链接】 参苓白术散、人参养荣丸、十全大补丸、八珍丸、补中益气丸、归脾丸、附子理中丸、玉屏风口服液、香砂养胃丸等成药中含白术。

山药 Shānyào 《神农本草经》
DIOSCOREAE RHIZOMA

本品为薯蓣科植物薯蓣 *Dioscorea opposita* Thunb. 的干燥根茎。主产于河南、河北、江南等地。习惯认为河南（怀庆府）所产者品质最佳，故有"怀山药"之称。生用或麸炒用。

【性能】 甘，平。归脾、肺、肾经。

【功效】 益气养阴，补脾肺肾，涩精止带。

【应用】

1. 脾虚食少，便溏，带下 本品性味甘平，能补脾益气，滋养脾阴。用治脾气虚弱之食少、便溏、消瘦乏力，常配人参、茯苓等，如参苓白术散。用治脾虚不运，湿浊下注之妇女带下证，常配党参、白术、车前子等，如完带汤。

2. 肺虚咳喘 本品既能补肺气，兼能滋肺阴。用治肺虚咳喘，宜配伍太子参、南沙参等。

3. 肾虚腰膝酸软，遗精，尿频 本品能补肾气，兼能滋养肾阴，配伍他药，可用治肾气虚之腰膝酸软、夜尿频多或遗尿、滑精、早泄等症，如肾气丸；肾阴虚之形体消瘦、腰膝酸软、遗精等症，如六味地黄丸。

4. 气阴两虚消渴证 本品既补脾肺肾之气，又补脾肺肾之阴。治疗气阴两虚之消渴常配伍黄芪、天花粉、知母等，如玉液汤。

【用法用量】 煎服，10～30g。麸炒可增强补脾止泻作用。

【现代研究】 ①化学成分：含薯蓣皂苷元、黏液质、尿囊素、山药素、甘露聚糖、胆碱、淀粉、糖蛋白、游离氨基酸、止权素、维生素C、淀粉酶等。②药理作用：促消化、双向调节食管运动、保护胃黏膜、降血糖、提高免疫功能、抗氧化、抗衰老、降血脂、抗肿瘤、抗炎、抑菌、镇痛等。

【应用链接】 启脾丸、开胃健脾丸、妇科止带片、参苓白术散、六味地黄丸、参茸固本片、耳聋左慈丸等成药中含山药。

案例 2-22-2 分析讨论

西洋参药性偏寒，适于气阴两虚有热象者，而患者属体质虚寒，阳气不足，胃有寒湿之人，不宜服用。应选择药性偏温的人参适量应用，并可配伍黄芪、白术、山药等健脾益气药同用。

甘草 Gāncǎo 《神农本草经》
GLYCYRRHIZAE RADIX ET RHIZOMA

本品为豆科植物甘草 *Glycyrrhiza uralensis* Fisch.、胀果甘草 *Glycyrrhiza inflata* Bat. 或光果甘草 *Glycyrrhiza glabra* L. 的干燥根及根茎。主产于内蒙古、甘肃、黑龙江等地。生用或蜜炙用。别名：国老、粉草、甜草。

【性能】 甘，平。归心、肺、脾、胃经。

【功效】 补脾益气，祛痰止咳，缓急止痛，清热解毒，调和诸药。

【应用】

1. 心气不足，心动悸、脉结代 本品能补益心气，益气复脉，治疗心气不足，心动悸、脉结代，常配人参、阿胶、生地黄等，如炙甘草汤。

2. 脾气虚弱，倦怠乏力，食少便溏 本品味甘，入中焦，具有补益脾气之功。用治脾虚乏力、食少便溏等。因其作用缓和，宜作为辅助药用，常配伍人参、白术、黄芪等。

3. 咳嗽气喘 本品止咳，兼具祛痰、平喘作用，随症配伍可用治寒热虚实多种咳喘，有痰、无痰均宜。

4. 脘腹、四肢挛急疼痛 本品味甘，善于缓急止痛，对脾虚肝旺的脘腹挛急作痛或阴血不足之四肢挛急作痛，均常与白芍同用，即芍药甘草汤。随症配伍可用治血虚、血瘀、寒凝等原因所致的脘腹、四肢挛急作痛。

5. 热毒疮疡，咽喉肿痛，药物、食物中毒 本品生用药性微寒，可清解热毒，用治热毒疮疡、咽喉肿痛等症。对附子等药物及食物所致中毒，有一定解毒作用。

6. 缓解药性峻烈、药性不和 本品可缓和、调和药性，降低方中某些药物（如附子、大黄）的毒烈之性。

【用法用量】 煎服，2～10g。蜜炙甘草可增强补益心脾之气和润肺止咳作用。

【使用注意】 ①本品不宜与海藻、京大戟、红大戟、芫花、甘遂同用；②本品有助湿壅气之弊，湿盛胀满、水肿者不宜用；③大剂量久服可导致水钠潴留，引起浮肿。

【现代研究】 ①化学成分：含甘草皂苷、甘草酸、甘草次酸、香豆素、氨基酸、甘草甜素、生物碱、多糖、黄酮类等成分。②药理作用：肾上腺皮质激素样作用，抗心律失常、降血脂、抑制血小板聚集，镇咳、祛痰、平喘，抗溃疡、解痉、抗幽门螺杆菌、保肝，镇痛，抗菌、抗病毒、抗炎、抗过敏、解毒等。

【应用链接】 八珍丸、川贝枇杷糖浆、小青龙合剂、香砂养胃丸、补中益气丸、归脾丸、银翘解毒片、牛黄解毒片、固本咳喘片等成药中含甘草。

大枣　Dàzǎo《神农本草经》
JUJUBAE FRUCTUS

本品为鼠李科植物枣 *Ziziphus jujuba* Mill. 的干燥成熟果实。主产于河南、河北、山东、山西等地。生用。别名：红枣、干枣。

【性能】 甘，温。归脾、胃、心经。

【功效】 补中益气，养血安神，缓和药性。

【应用】

1. 脾虚食少便溏，倦怠乏力 本品甘温，能补脾益气，用治脾气虚弱之消瘦、倦怠乏力、便溏等症。单用有效。若气虚乏力较甚，宜配伍人参、白术等。

2. 妇女脏躁，神志不安 本品能养心血、安心神，为治疗心失充养，心神无主之脏躁证的要药，常配伍小麦、甘草，如甘麦大枣汤。

此外，本品与部分药性峻烈或有毒的药物同用，有保护胃气、缓和其毒烈药性之功，如十枣汤。

【用法用量】 煎服，6～15g。

【现代研究】 ①化学成分：含有机酸、三萜苷类、皂苷类、生物碱类、黄酮类、糖类、维生素类、氨基酸、挥发油、微量元素等。②药理作用：增强免疫功能，抗疲劳，抗突变，抗过敏，保肝，镇静、催眠、镇痛，抗氧化、抗衰老，降血脂，降血压，抗炎、抗肿瘤等。

【应用链接】 补中益气丸、归脾丸、香砂养胃丸、养心定悸膏、脑乐静、妇科调经片等成药中含大枣。

第二节 补 阳 药

补阳药大多味甘、辛、咸，性温热而入肾经，具有温肾助阳的作用，主要用于治疗肾阳虚衰之畏寒肢冷、腰膝酸软、阳痿早泄、宫冷不孕、尿频遗尿等症。某些药物又具有温肾纳气、温补脾阳等作用，用治肺肾两虚，肾不纳气之虚喘及脾肾阳虚之脘腹冷痛、泄泻等症。

案例 2-22-3

患者，男，48岁。平素面色苍白，常觉畏寒肢冷、腰膝酸痛，形气怯弱、动则气促、小便频数症状较突出，近来出现阳痿之象，心中焦急，又羞于就医，听说这种病情属于肾虚，可以服用六味地黄丸，便去药店自行购买。但当看了说明书之后，他又犯难了：自己适合服用该药吗？

问题：1. 你了解六味地黄丸的功能主治吗？你觉得患者服用是否对证？

2. 你认为患者服用哪类药最合适？为什么？

鹿茸　Lùróng《神农本草经》
CERVI CORNU PANTOTRICHUM

本品为鹿科动物梅花鹿 *Cervus nippon* Temminck 或马鹿 *Cervus elaphus* Linnaeus. 的雄鹿头上

尚未骨化密生茸毛的幼角。前者习称"花鹿茸"，后者习称"马鹿茸"。主产于吉林、辽宁、黑龙江等地。夏秋两季锯取鹿茸，加工后阴干或烘干，切薄片或研粉用。

【性能】 甘、咸，温。归肾、肝经。

【功效】 补肾阳，益精血，强筋骨，调冲任，托疮毒。

【应用】

1. 肾阳虚衰，精血不足 本品甘温补阳，甘咸滋肾，禀纯阳之性，具生发之气，故能壮肾阳，益精血。用治肾阳虚，精血不足之畏寒肢冷、阳痿早泄、宫冷不孕、小便频数、腰膝酸痛、头晕耳鸣、精神疲乏等症，可以单用或配伍人参、黄芪、当归等，如参茸固本丸。

2. 肾虚骨弱，腰膝无力，小儿五迟 本品补肾阳，益精血，强筋骨，常配伍五加皮、熟地黄、山茱萸等，如加味地黄丸。

3. 冲任虚寒，崩漏带下 本品补肾阳，益精血而固冲任，止带。用治崩漏不止、虚损羸瘦，常配乌贼骨、龙骨、川断等，如鹿茸散；用治白带过多，常配狗脊、白蔹等。

4. 疮疡久溃不敛，阴疽内陷 本品补阳气、益精血而有温补内托之功，用治阴疽疮肿内陷不起或疮疡久溃不敛，常配伍当归、肉桂等。

【用法用量】 研末冲服，1～2g；或入丸、散。

【使用注意】 ①服用本品宜从小量开始，缓缓增加，不可骤用大量，以免阳升风动，头晕目赤，或伤阴动血；②凡热证者均当忌服。

【现代研究】 ①化学成分：含雌二醇、雌三醇、雌酮、胆固醇、氨基酸、中性糖、葡萄糖胺，灰分中含有钙、磷、镁等，水浸出物中含多量胶质。②药理作用：性激素样作用，促进核酸和蛋白质的合成，增强造血功能，促进骨生长，增强机体免疫功能，促进心肌功能恢复，抗应激、抗氧化、抗肿瘤、抗衰老、强心、抗心律失常、调节血压、抗炎，抗溃疡，保肝，酶抑制等。

【应用链接】 补肾益脑丸、定坤丹、参茸固本丸、参茸保胎丸、调经促孕丸、龟龄集等成药中含鹿茸。

附药

1. 鹿角 本品为梅花鹿或马鹿等雄鹿的（老角）已骨化的角或锯茸后翌年春季脱落的角基。味咸，性温。入肝、肾经。功能温补肝肾，强筋骨，活血消肿。用于肾阳不足之畏寒肢冷、阳痿遗精、腰膝酸软等症；亦可用于阴证疮疡及乳痈初起等。用量：鹿角片煎服，6～15g；鹿角粉冲服，1～2g。

2. 鹿角胶 本品为鹿角煎熬浓缩而成的胶状物。味甘咸，性温。归肝、肾经。功能补肝肾，益精血。功效不及鹿角之峻猛，但比鹿角为佳，并有良好的止血作用。适用于肾阳不足，精血亏虚，虚劳羸瘦，吐衄便血、崩漏之偏于虚寒者，以及阴疽内陷等症。用量3～6g。烊化兑服。阴虚火旺者忌服。

3. 鹿角霜 本品为鹿角熬膏所存的残渣。味咸涩，性温，归肝、肾经。功能补肾助阳，似鹿角而力较弱，但具收敛之性，有涩精、止血、敛疮之功。内服治崩漏、遗精，外用治创伤出血及疮疡久溃不敛。用量9～15g，先煎。阴虚火旺者忌服。

知识窗

鹿茸为贵重中药材之一，因是动物身体的一部分，较易产生霉变，存放一般要求在通风、阴凉、干燥处保存。但在降水量多、雨季时间长的地域环境下，靠自然干燥储存较难。可将鹿茸用独立密封袋或防潮纸包好之后，埋在米下面，需使用时再取出来，可起到很好的吸潮作用。鹿茸的另一大害就是虫害，有效的防御方法是将鹿茸独立包装密封，然后周围放置适量的花椒，由于花椒味道浓烈，虫害难以侵入。

淫羊藿　Yínyánghuò《神农本草经》
EPIMEDII FOLIUM

本品为小檗科植物淫羊藿 *Epimedium brevicornu* Maxim.、箭叶淫羊藿 *Epimedium sagittatum* (Sieb. et Zucc.) Maxim.、柔毛淫羊藿 *Epimedium Pubescens* Maxim. 或朝鲜淫羊藿 *Epimedium koreanum* Nakai 的干燥叶。主产于山西、四川、湖北等地。生用或以羊脂油炙用。别名：仙灵脾、羊藿叶。

【性能】　辛、甘，温。归肾、肝经。

【功效】　补肾阳，强筋骨，祛风湿。

【应用】

1. 肾阳虚衰，阳痿遗精，腰膝无力　本品辛甘性温燥烈，长于补肾壮阳起痿，治疗肾阳虚衰，阳痿遗精等，单用有效，亦常配肉苁蓉、巴戟天、杜仲等。

2. 风寒湿痹，肢体麻木　本品辛温散寒，祛风胜湿，入肝肾强筋骨，用治风湿痹痛，筋骨不利及肢体麻木等症，常配威灵仙、川芎等。

此外，现代用于肾阳虚之喘咳及妇女更年期高血压有较好疗效。

【用法用量】　煎服，6～10g。

【使用注意】　阴虚火旺者不宜服。

【现代研究】　①化学成分：含黄酮类化合物、淫羊藿苷、多糖、生物碱、挥发油、维生素 E 等。②药理作用：增强性腺功能，减少生殖细胞凋亡，增强免疫功能，改善阳虚证，促进骨生长，增强造血功能，增加脑血流量，降血压、强心、抗心律失常、抗心肌缺血、抗血栓，抑菌、抗病毒、镇咳、祛痰、平喘、抗炎，降血糖、降血脂，抗辐射、抗肿瘤等。

【应用链接】　补白颗粒、调经促孕丸、龟龄集、安神补脑液、固本统血颗粒、壮骨关节丸等成药中含淫羊藿。

肉苁蓉　Ròucōngróng《神农本草经》
CISTANCHES HERBA

本品为列当科植物肉苁蓉 *Cistanche deserticola* Y.C. Ma 或管花肉苁蓉 *Cistanche tubulosa* (Schenk)Wight 干燥带鳞叶的肉质茎。主产于内蒙古、甘肃、新疆等地。生用，或酒炖（或酒蒸）用。别名：寸芸、淡大芸。

【性能】　甘、咸，温。归肾、大肠经。

【功效】　补肾阳，益精血，润肠通便。

【应用】

1. 肾阳亏虚，精血不足，阳痿不孕，腰膝酸痛，筋骨无力　本品味甘能补，甘温助阳，质润滋养，咸以入肾，为补肾阳、益精血之良药，治疗上述病证，常配伍菟丝子、续断、杜仲等。

2. 肠燥便秘　本品甘咸质润，入大肠经，可润肠通便。用治肾阳不足，精血亏虚之肠燥便秘，常配当归、牛膝等。

【用法用量】　煎服，6～10g。

【使用注意】　本品能助阳、滑肠，故阴虚火旺及泄泻者不宜服；肠胃实热、大便秘结者亦不宜服。

【现代研究】　①化学成分：含松果菊苷、表马钱子酸、松脂醇、甜菜碱、β-谷甾醇、胡萝卜苷、三十烷醇、咖啡酸糖脂、甘露醇、硬脂酸、柳得洛苷等。②药理作用：降压、抗动脉粥样硬化、调整内分泌、促进代谢，增强免疫功能，增强记忆，抗衰老，通便等。

【应用链接】　障眼明片、石斛夜光丸、抗骨增生丸、龟龄集、锁阳固精丸、强阳保肾丸等成药中含肉苁蓉。

巴戟天　Bājǐtiān《神农本草经》
MORINDAE OFFICINALIS RADIX

本品为茜草科植物巴戟天 *Morinda officinalis* How 的干燥根。主产于广东、广西、福建等地。切片或盐炙用。

【性能】　甘、辛，微温。归肾、肝经。

【功效】　补肾阳，强筋骨，祛风湿。

【应用】

1. 肾虚阳痿，宫冷不孕，月经不调　本品甘温不燥，能补肾助阳，用治肾阳虚衰，阳痿不育，常配淫羊藿、枸杞子等，如赞育丸；治下元虚冷，宫冷不孕，月经不调，少腹冷痛，可与肉桂、吴茱萸、高良姜等同用。

2. 风湿痹痛，筋骨痿软　本品补肾阳、强筋骨、祛风湿，对肾阳虚兼风湿之证最为适宜，常配杜仲、羌活等。

【用法用量】　煎服，3～10g。

【使用注意】　阴虚火旺及有热者不宜服。

【现代研究】　①化学成分：含环烯醚萜类、糖类、黄酮类化合物、氨基酸，尚含少量的蒽醌类及维生素 C。②药理作用：保护、改善精子的膜结构和功能，调整内分泌功能，延缓衰老，降压，抗抑郁、抗疲劳、抗缺氧、提高机体免疫力，促进造血功能，抗菌、抗炎，抗肿瘤等。

【应用链接】　全鹿丸、苁蓉益胃颗粒、妇宁康片、锁阳固精丸等成药中含巴戟天。

杜仲　Dùzhòng《神农本草经》
EUCOMMIAE CORTEX

本品为杜仲科植物杜仲 *Eucommia ulmoides* Oliv. 的干燥树皮。主产于陕西、四川、云南、贵州等地。生用或盐水炙用。

【性能】　甘，温。归肝、肾经。

【功效】　补肝肾，强筋骨，安胎。

【应用】

1. 肝肾不足，腰膝酸痛，下肢痿软　本品补肝肾、强筋骨，为治肝肾不足之腰膝酸痛、筋骨痿软的要药。单用即效，或配补骨脂、胡桃肉等，如青娥丸。

2. 肝肾亏虚，胎动不安　本品补肝肾、固冲任、安胎，治肝肾亏虚，胎动不安，胎漏下血，单用有效，亦可配伍桑寄生、续断、阿胶、菟丝子等。

此外，近年来单用或配入复方治高血压有较好疗效。

【用法用量】　煎服，6～10g。

【使用注意】　①炒用破坏其胶质有利于有效成分煎出，故比生用效果好；②本品为温补之品，阴虚火旺者慎用。

【现代研究】　①化学成分：含杜仲胶、杜仲苷、松脂醇二葡萄糖苷、桃叶珊瑚苷、京尼平、京尼平苷、京尼平苷酸、鞣质、黄酮类化合物等。②药理作用：促进骨髓基质细胞增殖及分化、促进骨折愈合，降血压、扩张血管，增强免疫，镇静、镇痛，抗应激，抗肿瘤，保肝，延缓衰老等。

【应用链接】　强肾片、腰痛片、天麻钩藤颗粒、妇科养坤丸等成药中含杜仲。

续断　Xùduàn《神农本草经》
DIPSACI RADIX

本品为川续断科植物川续断 *Dipsacus asper* Wall. ex Henry 的干燥根。主产于四川、湖北、湖南等地。生用、酒炙或盐炙用。

【性能】 苦、辛，微温。归肝、肾经。

【功效】 补益肝肾，强筋健骨，止血安胎，疗伤续折。

【应用】

1. 阳痿不举，遗精遗尿 本品甘温助阳，辛温散寒，用治肾阳不足，下元虚冷，阳痿不举、遗精滑泄、遗尿尿频等症，常配鹿茸、肉苁蓉、菟丝子等。

2. 腰膝酸痛，寒湿痹痛 本品甘温助阳，辛以散瘀，兼有补益肝肾、强健壮骨、通利血脉之功。用治肝肾不足，腰膝酸痛，以及寒湿痹痛，常配伍杜仲、牛膝、川乌等。

3. 崩漏下血，胎动不安 本品补益肝肾，调理冲任，有固本安胎之功。用治肝肾不足之崩漏下血、胎动不安等症，常配伍桑寄生、阿胶等，如寿胎丸。

4. 跌打损伤，筋伤骨折 本品具辛温行散之性，善能活血祛瘀，甘温补益，又能壮骨强筋，而有续筋接骨、疗伤止痛之功。用治跌打损伤，瘀血肿痛，筋伤骨折，常配桃仁、红花等。

【用法用量】 煎服，9～15g。

【现代研究】 ①化学成分：含三萜皂苷类、生物碱类、萜类成分、黄酮类、甾醇、挥发油等。②药理作用：促进成骨细胞增殖、抗骨质疏松，抑制未孕或妊娠小鼠子宫收缩，促进去卵巢小鼠子宫的生长发育，抗维生素 E 缺乏症，抗衰老、抗氧化、抗炎、镇痛、排脓、止血、促进组织再生等。

【应用链接】 调经促孕丸、跌打活血散、舒筋活络酒、舒筋丸、跌打丸、参茸保胎丸、狗皮膏、妙济丸、阳和解凝膏等成药中含续断。

菟丝子 Tùsīzǐ《神农本草经》
CUSCUTAE SEMEN

本品为旋花科植物南方菟丝子 *Cuscuta australis* R.Br. 或菟丝子 *Cuscuta chinensis* Lam. 的干燥成熟种子。我国大部分地区均产。生用，或煮熟捣烂作饼用。

【性能】 辛、甘，平。归肾、肝、脾经。

【功效】 补肾益精，养肝明目，止泻，安胎；外用消风祛斑。

【应用】

1. 肾虚腰痛，阳痿遗精，尿频，宫冷不孕 本品辛以润燥，甘以补虚，为平补阴阳之品，功能补肾阳、益肾精以固精缩尿，常配杜仲、覆盆子等。

2. 肝肾不足，目暗不明 本品滋补肝肾精血而明目。常配熟地黄、车前子等，如驻景丸。

3. 脾肾两虚，便溏泄泻 本品能补肾益脾止泻，用治脾肾两虚之便溏泄泻，常配人参、白术、补骨脂等。

4. 肾虚胎动不安 本品能补肝肾安胎。用治肾虚胎漏，常配续断、桑寄生、阿胶等，如寿胎丸。此外，本品亦可治肾虚消渴属阴阳两虚者。

【用法用量】 煎服，6～12g。

【使用注意】 阴虚火旺之大便燥结、小便短赤者不宜服。

【现代研究】 ①化学成分：含金丝桃苷、菟丝子苷、胆甾醇、菜油甾醇、β-谷甾醇、豆甾醇、三萜酸类、树脂及糖类等。②药理作用：延缓衰老，强心、降低胆固醇、降血压，促进造血功能，抑制肠运动，保肝，类似雌激素样作用等。

【应用链接】 养血生发胶囊、龟龄集、左归丸、五子衍宗丸、石斛夜光丸、冯了性风湿跌打药酒、龟鹿补肾丸、参茸保胎丸等成药中含菟丝子。

沙苑子 Shāyuànzǐ《本草衍义》
ASTRAGALI COMPLANATI SEMEN

本品为豆科植物扁茎黄芪 *Astragalus complanatus* R.Br. 的干燥成熟种子。主产于陕西、河北等地。生用或盐水炙用。别名：潼蒺藜、沙苑蒺藜。

【性能】 甘，温。归肝、肾经。

【功效】 补肾助阳，固精缩尿，养肝明目。

【应用】

1. 肾虚腰痛，阳痿遗精，遗尿尿频，白带过多 本品甘温补益，兼具涩性，功能补肾固精缩尿，似菟丝子平补肝肾而以收涩见长。

2. 目暗昏花，头晕目眩 本品养肝肾明目，常配伍枸杞子、菟丝子、菊花等。

【用法用量】 煎服，9～15g。

【使用注意】 本品为温补固涩之品，阴虚火旺及小便不利者忌服。

【现代研究】 ①化学成分：含氨基酸、多肽、蛋白质、酚类、鞣质、甾醇和三萜类成分、生物碱、黄酮类成分。②药理作用：增强机体的非特异性和特异性免疫功能，抗疲劳，延缓衰老，保肝、抗肝纤维化、降血压、降血脂等。

【应用链接】 强阳保肾丸、益肾灵颗粒、消渴平片等成药中含沙苑子。

补骨脂 Bǔgǔzhī 《药性论》
PSORALEAE FRUCTUS

本品为豆科植物补骨脂 *Psoralea corylifolia* L. 的干燥成熟果实。主产于陕西、河南、四川等地。生用，炒或盐水炙用。别名：破故纸。

【性能】 苦、辛，温。归肾、脾经。

【功效】 补肾壮阳，固精缩尿，温脾止泻，纳气平喘；外用消风祛斑。

【应用】

1. 肾阳不足，阳痿不孕，腰膝冷痛 本品苦辛温燥，善温肾助阳，治肾虚阳痿，腰膝冷痛，常配菟丝子、杜仲、胡桃肉等。

2. 肾虚遗精，遗尿尿频 本品兼有涩性，善补肾助阳，固精缩尿，单用有效，亦可随症配伍他药。

3. 脾肾阳虚，五更泄泻 本品能温补脾肾，收涩止泻，用治脾肾虚寒之五更泄泻，常配肉豆蔻、吴茱萸、五味子，如四神丸。

4. 肾虚作喘 本品补肾助阳，纳气平喘，用治肾阳亏虚，肾不纳气之虚喘，常配伍人参、沉香等。

5. 白癜风，斑秃 本品外用能消风祛斑，可研末酒浸制成酊剂外涂，治疗斑秃、白癜风等。

【用法用量】 煎服，6～10g。

【使用注意】 本品性质温燥，能伤阴助火，故阴虚火旺及大便秘结者忌服。

【现代研究】 ①化学成分：含香豆素类、黄酮类及单萜酚类等。②药理作用：扩张冠状动脉、增强心肌收缩力，有雌激素样作用，收缩子宫，缩短凝血时间，舒张支气管平滑肌，增强免疫，升高白细胞，抗衰老，抗肿瘤，抑菌，杀虫，致光敏作用等。

【应用链接】 益肾灵颗粒、四神丸、冯了性风湿跌打药酒、壮骨关节丸、龟龄集、青娥丸等成药中含补骨脂。

益智仁 Yìzhìrén 《本草拾遗》
ALPINIAE OXYPHYLLAE FRUCTUS

本品为姜科植物益智 *Alpinia oxyphylla* Miq. 的干燥成熟果实。主产于海南、广东等地。生用或盐水炙用，用时捣碎。

【性能】 辛，温。归肾、脾经。

【功效】 暖肾固精缩尿，温脾止泻摄唾。

【应用】

1. 下元虚寒，遗精遗尿，小便频数 本品暖肾固精缩尿，补益之中兼有收涩之性。用治下焦虚寒，小便频数，配乌药等份为末，山药糊丸，如缩泉丸。

2.脾胃虚寒，腹痛吐泻，口多涎唾　本品有温脾止泻摄唾之效。治脾胃虚寒泄泻，常配温中健脾药等；治口多涎唾或小儿流涎不禁，可与健脾燥湿药同用。

【用法用量】　煎服，3～10g。

【现代研究】　①化学成分：含挥发油类、二苯基庚烷类成分，尚含微量元素、维生素、脂肪酸、氨基酸等。②药理作用：抗疲劳，抗利尿，减少唾液分泌、健胃、抗溃疡，抗过敏，抗氧化，抗应激，镇痛，抗肿瘤，延缓衰老等。

【应用链接】　缩泉丸、健脑丸、孕康合剂等成药中含益智仁。

蛤蚧　Géjiè《雷公炮炙论》
GECKO

本品为壁虎科动物蛤蚧 *Gekko gecko* Linnaeus 的干燥体。主产于广西、广东等地。全年均可捕捉，除去内脏，拭净，用竹片撑开，使全体扁平顺直，低温干燥。除去鳞片及头、足，切成小块，生用或酒制用。

【性能】　咸，平。归肺、肾经。

【功效】　补肺益肾，纳气定喘，助阳益精。

【应用】

1.肺虚咳嗽，肾虚作喘，虚劳喘咳　本品兼入肺、肾二经，长于补肺气、助肾阳、定喘咳，为治多种虚证喘咳之佳品。常配人参、贝母、杏仁等同用，如人参蛤蚧散。

2.肾虚阳痿，遗精　本品质润不燥，补肾助阳兼能益精养血，有固本培元之功，治疗肾阳不足，精血亏虚之阳痿遗精，单用浸酒服即效；或配伍益智仁、巴戟天、补骨脂等同用。

【用法用量】　煎服，3～6g；多入丸、散或酒剂。

【使用注意】　风寒或实热咳喘者忌服。

【现代研究】　①化学成分：含磷脂类、脂肪酸类、蛋白质、脂肪、丰富的微量元素和氨基酸，尚含一定的胆固醇、硫酸钙等。②药理作用：促肾上腺皮质激素样作用及性激素样作用，增强免疫功能，抗低温、抗高温、抗缺氧，抗衰老，解痉平喘，抗炎，降血糖，抗肿瘤等。

【配伍阐释】　人参与蛤蚧常配伍应用。人参为补肺气之要药，并可补益肾气；蛤蚧入肺、肾二经，长于补肺气，助肾阳而定喘嗽。两者相伍，用治肺肾两虚之久咳虚喘，动辄尤甚，脉浮虚等症。

【应用链接】　蛤蚧补肾胶囊、蛤蚧定喘丸等成药中含蛤蚧。

冬虫夏草　Dōngchóngxiàcǎo《本草从新》
CORDYCEPS

本品为麦角菌科真菌冬虫夏草菌 *Cordyceps sinensis* (Berk.) Sacc. 寄生在蝙蝠蛾科昆虫幼虫上的子座和幼虫尸体的干燥复合体。主产于四川、西藏、青海。夏初子座出土、孢子未发散时挖取，晒至六七成干，除去似纤维状的附着物及杂质，晒干或低温干燥。生用。

【性能】　甘，平。归肾、肺经。

【功效】　补肾益肺，止血化痰。

【应用】

1.阳痿遗精，腰膝酸痛　本品补肾益精，有兴阳起痿之功。用治肾阳不足，精血亏虚之阳痿遗精、腰膝酸痛等症，单用浸酒服，或配淫羊藿、杜仲、巴戟天等。

2.久咳虚喘，劳嗽痰血　本品甘平，为平补肺肾之佳品，功能补肾益肺、止血化痰、止咳平喘，尤为劳嗽痰血多用，可单用，或配沙参、川贝母、麦冬等。

此外，还可用于病后体虚不复或自汗畏寒，可以本品与鸡、鸭、猪肉等炖服，有补肾固本、补肺益卫之功。

【用法用量】 煎汤或炖服，3～9g。

【使用注意】 有表邪者不宜用。

【现代研究】 ①化学成分：含人体必需氨基酸、糖、维生素、甾醇类成分、脂肪酸、蛋白质及钙、钾、铬、镍、锰、铁、铜、锌等元素。②药理作用：调节机体免疫功能，有性激素样作用，平喘、镇咳、祛痰，保护肾脏，调节内分泌系统，增强造血功能，延缓衰老，保肝，降血糖，降血脂，抗心肌缺血、抗血栓、抗实验性心律失常，抗放射，抗菌、抗病毒等。

【功用比较】 蛤蚧与冬虫夏草皆入肺、肾经，善补肺益肾而定喘咳，用于肺肾两虚之喘咳。但蛤蚧补益力强，偏补肺气，尤善纳气定喘，为肺肾虚喘之要药，兼益精血；冬虫夏草平补肺肾阴阳，兼止血化痰，用于久咳虚喘，劳嗽痰血，为诸痨虚损调补之要药。

> **案例 2-22-3 分析讨论**
>
> 　　患者的病证系由肾阳虚所致，不适合服用滋补肾阴的药物。中医学强调辨证论治，六味地黄丸主要适用于肝肾阴虚，相火妄动之阳痿，以头晕目眩、腰膝酸软、耳鸣耳聋，盗汗，遗精，手足心热，口燥咽干等为主要临床特征。根据患者的症状表现，其证当属肾阳虚证候类型，宜选用温肾壮阳的药物，如鹿茸、巴戟天、淫羊藿、补骨脂、蛤蚧等予以治疗或服用成药桂附地黄丸调治。

第三节 补 血 药

　　补血药大多甘温质润，主入肝经血分，有良好的补血作用，主要用于治疗血虚面色萎黄、口唇及指甲苍白、头晕眼花、心悸怔忡，以及女子月经不调、闭经等。部分补血药还具有滋阴、润肠、活血等功能，可用于肺燥咳嗽、肠燥便秘、跌打损伤等证。

> **案例 2-22-4**
>
> 　　患者，女，42 岁。近来身体欠佳，面色萎黄，心悸、失眠、健忘、多梦较突出，平日常感头晕目眩，手足发麻、倦怠乏力，月经量少、色淡，有时延期而至。同事告诉她自己曾服益母草治月经不调，有较好的效果，并送了几盒益母草膏给患者服用。
>
> 问题：1. 患者的病证表现服用益母草适宜吗？
>
> 　　　 2. 你认为患者服用哪类调经药物较为适合？为什么？

熟地黄　Shúdìhuáng《本草拾遗》
REHMANNIAE RADIX PRAEPARATA

　　本品为玄参科植物地黄 *Rehmannia glutinosa* Libosch. 的块根经加黄酒拌蒸至内外色黑油润，或直接蒸至黑润而成。切厚片用。

【性能】 甘，微温。归肝、肾经。

【功效】 补血滋阴，益精填髓。

【应用】

1. 血虚诸证 本品甘温质润，补阴益精以生血，为养血补虚之要药。用治血虚萎黄，眩晕，心悸失眠，月经不调，崩漏等，常配伍当归、白芍、川芎，如四物汤；治疗血虚心悸，常与酸枣仁、远志等安神药配伍；治疗血虚崩漏下血，可配伍阿胶、艾叶等，如胶艾汤。

2. 肝肾阴虚，腰膝酸软，遗精盗汗，眩晕耳鸣，须发早白 本品质润入肾，善滋补肾阴，益精填髓，为补肾阴之要药。用治肝肾阴虚之腰膝酸软、遗精、盗汗、耳鸣、耳聋及消渴等症，常配伍山药、山茱萸等，如六味地黄丸；治精血亏虚，须发早白，可与何首乌、菟丝子等同用，如七宝美髯丹。

【用法用量】　煎服，9～15g。

【使用注意】　本品性质黏腻，有碍消化，凡气滞痰多、脘腹胀痛、食少便溏者忌服。

【现代研究】　①化学成分：含苯乙烯苷类成分、梓醇、地黄素、甘露醇、维生素 A 类物质、糖类及氨基酸等。②药理作用：增强免疫功能，增强造血功能，抑制甲状腺功能亢进，促凝血，强心、降血压，降低胆固醇，抗衰老，抗氧化，改善脑血流量，镇静，抗焦虑，降血糖等。

【功用比较】　地黄始见于《神农本草经》，现临床使用有鲜、生、熟三种，均有养阴生津之功，用治阴虚津亏诸证。鲜地黄甘苦大寒，滋阴之力虽弱，但长于清热凉血，泻火除烦，多用于血热邪盛，阴虚津亏证；生（干）地黄甘寒质润，凉血之力稍逊，但长于养心肾之阴，故血热阴伤及阴虚发热者宜之；熟地黄性味甘温，入肝肾而功专养血滋阴，填精益髓，凡真阴不足，精髓亏虚者，皆可用之。

【应用链接】　六味地黄丸、龟鹿补肾丸、知柏地黄丸、耳聋左慈丸、济生肾气丸、大补阴丸、杞菊地黄丸、女金丸、百合固金丸等成药中含熟地黄。

当归　Dāngguī《神农本草经》
ANGELICAE SINENSIS RADIX

本品为伞形科植物当归 Angelica sinensis (Oliv.) Diels 的干燥根。主产于甘肃。生用或酒炙用。

【性能】　甘、辛，温。归肝、心、脾经。

【功效】　补血活血，调经止痛，润肠通便。

【应用】

1. 血虚萎黄，眩晕心悸　本品甘温质润，长于补血，为补血之圣药。若气血两虚，常配黄芪、人参补气生血，如当归补血汤、人参养荣汤；若血虚萎黄、心悸失眠，常配伍熟地黄、白芍、川芎等，如四物汤。

2. 血虚、血瘀之月经不调、经闭、痛经　本品补血活血、调经止痛，常配伍其他补血调经药，如四物汤，既为补血之要剂，亦为妇科调经的基础方。若兼气虚，可配人参、黄芪；若兼气滞，可配香附、延胡索；若兼血热，可配牡丹皮、赤芍；若血瘀经闭不通，可配桃仁、红花；若血虚寒滞，可配阿胶、艾叶等。

3. 虚寒性腹痛，跌打损伤，痈疽疮疡，风寒痹痛　本品辛行温通，善补血活血止痛，又能散寒。用治血虚血瘀寒凝之腹痛，常配桂枝、芍药、生姜等，如当归生姜羊肉汤、当归建中汤；用治跌打损伤、瘀血作痛，常配乳香、没药、桃仁、红花等，如复元活血汤、活络效灵丹；用治疮疡初起红肿疼痛，常配金银花、赤芍等，如仙方活命饮；用治痈疽溃后不敛，常配黄芪、人参等，如十全大补汤；用治脱疽溃烂，阴血伤败，亦可配金银花等；若治风寒痹痛，肢体麻木，常配羌活、防风、黄芪等。

4. 血虚肠燥便秘　本品补血以润肠通便，用治血虚肠燥便秘，常配伍肉苁蓉、牛膝、升麻等，如济川煎。

【用法用量】　煎服，6～12g。经闭痛经、风湿痹痛、跌仆损伤宜用酒当归。

【现代研究】　①化学成分：含β-蒎烯、α-蒎烯、莰烯等中性油成分。另含对-甲基苯甲醇、5-甲氧基-2,3-二甲苯酚等酸性油成分，以及有机酸、糖类、维生素、氨基酸等。②药理作用：促进造血功能，抗血小板聚集、抗血栓形成、抗心肌缺血、抗心律失常、扩张冠状动脉，增强免疫功能，双向调节子宫平滑肌，保肝，降血脂，抗炎，镇痛，抗肿瘤，抗辐射，抗菌等。

【配伍阐释】　黄芪与当归常配伍应用。黄芪能补脾肺气，以资气血生化之源；当归养血和营。两者相伍，一气一血，一阴一阳，使气旺血生，阳生阴长，用治血虚或气血双亏。

【应用链接】　四物合剂、八珍益母丸、人参养荣丸、当归龙荟丸、逍遥丸、冯了性风湿跌打药酒、乌鸡白凤丸、定坤丹、痛经宝颗粒、中风回春片等成药中含当归。

案例 2-22-4 分析讨论

月经量少或后期多因血虚、气滞、血瘀、寒凝、痰阻等原因所致。本案例中患者出现月经量少、色淡，有时延期而至，伴头晕目眩、心悸、乏力、面色萎黄等症状表现，中医学辨证应属血虚所致，治宜养血和营调经，可选用当归、熟地黄、白芍、鸡血藤等药物予以治疗。而益母草苦泄辛散，主入血分，功善活血祛瘀调经，适用于此类病证属血瘀而致者，症见经少色紫暗，夹有血块，小腹刺痛拒按等。患者纯系阴虚血少而发本病，并无瘀滞，故服用益母草膏不相宜。

白芍　Báisháo《神农本草经》
PAEONIAE RADIX ALBA

本品为毛茛科植物芍药 *Paeonia lactiflora* Pall. 的干燥根。主产于浙江、安徽。生用、清炒或酒炙用。

【性能】　苦、酸，微寒。归肝、脾经。

【功效】　养血调经，敛阴止汗，柔肝止痛，平抑肝阳。

【应用】

1. 肝血亏虚，月经不调　本品味酸入肝经，养肝之阴血，用治肝血亏虚，面色苍白，眩晕心悸，或月经不调，崩中漏下等症，常配伍熟地黄、当归等，如四物汤。

2. 胸胁脘腹疼痛，四肢挛急疼痛　本品酸敛肝阴，养血柔肝而止痛。用治血虚肝郁，胁肋疼痛，常配柴胡、当归等，如逍遥散；用治脾虚肝旺，腹痛泄泻，常配白术、陈皮等，如痛泻要方；用治阴血虚筋脉失养而致手足挛急作痛，常配甘草缓急止痛，即芍药甘草汤。

3. 肝阳上亢，头痛眩晕　本品养血敛阴、平抑肝阳，用治肝阳上亢证，常配牛膝、代赭石等，如镇肝熄风汤。

此外，本品敛阴，有止汗之功。用治外感风寒，营卫不和之汗出恶风及阴虚盗汗等症。

【用法用量】　煎服，6～15g。平抑肝阳、敛阴止汗多生用，养血调经、柔肝止痛多炒用或酒炒用。

【使用注意】　①阳衰虚寒之证不宜用；②本品不宜与藜芦同用。

【现代研究】　①化学成分：含芍药苷、牡丹酚芍药花苷、芍药内酯、苯甲酸、甾醇类、鞣质类、酚类等，尚含挥发油、脂肪油、树脂糖、淀粉、黏液质、蛋白质和三萜类成分。②药理作用：镇静、抗惊厥、抗抑郁、镇痛、抗炎，保肝，抗心肌缺血、抗血栓形成，抑制胃酸分泌，对子宫和胃肠平滑肌均有抑制作用，增强免疫功能等。

【功用比较】　白芍与赤芍《神农本草经》不分，通称芍药，唐末宋初，始将两者区分。两者虽同出一物而性微寒，但前人谓"白补赤泻，白收赤散"，一语而道破两者的主要区别。白芍多为栽培，而赤芍多为野生。白芍以养血敛阴柔肝为主，用于血虚阴亏，肝阳偏亢诸证；赤芍以泻火凉血，化瘀活血为主，主治血热、血瘀、肝火诸证。两者虽都有较好的止痛作用，但白芍柔肝缓急止痛，赤芍活血化瘀止痛。

【配伍阐释】　白芍与甘草常配伍应用。白芍味酸养血敛阴，柔肝止痛；甘草甘缓性平，补脾益气，缓急止痛。两药配伍，缓急止痛力强，用治阴血亏虚或肝脾失和所致的脘腹、四肢拘急疼痛。

【应用链接】　八珍益母片、逍遥丸、小建中合剂、人参养荣丸、八宝坤顺丸、桂龙咳喘宁胶囊、女金丸、痛经丸等成药中含白芍。

何首乌　Héshǒuwū《日华子本草》
POLYGONI MULTIFLORI RADIX

本品为蓼科植物何首乌 *Polygonum multiflorum* Thunb. 的干燥块根。我国大部分地区有出产。生用或黑豆煮汁拌蒸制用。

【性能】 苦、甘、涩，微温。归肝、心、肾经。

【功效】 制何首乌：补肝肾，益精血，乌须发，强筋骨，化浊降脂。生何首乌：解毒，消痈，截疟，润肠通便。

【应用】

1. 精血亏虚，眩晕耳鸣，腰膝酸软，遗精崩带，须发早白 本品制用功善补肝肾、益精血、强筋骨、乌须发，治疗上述病证常配当归、枸杞子、菟丝子等，如七宝美髯丹。

2. 体虚久疟，痈疽，瘰疬，肠燥便秘 本品生用有截疟、解毒、润肠通便之功。用治疟疾日久，气血虚弱，可配人参、当归等；用治痈疽瘰疬，可配伍金银花、夏枯草等；若老年人精血亏虚，肠燥便秘，常配肉苁蓉、当归、火麻仁等。

【用法用量】 煎服，制何首乌6～12g，生何首乌3～6g。

【现代研究】 ①化学成分：含蒽醌类化合物，主要成分为大黄酚和大黄素，尚含二苯乙烯苷类成分、卵磷脂、粗脂肪等。②药理作用：强心、扩张冠状动脉、抗心肌缺血、减慢心率、促进肾上腺皮质功能、保肝、增强网状内皮系统功能等；促进造血功能，增强免疫功能，降血脂、抗动脉粥样硬化、健脑益智，抗衰老，抗氧化，影响内分泌功能，抗炎、抗菌、抗病毒等；制何首乌尚可降压，生何首乌有促进肠蠕动和轻度泻下作用。

【应用链接】 天麻首乌片、首乌丸、七宝美髯颗粒、产妇康颗粒、更年安片、心通口服液、降脂灵片、龟鹿补肾丸、养血生发胶囊等成药中含何首乌。

阿胶 Ējiāo《神农本草经》
ASINI CORII COLLA

本品为马科动物驴 *Equus asinus* L. 的干燥皮或鲜皮经煎煮、浓缩制成的固体胶。主产于山东。捣成碎块用，或用蛤粉或蒲黄炒成阿胶珠用。别名：驴皮胶。

【性能】 甘，平。归肺、肝、肾经。

【功效】 补血，止血，滋阴润燥。

【应用】

1. 血虚证 本品为血肉有情之品，甘平质润，为补血要药，多用治血虚诸证，而尤以治疗出血而致血虚为佳，单用本品即效，亦常配熟地黄、当归、芍药等，如阿胶四物汤。

2. 出血证 本品味甘质黏，为止血要药。用治妊娠尿血，可单味炒黄为末服；用治阴虚血热吐衄，常配伍蒲黄、生地黄等；用治痨嗽咳血，常配人参、白及等；用治血虚血寒妇人崩漏下血，常配熟地黄、当归等，如胶艾汤；若治脾气虚寒便血或吐血等症，常配白术、灶心土等，如黄土汤。

3. 肺阴虚燥咳 本品滋阴润肺。用治肺阴虚之燥咳痰少、咽喉干燥、痰中带血等症，常配牛蒡子、杏仁等；用治燥邪伤肺之干咳无痰、心烦口渴、鼻燥咽干等症，常配桑叶、杏仁、麦冬等，如清燥救肺汤。

4. 热病伤阴证 本品养阴以滋肾水。用治热病伤阴，肾水亏而心火亢，心烦不得眠等症，常配黄连、白芍等，如黄连阿胶汤；尚可用治温热病后期，真阴欲竭，阴虚风动，手足瘛疭等症，配龟板、牡蛎、白芍等，如大定风珠。

【用法用量】 煎服，3～9g，烊化兑服。润肺宜蛤粉炒，止血宜蒲黄炒。

【使用注意】 本品黏腻，有碍消化，脾胃虚弱者慎用。

【现代研究】 ①化学成分：主含骨胶原、蛋白及肽类成分，经水解后得到多种氨基酸。②药理作用：提高造血功能、降低血液黏度、抗肺损伤、强身、抗缺氧、抗疲劳、耐冷、抗休克、抗辐射、抗炎、抗肿瘤，增强免疫功能，促进钙吸收和在体内存留等。

【应用链接】 复方阿胶浆、阿胶补血膏、阿胶补血口服液、定坤丹、脏连丸等成药中含阿胶。

知识窗

　　从历史上看，阿胶原是以牛皮为原料，后来发展到贵用驴皮。现代用牛皮熬制的胶也作为入药应用，称黄明胶。其养血、滋阴、润燥之力均不及阿胶，但止血效果较好，又兼可活血解毒。另有猪皮胶，称新阿胶，其成分与驴皮胶相似，具有补益精血、延缓衰老、保健美容等作用。

龙眼肉　Lóngyǎnròu《神农本草经》
LONGAN ARILLUS

　　本品为无患子科植物龙眼 *Dimocarpus longan* Lour. 的假种皮。主产于广东、福建等地。晒干，生用。别名：桂圆肉。

【性能】　甘，温。归心、脾经。

【功效】　补益心脾，养血安神。

【应用】　**心脾虚损，气血不足，心悸，失眠，健忘**　本品能补益心脾、养血安神。用治思虑过度，劳伤心脾之惊悸怔忡、失眠健忘、食少体倦，以及脾虚气弱，便血崩漏等症，常配伍人参、当归、酸枣仁等，如归脾汤；用治气血亏虚证，可单用本品加白糖蒸熟，开水冲服，名玉灵膏（代参膏），能补益气血。

【用法用量】　煎服，9～15g。

【使用注意】　湿盛中满或有停饮、痰、火者慎服。

【现代研究】　①化学成分：含葡萄糖、果糖、蔗糖、腺嘌呤、胆碱、蛋白质、脂肪、维生素 B_1、维生素 B_2、维生素 P、维生素 C 等。②药理作用：增强体质，耐缺氧，抗焦虑，抗应激，抗衰老，抗菌等。

【应用链接】　归脾丸、升气养元糖浆、参茸保胎丸等成药中含龙眼肉。

第四节　补 阴 药

　　补阴药大多药性甘寒，具有补阴、润燥作用，部分药物兼可清热。主要用治肺阴虚之干咳少痰、咯血、口燥咽干等症；胃阴虚之津少口渴、舌红少苔等症；肝阴虚之眩晕目涩、少寐多梦等症；肾阴虚之腰膝酸软、手足心热、潮热盗汗、眩晕耳鸣、遗精等症。

案例 2-22-5

　　患者，女，48 岁。患胃病 5 年，近 2 年反复发作，胃脘隐痛，食少乏力，身体渐瘦。胃镜检查示"慢性萎缩性胃炎"。用西药治疗年余，效果不佳。现形瘦体倦，纳呆食少，脘腹胀痛，时有嗳气，口渴，便秘，舌嫩红少苔，脉细数。诊断为胃脘痛。辨证属胃阴虚，纳降失司。治以益阴养胃，润肠通便。

问题：针对患者的病证，选用哪类药物较为恰当？为什么？

北沙参　Běishāshēn《本草汇言》
GLEHNIAE RADIX

　　本品为伞形科植物珊瑚菜 *Glehnia littoralis* Fr. Schmidt ex Miq. 的干燥根。主产于山东、河北、辽宁等地。生用。

【性能】　甘、微苦，微寒。归肺、胃经。

【功效】　养阴清肺，益胃生津。

【应用】

1. 肺阴虚，肺热燥咳　本品甘润而偏于苦寒，能补肺阴，兼能清肺热。用治阴虚肺燥有热之干咳少痰、咳血或咽干音哑等症，常配麦冬、南沙参、杏仁等。

2. 胃阴虚，热病津伤，咽干口渴　本品能益胃阴，生津止渴，兼能清胃热。用治胃阴虚有热之口干多饮、饥不欲食、大便干结、舌苔光剥或舌红少津及胃痛、胃胀、干呕等症，常配石斛、玉竹、山药等。

【用法用量】　煎服，5～12g。

【使用注意】　本品不宜与藜芦同用。

【现代研究】　①化学成分：含生物碱、淀粉、多糖、聚炔类、黄酮类、脂肪酸、多种香豆素类成分，以及微量挥发油、佛手柑内酯等。②药理作用：抑制免疫功能、抑制排异反应，解热、镇静、镇痛，抗菌、抗真菌，抗癌等。

【应用链接】　阴虚胃痛颗粒、乙肝养阴活血颗粒、益心通脉颗粒、滋心阴口服液、儿宝颗粒等成药中含北沙参。

南沙参　Nánshāshēn《神农本草经》
ADENOPHORAE RADIX

本品为桔梗科植物轮叶沙参 *Adenophora tetraphylla* (Thunb.) Fisch. 或沙参 *A. Stricta* Miq. 的干燥根。主产于安徽、江苏、浙江等地。生用。

【性能】　甘，微寒。归肺、胃经。

【功效】　养阴清肺，益胃生津，益气，化痰。

【应用】

1. 阴虚肺燥，干咳少痰　本品甘润而微寒，能补肺阴、清肺热、润肺燥，兼能祛痰，用治阴虚肺燥有热之干咳痰少、咳血或咽干音哑等症，常配北沙参、麦冬、杏仁等。

2. 热病气津两伤，食少口干　本品能养胃阴，清胃热，生津，兼可益气。用治热病气津两伤，脾胃虚弱之口燥咽干、大便秘结、舌红少津及饥不欲食、呕吐等症，常配玉竹、麦冬、生地黄等，如益胃汤。

【用法用量】　煎服，9～15g。

【使用注意】　本品不宜与藜芦同用。

【现代研究】　①化学成分：含三萜类皂苷、黄酮类化合物、多种萜类、烃类混合物、蒲公英萜酮、β-谷甾醇、胡萝卜苷、饱和脂肪酸、沙参酸甲酯、生物碱、多糖、鞣质类和沙参醇等。②药理作用：抗炎、镇咳、祛痰，解热，调节免疫功能，抗肿瘤，抗辐射，延缓衰老，提高记忆，抗肝损伤等。

【功用比较】　北沙参与南沙参来源于两种不同的植物，两者功用相似，均以养阴清肺、益胃生津，或补肺胃之阴、清肺胃之热为主要功效。但北沙参清养肺胃作用稍强，肺胃阴虚有热之证较为多用。而南沙参尚兼益气及祛痰作用，较宜于气阴两伤及燥痰咳嗽者。

【应用链接】　胃安胶囊、消炎止咳片、金果含片、坤宝丸等成药中含南沙参。

百合　Bǎihé《神农本草经》
LILII BULBUS

本品为百合科植物卷丹 *Lilium lancifolium* Thunb.、百合 *Lilium brownii* F.E. Brown var. *viridulium* Baker 或细叶百合 *Lilium Pumilum* DC. 的干燥肉质鳞叶。主产于湖南、浙江等地。生用或蜜炙用。

【性能】　甘，寒。归心、肺经。

【功效】　养阴润肺，清心安神。

【应用】

1. 阴虚燥咳，劳嗽咳血　本品微寒，作用平和，能补肺阴，兼能清肺热。用治阴虚肺燥有热之干咳少痰、咳血或咽干音哑等症，常配生地黄、桔梗、川贝母等，如百合固金汤。

2. 虚烦惊悸，失眠多梦，精神恍惚　本品能养阴清心，宁心安神。用治虚热上扰之失眠、心悸，常配麦冬、酸枣仁、丹参等；用治神志恍惚、情绪不能自主、口苦、小便赤、脉微数等为主的百合病心肺阴虚内热证，常配生地黄、知母等。

此外，本品还能养胃阴、清胃热，亦可用治胃阴虚有热之胃脘疼痛。

【用法用量】 煎服，6～12g。蜜炙可增强润肺作用。

【现代研究】 ①化学成分：主含秋水仙碱等生物碱，尚含甾体皂苷类、淀粉、蛋白质、脂肪、氨基酸、糖、钙、磷、铁等。②药理作用：镇咳、祛痰，抑菌，抗缺氧、抗疲劳、抗氧化，增强免疫功能，镇静，抗过敏，抗癌等。

【应用链接】 百合固金丸、川贝雪梨膏、解郁安神颗粒等成药中含百合。

麦冬 Màidōng《神农本草经》
OPHIOPOGONIS RADIX

本品为百合科植物麦冬 *Ophiopogon japonicus* (L. f) Ker-Gawl. 的干燥块根。主产于四川、浙江等地。生用。别名：麦门冬、寸冬。

【性能】 甘、微苦，微寒。归肺、胃、心经。

【功效】 养阴润肺，益胃生津，清心除烦。

【应用】

1. 肺阴虚，肺燥干咳，咽痛喑哑 本品善养肺阴，清肺热。用治阴虚肺燥有热之鼻燥咽干、干咳痰少、咳血，咽痛音哑等症，常配伍阿胶、石膏、桑叶等，如清燥救肺汤。

2. 胃阴虚，津伤口渴，肠燥便秘 本品味甘柔润，性偏苦寒，长于滋养胃阴，生津止渴，兼清胃热。用治热伤胃阴，口干舌燥，常配伍生地黄、玉竹、沙参等；经配伍尚可用治胃阴不足之呕吐、热邪伤津之便秘等症。

3. 心阴虚，热扰心营，心烦不眠 本品入心经，能养心阴，清心热，并略具除烦安神作用。用治心阴虚有热之心烦、失眠多梦、健忘、心悸怔忡等症，常配伍生地黄、酸枣仁、柏子仁等，如天王补心丹；用治热伤心营，神烦少寐者，常配伍黄连、生地黄等，如清营汤。

【用法用量】 煎服，6～12g。

【现代研究】 ①化学成分：含多种甾体皂苷、β-谷甾醇、豆甾醇、高异黄酮类化合物、多种氨基酸、各种类型的多聚糖、维生素A样物质、铜、锌、铁、钾等。②药理作用：增强免疫功能，平喘、祛痰、镇咳，改善心功能、抗心律失常、抗心肌缺血，抗休克，镇静、催眠，抗氧化，延缓衰老，降血糖，抗炎等。

【应用链接】 麦味地黄丸、百合固金丸、生脉饮、儿宝颗粒、儿康宁糖浆、石斛夜光丸、玄麦甘桔颗粒、健民咽喉片、羚羊清肺丸、消渴灵片等成药中含麦冬。

天冬 Tiāndōng《神农本草经》
ASPARAGI RADIX

本品为百合科植物天冬 *Asparagus cochinchinensis* (Lour.) Merr. 的干燥块根。主产于贵州、四川、云南等地。生用。别名：天门冬、明天冬。

【性能】 甘、苦，寒。归肺、肾经。

【功效】 养阴润燥，清肺生津。

【应用】

1. 阴虚肺热燥咳，劳嗽咯血 本品甘润苦寒之性较强，能养阴清肺润燥。用治阴虚肺燥有热之干咳痰少、咳血、咽痛音哑，以及肺阴不足，燥热内盛之咳嗽、咯痰不利等症，常配伍麦冬、沙参、川贝母等。

2. 肾阴不足，阴虚火旺，眩晕耳鸣，潮热盗汗，内热消渴 本品滋肾阴，兼能降虚火。用治肾阴亏虚，眩晕耳鸣，腰膝酸痛，常配伍熟地黄、枸杞子、牛膝等；用治阴虚火旺，骨蒸潮热，盗汗遗精等，常配伍熟地黄、知母、黄柏等；用治阴虚内热之消渴证，可配伍人参、生地黄等。

【用法用量】 煎服，6～12g。

【使用注意】 本品甘寒滋腻之性较强，脾虚泄泻、痰湿内盛者忌用。

【现代研究】 ①化学成分：含天门冬素（天冬酰胺）、黏液质、β-谷甾醇及 5-甲氧基甲基糠醛、甾体皂苷、多种氨基酸、新酮糖、寡糖及多糖等。②药理作用：镇咳、祛痰、平喘，广谱抗菌，扩张外周血管、降血压、增强心收缩力、减慢心率，降血糖，延缓衰老，增强免疫功能，促进抗体生成、抗肿瘤等。

【功用比较】 天冬与麦冬均能滋肺阴、润肺燥、清肺热，又可生津止渴，对于热病伤津之肠燥便秘，还可增液润肠以通便。两药性能功用相似，常相须为用。但天冬苦寒之性较甚，清火之力强于麦冬，且入肾滋阴，还宜于肾虚火旺之证。麦冬微寒，清火之力稍弱，且能清心除烦，宁心安神，又宜于心阴不足及邪热扰心之证。

【应用链接】 二冬膏、天王补心丸、龟龄集、石斛夜光丸等成药中含天冬。

石斛 Shíhú《神农本草经》
DENDROBII CAULIS

本品为兰科植物金钗石斛 *Dendrobium nobile* Lindl.、鼓槌石斛 *D. Chrysotoxum* Lindl. 或流苏石斛 *D. fimbriatum* Hook. 的栽培品及其同属植物近似种的新鲜或干燥茎。主产于广西、贵州、云南等地。生用或鲜用。

【性能】 甘，微寒。归胃、肾经。

【功效】 益胃生津，滋阴清热。

【应用】

1. 胃阴虚，热病伤津 本品长于滋养胃阴，生津止渴，兼能清胃热。用治胃热阴虚之胃脘疼痛、牙龈肿痛、口舌生疮等症，常配伍生地黄、麦冬、黄芩等；用治热病伤津，烦渴之证，常配伍天花粉、麦冬等。

2. 肾虚目暗，视力减退，腰脚软弱 本品能滋肾阴，兼可降虚火。用治肾阴亏虚，目暗不明者，常配伍枸杞子、熟地黄、菟丝子等，如石斛夜光丸；用治肾虚痿躄，腰脚软弱，常与巴戟天、熟地黄、肉苁蓉等同用，如地黄饮子。

【用法用量】 煎服，6～12g；鲜品 15～30g。

【现代研究】 ①化学成分：含石斛碱、石斛酮碱、石斛酚、毛兰菲、毛兰素、石斛胺、石斛次胺、石斛星碱、石斛因碱等生物碱，以及黏液质、淀粉等。②药理作用：促进消化液分泌和胃蛋白酶排出量、调节胃肠功能，提高巨噬细胞吞噬功能，解热、镇痛，抗血栓，抗氧化，抗肿瘤，降血糖、降血压等，降低、逆转白内障晶体浑浊度等。

【应用链接】 石斛夜光丸、养阴生血合剂、阴虚胃痛颗粒、金嗓清音丸等成药中含石斛。

玉竹 Yùzhú《神农本草经》
POLYGONATI ODORATI RHIZOMA

本品为百合科植物玉竹 *Polygonatum odoratum* (Mill.) Druce 的干燥根茎。主产于湖南、河南、江苏等地。生用。别名：葳蕤、萎蕤。

【性能】 甘，微寒。归肺、胃经。

【功效】 养阴润燥，生津止渴。

【应用】

1. 阴虚肺燥，干咳少痰 本品药性甘润，能养肺阴，略能清肺热。用治阴虚肺燥有热之干咳少痰、咳血、声音嘶哑等症，常配伍沙参、麦冬等，如沙参麦冬汤。

2. 阴虚胃热，舌干口渴，消渴证 本品能养胃阴，清胃热。用治燥伤胃阴，口干舌燥，食欲不振，常配伍麦冬、沙参等；用治胃热津伤之消渴证，常与石膏、知母、麦冬、天花粉等同用。

此外，本品滋阴而不恋邪，配伍疏风解表之品，可用治阴虚之体外感风热。

【用法用量】 煎服，6～12g。

【现代研究】 ①化学成分：含甾体皂苷（铃兰苦苷、铃兰苷、β-谷甾醇-3-*O*-β-*D*-吡喃葡萄糖苷等）、黄酮及其糖苷（槲皮素苷等）、多糖（玉竹黏多糖、玉竹果聚糖）、微量元素、氨基酸及其他含氮化合物、黏液质、白屈菜酸、维生素 A 样物质。②药理作用：扩张血管、抗心肌缺血、降血压、降血脂、抗动脉粥样硬化，增强免疫，降血糖，抗氧化、抗衰老，类肾上腺皮质激素样作用，抑制结核分枝杆菌等。

【应用链接】 阴虚胃痛颗粒、养阴降糖片、国公酒、舒筋活络酒等成药中含玉竹。

黄精 Huángjīng《名医别录》
POLYGONATI RHIZOMA

本品为百合科植物滇黄精 *Polygonatum kingianum* Coll. et Hemsl.、黄精 *P. sibiricum* Red. 或多花黄精 *P. cyrtonema* Hua 的干燥根茎。主产于贵州、湖南、四川、安徽、云南等地。生用或酒制用。

【性能】 甘，平。归脾、肺、肾经。

【功效】 养阴补气，健脾，润肺，益肾。

【应用】

1. 脾虚倦怠，口干食少 本品能补益脾气，又养脾阴，治脾气虚或脾阴虚，可单用或与党参、白术、麦冬、山药等同用。

2. 肺虚燥咳，劳嗽久咳 本品甘平，能养肺阴，益肺气，治肺之气阴两伤，干咳少痰，以及肺肾两虚劳嗽久咳，常与沙参、川贝母、熟地黄等同用。

3. 肾精亏虚，头晕耳鸣，腰膝酸软，须发早白 本品能补肾益精，治肾虚精亏之证，可单用熬膏服，亦可与枸杞子、何首乌等同用。

【用法用量】 煎服，9～15g。

【使用注意】 本品性质黏腻，易助湿壅气，故脾虚湿阻、痰盛气滞者忌用。

【现代研究】 ①化学成分：含黄精多糖、低聚糖、黏液质、黄精皂苷、芹菜黄素、淀粉及多种氨基酸（囊丝黄精还含多种蒽醌类化合物）等。②药理作用：提高机体免疫功能，促进 DNA、RNA 及蛋白质的合成，提高记忆、改善脑功能、延缓衰老，抗菌、抗结核、抗白细胞及血小板减少，增加冠脉血流量、抗冠状动脉粥样硬化、降血脂，降血糖，抗氧化等。

【应用链接】 古汉养生精口服液、再造生血片、稳心片、天麻首乌片、降糖甲片、降脂灵片等成药中含黄精。

枸杞子 Gǒuqǐzǐ《神农本草经》
LYCII FRUCTUS

本品为茄科植物宁夏枸杞 *Lycium barbarum* L. 的干燥成熟果实。主产于宁夏、甘肃、新疆。生用。

【性能】 甘，平。归肝、肾经。

【功效】 滋补肝肾，益精明目。

【应用】 **肝肾阴虚，虚劳精亏，目昏不明，腰膝酸痛，眩晕耳鸣，阳痿遗精，内热消渴** 本品能滋补肝肾之阴，为平补肝肾精血之品。用治肝肾亏虚，精血不足所致的视力减退、内障目昏、头晕目眩、腰膝酸软、遗精滑泄、耳聋、牙齿松动、须发早白、失眠多梦、潮热盗汗、消渴等症，可单用或与补肝肾、益精补血之品同用。

【用法用量】 煎服，6～12g。

【现代研究】 ①化学成分：含莨菪亭、甜菜碱、枸杞子多糖、粗脂肪、粗蛋白、硫胺素、维生素 B_2、烟酸、胡萝卜素、维生素 C、β-谷甾醇、亚油酸、微量元素及氨基酸等。②药理作用：增强免疫功能，延缓衰老，保肝，降血糖，降血脂、降血压，促进造血功能，抗氧化，抗突变、抗肿瘤、抗辐射，抑菌等。

【应用链接】　杞菊地黄丸、五子衍宗丸、定坤丹、益肾灵颗粒、龟龄集等成药中含枸杞子。

案例 2-22-5 分析讨论

　　本案属胃阴亏虚，治疗应以滋养胃阴为第一要务。可以选择补阴药中主入胃经，功能益胃生津的药物，如麦冬、南北沙参、石斛、玉竹等，因患者尚有脘腹胀痛、嗳气等症状，提示有气滞存在，因此，在润养胃阴的前提下，可酌加行气止痛之品，以理气不伤阴之品为首选，如佛手、生麦芽等，力求滋阴不滞气，理气不损阴，标本兼顾，方为妥帖。

女贞子　Nǚzhēnzǐ《神农本草经》
LIGUSTRI LUCIDI FRUCTUS

　　本品为木犀科植物女贞 *Ligustrum lucidum* Ait. 的干燥成熟果实。主产于浙江、江苏、湖北等地。生用或酒制用。别名：冬青子。

【性能】　甘、苦，凉。归肝、肾经。

【功效】　滋补肝肾，明目乌发。

【应用】　**肝肾阴虚，眩晕耳鸣，腰膝酸软，须发早白，目暗不明，消渴潮热**　本品性偏寒凉，能补益肝肾之阴。用治肝肾阴虚所致的目暗不明、视力减退、须发早白、眩晕耳鸣、失眠多梦、腰膝酸软、遗精、消渴，以及阴虚内热之潮热、心烦等症，常配伍墨旱莲，如二至丸。

【用法用量】　煎服，6～12g。

【现代研究】　①化学成分：含齐墩果酸、乙酰齐墩果酸、熊果酸、甘露醇、葡萄糖、特女贞苷、红景天苷、槲皮素、右旋花旗松素、棕榈酸、硬脂酸、油酸、亚油酸等。②药理作用：增强免疫功能，保肝，抗动脉粥样硬化、降血脂、抗血栓形成、抗骨质疏松，降血糖，广谱抗菌、抗炎，抗肿瘤等。

【应用链接】　古汉养生精口服液、宁神补心片、胃祥宁颗粒、女珍颗粒、天麻首乌片、二至丸、夜宁糖浆等成药中含女贞子。

龟甲　Guījiǎ《神农本草经》
TESTUDINIS CARAPAX ET PLASTRUM

　　本品为龟科动物乌龟 *Chinemys reevesii* (Gray) 的背甲及腹甲。主产于浙江、湖北、湖南等地。生用，或以砂烫后醋淬用，用时捣碎。

【性能】　咸、甘，微寒。归肾、肝、心经。

【功效】　滋阴潜阳，益肾强骨，养血补心，固经止崩。

【应用】

1. 阴虚阳亢，阴虚内热，阴虚风动　本品味咸甘入肝肾经，长于滋补肝肾之阴，且性寒清虚热，又潜降肝阳而息内风，故适用于肝肾阴虚而引起的上述诸证。用治阴虚阳亢，头目眩晕之证，常与天冬、白芍、牡蛎等同用，如镇肝熄风汤；用治阴虚内热，骨蒸潮热，盗汗遗精者，常与熟地黄、知母、黄柏等同用，如大补阴丸；用治阴虚风动，神倦瘛疭者，宜配伍阿胶、鳖甲、生地黄等，如大定风珠。

2. 肾虚骨痿，囟门不合　本品长于滋肾养肝，又能强筋健骨，故多用于肾虚之筋骨不健、腰膝酸软、步履乏力，以及小儿鸡胸、龟背、囟门不合等症，常与熟地黄、知母、黄柏等同用，如虎潜丸。

3. 阴血亏虚，惊悸、失眠、健忘　本品入心、肾经，养血补心，安神定志。用治阴血不足，心肾失养之惊悸、失眠、健忘等症，常与石菖蒲、远志、龙骨等同用。

4. 阴虚血热，崩漏经多　本品滋养肝肾，固经止血，治阴虚血热之崩漏，常与生地黄、黄芩、地榆等同用。

【用法用量】 煎服，9～24g，先煎。

【现代研究】 ①化学成分：含动物胶，角蛋白，脂肪，骨胶原、胆固醇，18 种氨基酸，钙、磷、锶、锌、铜等常量及微量元素。②药理作用：降低甲状腺及肾上腺皮质功能，增强免疫功能，促进生长发育，抗骨质疏松，双向调节 DNA 合成率，补血，解热，镇静，抗凝血，兴奋子宫，增加冠状动脉血流量，抗缺氧等。

【应用链接】 龟鹿补肾丸、龙牡壮骨颗粒、妙济丸、固经丸、健步丸、大补阴丸、再造丸等成药中含龟甲。

知识窗

中医治病，龟是很重要的药材。在汉唐时期，龟甲用上下全部，后世由于受神龟文化的影响，选用钻文烧灼经过拜神占卜的龟板，认为增强了龟板药材的灵效。宋金元时期药用以下板为主，如朱丹溪力主下板形状平属地为阴，"属金而有水，阴中阳也"，赋予下板用药论的理论基础，明清以降用龟下甲已成不易之规。现代学者对数种龟取上、下甲做化学分析，其主要成分基本相同，且临床疗效对照观察结果表明亦无显著性差异，故现今龟甲药材上甲与下板均取作药用。

鳖甲 Biējiǎ 《神农本草经》
TRIONYCIS CARAPAX

本品为鳖科动物鳖 *Trionyx sinensis* Wiegmann 的背甲。主产于湖北、湖南、安徽等地。生用，或以砂烫后醋淬用，用时捣碎。

【性能】 咸，微寒。归肝、肾经。

【功效】 滋阴潜阳，退热除蒸，软坚散结。

【应用】

1. 阴虚发热，阴虚风动，阴虚阳亢 本品咸微寒入肝肾经，既善滋阴退热除蒸，又善滋阴潜阳息风，用治肝肾阴虚所致的阴虚内热、阴虚风动、阴虚阳亢诸证。用治温病后期，阴液耗伤，邪伏阴分，夜热早凉，热退无汗者，常与牡丹皮、生地黄、青蒿等同用，如青蒿鳖甲汤；用治阴虚风动，手足瘛疭者，常与阿胶、生地黄、麦冬等同用，如大定风珠；治疗阴虚阳亢，头晕目眩，可与菊花、生地黄、牡蛎等同用。

2. 癥瘕积聚 本品味咸，长于软坚散结。用治癥瘕积聚，常与牡丹皮、桃仁、土鳖虫等同用，如鳖甲煎丸。

【用法用量】 煎服，9～24g，先煎。

【现代研究】 ①化学成分：含动物胶、骨胶原、角蛋白、17 种氨基酸、碳酸钙、磷酸钙、碘、维生素 D，以及锌、铜、锰等微量元素。②药理作用：增强免疫功能，降血脂、保肝、抗肝纤维化，保护肾上腺皮质功能，促进造血系统功能、提高血红蛋白含量，抗疲劳，镇静，抑制结缔组织增生，抗突变、抗肿瘤，增加骨密度等。

【功用比较】 龟甲与鳖甲均能滋阴潜阳，用治肾阴不足，虚火亢旺之骨蒸潮热、盗汗、遗精，以及肝阴不足，肝阳上亢之头痛、眩晕等症。但龟甲长于滋肾；鳖甲长于退虚热。此外，龟甲还兼有健骨、补血、养心等功效，用治肝肾不足之筋骨痿弱、腰膝酸软、妇女崩漏、月经过多，以及心血不足之失眠、健忘等症；鳖甲兼有软坚散结作用，用治腹内癥瘕积聚。

【应用链接】 乌鸡白凤丸、妇科通经丸、恒古骨伤愈合剂、小儿肺咳颗粒等成药中含鳖甲。

其他补虚药见表 2-22-1。

表 2-22-1　其他补虚药简表

分类	药名	性味归经	功效	主治	用量/煎服	入药/注意
补气药	白扁豆	甘，微温。归脾、胃经	补脾和中，化湿	脾气虚证，暑湿吐泻	9～15g	种子
	蜂蜜	甘，平。归肺、脾、大肠经	补中，润燥，止痛，解毒	中虚脘腹疼痛，肺虚燥咳，肠燥便秘	15～30g	蜜
	饴糖	甘，温。归脾、胃、肺经	补益中气，缓急止痛，润肺止咳	中虚脘腹疼痛，肺燥咳嗽	15～20g，烊化	粮食发酵糖化制成
补阳药	仙茅	辛，热；有毒。归肾、肝、脾经	温肾壮阳，祛寒除湿	肾阳不足，命门火衰，腰膝冷痛，筋骨无力	3～10g	根茎。阴虚火旺者忌服；不宜久服
	海马	甘、咸，温。归肝、肾经	补肾壮阳，调气活血	阳痿、遗精遗尿，肾虚作喘，癥瘕积聚，跌打损伤	3～9g	动物干燥体。孕妇及阴虚火旺者忌服
	胡芦巴	苦，温。归肾经	温肾助阳，散寒止痛	寒疝腹痛，精冷囊湿，寒湿脚气，足膝冷痛，阳痿滑泄	5～10g	种子。阴虚火旺者忌用
	核桃仁	甘，温。归肾、肺、大肠经	补肾温肺，润肠通便	肾阳虚衰，腰痛脚弱，小便频数，肺肾两虚喘咳，肠燥便秘	6～9g	核仁
	紫河车	甘、咸，温。归肺、肝、肾经	补肾益精，益气养血	虚劳赢瘦，骨蒸盗汗，咳嗽气喘，食少气短，阳痿遗精，不孕少乳	2～3g，研末服	胎盘
补阴药	墨旱莲	甘、酸，寒。归肝、肾经	滋补肝肾，凉血止血	肝肾阴虚证，阴虚血热出血证	6～12g	地上部分
	桑椹	甘、酸，寒。归肝、肾经	滋阴补血，生津润燥	肝肾阴虚证，津伤口渴、消渴，肠燥便秘	9～15g	果穗
	黑芝麻	甘，平。归肝、肾、大肠经	补肝肾，益精血，润肠燥	肝肾精血亏虚诸证，肠燥便秘	9～15g	种子

思 考 题

1. 试述补虚药的含义、作用、适应范围、分类、使用注意，以及各类药的性能特点。
2. 人参与党参，熟地黄与生地黄，麦冬与天冬在性能、功效、应用上有哪些异同点？
3. 试述人参与附子，当归与黄芪的配伍意义。
4. 简述人参、鹿茸、甘草的用法用量及使用注意。
5. 当归、枸杞子有哪些功效？各应用于哪些病证？
6. 查阅相关文献，简述人参、党参、黄芪、甘草、鹿茸、淫羊藿、当归、白芍、何首乌、枸杞子的主要药理作用。

进一步阅读文献

陈科宇，吉红玉，顾成娟，2022. 鹿茸的临床应用及其用量探究. 长春中医药大学学报，38(3): 257～260

刘川杨，曹昊妹，付怡茗，等，2022. 基于现代药理学研究进展的西洋参归经探讨. 时珍国医国药，33(5): 1185～1187

苏保洲，2022. 枸杞子活性成分药理作用研究进展. 江苏中医药，54(3): 78～81

徐志伟，杜伟锋，马新换，等，2022. 基于不同药用部位配伍前后药效成分的差异分析目前当归临床使用的合理性. 时珍国医国药，33(6): 1513～1515

张学谦，叶少珊，陈宏生，等，2022. 人参在经方配伍中的应用规律研究. 光明中医，37(7): 1311～1314

Sarmad Sheraz Jadoon，丁莉，张舜波，等，2018. 补虚药的药理学研究思路与方法. 中国医药导报，15(10): 114～117

（常惟智）

第二十三章 收 涩 药

学习目标

1. 熟悉收涩药的含义、作用、适应范围、配伍方法及使用注意。

2. 掌握药物：山茱萸、五味子、乌梅、海螵蛸；熟悉药物：诃子、肉豆蔻、莲子、芡实、桑螵蛸；了解药物：覆盆子、金樱子、五倍子、麻黄根、浮小麦、赤石脂、罂粟壳、椿皮。

3. 掌握莲子与芡实，肉豆蔻与白豆蔻功效应用的主要异同点，以及收涩药配伍补虚药的意义。

凡以收敛固涩为主要作用的药物，称为收涩药，又称固涩药。

本类药物大多性味酸涩，性平或温，主要归肺、肾、大肠、脾、胃经。分别具有固表止汗、敛肺止咳、涩肠止泻、固精缩尿、收敛止血、收涩止带等作用。适用于久病体虚、正气不固、脏腑功能减退所致的自汗、盗汗、久咳虚喘、久泻、久痢、遗精、滑精、遗尿、尿频、崩带不止等滑脱病证。

收涩药治疗滑脱病证，主要是以其收敛固涩之性来敛耗散，固滑脱。但滑脱之证的根本原因是正气虚弱，而收涩药又多属治标之品，因此，应用收涩药时，必须根据滑脱病证的不同原因和病情选择药物，并与相应的补虚药配伍，才能标本兼治。如气虚自汗、阴虚盗汗者，应以具有止汗作用的药物，分别配伍补气药、补阴药进行治疗；脾肾阳虚之久泻、久痢，应以涩肠止泻药配伍温补脾肾药治疗；肾虚所致的遗精滑精、遗尿尿频，则应以固精缩尿药配伍补肾药治疗；冲任不固，崩漏、带下者，应以收敛止血、收涩止带药，配伍补肝肾、固冲任、健脾燥湿药治疗；肺肾虚损，久咳虚喘者，则宜以敛肺止咳平喘药配伍补益肺肾、纳气定喘药治疗。总之，应根据具体证候，准确选药，恰当配伍，标本兼顾，才能增强疗效。

收涩药易敛邪，使用时应防止"闭门留寇"。凡表邪所致的汗出，湿热所致的泻痢、带下，血热之出血，以及郁热未清者，当以祛邪为主，不宜使用收涩药。

山茱萸 Shānzhūyú 《神农本草经》
CORNI FRUCTUS

本品为山茱萸科植物山茱萸 *Cornus officinalis* Sieb. et Zucc. 的干燥成熟果肉。主产于浙江、安徽、河南等地。去果核，生用或酒制用。别名：山萸肉、枣皮、肉枣。

【性能】 酸，涩，微温。归肝、肾经。

【功效】 补益肝肾，收敛固脱。

【应用】

1. 肝肾亏虚，头晕目眩，腰膝酸软，阳痿 本品温而不燥，补而不峻，既能滋养肝肾之阴，又能温补肾阳，为平补阴阳之要药。用治肝肾阴虚之腰膝酸软、头晕耳鸣，常配熟地黄、山药等，如六味地黄丸。配伍附子、肉桂、杜仲、淫羊藿等，亦可用治肾阳不足之腰膝酸软或冷痛、小便不利、阳痿等症，如肾气丸、右归丸等。

2. 遗精滑精，遗尿尿频 本品既能补肾益精，又能固精缩尿，为固精止遗之要药。与熟地黄、枸杞子等同用，用治真阴不足之遗精、梦遗，如左归丸；亦用治遗尿尿频。

3. 崩漏带下，月经过多 本品能补肝肾、固冲任、收敛止血，经适当配伍，用治肝肾亏虚、冲任不固之崩漏下血、月经过多；亦可治脾气虚弱，冲任不固之崩漏下血者。

4. 大汗不止，体虚欲脱 本品能敛汗固脱，用治久病虚脱或大汗、误汗之大汗淋漓、肢冷、脉微者，常配伍人参、附子等。

此外，本品配伍养阴生津药，尚可用治消渴证。

【用法用量】　煎服，6～12g；急救固脱可用至 20～30g。

【使用注意】　素有湿热而致小便淋涩者不宜用。

【现代研究】　①化学成分：含山茱萸苷、莫罗苷、马钱素等苷类，尚含皂苷、鞣质、挥发油及没食子酸、苹果酸、酒石酸、熊果酸等有机酸。②药理作用：增强非特异性免疫功能，抗失血性休克，抑制血小板聚集，抗血栓形成，扩张外周血管，增强心肌收缩力，提高心脏效率，明显增强心脏泵血功能，使血压升高，降血糖，降血脂，煎剂体外能抑菌等。

【应用链接】　六味地黄丸、知柏地黄丸、杞菊地黄丸、桂附地黄丸、耳聋左慈丸、障眼明片、参松养心胶囊等成药中含山茱萸。

五味子　Wǔwèizǐ《神农本草经》
SCHISANDRAE CHINENSIS FRUCTUS

本品为木兰科植物五味子 *Schisandra chinensis* (Turcz.) Baill. 的干燥成熟果实，习称"北五味子"。主产于东北、河北等地。生用或醋炙用。

【性能】　酸、甘，温。归肺、心、肾经。

【功效】　收敛固涩，益气生津，补肾宁心。

【应用】

1. 久咳虚喘　本品酸能收敛，性温而润，上敛肺气，下滋肾阴，适用于治肺虚久咳及肺肾不足之喘咳，有止咳平喘之效。常配罂粟壳等；治肺虚久咳，配熟地黄、山茱萸等；治肺肾两虚之喘咳，如都气丸。

2. 津伤口渴，消渴　本品能益气生津止渴，用治热气伤阴，汗多口渴，常配伍人参、麦冬等，如生脉散；配养阴清热药亦可治阴虚内热，口渴多饮之消渴。

3. 自汗，盗汗　本品味酸，能敛肺止汗，用治气虚自汗或阴虚盗汗。

4. 梦遗滑精，遗尿尿频　本品甘温而涩，入肾能补肾涩精止遗，为治肾虚精关不固所致的遗精、滑精之常用药。

5. 久泻不止　本品酸涩收敛，能涩肠止泻。用治脾肾虚寒之久泻不止，可与吴茱萸、补骨脂等同用，如四神丸。

6. 心悸，失眠，多梦　本品能益心气、安心神，又能滋肾阴，用治阴血亏虚、心神失养或心肾不交之虚烦心悸、失眠多梦，常与酸枣仁、麦冬等同用，如天王补心丹。

【用法用量】　煎服，2～6g。

【使用注意】　本品酸涩收敛，凡表邪未解，内有实热，咳嗽初起，麻疹初起均不宜用。

【现代研究】　①化学成分：含挥发油和木质素类，挥发油主要成分为 α-蒎烯、莰烯、β-蒎烯等，木质素类主要成分为五味子素、五味子乙素、五味子丙素，尚含有机酸、甾醇、鞣质及树脂等。②药理作用：抗氧化和类似人参的适应原样作用，增强机体防御能力，降低转氨酶，抗肝损伤，抗菌、抗炎，止咳，抑制中枢神经系统，抗惊厥，抗肿瘤等。

【应用链接】　生脉饮、五味子糖浆、更年安片、天王补心丸、乌鸡白凤丸、五子衍宗丸等成药中含五味子。

乌梅　Wūméi《神农本草经》
MUME FRUCTUS

本品为蔷薇科植物梅 *Prunus mume* (Sieb.) Sieb. et Zucc. 的干燥近成熟果实。主产于福建、四川、浙江等地。去核生用或炒炭用。

【性能】　酸、涩，平。归肝、脾、肺、大肠经。

【功效】　敛肺，涩肠，生津，安蛔。

【应用】

1. 肺虚久咳 本品味酸涩收敛，入肺经能敛肺止咳。用治肺虚久咳少痰或干咳无痰之证，可与罂粟壳、杏仁等同用。

2. 久泻久痢 本品能涩肠止泻，用治久泻久痢，常与罂粟、诃子等同用，如固肠丸。

3. 虚热消渴 本品味酸，能生津止渴，用治虚热烦渴或消渴证，可单用煎服，或与天花粉、麦冬、人参等同用，如玉泉散。

4. 蛔厥呕吐腹痛 "蛔得酸则安"，本品味极酸，能安蛔止痛、和胃止呕，用治蛔虫引起的腹痛、呕吐、四肢厥冷之蛔厥证，常与细辛、干姜等同用，如乌梅丸。

此外，本品内服，还可止血，治崩漏下血；外用能消疮毒，并治胬肉外突。

【用法用量】 煎服，6～12g。止泻、止血宜炒炭用。

【使用注意】 外有表邪或内有实热积滞者均不宜服。

【现代研究】 ①化学成分：含柠檬酸、苹果酸、琥珀酸等有机酸，另含谷甾醇、蜡样物质、齐墩果酸样物质、多种三萜脂肪酸酯及苦杏仁苷等。②药理作用：镇咳，抑菌，轻度收缩胆囊、促进胆汁分泌、调节平滑肌功能，增强机体免疫，抗过敏，抗休克，抗肿瘤，驱虫等。

【应用链接】 乌梅丸、养胃颗粒、小儿泻痢片、风湿骨痛胶囊、清咽丸、清音丸、玉泉胶囊、甘桔冰梅片、孕康合剂、痔宁片等成药中含乌梅。

案例 2-23-1

患者，男。52岁。右上腹阵发性绞痛2天，时作时休，发作时右胁疼痛，痛如锥刺，连肩彻背，同时伴有四肢厥冷，烦闷呕吐。曾用抗生素、止痛药等药物治疗，疗效不显。既往有蛔虫病史。医生为其开方，药物有细辛、干姜、黄连、附子、黄柏、乌梅等。服用后，腹痛减轻，四肢渐温，呕吐渐止。

问题： 患者所患是何病证？应如何医治？处方中乌梅发挥了何功效？

海螵蛸 Hǎipiāoxiāo 《神农本草经》
SEPIAE ENDOCONCHA

本品为乌贼科动物无针乌贼 *Sepiella maindroni* de Rochebrune 或金乌贼 *Sepia esculenta* Hoyle 的干燥内壳。前者主产于浙江、江苏、广东等地；后者主产于辽宁、山东等地。生用。别名：乌贼骨。

【性能】 咸、涩，温。归脾、肾经。

【功效】 收敛止血，涩精止带，制酸止痛，收湿敛疮。

【应用】

1. 遗精滑精，赤白带下 本品温涩收敛，善固精止带。用治肾虚遗精，常与山茱萸、菟丝子等同用；治肾虚带脉不固之带下清稀，常与山药、芡实等同用。

2. 崩漏下血，肺胃出血，创伤出血 本品能收敛止血。配茜草等可治崩漏下血；配白及可治肺胃出血，如乌及散；单用本品研末外敷可治创伤出血。

3. 胃痛吞酸 本品味咸涩，能制酸止痛，为治胃脘痛胃酸过多之佳品，常与浙贝母配伍，即乌贝散。

4. 湿疹湿疮，溃疡不敛 本品外用能收湿敛疮。配黄柏、青黛、煅石膏等研末外敷，可治湿疮、湿疹；单用研末或配煅石膏、冰片等研末外敷，可治疮疡不敛。

【用法用量】 煎服，5～10g。外用适量，研末敷患处。

【现代研究】 ①化学成分：含碳酸钙87.3%～91.7%、壳角质6%～7%、黏液质10%～15%，多种氨基酸，尚含锰、锶、钙、铁等元素。②药理作用：抗消化性溃疡，抗肿瘤，抗放射，促进骨修复等。

【应用链接】 乌贝散、猴头健胃灵胶囊、化积口服液、胃康灵胶囊、胃舒宁颗粒、安胃片、快胃片、草香胃康胶囊、止血定痛片等成药中含海螵蛸。

桑螵蛸 Sāngpiāoxiāo《神农本草经》
MANTIDIS OÖTHECA

本品为螳螂科昆虫大刀螂 *Tenodera sinensis* Saussure、小刀螂 *Statilia maculata* (Thunberg) 或巨斧螳螂 *Hierodula patellifera* (Serville) 的干燥卵鞘。以上三种分别习称"团螵蛸""长螵蛸""黑螵蛸"。全国大部分地区均产。生用或盐水炒炙用。

【性能】 甘、咸，平。归肝、肾经。

【功效】 固精缩尿，补肾助阳。

【应用】

1. 遗精滑精，遗尿尿频 本品能补肾固精缩尿，用治肾虚之遗精滑精、遗尿尿频等症。治肾虚遗精滑精，常与龙骨、五味子等同用，如桑螵蛸丸；治小儿遗尿，可单用为末，米汤送服。

2. 肾虚阳痿 本品能补肾助阳，用治肾阳不足之阳痿，常与鹿茸、肉苁蓉等同用。

【用法用量】 煎服，5～10g。

【使用注意】 阴虚火旺或膀胱湿热所致的遗精、尿频等忌用。

【现代研究】 ①化学成分：含蛋白质、粗纤维、铁、钙、脂肪及胡萝卜样色素。尚含有17种氨基酸、7种磷脂成分。②药理作用：增加食物在胃中排空时间，促进消化液的分泌，降血糖，降血脂，抗肿瘤，抗利尿等。

【功用比较】 桑螵蛸与海螵蛸，两药均有固精止遗作用，均可用于治疗肾虚精关不固之遗精、滑精等症。但海螵蛸固涩之力较强，偏于收敛止血，常用于固崩止带；而桑螵蛸固涩之中又能补肾气、助肾阳，缩尿止遗。

【应用链接】 乌鸡白凤丸等成药中含桑螵蛸。

案例 2-23-1 分析讨论

患者所患病证属寒热错杂所致之蛔厥证。蛔虫上窜入膈，可致心烦，甚至伴有阵发性剧烈腹痛和呕吐。因蛔虫内扰气机逆乱则脉弦，阴阳不相顺接则四肢厥冷。故治以寒温并用，清上温下。方中乌梅味酸以安蛔，附子、干姜、细辛等味辛之品以伏蛔，黄连、黄柏等味苦之品以驱蛔，共达清以上热，温以下寒，寒热攻补兼施。

诃子 Hēzǐ《药性论》
CHEBULAE FRUCTUS

本品为使君子科植物诃子 *Terminalia chebula* Retz. 或绒毛诃子 *Terminalia chebula* Retz. var. *tomentella* Kurt. 的干燥成熟果实。主产于云南、广东、广西等地。生用或煨用。用时打碎或去核。别名：诃黎勒。

【性能】 苦、酸、涩，平。归肺、大肠经。

【功效】 涩肠止泻，敛肺止咳，降火利咽。

【应用】

1. 久泻久痢，便血脱肛 本品酸涩收敛，入大肠，能涩肠止泻，为治疗久泻、久痢之常用药。治疗虚寒之久泻、久痢，常与干姜、罂粟壳、陈皮等药配伍；配伍人参、黄芪、升麻等，可用于泻痢日久，中气下陷之脱肛；本品又能涩肠止血，配伍防风、秦艽，可治肠风下血。

2. 肺虚久咳，失音咽痛 本品既能敛肺下气止咳，又能清肺利咽开音，为治失音之要药。治肺虚久咳失音者，可与人参、五味子等同用；治痰热郁肺，久咳失音者，常与桔梗、甘草同用；治咽喉肿痛，久咳失音者，常与硼酸、青黛、冰片等制成蜜丸噙化，如清音丸。

【用法用量】 煎服，3～10g。涩肠止泻宜煨用；敛肺清热，利咽开音宜生用。

【使用注意】 凡外有表邪，内有湿热积滞者忌用。

【现代研究】 ①化学成分：含鞣质30%～40%，其主要成分有诃子酸、诃黎勒酸、没食子酸、莽草酸、奎宁酸等。尚含有番泻苷、诃子素、鞣酸酶等。②药理作用：收敛止泻，解痉、松弛肠道平滑肌，抑菌、抗真菌、抗流感病毒等。

【应用链接】 苏合香丸、抱龙丸、催汤丸、五味麝香丸、六味安消散、十一味能消丸、二十五味松石丸、清音丸、清咽丸等成药中含诃子。

> **知识拓展**
>
> 诃子除了有抗菌、抗病毒作用外，近年来研究又发现诃子有很好的抗氧化作用，抗氧化的有效成分主要是鞣花单宁、掊单宁和黄酮类化合物。诃子中的鞣质类化合物还有明显的抗肿瘤作用，诃子醇提物具有强心作用，能加强心肌细胞收缩功能和兴奋性。此外，诃子有较强的解毒功效，既能解邪气聚于脏腑的内源性毒症，也可以解除因食物中毒、药物中毒、虫蛇咬伤等外源性毒症。含诃子的中药复方还具有抗艾滋病病毒的活性。

肉豆蔻 Ròudòukòu《药性论》
MYRISTICAE SEMEN

本品为肉豆蔻科植物肉豆蔻 *Myristica fragrans* Houtt. 的干燥种仁。主产于印度尼西亚、马来西亚、斯里兰卡等国，我国广东、广西、云南亦有栽培。生用，或煨制用。别名：肉果、玉果。

【性能】 辛，温。归脾、胃、大肠经。

【功效】 温中行气，涩肠止泻。

【应用】

1. 脾胃虚寒，久泻久痢 本品能温中行气，涩肠止泻，为治疗虚寒性泻痢之要药。用治脾胃虚寒之久泻、久痢；亦可用治脾肾阳虚，五更泄泻，常与补骨脂、五味子等同用，如四神丸。

2. 胃寒胀痛，食少呕吐 本品能温中暖脾，行气止痛，开胃消食，用治脾胃虚寒气滞之脘腹胀痛、纳呆、呕吐等症，可与木香、干姜、半夏等同用。

【用法用量】 煎服，3～10g。内服须煨熟去油用。

【使用注意】 湿热泻痢者不宜服用。

【现代研究】 ①化学成分：含挥发油5%～15%，其主要成分有α-蒎烯、d-莰烯。尚含有脂肪油、肉豆蔻木脂素、奥斯贝木脂素-7、丁香酚、异丁香酚等。②药理作用：止泻，少量能增加胃液分泌、刺激肠壁蠕动、增强食欲，促进消化，大量则有抑制作用；镇静、镇痛，抗炎、抑菌等。

【功用比较】 肉豆蔻与白豆蔻两药均辛温，归脾胃经，温中行气开胃，用治脾胃受寒证兼气滞之脘腹胀满、呕吐或泄泻。然肉豆蔻又入大肠，长于涩肠止泻，用治脾胃虚寒之久泻久痢及脾肾阳虚之五更泻；白豆蔻长于化湿行气，用治湿阻中焦及脾胃气滞之脘腹胀满、不思饮食等，并善止呕，尤宜于胃寒湿阻气滞之呕吐，又入肺经，能化湿理脾肺之气，治湿温初起。

【应用链接】 四神丸、二十五味珍珠丸、二十五味松石丸、肥儿丸、八味沉香散、十六味冬青丸、洁白丸、七味广枣丸等成药中含肉豆蔻。

> **知识窗**
>
> 肉豆蔻所含挥发油中的有效成分肉豆蔻醚具有一定毒性，动物实验可引起肝变性；肉豆蔻醚对正常人有致幻作用，对人的大脑有中度兴奋作用。在中毒时，轻则出现幻觉，或恶心，眩晕；重则谵语，昏迷，瞳孔散大，呼吸变慢，反射消失，甚至死亡。中毒原因及预防：肉豆蔻未经炮制去油，或用量过大，可引起中毒。一般不可用生品。

莲子 Liánzǐ 《神农本草经》

NELUMBINIS SEMEN

本品为睡莲科植物莲 *Nelumbo nucifera* Gaertn. 的干燥成熟种子。主产于湖南、福建、江苏、浙江等地。生用。

【性能】 甘、涩，平。归脾、肾、心经。

【功效】 补脾止泻，止带，益肾固精，养心安神。

【应用】

1. 脾虚泄泻，食欲不振 本品能健脾益气，涩肠止泻。用治脾虚久泄，食欲不振，或脾肾两虚之久泻不止，常与人参、茯苓、白术等同用，如参苓白术散。

2. 肾虚遗精滑精，遗尿尿频 本品能益肾固精。用治肾虚不固之遗精滑泄，常与芡实、煅龙骨等同用，如金锁固精丸。

3. 带下 本品既补脾益肾，又固涩止带，补涩兼施，常用治脾虚、脾肾两虚之带下。治脾虚带下者，常与茯苓、白术等同用；治脾肾两虚，带下清稀，腰膝酸软者，可与山茱萸、山药、芡实等同用。

4. 虚烦，心悸，失眠 本品能养心神，益肾气，交通心肾。用治心肾不交之虚烦、失眠、惊悸，常与酸枣仁、茯神等宁心安神药同用。

【用法用量】 煎服，6～15g，去心打碎用。

【现代研究】 ①化学成分：含淀粉及荷叶碱等生物碱，尚含芦丁、槲皮素等黄酮类成分，以及蛋白质、肉豆蔻酸、棕榈酸、油酸、亚油酸、亚麻酸、多糖、脂肪、钙、磷、铁等。②药理作用：收敛，镇静，清除氧自由基，增强免疫功能，延缓衰老等。

【应用链接】 参苓白术散、锁阳固精丸、启脾丸、调经促孕丸等成药中含莲子。

附药

1. 莲须 本品为莲的雄蕊。味甘、涩，性平。功能固肾涩精。用于遗精、滑精、带下、遗尿、尿频。煎服，3～5g。

2. 莲房 本品为莲的成熟花托。味苦、涩，性温。功能止血化瘀。用于崩漏、尿血、痔疮出血、产后瘀阻、恶露不尽。炒炭用。煎服，5～10g。

3. 莲子心 本品为莲的青嫩胚芽。味苦，性寒。功能清心安神，交通心肾，涩精止血。用于热入心包，神昏谵语，心肾不交，失眠遗精，血热吐血。煎服，2～5g。

4. 荷叶 本品为莲的叶片。味苦、涩，性平。功能清暑利湿，升阳止血。用于暑热病证、脾虚泻泄及多种出血证。煎服，3～10g。

5. 荷梗 本品为莲的叶柄及花托。味苦、涩，性平。功能通气宽胸，和胃安胎。用于外感暑湿之胸闷不畅、妊娠呕吐、胎动不安。煎服，10～15g。

芡实 Qiànshí 《神农本草经》

EURYALES SEMEN

本品为睡莲科植物芡 *Euryale ferox* Salisb. 的干燥成熟种仁。主产于江苏、山东、湖南、湖北等地。生用或麸炒用。别名：鸡头米、鸡头实。

【性能】 甘、涩，平。归脾、肾经。

【功效】 益肾固精，补脾止泻，除湿止带。

【应用】

1. 脾虚久泻 本品益肾健脾，收敛固涩。用治脾虚久泻，常与党参、白术等同用。

2. 肾虚遗精滑精，遗尿，白浊 本品能补肾固精止遗。用治肾虚不固之遗精滑精，常与金樱子同用；亦可治肾虚遗尿尿频、白浊等症。

3. 带下 本品能益肾健脾，收敛固涩，除湿止带，为治疗带下之佳品。用治脾肾两虚之白带过多，常与党参、白术、山药等同用；亦可配伍清热利湿之黄柏、车前子等，治疗湿热带下。

【用法用量】　煎服，9～15g。

【现代研究】　①化学成分：主含淀粉，尚含蛋白质、脂肪、硫胺素、维生素 B_2、尼古酸、维生素 C 等。②药理作用：增加小肠吸收功能，提高尿木糖排泄率、增加血清胡萝卜素浓度等。

【功用比较】　莲子和芡实同属睡莲科，同为药食两用之佳品，均为固精缩尿止带药，均性平而味甘涩，归脾肾经，均能益肾固精，补脾止泻，止带，用治肾虚之遗精滑精、遗尿，脾虚泄泻，以及脾肾两虚之带下等症。然莲子又兼入心经，尚能养心神，益肾气而交通心肾，安定神志，用治心肾不交之虚烦、心悸、失眠者；芡实善除湿止带，为治虚、实带下之常用药物。

【应用链接】　益肾灵颗粒、锁阳固精丸、强阳保肾丸、乌鸡白凤丸、妇炎康片、除湿白带丸等成药中含芡实。

其他收涩药见表 2-23-1。

表 2-23-1　其他收涩药简表

药名	性味归经	功效	主治	用量/煎服	入药/注意
麻黄根	甘，平。归肺经	收敛止汗	自汗，盗汗	3～10g	根及根茎
浮小麦	甘，凉。归心经	止汗，益气，除热	自汗，盗汗，骨蒸劳热	15～30g	颖果
五倍子	酸、涩，寒。归肺、大肠、肾经	敛肺降火，涩肠止泻，固精止遗，敛汗止血	肺热咳嗽，久泻久痢，遗精滑精，自汗盗汗，崩漏下血，便血尿血	3～6g	虫瘿
罂粟壳	酸、涩，平；有毒。归肺、大肠、肾经	涩肠止泻，敛肺止咳，止痛	久泻久痢，肺虚久咳，心腹及筋骨疼痛	3～6g	果实。不宜常服；孕妇、儿童禁用
赤石脂	甘、酸、涩，温。归大肠、胃经	涩肠止泻，收敛止血，敛疮生肌	久泻久痢，崩漏，带下，便血，疮疡不敛，湿疹湿疮	9～12g	高岭石。畏肉桂；孕妇慎用
覆盆子	甘、酸，微温。归肝、肾经	固精缩尿，益肾养肝	遗精滑精，遗尿尿频，肝肾不足，目暗不明	6～12g	果实
金樱子	酸、涩，平。归肾、膀胱、大肠经	固精缩尿，涩肠止泻	遗精滑精，遗尿尿频，白带过多，久泻久痢	6～12g	果实
椿皮	苦、涩，寒。归大肠、肝经	清热燥湿，收敛止带，止泻，止血	赤白带下，久泻久痢，湿热泻痢，崩漏，便血	6～9g	干燥根皮或干皮

思　考　题

1. 何谓收涩药？为何使用收涩药时需配合补虚药？经常配用的药物有哪些？
2. 简述山茱萸、五味子的功效及临床应用。
3. 莲子与芡实，肉豆蔻与白豆蔻在性能、功效、应用上有哪些异同点？
4. 查阅相关文献，简述五味子、山茱萸的药理作用。

进一步阅读文献

李全，贾斯婷，王琪，等，2022.五味子有效成分对胰岛素抵抗的作用机制及相关研究进展.中华中医药学刊，40(3): 29～32

马可，南星梅，赵婧，等，2022.肉豆蔻的药理和毒理作用研究进展.中药药理与临床，38(1): 218～224

杨梦，郝志友，周诗琪，等，2022.山茱萸果实化学成分及其抗阿尔茨海默症活性研究.药学学报，57(12): 3608～3615

（赵文静）

第二十四章 其 他 药

学习目标

1. 熟悉涌吐药、解毒杀虫燥湿止痒药、拔毒化腐生肌药的功效、适应范围及使用注意。

2. 熟悉药物：常山、雄黄、硫黄、蛇床子、升药、炉甘石、硼砂；了解药物：瓜蒂、藜芦、白矾、蜂房、土荆皮、大蒜、蟾酥、斑蝥、儿茶、铅丹、轻粉、砒石。

本章主要介绍涌吐药、解毒杀虫燥湿止痒药、拔毒化腐生肌药。后两类多为矿物药，外用给药多见。

第一节 涌 吐 药

凡以促使呕吐为主要功效，以治疗毒物、宿食、痰涎等停滞在胃脘或胸膈以上所致病证为主的药物，称为涌吐药，也称催吐药。

本类药物味多酸苦辛，归胃经，主要用于误食毒物，停留胃中，未被吸收；或宿食停滞不化，尚未入肠，胃脘胀痛；或痰涎壅盛，阻于胸膈或咽喉，呼吸急促；或痰浊上涌，蒙蔽清窍，癫痫发狂等证。

涌吐药作用强烈，且多具毒性，易伤正气，故仅适用于形证俱实者。服用时切忌骤用大量，宜采用"小量渐增"的方法，同时要注意"中病即止"。若用药后不吐或未达到必要的呕吐程度，可饮热开水或用翎毛探喉以助涌吐。若药后呕吐不止，应立即停药，并积极采取救治措施。

凡年老体弱、小儿、妇女胎前产后，以及素体失血、头晕、心悸、劳嗽喘咳者忌用。

常山 Chángshān《神农本草经》
DICHROAE RADIX

本品为虎耳草科植物常山 *Dichroa febrifuga* Lour. 的干燥根。主产于四川、贵州等地。生用，或酒炙、醋炙后用。

【性能】 苦、辛，寒；有毒。归肺、心、肝经。

【功效】 涌吐痰涎，截疟。

【应用】

1. 痰饮停聚，胸膈痞塞 本品辛开苦泄，其性上行，能引吐胸中痰饮，适用于痰饮停聚，胸膈壅塞，不欲饮食，欲吐而不能吐者，常配甘草，水煎和蜜温服。

2. 疟疾 本品为治疟之要药。适用于各种疟疾，尤以治间日疟、三日疟为佳。古方常单用本品浸酒或煎服治疟，临证亦可配伍运用。

【用法用量】 煎服，5～9g。涌吐可生用；截疟宜酒制用。治疗疟疾宜在寒热发作前半天或2小时服用。

【使用注意】 ①本品用量不宜过大；②孕妇及体虚者慎用。

【现代研究】 ①化学成分：主要含常山碱、异常山碱、常咯啉等喹唑酮类生物碱，是催吐作用的药效成分，也是抗疟的活性成分；亦含香豆素、酚酸、酚醛和甾体类成分。②药理作用：催吐，抗疟，抗心律失常；尚有抗炎，促进伤口愈合等作用。

第二节 解毒杀虫燥湿止痒药

凡以解毒疗疮、攻毒杀虫、燥湿止痒为主要功效的药物，称为解毒杀虫燥湿止痒药。主要用于治疗疮痈疔毒、湿疹、疥癣、梅毒、毒蛇咬伤、麻风等病证。

本类药物外用为主，兼可内服。外用可采用研末外敷；或香油、茶水调敷；或制成软膏、酊剂涂擦；或煎汤洗、热敷等方法给药。内服一般入丸、散剂，以使其能被缓慢吸收。

本类药物大多有不同程度的毒性，应严格控制用量，规范用法，不可过量或持续使用。制剂或调剂前应注意炮制，以减轻毒性，确保临床用药安全。

雄黄 Xiónghuáng 《神农本草经》
REALGAR

本品为硫化物类矿物雄黄族雄黄，主含二硫化二砷（As_2S_2）。主产于湖南、湖北、贵州等地。研细或水飞用。

【**性能**】 辛，温；有毒。归肝、大肠经。

【**功效**】 解毒杀虫，燥湿祛痰，截疟。

【**应用**】

1. 痈肿疔疮，湿疹疥癣，蛇虫咬伤 本品温燥有毒，外用或内服均能解毒杀虫疗疮。治疗痈肿疔疮，可单用，也可配伍使用，常配乳香、没药，如醒消丸；治疗湿疹疥癣，与等量白矾为散，茶水调敷，如二味拔毒散；治疗蛇虫咬伤，单用本品粉末，香油调敷或黄酒冲服。

2. 虫积腹痛，惊痫，疟疾 本品内服能杀虫，燥湿祛痰，截疟。用于肠道寄生虫病引起的虫积腹痛，常与槟榔、牵牛子同用；亦可与铜绿为末治疗蛲虫引起的肛门瘙痒，但现代临床已较少使用。

【**用法用量**】 0.05～0.1g，入丸、散用。外用适量，熏涂患处。

【**使用注意**】 ①内服宜慎；②不可长期、大剂量使用；③孕妇禁用。

【**现代研究**】 ①化学成分：主要成分为二硫化二砷，有研究认为是四硫化四砷（As_4S_4）的分解产物，亦含少量含砷氧化物。②药理作用：抗菌、抗血吸虫、抗疟原虫、镇静、催眠、抗惊厥、抗心律失常，抗肿瘤；体外能抑制或杀灭皮肤细菌、寄生虫等。

【**应用链接**】 牛黄解毒片（丸、胶囊、软胶囊）、牛黄清心丸、牛黄镇惊丸、牛黄至宝丸、牛黄消炎片、牛黄抱龙丸、牛黄净脑片、安宫牛黄丸（散）、牙痛一粒丸、紫金锭等成药中含雄黄。

> **知识窗**
>
> 雄黄是矿物质，其活性成分为砷的硫化物（As_4S_4 或 As_2S_2），难溶于水，所含少量水溶性砷（As_2O_3、As_2O_5）和游离砷毒性强，常通过炮制除去以降低毒性。雄黄经口入在体内发生代谢转化，生成可溶性砷酸盐、亚砷酸盐，有机砷小分子如甲基砷酸、砷胆碱、砷糖等。国内学者从含雄黄中药复方临床治疗白血病有效，进一步发现其活性成分为砷氧化物，后通过上海交通大学医学院深入的药理研究，最终提出了"三氧化二砷和全反式维甲酸治疗急性早幼粒细胞白血病"国际标准，张亭栋、王振义因此获得2020年度未来科学大奖"生命科学奖"。

硫黄 Liúhuáng 《神农本草经》
SULFUR

本品为自然元素类矿物硫族自然硫。主产于山西、山东、河南等地。采后加热熔化，除去杂质，取上层溶液冷却后即得；或用含硫矿物经加工制得。本品有特异的臭气。生用，或与豆腐同煮，漂净、阴干后用。用前研末。

【**性能**】 酸，温；有毒。归肾、大肠经。

【**功效**】 外用解毒疗疮，杀虫止痒；内服补火助阳通便。

【应用】

1. 疥癣湿疹，秃疮 本品外用为治疗疥疮之要药。单用硫黄研末，制软膏涂患处治疥疮；硫黄粉外敷可治湿疹瘙痒，若配伍蛇床子、明矾效果更好。本品配石灰、铅丹等共研细粉，可治疗一切干湿癣。

2. 寒喘，阳痿，虚寒便秘 本品内服能补火助阳，温阳通便。治肾阳不足而致的寒喘，常配伍附子、肉桂、黑锡等，如黑锡丹；治肾阳虚阳痿，可配伍鹿茸、补骨脂；治肾阳不足所致的虚寒便秘，常配半夏，如半硫丸。

【用法用量】 外用适量，研末调敷或香油调涂。内服 1.5～3g，炮制后入丸、散服。

【使用注意】 ①孕妇慎用；②不宜与芒硝、玄明粉同用；③阴虚火旺者忌服。

【现代研究】 ①化学成分：主含硫。②药理作用：杀菌、杀疥虫，致泻，镇咳、祛痰等。

【应用链接】 冰黄肤乐软膏、硫黄软膏等成药中含硫黄。

蛇床子 Shéchuángzǐ 《神农本草经》
CNIDII FRUCTUS

本品为伞形科植物蛇床 *Cnidium monnieri* (L.) Cuss. 的干燥成熟果实。生用。

【性能】 辛、苦，温；有小毒。归肾经。

【功效】 燥湿祛风，杀虫止痒，温肾壮阳。

【应用】

1. 阴痒，湿疹，疥癣 本品为皮肤病及妇科常用药，用治男、女阴痒，可单用或与明矾、苦参、黄柏等煎汤外洗；治湿疹、疥癣，可单用本品煎汤外洗，或与枯矾、苦参、黄柏、硼砂等研末，油调涂敷。

2. 阳痿，不孕 用治肾阳虚所致的男子阳痿、女子宫寒不孕症，常配熟地黄、菟丝子、肉桂等使用。

【用法用量】 煎服，3～10g。外用适量，多煎汤外洗，或研末调敷。

【现代研究】 ①化学成分：主含香豆素类，如蛇床子素、异虎耳草素、花椒毒素等，挥发油类。亦含黄酮类，如山奈酚、槲皮素、香叶木素及其糖苷；木脂素类；酚酸类，如香草酸、异阿魏酸等。②药理作用：抗菌、抗真菌、抗病毒，杀阴道滴虫，抗炎，抗过敏、止痒，催眠等，蛇床子素还具有神经保护、抗焦虑，改善学习记忆，改善糖尿病诱导的肾损伤，保护心肌细胞，镇痛作用。

【配伍阐释】 蛇床子常与苦参配伍，外用治疗湿疹、疥癣。蛇床子杀虫止痒，苦参杀虫燥湿，配伍使用，杀虫作用增强，且燥湿作用可增强湿疹的治疗效果。蛇床子性辛温，而苦参性寒，两者配伍使药性不致太过。现代研究发现，两药合煎，氧化苦参碱含量显著下降，而苦参碱含量显著升高，呈现一定规律性，可为配伍使用提供物质基础。

【应用链接】 乌蛇止痒丸、肾宝合剂、狗皮膏、康妇软膏、强阳保肾丸等成药中含蛇床子。

第三节　拔毒化腐生肌药

凡以拔毒化腐，敛疮生肌为主要作用的药物，称为拔毒化腐生肌药。

本类药物多为矿石类，多具剧毒，以外用为主。主要用于痈疽疮疡溃后脓出不畅，或溃后腐肉不去、新肉不生、伤口难以愈合之证。某些药物兼有解毒明目退翳的功效。

本类药物多有毒，部分药物含重金属，有剧毒，应用时应严格控制用法用量。制剂或调剂前，应严格按照规范进行炮制，确保临床用药安全。

案例 2-24-1

　　小胡在学习到升药时，发现其活性成分为氧化汞，回想起在安神药章节中学过的朱砂，主要成分也是含汞的化合物，课后便向老师提出几个问题。

问题：1. 朱砂和升药都以汞化合物为物质基础，功效有何不同？
2. 朱砂和升药的毒性是否有差别？
3. 是否还有中药含汞？

升药 Shēngyào《外科大成》
HYDRARGYRI OXYDUM

本品为水银、火硝、明矾各等份混合升华而成。红色者为红升，黄色者为黄升。研细末用，陈久者良。

【性能】 辛，热；有大毒。归肺、脾经。

【功效】 拔毒化腐。

【应用】 **痈疽溃后，脓出不畅，或腐肉不去，新肉难生** 本品具有拔毒化腐的功效，为外科要药，常与煅石膏细末配伍。煅石膏与升药比例 9：1 者称九一丹，适于溃疡后期，脓毒较轻，疮口不敛者；比例 1：1 者称五五丹，适于溃疡后期，脓毒较重者；比例 1：9 者称九转丹，适于溃疡初溃，脓毒盛，腐肉不去者。

【用法用量】 外用适量，多配用煅石膏研末，撒于患处，或黏附于纸捻上插入脓腔中。

【使用注意】 ①本品有大毒，不可内服；②本品腐蚀性强，疮疡腐肉已去或脓水已净者，不宜用。

【现代研究】 ①化学成分：主含氧化汞（HgO），亦含硝酸汞［$Hg(NO_3)_2$］。②药理作用：抗病原微生物、化腐、促进组织再生和伤口愈合。

【应用链接】 红仙丹等成药中含升药。

炉甘石 Lúgānshí《外丹本草》
CALAMINA

本品为碳酸盐类矿物方解石族菱锌矿，主含碳酸锌（$ZnCO_3$）。主产于广西、湖南、四川等地。生用，或明煅后水飞用。

【性能】 甘，平。归肝、脾经。

【功效】 解毒明目退翳，收湿止痒敛疮。

【应用】

1. 目赤翳障，睑弦赤烂 本品为眼科外用要药，常配伍硼砂、冰片等，制成眼药点眼，可治疗目赤翳障、睑弦赤烂等眼疾。

2. 溃疡不敛，湿疮瘙痒 常与青黛、黄柏、煅石膏等共同研末外用，既可解毒生肌敛疮，又能收湿止痒。

3. 湿疹 单用炉甘石洗剂或与激素、抗生素联合应用治疗湿疹、红臀等。

【用法用量】 外用适量，研末撒或调敷；水飞后点眼。

【使用注意】 本品专供外用，不作内服。

【现代研究】 ①化学成分：主含碳酸锌，亦含铁、钙、镁、锰、钴的碳酸盐。煅制品主要含氧化锌。②药理作用：抗菌、防腐、止痒等，还能辅助抗疱疹病毒、水痘病毒等。

【应用链接】 炉甘石洗剂、二十五味珊瑚丸、马应龙八宝眼膏、马应龙麝香痔疮膏、障翳散、熊胆痔灵栓、麝香痔疮栓等成药中含炉甘石。

硼砂 Péngshā《日华子本草》
BORAX

本品为天然矿物硼砂经精制而成的结晶体，主含含水四硼酸钠（$Na_2B_4O_7 \cdot 10H_2O$）。主产于青海、西藏等地。生用或煅用。

【性能】　甘、咸，凉。归肺、胃经。

【功效】　外用清热解毒，内服清肺化痰。

【应用】　**咽喉肿痛，口舌生疮，目赤翳障**　本品外用为喉科、眼科常用药。治咽喉肿痛，口舌生疮，配冰片、朱砂、玄明粉等共研末吹敷患处，如冰硼散；治目赤肿痛，目生翳障，单用本品水溶液洗，或配炉甘石、冰片等共为细末点眼。

此外，本品配伍黄芩、瓜蒌等，可治疗痰热咳嗽、咽喉肿痛。

【用法用量】　外用适量，研极细末干撒或调敷患处；或化水含嗽。内服多入丸、散，1.5～3g。

【使用注意】　外用为主，内服宜慎。外敷宜煅用，化痰可生用。

【现代研究】　①化学成分：主含四硼酸二钠、脱水四硼酸钠（煅制品）。②药理作用：保护皮肤黏膜，收敛，抑菌，抗炎等。

【应用链接】　大七厘散、马应龙八宝眼膏、马应龙麝香痔疮膏、贝羚胶囊、四味珍层冰硼滴眼液、冰硼散、妇必舒阴道泡腾片、红灵散、桂林西瓜霜等成药中含硼砂。

案例 2-24-1 分析讨论

朱砂为天然形成的矿物药，内服主要用于重镇安神，吸收较慢，毒性较缓和；外用也有杀菌、杀虫的作用；升药外用治疗痈疽溃后，脓出不畅，或腐肉不去，为中医外科要药。

朱砂中主要成分是硫化汞，而升药中主要成分是氧化汞，前者毒性比后者小，因此，朱砂既可外用，亦可内服，而升药只可外用。

单味药中，主成分含汞的中药还有轻粉，外用杀虫，攻毒，敛疮；内服祛痰消积，逐水通便。轻粉主含氯化亚汞（Hg_2Cl_2），毒性强于朱砂，因此，内服须谨慎。此外，含朱砂、升药和轻粉的中成药都有汞含量控制的问题，据不完全统计，含朱砂的中成药达 250 种以上。

其他药见表 2-24-1。

表 2-24-1　其他药简表

分类	药名	性味归经	功效	主治	用量/煎服	入药/注意
涌吐药	瓜蒂	苦，寒；有毒。归胃经	涌吐痰食，祛湿退黄	风痰、宿食停滞及食物中毒诸证；湿热黄疸	2.5～5g，煎服；0.3～1g，入丸、散。外用适量	体虚、吐血、咯血、胃弱者及孕妇忌用
	藜芦	苦、辛，寒；有毒。归肺、肝、胃经	涌吐风痰，杀虫	中风、癫痫、喉痹、误食毒物；疥癣、白秃，头虱、体虱；灭蚊蝇	0.3～0.6g，内服。外用适量	体虚者及孕妇禁服；注意"十八反"
解毒杀虫燥湿止痒药	白矾	酸，涩，寒。归肺、肝、脾、大肠经	外用解毒杀虫，燥湿止痒；内服止血止泻，祛除风痰	疥癣，湿疹，湿疮，便血，久泻久痢	0.6～1.5g，入丸、散。外用适量	矿物
	蜂房	甘，平。归胃经	攻毒杀虫，祛风止痛	痈疽，癣疮，瘰疬，牙痛，风湿痹痛	3～5g。外用适量	蜂巢
	土荆皮	辛，温；有毒。归肺、脾经	杀虫，疗癣，止痒	用于疥癣瘙痒	只供外用，适量	根皮或近根树皮
	大蒜	辛，温；归脾、胃、肺经	解毒消肿，杀虫止痢	痈肿疔毒，疥癣，痢疾，肺痨，顿咳	9～15g。外用适量	鳞茎
	蟾酥	辛，温；有毒。归心经	解毒，止痛，开窍醒神	痈疽疔疮，咽喉肿痛，牙痛，中暑神昏，痧胀腹痛吐泻	0.015～0.03g，入丸、散。外用适量	蟾蜍分泌物。内服勿过量；孕妇慎用；外用不可入目

续表

分类	药名	性味归经	功效	主治	用量/煎服	入药/注意
解毒杀虫燥湿止痒药	斑蝥	辛,热;有大毒。归肝、胃、肾经	攻毒蚀疮,逐瘀散结	癥瘕,顽癣,瘰疬,痈疽不溃,恶疮死肌	炮制后多入丸、散,0.03～0.06g。外用适量,研末或浸酒、醋,或制油膏涂敷患处,不宜大面积用	干燥体。有大毒,内服慎用;孕妇禁用
拔毒化腐生肌药	儿茶	苦、涩,微寒。归肺、心经	活血止痛,止血生肌,收湿敛疮,清肺化痰	跌仆伤痛,外伤出血,吐血衄血,溃疡不敛,湿疹,肺热咳嗽	1～3g,包煎,多入丸、散。外用适量	去皮的干、枝煎膏
	铅丹	辛、咸,寒;有毒。归心、脾、肝经	外用拔毒生肌,杀虫止痒;内服坠痰震惊	疮疡溃烂,湿疹瘙痒,疥癣;惊痫癫狂,心神不宁	外用适量,熬膏贴敷。内服多入丸、散,0.9～1.5g	铅加工品,主含四氧化三铅,有毒,不可过量和持续使用;孕妇禁服
	轻粉	辛,寒;有毒。归大肠、小肠经	外用杀虫,攻毒,敛疮;内服祛痰消积,逐水通便	疥疮,顽癣,臁疮,梅毒,疮疡,湿疹,痰涎积滞,水肿臌胀,二便不利	外用适量,研末掺敷患处。内服每次0.1～0.2g,一日1～2次,多入丸剂或装胶囊服,服后漱口	升华炼制品,氧化亚汞,有毒,不可过量;内服慎用;孕妇禁服
	砒石	辛,大热;有大毒。归肺、肝经	外用蚀疮祛腐、杀虫;内服劫痰平喘、截疟	瘰疬,牙疳、痔疮、疮疡腐肉不脱,疥癣瘙痒,寒痰哮喘、疟疾、痢疾	入丸、散服,每次0.002～0.004g。外用适量	含砷矿物加工品,主含三氧化二砷,剧毒,内服宜慎

思 考 题

1. 简述硫黄、雄黄的用法用量及使用注意。

2. 简述蛇床子与苦参的配伍意义。

3. 炉甘石的临床适应证有哪些?

4. 查阅相关文献,举例说明含汞化合物药物的物质基础与疗效、毒性的关系。

进一步阅读文献

陈杨, 王楚茵, 姚妮, 2022. 雄黄的形态砷与价态砷在体内的转化和蓄积. 中南药学, 26(6): 1359～1366

贾茹, 鞠成国, 杨明, 等, 2020. 中药炉甘石的炮制及应用综述. 现代中药研究与实践, 34(3): 74～79

李燕, 刘明川, 金林红, 等, 2021. 常山化学成分及生物活性研究进展. 广州化工, 39(9): 7～9

(彭崇胜)

第三篇 方 剂 学

第一章 方剂学概述

学习目标

1. 掌握并理解方剂和方剂学的定义，明确方剂学在中医药学的地位和重要性。熟悉方剂的学习方法和基本要求。

2. 掌握治法与方剂的关系；熟悉八法的含义、适用范围、常用分类及使用注意等；了解治法的多层次、多体系特点。了解历代有关方剂分类的方法及其主要代表著作。

3. 掌握组方的基本结构与方剂的变化形式；熟悉方剂的配伍目的。

4. 了解常用剂型的种类、制法及其临床意义；熟悉汤剂的煎法、服药方法、服药时间及其意义。

中医药学历史悠久，源远流长。中医方剂，是我们的祖先在与疾病作斗争的过程中，经过无数次的尝试和长期的经验积累，认识并逐步掌握了药物的性能，并由单味药逐渐发展为复方用药而形成的。

方剂学是中医药学理、法、方、药的重要组成部分，是研究治法与方剂配伍规律及其临证运用的一门学科。处方遣药是中医临床辨证之后进行治疗的主要措施之一。辨证明理是施治的前提，治法是组方的依据，遣药是组方的基础。

在现存医籍中，最早记载方剂的著作是《五十二病方》。它标志着中医方剂已具雏形。《内经》为医经七家之一，约成书于春秋战国时期，是现存最早的中医理论经典著作，为方剂学的发展奠定了理论基础。《伤寒杂病论》融理、法、方、药于一体，被后世医家奉为制方之圭臬，誉为"方书之祖"，对方剂学的发展具有深远影响。孙思邈的《备急千金要方》《千金翼方》属中医药学百科全书。宋《太平圣惠方》是一部临床实用的方书；《太平惠民和剂局方》是宋代官府药局的成药配方范本，是我国历史上第一部由政府编制的成药药典。其中许多方剂至今仍在临床中广泛应用。金·成无己《伤寒明理论·药方论》是首次依据君臣佐使剖析组方原理的专著，开方论之先河。《普济方》集明以前方书之大成，载方61 739首，是我国现存古籍中最大的一部方书。清代温病学派的崛起，又创立了许多治疗温热病和传染性疾病的有效方剂。中华人民共和国成立以来，随着中医药事业的振兴，众多医家研制了不少新的有效方剂，对民间单方、验方进行了大量的发掘和整理，编写出系统的方剂学教材和专著。其中《中医方剂大辞典》辑古今医学文献方剂共96 500余首，堪称当今方书之大成。

方剂学是在历代医学家广泛实践基础上逐步发展成熟的。不仅积累了大量行之有效的方剂，而且已经形成了能够指导临床实践的理论体系。因此，学习和研究方剂学是继承和发展中医药学遗产的一个重要方面。

第一节 方剂与治法

一、治法与辨证

辨证论治是中医诊治疾病的基本原则，理、法、方、药是辨证论治的全部过程。中医治病首先是"辨证"，即根据疾病所表现的证候，分析、辨别疾病的病因、病机、病性、病位等，然后才能"论治"。论治就是在辨证的基础上，对该病确定恰当的治疗方法，在治法的指导下选用适宜的药物组成方剂。治法是组方的依据，方剂是治法的体现，即"方从法出""法随证立"。从这个意义上讲，方剂的功用与治法是一致的。方剂的功用、治法与病证相符，则能邪去正复，药到病除。否则，治法与辨证不一，方药与治法相悖，或辨证不清，治法不详，方剂不当，非但失去了辨证论治的意义，而且必然导致治疗无效，甚至使病情恶化。因此，辨证、治法、方剂三者必须紧密结合，任何一环发生舛错，则一切枉然。

二、常用治法

关于治法，早在《内经》中就有详细的论述，东汉张仲景创造性地使理法方药融为一体，《伤寒杂病论》总结了一整套临床辨证论治的体系，其后，历代医家在长期医疗实践中又制订了许多治法，以治疗复杂多变的各种疾病。"八法"是清代医家程钟龄在总结前人归类治法的基础上概括而成，他在《医学心悟》中说："论病之原，以内伤外感四字括之。论病之情，则以寒热虚实表里阴阳八字统之。而论治病之方，则又以汗、和、下、消、吐、清、温、补八法尽之。"现将"八法"的内容简要介绍如下。

1. 汗法 是通过发汗解表、宣肺散邪的方法，使在表的六淫之邪随汗而解的一种治法。凡外感表证、疹出不透、疮疡初起，以及水肿、泄泻、咳嗽、疟疾而见恶寒发热、头痛身疼等表证者，均可用汗法治疗。由于其病情有寒热，邪气有兼夹，体质有强弱，故汗法又有辛温、辛凉的区别，以及汗法与补法、下法、消法、清法、温法等其他治法的结合运用。

2. 吐法 是通过涌吐的方法，使停留在咽喉、胸膈、胃脘的痰涎、宿食及毒物等从口中吐出的一种治法。中风痰壅，宿食壅阻胃脘，毒物尚在胃中，痰涎壅盛的癫狂、喉痹，以及干霍乱吐泻不得等，属于病情急迫而又急需吐出之证，均可使用吐法治之。但吐法易伤胃气，故体虚气弱、妇人新产、妊娠期等均应慎用。

3. 下法 是通过荡涤肠胃、通泄大便的方法，使停留在肠胃的有形积滞从大便排出的一种治法。凡燥屎内结，冷积不化，瘀血内停，宿食不消，结痰停饮，以及虫积等，均可用下法治之。由于积滞有寒热，正气有盛衰，邪气有夹杂，故下法有寒下、温下、润下、逐水、攻补兼施之别，以及与汗法、消法、补法、清法、温法等的配合运用。

4. 和法 是通过和解与调和的方法，使半表半里之邪，或脏腑、阴阳、表里失和之证得以解除的一种治法。适用于邪犯少阳，肝脾不和，寒热错杂，表里同病等。常用的有和解少阳、开达膜原、调和肝脾、疏肝和胃、调和寒热、表里双解等。

5. 清法 是通过清热、泻火、凉血等方法，使在里之热邪得以解除的一种治疗方法。凡是热证、火证、热甚成毒及虚热等证，均可用清法治之。由于里热证有热在气分、热入营血、气血俱热及热在某一脏腑之分，因而清法中又有清气分热、清营凉血、气血两清、清热解毒、清脏腑热之别。热证最易伤阴，大热又能耗气，所以清热剂中常配伍生津、益气之品，此时切不可纯用苦寒泻火之法，苦能化燥伤阴，服之热反不退。根据病情之虚实，邪气之兼夹，清法又常与汗法、下法、消法、补法配合应用。

6. 温法 是通过温里祛寒的方法，使在里之寒邪得以消散的一种治疗方法。凡脏腑间的沉寒痼冷、寒饮内停、寒湿不化及阳气衰微等，均可用温法治之。由于寒邪所在部位不同，寒邪与阳虚的程度不同，因而温法中又有温中散寒、温经散寒、回阳救逆之区分。其他尚有温肺化痰、温胃降逆、温肾纳气、温中行气、温经活血、温阳止血、温里解表等，这又是温法与汗法、下法、消法、补法的配合运用。

7. 消法 是通过消食导滞、行气活血、化痰利水及驱虫的方法，使气、血、痰、食、水、虫等所结成的有形之邪渐消缓散的一种治法。凡是饮食停滞、气滞血瘀、癥瘕积聚、水湿内停、痰饮不化、疳积虫积等，均可用消法治之。消法与下法虽皆治有形之实邪，但两者有所不同。下法是在病势急迫，形证俱实，必须急下，并且可以从下窍而出的情况下使用。消法则是为病在脏腑、经络、肌肉之间渐积而成，病势较缓，且多虚实夹杂，必须渐消缓散而不能急于排除的病情而设。但两者亦可配合使用，并依据病情之寒热，与温法、清法合用，若涉正虚者，又需与补法配合应用。

8. 补法　是通过补养的方法，恢复人体正气的一种治法。凡是各种虚证，均可用补法治之。由于虚证有气虚、血虚、阴虚、阳虚及脏腑虚损之分，所以补法有补气、补血、气血双补、补阴、补阳、阴阳并补，以及补心、补肝、补肺、补脾、补肾、滋补肝肾、补脾养心等。若正虚感受外邪、肺虚停饮、脾虚停湿、宿食、气虚留瘀等，则补法又需与汗法、消法合用。此外，尚有峻补、缓补、温补、清补及"虚则补其母"等法。

上述八种治法，适应了表里寒热虚实不同的证候。但病情往往是复杂的，不是单独一种治法所能奏效，常须数种方法配合运用，才能无遗邪，无失正，照顾全面。上面提到的汗法与补法、下法、消法、清法、温法并用；下法与汗法、消法、补法、清法、温法并用；清法与汗法、下法、消法、补法配合应用等，均是临床常用的数法合用的治法。数法合用有主次之分，一法为主，多法配合，多法之中，又有轻有重。所以虽为八法，但配合之后变化多端。正如《医学心悟》中说："一法之中，八法备焉，八法之中，百法备焉。"因此，临证处方，能够针对具体病证，灵活运用八法，使之切合病情，方能收到满意的疗效。

知识窗

《医学心悟》为清代名医程国彭（字钟龄）撰著，全书五卷，首次刊刻于雍正十年（公元1732年）。卷一为总论，除叙望、闻、问、切四诊外，在治法方面的发展令人瞩目。程氏在归纳总结前人五法、六法时，结合自己的临床体会，提出著名的"汗、吐、下、和、温、清、补、消"八法，"八法"至今仍有效地指导着临床实践，这是程氏对中医药学的伟大贡献。卷二为伤寒部分，细致辨析了六经证治。卷三、卷四以各科杂病为主，包括76种内科、五官科常见病、多发病以及40余种妇科疾患的诊治。卷五即为"外科十法"，包括外科、皮肤科等45种病的辨证施治。

第二节　方剂的分类

方剂及方书数量之多，不可胜数。制方者或因学术观点不尽相同，或因编写体例各具特色，更因某些方剂的主治病证较多，因此方剂的分类历代不一，仁智互见。有以病证分类，有以病因分类，有以脏腑分类，有以组成分类，有以治法（功能）分类等。分述如下。

一、病证分类法

以病证分类首推《五十二病方》，该书记载了52类疾病，医方283首，涉及内、外、妇、儿、五官等科。但组成简单，用量粗略，部分病名、药名已无从查考，现已不具有临床指导意义。东汉·张仲景的《伤寒杂病论》，唐·王焘的《外台秘要》，宋代的《太平圣惠方》，明代的《普济方》，清代的《医宗金鉴》《兰台轨范》等，都是按病证分类方剂的代表作。这种分类方法，便于临床以病索方。

二、病因分类法

以病因分类首见于宋·陈言的《三因极一病证方论》，如该书卷之九中的"失血"，下列外因衄血证治、内因衄血证治、不内外因证治、三因吐血证治，并有伤胃吐血证治、肺疽吐血证治、折伤吐血证治、折伤瘀血证治、病余瘀血证治、汗血证治、便血证治、风痢下血证治、尿血证治等，每一证治之下，又有不同的病证与方剂。明·虞抟的《医学正传》、清·张璐的《张氏医通》等，既是病因分类的代表作，亦系病证分类的代表作。

三、脏腑分类法

以脏腑分类首推唐·孙思邈所著的《备急千金要方》，该书卷十一至卷二十以肝、胆、心、小肠、脾、胃、肺、大肠、肾、膀胱为纲，分别记载若干方剂的主治病证。明代的《普济方》、清代的《古今图书集成·医部全录》等"脏腑身形"分类方法对于临证按病位选方具有指导作用。

四、组成分类法

以组成分类上可追溯至《内经》，《素问·至真要大论》中有大、中、小、缓、急、奇、偶等记载，是最早的方剂分类法。至金代成无己明确提出"七方"。

五、功能分类法

以功能分类，亦称治法分类。始于北齐·徐之才的《药对》分宣、通、补、泄、轻、重、涩、滑、燥、湿十种。金·成无己提出"十剂"概念，即宣、通、补、泻、轻、重、涩、滑、燥、湿等。明·张景岳以"八阵"分类以便临证应用。清·汪昂著《医方集解》开创了新的功能分类法，分为补养、发表、涌吐、攻里、表里、和解、理气、理血、祛风、祛寒、清暑、利湿、润燥、泻火、除痰、消导、收涩、杀虫、明目、痈疡、经产及救急良方共22剂。这种分类方法，概念比较明确，切合临床与教学的实际需要。所以后来吴仪洛的《成方切用》、张秉成的《成方便读》及全国中医药院校方剂学教材等，大都仿其法而加以增改。

本教材从有利于教学出发，参考汪氏分类法和历版方剂学教材，依据以法统方的原则，方剂部分选择常用类型分为17章（第2～18章），择其具有代表性的常用方剂116首。由于一些方剂功用不止一端，编著者仁智互见，各版本教材及方书归类不尽一致，尚待进一步完善。

第三节 方剂的组成与剂型

一、方剂的组成

方剂是由药物组成的，但不是随意组合药物，而是依据中医理论在辨证立法的基础上，选择适宜的药物组合成方。药物的功用各有所长，也各有所偏，通过合理的配伍，增强或改变其原有的功用，调其偏性，制其毒性，消除或减缓其对人体的不利因素，使各具特性的药物发挥综合作用。"药有个性之专长，方有合群之妙用"。徐大椿在《医学源流论·方药离合论》中说："方之与药，似合而实离也……圣人为之制方，以调剂之，或用以专攻，或用以兼治，或相辅者，或相反者，或相用者，或相制者，故方之既成，能使药各全其性，亦能使药各失其性，操纵之法，有大权焉，此方之妙也。"

（一）组方原则

方剂的组方原则，是根据病情，在辨证立法的基础上，选用适当药物及必要剂量组织而成，即依法立方。一般方剂的结构多由"君、臣、佐、使"组成。方剂的组方原则最早见于《内经》"主病之谓君，佐君之谓臣，应臣之谓使。"张元素则明确说："力大者为君。"李杲在《脾胃论》中再次申明："君药分量最多，臣药次之，使药又次之。不可令臣过于君，君臣有序，相与宣摄，则可以御邪除病矣。"张介宾进一步解释说："主病者，对证之要药也，故谓之君。君者，味数少而分两重，赖之以为主也。佐君者谓之臣，味数稍多，而分两稍轻，所以匡君之不迨也。应臣者谓之使，数可出入，而分两更轻，所以备通行向导之使也。此则君臣佐使之义。"根据历代医家的论述，现归纳分析如下。

君药 是针对主证或主病起主要治疗作用的药物。其药力居方中之首，用量较作为臣、佐药应用时要大。在一个方剂中，君药是首要的，是不可缺少的药物。

臣药 其意有二，一是辅助君药加强治疗主证或主病的药物，二是针对主要兼证或兼病起治疗作用的药物。它的药力小于君药。

佐药　其意有三，一是佐助药，即协助君、臣药以加强治疗作用，或直接治疗次要的兼证；二是佐制药，即用以消除或减缓君、臣药的毒性与烈性；三是反佐药，即根据病情需要，使用与君药性味相反，而又能在治疗中起相成作用的药物。佐药的药力小于臣药，一般用量较轻。

使药　其意有二，一是引经药，即能引方中诸药以达病所的药物；二是调和药，即具有调和药性作用的药物。一般使药的药力较小，用量亦轻。

综上所述，除君药外，臣、佐、使都各具两种以上含义。在每首方剂中不一定每种意义的臣、佐、使药都具备，也不一定每味药只任一职。如病情比较单纯，用一二味药即可奏效，或君臣药无毒烈之性，便不需加用佐药。主病药物能至病所，则不必再加引经的使药。在组方体例上，君药宜少，一般只用一味。若病情比较复杂，亦可用至二味。但君药不宜过多，多则药力分散，而且互相牵制，影响疗效。总之，每一方剂的药味多少，以及臣、佐、使是否齐备，当视病情与治法的需要，并与所选药物的功用、药性密切相关。

为了进一步理解君、臣、佐、使的含义及其具体运用，现以麻黄汤为例分析如下。

麻黄汤出自《伤寒论》，主治外感风寒表实证，见有恶寒发热、头痛身疼、无汗而喘、苔薄白、脉浮紧等症。其病机是风寒外束，卫闭营郁，毛窍闭塞，肺气失宣，治宜发汗解表，宣肺平喘之法。方用麻黄三两（9g），桂枝二两（6g），杏仁七十个（6g），炙甘草一两（3g）。根据药物性能及用量分析，其药力最大的为麻黄，依次为桂枝、杏仁、炙甘草。其君、臣、佐、使与方义如下。

君药——麻黄　味辛性温，入肺与膀胱经，善开腠理，功用发汗散风寒，兼宣肺平喘。

臣药——桂枝　味辛甘性温，有解肌发表、透达营卫之功，能助麻黄发汗。与麻黄合用，可使风寒去，营卫和。

佐药——杏仁　可宣利肺气，配合麻黄宣肺散邪，利肺平喘。一宣一降，可使邪气去，肺气和，其喘自愈。

使药——炙甘草　味甘性平，既能调和诸药，又能缓和麻、桂峻烈之性，使汗出不致耗伤正气。

通过以上对麻黄汤的大略分析，可知组成一首方剂，首先是依据辨证、治法的需要，选定恰当的药物，并酌定用量，明确君、臣、佐、使的不同地位及相互配伍关系，发挥综合作用，制约不利因素，使用药适宜，配伍严谨，主次分明，恰合病情，无虚虚实实之蔽，才能取得良好的治疗效果。

（二）组成变化

方剂的组成既有严格的原则性，又有很大的灵活性。临证组方时在遵循君、臣、佐、使的原则下，要结合患者的病情、体质、年龄、性别与生活习惯，以及季节、气候等，组成一首精当的方剂。在选用成方时，亦须根据患者的具体情况，予以灵活化裁，加减运用，做到"师其法而不泥其方"。但药物加减、用量多寡、剂型更换都会使其功用发生不同变化，这一点必须十分重视。

1. 药味增减变化　方剂是由药物组成的，药物是决定方剂功用的主要因素。因此，方剂中药味的增减，必然使方剂的功效发生变化。药味增减变化有两种情况，一种是佐使药的加减，因为佐使药在方中的药力较小，不至于引起功效的根本改变，所以这种加减是在主证不变的情况下，对某些药进行增减，以适应一些次要兼证的需要。另一种是臣药的加减。这种加减改变了方剂的配伍关系，会使方剂的功效发生根本变化。如三拗汤，即麻黄汤去桂枝。此方仍以麻黄为君，但无桂枝的配合，则发汗力弱，且配以杏仁为臣，其功专主宣肺散寒，止咳平喘，是一首治疗风寒犯肺咳喘的基础方。再如麻黄加术汤，即麻黄汤原方加入白术四两（12g），此方白术亦为臣药，形成一君二臣的格局。麻黄、桂枝发散风寒，白术祛湿，组成发汗祛风寒湿邪之方，是治疗痹证初起的主要方剂。

通过上述分析可以看出，三拗汤与麻黄加术汤虽均以麻黄汤为基础，但由于臣药的增减，其主要药物的配伍关系发生了变化，所以其功用与主治截然不同。

2. 药量增减变化 药量是标识药力的。方剂的药物组成虽然相同，但药物的用量各不相同，其药力有大小之分，配伍关系则有君、臣、佐、使之变，从而其功用、主治各有所异。如小承气汤与厚朴三物汤虽均由大黄、厚朴、枳实三药组成，但小承气汤以大黄四两为君，枳实三枚为臣，厚朴二两为佐，其功用为攻下热结，主治阳明热结里实证的潮热、谵语、大便秘结、胸腹痞满、舌苔老黄、脉沉数；而厚朴三物汤则以厚朴八两为君，枳实五枚为臣，大黄四两为佐使，其功用为行气消满，主治气滞腹满、大便不通。前者行气以助攻下，病机是因热结而浊气不行；后者是泻下以助行气，病机是因气郁而大便不下。

由此可见，方剂中的用量是很重要的，不能认为只要药物选得适宜，就可以达到预期的治疗目的，若用量失宜则药亦无功。所以方剂必须有用量，无量则是"有药无方"，无量则不能说明其确切的功用、主治。

3. 剂型更换变化 方剂的剂型各有特点，同一方剂，尽管用药、用量完全相同，但剂型不同，其作用亦异。但这种差异只是药力大小与峻缓的区别，在主治病情上有轻重缓急之分而已。如理中丸与人参汤，两方组成、用量完全相同，前者主治中焦虚寒，脘腹疼痛，自利不渴，或病后喜唾；后者主治中上二焦虚寒之胸痹，症见心胸痞闷，气从胁下上逆抢心。前者虚寒较轻，病势较缓，取丸剂以缓治；后者虚寒较重，病势较急，取汤剂作用快、药力强以速治。

从以上三种变化形式可以看出，方剂的药味增减、药量增减、剂型更换都会对其功用产生不同影响，特别是主要药的更易与药量的增减，会改变其君、臣的配伍关系，从而改变了作用部位和药物性能，因而其功用与主治迥然有别。

二、常用剂型

中药剂型由来已久，《内经》中有汤、丸、散、膏、酒、丹等剂型，历代医家又有很多发展，《本草纲目》所载剂型已有40余种。随着制药工业的发展，又研制了许多新的剂型，如片剂、冲剂、注射剂等。现将常用剂型简介如下。

1. 汤剂 古称汤液，是将药物饮片加水或酒浸泡后，再煎煮一定时间，去渣取汁，制成的液体剂型。主要供内服，如桂枝汤、归脾汤等。外用的多作洗浴、熏蒸及含漱。汤剂的特点是吸收较快，能迅速发挥药效，能够充分体现以人为本的科学文化内涵和因人、因时、因地而异的辨证施治的个体化治疗理念。使用灵活，可依据病情的变化而随症加减，适用于病证较重或病情不稳定的患者。李杲说："汤者荡也，去大病用之。"汤剂的不足之处是量大、口苦，不利于服用。某些药物的有效成分不易煎出或易挥发而散失，不适于规模性生产，亦不便于携带。

2. 丸剂 是将药物研成细粉或取药材提取物，加适宜的黏合剂制成球形的固体剂型。丸剂与汤剂相比，吸收较慢，药效持久，节省药材，便于携带与服用。李杲说："丸者缓也，舒缓而治之也。"丸剂适用于慢性、虚弱性疾病，如六味地黄丸等。但也有些丸剂药性比较峻急，此则多为含芳香类药物与剧毒药物，不宜作汤剂煎服，如安宫牛黄丸、舟车丸等。目前常用的丸剂有蜜丸、水丸、糊丸、浓缩丸、滴丸、微丸等。

蜜丸是将药物细粉用炼制的蜂蜜为黏合剂制成的丸剂，其性质柔润，作用缓和而持久；水丸习称水泛丸，是将药物细粉用水或酒、醋、蜜水、药汁等为黏合剂制成的小丸，较蜜丸崩解、溶解、溶散得快，吸收、作用快；糊丸是将药物细粉用米糊、面糊、曲糊等为黏合剂制成的小丸，其特点是黏合力强，质地坚硬，崩解、溶散迟缓，内服可延长药效，减轻剧毒药的不良反应和对胃肠道的刺激；浓缩丸是将药物经提取，采用泛制法或塑制法制成的丸剂，其体积小，便于保存和服用，易于溶出和吸收，能显著提高疗效；滴丸是将药材的固体或液体提取物与基质加热熔化，混悬或乳化均匀后，滴入不相混溶的冷却液中，收缩冷凝而制成的丸状制剂；微丸指直径小于2.5mm的各类丸剂，其特点是药效强，物料精，用量少，如六神丸。

3. 散剂 是将药物粉碎，混合均匀，制成粉末状制剂，分为内服与外用两类。内服散剂一般是研成细粉，以温开水冲服，量小者亦可直接吞服，如七厘散。亦有制成粗末，以水煎取汁服，称为煮散，如银翘散。散剂的特点是制作简便、吸收较快、节省药材、便于服用与携带。李杲说："散者散也，去急病用之。"外用散剂一般用作外敷、掺撒疮面或患病部位，如金黄散、生肌散；亦有用作点眼、吹喉等，如八宝眼药、冰硼散等。外用时应研成极细粉末，以防刺激疮面。传统散剂的不足之处是生药直接入药，且粉末粒径较大，吸收度受限。

4. 膏剂 是将药物用水或植物油煎熬去渣而制成的剂型，有内服和外用两种。内服膏剂有流浸膏、浸膏、煎膏三种；外用膏剂分软膏、硬膏两种。其中流浸膏与浸膏多数用作调配其他制剂使用，如合剂、糖浆剂、冲剂、片剂等。

5. 丹剂 有内服与外用两种，内服丹剂没有固定剂型，有丸剂，也有散剂，每以药品贵重或药效显著而名之曰丹，如至宝丹、活络丹等。外用者亦称丹药，是以矿物类药经高温烧炼制成的不同结晶形状的制品。常研粉涂撒疮面，亦可制成药条、药线和外用膏剂应用。

6. 酒剂 又称药酒，古称酒醴，是将药物用白酒或黄酒浸泡，或加温隔水炖煮，去渣取液供内服或外用。酒有活血通络、易于发散和助长药效的特性，故适用于祛风通络和补益剂中，如风湿药酒、参茸药酒、五加皮酒等。外用酒剂尚可祛风活血，止痛消肿。

7. 冲剂（颗粒剂） 是将药材提取物加适量赋形剂或部分药物细粉制成的干燥颗粒或块状制剂，用时以开水冲服。冲剂具有作用迅速、服用方便等特点。

8. 片剂 是将药物细粉或药材提取物与辅料混合压制而成的片状制剂。片剂体积小，用量准确。常见片剂有普通压制片、包衣片、泡腾片、咀嚼片、多层片、分散片、舌下片、口含片、植入片、溶液片、缓释片等。包衣片是为增加药物的稳定性，以防潮、避光、隔离空气；掩盖不良味道，减少刺激；改善外观，便于识别；控制药物释放部位，如避免胃液影响，使其在肠道中释放；控制药物扩散、溶出速度，以达长效；克服配伍禁忌；调节药效等。常用的包衣类型有糖衣、半薄膜衣、薄膜衣和肠溶衣等。

9. 胶囊剂 根据囊材的性质，胶囊剂主要分为硬胶囊、软胶囊和特殊品种胶囊三类。硬胶囊常用规格有 6 种（0～5 号），空胶囊由专业厂家生产。可根据用药剂量、堆密度等选择胶囊。软胶囊是以软质囊材包裹液态物料为主，分滴制法和压制法两种。特殊品种胶囊是通过药剂学修饰，改变囊材的结构与性质，如抗湿性包衣胶囊、保护性包衣胶囊、抗黏结性包衣胶囊、直肠胶囊等；或改变内容物的组成与性质，如磁性胶囊、泡腾胶囊、骨架胶囊等。

10. 锭剂 是将药物研成细粉，加适当的黏合剂制成规定形状的固体剂型。可供外用与内服，研末调服或磨汁服，外用则磨汁涂患处，常用的有紫金锭、万应锭、蟾酥锭等。

11. 茶剂 是将药物经粉碎加工而制成的粗末状制品，或加入适宜黏合剂制成的块状制剂。用时以沸水泡汁或煎汁，不定时饮用。大多用于治疗感冒、食积、腹泻，近年来又有许多健身、减肥的新产品，如午时茶、刺五加茶、减肥茶等。

12. 露剂 亦称药露，多用新鲜含有挥发性成分的药物，用蒸馏法制成具有芳香气味的澄明水溶液。一般作为饮料及清凉解暑剂，常用的有金银花露、青蒿露等。

13. 条剂 亦称药捻，是将药物细粉用桑皮纸蘸药后搓捻成细条，或将桑皮纸捻成细条再蘸着药粉而成。用时插入疮口或瘘管内，能化腐拔毒，生肌收口，如红升丹药条等。

14. 线剂 亦称药线，是将丝线或棉线置药液中浸煮，经干燥制成的外用制剂。用于治疗瘘管、痔疮或赘生物，通过所含药物的轻度腐蚀作用和药线的机械紧扎作用，使其引流通畅或萎缩、脱落。

15. 搽剂 是将药物与适宜溶媒制成的专供揉搽皮肤表面或涂于敷料贴用的溶液型、乳状液或混悬液制剂。有保护皮肤和镇痛、抗刺激作用，常用的有松节油搽剂、樟脑搽剂等。

16. 栓剂 古称坐药或塞药，是将药物细粉与基质混合制成的一定形状的固体制剂。用于腔道并在其间融化或溶解而释放药物，有杀虫止痒、滑润、收敛等作用。近年来栓剂发展较快，可用以治疗全身性疾病。婴幼儿直肠给药尤为方便。常用的有小儿解热栓、消痔栓等。

17. 糖浆剂 是将药物煎煮去渣取汁浓缩后，加入适量蔗糖溶解制成的浓蔗糖水溶液。糖浆剂具有服用方便、吸收较快等特点，尤适用于儿童服用，如止咳糖浆、桂皮糖浆等。

18. 口服液 是将药物提取精制而成的内服液体制剂。该制剂集汤剂、糖浆剂、注射剂的制剂特色，具有剂量较小、吸收较快、服用方便、口感适宜等优点。

19. 注射剂 亦称针剂，是将药物经过提取、精制、配制等步骤而制成的供皮下、肌肉、静脉注射的一种制剂。具有剂量准确、药效迅速、适于急救、不受消化系统影响等特点。

20. 中药配方颗粒 是近几年常用的一种新型中药剂型，使用方便、卫生，药房可根据医生处方配发颗粒，直接冲兑饮用，因此深受患者欢迎。目前国内已率先推出了380余味单味中药配方颗粒剂，还有一些常用药对，如麻黄与桂枝、人参与黄芪、荆芥与防风、大青叶与板蓝根等，分别生产混合包装，从而降低成本。随着天然药物领域的研究进展，活性成分的进一步阐明，加上新型辅料、机械设备、包装材料的改善，以及分析技术的进步，疗效确切、稳定性好的中药饮片配方颗粒还将会层出不穷。

以上诸般剂型，各有特点，临证根据病情与方剂特点酌加选用。此外，尚有灸剂、熨剂、灌肠剂、气雾剂等在临床中被广泛应用。随着制药工业和新药开发的不断进展，一批现代中药新剂型在不断显现。如缓释技术、控释技术、靶向技术的应用，使中药新剂型的研究和发展上了新的台阶，以提高药效，便于临床使用。

> **知识窗**
> ### 常用现代剂型
>
> 中药新剂型的研究和发展极为迅速，随着现代制药设备的引进和新技术的应用，我国中药制剂水平已从传统经验型逐步上升到科学制药水平，使一批现代中药新剂型显现。如缓释技术、控释技术、靶向技术的应用，对服后产生的药效、持续时间、作用特点都有极大的改变。常用现代剂型如下。
>
> （1）微型胶囊（简称微囊）：系将固体或液体药物（简称芯料），利用高分子物质或共聚物（简称囊材）包裹于药物的表面，使成半透明、封闭的微型胶囊，外观呈粒状或圆球形，一般直径为 5～400μm。微囊可看作是一种药物包裹在囊膜内而形成的微型无缝胶囊。
>
> （2）毫微型胶囊（简称毫微囊或微球）：也是一种运载系统，其结构类似微型胶囊，而分散度比微型胶囊更微型化，是一种带乳光的分散体系，形似胶态离子的分子缔合物。是利用天然高分子化合物如明胶、白蛋白、玉米朊、人血清蛋白、牛血清蛋白、酪蛋白及纤维素类等制成的包裹药物的微粒。直径为 10～100μm。
>
> （3）脂质体：也称类脂小球，是一种类似微型胶囊的新制剂。脂质体是磷脂质与水接触后，由于极性基与疏水烃基的作用，排列成封闭式的多双分子层球形结构，在各层之间有水相，水溶性药物可被包裹在水相中，而脂溶性药物可包裹在双分子层中。脂质体的表面活性如粒径大小、形态、表面电荷等，可直接影响在体内外的稳定性及包裹药物的量，而上述特性又取决于制备方法及磷脂类组成。
>
> （4）磁性药物制剂：将药物与铁磁性物质共同包裹于高分子聚合物载体中。用于体内后，利用体外磁场的效应引导药物在体内定向移动和定位集中，主要用作抗癌药物载体。这种磁性载体由磁性材料和具有一定通透性但又不溶于水的骨架材料所组成，用体外磁场将其固定于肿瘤部位，释放药物，杀伤肿瘤细胞。
>
> （5）固体分散物（剂）：将难溶性药物，通过共融溶解或喷雾包埋等方法，使药物以分子、胶体或超细粒子状态分散于生理惰性而易溶于水的载体中，进入胃肠道后，水溶性载体迅速溶解，药物从载体中迅速而完全释放出远比微粉化粒子更小的粒子，从而产生高效、速效的作用。同时还具有药物稳定、不致胃障碍、遮蔽苦味、提高生物利用度的优点。
>
> （6）膜剂：指药物与适宜的成膜材料经加工制成的膜状制剂。可适用于口服、舌下、眼结膜囊、口腔、阴道、体内植入、皮肤和黏膜创伤、烧伤或炎症表面等各种途径和方法给药，

以发挥局部或全身作用。

（7）气雾剂：指将药物与适宜的抛射剂装于具有特制阀门系统的耐压密闭容器中制成的澄明液体、混悬液或乳浊液，使用时借抛射剂的压力将内容物呈雾粒喷出的制剂。

（8）巴布剂：是以水溶性高分子材料为主要基质，加入药物，经炼合、涂布、剪切等工艺制成的外用制剂，临床应用于头痛、挫伤、肌肉疼痛、关节酸痛和风湿病等疾病。和传统的中药贴膏剂相比，巴布剂中的高分子基质材料能更好地吸收和承载包括多种水溶性和脂溶性成分的中药提取物并予以"凝胶化"成型。由于药物基质含有高达40%～70%的水分，这样的结构犹如一个"药库"，能快速、持久地透皮释放基质中所包含的有效成分。因此，巴布剂具有给药剂量准确、吸收面积小、血药浓度稳定、使用舒适方便等优点。

（9）缓释制剂：缓释制剂可以减少服药次数，提供比较平稳的血药浓度，达到减少副作用，维持药效的目的。如雷公藤缓释片所含乙酸乙酯提取物与普通片相当，每日剂量一致，但生物利用度高，毒副作用轻。

（10）控释制剂：在预定的时间内药物自动按某一速度从剂型中释放于作用器官或特定的靶部位，使血药浓度长时间恒定维持在有效浓度范围内，释药均匀平稳。控释体系释药速度与时间无关，避免了传统常规制剂给药频率所出现的"峰谷"现象，提高了临床用药安全性与有效性。

（11）复合型乳剂：属于不稳定的分散系统，将水包油或油包水的初乳进一步分散在油相或水相中经过二次乳化所成的一种复合型乳剂，或成为更复杂的复合型乳剂。若将药物溶解或混悬在较高浓度的明胶溶液中，则胶凝后呈固体状的"明胶水相"，亦称凝聚微球。

此外，还有呼吸道给药剂型：如喷雾剂、粉雾剂等；腔道给药剂型：如用于直肠、阴道、尿道、鼻腔、耳道等；另外，还有单克隆抗体、透皮治疗贮库制剂等。

随着科技的发展和制剂新技术的运用，还将会出现更多的新剂型。

第四节　方剂的用法

辨证施治是中医药学的精髓，合理、灵活配伍是方剂学的核心，而最能体现辨证施治和配伍的剂型是汤剂。汤剂的煎法与服法是方药用法的主要内容，亦是方剂运用的一个重要环节。历代医家对汤剂的煎服法颇为重视。李时珍在《本草纲目》中论曰："凡服汤药，虽品物专精，修治如法，而煎药者卤莽造次，水火不良，火候失度，则药亦无功。"《医学源流论》云："病之愈不愈，不但方必中病，方虽中病，而服之不得其法，则非特无功，而反有害，此不可不知也。"现将煎药法与服药法分述如下。

一、煎　药　法

汤剂是临床最常用的剂型，根据药物性质及病情的差异，应采取不同的煎药方法。煎法是否适宜，对疗效有一定的影响，药物配伍与剂型选择虽皆严密，若煎法与服法不当，则药亦无功。《医学源流论》说："煎药之法，最宜深讲，药之效不效，全在乎此。"煎药方法详见本教材第二篇中药学部分第五章第四节。

二、服　药　法

服药方法是否恰当对疗效亦有一定的影响，其中包括服药时间、服用方法及药后调护。

1. 服药时间　《神农本草经》记载："病在胸膈以上者，先食后服药；病在心腹以下者，先服药而后食；病在四肢血脉者，宜空腹而在旦；病在骨髓者，宜饱满而在夜。"一般来说，病在上焦，宜餐后服；病在下焦，宜餐前服；补益药与泻下药，宜空腹服；安神药宜临卧服；对胃肠有刺激的，亦应餐后服。急性重病则不拘时服，慢性病应按时服，治疟药宜在发作前 2 小时服。服药时间对提高疗效有重要的临床意义。

2. 服用方法 服用汤剂，一般 1 日 1 剂，分 2～3 次温服。根据病情需要，有的 1 日只服 1 次，有的可以 1 日数服，有的又可煎汤代茶服。李杲说："病在上者，不厌频而少；病在下者，不厌顿而多。少服则滋荣于上，多服则峻补于下。"

另外，尚有热服、冷服。通常治疗热证可以寒药冷服，治疗寒证可以热药热服，这样可以辅助药力。但若病情严重时，又应寒药热服，热药冷服，以防邪药格拒。对于服药呕吐者，宜加入少量姜汁，或先服姜汁，然后服药，亦可采取冷服或小量频服的方法。对于昏迷或口噤，吞咽困难者，可用鼻饲法给药。使用峻烈药与毒性药时，宜从小量开始，逐渐加量，取效即止，慎勿过量，以免发生中毒和损伤正气。总之，应根据病情、病位、病性和药物的特点采取不同的服用方法。

3. 药后调护 服药后的调养与护理是用法的内容之一，它不仅直接影响着药效，而且关系到病体的康复。《伤寒论》在桂枝汤的用法中说："啜热稀粥一升余，以助药力。温覆令一时许，遍身漐漐微似有汗者益佳，不可令如水流漓，病必不除。"一般服解表药，应取微汗，不可大汗，然亦不可汗出不彻。服泻下剂后，应注意饮食，不宜进生冷、难消化的食物，以免影响脾胃的健运。

服药后的饮食宜忌有两方面因素，一是疾病对饮食的宜忌，如水肿病宜少食盐、消渴病宜忌糖、下利慎油腻、寒证禁生冷等；二是药物对饮食的宜忌，如服含地黄的方药应忌食萝卜、服含土茯苓的方药忌茶叶、服含荆芥的方药宜忌河豚与无鳞鱼等。其他尚有汗后避风，以及慎劳役，戒房事，节恚怒等，以防影响疗效。

知识窗

古方药量考证

由于历代度量衡的改变和地区的不同，古今用量差别很大，计量单位的名称亦不一致。汉：6 铢＝1 分，4 分＝1 两，16 两＝1 斤；宋代：1 斤＝16 两，1 两＝10 钱，1 钱＝10 分，1 分＝10 厘；元、明、清基本沿用宋制。李时珍在《本草纲目》中说："今古异制，古之一两，今用一钱可也。"可以理解为汉制一两折合宋代至今的一钱，约合 3g。

古方容量，有斛、斗、升、合、勺之名，均以十进制，即 10 勺＝1 合，10 合＝1 升，10 升＝1 斗，10 斗＝1 斛。如何折算重量，宋代《重修政和经史证类备用本草》记载："凡方云半夏一升者，洗毕秤五两为正；蜀椒一升者，三两为正；吴茱萸一升者，五两为正。"至于量散剂尚有刀圭、方寸匕、钱匕、一字等名称。所谓方寸匕者，即作匕正方一寸，抄散取不落为度。刀圭，即方寸匕的 1/10。钱匕者，即以汉五铢钱抄取药末，亦以不落为度。一字，即以开元通宝钱币抄取药末，填去一字之量。其中一方寸匕药散合 2～3g；一钱匕药散合 1～2g。

另外，丸剂的大小与数量，有弹丸大、梧桐子大及麻子仁大等。1 鸡子黄 ≈ 1 弹丸 ≈ 40 梧桐子 ≈ 80 粒大豆 ≈ 160 粒小豆 ≈ 480 粒大麻子 ≈ 1440 粒小麻子（即胡麻）。

古今医家对历代方剂用量虽作了很多考证，但至今未得出结论。但汉、晋时期的衡与量肯定比现在小，且用法亦不相同。仲景之方每剂只作一煎，多数分 3 次服用，今则每剂作两煎，分 2～3 次服，所以其用量差别较大。

十六进制与公制计量单位换算率如下。

1 斤（16 两）＝0.5kg＝500g；1 两＝31.25g；1 钱＝3.125g；1 分＝0.3125g；1 厘＝0.031 25g。

（注：换算时尾数可忽略不计。）

思 考 题

1. 试述方剂的组成原则及其配伍意义。

2. 试述反佐法在方剂中的运用。

3. 简述方剂的药味、药量加减变化，剂型更换变化及意义。

4. 试述汤剂、丸剂、散剂、膏剂、丹剂的剂型及其特点。

5. 汤剂的服法应注意什么问题？

进一步阅读文献

陈萌, 都广礼, 2019. 论方剂的配伍. 山东中医杂志, 38(10): 916~920

刘倩, 刘丽, 范颖, 2019. 中药方剂配伍的研究思路与方法. 中华中医药学刊, 37(5): 1092~1095

刘甜甜, 巩颖, 顾媛媛, 等, 2022. 从中医经典方剂剂型转变分析中药饮片处方总剂量. 中国药物警戒, 19(10): 1103~1106

潘东明, 黄亦琦, 2018. 方剂配伍规律的现代研究进展. 海峡药学, 30(8): 20~23

（李笑然　郝丽莉）

第二章 解 表 剂

学习目标

1. 熟悉解表剂的概念、适用范围、分类及使用注意。

2. 掌握麻黄汤、桂枝汤、九味羌活汤、小青龙汤、银翘散、桑菊饮、麻黄杏仁甘草石膏汤、败毒散的组方原理、功用、主治。

3. 明确组成辛温解表剂和辛凉解表剂药物的不同配伍关系、配伍意义和配伍特点。

凡以解表药为主组成，具有发汗、解肌、透疹等作用，用以治疗表证的方剂，统称解表剂，属"八法"中的"汗法"。

解表剂主要用于六淫病邪侵袭肌表、肺卫所致的表证，故凡风寒所伤或温病初起，以及麻疹、疮疡、水肿、疟疾、痢疾等初起之时，症见恶寒、发热、头痛、身疼、苔白或黄、脉浮等表证者，均可用解表剂治疗。

由于外感六淫有寒热之别，人体有虚实之异，因此解表剂分为辛温解表剂、辛凉解表剂和扶正解表剂三类，分别适用于表寒证、表热证和虚人外感证等。外感表证须及时解表以防传变。若表邪未尽，又出现里证，一般应先解表后治里；表里俱急者，则当表里双解；如病邪已经入里，麻疹已透、疮疡已溃、虚性水肿、吐泻失水等均不宜用。

解表剂多由辛散轻扬之品组成，宜于轻煎，不可过煮，以免药性耗散，作用减弱。服解表剂后，应注意避风寒，增加衣被，以助发汗。同时，应忌食生冷、油腻之品，以免影响药物的吸收。

第一节 辛温解表剂

案例 3-2-1

患者，男，34 岁，吉林省扶余县农民。主诉：因参加春播劳作，劳累汗出后脱衣受凉，傍晚收工后即感头痛、发热、恶风寒、无汗、略有喘促、咳嗽伴吐痰涎。诊查：体温 38.6℃，舌苔白微腻，脉浮弦而紧。

问题：本病属中医何证型？如何治疗？

麻黄汤《伤寒论》

【组成】 麻黄 9g，桂枝、杏仁各 6g，炙甘草 3g。

【用法】 先煎麻黄，去上沫后入诸药，水煎服，温覆取微汗。

【功用】 发汗解表，宣肺平喘。

【主治】 **外感风寒表实证** 恶寒发热，头身疼痛，无汗而喘，舌苔薄白，脉浮紧。

现代常用于感冒、急性支气管炎、支气管哮喘等属风寒表实证者。

【方解】 本方证为外感风寒所致。风寒束表，卫阳被遏，营阴郁滞，故恶寒、发热、无汗、头身疼痛；腠理闭塞，肺气失宣，则上逆而为咳喘。治当发汗解表，宣肺平喘。方中麻黄味苦辛性温，善升宣宣散，为肺经专药，长于宣肺气，开腠理，透毛窍，散风寒，故用为君药。由于本证属卫郁营滞，所以又用温通血脉、透营达卫的桂枝为臣药。协同麻黄营卫并治，使汗出表解而风寒尽除。杏仁降肺气、散风寒，与麻黄相伍，一宣一降增强宣肺平喘之功，用为佐药。炙甘草既能调和宣降之麻杏，又能缓麻桂相合的峻烈之性，使汗出不致过猛而伤耗正气，是使药而兼佐药之用。四药合用，可使汗出表解，肺气宣通，诸症悉除。

辨证要点：本方是治疗外感风寒表实证的代表方。以恶寒发热，无汗而喘为辨证要点。

【方歌】 麻黄汤中用桂枝，杏仁甘草四般施，发热恶寒头项痛，伤寒服此汗淋漓。

案例 3-2-1 分析讨论

本案为北方早春乍暖还寒之季，劳累后汗出当风，外感风寒表实证，属中医六经辨证之太阳伤寒，即外感风寒表实证，治宜发汗解表，宣肺止咳化痰，方用麻黄汤加味。处方：麻黄、苦杏仁、紫菀各9g，桂枝、独活、紫苏各6g，炙甘草3g，葱头3个。（原案例报道服药1剂汗出热退，效不更方，继服4剂余症渐除而愈。）

桂枝汤 《伤寒论》

【组成】 桂枝、芍药各9g，炙甘草6g，生姜9g，大枣3枚。

【用法】 水煎服。服已须臾，啜热稀粥以助药力。既不可大汗淋漓，又不可汗出不畅。若一服汗出病瘥，停后服，不必尽剂；若不汗，更服如前法；又不汗，后服小促其间，半日许令三服尽。若病重者，一日一夜服，周时观之，服一剂尽，病证犹在者，更作服；若汗不出，乃服至二三剂。禁生冷、黏滑、油腻、辛辣等物。

【功用】 解肌发表，调和营卫。

【主治】 **外感风寒表虚证** 恶风发热，汗出头痛，鼻鸣干呕，苔白不渴，脉浮缓或浮弱。

现代常用于感冒、流行性感冒、汗出异常、荨麻疹、产后低热及妊娠恶阻等属阴阳营卫不和者。

【方解】 本方证因风寒束表，营卫不和所致。外感风寒表虚证，其病机关键是卫强营弱。风寒在表，应以辛温发散以解表，但本方证属表虚，腠理不固，故以解肌发表，调和营卫法治之。方中桂枝辛散温通，解肌发表以调卫散邪为君药。芍药酸苦微寒，敛阴益阴以和营为臣药。两药相伍，一治卫强，一治营弱，使辛散而不伤阴，酸敛而不碍邪，于解表中寓敛汗养阴之意。生姜既助桂枝辛散表邪，又兼和胃止呕；大枣补中养脾胃而扶营弱。姜枣相配，补脾胃，调营卫，共为佐药。炙甘草调和诸药，合桂枝辛甘化阳以实卫，合芍药酸甘化阴以和营，功兼佐使之用。药虽五味，结构严谨，可使表邪得解，营卫调和，诸症可平。

辨证要点：本方为治疗外感风寒表虚证的基础方，又是调和营卫、调和阴阳治法的代表方。以营卫不和，发热恶风，自汗出，脉浮缓或浮弱为辨证要点。

【类方比较】 麻黄汤和桂枝汤同属辛温解表剂，均可治外感风寒表证。麻黄汤中麻、桂并用，佐以杏仁，发汗散寒力强，又能宣肺平喘，为辛温发汗之重剂，适用于外感风寒，恶寒发热而无汗喘咳之表实证。桂枝汤中桂、芍并用，佐以姜枣，发汗解表之力逊于麻黄，但有调和营卫之功，为辛温解表之和剂，适用于外感风寒，发热有汗而恶风之表虚证。

【方歌】 桂枝汤治太阳风，芍药甘草姜枣同，桂麻相合名各半，太阳如疟此方功。

案例 3-2-2

患者，男，54岁，居住地吉林舒兰市。反复咳嗽咳痰5年，每因受凉后发作，经西医诊断为"慢性支气管炎"。3天前因受凉而发病，经用抗炎止咳药少效，求治于中医。诊见发热恶风寒，咳嗽频作，咳痰稀白量多，胸闷气急，二便尚调，舌质淡，苔薄白而腻，脉浮紧。

问题：慢性支气管炎属中医何病证？当选择何方治疗？

小青龙汤 《伤寒论》

【组成】 麻黄、芍药、桂枝、清半夏各9g，细辛、干姜、炙甘草、五味子各6g。

【用法】 先煮麻黄，去上沫后入诸药，水煎温服。

【功用】 解表散寒，温肺化饮。

【主治】 **外寒内饮证** 恶寒发热，头身疼痛，无汗，喘咳，痰涎清稀而量多，胸痞，或干呕，或痰饮喘咳，不得平卧，或身体重痛，头面四肢浮肿，舌苔白滑，脉浮。

现代常用于慢性支气管炎、肺气肿、支气管哮喘等属外寒内饮证者。

【方解】 本方证系由外感风寒，水饮内停所致。单纯解表则水饮不化，只求化饮则风寒不散。唯解表化饮，表里同治为宜。方中麻黄、桂枝相须为君。发汗解表散寒，且麻黄兼可宣肺平喘，桂枝兼以温阳化饮。干姜、细辛为臣，温肺化饮，兼助麻桂解表。五味子酸收敛气，芍药和营养血，与前药相配，散中有敛，以防发散太过，耗气伤津，共为佐制之用；清半夏燥湿化痰，亦为佐药。炙甘草益气和中，又能调和诸药，是兼佐使之用。诸药相配，共奏解表散寒，温肺化饮之功。

辨证要点：本方是治疗外感风寒，水饮内停咳喘的常用方。以咳嗽喘息，痰涎清稀，恶寒发热，无汗为辨证要点。

【方歌】 小青龙汤治水气，喘咳呕哕渴利慰，姜桂麻黄芍药甘，细辛半夏兼五味。

九味羌活汤 张元素方，录自《此事难知》

【组成】 羌活、防风、苍术各 9g，细辛 3g，川芎、香白芷、生地黄、黄芩、甘草各 6g。

【用法】 水煎温服。

【功用】 发汗祛湿，兼清里热。

【主治】 **外感风寒湿邪** 兼有里热。恶寒发热，无汗，头痛项强，肢体酸楚疼痛，口苦微渴，舌苔白或微黄，脉浮。

现代常用于感冒、流行性感冒、风湿性关节炎等属外感风寒湿邪，兼有里热证候者。

【方解】 本方证由外感风寒湿邪，内有蕴热所致。治当发汗祛湿为主，兼清里热。方中羌活性温气燥，是长于止痛的散风寒、祛风湿药，用以除在表在上之风寒湿邪最宜，故用为君药。防风祛风除湿止痛；苍术性燥祛湿；两药合用，共助羌活解表祛湿止痛，是为臣药。细辛、香白芷、川芎散风寒，宣湿痹，行气血，除头身疼痛；生地黄、黄芩清泄里热，并防大队辛温燥烈之品伤中，皆是佐药。甘草调和诸药为使。九药配伍，共奏发汗祛湿，兼清里热之功。

辨证要点：本方是主治外感风寒湿邪而兼有里热证的常用方，亦是体现"分经论治"思想的代表方。以发热恶寒，无汗头痛，肢体酸楚疼痛，口苦微渴为辨证要点。

【方歌】 九味羌活用防风，细辛苍芷与川芎，黄芩生地同甘草，分经论治宜变通。

案例 3-2-2 分析讨论

慢性支气管炎是我国北方常见病、多发病，相当于中医学久咳、痰饮。是由于肺卫阳虚，卫外力弱，冬春寒冷季节易遭客邪入侵，阳虚痰饮内伏，每因外感风寒引动宿饮，肺失肃降而发病，为寒饮内盛之证。治宜遵仲景"病痰饮者，当以温药和之"之法，温肺化痰，肃肺纳气而收效。其人素有痰饮内伏，风寒之邪从外入内，裹其痰饮，唯从辛温散之，其痰自化，用小青龙汤加减。处方：炙麻黄、干姜、五味子各 6g，桂枝 8g，细辛 3g，姜半夏、款冬花、紫菀各 10g。（原案例记载服 5 剂后症状明显好转，表证已解，咳嗽咳痰明显减少，大便 2 日未行，原方加杏仁 10g，莱菔子 30g，续服 5 剂症状缓解。）

第二节　辛凉解表剂

案例 3-2-3

患者，女，8 岁。症见发热，咽痛，干咳痰少，口干心烦，体温 38.8℃，两侧扁桃体 Ⅱ度肿大，表面可见少许黄色脓性分泌物，舌红苔白腻，脉数。西医诊断：急性扁桃体炎。

问题：急性扁桃体炎中医学称为"乳蛾"，应当如何辨证施治？

银翘散《温病条辨》

【组成】　金银花、连翘各30g，苦桔梗、薄荷、牛蒡子各18g，生甘草、淡豆豉各15g，荆芥穗、竹叶各12g。

【用法】　散剂：共为粗散，每服18～30g，鲜苇根汤轻煎，香气大出，即取服，勿过煎。病重者，4小时一服，日三夜一服；轻者，6小时一服。汤剂：加芦根3～5g，加水轻煎一次服用，4～6小时服一次，取微汗。

【功用】　辛凉透表，清热解毒。

【主治】　**温病初起**　发热，微恶风寒，无汗或有汗不畅，头痛口渴，咳嗽咽痛，舌尖红，苔薄白或薄黄，脉浮数。

现代常用于感冒（如流行性感冒）、急性扁桃体炎、流行性脑脊髓膜炎、腮腺炎，以及麻疹、风疹、疮疡初起属卫分风热证候者。

【方解】　本方主治风热侵袭肺卫之证。治宜辛凉透表，清热解毒。方中重用金银花、连翘为君，既有辛凉透邪、清热解毒之效，又具芳香辟秽之功。臣药有二：一是辛凉的薄荷、牛蒡子相须为用，疏散风热，清利头目，且可解毒利咽；二是辛温的荆芥穗、淡豆豉，助君药开皮毛而透邪外出，且有防止凉遏之意。竹叶清上焦热，苇根（芦根）清热生津，苦桔梗宣肺利咽，共为佐药。生甘草既可调和诸药，护胃安中，又可合苦桔梗清利咽喉，是为佐使。

辨证要点：本方为"辛凉平剂"，是治疗外感风热表证的常用方。以温病初起，邪在肺卫上焦，发热，微恶风寒，咽痛，口渴，脉浮数为辨证要点。

> **知识窗**
>
> 《温病条辨》为清·吴瑭所著，成书于嘉庆三年（1798年）。全书6卷，另有卷首。该书系吴氏汲取前人特别是吴又可、叶天士的学术经验，结合己见，仿《伤寒论》体例撰写而成。创立三焦、卫气营血为纲以作为辨治温病的大法，广用仲景方数十首（如桂枝汤、麻黄杏仁甘草石膏汤、栀子豉汤、白虎汤类方、承气汤类方、小陷胸汤、小柴胡汤、小青龙汤等）；或在仲景方药基础上加减化裁而来（如增液承气汤类、加减小柴胡汤等）。对叶天士《临证指南医案》之方剂，引用亦多；又博采历代名方，如半夏汤、半夏秫米汤、清燥救肺汤、犀角地黄汤、紫雪丹、至宝丹、来复丹、半硫丸、生脉散、保和丸等。同时，吴氏创制银翘散、桑菊饮、清营汤、安宫牛黄丸、大/小定风珠及加减复脉汤诸温病名方，充实和发展了温病学说，丰富了温病治疗手段。

【方歌】　银翘散主上焦疴，竹叶荆牛豉薄荷，甘桔芦根凉解法，风温初感此方宜。

桑菊饮《温病条辨》

【组成】　桑叶7.5g，菊花3g，杏仁、苦桔梗、苇根各6g，连翘5g，薄荷、生甘草各2.5g。

【用法】　水煎温服。

【功用】　疏风清热，宣肺止咳。

【主治】　**风温初起，表热轻证**　咳嗽，身热不甚，口微渴，脉浮数。

现代常用于感冒、急性支气管炎、上呼吸道感染、肺炎、结膜炎等属风热犯肺或肝经风热者。

【方解】　本方主治风热侵袭肺络之证。治宜疏风清热，宣肺止咳。方中桑叶、菊花相须为用，疏散上焦风热，且桑叶善清透肺络而止咳嗽，菊花兼清利头目而肃肺，故共为君药。薄荷辛凉助君药疏散风热；杏仁、苦桔梗一升一降，宣利肺气以止咳，三者共为臣药。连翘清热解毒，透散上焦之热；芦根（苇根）清热生津止渴，共为佐药。生甘草调和诸药，且与苦桔梗相合而利咽喉，以为佐使。诸药配合，共奏疏风清热，宣肺止咳之功。

辨证要点：本方是主治风热犯肺之咳嗽证的常用方。以咳嗽，身微热，口微渴，脉浮数为辨证要点。

【类方比较】 银翘散与桑菊饮都是治疗温病初起的辛凉解表方剂，组成中都有连翘、桔梗、甘草、薄荷、芦根五药。但银翘散用金银花配伍荆芥穗、淡豆豉、牛蒡子、竹叶，解表清热之力强，为"辛凉平剂"；桑菊饮用桑叶、菊花配伍杏仁，肃肺止咳之力大，而解表清热作用较银翘散为弱，故为"辛凉轻剂"。

【方歌】 桑菊饮中桔杏翘，芦根甘草薄荷饶，清疏肺卫轻宣剂，风温咳嗽服之消。

麻黄杏仁甘草石膏汤《伤寒论》

【组成】 麻黄、杏仁各9g，炙甘草6g，石膏18g。

【用法】 先煮麻黄，去上沫后入诸药，水煎温服。

【功用】 辛凉疏表，清肺平喘。

【主治】 **外感风邪，邪热壅肺证** 身热不解，咳逆气急，甚则鼻煽，口渴，有汗或无汗，舌苔薄白或黄，脉浮而数。

现代常用于急性支气管炎、肺炎、百日咳等病属表证未解，邪热壅肺者。

【方解】 本方证是由风热袭肺，或风寒郁而化热，壅遏于肺所致。治当辛凉疏表，清肺平喘。方中麻黄辛温，宣泄肺气而平喘；石膏味辛大寒，用量倍于麻黄，清泄肺热以生津。两药相合，宣泄肺热，使宣肺而不助热，清肺而不留邪，故共为君药。杏仁味苦而降肺气，与麻黄相配则一宣一降，宣降肺气以平喘；合石膏则清降协同，用为臣药。炙甘草既能益气和中，又与石膏合用而生津止渴，更能调和于寒温宣降之间，为佐使之药。四药相合，清宣降三法俱备，共奏辛凉疏表，清肺平喘之功。

辨证要点：本方为治疗表邪未解，肺热咳喘的基础方。以风热袭肺，或风寒化热壅肺，身热不解，咳喘气急，口渴为辨证要点。

知识窗

辛凉解表三方：辛凉解表指用性味辛凉的药物发散风热，解除表证的治法。适用于风热表证或温病初起、痘疹初起等。以发热重，恶寒轻，咽干口渴，苔薄黄，脉浮数等为主症。辛凉解表三方指银翘散、桑菊饮、麻黄杏仁甘草石膏汤三方，分别被称为辛凉平剂、辛凉轻剂、辛凉重剂。银翘散治疗风热在表，影响到肺，主要是风热表证，以发热，微恶风寒，咽痛，口渴，脉浮数；桑菊饮主要治疗风热客于肺络，邪气轻浅，症状较轻，但咳，身不甚热；麻黄杏仁甘草石膏汤治疗风热客于肺经，主要症状是高热，暴喘气急，口渴等，以喘为主症，往往被称为"寒包火"。此为三方辨证要点。

【方歌】 伤寒麻杏甘石汤，汗出而喘法度良，辛凉宣泄能清肺，定喘除热效力彰。

案例 3-2-3 分析讨论

中医学认为，咽喉为肺胃之门户，风热之邪循口鼻而入侵犯肺胃两经，咽喉首当其冲。本案"乳蛾"证属风热袭表，当治以疏风清热，解表利咽。方用银翘散加味：金银花12g，连翘9g，黄芩、竹叶、牛蒡子、荆芥、山豆根、桔梗、射干各6g，薄荷、生甘草各3g，芦根15g，煎汤服用，每日3次。（原案例报道患者连服3剂热退，咽痛好转；二诊：去荆芥加麦冬9g，再予3剂病愈。）

上方以金银花、连翘、薄荷疏风清热，清利咽喉；黄芩清热解毒；荆芥辛微温透热而防诸寒凉药凉遏之弊，助辛凉药疏表达邪外泄；芦根、竹叶清热生津除烦；牛蒡子、山豆根、桔梗、射干利咽消肿，止咳化痰；生甘草既解毒利咽又调和诸药。后期多为热退阴伤，加麦冬以滋阴清热利咽喉而收全功。

第三节　扶正解表剂

败毒散《太平惠民和剂局方》

【组成】　柴胡、前胡、川芎、枳壳、羌活、独活、茯苓、桔梗、人参、甘草各9g。

【用法】　为粗末，每服6～10g，加生姜、薄荷各少许，水煎服。亦可作汤剂煎服。

【功用】　散寒祛湿，益气解表。

【主治】　**气虚外感证**　憎寒壮热，头项强痛，肢体酸痛，无汗，鼻塞声重，咳嗽有痰，胸膈痞满，舌淡苔白，脉浮而按之无力。

现代常用于感冒、流行性感冒、痢疾等属外感风寒湿邪兼气虚者。

【方解】　本方证乃由正气素虚，又感风寒湿邪所致。治当散寒除湿，益气解表。方中羌活、独活为君，辛温发散，通痹止痛，通治一身上下之风寒湿邪。柴胡辛散解肌，川芎行血祛风，共助君药祛外邪，除头身疼痛，共为臣药。桔梗开宣肺气，枳壳下气宽胸，两药相伍，一升一降，功能行气宽中；前胡祛痰，茯苓渗湿，则利肺气、除痰止咳之效更显；配用少量人参，扶助正气以逐邪外出，并寓于解表药之中，可使散中有补，不致过汗而耗散真元，五味皆为佐药。甘草益气和中，调和诸药；生姜、薄荷为引，以助解表之力，共为佐使。诸药相合，共奏散寒祛湿，益气解表之功。

辨证要点：本方为益气解表的常用方，亦称人参败毒散。以正气不足，外感风寒湿邪，憎寒壮热，头痛无汗，肢体酸痛，脉浮无力，舌苔白腻为辨证要点。

【方歌】　人参败毒草茯苓，枳桔柴前羌独芎，薄荷少许姜三片，时行感冒有奇功。

其他解表剂及常用解表中成药见表3-2-1、表3-2-2。

表 3-2-1　其他解表剂简表

名称	组成	功用	主治	用法	注意事项
香薷散	香薷12g，白扁豆、厚朴各6g	祛暑解表，化湿和中	阴暑。恶寒发热，头痛身重，无汗，腹痛吐泻，胸脘痞闷，舌苔白腻，脉浮	上为粗末，每服9g，入酒一分，水煎，不拘时服	
香苏散	香附子、紫苏子各12g，陈皮6g，炙甘草3g	疏散风寒，理气和中	外感风寒，气郁不舒证。恶寒身热，头痛无汗，胸脘痞闷，不思饮食，舌苔薄白，脉浮	共为粗末，每服6～10g，水煎去滓热服。亦可作汤剂煎服	
止嗽散	桔梗、荆芥、紫菀、百部、白前各10g，陈皮5g，甘草3g	宣利肺气，疏风止咳	风邪犯肺证。咳嗽咽痒，咳痰不爽，或微有恶风发热，舌苔薄白，脉浮缓	共为末，每服6～10g，食后开水调下。亦可作汤剂	
正柴胡饮	柴胡9g，芍药6g，陈皮4.5g，防风、甘草各3g，生姜3～5片	解表散寒	外感风寒轻证。微恶风寒，发热，无汗，头痛身痛，舌苔薄白，脉浮	水煎，热服	
柴葛解肌汤	干葛9g，柴胡、芍药、黄芩各6g，羌活、白芷、桔梗、甘草各3g	解肌清热	外感风寒，郁而化热证。恶寒渐轻，身热增盛，无汗头痛，心烦不眠，舌苔薄黄，脉浮微	加生姜3片，大枣两枚，石膏末3g，水煎热服	
升麻葛根汤	葛根4.5g，升麻、芍药、甘草各3g	解肌透疹	麻疹初起。疹发不出，身热头痛，咳嗽，目赤流泪，舌红，苔薄而干，脉浮数	为粗散，每服9g，水煎去滓热服。亦可作汤剂煎服	
参苏饮	人参、紫苏叶、干葛、半夏、前胡、茯苓各6g，枳壳、桔梗、木香、陈皮、甘草各4g	益气解表，理气化痰	气虚外感风寒，内有痰湿证。恶寒发热，无汗，头痛，咳嗽痰白，胸脘痞闷，气短懒言，苔白，脉弱	每服12g，入姜7片，枣1枚，水煎去滓，微热服	
麻黄附子细辛汤	麻黄6g，附子9g，细辛3g	助阳解表	素体阳虚，外感风寒证。发热，恶寒甚剧，神疲欲寐，脉沉微	先煮麻黄，后纳诸药，水煎温服，日三服	
加减葳蕤汤	生葳蕤、淡豆豉各9g，红枣2枚，生葱白6g，炙甘草1.5g，桔梗、苏薄荷各5g，东白薇3g	滋阴解表	素体阴虚，外感风热证。头痛身热，微恶风寒，无汗或有汗不多，咳嗽，心烦，口渴，咽干，舌红，脉数	水煎，分温再服	

表 3-2-2 常用解表中成药

名称	组成	功用	主治	用法	注意事项
感冒清片	南板蓝根、大青叶、金盏银盘、岗梅、山芝麻、穿心莲	疏风解表，清热解毒	风热感冒，发热、头痛、鼻塞流涕，打喷嚏，咽喉肿痛，全身酸痛等症	口服，一次3~4片，一日3次	
风热感冒冲剂	板蓝根、连翘、薄荷、桑叶、荆芥穗等	清瘟解毒，宣肺利咽	感冒身热，鼻塞，头痛，咳嗽，多痰	口服，一次1袋，一日3次，小儿酌减	
通宣理肺丸	紫苏叶、黄芩、炒枳壳、炒杏仁、甘草、橘皮、桔梗、茯苓、前胡、麻黄、法半夏	解热止嗽	外感咳嗽，发热恶寒，头痛无汗，四肢酸懒，鼻流清涕	口服，一日2次，一次1~2丸（丸重6g）	
双黄连口服液	连翘、金银花、黄芩	辛凉解表，清热解毒	外感风热引起的发热、咳嗽、咽痛	口服，一次20ml，一日3次	
银黄口服液	绿原酸（金银花提取物）、黄芩苷（黄芩提取物）	清热解毒，消炎	上呼吸道感染，急性扁桃体炎，咽炎	口服，一次20ml，一日3次，小儿酌减	
羚羊感冒片	羚羊角、牛蒡子、淡豆豉、金银花、荆芥、连翘、淡竹叶、桔梗、薄荷油（脑）	清热解表	流行性感冒，症见发热恶风、头痛头晕、咳嗽、胸闷、咽喉肿痛	口服，一次4~6片，一日2次	
强力银翘片	金银花、牛蒡子、淡豆豉、淡竹叶、连翘、薄荷、桔梗、荆芥、甘草、对乙酰氨基酚	辛凉解表，清热解毒，解热镇痛	外感风热引起的发热头痛、口干咳嗽、咽喉疼痛	口服，一次3~5片，一日2~3次	
抗病毒口服液	板蓝根、石膏、芦根、生地黄、郁金、知母、石菖蒲、广藿香、连翘	清热祛湿，凉血解毒	风热感冒，流行性感冒	口服，一次10ml，一日2~3次	孕妇、哺乳期妇女禁用
清热解毒颗粒	黄连、水牛角、玄参、金银花、地黄、大青叶、连翘、知母、石膏	清热解毒，养阴生津，泻火	风热型感冒，流行性腮腺炎，以及轻、中型乙型脑炎	口服，一次18g，一日3次；小儿酌减或遵医嘱	对风寒感冒、脏腑虚寒及虚热等证忌用

思 考 题

1. 使用解表剂应注意哪些问题？
2. 麻黄汤与桂枝汤在组成、功用、主治方面有何异同？
3. 桂枝汤证已有汗出，为何仍用汗法？
4. 小青龙汤主治外寒内饮之咳喘，何以配伍收敛之五味子、芍药？
5. 试述败毒散配伍人参的意义。

进一步阅读文献

刘艳, 张国媛, 刘安, 等, 2021. 经典名方麻黄汤的处方考证及历史沿革分析. 中国实验方剂学杂志, 27(1): 7~16

谢江虎, 贾新华, 2019. 温病卫分证治法浅析. 湖北中医杂志, 41(11): 46~48

叶铁林, 刘雪妮, 史传奎, 2022. 桂枝汤药理作用研究进展. 药物评价研究, 45(2): 390~396

（李笑然 于 海）

第三章 泻 下 剂

学习目标

1. 熟悉泻下剂的概念、适用范围、分类及使用注意。
2. 掌握大承气汤、大黄牡丹汤、温脾汤的组方原理、功用、主治、配伍基本结构及配伍意义。
3. 熟悉麻子仁丸、黄龙汤的功用和主治证候。

凡以泻下药为主组成，具有通便、泻热、攻积、逐水等作用，治疗里实证的方剂，称为泻下剂，属于"八法"中的"下法"。

泻下剂是为里实证而设，由于里实积滞证的病因、病机不同，证候表现有热结、寒结、燥结、水结的区别，兼之人体体质有虚实之差别，因此其立法处方亦随之不同。根据泻下剂的不同作用，通常分为寒下剂、温下剂、润下剂、攻补兼施剂四类。

使用泻下剂，必待表邪已解，里实已成。若表证未解，里未成实者不宜用。若表证未解，里实已成，应视表里证的轻重，先表后里，或表里双解；若兼瘀血、虫积或痰浊，宜分别配伍相应药物治之；对年老体虚，妇女妊娠期，产后或正值经期，病后伤津及亡血证，均应慎用或禁用。另外，泻下剂易伤胃气，得效即止，慎勿过剂。同时，服药期间应调饮食，忌进油腻及不易消化食物，以防重伤胃气。

案例 3-3-1

患者，男，22岁，江苏某高校学生。于凌晨3时出现右下腹疼痛，随即到医院查体：发热不明显，体温37.5℃，二便调，腹部平软，麦氏点压痛（＋）。辅助检查：血常规示白细胞总数 17.9×10^9/L。尿常规镜下可见白细胞2个。腹部B超：右下腹阑尾处可见一 25mm×18mm 欠均匀偏低回声，外形欠规则，边界欠清晰，可见点状血流信号，阑尾炎可能性大。医院建议住院手术治疗。刻下右下腹持续疼痛，阵发性加剧，腹部尚平软，麦氏点略有压痛，反跳痛未引出，口干多汗，纳可，脉细，舌淡红，苔根薄黄腻。

证属瘀热阻滞，治以大黄牡丹汤：大黄、牡丹皮、芒硝各9g，桃仁12g，冬瓜仁30g。3剂，水煎服。

问题： 大黄牡丹汤治疗急慢性阑尾炎是否对症？

大承气汤《伤寒论》

【组成】 大黄、枳实各12g，炙厚朴24g，芒硝6g。

【用法】 先以水煎炙厚朴、枳实，后下大黄，滤除药液，入芒硝，更上微火一两沸，温服。得下，余勿服。

【功用】 峻下热结。

【主治】

1.阳明腑实证 大便不通，频转矢气，脘腹痞满，腹痛拒按，日晡潮热，神昏谵语，手足溅然汗出，舌苔黄燥起刺或焦黑燥裂，脉沉实有力。

2.热结旁流 下利清水，色纯清，其气臭秽，脐腹疼痛，按之坚硬有块，口舌干燥，脉滑数。

现代常用于急性单纯性肠梗阻、细菌性痢疾、急性胆囊炎、急性胰腺炎，以及某些热性疾病过程中出现高热、神昏、谵语、惊厥、发狂而见大便不通，苔黄脉实等属于里热积滞实证者。

【方解】 本方为寒下的常用代表方剂。在《伤寒论》中主治阳明腑实证，系由伤寒邪传阳明之腑，入里化热，与肠中燥屎相结，阻塞肠道，腑气不通所致。前人把本方主证归纳为"痞、满、燥、实"四字。"痞"即自觉胸脘有闷塞压重感；"满"是指脘腹胀满，按之有抵抗感；"燥"是指肠中燥屎干结不下；"实"即腹痛拒按，大便不通或下利清水而腹痛不减，以及谵语、潮热，脉实有力等。痞、满是无形的气滞；燥、实是有形的热结，两者相互影响而互为因果。其证虽异，病机则同，均是实热积滞内结肠胃所致，治疗均当急下邪热积滞，以救阴液，即"釜底抽薪，急下存阴"之法。方中大黄苦寒通降，泻热通便，荡涤胃肠实热积滞，为君药；芒硝咸寒润降，软坚润燥，泻热通便，用以为臣。两者相须为用，峻下热结之力益峻。积滞内停，腑气不行，故佐以炙厚朴苦温下气，消胀除满；枳实苦辛破结，行气消痞，合而用之，既能消痞除满，又使胃肠气机通降下行以助泻下通便。六腑以通为用，胃气以下降为顺，本方峻下热结，承顺胃气下行，故方名"大承气"。

热结旁流之证，下利清水，腹痛不减，治以大承气汤，是因"旁流"是现象，燥屎坚结才是本质，故以峻下，使热结得去，"旁流可止"，即"通因通用"之法。

辨证要点：本方为治疗阳明腑实证的基础方，又是寒下法的代表方。临床运用以数日不大便，脘腹胀满，舌苔黄厚而干，或焦黑燥裂，脉沉实有力为辨证要点。

【类方链接】

1. 小承气汤（《伤寒论》）　大黄12g，炙枳实9g，炙厚朴6g。水煎分温二服。得下者，余勿服。功用：轻下热结。主治：阳明腑实证。大便不通，谵语潮热，脘腹痞满，舌苔老黄，脉滑而疾；或痢疾初起，腹中胀痛，里急后重者。

2. 调胃承气汤（《伤寒论》）　大黄12g，炙甘草6g，芒硝10g。前2味水煎去渣，溶入芒硝，微火煮沸，温顿服之，以调胃气。功用：缓下热结。主治：阳明腑实证。大便不通，恶热口渴，舌苔正黄，脉滑数；以及胃肠积热引起的发斑、口齿咽痛等症。

大承气汤去芒硝名小承气汤；去枳实、炙厚朴，加炙甘草名调胃承气汤。大承气汤芒硝、大黄后下，且加枳实、炙厚朴，而炙厚朴用量倍于大黄，是泻下与行气并重，攻下之力颇峻，主治痞、满、燥、实俱备之阳明热结重证；小承气汤不用芒硝，且三味同煎，炙枳实、炙厚朴用量亦减，故攻下之力较轻，主治痞、满、实之热结轻证，而燥证未具；调胃承气汤不用枳实、厚朴，虽后纳芒硝，而大黄与炙甘草同煎，故泻下之力较上两方缓和，主治阳明燥热内结，有燥、实而无痞、满之证。

【方歌】　大承气汤用芒硝，枳实大黄厚朴饶，救阴泻热功偏擅，急下阳明有数条，去硝名曰小承气，调胃只用硝黄草。

知识窗

阳明腑证：凡出现身热，汗自出，不恶寒反恶热，脉大等症，称为阳明病。阳明病分经证和腑证两类：阳明经证是邪在胃中的病变；阳明腑证是邪在大肠的病变。外邪入里化热，与大肠的燥热相合，以致津液被耗，燥结成实，阻滞于中，即产生潮热、谵语、便秘、腹满而痛、脉沉实等症。阳明腑证是邪热已与大肠糟粕搏结成实热证。热与实结于大肠则以寒下药为治，急下存阴，争取时间，不使煎熬津液，所以腑证主要用下法，可选用苦寒泻下的方药。治疗的目的是排出燥实，清肃里热。由于病变有轻重缓急的不同，所以阳明腑证的治法有三个方子：调胃承气汤为泻下缓剂，治疗腑实初起，结而未实，或津液受损以燥热为主的证候；小承气汤治疗腑实以痞满实为主；大承气汤治疗腑实以痞满燥实为主。

大黄牡丹汤《金匮要略》

【组成】　大黄、桃仁各12g，牡丹皮、芒硝各9g，冬瓜仁30g。

【用法】　除芒硝外水煎取汁，溶入芒硝，顿服。

【功用】　泻热破瘀，散结消肿。

【主治】 **肠痈初起** 右下腹疼痛拒按，按之其痛如淋，小便自调，或右足屈而不伸，伸则痛甚，甚则局部肿痞，或时时发热，自汗恶寒，舌苔薄腻而黄，脉滑数。

现代常用于急性单纯性阑尾炎、肠梗阻、盆腔炎等属湿热蕴蒸、血瘀气滞者。

【方解】 肠痈初起，多由湿热郁蒸，气血凝滞，结于肠中，肠络不通所致。《成方便读》说："病即在内，与外痈之治，又自不同。然肠中即结聚不散，为肿为毒，非用下法，不能解散。""六腑以通为用"，故治以泻热破瘀，散结消肿之法。方中大黄苦寒攻下，泻热破瘀，荡涤肠中湿热郁结之毒；桃仁苦平，性善破血，并能通下，与大黄相配伍，破瘀泻热，共为君药。芒硝咸寒，泻热导滞，软坚散结，合大黄荡涤肠中实热；牡丹皮辛苦微寒，凉血祛瘀，消肿疗痈疮，俱为臣药。冬瓜仁甘寒滑利，清肠利湿，排脓消痈，是为佐药。综观全方，合泻下、清利、化瘀于一方，使肠中湿热血瘀之邪，迅以驱除，肠痈自愈。

辨证要点：本方为治疗湿热、血瘀之肠痈初起的常用方。临床以右少腹疼痛拒按，右足屈而不伸，苔黄，脉滑数为辨证要点。

> **知识拓展**
>
> 大黄牡丹汤在《金匮要略》中是作为肠痈专方使用的。而今运用范围已不再局限于肠痈，已被广泛运用于感染性疾病。所治疗的疾病主要有以下特点：其一，从部位而言，主要用于下腹部及会阴部炎症，如阑尾炎、盆腔炎、肛周炎、尿道炎、睾丸炎、附睾炎、前列腺炎等。其二，从疾病分期上多用于感染性疾病早期，红、肿、热、痛明显的状况，即阳热症状明显。其三，患者的体质比较壮实。方后有"顿服"之语，如此大剂体弱者恐不耐攻伐。本方虽为治疗肠痈而设，但位于体表的疔疮湿疹等也可以运用。

【方歌】 金匮大黄牡丹汤，桃仁瓜子芒硝襄，肠痈初起腹按痛，尚未成脓服之康。

温脾汤《备急千金要方》

【组成】 大黄15g，当归、干姜各9g，附子、人参、芒硝、甘草各6g。

【用法】 水煎服。

【功用】 攻下寒积，温补脾阳。

【主治】 **阳虚寒积证** 便秘腹痛，脐下胶结，绕脐不止，手足欠温，苔白不渴，脉沉弦而迟。

现代多用于急性单纯性肠梗阻或不全梗阻等属寒积内停证者；亦可用于慢性结肠炎、尿毒症等属于脾阳不足，寒积内结者。

【方解】 本方证治证因脾阳不足，寒积中阻所致。寒实冷积阻于肠间，致腑气不通，乃阴盛里实之证。此时单用攻下，必更伤中阳；纯用温补，则寒积难去。唯攻逐寒积与温补脾阳并用，方为两全。方中附子大辛大热温补脾阳，祛除寒邪；大黄泻下，攻逐积滞，性虽苦寒，得附子之辛热，则苦寒之性减，而泻下除积滞之用存，组成温下之剂，共为君药。芒硝泻下软坚，助大黄泻下攻积；干姜温中助阳，助附子温中祛寒，均为臣药。人参、当归益气养血，使下不伤正为佐。甘草既助人参益气，又可调和诸药为佐使。综观本方，由温补脾阳药与寒下攻积药组成，温通、泻下与补益三法兼备，寓温补于攻下之中，具有温阳以祛寒、攻下不伤正之特点。

辨证要点：本方为治疗脾阳不足，寒积中阻的常用方。临床以腹痛便秘，手足不温，畏寒喜热，苔白，脉沉弦而迟为辨证要点。

【方歌】 温脾参附与干姜，甘草当归硝大黄，寒热并行治寒积，脐腹绞结痛非常。

麻子仁丸《伤寒论》

【组成】 麻子仁20g，大黄12g，芍药、枳实、炙厚朴、杏仁各9g。

【用法】 丸剂：炼蜜为丸，每次9g；汤剂：水煎服，大黄后下。

【功用】 润肠泻热，行气通便。

【主治】 **脾约证** 肠胃燥热，脾津不足，大便秘结，小便频数。

现代常用于习惯性便秘、老年与产后便秘、痔疮术后便秘等属于胃热肠燥者。

【方解】 本方治证，《伤寒论》称为"脾约"，系肠胃燥热，脾津不足所致。治宜润肠泻热，行气通便。方中重用麻子仁质润多脂，滋脾滑肠，润燥通便为君。大黄苦寒泻热，攻积通便；杏仁润燥通便，善降肺气，肺气降则肠气通；芍药养阴敛津，柔肝理脾，共为臣药。枳实下气破结，炙厚朴行气除满，以加强降泄通便之力为佐。使以蜂蜜润肠通便，调和诸药。全方共奏润肠泻热，行气通便之功。

辨证要点：本方为治疗肠胃燥热，脾津不足之脾约证的代表方。临床以大便秘结，小便频数，苔微黄为辨证要点。

【应用链接】 本方又名"脾约丸"，由小承气汤加麻子仁、芍药、杏仁、蜂蜜而成。虽亦用小承气汤泻肠胃之燥热积滞，但实际服量较小，更取质润多脂之麻子仁、杏仁配以蜂蜜、芍药，既可益阴润燥以通便，又能减缓小承气汤攻伐之力，使下不伤正，且原方只服十小丸，以次渐加，都说明本方意在润肠泻热，而属缓下之剂。

> **知识窗**
>
> 脾约，为脾虚津耗、肠液枯燥所致大便艰涩的病证，为形成便秘的原因之一。约，有约束之意；脾约者，指脾津耗损，影响大便的排出。成无己《伤寒明理论》认为"约者，约结之约，又约束也。经曰：脾主为胃行其津液者也，今胃强脾弱，约束津液不得四布，但输膀胱，致小便数而大便硬，故曰其脾为约"。

【方歌】 脾约别行麻仁丸，大黄枳朴蜜和团，杏芍麻仁润下法，胃热津枯解便难。

黄龙汤《伤寒六书》

【组成】 大黄、厚朴各9～12g，芒硝、枳实、人参、当归各6～9g，桔梗、甘草各3～6g，生姜3～5片，大枣2～4枚。

【用法】 除芒硝外水煎去渣，溶入芒硝温服。

【功用】 攻下热结，益气养血。

【主治】 **阳明腑实，气血不足证** 自利清水，色纯青，或大便秘结，脘腹胀满，疼痛拒按，身热口渴，神疲少气，谵语甚或神昏肢厥，舌苔焦黄或焦黑，脉虚。

现代常用于伤寒、副伤寒、老年性肠梗阻等属于阳明腑实而兼气血不足者；亦可用于单纯性肠梗阻、慢性肾炎、腹部手术后等属于阳明腑实而兼气血不足者。

【方解】 本方原治热结旁流而兼气血两虚证，后世用治温病应下失下，邪实正虚者。故治宜攻下热结，益气养血。方中大黄、芒硝、枳实、厚朴（即大承气汤）攻下热结，荡涤胃肠实热积滞；人参、甘草、当归益气养血，扶正达邪，使攻不伤正。配伍桔梗开肺气以通肠胃，与大承气汤一升一降，寓升于降之中；生姜、大枣养胃和中。诸药合用，而成攻下扶正、邪正合治、攻补兼施之良方。

辨证要点：本方为攻补兼施、治疗阳明腑实兼气血不足证的常用方。临床以便秘，或下利清水秽臭，脘腹胀满，身热口渴，神倦少气，苔焦黄，脉虚为辨证要点。

【方歌】 黄龙枳朴与硝黄，参归甘桔枣生姜，阳明腑实气血弱，攻补兼施效力强。

> **案例 3-3-1 分析讨论**
>
> 大黄牡丹汤出自《金匮要略》"肠痈者，少腹肿痞，按之即痛如淋，小便自调，时时发热，自汗出，复恶寒。其脉迟紧者，脓未成，可下之，当有血。脉洪数者，脓已成，不可下之。大黄牡丹汤主之"。

遵循仲景之说，大黄牡丹汤可以治疗急慢性阑尾炎，但有局限性。只适用于肠痈初起，症见少腹肿痞，按之痛如淋，小便自调，发热恶寒，自汗出，或右足屈而不伸，苔黄，脉滑数。治疗时应与抗生素等配合使用，同时应做好手术准备，以免发生危险。

其他泻下剂见表 3-3-1，常用泻下中成药见表 3-3-2。

表 3-3-1　其他泻下剂简表

名称	组成	功用	主治	用法	注意事项
大陷胸汤	大黄、芒硝各10g，甘遂1g	泻热逐水	水热互结之结胸证。心下疼痛，按之硬，或从心下至少腹硬满疼痛，手不可近	先煮大黄，去滓纳芒硝，煮一二沸，纳甘遂末，温服	
大黄附子汤	大黄9g，附子12g，细辛3g	温里散寒，通便止痛	寒积里实证。腹痛便秘，胁下偏痛，发热，手足厥冷，舌苔白腻，脉弦紧	水煎分温三服	
济川煎	当归9～15g，牛膝6g，肉苁蓉6～9g，泽泻4.5g，升麻1.5～3g，枳壳3g	温肾益精，润肠通便	肾阳虚弱，精津不足证。大便秘结，小便清长，腰膝酸软，头目眩晕，舌淡苔白，脉沉迟	水煎，食前服	
十枣汤	芫花、甘遂、大戟各等份	攻逐水饮	悬饮。实水，一身悉肿，尤以身半以下为重，腹胀喘满，二便不利	先煮大枣10枚，去滓，纳药末，徐徐服之	体虚无实者慎服，孕妇忌服

表 3-3-2　常用泻下中成药

名称	组成	功用	主治	用法	注意事项
木香槟榔丸	木香、槟榔、炒枳壳、陈皮、醋炒青皮等	行气导滞，泻热通便	用于赤白痢疾，里急后重，胃肠积滞，脘腹胀痛，大便不通	口服，一次3～6g，一日2～3次	孕妇禁用
枳实导滞丸	大黄、炒神曲、炒枳实、酒炒黄芩、酒炒黄连、炒白术、茯苓、泽泻	消滞利湿，泻热通便	痢疾，脘腹痞闷，腹痛，大便窘迫，小便黄赤涩少，或大便不通	每服9g，开水送下	
麻仁润肠丸	火麻仁、苦杏仁、大黄、木香、陈皮、白芍	润肠通便	用于肠胃积热，胸腹胀满，大便秘结	口服，一次1～2丸，一日2次	孕妇忌服
麻仁滋脾丸	制大黄、火麻仁、麸炒枳实、姜制厚朴、炒苦杏仁、郁李仁、当归、白芍	润肠通便，健胃消食	胸腹胀满，大便不通，饮食无味，烦躁不宁	口服，一次1丸，一日2次，睡前服用	孕妇忌服

思 考 题

1. 试述泻下剂的含义、适应范围、分类及使用注意。
2. 试比较三承气汤组成、主治的异同，并作简要分析。
3. 温脾汤在配伍上有何特点？
4. 试述麻子仁丸用药配伍特点。
5. 试述大黄牡丹汤主治肠痈的机制。

进一步阅读文献

花卉，刘聪，何宇霞，等，2022. 基于网络药理学技术探讨麻子仁丸治疗便秘的作用机制. 中国中医药现代远程教育，20(12): 64～66

孙文杰，陈亚峰，高磊，等，2019. 近10年"大承气汤"相关研究知识图谱分析. 上海中医药杂志，53(9): 22～26

武印奇，杨大宇，郭玉岩，等，2021. 经方温脾汤历史沿革及研究概况. 辽宁中医药大学学报，23(12): 63～68

（于　海）

第四章 和 解 剂

学习目标

1. 熟悉和解剂的含义、适用范围及分类。

2. 掌握小柴胡汤、大柴胡汤、逍遥散、半夏泻心汤、四逆散的组成、功用、主治、配伍特点及运用的一般规律。

3. 熟悉蒿芩清胆汤、痛泻要方、葛根黄芩黄连汤的功用和主治证候。

凡具有和解少阳、调和肝脾、调和肠胃、调和寒热、表里双解等作用，治疗伤寒邪在少阳、肝脾不和、寒热错杂，以及表里同病的方剂，统称和解剂，属于"八法"中的"和法"。

和解剂原为伤寒邪入少阳而设，少阳属胆，位于半表半里，既不宜汗法，又不宜下法，更不能用吐法，唯有和解一法最为恰当。肝胆相表里，胆经发病会影响肝，肝经发病亦会影响胆，并且肝胆发病又可影响脾胃，导致肝脾不和；若中气虚弱，寒热互结，又可导致肠胃不和。此外，表证未除，里证又急者，仅治其表则里证不去，仅治其里则表邪不解，唯表里双解法最为贴切。因此，凡属治疗肝脾不和、寒热互结及表里同病的方剂，也都列入和解剂的范围，所以本章方剂分为和解少阳剂、调和肝脾剂、调和寒热剂、表里双解剂四类。

凡邪在肌表，未入少阳，或邪已入里，阳明热盛者，皆不宜使用和解剂。脏腑极虚，气血不足之寒热亦不宜使用，以免延误病情。

第一节 和解少阳剂

> **案例 3-4-1**
>
> 患者，女，53 岁，某高校教师。近一时期食欲减退，失眠多梦，动作迟缓，每到傍晚情绪低落，沉默寡言，闷闷不乐，担心自己患有各种疾病，感到全身多处不适，常有自责行为和内疚感，甚至悲观厌世，自觉思考能力和记忆力下降。几次到医院体检均无异常发现。诊断为"抑郁症"。建议采用中药复方小柴胡汤化裁治疗。
>
> **问题：**小柴胡汤是张仲景为少阳证而设，和抑郁症是否有相类似之处？

小柴胡汤《伤寒论》

【组成】 柴胡 24g，黄芩、人参、半夏、甘草、生姜各 9g，大枣 4 枚。

【用法】 水煎温服。

【功用】 和解少阳。

【主治】

1. 伤寒少阳证 往来寒热，胸胁苦满，默默不欲饮食，心烦喜呕，口苦，咽干，目眩，舌苔薄白，脉弦。

2. 妇人热入血室，经水适断，寒热发作有时；以及疟疾、黄疸等病见少阳证者。

现代常用于治疗感冒、流行性感冒、慢性肝炎、肝硬化、胆囊炎、胆结石、胰腺炎、胸膜炎、乳腺炎、产褥热、睾丸炎、胆汁反流性胃炎等属邪踞少阳，或胆胃不和者。

【方解】 本方为和解少阳的代表方剂。治疗大法，邪在表者，当从汗解，邪入里者，则当清下；今伤寒邪在少阳，邪已离太阳之表，又未入阳明之里，则非汗、吐、下之所宜，只有和解一法为适宜。方中柴胡苦平，入肝胆经，透泄少阳之邪，并能疏泄气机之郁滞，使少阳半表之邪得以疏散，为君药。黄芩苦寒，清泄少阳半里之热，为臣药。柴胡之升散得黄芩之清泄而能和解少阳。胆气犯胃，胃失和降，故佐以半夏、生姜和胃降逆止呕；邪从太阳传入少阳，缘由正气本虚，故又佐以人参、大枣益气健脾，一者扶正以祛邪，一者益气以御邪内传。甘草助人参、大枣扶正，且调和诸药，为佐使之药。本方配伍特点：以祛邪为主，兼顾正气；以和解少阳为主，兼和胃气，使邪气得解、枢机得利、脾胃调和，诸症自除。

辨证要点：本方为治伤寒少阳证的主方，又是和解少阳法的代表方。临床以往来寒热，胸胁苦满，苔白，脉弦为辨证要点。

【方歌】 小柴胡汤和解功，半夏人参甘草从，更用黄芩加姜枣，少阳为病此方宗。

蒿芩清胆汤《重订通俗伤寒论》

【组成】 青蒿脑 4.5～6g，青子芩 4.5～9g，仙半夏、生枳壳、陈广皮各 4.5g，淡竹茹、赤茯苓、碧玉散（滑石、甘草、青黛各等份，包煎）各 9g。

【用法】 水煎服。

【功用】 清胆利湿，和胃化痰。

【主治】 **少阳湿热证** 寒热如疟，寒轻热重，口苦膈闷，吐酸苦水，或呕黄涎而黏，甚则干呕呃逆，胸胁胀痛，小便黄少，舌红苔白腻，间现杂色，脉数而右滑左弦。

现代常用于肠伤寒、急性胆囊炎、急性黄疸性肝炎、胆汁反流性胃炎、肾盂肾炎、疟疾、盆腔炎、钩体病等属于少阳胆与三焦湿遏热郁者。

【方解】 本方用治少阳胆热偏重，兼有湿热痰浊中阻之证。治宜清胆利湿，和胃化痰。方中青蒿脑苦寒芳香，清透少阳邪热；青子芩苦寒，善清胆热，兼能燥湿，两药合用，既可内清少阳湿热，又能透邪外出，共为君药。淡竹茹甘凉，善清胆胃之热，化痰止呕；仙半夏燥湿化痰，和胃降逆，两药相协，以加强化痰止呕之功；生枳壳下气宽中，除痰消痞；陈广皮理气化痰，宽胸畅膈，共为臣药。碧玉散、赤茯苓清热利湿，导邪从小便而出，为佐药。综合全方，可使胆热清、痰湿化、气机畅、胃气和。

辨证要点：本方为治疗少阳湿热证，属热重于湿的代表方。临床以寒热如疟，寒轻热重，胸膈胀闷，吐酸苦水，舌红苔腻，脉弦滑数为辨证要点。

【类方比较】 本方与小柴胡汤均属和解少阳之剂，均可治寒热往来，但主治效用有别。小柴胡汤为半表半里证的代表方，配伍以"和解"为中心，兼以扶正祛邪；本方主治胆胃湿热痰浊阻滞之证，配以清热、利湿、化痰为主，无益气扶正之功，且所治寒热往来，有寒轻热重的特点。

【方歌】 蒿芩清胆枳竹茹，陈夏茯苓加碧玉，热轻寒重痰挟湿，胸痞呕恶总能除。

案例 3-4-1 分析讨论

抑郁症属于情感性精神障碍，是一种以心境低落为主要特征的精神疾病综合征。张仲景在少阳证所描述的症状"胸胁苦满，默默不欲饮食"与抑郁症的临床表现相类似。抑郁症属中医学"郁证"的范畴，中医学认为当邪郁少阳，枢机不利，疏泄失畅时，则表现为神情默默，情绪低落，思维迟钝，言语动作减少之抑郁症。枢机不利，疏泄失畅是抑郁症之本，郁久可化热，邪热内扰则心烦等，肝郁乘脾则不欲饮食，胆郁犯胃见喜呕。用小柴胡汤和解少阳，舒畅气机，清透邪热则抑郁之气自然而解。在临床中运用柴胡汤类方治疗抑郁症的临床验案时有报道，其治疗抑郁症的效果理想。

第二节　调和肝脾剂

案例 3-4-2

患者，女，34 岁，保险推销员。6 个月前正值月经期，因与客户业务矛盾而气恼，致月经延后近 20 天。此后 3 次经期均错后 7～10 天。伴脘腹胀满，两胁胀痛，胸闷，月经量少，色暗，乳房胀痛，烦躁，口苦咽干，急躁易怒，面色萎黄，身体困倦，舌质淡红、苔薄白，脉沉弦。

问题： 该患者的月经病中医学如何辨证？请给出较恰当的治则与方药。

四逆散 《伤寒论》

【组成】 柴胡、芍药、枳实、炙甘草各 6g。

【用法】 散剂：共为细末，每服 6～12g，温水送下；汤剂：依参考剂量水煎服。

【功用】 透邪解郁，疏肝理气。

【主治】

1. 阳郁厥逆证 手足不温，或腹痛，或泻痢下重，脉弦。

2. 肝脾不和证 胁肋胀闷，脘腹疼痛，脉弦等。

现代常用于慢性肝炎、胆囊炎、胆石症、胆道蛔虫症、肋间神经痛、急性乳腺炎、胃溃疡、胃炎、附件炎、输卵管阻塞等属于肝胆气郁，肝脾不和者；亦可用于雷诺病、经前期紧张综合征、多发性神经炎等见有手足不温属于阳气内郁者。

【方解】 本方治证缘由外邪传经入里，气机为之郁遏，不得疏泄，导致阳气内郁，不能达于四末，或由于肝脾不和，肝气郁滞，脾土不运导致阳气不能敷布于四肢而为厥逆。故治宜透邪解郁，疏肝理气为法。方中取柴胡入肝胆经，升发阳气，疏肝解郁，透邪外出为君药。芍药敛阴养血柔肝为臣，合柴胡以敛阴和阳，条达肝气，使柴胡升散而无耗阴伤血之弊；又善缓急止痛。佐以枳实理气解郁，泄热破结，合柴胡一升一降，加强舒畅气机之功，并奏升清降浊之效；合芍药又能理气和血，使气血调和。使以炙甘草调和诸药，益脾和中，合芍药又可缓急止痛。四药组合共奏透邪解郁，疏肝理气之效，使邪去郁解，气血调和，清阳得升，四逆自愈。

辨证要点：本方原治阳郁厥逆证，后世多用作疏肝理气的基础方。临床以手足不温，或胁肋、脘腹疼痛，脉弦为辨证要点。

【应用链接】 本方在《伤寒论》中治"少阴病，四逆"。其证缘由外邪传经入里，气机为之郁遏，不得疏泄，导致阳气内郁，不能达于四末，而见手足不温。或由于肝脾不和，肝气郁滞，脾土不运导致阳气不能敷布于四肢而为厥逆。但此种"四逆"与阳衰阴盛的四肢厥逆有本质的不同。正如李中梓云："此证虽云四逆，必不甚冷，或指头微温，或脉不沉微，乃阴中涵阳之证，惟气不宣通，是为逆冷。"由于本方具有疏肝理气的作用，所以后世常以本方加减治疗肝脾不和之证。

【方歌】 四逆散里用柴胡，芍药枳实甘草伍，此是阳郁成厥逆，敛阴疏和厥自除。

逍遥散 《太平惠民和剂局方》

【组成】 柴胡、芍药、当归、白术、茯苓各 30g，炙甘草 15g。

【用法】 散剂：上为粗末，每服 6～9g，煨姜 3～6g，薄荷少许，共煎汤温服，每日 3 次；汤剂：加生姜 3～6g，薄荷少许，水煎服。

【功用】 疏肝解郁，养血健脾。

【主治】 **肝郁血虚脾弱证** 两胁作痛，头痛目眩，口燥咽干，神疲食少，或往来寒热，或月经不调，乳房胀痛，脉弦而虚者。

现代常用于慢性肝炎、胆囊炎、胸膜炎、胰腺炎、胃肠神经症、消化性溃疡、慢性胃炎、经前期紧张综合征、痛经、月经不调、乳腺小叶增生、更年期综合征等属于肝郁血虚脾弱者。

【方解】 肝性喜条达、恶抑郁，为藏血之脏，体阴而用阳。若情志不畅，肝木失其条达之性，则肝体失于柔和，以致肝郁血虚；肝木为病易于传脾，致脾胃虚弱。治宜疏肝解郁，养血健脾之法。方中柴胡疏肝解郁，使肝气得以条达为君。芍药酸苦微寒，养血敛阴，柔肝缓急；当归甘辛苦温，养血和血，且气香可理气，当归、芍药合柴胡，补肝体而助肝用，使血和则肝和，血充则肝柔，共为臣药。肝病易于传脾，故以白术、茯苓、炙甘草益气健脾，既能实土以抑木，又能健脾以化生气血，共为佐药。用法中加薄荷少许疏散郁遏之气，透达肝经郁热；煨姜降逆和中暖胃，且辛散达郁，亦为佐药。炙甘草尚能调和诸药为使。诸药合用，共成疏肝、养血、健脾之剂。可使肝郁得疏，血虚得养，脾弱得复。气血兼顾，肝脾同调，立法周全，组方严谨。

辨证要点：本方为疏肝健脾的代表方，又是妇科调经的常用方。临床以两胁作痛，神疲食少，月经不调，舌淡苔白，脉弦而虚为辨证要点。

【类方链接】 丹栀逍遥散（《内科摘要》） 当归、芍药、茯苓、炒白术、柴胡各 6g，牡丹皮、炒山栀子、炙甘草各 3g。水煎服。功用：养血健脾，疏肝清热。主治：肝郁血虚生热证。或烦躁易怒，或自汗盗汗，或头痛目涩，或颊赤口干，或月经不调，少腹胀痛，或小便涩痛，舌红苔薄黄，脉弦虚数。本方是在逍遥散的基础上加牡丹皮、栀子而成，故又名加味逍遥散、八味逍遥散。因肝郁血虚日久，则生热化火，此时逍遥散已不足以平其火热，故加牡丹皮以清血中之伏火，炒山栀子善清肝热，并导热下行。临床尤多用于肝郁血虚有热所致的月经不调，经量过多，日久不止，以及经期吐衄者。

【方歌】 逍遥散用当归芍，柴苓术草加姜薄，肝郁血虚脾气弱，调和肝脾功效卓，更有丹栀逍遥散，调经解郁清热着。

案例 3-4-2 分析讨论

患者因情志不舒而致病，证属肝郁脾虚、血不养肝之月经不调。治以疏肝解郁调经，健脾补虚养血。予逍遥散加味。药用：柴胡、茯苓各18g，白芍、当归、白术、黄精、熟地黄各15g，郁金、香附各10g，炙甘草8g，生姜3片。每日1剂，水煎服。（原案例报道患者连服6剂后，感觉身轻气爽，精神状况良好。继服12剂，自觉症状消失，1个月后月经恢复正常，半年后随访未复发。）

方中以逍遥散疏肝解郁，健脾养血，配伍黄精、熟地黄补气滋阴养血，香附、郁金疏肝解郁，理气调经。诸药相配，共成疏肝解郁调经、健脾补虚养血之剂。使患者肝血充，郁结散，脾气健，月经调而痊愈。

痛泻要方《丹溪心法》

【组成】 炒白术 9g，炒白芍 6g，炒陈皮 4.5g，防风 3g。

【用法】 水煎服。

【功用】 补脾柔肝，祛湿止泻。

【主治】 **痛泻** 肠鸣腹痛，大便泄泻，泻必腹痛，泄后痛减，舌苔薄白，脉两关不调，弦而缓者。

现代常用于急性肠炎、肠易激综合征、溃疡性结肠炎等属肝旺脾虚，运化失常之证，其特点是泻必腹痛。

【方解】 痛泻之证为肝脾不和所致。治宜补脾柔肝，祛湿止泻。方中炒白术苦甘而温，健脾燥湿以治土虚，为君药。炒白药酸寒，柔肝缓急止痛，与炒白术相配伍，于土中泻木，为臣药。炒陈皮辛苦而温，理气燥湿，醒脾和胃，为佐药。配伍少量防风，具升散之性，与炒白术、炒白芍相配伍，辛能散肝郁，香能舒脾气，且有胜湿以助止泻之功，又为脾经引经之药，故兼具佐使之功。四药组合，补脾胜湿以止泻，柔肝理气而止痛，使脾健肝和，痛泻自止。

辨证要点：本方为治肝脾不和之痛泻的要方。临床以肠鸣腹痛，大便泄泻，泻必腹痛，泻后痛减，脉左弦而右缓为辨证要点。

【方歌】 痛泻要方用陈皮，术芍防风共成剂，肠鸣泄泻腹又痛，治在泻肝与实脾。

第三节 调和寒热剂

案例 3-4-3

患者，男，42岁，出租车司机。反复胃脘部胀满隐痛、嗳气3年余，近半年加重，春节期间无明显原因出现反胃，饭后半小时左右即吐食，胸骨后不适，胸脘胀闷，偶尔嗳气，曾在医院诊断为"幽门松弛症，胆汁反流性胃炎"，用西药法莫替丁治疗后有所减缓，停药后病情反复，近2周上述症状加重。来诊自述夜间常有食物从口中反流而出，伴见口苦、反酸。胃镜检查报告：幽门松弛症，胆汁反流性胃炎。

问题：本案患者中医辨证属何证型？你认为应采用何方治疗？为什么？

半夏泻心汤《伤寒论》

【组成】 半夏12g，黄连3g，黄芩、干姜、人参、甘草各9g，大枣4枚。

【用法】 水煎服。

【功用】 寒热平调，散结除痞。

【主治】 **寒热互结之痞证** 心下痞，但满而不痛，或呕吐，肠鸣下利，舌苔腻而微黄。

现代常用于慢性胃病、急慢性胃肠炎、慢性结肠炎、慢性肝炎、早期肝硬化、胆囊炎、细菌性痢疾、口腔溃疡、妊娠恶阻等属于脾胃虚弱，寒热（或湿热）互结者。

【方解】 此方用治寒热互结，而成心下痞。其病机寒热错杂，虚实相兼，以致中焦失和，升降失常。治宜寒热平调，散结除痞之法。方中以辛温之半夏为君，散结除痞，又善降逆止呕。臣以干姜之辛热，温中散寒；黄芩、黄连之苦寒，泄热除痞。以上四药相配伍，具有寒热平调，辛开苦降之用。然寒热互结，又缘于中虚失运，升降失常，故又以人参、大枣甘温益气，以补脾虚，合半夏有升有降，以复脾胃升降之机为佐。使以甘草补脾和中而调诸药。综合全方，寒热互用以和其阴阳，苦辛并进以调其升降，补泻兼施以顾其虚实。使寒热得解，升降复常，则痞满呕利自愈。

辨证要点：本方为治疗中气虚弱，寒热错杂，升降失常而致肠胃不和的常用方。临床以心下痞满，呕恶泻痢，苔腻微黄为辨证要点。

【应用链接】 本方证病机较为复杂，既有寒热错杂，又有虚实相兼，以致中焦失和，升降失常。治宜寒热平调，散结除痞之法。本方即小柴胡汤去柴胡、生姜加黄连、干姜而成。变和解少阳之剂为调和寒热之方。后世师其法，随症加减，广泛应用于寒热错杂，升降失调诸证。

【方歌】 半夏泻心配连芩，干姜枣草与人参，寒热并用补兼泻，治在调阳与和阴。

案例 3-4-3 分析讨论

本案胆汁反流性胃炎属中医学"胃痛""痞证"等范畴。多因饮食不节，饥饱失常，吸烟等不良生活习惯诱发或加重。辨证为胆胃瘀热，脾虚湿阻。治以泄热燥湿，利胆和胃，补脾化滞。方用半夏泻心汤加味：党参20g，黄芩、厚朴、苍术、姜制半夏各12g，黄连、枳实、竹茹、甘草各10g，干姜5g，大枣4枚，水煎服。（原案例报道，服药3剂后疼痛、胀满减轻，原方加减续服15剂诸症消失，胃镜复查幽门口无十二指肠液反流，胃黏膜轻度充血，嘱其续服10余剂而愈，随访半年无复发。）

半夏泻心汤以黄连、黄芩苦寒清热燥湿；半夏、干姜辛温开结散其寒；人参、甘草、大枣甘温益气补其虚。诸药合用，寒热并用合其阴阳，辛开苦降顺其升降，促进胃肠蠕动，故能有效控制胆汁反流。

第四节　表里双解剂

大柴胡汤《金匮要略》

【组成】　柴胡 12g，黄芩、芍药、半夏、炙枳实各 9g，大黄 6g，生姜 15g，大枣 4 枚。

【用法】　水煎温服。

【功用】　和解少阳，内泻热结。

【主治】　**少阳阳明合病**　往来寒热，胸胁苦满，呕不止，郁郁微烦，心下痞硬，或心下满痛，大便不解或下利，舌苔黄，脉弦数有力。

现代常用于治疗急性胆囊炎、急性胰腺炎、胆石症、消化性溃疡、阑尾炎、痢疾、肠系膜淋巴结炎等属于少阳阳明合病者。

【方解】　本方证系少阳之邪未解，而入阳明化热成实所致。因少阳阳明合病，治当和解少阳，内泻热结。方中重用柴胡为君，配臣药黄芩和解清热，以除少阳之邪。轻用大黄配炙枳实以内泻阳明热结，行气消痞，亦为臣药。芍药柔肝缓急止痛，伍大黄可治腹中实痛，伍炙枳实理气和血，以除心下急痛；半夏和胃降逆，配伍大量生姜，以治呕逆不止，共为佐药。大枣与生姜相配伍能和营卫而行津液，并调和诸药，为使药。如此配伍，既不悖于少阳禁下之旨，又可和解少阳，内泻热结，使少阳与阳明合病得以双解。因方中只用了承气汤中的大黄、枳实，其泻下之力已缓，又配伍了白芍、大枣则泻下之力更缓，故就其泻下而言，是为缓下之剂。

辨证要点：本方为治疗少阳阳明合病的常用方。临床以往来寒热，胸胁苦满，心下满痛，呕吐，便秘或下利不畅，苔黄，脉弦数有力为辨证要点。

【类方比较】　本方即小柴胡汤去人参、甘草加大黄、炙枳实、芍药而成，亦是小柴胡汤与小承气汤两方加减合成，是以和解为主与泻下并用的方剂。小柴胡汤为治伤寒少阳病的主方，因兼阳明腑实，故去补气之人参、甘草，加大黄、炙枳实、芍药以治疗阳明热结之证。因此，本方主治少阳阳明合病，仍以少阳为主。证系少阳之邪未解，而入阳明化热成实所致。少阳之邪未解，且邪入阳明化热成实，腑气不通，胃气上逆，故呕不止。且烦、呕较小柴胡汤证为重。在治法上，少阳病本当禁用下法，但与阳明腑实合病的情况下，就须表里兼顾。其泻下作用较承气类和缓，较小柴胡汤专于少阳一经者力量为大，名曰"大柴胡汤"。

【方歌】　大柴胡汤用大黄，枳芩夏芍枣生姜，少阳阳明同合病，和解攻里效无双。

葛根黄芩黄连汤《伤寒论》

【组成】　葛根 15g，黄芩、黄连各 9g，炙甘草 6g。

【用法】　水煎服。

【功用】　解表清里。

【主治】　**表证未解，邪热入里，协热下利**　身热下利，胸脘烦热，口中作渴，喘而汗出，舌红苔黄，脉数或促。

现代常用于胃肠型感冒、肠伤寒、急性肠炎、痢疾等属于表热未解，里热甚者。

【方解】　本方证是因伤寒表证未解，邪陷阳明所致。治宜外解肌表之邪，内清肠胃之热。方中葛根甘辛而平，入脾胃经，既能解表退热，又能升发脾胃之阳气以止下利，重用为君。臣以苦寒之黄芩、黄连清热燥湿，厚肠止利。炙甘草甘缓和中，调和诸药，为佐使。四药合用，共成解表清里之剂。

本方以清里热为主，对于热泻、热痢，不论有无表证，皆可用之。

辨证要点：本方功能解表清里，以身热下利，舌红苔黄，脉数为辨证要点。

【方歌】　葛根黄芩黄连汤，再加甘草共煎尝，邪陷阳明成热痢，清里解表保安康。

其他和解剂见表 3-4-1，常用和解中成药见表 3-4-2。

表 3-4-1 其他和解剂简表

名称	组成	功用	主治	用法	注意事项
达原饮	槟榔 6g，厚朴、知母、芍药、黄芩各 3g，草果仁、甘草各 1.5g	开达膜原，辟秽化浊	瘟疫或疟疾，邪伏膜原证。憎寒壮热，发无定时，胸闷呕恶，舌边尖红，舌苔垢腻	水煎，午后温服	
柴胡疏肝散	柴胡、陈皮各 6g，川芎、香附、枳壳、芍药各 4.5g，甘草 1.5g	疏肝行气，活血止痛	肝气郁滞证。胁肋疼痛，胸闷喜太息，情志抑郁易怒，脘腹胀满，脉弦	水煎，食前服	
甘草泻心汤	甘草（炙）12g，黄芩、人参、半夏（洗）、干姜各 9g，黄连 3g，大枣（擘）4 枚	益气和胃，消痞止呕	伤寒痞证，胃气虚弱，腹中雷鸣，下利，水谷不化，心下痞硬而满，干呕心烦不得安；狐惑病。临床常用于急慢性胃肠炎、白塞综合征等	以水一斗，煮取六升，去滓，再煎取三升。温服一升，一日 3 次	
生姜泻心汤	生姜 12g，人参、黄芩、半夏、炙甘草各 9g，黄连、干姜各 3g，大枣 12 枚	和胃消痞，散结除水	伤寒汗后，胃阳虚弱，水饮内停，心下痞硬，肠鸣下利；妊娠恶阻，噤口痢。现用于胃下垂、胃扩张、慢性胃炎等属胃阳虚弱，水饮内停者	以水 2 升，煮取 1.2 升，去滓，再煎取 0.6 升。每次 200 毫升，一日 3 次	
疏凿饮子	泽泻、木通各 12g，赤小豆（炒）15g，羌活、大腹皮、椒目、秦艽、槟榔各 9g，茯苓皮 30g，商陆 6g	泻下逐水，疏风发表	水肿，遍身浮肿，喘息，口渴，小便不利，大便秘结，脉滑	为粗末，每服 4 钱，水 1 盏半，加生姜 5 片，水煎服	

表 3-4-2 常用和解中成药

名称	组成	功用	主治	用法	注意事项
少阳感冒冲剂	柴胡、黄芩、生晒参、半夏、青蒿、干姜、甘草、大枣	扶正解表，清热和中	寒热往来，口苦咽干，头晕目眩，不思饮食，心烦恶心	口服，一次 8g，一日 2 次，小儿酌减	
柴胡舒肝丸	茯苓、炒枳实、豆蔻、酒炒白芍、甘草等	疏肝理气，消胀止痛	用于肝气不舒，胸胁痞闷，食滞不消，呕吐酸水	口服，一次 1 丸，一日 2 次	孕妇慎用
胃苏冲剂	紫苏梗、香附、陈皮、香橼、佛手、枳壳	理气消胀，和胃止痛	主治气滞型胃脘痛、慢性胃炎及消化性溃疡	口服，一次 15g，一日 3 次	
气滞胃痛冲剂	柴胡、枳壳、白芍、甘草、延胡索、香附等	疏肝和胃，止痛消胀	肝郁气滞、胸痞胀满、胃脘疼痛等症。临床多用于慢性胃炎、消化性溃疡等	口服，一次 10g，一日 2～3 次	
香附丸	醋制香附、当归、川芎、炒白芍、熟地黄、炒白术、砂仁、陈皮、黄芩	理气养血	气滞血虚，胸闷胁痛，经期腹痛，月经不调	口服，一次 6～9g，一日 2 次	
防风通圣丸	防风、荆芥穗、薄荷、麻黄、大黄、芒硝、栀子、滑石、桔梗、石膏、川芎、当归、白芍、黄芩、连翘、炒白术、甘草	解表通里，清热解毒	外寒内热，表里俱实，恶寒壮热，头痛咽干，小便短赤，大便秘结，瘰疬初起，风疹湿疮	口服，一次 6g，一日 2 次	孕妇慎用

思 考 题

1. 小柴胡汤和大柴胡汤均能和解少阳，两方在组成、功用、主治方面有何不同？
2. 小柴胡汤和蒿芩清胆汤均能和解少阳，两方主治及功用有何不同？
3. 半夏泻心汤的主要配伍特点是什么？

4.逍遥散与痛泻要方均为调和肝脾之剂,其配伍特点有何不同? 怎样区别应用?

5.试分析四逆散主治证及方解。

进一步阅读文献

曹旭焱, 张少强, 刘岩, 2019. 逍遥散及其化裁方临床应用进展. 河南中医, 39(11): 1775~1778

彭林佳, 刁建新, 王琳琳, 2019. 半夏泻心汤药理作用研究进展. 中国医药导报, 16(36): 37~45

汤鑫淼, 崔悦, 朱鹤云, 等, 2022. 小柴胡汤化学成分与药理作用的研究进展. 吉林医药学院学报, 43(3): 213~215

（李笑然）

第五章 清热剂

学习目标

1. 熟悉清热剂的概念、适用范围、分类及使用注意。

2. 掌握白虎汤、犀角地黄汤、黄连解毒汤、仙方活命饮、导赤散、龙胆泻肝汤、青蒿鳖甲汤、清暑益气汤，阐明其配伍意义，明确其适应证与禁忌证。

3. 熟悉清营汤、普济消毒饮、清胃散、玉女煎、左金丸、竹叶石膏汤的功用和主治证候。

4. 区别比较白虎汤与竹叶石膏汤、清营汤与犀角地黄汤等类方的功用、配伍及临证运用的异同。

凡以清热药为主组成，具有清热、泻火、凉血、解毒等作用，治疗里热证的方剂，统称清热剂，属"八法"中的"清法"。

里热有在气分、血分、脏腑之区别；有实热、虚热之分；有轻重缓急之殊。因此本章方剂按治法相应分为清气分热剂、清营凉血剂、清热解毒剂、清脏腑热剂、清虚热剂、清热祛暑剂六类。

应用清热剂须注意以下事项：一是要辨别里热所在部位。若热在气而治血，则必将引邪深入；若热在血而治气，则无济于事。二是辨别热证真假，勿为假象迷惑，若为真寒假热，不可误用寒凉。三是辨别热证的虚实，要注意屡用清热泻火之剂而热仍不退者，当改用甘寒滋阴壮水之法，使阴复则其热自退。四是权衡轻重，量证投药。热盛而药量太轻，无异于杯水车薪；热微而用量太重，势必热去寒生；对于平素阳气不足，脾胃虚弱，外感之邪虽已入里化热，亦应慎用，必要时配伍醒脾和胃之品，以免伤阳碍胃。五是对于热邪炽盛，服清热剂入口即吐者，可于清热剂中少佐温热药以引火归原，或采用凉药热服法，此即反佐法。

第一节 清气分热剂

案例 3-5-1

患者，女，58 岁，某中学教师。素体形瘦，因肺感染发热 38.5 ℃，经中西医治疗，疾病初愈，热退神倦，周身不适，心中烦乱，辗转不安，唯夜卧难以入睡为苦，伴口干咽燥，渴而欲饮，胃脘不和，饮纳不佳，逆气时作，大便如常，小溲黄赤，舌尖红、苔黄，脉虚而细数。

问题： 热病后虚热而导致失眠，应如何辨证施治？

白虎汤《伤寒论》

【组成】 石膏 50g，知母 18g，炙甘草 6g，粳米 9g。

【用法】 水煎服。

【功用】 清热生津。

【主治】 **气分热盛证** 壮热面赤，烦渴引饮，汗出恶热，脉洪大有力。

现代常用于感染性疾病，如大叶性肺炎、流行性乙型脑炎、流行性出血热、牙龈炎，以及小儿夏季热、风湿性关节炎等属气分热盛者。

【方解】 伤寒化热内传阳明之经，或温邪由卫及气，皆能出现本证。气分热盛，但未致阳明腑实，故不宜攻下；热盛津伤，又不能苦寒直折，唯以清热生津法最宜。方中君药石膏，辛甘大寒，功善清解，以除阳明气分之热。臣以知母，苦寒质润，既可助石膏清肺胃之热，又能滋阴润燥救已伤之阴津。石膏与知母相须为用，可增强清热生津之功。佐以粳米、炙甘草益胃生津，亦可防止大寒伤中之弊。炙甘草兼以调和诸药为使。四药相配，共奏清热生津，止渴除烦之功。

辨证要点：本方为治阳明气分热盛证的基础方。以身大热，汗大出，口大渴，脉洪大，即"四大症"为辨证要点。

【方歌】 白虎汤用石膏偎，知母甘草粳米陪，亦有加入人参者，躁烦热渴舌生苔。

竹叶石膏汤《伤寒论》

【组成】 石膏50g，麦冬20g，竹叶、人参、炙甘草各6g，半夏、粳米各9g。

【用法】 水煎温服。

【功用】 清热生津，益气和胃。

【主治】 **伤寒、温病、暑病余热未清，气津两伤证** 身热多汗，心胸烦闷，气逆欲呕，口干喜饮，或虚烦不寐，舌红苔少，脉虚数。

现代常用于流行性脑脊髓膜炎后期、夏季热、中暑等属余热未清，气津两伤者；亦可用于糖尿病的干渴多饮属胃热阴伤者。

【方解】 本方证乃热病后期，余热未清，气津两伤，胃气不和所致。治当清热生津，益气和胃。方中竹叶配石膏清透气分余热，除烦止渴为君。人参配麦冬补气养阴生津为臣。半夏降逆和胃以止呕逆为佐。炙甘草、粳米和脾养胃以为佐使。全方清热与益气养阴并用，祛邪扶正兼顾，清而不寒，补而不滞，为本方的配伍特点。

辨证要点：本方为治疗热病后期，余热未清，气阴耗伤的常用方。以身热多汗，气逆欲呕，烦渴喜饮，舌红少津，脉虚数为辨证要点。

【方歌】 竹叶石膏汤人参，麦冬半夏甘草临，生姜粳米同煎服，清热益气养阴津。

案例3-5-1 分析讨论

本案证属瘟后虚热，气津两伤，胃失和降而致。治以益气养阴，和胃安神。竹叶石膏汤加味：竹叶、生栀子各10g，生石膏、炒枣仁、炒神曲各15g，麦冬12g，生龙牡各20g，清半夏、生甘草各6g，五味子3g。予药7剂，水煎温服。（进药1周，神安胃和，睡眠如常。）

本案由于气阴两虚，虚热内生，胃失和降，故口干咽燥，渴而欲饮，胃脘不和，饮纳不佳，逆气时作，伴见心烦少寐。本证治法若单清热而不益气生津，则气阴难复，若单益气生津而不清热，又虑邪热复炽。唯有既清热生津，益气和胃，清补并行方为两全之法。

第二节 清营凉血剂

案例3-5-2

患者，女，7岁，双腿内侧见出血点，色鲜红月余。查体见出血点散在不规则，伴有腹痛、关节痛，发热，小便黄，脉数。实验室检查：血、尿常规未见异常，经过敏原测定，诊断为过敏性紫癜。

问题：小儿"过敏性紫癜"中医学如何辨证？怎样治疗？

清营汤《温病条辨》

【组成】 水牛角（替代犀角）90g，生地黄15g，玄参、麦冬、金银花各9g，连翘、丹参、黄连各6g，竹叶心3g。

【用法】 水煎服，水牛角镑片先煎，余药后下。

【功用】 清营解毒，透热养阴。

【**主治**】 **热入营分证** 身热夜甚，神烦少寐，时有谵语，目常喜开或喜闭，口渴或不渴，斑疹隐隐，脉细数，舌绛而干。

现代常用于乙型脑炎、流行性脑脊髓膜炎、败血症、肠伤寒或其他热性病证属热入营分者。

【**方解**】 本方证乃邪热内传营分，耗伤营阴所致。治宜清营解毒为主，辅以透热养阴。故方用苦咸寒之水牛角（替代犀角）清解营分之热毒，为君药。热伤营阴，又以生地黄凉血滋阴，麦冬清热养阴生津，玄参滋阴降火解毒，三药共用，既可甘寒养阴保津，又可助君药清营凉血解毒，共为臣药。温邪初入营分，故用金银花、连翘、竹叶心清热解毒，轻清透泄，使营分热邪有外达之机，促其透出气分而解，此即"入营犹可透热转气"之具体应用；黄连苦寒，清心解毒；丹参清热凉血，并能活血散瘀，可防热与血结。上五味均为佐药。本方的配伍特点是以清营解毒为主，配以养阴生津和"透热转气"，使入营之邪透出气分而解，诸症自愈。

辨证要点：本方为治疗热邪初入营分证的常用方。以身热夜甚，神烦少寐，斑疹隐隐，舌绛而干，脉数为辨证要点。

【**方歌**】 清营汤是鞠通方，热入心包营血伤，角地银翘玄连竹，丹麦清热佐之良。

犀角地黄汤《小品方》，录自《外台秘要》

【**组成**】 水牛角（替代犀角）30g，生地黄24g，芍药9g，牡丹皮6g。

【**用法**】 水煎服，水牛角镑片先煎，余药后下。

【**功用**】 清热解毒，凉血散瘀。

【**主治**】

1. 热入血分证 身热谵语，斑色紫黑，舌绛起刺，脉细数。或喜忘如狂，漱水不欲咽，大便色黑易解等。

2. 热伤血络证 吐血、衄血、便血、尿血等，舌红绛，脉数。

现代常用于重症肝炎、肝昏迷、弥散性血管内凝血、尿毒症、过敏性紫癜、急性白血病、败血症等属血分热盛者。

【**方解**】 本方治证由热毒炽盛于血分所致。此际不清其热则血不宁，不散其血则瘀不去，不滋其阴则火不熄，治当以清热解毒，凉血散瘀为法。方用苦咸寒之水牛角（替代犀角）为君，凉血清心而解热毒，臣以甘苦寒之生地黄，凉血滋阴生津，一可助水牛角清热凉血，又可止血；一以复已失之阴血。用苦微寒之芍药与辛苦微寒之牡丹皮共为佐药，清热凉血，活血散瘀，可收化斑之功。四药相配，共成清热解毒、凉血散瘀之剂。本方配伍特点是凉血与活血散瘀并用，使热清血宁而无耗血动血之虑，凉血止血又无冰伏留瘀之弊。

辨证要点：本方是治疗温热病热入血分证的常用方。以各种失血，斑色紫黑，神昏谵语，身热舌绛为辨证要点。

【**类方比较**】 本方与清营汤均以水牛角（替代犀角）、生地黄为主，以治热入营血证。但清营汤是在清热凉血中伍以金银花、连翘等轻清宣透之品，寓有"透热转气"之意，适于邪初入营分尚未动血之证；本方配伍芍药、牡丹皮泄热散瘀，寓有"凉血散血"之意，用治热入血分而见耗血、动血之证。

【**方歌**】 犀角地黄芍药丹，血热妄行吐衄斑，蓄血发狂舌质绛，凉血散瘀病可痊。

案例 3-5-2 分析讨论

本案"过敏性紫癜"因血热妄行，凝于肌表而成。治以清热凉血消斑，犀角地黄汤加味：水牛角15g，生地黄、白芍、牡丹皮、藕节、当归、大蓟、小蓟、金银花各10g，连翘、白茅根各20g，甘草5g，水煎2日1剂。（原案例报道，连服3剂，紫癜色淡，块小，腹痛减，关节痛无，热轻，苔薄黄，脉数。守上方加减继服5剂，斑消症平。服药期间嘱其勿食用致敏物。后随访2个月未见复发。）

小儿脏腑娇嫩，形气未充，卫外功能不固，易受外邪侵袭，患病后易迅速化热化火。心主血脉，火热之邪易于扰动心火；肺为脏腑之华盖，主一身之表。故邪热易犯心、肺二脏，致心肺蕴热，脉络被热邪所伤，导致血不循经，外溢于肌腠而为紫癜。方中水牛角凉血解毒，配合生地黄凉血止血，养阴清热，白芍、牡丹皮清热凉血，活血散瘀止痛；更加藕节、白茅根等凉血止血之品；重用连翘既能清血热，又能散血结，从而退热消斑；当归养血活血；甘草调和诸药，顾护胃气。

全方既能清血分之热，又能解血分之毒，还能祛血中之瘀，而达到清热凉血、解毒化瘀之功效。

第三节　清热解毒剂

案例 3-5-3

患者，女，27岁。产后月余，奶水充足，近1周来，两侧乳房都出现硬结和肿块，稍按即痛，在家经人介绍找了一个专业催乳师揉了4次，结果未见好转，检查两侧乳房均有较大硬结，质地坚韧，以左侧为最大，大小可触及约7cm×6cm的硬结，按之疼痛，右侧乳房硬结稍小，双侧乳房硬结处皮肤温度较周围正常皮肤稍高，舌尖红，苔微黄，脉弦数。诊断为急性乳腺炎（乳痈）。

问题： 该患者应如何辨证治疗？请依据治则遴选方药。

黄连解毒汤《肘后备急方》

【组成】　黄连、栀子各9g，黄芩、黄柏各6g。

【用法】　水煎服。

【功用】　泻火解毒。

【主治】　**三焦火毒证**　大热烦躁，口燥咽干，错语不眠；或热病吐血、衄血；或热甚发斑，或身热下利，或湿热黄疸；或痈疡疔毒，小便黄赤，舌红苔黄，脉数有力。

现代常用于败血症、痢疾、肺炎、泌尿系感染、流行性脑脊髓膜炎、流行性乙型脑炎及感染性炎症等属热毒为患者。

【方解】　本方证乃火毒充斥三焦所致。火毒炽盛，内外皆热，治宜泻火解毒。方中以大苦大寒之黄连清泻心火为君，兼泻中焦之火。臣以黄芩清上焦之火。佐以黄柏泻下焦之火；栀子清泻三焦之火，导热下行，引邪热从小便而出。四药合用，苦寒直折，三焦之火邪去而热毒解，诸症可愈。

辨证要点：本方为苦寒直折，清热解毒的基础方。临床应用以大热烦躁，口燥咽干，舌红苔黄，脉数有力为辨证要点。

【方歌】　黄连解毒汤四味，黄芩黄柏栀子备。躁狂大热呕不眠，吐衄斑黄均可为。

普济消毒饮《东垣试效方》

【组成】　酒炒黄连、酒炒黄芩各15g，陈皮、甘草、玄参、柴胡、桔梗各6g，连翘、板蓝根、马勃、牛蒡子、薄荷各3g，僵蚕、升麻各2g。

【用法】　水煎服。

【功用】　清热解毒，疏风散邪。

【主治】　**大头瘟**　恶寒发热，头面红肿焮痛，目不能开，咽喉不利，舌燥口渴，舌红苔白兼黄，脉浮数有力。

现代常用于丹毒、腮腺炎、急性扁桃体炎、淋巴结炎伴淋巴管回流障碍等属风热邪毒为患者。

【方解】 本方主治大头瘟（原著称"大头天行"），乃感受风热疫毒之邪，壅于上焦，发于头面所致。疫毒宜清解，风热宜疏散，故法当解毒散邪兼施而以清热解毒为主。方中重用酒炒黄连、酒炒黄芩清热泻火，祛上焦头面热毒为君。以牛蒡子、连翘、薄荷、僵蚕辛凉疏散头面风热为臣。玄参、马勃、板蓝根有加强清热解毒之功；配甘草、桔梗以清利咽喉；陈皮理气疏壅，以散邪热郁结，共为佐药。升麻、柴胡疏散风热，并引诸药上达头面，且寓"火郁发之"之意，功兼佐使之用。诸药配伍，共收清热解毒，疏风散邪之功。

辨证要点：本方为治疗大头瘟的常用方剂。以头面红肿焮痛，恶寒发热，舌红苔白兼黄，脉浮数为辨证要点。

知识窗

火郁发之：语出《内经》。火与热同属阳热，"火郁"又称"热郁"。"郁"有闭结、凝滞、瘀蓄、抑遏之意，"火郁"乃指阳热之气郁遏不达。其成因凡能影响气机升降出入者，皆能致火郁；发，是因势利导、发泄之意。"发之"是"火郁"的治则，谓审证求因，因势利导，以发泄郁遏之阳气。其意一是使内郁之阳热之气得以驱散，二是使被郁之阳气能正常敷布温煦全身。例如，温病当邪热已到气分，出现身热不恶寒、心烦口渴、舌苔黄等症，但卫分又闭而无汗，必须用辛凉透达药，使患者微汗，则气分的热邪可以向外透散，称"泄卫透热"；又如心火上炎，口舌糜烂，心热移于小肠，小便色赤而淋漓疼痛，则须泄心和小肠之热，用导赤散导火下泄。

【方歌】 普济消毒芩连鼠，玄参甘桔蓝根侣，升柴马勃连翘陈，僵蚕薄荷为末咀。

仙方活命饮《校注妇人良方》

【组成】 白芷 3g，贝母、防风、赤芍、当归尾、甘草、炒皂角刺、炙穿山甲、天花粉、乳香、没药各 6g，金银花、陈皮各 9g。

【用法】 水煎服，或水酒各半煎服。

【功用】 清热解毒，消肿溃坚，活血止痛。

【主治】 **阳证痈疡肿毒初起** 红肿焮痛，或身热凛寒，苔薄白或黄，脉数有力。

现代常用于治疗化脓性炎症，如蜂窝织炎、化脓性扁桃体炎、乳腺炎、脓疱疮、疖肿、深部脓肿等属阳证、实证者。

【方解】 本方主治疮疡肿毒初起属阳证者。阳证痈疡多为热毒壅聚，气滞血瘀痰结而成。阳证痈疮初起，治宜清热解毒为主，配合理气活血、消肿散结为法。方中金银花性味甘寒，最善清热解毒疗疮，故重用为君。然单用清热解毒，则气滞血瘀难消，肿结不散，又以当归尾、赤芍、乳香、没药、陈皮行气活血通络，消肿止痛，共为臣药。更用辛散的白芷、防风相配，通滞而散其结，使热毒从外透解；气机阻滞每可导致液聚成痰，故配用贝母、天花粉清热化痰散结，可使脓未成即消；炙穿山甲、炒皂角刺通行经络，透脓溃坚，可使脓成即溃，均为佐药。甘草清热解毒，并调和诸药；煎药加酒者，借其通瘀而行周身，助药力直达病所，共为佐使。诸药合用，共奏清热解毒，消肿溃坚，活血止痛之功。

辨证要点：本方是治疗热毒痈肿的常用方，凡痈肿初起属阳证者均可运用。以局部红肿焮痛，甚则伴有身热凛寒，脉数有力为辨证要点。

【方歌】 仙方活命金银花，防芷归陈穿山甲，贝母花粉兼乳没，皂角草芍酒煎佳，一切痈毒能溃散，溃后忌服用勿差。

案例3-5-3分析讨论

乳痈（急性乳腺炎）是热毒入侵乳房而引起的急性化脓性疾病。其临床特点为乳房部结块、肿胀疼痛，可伴有全身发热，溃后脓出稠厚。常发生于哺乳期妇女，尤以刚娩出胎儿不足一月的初产妇多见。乳汁淤积是该病发生最常见的原因，乳痈的治疗应当以消为贵，瘀滞者以通为主，成脓者以彻底排脓为要。本案例中所拟中药汤剂为《校注妇人良方》中的名方——仙方活命饮，根据患者的实际情况酌情加以修改而成。处方：金银花、赤芍、当归、竹茹、丝瓜络、柴胡、陈皮各12g，连翘15g，皂角刺、浙贝母、白芷、荷叶各10g，蒲公英20g，甘草6g。每日1剂水煎服，连续服用4剂而愈。

仙方活命饮具有清热解毒，消肿溃坚，活血止痛的功效，治疮疡肿毒初起而属阳证者。前人称仙方活命饮为"疮疡之圣药，外科之首方"，适用于阳证而体实的各类疮疡肿毒，若用之得当，则"脓未成者即消，已成者即溃"。现代常化裁运用于脓疱疮、疖肿、蜂窝织炎、乳腺炎、化脓性扁桃体炎等属热毒实证者。

第四节　清脏腑热剂

案例 3-5-4

患者，女，32岁。自述左胁肋部持续性烧灼样疼痛，皮肤上出现成簇状绿豆大小水疱（呈带状分布），夜间痛甚，不能入睡，口苦而干。曾到某医院就诊，诊断为"带状疱疹"。已服用阿昔洛韦片、维生素 B_{12} 片、吲哚美辛片，曾用电磁波治疗，舌质红、苔黄腻，脉弦数。

问题： 1. 本病中医学如何诊断？哪些方药治疗效果较好？

2. 龙胆泻肝汤对肝胆实火上炎证和肝经湿热下注证是否均可治疗？

导赤散《小儿药证直诀》

【组成】　生地黄、木通、生甘草梢各等份（各6g）。

【用法】　散剂：为末，每服9g，入竹叶3g，水煎服；汤剂：入竹叶6g，水煎服。

【功用】　清心利水养阴。

【主治】　**心经火热证**　心胸烦热，口渴面赤，意欲饮冷，以及口舌生疮；或心热移于小肠，小便赤涩刺痛，舌红，脉数。

现代常用于口腔炎、鹅口疮、小儿夜啼等属心经有热者；亦可加减治疗急性泌尿系感染属下焦湿热者。

【方解】　本方证乃心经热盛或移于小肠所致。心火上炎而又阴液不足，故治法不宜苦寒直折，而宜清心与养阴兼顾，利水以导热下行，使蕴热从小便而泄。方中生地黄凉血滋阴以制心火；木通上清心经之火，下导小肠之热，两药相配，滋阴制火而不恋邪，利水通淋而不伤阴，共为君药。竹叶清心除烦，淡渗利窍，导心火下行，为臣药。生甘草梢清热解毒，尚可直达茎中而止痛，并能调和诸药，为方中佐使。四药合用，共收清热利水养阴之效。

辨证要点：本方为治心经火热证的常用方，又是体现清热利水养阴治法的基础方。以心胸烦热，口渴，口舌生疮或小便赤涩，舌红脉数为辨证要点。

【方歌】　导赤生地与木通，草梢竹叶四般攻，口糜淋痛小肠火，引热同归小便中。

龙胆泻肝汤《医方集解》

【组成】　酒炒龙胆草、柴胡、木通、生甘草各6g，酒炒生地黄、炒黄芩、泽泻、酒炒栀子、车前子各9g，酒炒当归3g。

【用法】　水煎服，亦可制成丸剂，每服6~9g，每日2次，温开水送下。

【功用】　清泻肝胆实火，清利肝经湿热。

【主治】

1. 肝胆实火上炎证　头痛目赤，胁痛口苦，耳聋耳肿，舌红苔黄，脉弦数有力。

2. 肝经湿热下注证　阴肿，阴痒，筋痿，阴汗，小便淋浊，或妇女带下黄臭等，舌红苔黄腻，脉弦数有力。

现代常用于顽固性偏头痛、头部湿疹、高血压、急性结膜炎、虹膜睫状体炎、外耳道疖肿、鼻炎、急性黄疸性肝炎、急性胆囊炎，以及急性肾盂肾炎、急性膀胱炎、尿道炎、外阴炎、睾丸炎、急性盆腔炎、带状疱疹等病属肝经实火、湿热者。

【方解】　本方证是由肝胆实火上炎或肝胆湿热循经下注所致。治宜清泻肝胆实火，清利肝经湿热。方中酒炒龙胆草大苦大寒，既能泻肝胆实火，又能利肝经湿热，故为君药。炒黄芩、酒炒栀子苦寒泻火、燥湿清热，加强君药泻火除湿之力，用以为臣。用渗湿泄热之泽泻、木通、车前子，导湿热从水道而去；肝乃藏血之脏，若为实火所伤，阴血亦随之消耗；且方中诸药以苦燥渗利伤阴之品居多，故用酒炒当归、酒炒生地黄养血滋阴，使邪去而阴血不伤，以上皆为佐药。火邪内郁，肝胆之气不舒，骤用大剂苦寒降泄之品，既恐肝胆之气被抑，又虑折伤肝胆开发之机，故又用柴胡舒畅肝胆之气，并能引诸药归于肝胆之经；生甘草调和诸药，护胃安中。两药并兼佐使之用。诸药合用，泻中有补，利中有滋，降中寓升，祛邪而不伤正，泻火而不伐胃，使火降热清，湿浊得利，循经所发诸症皆可相应而愈。

辨证要点：本方为治肝胆实火上炎，湿热下注的常用方。以口苦溺赤，舌红苔黄，脉弦数有力为辨证要点。

【方歌】　龙胆泻肝栀芩柴，生地车前泽泻偕，木通甘草当归合，肝经湿热力能排。

清胃散《脾胃论》

【组成】　生地黄、当归身、黄连（夏季倍之）各6g，牡丹皮、升麻各9g。

【用法】　水煎服。

【功用】　清胃凉血。

【主治】　**胃火牙痛**　牙痛牵引头疼，面颊发热，其齿喜冷恶热，或牙宣出血，或牙龈红肿溃烂，或唇舌腮颊肿痛，口气热臭，口干舌燥，舌红苔黄，脉滑数。

现代常用于口腔炎、牙周炎、三叉神经痛等属胃火上攻者。

【方解】　本方证是由胃有积热，循经上攻所致。治宜清胃凉血。方用苦寒泻火之黄连为君，直折胃腑之热。臣以甘辛微寒之升麻，一取其清热解毒，以治胃火牙痛；一取其轻清升散透发，可宣达郁遏之伏火，有"火郁发之"之意。黄连得升麻，泻火而无凉遏之弊，升麻得黄连，散火而无升炎之虞。胃热盛已侵及血分，热伤血络，血热则妄行，失血又会耗伤阴血，故以牡丹皮清热凉血，生地黄凉血滋阴，当归身养血和血，并能引血归经，共为佐药。升麻兼以引经为使。诸药合用，泻火之中寓以升散郁火之品，苦寒之内佐以滋阴养血之药，共奏清胃凉血之效。

辨证要点：本方为治胃火牙痛的常用方，凡胃热证或血热火郁者均可使用。以牙痛牵引头痛，口气热臭，舌红苔黄，脉滑数为辨证要点。

【方歌】　清胃散用升麻连，当归生地牡丹全，或益石膏平胃热，口疮吐衄与牙宣。

玉女煎《景岳全书》

【组成】　石膏9～15g，熟地黄9～30g，麦冬、知母、牛膝各6g。

【用法】　水煎服。

【功用】　清胃热，滋肾阴。

【主治】　**胃热阴虚证**　头痛，牙痛，齿松牙衄，烦热干渴，舌红苔黄而干；亦治消渴，消谷善饥等。

现代常用于牙龈炎、糖尿病、口腔炎、舌炎等属胃热阴虚者。

【方解】　本方主治少阴不足，阳明有余之证。此为火盛水亏相因为病，而以火盛为主。治宜清胃热为主，兼滋肾阴。方中石膏辛甘大寒，清阳明有余之火而不损阴，故为君药。熟地黄甘而微温，以滋肾水之不足，用为臣药。知母苦寒质润、滋清兼备，一助石膏清胃热而止烦渴，一助熟地黄滋养肾阴；麦冬微苦甘寒，助熟地黄滋肾，而润胃燥，两者共为佐药。牛膝导热引血下行，且补肝肾，为佐使药，以降上炎之火，止上溢之血。

辨证要点：本方是治疗胃热阴虚牙痛的常用方，凡胃火炽盛，肾水不足之牙病皆可用本方加减治疗。以牙痛齿松，烦热干渴，舌红苔黄而干为辨证要点。

【方歌】　玉女煎用熟地黄，膏知牛膝麦冬襄，胃火阴虚相因病，牙痛齿枯宜煎尝。

左金丸《丹溪心法》

【组成】　黄连 9～12g，吴茱萸 1.5～2g。

【用法】　丸剂：共为细末，水丸或蒸饼为丸，每服 3～6g，温开水送下；汤剂：水煎服。

【功用】　清泻肝火，降逆止呕。

【主治】　**肝火犯胃证**　胁肋疼痛，嘈杂吞酸，呕吐口苦，舌红苔黄，脉弦数。

现代常用于胃炎、食管炎、胃溃疡等属肝火犯胃者。

【方解】　本方证是由肝郁化火，横逆犯胃，肝胃不和所致。治宜清泻肝火为主，兼以降逆止呕。方中重用黄连为君，清泻肝火，使肝火得清，自不横逆犯胃；黄连亦善清泻胃热，胃火降则其气自和，一药而两清肝胃，标本兼顾。然气郁化火之证，纯用大苦大寒既恐郁结不开，又虑折伤中阳，故又少佐辛热之吴茱萸。既疏肝解郁，又反佐以制黄连之寒；既下气以和胃降逆，又引领黄连入肝经。如此一味而功兼四用，以为佐使。两药合用，共收清泻肝火，降逆止呕之效。

辨证要点：本方是治疗肝火犯胃，肝胃不和证的常用方。以呕吐吞酸，胁痛口苦，舌红苔黄，脉弦数为辨证要点。

【类方比较】　左金丸与龙胆泻肝汤皆用于肝经实火，胁痛口苦等症。但左金丸主要用于肝经郁火犯胃之呕吐吞酸等症，有降逆和胃之功，而无清利湿热作用，泻火作用较弱；龙胆泻肝汤主要用于肝经实火上攻之目赤耳聋，或湿热下注之淋浊阴痒等症，有清利湿热之功，而无和胃降逆作用，泻火之力较强。左金丸的配伍特点是辛开苦降，肝胃同治，泻火而不至凉遏，降逆而不碍火郁，相反相成，使肝火得清，胃气得降，则诸症自愈。本方一名回令丸，《医方集解》又名萸连丸。

【方歌】　左金连萸六一丸，肝经火郁吐吞酸，再加芍药名戊己，热泻热痢服之安。

案例 3-5-4 分析讨论

1. 本案西医诊断：左胁肋部带状疱疹；中医学称其为"缠腰火丹""蛇串疮"等，多由肝胆实火或湿热所致，治疗原则为清肝泻胆，调和气血，清利湿热，通络止痛。（原案例给予加味龙胆泻肝汤治疗 1 个疗程，左胁肋部疱疹干涸结痂，疼痛消失。）龙胆泻肝汤泻中有补，清中有养，既能泻肝火、清湿热，又能养阴血，使肝火得泻，湿热得清，则诸症自解。

2. 龙胆泻肝汤清肝胆实火，利肝胆湿热，凡属肝胆实火上炎或湿热下注所致的各种证候，均可使用。临证时，不必苛求症状悉具，而以口苦溺赤，舌红苔黄，脉弦数有力为证治要点。

方中药物多苦寒，易伤脾胃，故对脾胃虚寒和阴虚阳亢之证非所宜。若肝胆实火较盛，可去木通、车前子，加黄连以助泄火之力；若湿盛热轻者，可去黄芩、生地黄，加滑石、薏苡仁以增利湿之功。

第五节　清虚热剂

青蒿鳖甲汤《温病条辨》

【组成】　青蒿、知母各 6g，鳖甲 15g，细生地 12g，牡丹皮 9g。

【用法】 水煎服。

【功用】 养阴透热。

【主治】 **温病后期，邪伏阴分证** 夜热早凉，热退无汗，舌红苔少，脉细数。

现代常用于无名热、各种传染病恢复期低热、肾结核等属阴虚内热，低热不退者。

【方解】 本方所治证候为温病后期，阴液已伤，而余邪深伏阴分。此阴虚邪伏之证，若纯用滋阴，则滋腻恋邪；若单用苦寒，则又有化燥伤阴之弊。必须养阴与透邪并进。方中鳖甲咸寒，直入阴分，滋阴退热，青蒿苦辛而寒，其气芳香，清中有透散之力，清热透络，引邪外出。两药相配，滋阴清热，内清外透，使阴分伏热有外达之机，共为君药。细生地甘寒，滋阴凉血；知母苦寒质润，滋阴降火，共助鳖甲以养阴退虚热，为臣药。牡丹皮辛苦性凉，泄血中伏火，以助青蒿清透阴分伏热，为佐药。诸药合用，共奏养阴透热之功。

辨证要点：本方适用于温热病后期，余热未尽而阴液不足之虚热证。以夜热早凉，热退无汗，舌红少苔，脉细数为辨证要点。

【方歌】 青蒿鳖甲地知丹，阴分伏热此方攀，夜热早凉无汗者，从里达表服之安。

第六节 清热祛暑剂

案例 3-5-5

患者，女，45 岁。素体虚弱，8 月田间劳作数日，忽发热，汗出而热不退，心烦，口渴，咽痛，骨节酸痛，头昏倦怠，小便短赤，舌红苔黄，脉浮大而数，服用"风寒感冒颗粒"，服药后热略退而自觉神疲乏力，纳呆，便溏溺赤，心悸自汗，甚则气促。疾病历时月余，缠绵难愈而求治。

问题：本病致病因素有哪些？应如何选方治疗？

清暑益气汤 《温热经纬》

【组成】 西洋参、竹叶、知母各 6g，麦冬 9g，石斛、荷梗、粳米各 15g，黄连、甘草各 3g，西瓜翠衣 30g。

【用法】 水煎服。

【功用】 清暑益气，养阴生津。

【主治】 **暑热气津两伤证** 身热汗多，口渴心烦，小便短赤，体倦少气，精神不振，脉虚数。

现代常用于小儿夏季热属气津不足者。

【方解】 本方治证乃暑热内侵，耗伤气津所致。治宜清暑，益气养阴生津。方中西洋参益气生津、养阴清热；西瓜翠衣清热解暑，共为君药。石斛、麦冬助西洋参养阴生津；荷梗助西瓜翠衣清热解暑，共为臣药。黄连苦寒泻火，以助清热祛暑之力；知母苦寒质润，泻火滋阴；竹叶甘淡，清热除烦，均为佐药。甘草、粳米益胃和中为佐使。诸药合用，具有清暑益气、养阴生津之功，使暑热得清，气津得复，诸症自除。

辨证要点：本方用于夏月伤暑，气阴两伤之证。以体倦少气，口渴汗多，脉虚数为辨证要点。

【方歌】 王氏清暑益气汤，善治中暑气阴伤，洋参冬斛荷瓜翠，连竹知母甘粳囊。

案例 3-5-5 分析讨论

本案为暑天劳作而致中暑，暑邪既伤津耗气又扰动心神，治当辛凉甘润，清解暑热，然却误用辛温发散之品，虽可透热外出，却因其辛温而重伤气阴，致虚实夹杂，病势缠绵，治当清解暑热，益气养阴，故予清暑益气汤。方中西洋参益气生津；西瓜翠衣、荷梗清热解暑；麦冬、石斛清热养阴；知母、竹叶、川连清热除烦；粳米、甘草益气养胃。凡病后体虚，清暑益气汤能扶正祛邪，寓消于补，升清降浊，调畅气机。

其他清热剂见表 3-5-1，常用清热中成药见表 3-5-2。

表 3-5-1　其他清热剂简表

名称	组成	功用	主治	用法	注意事项
凉膈散	川大黄、朴硝、炙甘草各 6g，山栀子仁、黄芩、薄荷各 3g，连翘 12g	泻火通便，清上泄下	上中二焦邪郁生热证。烦躁口渴，面赤唇焦，胸膈烦热，口舌生疮，谵语狂妄，便秘溲赤，舌红苔黄，脉滑数	为粗末，每服 6g，入竹叶 7 片，蜜少许，水煎食后温服	
苇茎汤	苇茎 60g，薏苡仁 30g，瓜瓣 24g，桃仁 9g	清肺化痰，逐瘀排脓	肺痈，热毒壅滞，痰瘀互结证。身有微热，咳嗽痰多，甚则咳吐腥臭脓血，舌红苔黄腻，脉滑数	为粗末，纳苇汁中，煎服	
泻白散	地骨皮、桑白皮各 30g，炙甘草 3g	清泻肺热，止咳平喘	肺热喘咳证。气喘咳嗽，皮肤蒸热，日晡尤甚，舌红苔黄，脉细数	入粳米一撮，水煎食前服	
芍药汤	芍药 30g，当归、黄连、黄芩各 15g，大黄 9g，槟榔、木香、甘草各 6g，官桂 5g	清热燥湿，调气和血	湿热痢疾。腹痛，便脓血，赤白相兼，里急后重，肛门灼热，小便短赤，舌苔黄腻，脉弦数	为粗末，每服 15g，水煎食后温服	
白头翁汤	白头翁 15g，黄柏、秦皮各 12g，黄连 6g	清热解毒，凉血止痢	热毒痢疾。腹痛，里急后重，肛门灼热，下痢脓血，赤多白少，舌红苔黄，脉弦数	水煎温服	
清骨散	银柴胡 5g，胡黄连、秦艽、鳖甲、地骨皮、青蒿、知母各 3g，甘草 2g	清虚热，退骨蒸	肝肾阴虚，虚火内扰证。骨蒸潮热，形体消瘦，唇红颧赤，盗汗，舌红苔黄，脉细数等	水煎，食远服	
当归六黄汤	当归、生地黄、黄芩、黄柏、黄连、熟地黄各 6g，黄芪 12g	滋阴泻火，固表止汗	阴虚火旺之盗汗。发热盗汗，面赤心烦，口干唇燥，便结尿赤，舌红苔黄，脉数	为粗末，每服 15g，水煎，食前服	
清络饮	鲜荷叶边、鲜银花、丝瓜皮、西瓜翠衣、鲜扁豆花、鲜竹叶心各 6g	祛暑清热	暑伤肺经气分轻证。身热口渴不甚，头目不清，昏眩微胀，舌淡红，苔薄白	水煎服	
香薷散	香薷 5g，白扁豆、厚朴各 2.5g	祛暑解表，化湿和中	阴暑。恶寒发热，头痛身重，无汗，腹痛吐泻，胸脘痞闷，舌苔白腻，脉浮	每服 9g，入米酒 50ml，水煎服	
六一散	滑石 180g，甘草 30g	清暑利湿	暑湿证。身热烦渴，小便不利，或泄泻	为细末，每服 9g，加蜜少许，温水调下，日 3 服	
桂苓甘露散	茯苓、泽泻各 30g，炙甘草、石膏、寒水石各 60g，白术、官桂、猪苓各 15g，滑石 120g	清暑解热，化气利湿	暑湿证。发热头痛，烦渴引饮，小便不利，以及霍乱吐下	为末，每服 9g，温汤调下。亦可作汤剂水煎服	

表 3-5-2　常用清热中成药

名称	组成	功用	主治	用法	注意事项
牛黄上清丸	牛黄、薄荷、菊花、荆芥、白芷、川芎、栀子、黄连、黄柏、黄芩、大黄、连翘、赤芍、当归、地黄、桔梗、甘草、石膏、冰片	清热泻火，散风止痛	头痛眩晕，目赤耳鸣，咽喉肿痛，口舌生疮，牙龈肿痛，大便燥结	口服，一次 9g，一日 2 次	孕妇慎用
牛黄解毒片	人工牛黄、雄黄、石膏、大黄、黄芩、桔梗、冰片、甘草	清热解毒	火热内盛，咽喉肿痛，牙龈肿痛，口舌生疮，目赤肿痛	口服，一次 2 片，一日 2～3 次	孕妇禁用

续表

名称	组成	功用	主治	用法	注意事项
牛黄消炎片	人工牛黄、大黄、青黛、蟾酥、雄黄、珍珠母、天花粉	清热解毒，消肿止痛	热毒蕴结所致的咽喉肿痛，疔，痈，疮疖	口服，一次1片，一日3次	孕妇忌服
牛黄醒清丸	牛黄、麝香、制乳香、制没药、雄黄	清热解毒，消肿止痛	痈疽发背，瘰疬流注，乳痈乳岩，无名肿毒	口服，一次3g，一日1~2次	孕妇忌服。不宜多服、久服
清开灵注射液	胆酸、珍珠母、猪去氧胆酸、栀子、水牛角、板蓝根、黄芩苷、金银花	清热解毒，化痰通络，醒神开窍	热病神昏、中风偏瘫、神志不清。亦可用于急、慢性肝炎，乙型肝炎，上呼吸道感染，肺炎，高热，以及脑血栓形成、脑出血见上述证候者	肌内注射：一日2~4ml。静脉滴注：一日20~40ml	有表证恶寒发热者慎用
双黄连口服液	金银花、黄芩、连翘	疏风解表，清热解毒	外感风热所致的感冒，症见发热，咳嗽，咽痛	口服，一次2支，一日3次。小儿酌减或遵医嘱	
一清胶囊	大黄、黄芩、黄连	清热燥湿，泻火解毒	热毒所致的身热烦躁，目赤口疮，咽喉、牙龈肿痛，大便秘结，以及上呼吸道感染、咽炎、扁桃体炎、牙龈炎等	口服，一次2粒，一日3次	偶见皮疹，恶心，腹泻，腹痛
清瘟解毒丸	大青叶、连翘、玄参、天花粉、桔梗、炒牛蒡子、羌活、防风、葛根、柴胡、黄芩、白芷、川芎、赤芍、甘草、淡竹叶	清瘟解毒	外感时疫，憎寒壮热，头痛无汗，口渴咽干，痄腮，大头瘟	口服，一次2丸，一日2次；小儿酌减	孕妇慎用
芎菊上清丸	川芎、菊花、黄芩、栀子、炒蔓荆子、黄连、薄荷、连翘、荆芥穗、羌活、藁本、桔梗、防风、甘草、白芷	清热解表，散风止痛	外感风邪引起的恶风身热，偏正头痛，鼻流清涕，牙疼喉痛	口服，一次6g，一日2次	体虚者慎用
玄麦甘桔颗粒	玄参、麦冬、甘草、桔梗	清热滋阴，祛痰利咽	阴虚火旺，虚火上浮，口鼻干燥，咽喉肿痛	口服，一次10g，一日3~4次	
地榆槐角丸	地榆炭、炙槐角、炒槐花、大黄、黄芩、地黄、当归、赤芍、红花、防风、荆芥穗、炒枳壳	疏风润燥，凉血泻热	痔疮便血，发炎肿痛	口服，一次9g，一日2次	孕妇忌服，3岁以下儿童慎用
如意金黄散	姜黄、大黄、黄柏、苍术、厚朴、陈皮、甘草、生天南星、白芷、天花粉	消肿止痛	疮疡初起，红肿热痛	外用，清茶调敷或植物油或蜜调敷	外用药，不可内服
连花清瘟胶囊	连翘、金银花、炙麻黄、炒苦杏仁、石膏、板蓝根、绵马贯众、鱼腥草、广藿香、大黄、红景天、薄荷脑、甘草	清瘟解毒，宣肺泄热	流行性感冒属热毒袭肺证，症见发热，恶寒，肌肉酸痛，鼻塞流涕，咳嗽，头痛，咽干咽痛，舌偏红，苔黄或黄腻等	口服，一次4粒，一日3次	

思 考 题

1. 石膏和知母在白虎汤中的配伍意义是什么?
2. 试从组成、功用、主治等方面比较清营汤与犀角地黄汤的异同。
3. 仙方活命饮和普济消毒饮均属清热解毒之剂,临床应如何区别使用?
4. 试分析龙胆泻肝汤配伍生地黄、当归及柴胡的意义。
5. 青蒿鳖甲汤主治何证? 试分析青蒿与鳖甲的配伍意义。

进一步阅读文献

班文文, 黎波, 2020. 白虎汤的现代临床应用进展. 江西中医药, 51(455): 77～80

兰彬, 王军省, 2018. 仙方活命饮不同剂型的临床应用进展. 新疆中医药, 36(2): 108～110

田昊, 龚红卫, 李成银, 等, 2022. 从青蒿鳖甲汤组方探讨癌性发热的治疗. 肿瘤药学, 12(1): 23～27

张泽鑫, 黄志凯, 曾慕煌, 等, 2018. 龙胆泻肝汤方的药理研究进展. 国医论坛, 33(4): 67～70

(李笑然　于　海)

第六章 温里剂

学习目标

1. 熟悉温里剂的概念、适用范围、分类及使用注意。

2. 掌握理中丸、吴茱萸汤、小建中汤、四逆汤、当归四逆汤的配伍意义，明确其适应证与禁忌证。

3. 比较理中丸与小建中汤两方功用、配伍及临证运用的异同。

凡以温热药为主组成，具有温里助阳，散寒通脉作用，主治里寒证的方剂，统称温里剂，是"八法"中"温法"的具体运用。

里寒证，指寒邪深入脏腑经络，导致中焦虚寒，阴盛阳衰，亡阳欲脱，以及经脉寒凝等。里寒证的成因，有因素体阳虚，寒从中生者；有因过服寒凉，损伤阳气者；有因外寒直中三阴，深入脏腑者；有因表寒误治，寒邪乘虚入里者。但总不外乎寒从中生与寒邪外侵两个方面。临床表现一般为但寒不热，畏寒喜热，四肢不温，口淡不渴，小便清长等。其治法以"寒者热之"为原则。但因里寒证有脏腑经络之别，病情有缓急轻重之分，故本章方剂分为温中祛寒剂、回阳救逆剂和温经散寒剂三类。

使用温里剂首先要辨别寒邪所在部位，以便有的放矢。其次要辨别寒热的真假，若真热假寒证之，则如负薪救火。对于素体阴虚或失血之人亦应慎用，以免重伤阴血。

案例 3-6-1

患者，男，65 岁，企业退休工人。自诉喜食生冷之品，胃痛喜温喜按，反酸，脘腹胀满，纳差，口淡无味，四肢不温，舌淡，体略胖，苔薄白，脉沉迟。西医诊断：经纤维胃镜报告提示，十二指肠球部溃疡，胃底糜烂。

问题：本病中医学如何辨证施治？

理中丸《伤寒论》

【组成】 人参、干姜、白术、炙甘草各 9g。

【用法】 丸剂：共为细末，炼蜜为丸，每丸 9g，温水送 1 丸，日三服，夜二服。腹中未热，加至 3～4 丸。汤剂：水煎服，服汤剂 30 分钟后，饮热粥以助药力。

【功用】 温中散寒，补气健脾。

【主治】 **脾胃虚寒证** 脘腹疼痛，喜温欲按，手足不温，不欲饮食，自利不渴，或呕吐，舌淡苔白，脉沉迟或细。或小儿慢惊，或病后喜唾，或阳虚失血，以及胸痹等由中焦虚寒所致者。

现代常用于急慢性肠炎、消化性溃疡、胃下垂、慢性结肠炎等属于脾胃虚寒者。

【方解】 本方治证均系脾胃虚寒，运化失司，升降失常所致。治宜温中散寒，补气健脾之法。方中以干姜为君，大辛大热，温中祛寒，扶阳益阴。人参甘温，补中益气，使气旺则阳复。与干姜相伍，温补阳气而治虚寒，为臣药。白术甘苦温燥，以健脾助运，是为佐药。炙甘草性温而补，补中益气，调和诸药，为佐药兼使药。全方温中有补，补中有健，温以祛中寒，补以扶脾虚，健以助运化，为本方的配伍特点。使中焦之寒得温而去，脾胃之虚得补而复，运化健而中焦治，故曰"理中"。凡中焦虚寒之证，如小儿慢惊、病后喜唾、阳虚失血及胸痹等均可应用。

综观本方，治病虽多，病机基本相同，皆与脾胃虚寒有关，故可异病同治。《金匮要略》用本方为汤剂，方名人参汤，用治胸痹，临证可视病情之缓急酌定剂型。

辨证要点：本方为温中祛寒的代表方，主要用于脾胃虚寒，运化失司所致之证。除见吐、利、冷、痛之主症外，应以畏寒肢冷，舌淡苔白，脉沉迟或沉细为辨证要点。

【方歌】 理中丸主理中乡，甘草人参术干姜，呕利腹痛阴寒盛，或加附子总扶阳。

吴茱萸汤《伤寒论》

【组成】 吴茱萸 15g，人参 9g，生姜 18g，大枣 4 枚。

【用法】 水煎服。

【功用】 温中补虚，降逆止呕。

【主治】 **虚寒呕吐** 阳明胃寒，食谷欲呕，畏寒喜热；或厥阴头痛，干呕吐涎沫；或少阴吐利，手足逆冷，烦躁欲死。

现代常用于慢性胃炎、妊娠呕吐、神经性头痛、梅尼埃病、耳源性眩晕等属中虚寒气上逆者。

【方解】 本方治证虽有阳明、厥阴、少阴之别，但其见症均有呕吐，皆与胃中虚寒，浊阴上逆有关。厥阴头痛，干呕吐涎沫；少阴吐利，手足逆冷，烦躁欲死等，皆由中虚寒气上逆所致。治宜温中补虚，降逆止呕。方中吴茱萸味辛性热，既能温胃止呕，又能温肝降逆，并能温肾祛寒，一药而三病皆宜，故以为君。重用生姜温胃散寒，降逆止呕，以助吴茱萸之力，是为臣药。人参补脾益气，以复中虚为佐。大枣益气补脾，调和诸药，既助人参补虚，又配生姜调和脾胃，为佐使之用。四药相伍，温中与降逆并施，则寒邪去，胃气和，呕吐自止；寓补虚于温降之中，使脾气复，胃气降，则脾胃调和。共奏温中补虚，降逆止呕之功。

辨证要点：本方为肝胃虚寒，浊阴上逆之证而设，以畏寒喜热，口不渴，四肢欠温，干呕吐涎沫，舌淡苔滑，脉细为辨证要点。

【方歌】 吴茱萸汤人参枣，重用生姜温胃好，阳明寒呕少阴利，厥阴头痛皆能保。

小建中汤《伤寒论》

【组成】 酒炒芍药 18g，桂枝、生姜各 9g，炙甘草 6g，大枣 4 枚，胶饴 30g。

【用法】 水煎前五味取汁，烊化饴糖温服。

【功用】 温中补虚，和里缓急。

【主治】 **虚劳里急证** 腹中时痛，喜温欲按，或心悸而烦，或兼见四肢酸疼，手足烦热，咽干口燥，舌淡苔白，脉弦细而缓。

现代常用于消化性溃疡、慢性肝炎、神经衰弱、再生障碍性贫血、功能性发热等属中虚阴阳不和者。

【方解】 虚劳里急一证，系中焦虚寒，阴阳不和，肝脾失调所致。治宜温中补虚缓急为主，兼以柔肝理脾，养阴和营之法。方中胶饴甘温质润，温补中虚，缓急止痛，用以为君。酒炒芍药养阴柔肝而缓急；桂枝温阳祛寒而暖中。两者合用，又可调和阴阳，共为臣药。生姜温胃，大枣补脾，合用温补中焦，和脾胃，调营卫，共为佐药。炙甘草甘温益气而缓急，既配合胶饴、桂枝辛甘养阳，益气温中；又协同酒炒芍药酸甘化阴，柔肝理脾以缓急，用为佐使。六药相伍，于辛甘化阳之中又具酸甘化阴之用，补虚缓急之中兼柔肝理脾之功。

辨证要点：本方是治疗虚劳里急腹痛的常用方剂，临床以腹痛喜温欲按，面色无华，舌质淡，脉沉弱或弦细而缓为辨证要点。

【类方比较】 本方是由桂枝汤倍芍药，重加胶饴组成，然其理法与桂枝汤有别。桂枝汤以桂枝为君药，解肌发表散寒；用芍药为臣，益阴敛营。合桂枝以调和营卫，主治外感风寒表虚证。本方则以胶饴为君，重在温中补虚，缓急止痛，倍酒炒芍药益阴柔肝缓急，用桂枝以温阳气。全方以温中补虚缓急为主，并可柔肝理脾，养阴和营，纯为中虚里急而设。此方重在"温建中脏"，故以"建中"名之。小建中汤与理中丸同可治疗虚寒脘腹疼痛，理中丸证属中焦虚寒，其疼痛性质为隐隐作痛，且伴有脾失运化之下利、呕吐等。小建中汤证为中焦虚寒，阴阳失和，肝脾不调，其性质为拘急作痛，且伴有心悸而烦、手足烦热、咽干口燥等阴阳不和之证。

知识窗

　　辛甘化阳指辛味药和甘味药配合应用有益阳的作用。《素问·至真要大论》指出"辛甘发散为阳"，由此产生了"辛甘化阳"的治法。这一治法是由辛味药和甘味药合用，以资阳的一种治法。张仲景擅用此法组方，如桂枝甘草汤、小建中汤、桂枝附子汤、苓桂术甘汤、甘草干姜汤等均是"辛甘化阳"的具体运用。如伤寒过汗导致心阳虚，症见患者叉手自冒心、心下悸，欲得按等，用桂枝甘草汤，方用桂枝、甘草两味，一辛一甘，温助心阳。

　　酸甘化阴是酸味药与甘味药配伍应用，借以增强滋阴养血、生津补液药效的一种治法，其常用药物有白芍、乌梅、山茱肉、五味子、木瓜、甘草、人参、熟地黄、麦冬、山药等，临床可根据病情与各药的归经、性味选择配伍，在具体运用酸甘化阴法时，尚须留意凉润与温润之分，并酌情参入苦味坚阴、苦温燥脾之品。

【方歌】　小建中汤芍药多，桂姜甘草大枣和，更加饴糖补中脏，虚劳腹冷服之瘥。

案例 3-6-1 分析讨论

　　本例患者年事已高，元气充养脾胃功能下降，加之喜食生冷之品，致脾胃虚寒。治宜温补脾胃，散寒止痛。方用理中丸加味：党参、陈皮、枳壳各 12g，白术、乌贼骨各 15g，干姜、小茴香、砂仁各 10g，甘草 6g，水煎服。（原案例报道，患者服药 6 剂后疼痛缓解，30 剂后诸症消失。）

　　方中理中丸温中补虚，加小茴香温阳祛寒，增强温补之力，陈皮、砂仁、枳壳理气和中止痛，乌贼骨制酸止痛愈疡。诸药合用，切中病机，故获佳效。

四逆汤《伤寒论》

【组成】　附子 15g，干姜 9g，炙甘草 6g。

【用法】　水煎服。

【功用】　回阳救逆。

【主治】　**少阴病**　四肢厥逆，恶寒蜷卧，神衰欲寐，腹痛下利，呕吐不渴，舌苔白滑，脉微细；或太阳病误汗亡阳。

　　现代常用于心肌梗死、心力衰竭、急慢性胃肠炎吐泻过多，或某些急证大汗出等出现休克，属亡阳虚脱证者的急救。

【方解】　本方所治之少阴病，系寒邪深入少阴所致的阳虚寒厥证。《素问·厥论》云："阳气衰于下，则为寒厥。"寒邪深入少阴，致使肾阳衰微，此时，非大剂辛热纯阳之品不能破阴回阳。方中用附子为君，取其大辛大热，入肾通行十二经，能温壮命门真阳，破阴寒，回阳气。生用其气更烈，尤能迅达周身，回阳救逆。干姜亦辛热之品，入肺脾经，温中散寒，助阳通脉，用以为臣。干姜与附子相须为用，助阳散寒之力尤强，确有顷刻回阳之功。但两者性味辛烈，故又用益气温中之炙甘草为佐使，既助干姜、附子温中之力，又缓干姜、附子辛烈之性，使其破阴复阳而无暴散之虞。三药相伍，大辛大热，力挽元阳，使阳复阴消，四肢厥逆自温，故以"四逆"名之。

　　辨证要点：本方为回阳救逆的代表方剂。除四肢厥冷外，应以神疲欲寐，舌淡苔白，脉微为辨证要点。

【方歌】　四逆汤中草附姜，四肢厥冷急煎尝，腹痛吐泻脉微细，急投此方可回阳。

当归四逆汤《伤寒论》

【组成】　当归 12g，桂枝、芍药各 9g，炙甘草、通草各 6g，细辛 3g，大枣 8 枚。

【用法】 水煎服。

【功用】 温经散寒，养血通脉。

【主治】 **血虚寒厥证** 手足厥寒，口不渴，或腰、股、胫、足疼痛，舌淡苔白，脉沉细或细而欲绝。

现代常用于雷诺病、无脉病、血栓闭塞性脉管炎、肩周炎、坐骨神经痛、风湿性关节炎、冻疮、痛经等属血虚寒凝者。

【方解】 此系血虚受寒，寒凝血滞，营血不能充养四肢，寒客经脉所致。治宜温经散寒，养血通脉之法。方中以当归养血活血，以桂枝温通经脉而散寒邪，共为君药。芍药养血和营，助当归补益营血；细辛辛温发散，助桂枝温经散寒，共为臣药。佐以通草通行经络，合当归、桂枝通利血脉；重用大枣养血，合当归、芍药滋补营血，且防桂枝、细辛之辛燥伤阴血，亦为佐药。炙甘草益气健脾，调和药性，与大枣相伍，又可补脾胃，滋化源，益气生血，是为佐使之用。诸药配伍，共奏温经散寒，养血通脉之功。

辨证要点：本方为素体血虚，感受寒邪，寒凝经脉之证而设。以手足厥寒，舌淡苔白，脉细欲绝为辨证要点。

【类方比较】 《伤寒论》方名"四逆"者有四逆散、四逆汤和当归四逆汤。三方主治皆有"四逆"，但病机不同。四逆散证属阳郁厥逆，外邪传经入里，阳气内郁不能达于四末所致，其冷在肢端，不过肘膝，且见身热，脉弦等。四逆汤、当归四逆汤虽均治寒厥，但四逆汤证为寒邪深入少阴，阳气衰微，其证肢厥严重，冷过肘膝，并见一派阳衰阴盛之象，脉来微细；当归四逆汤证乃血虚受寒，寒凝经脉，在经不在脏，其肢厥在手足，而不见阳衰之候。由于三者病机不同，故治法亦有差别。如周扬俊所言："四逆汤全从回阳起见，四逆散全从和解表里起见，当归四逆汤全从养血通脉起见。"

【方歌】 当归四逆桂枝芍，细辛甘草通草着，再加大枣治寒厥，脉细欲绝因血弱。

其他温里剂见表3-6-1，常用温里中成药见表3-6-2。

表3-6-1 其他温里剂简表

名称	组成	功用	主治	用法	注意事项
大建中汤	蜀椒6g，干姜12g，人参6g	温中补虚，降逆止痛	中阳衰弱，阴寒内盛证。腹痛连及胸脘，痛势，呕吐剧烈，不能饮食，手足厥冷，舌淡苔白滑，脉沉伏而迟	水煎去滓，纳胶饴30g，微火煮，分温再服	
回阳救急汤	熟附子、白术、茯苓、半夏各9g，干姜、人参、炙甘草、陈皮各6g，肉桂、五味子各3g	回阳固脱，益气生脉	寒邪直中三阴，真阳衰微证。四肢厥冷，神衰欲寐，恶寒蜷卧，吐泻腹痛，舌淡苔白，脉沉微，甚或无脉	入姜3片，水煎，临服入麝香末0.1g调服	
阳和汤	熟地黄30g，麻黄2g，鹿角胶9g，白芥子6g，肉桂3g，生甘草3g，炮姜炭2g	温中补血，散寒通滞	阴疽。如贴骨疽、脱疽、流注、痰核、鹤膝风等，患处漫肿无头，皮色不变，酸痛无热，舌淡苔白，脉沉细	水煎服	
黄芪桂枝五物汤	黄芪、桂枝、芍药各9g，生姜18g，大枣12枚	益气温经，和血通痹	血痹。肌肤麻木不仁，脉微涩而紧	水煎温服，日三服	
暖肝煎	当归、小茴香、肉桂、乌药、茯苓各6g，枸杞子9g，沉香（亦可木香代之）3g	温补肝肾，行气止痛	肝肾不足，寒滞肝脉证。睾丸冷痛，或小腹疼痛，疝气痛，畏寒喜暖，舌淡苔白，脉沉迟	加生姜3~5片，水煎七分，食远温服	因湿热下注，阴囊红肿热痛者忌用

表 3-6-2 常用温里中成药

名称	组成	功用	主治	用法	注意事项
附子理中丸	制附子、党参、炒白术、干姜、甘草	温中健脾	脾胃虚寒，脘腹冷痛，呕吐泄泻，手足不温	口服，一次6g，一日2次	孕妇慎用
小建中合剂	桂枝、白芍、炙甘草、生姜、大枣	温中补虚，缓急止痛	脾胃虚寒，脘腹疼痛，喜温喜按，嘈杂吞酸，食少；消化性溃疡见上述证候者	口服，一次20～30ml，一日3次	
虚寒胃痛颗粒	炙黄芪、党参、桂枝、白芍、高良姜、干姜、炙甘草、大枣	温胃止痛，健脾益气	脾虚胃弱，胃脘隐痛，喜温喜按，遇冷或空腹痛重	冲服，一次1袋，一日3次	孕妇忌服
香砂养胃丸	木香、砂仁、白术、陈皮、茯苓、制半夏、香附、炒枳实、豆蔻、厚朴、藿香、甘草、生姜、大枣	温中和胃	不思饮食，呕吐酸水，胃脘满闷，四肢倦怠	口服，一次9g，一日3次	
温胃舒胶囊	党参、制附子、炙黄芪、肉桂、山药、肉苁蓉、炒白术、山楂、乌梅、砂仁、陈皮、补骨脂	温胃止痛	慢性胃炎，胃脘凉痛，饮食生冷，受寒痛甚	口服，一次3粒，一日2次	胃大出血时忌用；孕妇忌用
良附丸	高良姜、醋制香附	温胃理气	寒凝气滞，脘痛吐酸，胸腹胀满	口服，一次6g，一日2次	胃出血者忌用
黄芪建中丸	生黄芪、饴糖、桂枝、生白芍、生甘草、大枣、金钱草、丹参、木瓜、黄芩、白术、郁金	补气散寒，健胃和中	脾胃虚寒所致的恶寒腹痛，身体虚弱	口服，一次1丸，一日2次	感冒发热者不宜；高血压者慎用

思 考 题

1. 理中丸主治何证？什么情况下应改用汤剂，为什么？
2. 理中丸与吴茱萸汤均治呕吐，二者病机、治法有何不同？
3. 小建中汤所治虚劳里急证的病机是什么？
4. 炙甘草在四逆汤中的配伍意义是什么？
5. 四逆散、四逆汤、当归四逆汤主治、病机、治法及方药有何不同？

进一步阅读文献

王霞，任俊玲，孙玉然，等，2022. 当归四逆汤药理作用与临床应用研究进展. 中国药业，31(13): 123～127

武红娜，2020. 附子理中丸基本信息及临床应用进展. 临床合理用药，13(1A): 179～180

肖丽娟，2020. 小建中汤的病机认识及临床应用研究概况. 中国民间疗法，28(1): 102～104

杨坤，甘丽华，郭超峰，2022. 吴茱萸汤方证关系与现代研究概况. 中华中医药学刊，40(4): 43～47

（于 海）

第七章　补　益　剂

学习目标

1. 熟悉补益剂的概念、适用范围、分类及使用注意。

2. 掌握四君子汤、参苓白术散、补中益气汤、四物汤、归脾汤、炙甘草汤、六味地黄丸、肾气丸、地黄饮子的组方原理、功用、主治、配伍基本结构及配伍意义。

3. 熟悉玉屏风散、生脉散、当归补血汤、八珍汤、左归丸、一贯煎、百合固金汤、右归丸的功用和主治证候。

　　凡是用补益药物为主组成，具有补益人体气、血、阴、阳等作用，主治各种虚证的方剂，统称为补益剂，属于"八法"中的"补法"。

　　虚证，是指人体因气、血、阴、阳等虚损不足而产生的病证。虚证的成因甚多，但总属先天不足，或是后天失调所致，以各脏腑的虚损为其具体的表现形式。因此虚证有气虚、血虚、气血两虚、阴虚、阳虚、阴阳两虚等区别，所以补益剂相应分为补气剂、补血剂、气血双补剂、补阴剂、补阳剂、阴阳并补剂六类。

　　人是有机整体，生理上五脏相关，气血同源，阴阳互根；病理上常相互影响；治疗上补气、补血、补阴、补阳虽各有所主，但不能截然分开，须从整体出发，既要有所侧重，又要统筹兼顾。从气血阴阳与脏腑的关系而论，补气重在补脾、肺，补血偏于补心、肝、脾；补阴、补阳则重在补肾。培补五脏可直接补益本脏之虚，亦可根据五行相生理论，采用"虚则补其母"，如培土生金、滋水涵木、补火暖土等。

　　使用补益剂时，应辨清虚证的性质和病位，还要辨清虚实的真假，亦要注意脾胃功能，可适当加入理气醒脾之品，使补而不滞。补益剂宜文火久煎，一般以空腹或饭前服用为佳。补益剂虽能增强体质，提高抗病能力，但滥用则无益。

第一节　补　气　剂

案例 3-7-1

　　患者，男，27岁，因饮食不正常导致患有胃病。最近经常出现腹胀、腹痛、恶心呕吐，时有便秘，严重时不思饮食。后经介绍到解放军某医院检查，经索诺声无痛体外胃肠影像扫描仪检查诊断为胃黏膜脱垂。

问题： 胃黏膜脱垂与中气下陷证有何联系？应选择何种方剂治疗？

四君子汤《太平惠民和剂局方》

【组成】　人参、白术、茯苓、炙甘草各9g。

【用法】　水煎服。

【功用】　益气健脾。

【主治】　**脾胃气虚证**　面色萎白，气短乏力，语音低微，食少便溏，舌淡苔白，脉虚弱。

　　现代常用于慢性胃炎、消化性溃疡、胃肠功能减弱等属脾胃气虚者。

【方解】　本方证由脾胃气虚，运化乏力所致。治宜益气健脾。方中人参甘温扶脾养胃，大补元气为君药。白术苦温燥湿健脾为臣药。茯苓甘淡健脾祛湿为佐药，白术、茯苓相伍，则健脾祛湿之功益著。炙甘草甘温，益气和中，调和诸药，为佐使之药。诸药合用，共奏益气健脾之功。

辨证要点：本方是治疗脾胃气虚证的常用方，也是补气的基础方和基本方。以面白食少，气短乏力，舌淡苔白，脉虚弱为辨证要点。

【类方链接】

1. 异功散《小儿药证直诀》 即四君子汤加陈皮。功用：益气健脾，行气化滞。主治：脾胃气虚兼气滞证。症见饮食减少，大便溏薄，胸脘痞闷不舒，或呕吐泄泻等。

2. 六君子汤《医学正传》 即四君子汤加陈皮、半夏。功用：益气健脾，燥湿化痰。主治：脾胃气虚兼痰湿证。症见食少便溏，胸腹痞闷，呕逆。

3. 香砂六君子汤《古今名医方论》 即六君子汤加砂仁、木香、生姜。功用：益气健脾，行气化痰。主治：脾胃气虚，痰阻气滞证。症见脘腹胀满或疼痛，呕吐痞闷，不思饮食，倦怠少气，或气虚肿满。

以上三方均为四君子汤加味而成，皆有益气健脾之功。异功散加陈皮，则兼有行气化滞之功，适用于脾胃气虚兼气滞证；六君子汤再加半夏，则和胃燥湿化痰，适用于脾胃气虚兼有痰湿证；香砂六君子汤更加木香、砂仁，具有益气和胃，行气化痰之功，适用于脾胃气虚，痰阻气滞证。

【方歌】 四君子汤中和义，参术茯苓甘草比，益以夏陈名六君，祛痰补气阳虚饵。除去半夏名异功，或加香砂胃寒使。

参苓白术散《太平惠民和剂局方》

【组成】 人参、白术、白茯苓、炙甘草、山药各20g，莲子肉、薏苡仁、缩砂仁、炒桔梗各10g，炒白扁豆15g。

【用法】 散剂：共为细末，每服6～9g，枣汤调下，小儿酌减；汤剂：水煎服。

【功用】 健脾益气，渗湿止泻。

【主治】 **脾虚夹湿证** 饮食不化，胸脘痞闷，肠鸣泄泻，四肢无力，形体消瘦，面色萎黄，舌淡苔白腻，脉虚缓。

现代常用于一些慢性疾病，如慢性胃肠炎、贫血、慢性支气管炎、慢性肾炎及妇女带下等属脾虚夹湿者。

【方解】 本方证由脾虚夹湿所致。治宜健脾益气，兼以渗湿止泻为法。方中人参、白术、白茯苓健脾益气渗湿，为君药。莲子肉、山药健脾固肠止泻；薏苡仁、炒白扁豆渗湿健脾，共为臣药。缩砂仁芳香醒脾和胃，化湿行气，使之补而不滞；炒桔梗开宣肺气，以通调水道，又载药上行，皆为佐药。炙甘草、大枣健脾和中，调和诸药为使。各药合用，补其虚，除其湿，行其滞，调其气，以恢复脾胃受纳与健运之职，且能培土生金。

辨证要点：本方药性平和，温而不燥，是治疗脾虚夹湿泄泻的常用方。以食少难消，体虚吐泻，胸脘痞闷，苔腻脉缓为辨证要点。

【类方比较】 本方在四君子汤的基础上加山药、莲子肉、炒白扁豆、薏苡仁、缩砂仁、炒桔梗而成。两方均有益气健脾之功，但四君子汤以补气为主，为治脾胃气虚的基础方；本方兼有渗湿止泻作用，并有保肺之效，适用于脾胃气虚夹湿之证，亦可用治肺损虚劳诸证，为"培土生金"法中的常用方剂。

【方歌】 参苓白术扁豆陈，山药甘莲砂薏仁，桔梗上浮兼保肺，枣汤调服益脾神。

补中益气汤《脾胃论》

【组成】 黄芪18g，人参、白术、炙甘草各9g，当归、橘皮、升麻、柴胡各6g。

【用法】 水煎服。

【功用】 补中益气，升阳举陷。

【主治】

1.脾胃气虚证 饮食减少，体倦肢软，少气懒言，面色㿠白，大便稀溏，舌淡苔白，脉虚软。

2. 气虚下陷证　脱肛，子宫下垂，久泻，久痢，久疟，以及崩漏等，气短乏力，语音低微，舌淡苔白，脉虚弱。

3. 气虚发热证　身热有汗，渴喜热饮，气短运化，食少，舌淡，脉虚大无力。

现代常用于治疗胃下垂、胃黏膜脱垂、重症肌无力、脱肛、眼睑下垂、功能性子宫出血、子宫脱垂、乳糜尿、产后小便不禁、功能性发热、血细胞减少症等属中气下陷或脾虚者。

【方解】　本方证由脾胃气虚，中气不足，清气下陷所致。治宜补其中而升其阳。方中重用黄芪味甘微温，补中益气，升阳固表，为君药。伍以人参、白术益气健脾，合君药共收补中益气之功，为臣药。当归苦甘温，养血和营，助人参、黄芪以补气养血；橘皮理气和胃，使诸药补而不滞，共为佐药。少量升麻、柴胡升阳举陷，协助君药以升提下陷之气，升麻且为脾胃之引经药，共为佐使药。炙甘草调和诸药，亦为使药。全方主要体现了补升结合的配伍特点。诸药合用，使气虚得补，气陷得升则诸症自愈。气虚发热者，亦借此甘温益气而除之，因此，本方也是"甘温除热"法的代表方剂。

辨证要点：本方是治疗脾胃气虚，中气下陷，以及气虚发热的常用方。以体倦乏力，少气懒言，面色㿠白，舌淡苔白，脉虚软或虚大无力为辨证要点。

> **知识窗**
>
> 　　甘温除热法是中医补法之一。即用味甘性温的药物治疗气虚发热或血虚发热的方法。常用人参、黄芪、甘草等益气养血的药物组成方剂，代表方剂有补中益气汤、当归补血汤等。气虚发热，由中气不足，阴火内生所致。宜补中益气，甘温除热，常用补中益气汤治疗。血虚发热，为阴血不足，阴不敛阳所致，宜益气养血，甘温除热，常用当归补血汤治疗。发热的原因有很多，一般多采用具有清热作用的寒凉药物治疗，但气虚或血虚发热，应以益气养血为主，不可妄用苦寒药物，以免耗伤人体的阳气。

【方歌】　补中益气芪术陈，升柴参草当归身，清阳下陷能升举，甘温除热诚可珍。

> **案例 3-7-1 分析讨论**
>
> 　　胃黏膜脱垂是由于异常松弛的胃黏膜通过幽门管脱入十二指肠球部。临床症状表现有腹痛、恶心、呕吐，且食后症状明显加重，病久伴有心悸、气短、头晕乏力、消化不良等症状。中医学认为该病的病因是脾胃气虚，中气下陷，清阳不升，因此补中益气汤是首选之方。投补中益气汤加味：生黄芪 18g，炒白术 12g，红参、当归各 10g，柴胡、升麻、陈皮、桔梗、生甘草各 6g，大枣 4 枚。（原案例报道，患者服药 6 剂后症状即减，继服 4 周饮食、精神大有好转。未做胃肠影像扫描检查。）

玉屏风散录自《医方类聚》

【组成】　蜜炙黄芪、白术各 12g，防风 6g。

【用法】　水煎服，加大枣 1 枚。

【功用】　益气固表止汗。

【主治】　**表虚自汗**　汗出恶风，面色㿠白，舌淡苔薄白，脉浮虚；亦治虚人腠理不固，易于感冒。

现代常用于过敏性鼻炎、上呼吸道感染属表虚不固而外感风邪者，以及用于预防体弱反复上呼吸道感染者。

【方解】　本方证乃卫气虚弱，不能固表所致。治宜益气固表止汗。方中蜜炙黄芪甘温，大补脾肺之气，固表止汗，为君药。白术健脾益气，助君药益气固表，使气旺表实，腠理固密，为臣药。防风辛温，走表以祛风邪，且升脾中清阳，助黄芪益气御风，与君、臣相合，则固表不留邪，祛风则不伤正；大枣健脾益气，共为佐药。诸药配伍，固表气，实肌腠，兼疏风邪，补中寓散，散不伤正，补不留邪。共奏益气固表止汗之功，使卫强则腠理固密，脾健则正气自复。其功犹如御风之屏障，故名"玉屏风"。

辨证要点：本方为治疗表虚自汗的常用方剂。临床应用以自汗恶风，面色㿠白，舌淡脉虚为辨证要点。

【类方比较】 本方与桂枝汤均可用治表虚自汗，然本方证之自汗，乃卫气虚弱，腠理不固所致；桂枝汤证之自汗，则因于外感风寒，营卫不和。故本方功以固表止汗为主，兼以祛风；而桂枝汤则以解肌发表，调和营卫取效。

【方歌】 玉屏风散组方精，芪术防风鼎足形，表虚汗多易感冒，相畏相激效相成。

案例 3-7-2

患者，男，60岁。近5年来常感心悸、胸闷、气短、头晕，曾多次做心电图示冠脉供血不足、室性期前收缩，确诊为冠心病、心律失常。近1周来因劳累致使心悸、胸闷、胸痛、气短乏力、头晕自汗、舌红边有瘀点、苔少、脉结代。血压、心率如常，心律不整。心电图：快速性心房颤动。

问题：本案心律失常中医学当如何辨证施治？

生脉散 《医学启源》

【组成】 人参、麦冬各9g，五味子3g。

【用法】 水煎服。

【功用】 益气生津，敛阴止汗。

【主治】

1. 温热暑热耗气伤阴证 汗多神疲，体倦乏力，气短懒言，咽干口渴，舌干红少苔，脉虚数。

2. 久咳伤肺，气阴两伤虚证 干咳少痰，气短自汗，口干舌燥，脉虚细。

现代常用于肺结核、慢性支气管炎、神经衰弱所致失眠、心脏病心律不齐等属气阴两虚者。

【方解】 本方所治为温热、暑热之邪，耗气伤阴或久咳伤肺，气阴两虚所致。治宜益气生津，敛阴止汗。方中人参甘温，益元气，补肺气，生津液用为君药。麦冬甘寒，养阴清热，润肺生津，用以为臣。人参、麦冬合用则益气养阴之功益彰。五味子酸温，敛肺止汗，生津止渴为佐药。三药合用，一补一润一敛，共奏益气生津、敛阴止汗之效，使气复津生，汗止阴存，气充脉复，故名"生脉"。

辨证要点：本方是治疗气阴两虚证的常用方剂。临床应用以体倦气短，咽干，舌红，脉虚为辨证要点。

【方歌】 生脉麦味与人参，保肺清心治暑淫，气少汗多兼口渴，病危脉绝急煎斟。

案例 3-7-2 分析讨论

心律失常是临床常见病证，又是心肌梗死、诱发猝死的重要因素之一，目前药物治疗不理想，正确合理地选择治疗方案，以求达到最大疗效，把不良反应降到最低程度，是心律失常治疗的最基本原则。本案患者年高体虚，气阴不足，治宜益气养阴，生津止渴，敛阴止汗，使气复津生，汗止阴存，气充脉复。予生脉散加味：红参（另煎）、麦冬、五味子、丹参各12g，桂枝、白芍、三七、炙甘草各10g，大枣6枚。每日1剂，早晚分服。（原案例记载，患者服药1周后上症减轻，继续服药半个月后，心悸、胸闷、气短等症状消失，精神好，饮食正常，复查心电图正常，4个疗程后停药，病情平稳，随访半年未见复发。）

第二节 补 血 剂

四物汤 《仙授理伤续断方》

【组成】 熟地黄 12g，当归、白芍各 9g，川芎 6g。

【用法】 水煎，空腹温服。

【功用】 补血调血。

【主治】 营血虚滞证 头晕目眩，心悸失眠，面色无华，妇女月经不调，量少或经闭不行，脐腹作痛，舌淡，脉细弦或细涩。

现代常用于贫血、紫癜、妇女月经不调、荨麻疹等属营血虚滞者。

【方解】 本方所治之证乃因营血亏虚，血行不畅所致。治宜补血调血。方用熟地黄滋养阴血，补肾填精，为补血要药，故以为君。当归补血养肝，和血调经，为臣药。白芍养血柔肝和营，为佐药。川芎活血行气，畅通气血，为佐药。四药相合，熟地黄、白芍为血中之阴药，当归、川芎为血中之阳药，动静相宜，构成补血而不滞血，行血又不伤血之补血调血良方。

辨证要点：本方是补血调经的基础方。临床应用以心悸，头晕，面色无华，舌淡，脉细为辨证要点。

【类方链接】

1. 圣愈汤（《医宗金鉴》） 熟地黄、人参各 20g，酒当归、酒白芍、川芎各 15g，炙黄芪 18g。功用：补气养血摄血。主治：气血虚弱，气不摄血证。月经先期而至，量多色淡，四肢乏力，体倦神衰；一切失血或血虚证皆可用之。

2. 桃红四物汤（《医宗金鉴》） 即四物汤加桃仁 9g，红花 6g，水煎服。功用：养血活血。主治：血虚兼血瘀证。妇女经期超前，血多有块，色紫稠黏，腹痛等。

圣愈汤是在四物汤基础上加参芪以补气摄血，适用于气血两虚而血失所统的月经先期量多等。桃红四物汤则加桃仁、红花，因此偏重于活血化瘀，适用于血瘀所致的月经不调、痛经等。

【方歌】 四物地芍与归芎，血家百病此方通，加入参芪名圣愈，气血双疗功独崇，桃红四物祛瘀滞，补血活血调月经。

当归补血汤 《内外伤辨惑论》

【组成】 黄芪 30g，当归 6g。

【用法】 水煎，空腹时温服。

【功用】 补气生血。

【主治】 血虚发热证 肌热面红，烦渴欲饮，脉洪大而虚，重按无力；亦治妇人经期、产后血虚发热头痛；或疮疡溃后，久不愈合者。

现代常用于各种贫血、白细胞减少、血小板减少性紫癜、过敏性紫癜、放化疗骨髓抑制、子宫发育不良性闭经等属血虚气弱者。

【方解】 本方证为劳倦内伤，血虚气弱所致。由于有形之血生于无形之气，故治宜补气生血为法。方中重用黄芪（5 倍于当归）大补脾肺之气，以资气血生化之源，并能固护浮越之阳气为君药。当归甘辛温，养血和营，补中有行，为臣药。君臣合用则阳生阴长，气旺血生，诸症自除。至于妇人经期、产后血虚发热头痛，取其益气养血而退热止痛。疮疡溃后，久不愈合，用本方补气养血，扶正托毒，有利于生肌收口。

辨证要点：本方为补气生血的代表方，用于血虚发热证，临床应用时以肌热面赤，烦渴欲饮，脉洪大而虚为辨证要点。

【方歌】 当归补血有奇功，芪五归一力最雄，补气生血代表剂，血虚发热此方宗。

第三节 气血双补剂

> **案例 3-7-3**
>
> 患者，女，30 岁。1 年来每次月经均提前 10 余日，量多，色淡红，行经 10 天左右。诊见伴形体消瘦，面色少华，四肢不温，头晕乏力，多梦易惊，白带量多质稀无异味，舌淡苔白，脉细。
>
> **问题：**何方适宜该病证的治疗？

八珍汤《正体类要》

【组成】 人参、白术、白茯苓、当归、川芎、白芍、熟地黄各 6g，炙甘草 3g。

【用法】 加生姜 5 片，大枣 4 枚，水煎服。

【功用】 益气补血。

【主治】 **气血两虚证** 面色㿠白或萎黄，头晕目眩，倦怠无力，气短懒言，心悸怔忡，饮食不振，舌淡苔薄白，脉细弱或虚大无力。

现代常用于病后虚弱、各种慢性病及妇女月经不调等属气血两虚者。

【方解】 本方所治之证多由病后失调或久病失治，或失血过多，以致气血两虚，而见面色㿠白或萎黄，头晕目眩，倦怠无力，气短懒言，心悸怔忡，饮食不振，舌淡苔薄白，脉细弱或虚大无力。治宜益气补血。方中人参、熟地黄益气养血，共为君药。白术、白茯苓健脾化湿，助人参益气补脾；当归、白芍养血和营，助熟地黄滋养阴血，均为臣药。川芎活血行气，使全方补而不滞，为佐药。炙甘草益气和中，调和诸药；生姜、大枣调和脾胃，共为使药。全方共奏益气补血之功。

辨证要点：本方是治疗气血两虚证的常用方。以气短，乏力，心悸，眩晕，舌淡，脉细无力为辨证要点。

【方歌】 气血双补八珍汤，四君四物合成方，煎加姜枣调营卫，气血亏虚服之康。

归脾汤《济生方》

【组成】 黄芪、龙眼肉、炒酸枣仁各 12g，白术、茯神、当归各 9g，人参、木香、远志各 6g，炙甘草 3g。

【用法】 加生姜 5 片，枣子 4 枚，水煎温服。

【功用】 益气补血，健脾养心。

【主治】

1. 心脾气血两虚证 心悸怔忡，健忘失眠，盗汗虚热，体倦食少，面色萎黄，舌淡、苔薄白，脉细弱。

2. 脾不统血证 便血，皮下紫斑，妇女月经超前，量多色淡，或淋漓不止，舌淡，脉细。

现代常用于消化性溃疡出血、功能性子宫出血、再生障碍性贫血、血小板减少性紫癜、神经衰弱、心脏病等属心脾气血两虚者。

【方解】 本方所治之证乃因心脾两虚，气血不足所致。治宜益气补血，健脾养心。方中黄芪甘微温，补脾益气；龙眼肉甘温，既能补脾气，又能养心血，共为君药。人参、白术甘温补气，与黄芪相配，加强补脾益气之功；当归甘辛微温，滋养营血，与龙眼肉相伍，增加补心养血之效，均为臣药。茯神、炒酸枣仁、远志宁心安神；木香理气醒脾，与补气养血药配伍，使补而不滞，俱为佐药。炙甘草益气补中，调和诸药，为使药。诸药合用，心脾同治，气血兼顾，则心得所养，血统于脾，诸症向愈。

辨证要点：本方是治疗心脾气血不足的常用方。临床应用以心悸失眠，体倦食少，便血及崩漏，舌淡，脉弱为辨证要点。

【类方比较】 本方与补中益气汤同用人参、黄芪、白术、甘草以益气补脾。但前者补气药配伍养心安神药,意在心脾双补,复其生血统血之职,以统血安神;后者是补气药配伍升阳举陷药,意在补气升提,复其升清降浊之能。因此,归脾汤用治心脾气血两虚之心悸怔忡、健忘失眠、体倦食少,以及脾不统血之便血、崩漏;补中益气汤用治脾胃气虚之少气懒言、气虚发热,以及中气下陷诸症。

【方歌】 归脾汤用术参芪,归草茯神远志随,酸枣木香龙眼肉,煎加姜枣益心脾。

炙甘草汤(又名复脉汤)《伤寒论》

【组成】 炙甘草 12g,生地黄 30g,麦冬、麻仁各 15g,生姜、桂枝各 9g,人参、阿胶各 6g,大枣 10 枚。

【用法】 以清酒、水先煎除阿胶外的其余 8 味,入阿胶烊化,温服。

【功用】 滋阴养血,益气温阳,复脉。

【主治】

1. 阴血阳气虚弱,心脉失养证 脉结代,心动悸,虚羸少气,舌光少苔,或质干而瘦小。

2. 虚劳肺痿 咳嗽,涎唾多,形瘦短气,虚烦不眠,自汗,咽干舌燥,大便干结,脉虚数。

现代常用于治疗功能性心律不齐、期外收缩疗效较好;对于冠心病、风湿性心脏病、病毒性心肌炎、甲状腺功能亢进症等所致的心悸、气短、脉结代属阴亏血少、心气虚弱、心失所养者有效。

【方解】 本方所治之证乃因阴亏血少、心气虚弱、心失所养所致。治宜滋阴养血,益气温阳,复脉。方中重用生地黄滋阴养血为君。臣以炙甘草益气养心;麦冬滋养心阴;桂枝温通心阳,与生地黄相伍,可收气血阴阳并补之效。佐以人参补中益气;阿胶滋阴养血;麻仁滋阴润燥;大枣益气养血;生姜辛温,具宣通之性,合桂枝以温通阳气,配大枣益脾胃,滋化源,调阴阳,和气血。诸药合用,滋心阴,养心血,益心气,温心阳,滋而不腻,温而不燥,刚柔相济,相得益彰。使阴血足而血脉充,阳气旺而心脉通,气血充足,阴阳调和,则悸定脉复,故本方又名"复脉汤"。

辨证要点:本方为阴阳气血并补之剂。临床以脉结代,心动悸,虚羸少气,舌光少苔为辨证要点。

【类方比较】 本方与归脾汤均治心悸,但归脾汤所主为心脾气血两虚不能荣养心神所致,故见气短乏力、失眠健忘、脉虚无力;本方所主乃为虚劳气血阴阳俱不足,心失所养而致,故见脉结代、心动悸。

【方歌】 炙甘草汤参桂姜,麦冬生地麻仁襄,大枣阿胶加酒服,结代心悸肺痿恙。

案例 3-7-3 分析讨论

该患者辨证属心脾两虚,气不摄血。治以益气养心,健脾摄血。归脾汤加减:当归、酸枣仁各 15g,白术、黄芪、龙眼肉、远志各 10g,茯苓、木香、炙甘草各 12g,党参、乌贼骨各 18g,生牡蛎 20g。(原案例患者服药 7 剂后,白带减少,头晕好转,续服 5 剂,月经来潮未提前,行经 7 天。随访 1 年无复发。)

脾乃气血生化之源,司统血摄血,脾虚则统摄无权,血海不固,而出现经期提前,量多色淡。脾虚不能运湿,则湿浊下注而为白带。故以归脾汤补脾益气,加乌贼骨、生牡蛎收敛固涩而止血。

第四节 补 阴 剂

案例 3-7-4

患者,女,45 岁。自感身体不如以前,精力不再充沛,易疲劳,失眠多梦,健忘,心悸,头晕,耳鸣,腰酸背痛,手足心热。诊断为"慢性疲劳综合征",属亚健康状态。

问题：针对以上症状，怎样调整阴阳平衡，摆脱亚健康状态？另外，一些中老年男性，常自行服用六味地黄丸以补肾；一些女性也服用六味地黄丸以美容保健，延缓衰老，你认为是否妥当？

六味地黄丸（原名地黄丸）《小儿药证直诀》

【**组成**】 熟地黄 24g，山茱萸、干山药各 12g，泽泻、牡丹皮、茯苓各 9g。

【**用法**】 丸剂：共为细末，炼蜜为丸，每服 3～9g，温水送下；汤剂：水煎服。

【**功用**】 滋阴补肾。

【**主治**】 **肾阴虚证** 腰膝酸软，头晕目眩，耳鸣耳聋，盗汗，遗精或骨蒸潮热，手足心热，口燥咽干，牙齿动摇，消渴，以及小儿囟门不合，舌红少苔，脉细数。

现代常用于慢性肾炎、高血压、糖尿病、肺结核、甲状腺功能亢进症、无排卵性功能性子宫出血、更年期综合征等属肾阴虚弱者。

【**方解**】 本方所治之证乃因肾阴不足，水亏火旺所致。治宜滋阴补肾之法。方中重用熟地黄滋阴补肾，填精养髓，为君药。山茱萸补养肝肾，并能涩精；干山药益脾阴，亦能固精，并为臣药。三药配合，肾肝脾三阴并补，是为"三补"，但以补肾阴为主。配伍泽泻利湿而泄肾浊，并防熟地黄之滋腻留邪；牡丹皮清泄相火，并制山茱萸之温涩；茯苓淡渗脾湿，并助干山药之健运，此三药称为"三泻"，均为佐药。合而用之，滋补而不留邪，降泄又不伤正，以补为主，补中有泻，寓泻于补，则补而不滞，为通补开阖之剂。

配伍特点：一是肾、肝、脾三阴并补，以补肾为主；二是三补三泻，补中有泻，寓泻于补，以补为主。

辨证要点：本方是治疗肾阴虚证的基础方。临床应用以腰膝酸软，头晕目眩，口燥咽干，舌红少苔，脉细数为辨证要点。

【**类方链接**】

1. 知柏地黄丸（《医方考》） 即六味地黄丸加知母、黄柏。功用：滋阴降火。主治：阴虚火旺证。骨蒸潮热，虚烦盗汗，腰脊酸痛，遗精等。

2. 杞菊地黄丸（《麻疹全书》） 即六味地黄丸加枸杞子、菊花。功用：滋肾养肝明目。主治：肝肾阴虚证。两目昏花，视物模糊，或眼睛干涩，迎风流泪等。

3. 麦味地黄丸（原名八仙长寿丸，《医部全录》引《体仁汇编》） 即六味地黄丸加麦冬、五味子。功用：滋补肺肾。主治：肺肾阴虚证。虚烦劳热，咳嗽吐血，潮热盗汗。

4. 都气丸（《病因脉治》） 即六味地黄丸加五味子。功用：滋肾纳气。主治：肾虚气喘，或呃逆之证。

以上四方均由六味地黄丸加味而成，皆具滋阴补肾之功。其中知柏地黄丸偏于滋阴降火，适用于阴虚火旺，骨蒸潮热，遗精盗汗之证；杞菊地黄丸偏于养肝明目，适用于肝肾阴虚，两目昏花，视物模糊之证；麦味地黄丸偏于滋肾敛肺，适用于肺肾阴虚之喘嗽；都气丸偏于滋肾纳气，适用于肾虚喘逆。

知识窗

钱乙与《小儿药证直诀》：钱乙由于对儿科作了 40 年的深入钻研，积累了丰富的临证经验，著有《伤寒论指微》五卷、《婴孺论》百篇等书，但皆散失不传。现存《小儿药证直诀》（即《小儿药证真诀》避讳而成）是钱乙逝世后 6 年，由他的学生阎孝忠搜集、整理，于宋·宣和年间（公元 1119 年）编辑成书。共三卷，上卷言证，中卷为所治病例，下卷为方剂。最早记载辨认麻疹法和百日咳的证治；也是最早从皮疹的特征来鉴别天花、麻疹和水痘；记述多种初生疾病和小儿发育营养障碍疾患，以及多种著名有效的方剂；还创立了我国最早的儿科病历，是世界上最早的儿科专著。《四库全书总目提要》称其为"幼科之鼻祖，后人得其绪论，往往有回生之功"。

【方歌】　六味地黄山药萸，苓丹泽泻与山萸，三阴并补重滋肾，三泄同用湿浊祛。

滋阴降火加知柏，养肝明目添杞菊，都气增味纳肾气，滋补肺肾麦味续。

左归丸《景岳全书》

【组成】　怀熟地24g，炒山药、枸杞子、山茱萸、鹿角胶、龟板胶、制菟丝子各12g，酒制川牛膝9g。

【用法】　丸剂：共为细末，炼蜜为丸，每服3～9g，温水送下；汤剂：水煎服。

【功用】　滋阴补肾，填精益髓。

【主治】　**真阴不足证**　头目眩晕，腰酸腿软，遗精滑泄，自汗盗汗，口燥咽干，舌红少苔，脉细。

现代常用于老年性痴呆、更年期综合征、骨质疏松症、肺结核等属于肾阴不足、精髓亏虚者。

【方解】　本方主治证为真阴不足，精髓亏损所致。治宜滋阴补肾，填精益髓。方中重用怀熟地滋肾填精，为君药。山茱萸养肝滋肾，涩精敛汗；炒山药补脾益阴，滋肾固精；枸杞子补肾益精，养肝明目；龟鹿二胶为血肉有情之品，峻补精髓，兼顾阴阳，阳中求阴，均为臣药。制菟丝子、酒制川牛膝益肝肾，强筋骨，俱为佐药。诸药合用，共奏滋阴补肾，填精益髓之效。

辨证要点：本方为治疗真阴不足证的常用方。临床应用以头目眩晕，腰酸腿软，舌光少苔，脉细为辨证要点。

【类方比较】　左归丸与六味地黄丸均为滋阴补肾之剂，但立法和主治各不相同。六味地黄丸以补肾阴为主，补中寓泄，适用于阴虚火旺之证。左归丸壮水育阴，纯补而无泄，适用于真阴不足，精髓虚亏之证。故《王旭高医书六种》中说："左归是育阴以涵阳，不是壮水以治火。"

【方歌】　左归丸内山药地，萸肉枸杞与牛膝，菟丝龟鹿二胶合，三阴并补水火济。

案例3-7-4分析讨论

亚健康状态本身就是一种整体功能失调的表现，中医学认为，肾为人体先天之本，六味地黄丸为滋补肾阴的代表方剂和基础方，被医家称为"补肾要药"。六味地黄丸为宋代钱乙所创，即去《金匮要略》肾气丸之肉桂、附子，并易干地黄为熟地黄而成，用来治疗小儿先天不足，发育迟缓等病证。明代很多医家倡导补肾，如薛己主张：肾阴虚用六味地黄丸，肾阳虚用肾气丸，所倡导的补肾观点对后世的影响极大。六味地黄丸为肾、肝、脾三阴同补而以滋补肾阴为主，补中有泻而以补为主，即"壮水之主，以制阳光"。由此可以看出，六味地黄丸只适用于阴虚而不适用于阳虚。本案符合肾阴虚的证治特点，服用六味地黄丸能够帮助其摆脱亚健康状态。

值得注意的是，无论是中老年男性的补肾，还是女性的美容保健、延缓衰老等，都不能随意服用六味地黄丸。选择的依据要具备肾阴虚的临床表现。肾阴虚的典型症状是潮热、盗汗、手足心热、口燥咽干，此外还可见遗精、梦遗、早泄等。

一贯煎《续名医类案》

【组成】　北沙参、麦冬、当归身、枸杞子各9g，生地黄18g，川楝子4.5g。

【用法】　水煎服。

【功用】　滋阴疏肝。

【主治】　**肝肾阴虚，肝气郁滞证**　胸脘胁痛，吞酸吐苦，咽干口燥，舌红少津，脉细弱或虚弦。

现代常用于慢性肝炎、慢性胃炎、消化性溃疡、肋间神经痛、神经症等属阴虚气滞者。

【方解】　本方所治之证乃因肝肾阴虚，水不涵木，肝气失舒所致。治宜滋养肝肾阴血为主，兼以疏达肝气。方中重用生地黄滋阴养血，补益肝肾，为君药。北沙参、麦冬滋阴生津，当归身、枸杞子养血柔肝，共为臣药。用少量川楝子，疏肝泄热，理气止痛，为佐药。川楝子虽属苦寒，但与大量甘寒滋阴养血药为伍，则无苦燥伤阴之弊。诸药合用，使肝体得养，肝气调畅，则诸症可解。

辨证要点：本方是治疗阴虚肝郁，气滞犯胃而致脘胁疼痛的常用方剂。临床应用以脘疼胁痛，吞酸吐苦，舌红少津，脉虚弦为辨证要点。

【类方比较】　一贯煎与逍遥散都能疏肝理气，均可治肝郁气滞之胁痛。但逍遥散疏肝养血健脾的作用较强，主治肝郁血虚之胁痛，并伴有神疲食少等脾虚症状者；一贯煎滋养肝肾的作用较强，主治肝肾阴虚之胁痛，且见吞酸吐苦等肝气犯胃症状者。

【方歌】　一贯煎中用地黄，沙参杞子麦冬襄，当归川楝水煎服，阴虚肝郁是妙方。

百合固金汤《慎斋遗书》

【组成】　百合5g，生地黄、熟地黄、当归身、麦冬各9g，白芍、桔梗、贝母各6g，玄参、甘草各3g。

【用法】　水煎服。

【功用】　滋肾润肺，止咳化痰。

【主治】　**肺肾阴亏，虚火上炎证**　咳嗽气喘，痰中带血，咽喉燥痛，头晕目眩，午后潮热，舌红少苔，脉细数。

现代常用于肺结核、慢性支气管炎、支气管扩张咯血、慢性咽喉炎、自发性气胸等属肺肾阴虚，虚火上炎者。

【方解】　本方证由肺肾阴亏，虚火刑金，肺络受伤所致。治宜滋肾润肺，止咳化痰。方中百合滋阴清热，润肺止咳；生地黄、熟地黄并用，既能滋阴养血，又能清热凉血，共为君药。麦冬协百合以滋阴清热，润肺止咳；玄参助二地滋阴壮水，以清虚火，均为臣药。当归身治咳逆上气，白芍养血和血；贝母润肺化痰止咳；桔梗清咽化痰散结，且又载药上行，俱为佐药。甘草清热泻火，调和诸药，为使药。诸药合用，使肺肾得养，阴液渐充，虚火自靖，痰化热退，诸症自愈。

辨证要点：本方为治疗咳嗽痰血证的常用方剂。临床应用以咳嗽，咽喉燥痛，舌红少苔，脉细数为辨证要点。

【方歌】　百合固金二地黄，玄参贝母桔甘藏，麦冬芍药当归配，喘咳痰血肺家伤。

第五节　补 阳 剂

> **案例3-7-5**
>
> 　　患者，女，50岁。停经后自觉神疲乏力，头晕，耳鸣，心悸，下肢浮肿，腰膝酸软，畏寒肢冷，情绪异常，关节酸痛，大便不实，小便自遗。嘱其按药品说明书自行服用右归丸1个月，收到满意疗效。
>
> **问题：** 常听到有"男服左归，女服右归"的说法，应如何解释？

肾气丸《金匮要略》

【组成】　干地黄24g，山药、山茱萸各12g，泽泻、茯苓、牡丹皮各9g，桂枝、附子各3g。

【用法】　丸剂：共为细末，炼蜜为丸，每服3～9g，温水送下；汤剂：水煎服。

【功用】　补肾助阳。

【主治】　**肾阳不足证**　腰痛脚软，身半以下常有冷感，少腹拘急，小便不利或小便反多，入夜尤甚，阳痿早泄，舌淡而胖，脉虚弱，尺部沉细；以及痰饮、水肿、消渴、脚气、转胞等。

现代常用于慢性肾炎、糖尿病、甲状腺功能减退症、性神经衰弱、肾上腺皮质功能减退、慢性支气管哮喘、更年期综合征等属肾阳不足者。

【方解】 本方治证皆为肾阳不足所致。治宜补肾助阳。重用干地黄（现多用熟地黄）滋阴补肾，益精填髓为君药，寓"善补阳者，必于阴中求阳，则阳得阴助，而生化无穷"之意；配伍山茱萸、山药补肝脾而益精血，共为臣药。与干地黄相配，补肾填精之功益著。加少量附子、桂枝，温肾助阳，鼓舞肾气，与干地黄相伍，阴阳互根，阳生阴长，泉源不竭，生化无穷。佐以茯苓、泽泻，健脾益肾、利水渗湿，牡丹皮清泄肝火，三药寓泻于补，使邪去则补药得力，并防补药之腻滞。从以上药物的用量分析，重用滋阴药，而轻用温阳之品，意在微微生火，鼓舞肾气，取"少火生气"之义。诸药合用，助阳之弱以化水，滋阴之虚以生水，使肾阳振奋，气化复常，则诸症自除。

辨证要点：本方为治疗肾阳不足的常用方剂。临床应用以腰痛脚软，小便不利或反多，舌淡而胖，脉虚而尺部沉细为辨证要点。

【类方链接】 肾气丸因出自《金匮要略》，又名金匮肾气丸；因《金匮要略》注明引崔氏八味丸，因而肾气丸又名八味肾气丸。另有加味肾气丸，出自《济生方》，亦名济生肾气丸。组成：附子9g、白茯苓、泽泻、山茱萸、山药、车前子、牡丹皮各6g，官桂3g，川牛膝6g，熟地黄6g。功用：温补肾阳，利水消肿。主治：肾阳虚水肿，腰重脚肿，小便不利。

【方歌】 金匮肾气治肾虚，熟地淮药及山萸，丹皮苓泽加附桂，引火归原热下趋。

右归丸 《景岳全书》

【组成】 熟地黄24g，炒山药、制菟丝子、制鹿角胶、姜制杜仲各12g，炒山茱萸、炒枸杞子、当归各9g，肉桂、制附子各6g。

【用法】 丸剂：共为细末，炼蜜为丸，每服3～9g，温水送下；汤剂：水煎服。

【功用】 温补肾阳，填精益髓。

【主治】 肾阳不足，命门火衰证 年老或久病气衰神疲，畏寒肢冷，腰膝软弱，阳痿遗精，或阳衰无子，或饮食减少，大便不实，或小便自遗，舌淡苔白，脉沉而迟。

现代常用于肾病综合征、老年骨质疏松症、男性不育症、贫血、白细胞减少症等属肾阳不足者。

【方解】 本方所治之证为肾阳虚弱、命门火衰所致。治宜温补肾阳，填精益髓。方中制附子、肉桂、炒鹿角胶培补肾中元阳，温里祛寒，共为君药。熟地黄、炒山茱萸、炒枸杞子、炒山药滋阴填精补髓，使阴精充盛而阳气得以生化，为臣药。制菟丝子、姜制杜仲补肝肾、强腰膝；当归养血和血，皆为佐药。诸药合用，阴阳兼顾，"阴中求阳"，温肾填精，能补右肾命门之火，使元阳得以归其原，故以"右归"名之。

辨证要点：本方为治肾阳不足、命门火衰的常用方。临床应用以神疲乏力，畏寒肢冷，腰膝酸软，脉沉迟为辨证要点。

【类方链接】 右归丸系由《金匮要略》肾气丸减去"三泻"（茯苓、泽泻、牡丹皮），加鹿角胶、菟丝子、杜仲、枸杞子、当归而成，增强补益肾中阴阳的作用，不用泻法，专于温补。

【方歌】 右归丸中地附桂，山药茱萸菟丝归，杜仲鹿胶枸杞子，益火之源此方魁。

案例3-7-5 分析讨论

右归丸与左归丸都是治疗肾虚的常用中成药，只是两者主治证候不同。因此，治疗选药时并不是"男服左归，女服右归"，而是左归丸适宜于肾阴虚证，右归丸适宜于肾阳虚证。

此两方虽是流传已久的"经典名方"，但在使用时应根据病情辨证用药，才能取得满意的临床效果。本案患者临床表现为肾阳虚弱、命门火衰。以右归丸温补肾阳，填精益髓，坚持服用，因此取得较好的疗效。

第六节 阴阳双补剂

地黄饮子（又名地黄饮）《圣济总录》

【组成】 熟地黄 12g，巴戟天、山茱萸、石斛、肉苁蓉各 9g，炮附子、五味子、官桂、白茯苓、麦冬、石菖蒲、远志各 6g。

【用法】 加生姜 5 片，大枣 1 枚，薄荷 1～2g，水煎服。

【功用】 滋肾阴，补肾阳，开窍化痰。

【主治】 瘖痱　舌强不能言，足废不能用，口干不欲饮，足冷面赤，脉沉细弱。

现代常用于高血压、脑动脉硬化、中风后遗症、脊髓炎等慢性病过程中出现阴阳两虚者。

【方解】 本方所治瘖痱证，乃因下元虚衰，虚阳上浮，痰浊随之上泛，堵塞窍道所致。"瘖"是指舌强不能言语，"痱"是指足废不能行走。肾藏精主骨，下元虚衰，故筋骨痿软无力，以致足废不能行走。痰浊上泛，堵塞窍道，故舌强而不能言语。治宜滋肾阴，补肾阳，开窍化痰。方中熟地黄、山茱萸滋补肾阴，肉苁蓉、巴戟天温壮肾阳，共为君药。炮附子、官桂辛热，以温养下元，摄纳浮阳，引火归原；石斛、麦冬、五味子滋养肺肾，壮水以济火，均为臣药。石菖蒲与远志、白茯苓合用，开窍化痰、交通心肾，均为佐药。生姜、大枣和中调药，是以为使药。综观全方，既滋肾阴又补肾阳，标本兼顾，上下并治，而以治本治下为主。诸药合用，使下元得以补养，浮阳得以摄纳，水火相济，痰浊蠲化，则瘖痱可愈。

辨证要点：本方为治疗肾虚瘖痱的常用方。临床应用以舌强不语，足废不用，足冷面赤，脉沉细弱为辨证要点。

【方歌】 地黄饮子山茱斛，麦味菖蒲远志茯，苁蓉桂附巴戟天，少入薄荷姜枣服。

其他补益剂见表 3-7-1，常用补益中成药见表 3-7-2。

表 3-7-1　其他补益剂简表

名称	组成	功用	主治	用法	注意事项
十全大补汤	人参、川芎各 6g，黄芪、地黄各 12g，茯苓、炒白术、当归、白芍各 9g，肉桂、炙甘草各 3g	温补气血	气血不足证。饮食减少，久病体虚，脚膝无力，面色萎黄，精神倦怠，以及疮疡不敛，妇女崩漏等	加生姜 3 片，大枣 2 枚，水煎温服	
人参养荣汤	黄芪 12g，白芍 18g，熟地黄、当归各 9g，橘皮、人参、白术、远志各 6g，五味子、茯苓各 4g，桂心、炙甘草各 3g	益气补血，养心安神	积劳虚损，气血不足证。四肢沉滞，骨肉酸疼，行动喘咳，小便拘急，腰脊强痛，惊悸健忘，咽干唇燥，饮食无味，形体消瘦等	为散，每服 12g，加生姜 3 片，大枣 2 枚，水煎空腹服	
大补阴丸	熟地黄、龟板各 180g，黄柏、知母各 120g	滋阴降火	阴虚火旺证。骨蒸潮热，盗汗遗精，咳嗽咯血，心烦易怒，舌红少苔，尺脉数而有力	为末，猪脊髓蒸熟，炼蜜为丸，每服6～9g，空心盐白汤送下	
左归饮	熟地黄 20g，怀山药、枸杞子、茯苓各 12g，山萸肉 10g，炙甘草 5g	养阴补肾	真阴不足，腰酸且痛，遗精盗汗，咽燥口渴	水煎温服	
加味肾气丸	炮附子 9g，熟地黄、白茯苓、泽泻、山茱萸、炒山药、车前子、牡丹皮、川牛膝各 6g，官桂 3g	温补肾阳，利水消肿	肾阳虚证。水肿，腰重脚肿，小便不利	为细末，炼蜜和丸，每服 9g，空心米饮送下	
右归饮	熟地黄 9g，山药、山茱萸、杜仲、枸杞子各 6g，制附子、肉桂、炙甘草各 3g	温补肾阳	肾阳不足，腰膝酸痛，神疲乏力，畏寒肢冷，咳喘泄泻，脉弱，以及产妇虚火不归原而发热	水煎温服	

表 3-7-2　常用补益中成药

名称	组成	功用	主治	用法	注意事项
贞芪扶正冲剂	黄芪、女贞子	补气血，滋肝肾，抗衰老	气血不足虚损证，配合手术、放化疗，促进正常功能的恢复	口服，一次15g，一日2次	
血宝肠溶胶囊	皂矾、黄芪、当归、白术等	益气健脾生血	气血两虚之萎黄病	口服，一次2粒，一日3次	不宜空腹服
安坤赞育丸	香附、鹿茸、阿胶、紫河车、白芍等	补气养血，调经止带	气血亏损引起的月经不调，崩漏带下，腰酸腿疼，午后发热，产后虚热，心悸失眠	口服，一次1丸，一日2次	孕妇忌服，忌食生冷
金鸡虎补丸	狗脊、牛大力、黑老虎根、骨碎补、大枣、鸡血藤、制桑寄生、制金樱子、千斤拔	补气补血，舒筋活络，健肾固精	用于四肢麻木，腰膝酸痛，夜尿频数	口服，一次1.5～3g，一日2次	孕妇禁用；糖尿病患者禁服
二至丸	女贞子（蒸）、旱莲草	补益肝肾，滋阴止血	肝肾阴虚之眩晕耳鸣，头晕目眩，烦热失眠，遗精盗汗，须发早白，脱发及月经量多和衄血、尿血等症	口服，一次9g，一日3次	脾胃虚寒、大便溏薄者慎用
人参蛤蚧精	蛤蚧、人参	滋补强壮，益肺肾，定喘促	精神不振，失眠健忘，病后衰弱，肺肾不足，气逆喘促等症	口服，一次10ml，一日2次	体质壮实者慎用
还精煎口服液	熟地黄、锁阳、菟丝子、沙苑子、何首乌、怀牛膝	补肾填精，祛病延年	中老年原发性高血压及一些衰老症状，如免疫力、精力、视力、握力下降等	口服，一次10ml，一日2次	
首乌丸	制首乌、生地黄、桑椹、女贞子、旱莲草、黑芝麻、菟丝子、牛膝、桑叶、金银花、豨莶草、补骨脂、金樱子	补肝肾，益精血，乌须发	肝肾两虚所致之腰膝酸软，须发早白，头晕眼花，耳鸣耳聋，阳痿遗精，盗汗，五心烦热，面色憔悴，女子经少等症	口服，一次6g，一日2次	忌食辛辣刺激之品；脾胃虚衰者慎用
龟龄集（散）	鹿茸、石燕、海马、穿山甲、补骨脂、莱菔子、急性子、附子、丁香、莲肉、麻雀脑、朱砂、当归、肉苁蓉、炒槐角、生地黄、炙甘草、熟地黄、锁阳、旱莲草	补肾壮阳，益气养血	命门火衰，肾精不足，气血亏损引起的阳痿遗精，阴寒腹痛，盗汗失眠，头晕目眩；妇女宫寒腹痛，经血不调，崩漏带下，腰酸腿软诸症。现代多用于神经及性神经衰弱、慢性肾炎、妇女更年期综合征等	口服，一次1g，一日1次，温开水或淡盐汤送服	体质壮实者慎用
琼玉膏	生地黄、茯苓、党参、蜂蜜	滋阴润肺，补脾益胃	气阴不足之虚劳干咳，咽燥咯血，津亏形瘦，咳逆上气，动则喘促，腰腿酸软，五心烦热，干呕呃逆等症	口服，一次15～30g，一日3次	外感或脾虚便溏者慎服，忌辛辣食物
金水宝胶囊	发酵虫草菌	补肾保肺，涩精益气	肺肾亏损之形体羸弱。久咳盗汗，痰少或痰白而黏，身重乏力，头晕目眩，肢麻肢胀，胸脘气闷，以及阳痿早泄，妇女月经不调，白带清稀，神疲畏寒，耳鸣失眠，牙齿松动等症	口服，一次3粒，一日3次	

续表

名称	组成	功用	主治	用法	注意事项
参茸大补丸	人参、鹿茸、黑豆、黄芪、当归、麸炒白术、茯苓、熟地黄、白芍、川芎、肉桂、陈皮、甘草	补肾壮阳，益气养血	下焦虚寒之遗精阳痿，寒湿带下，体虚倦怠等症	口服，一次3～5g，一日2次	高热患者及孕妇忌服
清宫海马多鞭丸	海马、蛤蚧、红参、鹿茸、牛鞭、驴鞭、狗鞭、貂鞭	补肾壮阳，添精补髓	肾阳虚衰，气血两亏之面黄肌瘦，梦遗滑精，早泄，阳痿不举，腰腿酸痛等症	口服，一次2g，一日2次	
五子衍宗丸	枸杞子、菟丝子、覆盆子、五味子、车前子	补肾益精，助阳止遗	肾气受损而致的遗精，阳痿，早泄，精液清冷不育等病证。现代多用于性神经衰弱，慢性前列腺炎，精子缺少症等属肾虚者	口服，一次6g，一日3次	忌生冷辛辣刺激食物，并节制房事
补肾固齿丸	生地黄、熟地黄、鸡血藤、紫河车、骨碎补、漏芦、丹参、五味子、山药、郁金、炙黄芪、牛膝、菊花、茯苓、枸杞子、牡丹皮、泽泻、肉桂	补肾固齿，活血解毒	肾虚火旺所致的牙齿酸软，咀嚼无力，松动移位，龈肿齿衄；慢性牙周炎见上述证候者	口服，一次4g，一日2次	
肾炎温阳片	人参、黄芪、制附子、党参、茯苓、肉桂、香加皮、木香、大黄、白术、葶苈子等	温肾健脾，化气行水	慢性肾炎，症见脾肾阳虚，全身浮肿，面色苍白，脘腹胀满，纳少便溏，神倦尿少	口服，一次4～5片，一日3次	
补肾强身片	淫羊藿、菟丝子、金樱子、女贞子、狗脊	滋补肝肾，益阴壮阳，强身健脑	腰酸足软，头晕耳鸣，眼花心悸，阳痿遗精，神疲乏力。现代多用于腰肌劳损，脑神经和性神经衰弱等	口服，一次5片，一日3次	服药期间节制房事。忌烟酒

思 考 题

1. 脾胃气虚证应用四君子汤的原理何在？为什么说四君子汤是补气的基础方？

2. 补中益气汤主治中气下陷证的原理何在？请说明升麻、柴胡在方中的意义。

3. 四物汤功用、主治特点是什么？请用现代正交实验研究的成果说明其配伍关系。

4. 归脾汤用于治疗心脾两虚证的作用机制及其现代研究机制是什么？

5. 六味地黄丸配伍特点是什么？该方现代药学研究的成果有哪些？

6. 比较六味地黄丸、肾气丸与左归丸、右归丸的组成、功效、主治。

7. 地黄饮子主治何种病证？该方的药效研究的成果有哪些？

进一步阅读文献

陈丽媛，叶田园，齐冬梅，等，2021. 归脾汤的现代临床应用与防治疾病种类研究进展. 中国实验方剂学杂志，27(15): 219～226

郭煜晖，张长城，胡璇，等，2021. 肾气丸药理作用与机制的相关研究进展. 中国老年学杂志，41(1): 208～211

李冀，尹柏坤，邓夏烨，等，2021. 补中益气汤实验研究及临床应用进展. 辽宁中医药大学学报，23(8): 6～10

梁华，闫起，隋雨桐，等，2018. 六味地黄丸对自然衰老小鼠调节作用的代谢组学研究. 中药药理与临床，34(5): 2～7

王安铸，马晓昌，2020. 炙甘草汤临床应用研究进展. 世界中医药，15(11): 1662～1665

（李笑然　郝丽莉）

第八章 固涩剂

学习目标

1. 熟悉固涩剂的概念、适用范围、分类及使用注意。
2. 掌握真人养脏汤、固冲汤、完带汤组方原理、功用、主治、配伍基本结构及配伍意义。
3. 熟悉四神丸、牡蛎散、金锁固精丸、缩泉丸的功用和主治证候。

凡以固涩药为主组成，具有收敛固涩作用，治疗气血精津耗散滑脱证的方剂，统称固涩剂，属于"散者收之""涩可固脱"范畴。

耗散滑脱之证，由于病因及发病部位不同，常见的有自汗、盗汗、久咳不止、久泻不止、小便失禁、遗精滑泄、崩漏带下等。故本章方剂根据所治病证的不同，分为固表止汗剂、敛肺止咳剂、涩肠固脱剂、涩精止遗剂、固崩止带剂五类。

应用固涩剂须根据患者气、血、精、津液耗伤程度的不同，配伍相应的补益药，使之标本兼顾。对元气大虚，亡阳欲脱所致的大汗淋漓、小便失禁或崩中不止，则当急用大剂人参、附子之类回阳固脱，非单纯固涩所能治疗。

固涩剂为正虚无邪者设，故凡外邪未去，或由实邪所致的热病多汗、火扰遗泄、热痢初起、食滞泄泻、实热崩带等证，均当禁用本类方剂。滥投固涩剂恐有"关门留寇"之弊。

案例 3-8-1

患者，女，46 岁。5 年来，于每日清晨 4～5 时即感肠鸣腹痛，急欲排便，大便稀溏，泻后腹中仍感隐痛。平时腰酸膝软，头晕乏力，四肢不温，食欲不佳，舌质淡红，苔薄白，脉沉细弦缓。

问题：该证应如何辨证处方？用药注意事项有哪些？

牡蛎散《太平惠民和剂局方》

【组成】 黄芪、麻黄根、煅牡蛎各 30g。

【用法】 加小麦 30g，水煎服。

【功用】 益气固表，敛阴止汗。

【主治】 **诸虚不足证** 体常自汗，夜卧即甚，久而不止，羸瘠枯瘦，心悸惊惕，短气烦倦，舌淡红，脉细弱。

现代常用于病后、手术后及产后自汗、盗汗属卫外不固，阴液外泄者。

【方解】 阳气虚不能卫外固密，则表虚而阴液外泄，故常自汗出。久汗心阴不足，阳不潜藏，虚热内生，故汗出夜卧即甚。汗出过多，耗伤心气，故心悸惊惕，短气烦倦。治宜益气固表，敛阴止汗。方中煅牡蛎咸涩微寒，敛阴潜阳，固涩止汗，为君药。黄芪味甘微温，益气实卫，固表止汗，为臣药；麻黄根甘平，功专止汗，为佐药；小麦甘凉，专入心经，养心气，退虚热，为使药。诸药合用，益气固表，敛阴止汗，使气阴得复，汗出可止。

辨证要点：本方为治疗卫气不固，阴液外泄之自汗、盗汗的常用方。以汗出，心悸，短气，舌淡，脉细弱为辨证要点。

【方歌】 牡蛎散内用黄芪，小麦麻根合用宜，卫虚自汗或盗汗，固表收敛见效奇。

真人养脏汤 《太平惠民和剂局方》

【组成】 人参、炙甘草各 6g，当归、木香各 9g，诃子、焙白术、煨肉豆蔻各 12g，肉桂 3g，白芍 15g，蜜炙罂粟壳 20g。

【用法】 水煎服。

【功用】 涩肠止泻，温中补虚。

【主治】 **久泻久痢** 大便滑脱不禁，或下痢赤白，或便脓血，里急后重，脐腹疼痛，日夜无度，胸膈痞闷，胁肋胀满，全不思食，以及脱肛坠下、酒毒便血诸药不效，舌淡苔白，脉迟细。

现代常用于慢性肠炎、慢性痢疾日久不愈属脾肾虚寒者。

【方解】 素体脾胃虚寒，不能腐熟水谷，或因久泻久痢，积滞虽去，脾胃损伤，关门不固，故出现泻痢无度、滑脱不禁、脐腹疼痛；脾虚中气不足，故出现脱肛坠下，不思饮食诸症。治宜涩肠止泻，温中补虚。方中重用蜜炙罂粟壳涩肠止泻，为君药。煨肉豆蔻、诃子暖脾温中，涩肠止泻，为臣药。泻痢日久，耗伤气血，故用人参、焙白术益气健脾，当归、白芍养血和血，且白芍缓急止腹痛；以肉桂温补脾肾，消散阴寒；木香理气醒脾，防补涩之品壅滞气机，共为佐药。使以炙甘草调和诸药，且合人参、焙白术补中益气，合白芍缓急止痛。诸药合用，涩肠止泻，温中补虚，养已伤之脏气。

辨证要点：本方为治疗脾肾虚寒，久泻久痢的常用方。以泻痢滑脱不禁，腹痛，食少神疲，舌淡苔白，脉迟细为辨证要点。

【方歌】 真人养脏木香诃，肉蔻当归与粟壳，术芍参桂甘草共，脱肛久痢服之瘥。

四神丸 《内科摘要》

【组成】 补骨脂 12g，肉豆蔻、炒吴茱萸、五味子各 6g。

【用法】 丸剂：共为细末，入生姜 6～9g，大枣 4～6g 枚，煮生姜、大枣，取枣肉和药末为丸，每服 6～9g，空腹或食前服；汤剂：入生姜 6～9g，大枣 4～6g 枚，水煎服。

【功用】 温肾暖脾，固肠止泻。

【主治】 **肾泻** 五更泄泻，不思饮食，食不消化，或腹痛腰酸肢冷，神疲乏力，舌淡，苔薄白，脉沉迟无力。

现代常用于过敏性结肠炎、慢性非特异性结肠炎等属脾肾虚寒者。

【方解】 肾泻，又称五更泻、鸡鸣泻。脾肾阳虚，阳虚则生内寒，五更乃阴气极盛，阳气萌发之际，阳气当至而不至，阴气极而下行，故为泄泻。治宜温肾暖脾，固肠止泻。方中重用补骨脂辛苦大温，补命门之火以温养脾土，"治肾泻"（《本草纲目》）为君药。肉豆蔻辛温，温脾暖胃，涩肠止泻，增补骨脂温肾暖脾，固涩止泻之功，为臣药。炒吴茱萸辛苦大热，温暖脾肾以散阴寒，五味子酸温，固肾益气，涩精止泻，共为佐药。生姜温胃散寒，大枣补脾养胃，共为使药。合而成方，温涩并施，俾火旺土强，肾泻自愈。

辨证要点：本方为治疗五更肾泻的常用方。临床以五更泄泻或久泻，不思饮食，舌淡苔白，脉沉迟无力为证治要点。

【类方比较】 四神丸与真人养脏汤同为固涩止泻之剂，但组方配伍有别，所治各异。本方重用补骨脂为君药，以温肾为主，兼以暖脾涩肠，主治命门火衰，火不生土所致的肾泄。真人养脏汤重用蜜炙罂粟壳为君药，配伍温中补脾之人参、焙白术、肉桂，主治泻痢日久，脾胃虚寒，而以脾虚为主者。

【方歌】 四神故纸吴茱萸，肉蔻五味四般施，大枣五十姜四两，五更肾泄火衰宜。

案例 3-8-1 分析讨论

从本案所述症状分析，应诊为五更泻。该病证是中老年人的一种常见病，多在寒冬发作，至天气转暖时好转。乃由脏腑生理功能衰退，脾肾阳气两虚所致。肾阳衰微，火不暖土，肝气疏泄太过所致。治用四神丸合痛泻要方。补骨脂18g，肉豆蔻、五味子、炒白芍、炒白术各15g，吴茱萸、白芷各12g，桔梗6g，生姜3片，大枣5枚。每日1剂，水煎于泄前2小时温服。（原案例载，服药10剂后，泄泻控制，四肢转温，续服10剂停药，半年随访泄泻未复发。）

中医学对此病早有明确认识，所创立的四神丸温涩并施，温肾暖脾，固肠止泻，是治疗"五更泻"的传统名方而沿用至今，本案当以四神丸为首选。本病用药注意事项有二，一是坚持慢性病长期服丸剂，其药力徐缓，疗效稳定；二是注意避寒保暖，尤其是腹部及下肢，并禁忌生冷饮食。

金锁固精丸 录自《医方集解》

【组成】 炒沙苑蒺藜、蒸芡实、莲须各12g，酥炙龙骨、煅牡蛎各6g。

【用法】 莲子粉糊为丸，每次9g，盐汤下，亦可加入适量莲子肉，水煎服。

【功用】 补肾涩精。

【主治】 **肾虚精亏** 遗精滑泄，神疲乏力，腰痛耳鸣，舌淡苔白，脉细弱。

现代常用于遗精、早泄、乳糜尿、带下、尿失禁等属肾虚下元不固者。

【方解】 本方治证由肾虚精亏所致。治宜补肾涩精。方中用炒沙苑蒺藜为君药，性味甘温，补肾固精，如《本经逢原》谓其"为泄精虚劳要药，最能固精"。蒸芡实、莲子肉甘涩而平，益肾固精，莲子并能交通心肾，共为臣药。酥炙龙骨甘涩平，炒牡蛎咸平微寒，均固涩止遗；莲须甘平，收敛固精，共为佐药。诸药合用，既能补肾，又能固精，实为标本兼顾，以治标为主的良方。本方用药以收涩之品为主，如属下焦湿热所扰或相火妄动以致遗精者禁用。

辨证要点：本方为治疗肾亏精关不固之遗精的常用方。以遗精滑泄，腰痛耳鸣，舌淡苔白，脉细弱为辨证要点。

【方歌】 金锁固精芡莲须，龙骨蒺藜牡蛎需，莲粉糊丸盐汤下，补肾涩精滑遗止。

缩泉丸 《妇人良方》

【组成】 乌药、益智仁各等份。

【用法】 上为末，酒煎山药末糊丸。每服9g，盐、酒或米饮下。

【功用】 温肾祛寒，缩尿止遗。

【主治】 **膀胱虚寒证** 小便频数，遗尿不止，舌淡，脉沉弱。

现代常用于神经性尿频、尿崩症、多涕症、多涎症等属膀胱虚寒者。

【方解】 膀胱者，与肾相为表里，肾气不足则膀胱虚寒，不能约束水液，以致小便频数或遗尿不止诸症。治宜温肾祛寒，缩尿止遗。方中益智仁辛温，温肾固精，缩小便，为君药。乌药辛温，调气散寒，除膀胱肾间冷气，止小便频数，为臣药。更以酒煎山药末糊丸，酒力通阳温散，山药补肾涩精，且山药合益智仁可健脾，为佐使药。三药合用，温肾祛寒，使下焦得温而阴寒去，则膀胱约束有权，尿频、遗尿自可愈。

辨证要点：本方为治疗膀胱虚寒证的常用方。以尿频，遗尿，舌淡，脉沉弱为辨证要点。

【方歌】 缩泉丸治小便频，膀胱虚寒遗尿斟，乌药益智各等份，山药糊丸效更珍。

案例 3-8-2

患者，女，30岁。因情绪悲伤，近月来自觉白带量多色白质清稀，绵绵不断，有轻微腥味，面色萎黄，精神倦怠，胃纳不佳，便软腰酸，舌质淡，苔薄白，脉细弱。妇科检查：外阴（－），阴道黏膜无充血，阴道内白色分泌物量多，宫颈光滑。白带常规检查：清洁度Ⅰ度，镜检（－）。

问题：本案应如何辨证施治？

固冲汤《医学衷中参西录》

【组成】 炒白术 30g，生黄芪 18g，煅龙骨、煅牡蛎、萸肉各 24g，生杭芍、海螵蛸各 12g，茜草 9g，棕榈炭 6g，五倍子轧细、药汁送服 1.5g。

【用法】 水煎服。

【功用】 益气健脾，固冲摄血。

【主治】 **脾气虚弱，冲脉不固证** 血崩或月经过多，色淡质稀，心悸气短，腰膝酸软，舌淡，脉微弱者。

现代常用于功能性子宫出血、经期或产后出血过多等属脾气虚弱，冲任不固者。

【方解】 冲为血海，脾为气血生化之源，主统血摄血。若脾气虚弱，统摄无权，或冲脉不固，而致血崩或月经过多。治宜益气健脾，固冲摄血。方中重用炒白术、生黄芪补气健脾，令脾气健旺而统摄有权，为君药。肝司血海，肾主冲任，故以萸肉、生杭芍补益肝肾，养血敛阴，共为臣药，四药相伍，补气固冲以治其本。方中煅龙骨、煅牡蛎、棕榈炭、五倍子收涩止血以治其标；海螵蛸、茜草化瘀止血，使血止而无留瘀之弊，共为佐药。合而成方，共奏益气健脾，固冲摄血之效。

辨证要点：本方为治疗崩漏的常用方。以出血量多，色淡质稀，腰膝酸软，舌淡，脉微弱为辨证要点。

【方歌】 固冲汤中用术芪，龙牡芍萸茜草施，五倍海蛸棕榈炭，崩中漏下总能医。

完带汤《傅青主女科》

【组成】 炒白术、炒山药各 30g，酒炒白芍 15g，酒炒车前子、制苍术各 9g，人参 6g，柴胡、陈皮、黑芥穗、甘草各 3g。

【用法】 水煎服。

【功用】 补脾疏肝，化湿止带。

【主治】 **脾虚肝郁，湿浊带下** 带下色白，清稀如涕，面色㿠白，倦怠便溏，舌淡苔白，脉缓或濡弱。

现代常用于阴道炎、宫颈糜烂、盆腔炎而属脾虚肝郁，湿浊下注者。

【方解】 本方所治白带，乃由脾虚肝郁，带脉失约，湿浊下注所致。治宜补脾疏肝，化湿止带。方中炒白术、炒山药健脾祛湿，使脾气健运，湿浊得消，炒山药并有补肾止带之功，两药共为君药。人参补中益气，助君药补脾之功；制苍术燥湿运脾，以增祛湿化浊之力；酒炒白芍柔肝理脾，抑木以扶土；酒炒车前子利湿清热，令湿浊从小便而去，四药共为臣药。佐以陈皮理气健脾，既令诸药补而不滞，又可行气以化湿；柴胡、黑芥穗之升散，伍炒白术则升发脾胃清阳，配酒炒白芍则疏肝解郁。甘草调药和中以为佐使之用。诸药相配，补散并用，使气旺脾健而湿化带止。

辨证要点：本方为治脾虚肝郁，湿浊下注带下的常用方。以带下清稀色白，舌淡苔白，脉濡缓为辨证要点。

【方歌】 完带汤中用白术，山药人参白芍辅，苍术车前黑芥穗，陈皮甘草与柴胡。

案例 3-8-2 分析讨论

本案为带下病，辨证属脾虚型带下，治当健脾益气，除湿止带，佐以补肾。处方以完带汤加减：怀山药 30g，炒白术 20g，炒党参、炙黄芪、苍术、炒柴胡、荆芥、芡实各 15g，车前子（包）、炒杜仲各 12g，陈皮、白鸡冠花各 10g，水煎服。（原案例报道，服药 7 剂后白带量较前减少，精神好转，唯腰酸仍明显，治宗原法适当加入补肾药，服用 14 剂痊愈。）

完带汤出自《傅青主女科》，为肝脾同治之方，大补脾胃之气以固本扶元，稍佐舒肝之品意在扶脾。方中重用酒炒白芍以养血柔肝，肝气舒则不克土，脾土自旺；又以柴胡舒肝，升散除湿，兼疏通脾土之郁，再配用人参升腾脾胃之阳，使脾健湿化。

其他固涩剂见表 3-8-1，常用固涩中成药见表 3-8-2。

表 3-8-1　其他固涩剂简表

名称	组成	功用	主治	用法	注意事项
九仙散	人参、款冬花、桑白皮、桔梗、五味子、阿胶、乌梅各 30g，贝母 15g，罂粟壳 240g	敛肺止咳，益气养阴	久咳肺虚证。久咳不已，咳甚则气喘自汗，痰少而黏，脉虚数	为细末，每服 9g，温开水送下	
易黄汤	山药、芡实各 30g，黄柏 6g，车前子 3g，白果 12g	固肾止带，清热祛湿	肾虚湿热带下。带下黏稠量多，色黄如浓茶汁，气腥秽，舌红，苔黄腻	水煎服	
桃花汤	赤石脂（一半全用，一半筛末）20g，干姜 12g，粳米 15g	温中涩肠止痢	虚寒血痢证。下痢日久不愈，便脓血，色暗不鲜，腹痛喜温喜按，小便不利，舌淡苔白，脉迟弱或微细	以水煮米令熟，温服，内赤石脂末 3g，日三服。若一服愈，余勿服	
桑螵蛸散	桑螵蛸、远志、石菖蒲、龙骨、人参、茯神、当归、龟甲各 30g	调补心肾，涩精止遗	心肾两虚证。小便频数，或尿如米泔色，心神恍惚，健忘，舌淡苔白，脉细弱	为细末，每服 6g，睡前以人参汤调下	
固经丸	黄芩、白芍、龟板各 30g，黄柏 9g，椿树根皮 22.5g，香附 7.5g	滋阴清热，固经止血	阴虚血热之崩漏。月经过多，血色鲜红或紫黑，手足心热，舌红，脉弦数	为细末，酒糊丸，每服 6g，温开水送下	

表 3-8-2　常用固涩中成药

名称	组成	功用	主治	用法	注意事项
虚汗停颗粒	黄芪、煅牡蛎、糯稻根、浮小麦、大枣	益气养阴，固表敛汗	气阴不足之自汗、盗汗及小儿盗汗	一次 10g，一日 3 次。4 岁以下儿童一次 5g，一日 2 次	糖尿病患者禁服
复芪止汗颗粒	黄芪、党参、麻黄根、麸炒白术、煅牡蛎、制五味子	益气，固表敛汗	用于多汗症，对气虚型者尤佳	开水冲服，一次 40g，一日 2 次，小儿酌减	
当归调经丸	党参、白术、茯苓、甘草、熟地黄、当归、川芎、白芍、阿胶、杜仲、续断、桑寄生、菟丝子、香附、延胡索、砂仁、陈皮、艾叶、肉桂、牡丹皮、黄芩、白薇、荆芥炭	养血调经	体弱血亏，月经不调，经来腹痛，赤白带下	口服，一次 10g，一日 2 次	血瘀气滞者禁用。感冒时忌服
固精补肾丸	熟地黄、山茱萸、山药、巴戟天、茯苓、杜仲、枸杞子、肉苁蓉、小茴香、金樱子、覆盆子、五味子、石菖蒲、牛膝、远志、菟丝子、甘草	温补脾肾	用于脾肾虚寒，食减神疲，腰酸体倦	口服，一次 6~10 丸，一日 2~3 次	
八珍益母丸	益母草、党参、炒白术、茯苓、甘草、熟地黄、当归、酒炒白芍、川芎	补气血，调月经	用于妇女气血两虚，体弱无力，月经不调	口服，一次 6g，一日 2 次	孕妇忌服
乌鸡白凤丸	乌鸡、鹿角胶、制鳖甲、煅牡蛎、桑螵蛸、人参、黄芪、当归、白芍、醋制香附、天冬、甘草、生地黄、熟地黄、川芎、银柴胡、丹参、山药、炒芡实、鹿角霜	补气养血，调经止带	用于气血两虚，身体瘦弱，腰膝酸软，月经不调，崩漏带下	口服，一次 6g，一日 2 次	

续表

名称	组成	功用	主治	用法	注意事项
千金止带丸	党参、炒白术、当归、白芍、川芎、制香附、木香、砂仁、炒小茴香、醋制延胡索、炒杜仲、续断、炒补骨脂、鸡冠花、青黛、炒椿皮、煅牡蛎	补虚止带，和血调经	用于脾肾不足，冲任失调，湿热下注所致的赤白带下，月经不调，腰酸腹痛	口服，一次6～9g，一日2～3次	
妇科千金片	千斤拔、单面针、金樱根、穿心莲、功劳木、党参、鸡血藤、当归	清热除湿，益气化瘀	湿热瘀阻所致的带下量多，色黄稠、臭秽，腹痛，腰骶酸痛，神疲乏力；慢性盆腔炎、子宫内膜炎、慢性宫颈炎见上述证候者	口服，一次6片，一日3次；温开水送下	忌食辛辣、生冷、油腻食物。感冒时不宜服用

思 考 题

1. 牡蛎散中各药配伍意义如何？
2. 试比较真人养脏汤与四神丸配伍用药、功用、主治的异同。
3. 四神丸以枣肉为丸，金锁固精丸以莲子粉为丸，各有何意义？
4. 固冲汤中以哪些药补气固冲治其本，哪些药收涩止血治其标？
5. 试述完带汤补脾、化湿、疏肝三法的应用及配伍意义。

进一步阅读文献

曹雯雯, 赵小萱, 赵颜, 等, 2021. 基于"扶阳理论"论述崩漏. 辽宁中医杂志, 48(3): 36～38

李雪莹, 王佐梅, 姚欣卉, 等, 2021. 四神丸药理作用及临床应用研究进展. 辽宁中医药大学学报, 23(4): 122～126

梁宇, 刘丽宁, 王莎莎, 等, 2021. 经典名方完带汤古今文献分析. 中国实验方剂学杂志, 27(9): 40～47

祝丽超, 毕夏, 陈晓杨, 2018. 真人养脏汤合参苓白术散加减对虚寒型泄泻患者免疫功能及肠道微生态的影响. 现代中西医结合杂志, 27(31): 3451～3454

（于　海）

第九章 安 神 剂

学习目标
1. 熟悉安神剂的概念、适用范围、分类及使用注意。
2. 掌握朱砂安神丸、天王补心丹的组方原理、功用、主治、配伍基本结构及配伍意义。
3. 熟悉酸枣仁汤、甘麦大枣汤的功用和主治证候。

凡由重镇安神或补养安神的药物为主组成，具有安神定志作用，以治神志不安的方剂，统称安神剂，属于"惊者平之""重可镇怯""虚者补之"等范畴。

本章方剂分为重镇安神剂与补养安神剂两类。重镇安神剂适用于实证的神志不安证，多表现为惊狂善怒，烦躁不安；补养安神剂适用于虚损所致的神志不安证，多表现为心悸健忘、虚烦失眠。

应用安神剂须注意。对因火、因痰、因瘀等不同原因导致的神志不安，又当分别配伍清热泻火药、祛痰药和祛瘀药。重镇安神剂多由金石类药物组成，其性质重而碍胃，不宜久服。对素体脾胃虚弱者，当配合服用健脾和胃之品。某些安神药，如朱砂等具有一定毒性，久服能引起慢性中毒，亦应注意。

> **案例 3-9-1**
> 患者，女，48岁，中学教师。近2年余入睡困难，醒后难眠，每夜能够睡眠3～4小时，伴有心悸不安，头晕乏力，健忘，腰膝酸软，手足心热，舌红少苔，脉细数。
> **问题：** 本案应如何辨证治疗？

朱砂安神丸《医学发明》

【组成】 朱砂水飞为衣15g，黄连18g，炙甘草16g，生地黄、当归各8g。

【用法】 丸剂：上四味为细末，朱砂水飞为衣，汤浸蒸饼为丸，睡前每服6～9g；汤剂：水煎服，用量按原方比例酌情增减，朱砂研细末水飞，以药汤送服。

【功用】 重镇安神，清心泻火。

【主治】 **心火偏亢，阴血不足证** 心烦神乱，失眠多梦，惊悸怔忡，甚则欲吐不果，胸中自觉懊恼，舌红，脉细数。

现代常用于神经衰弱、精神抑郁症、神经症等属心火偏亢、阴血不足者。

【方解】 本方治证由心火亢盛，灼伤阴血，心失所养所致。心藏神，火邪上扰于心或阴血不足，不能荣养心神，故见神志不宁诸症。治当重镇安神，清心泻火。方中朱砂质重性寒，专入心经，重可镇怯，寒能清热，长于镇心安神，且清心火，为重镇安神之品，故为君药。黄连苦寒，清心泻火，助君药清心而安神，为臣药。生地黄甘苦大寒，滋阴清热；当归甘辛苦温，补养心血，配伍生地黄以补其不足之阴血，且不至于助热，共为佐药。使以炙甘草，与生地黄、当归为伍，可养心安神，且和中调药，防朱砂质重碍胃，制约黄连苦寒之性，防苦寒伤阴。合而用之，共奏重镇安神、清心泻火、滋阴养血之功，标本兼治，使神志安宁，则失眠、惊悸、怔忡诸症得解。

辨证要点：本方为治疗心火偏亢、阴血不足之神志不宁的常用方。临床以惊悸失眠，舌红，脉细数为辨证要点。

【方歌】 朱砂安神东垣方，归连甘草合地黄，怔忡不寐心烦乱，清热养阴可复康。

天王补心丹《摄生秘剖》

【组成】 生地黄 20g, 炒远志、人参、桔梗、丹参、玄参、白茯苓、五味子各 3g, 酸枣仁、当归、天冬、麦冬、炒柏子仁各 10g。

【用法】 丸剂：共为细末，炼蜜为丸，朱砂为衣，每服 6～9g, 温开水送下；汤剂：水煎服。

【功用】 滋阴养血，补心安神。

【主治】 **阴虚血少证** 虚烦失眠，心悸神疲，梦遗健忘，大便干结，手足心热，口舌生疮，舌红少苔，脉细而数。

现代常用于神经衰弱、神经症、精神分裂症、心脏病、甲状腺功能亢进症等属心经阴虚血少者。

【方解】 本方治证是由心肾两虚，阴虚血少，虚火内扰所致。治宜滋阴养血，补心安神。方中重用生地黄入心肾经，滋阴养血清热，为君药。天冬入肾经，壮水以制上炎之虚火；麦冬入心经，滋心阴、清心热，酸枣仁、炒柏子仁养心安神，当归补血润燥，增生地黄滋阴养血清热之功而安神，共为臣药。人参、白茯苓补气，气旺则阴血自生，且宁心益智；五味子益气敛阴，以助补气生阴之力；炒远志宁心安神，又可交通心肾；玄参滋阴降火，助二冬之功；丹参清心活血；朱砂镇心安神，兼治其标，诸药共增其养心安神之效，共为佐药。桔梗载药上行，加强诸药上行入心之功，为使药；与丹参相伍，又可行气血，使诸药滋而不腻，补而不滞。综合全方，以滋阴养血，补心安神为主，兼可滋阴降火，交通心肾，而治心悸、失眠、健忘诸症。

辨证要点：本方为治虚烦不安证的常用方。以心悸失眠，手足心热，舌红少苔，脉细数为辨证要点。

【方歌】 补心丹用柏枣仁，二冬生地与归身，三参桔梗朱砂味，远志茯苓共养神。

案例 3-9-1 分析讨论

本案中医学辨证属心肾阴虚型不寐。治宜滋阴养血，宁心安神。以天王补心丹加减：生地黄 25g, 柏子仁、酸枣仁、当归身、天冬、麦冬各 15g, 太子参、丹参各 20g, 玄参、茯苓、五味子、远志各 10g, 生龙骨 30g。水煎服。（原案例报道，患者经服药 1 周后睡眠转佳，诸症大减。继服 1 周诸症消失，守方再服 1 周以巩固疗效。）

失眠症病位在心，主要病机为脏腑阴阳失调，气血失和，心神失养。其病虽有虚实之分，但以心肾两虚、阴虚血少、虚火内扰者多见。故用天王补心丹滋阴养血、补心安神。方中生地黄滋阴养血、补肾养心以清热安神；玄参、二冬甘寒滋阴以清虚火；酸枣仁、柏子仁养心安神；生龙骨镇心安神，当归身补血润燥，太子参补气生血；茯苓、远志、五味子宁心安神；丹参清郁热而除心烦。诸药合用，共奏滋阴安神，标本兼治之功，方合病机，故疗效确切。

酸枣仁汤《金匮要略》

【组成】 炒酸枣仁 15g, 茯苓、知母、川芎各 6g, 甘草 3g。

【用法】 水煎服。

【功用】 养血安神，清热除烦。

【主治】 **虚烦不眠证** 失眠心悸，虚烦不安，头目眩晕，咽干口燥，舌红，脉弦细。

现代常用于神经衰弱、心脏神经症、更年期综合征等属肝血不足，虚热内扰，心神不安者。

【方解】 本方治证皆由肝血不足，阴虚内热而起。治宜养血安神，清热除烦。方中重用炒酸枣仁为君药，性味甘酸而平，入心肝二经，养血补肝，宁心安神，乃治虚烦不眠之要药。茯苓宁心安神，知母滋阴清热除烦，共为臣药，与炒酸枣仁相伍，增安神除烦之效。川芎调畅气机，疏达肝气，为佐药，与炒酸枣仁相配，酸收辛散并用，相反相成，收养血调肝之功。甘草生用，和中缓急，调和诸药，为使药。诸药相伍，共奏养血安神，清热除烦之功，令肝血足，虚烦除，睡眠自宁。

辨证要点：本方为治疗心肝失养、虚烦不眠证的常用方。以虚烦不眠，咽干口燥，舌红，脉弦细为辨证要点。

【类方比较】 酸枣仁汤与天王补心丹均治阴血不足，虚热扰心之心烦失眠。组方均以养心安神，滋阴补血为主，配以清虚热之品。但前者重用炒酸枣仁养血安神，配伍调气疏肝之川芎，酸收辛散并用，具有养血调肝之妙，主治肝血不足之虚烦不眠诸症；后者重用生地黄，并与天冬、麦冬、玄参等滋阴清热药为伍，更与养血安神之品相配，主治阴亏血少，心火上扰之心烦失眠诸症。

【方歌】 酸枣二升先煮汤，茯知二两用之良，芎二甘一相调剂，服后安然入梦乡。

案例 3-9-2

患者，女，35 岁。近 3 个月来由于情志不畅，经常失眠，多梦易醒，情绪低落，伴心烦易怒，胸闷心悸，健忘，无故悲伤，舌淡苔白，脉弦细尺沉。西医诊断为抑郁症。

问题：对本案中医学如何进行辨证施治？

甘麦大枣汤 《金匮要略》

【组成】 甘草 9g，小麦 30g，大枣 6 枚。

【用法】 水煎服。

【功用】 养心安神，和中缓急，亦补脾气。

【主治】 **脏躁** 精神恍惚，常悲伤欲哭，不能自主，心中烦乱，睡眠不安，甚则言行失常，呵欠频作，舌红少苔，脉细微数。

现代常用于癔症、更年期综合征、神经衰弱等属心阴不足，肝气失和者。

【方解】 脏躁一病多因忧思过度，心阴受损，肝气失和所致。治宜养心安神，和中缓急。方中重用小麦为君药，取其甘凉之性，养肝补心，除烦安神。甘草甘平，补养心气，和中缓急，为臣药。大枣甘温质润，益气和中，润燥缓急，为佐药。三药合用，甘润平补，养心调肝，具有养心安神，和中缓急之功。原方后注"亦补脾气"，因三药均有补脾益气之效。

辨证要点：本方为治疗脏躁的常用方。以精神恍惚，悲伤欲哭为辨证要点。

知识窗

脏躁是指妇女精神忧郁，烦躁不宁，无故悲泣，哭笑无常，喜怒无定，呵欠频作，不能自控。首见于张仲景《金匮要略·妇人杂病脉证并治》"妇人脏躁，喜悲伤欲哭，象如神灵所作，数欠伸，甘麦大枣汤主之"。本病之发生与患者体质因素有关，脏躁者，脏阴不足也。精血内亏，五脏失于濡养，五志之火内动，上扰心神，以致脏躁。

【方歌】 金匮甘麦大枣汤，妇人脏躁喜悲伤，精神恍惚常欲哭，养心安神效力彰。

案例 3-9-2 分析讨论

本案中医学辨证为郁证。属肝郁化火，心阴不足。治宜滋阴疏肝，养心安神。予甘麦大枣汤加味。处方：小麦 30g，炒酸枣仁 20g，合欢花、生龙骨（先煎）各 15g，郁金、丹参各 9g，远志 6g，甘草 3g。水煎服，每日 1 剂。（原案例报道，经连续服 4 剂后，患者心烦减轻，睡眠好转，守方加减，共服 30 余剂，病情稳定。）

本病由于肝气不畅，郁久化火，伤及心阴，出现诸症。故用小麦、甘草养心安神，和中缓急；炒酸枣仁养心安神，敛汗；合欢花、远志解郁开窍，化痰安神；郁金、丹参清心除烦；生龙骨平肝潜阳，镇惊安神。合方共奏滋阴疏肝、养心安神之功。

其他安神剂见表 3-9-1，常用安神中成药见表 3-9-2。

表 3-9-1 其他安神剂简表

名称	组成	功用	主治	用法	注意事项
磁朱丸	神曲 120g，磁石 60g，光明砂 30g	益阴明目，重镇安神	心肾不交证。耳鸣耳聋，心悸失眠，视物昏花	为末，炼蜜为丸，饮服 2g，日三服	
孔圣枕中丹	龟甲、龙骨、远志、石菖蒲各等份	补肾宁心，益智安神	心肾阴亏证。健忘失眠，心神不安，或头目眩晕，舌红苔薄白，脉细弦	为末，食后每服 3g，一日 3 次，黄酒送服	
养心汤	炙黄芪、当归、川芎、白茯苓、茯神、半夏曲各 15g，人参、柏子仁、酸枣仁、远志、肉桂、五味子各 6g，炙甘草 12g	补益气血，养心安神	气血不足，心神失宁证。神思恍惚，心悸易惊，失眠健忘，舌质淡、苔白少津，脉细	水煎服	
珍珠母丸	珍珠母、当归、熟地黄、人参、酸枣仁、柏子仁、犀角（用水牛角代替）、茯神、沉香、龙齿	镇心安神，滋阴养心	肝阳偏亢，阴血不足，神志不宁，失眠，惊悸，头晕目眩	为末，炼蜜为丸，饮服 2g，日三服	

表 3-9-2 常用安神中成药

名称	组成	功用	主治	用法	注意事项
琥珀抱龙丸	红参、炒山药、朱砂、甘草、琥珀、天竺黄、檀香、炒枳壳、茯苓、胆南星、炒枳实	镇静安神，清热化痰	发热抽搐，烦躁不安，痰喘气急，惊痫不安	口服，一次 6g，一日 2 次；婴儿一次 1～2g	慢惊风及久病、气虚者忌服
柏子养心丸	柏子仁、党参、炙黄芪、川芎、当归、茯苓、制远志、酸枣仁、肉桂、五味子、半夏曲、炙甘草、朱砂	补气，养血，安神	用于心气虚寒，心悸易惊，失眠多梦，健忘	口服，一次 6g，一日 2 次	
安神补心丸	丹参、五味子、石菖蒲、合欢皮、菟丝子、墨旱莲、女贞子、首乌藤、地黄、珍珠母	养心安神	阴血不足引起的心悸失眠，头晕耳鸣	口服，一次 2g，一日 3 次	
刺五加浸膏	刺五加经加工制成的浸膏	益气健脾，补肾安神	脾肾阳虚，体虚乏力，食欲不振，腰膝酸痛，失眠多梦	口服，一次 0.3～0.45g，一日 3 次	
参芪五味子片	南五味子、党参、黄芪、炒酸枣仁	健脾益气，宁心安神	气血不足、心脾两虚所致的失眠、多梦、健忘、乏力、心悸、气短、自汗	口服，一次 3～5 片，一日 3 次	

思 考 题

1. 朱砂安神丸中生地黄、当归、炙甘草的配伍意义如何？
2. 天王补心丹与归脾汤均可治心悸、失眠、健忘，两者在立法及方药配伍上有何不同？
3. 朱砂安神丸、酸枣仁汤、天王补心丹的功用、主治、药物配伍有何异同？
4. 甘麦大枣汤诸药配伍何以能安神？

进一步阅读文献

白扬, 杨力强, 2020. 朱砂安神丸的临床研究进展及安全性分析概况. 湖南中医杂志, 36(1): 157～158

楼莉峰, 蔡艳, 刘智敏, 2020. 中医对于失眠的临床治疗进展. 海峡药学, 32(11): 138～140

肖金海, 2019. 天王补心丹基础研究与临床应用进展. 医学理论与实践, 32(4): 493～495

徐筠军, 姚淮芳, 2022. 浅谈甘麦大枣汤的临床多学科应用体会. 中医药临床杂志, 34(2): 231～234

（郝丽莉）

第十章 开 窍 剂

学习目标

1. 熟悉开窍剂的概念、适用范围、分类及使用注意。

2. 熟悉清热开窍常用方安宫牛黄丸、紫雪、至宝丹和常用温开方苏合香丸的组方原理、功用、主治、配伍基本结构及配伍意义。

凡由芳香开窍药物为主组成，具有开窍醒神作用，治疗神昏窍闭证的方剂，统称开窍剂。

神昏之证有虚实之分。本章所述方剂适用于神昏之实证，亦即闭证，多由邪气壅盛，蒙蔽心窍所致。依据其临床表现，可将闭证分为热闭和寒闭两类。热闭由温热之邪内陷心包所致，治宜清热开窍，简称凉开；寒闭由寒邪或气郁、中恶、痰浊蒙蔽心窍引起，宜以温通开窍治疗，简称温开。开窍剂通常相应地分为凉开剂和温开剂两类。

凉开剂适用于热陷心包或痰热闭窍之热闭证，常由麝香、牛黄、冰片等开窍药为主组成，并酌情配伍清热、化痰或者重镇安神、平肝息风之品。代表方如安宫牛黄丸、至宝丹、紫雪等。温开剂适用于寒湿痰浊闭窍，或秽浊之邪闭阻气机之寒闭证，常由苏合香、麝香、安息香等芳香开窍药为主组成，代表方如苏合香丸。

使用开窍剂，应根据病证寒热性质正确选用凉开剂或温开剂。注意辨别虚实，对于汗出肢冷、气微遗尿、口开目合、脉微欲绝的脱证不宜使用；对于表证未解而里窍已闭者也不可擅用，以防表邪内陷，加重病情；若邪陷心包者，可根据病情缓急，或先用寒下，或先用开窍，或开窍与寒下并用，而不可纯用开窍剂。

开窍剂多由气味芳香，辛散走窜之品组成，久服易耗伤正气，故临床多用于急救，中病即止。开窍剂多制成丸、散剂，不宜加热煎煮，以免药性挥发，影响疗效。

案例 3-10-1

患者，男，69 岁。因突然昏迷，右侧肢体偏瘫 3 小时入院。症见神昏，右半身不遂，喉中痰鸣，呕吐暗红色涎沫 1 次，舌暗红，苔黄，脉弦。既往有高血压病史 5 年。3 年前曾患脑梗死，经治基本痊愈。体格检查及头颅磁共振（MRI）诊断为双颞叶、左顶叶脑梗死。西医诊断：① 脑血栓形成；② 高血压 3 期。西医予常规治疗。

问题：临床医生建议加用醒神开窍中药治疗，请问应选用何方药？为什么？

安宫牛黄丸《温病条辨》

【组成】 牛黄、郁金、黄连、朱砂、山栀、雄黄、黄芩各30g，水牛角浓缩粉（替代犀角）60g，冰片、麝香各7.5g，珍珠15g。

【用法】 上药为末，炼蜜为丸，每丸3g，金箔为衣，蜡护。脉虚者人参汤下，脉实者金银花、薄荷汤下，每服1丸。成人病重体实者，日再服；小儿服半丸，不效再服半丸。

【功用】 清热开窍，豁痰解毒。

【主治】 **温热病邪热内陷心包证** 高热烦躁，神昏谵语，口干舌燥，舌红或绛，脉数；亦治中风昏迷，小儿惊厥，属邪热内闭者。

现代常用于流行性脑脊髓膜炎、乙型脑炎、脑血管意外、肝昏迷、尿毒症、中毒性肺炎等属邪热内陷心包，或痰热蒙闭心窍者。

【方解】 本方主治温热之邪内陷心包，痰热蒙蔽清窍之证。治疗本证宜以芳香开窍，清心包热毒，并配伍安神、豁痰之品以加强清热开窍，豁痰解毒之力。方中牛黄味苦性凉，善清心、肝大热，既能清热解毒，又善豁痰开窍，息风定惊；麝香芳香走窜，能通行十二经，善通全身诸窍。两药相配伍，体现了清心开窍的立方之旨，共为君药。臣以水牛角清心安神，凉血解毒；黄连、黄芩、山栀苦寒，清热泻火解毒，共助牛黄清泄心包之热毒；冰片辛散苦泄，芳香走窜，善通诸窍，兼散郁火；郁金辛开苦降，芳香宣达，行气解郁，两药共助麝香芳香辟浊，通窍开闭。本方清心凉血、清热泻火解毒之品与芳香开窍药物配伍应用"使邪火随诸香一齐俱散"。佐以朱砂、珍珠镇心安神，以除烦躁不宁；雄黄助牛黄豁痰解毒之功，同为佐药。炼蜜为丸，和胃调中兼使药之用。

辨证要点：本方为清热开窍的代表方剂，主治高热神昏证。以高热烦躁，神昏谵语，舌红或绛，脉数为辨证要点。

【应用链接】《温病条辨》本方用法中指出"脉虚者人参汤下"，是取人参补气扶正，以加强其清热开窍之功；"脉实者银花、薄荷汤下"，是增强其清热透解之效。

【方歌】 安宫牛黄开窍方，芩连栀郁朱雄黄，牛角珍珠冰麝箔，热闭心包功效良。

紫雪苏恭方，录自《外台秘要》

【组成】 黄金3000g，石膏、寒水石、滑石、磁石各1500g，水牛角浓缩粉300g，羚羊角屑、沉香、青木香各150g，玄参、升麻各500g，炙甘草250g，丁香30g，制芒硝5000g，硝石96g，麝香1.5g，朱砂90g。

【用法】 加水100升，先煮五种金石药，取汁40升，入八物，煮取15升，取芒硝、硝石投汁中，微炭火上煮，柳木篦搅勿住手，有7升，投在木盆中，半日欲凝，加入水飞朱砂、麝香细末搅调，寒之二日成霜雪紫色。强壮者每服1.5～3g，老弱或热毒微者每服1～2g。

【功用】 清热开窍，息风止痉。

【主治】 **温热病邪热内陷心包，热盛动风证** 高热烦躁，神昏谵语，痉厥，斑疹吐衄，口渴引饮，唇焦齿燥，尿赤便秘，舌红绛苔干黄，脉数有力或弦数，以及小儿热盛惊厥。

现代常用于流行性脑脊髓膜炎、乙型脑炎、病毒性脑炎、重症肺炎、败血症、肝昏迷及小儿高热惊厥等，症见高热神昏抽搐者。

【方解】 本方所主治病证乃因温热邪毒入侵人体，邪热炽盛，内陷心包，热盛动风而致。其症以高热、神昏、痉厥为主，病位主要在心、肝二脏，治疗当以寒凉清热与芳香开窍为主，配合息风安神。方中水牛角善清心热，凉血解毒；羚羊角长于凉肝息风止痉，两者相伍，为清心、肝二经邪热之良剂；麝香辛温香窜，开窍醒神，三药同用，意在清心凉肝，开窍息风以针对高热、神昏、痉厥之主症，共为方中君药。石膏、寒水石、滑石均为大寒之品，善能清热；玄参、升麻清热解毒，且玄参兼能养阴生津，升麻尚可清热透邪，共为臣药。佐入青木香、丁香、沉香，取其行气通窍，合麝香而增强开窍醒神之力。黄金、朱砂、磁石重镇安神，且朱砂尚能清心经邪热，磁石又可镇潜肝经浮阳，共同加强除烦止痉之效。更以芒硝、硝石泄热散结，釜底抽薪，使邪热从下而去。炙甘草益气和中，调和诸药，又可防诸药寒凉碍胃，为使药之用。全方相合，共奏清热开窍，息风止痉之效。

辨证要点：本方为清热开窍，息风止痉之主要方剂。以高热烦躁，神昏谵语，痉厥，便秘，舌红绛苔干黄，脉数有力为辨证要点。

【方歌】 紫雪羚牛朱朴硝，硝磁寒水滑石膏，丁沉木麝升玄草，不用赤金法亦超。

至宝丹《太平惠民和剂局方》

【组成】 水牛角浓缩粉60g，水飞朱砂、水飞雄黄、生玳瑁屑、琥珀各30g，麝香、龙脑各7.5g，牛黄15g，安息香45g，为末，以无灰酒搅澄飞过，滤去渣，慢火熬成膏，约得净数30g，金箔半入药，半为衣，银箔各50片。

【用法】 上药研末为丸，每丸重 3g，每服 1 丸，一日 1 次，小儿酌减，人参汤化下。

【功用】 清热开窍，化浊解毒。

【主治】 **中暑、中风及温病痰热内闭心包证** 神昏谵语，身热烦躁，痰盛气粗，舌红苔黄垢腻，脉滑数，以及小儿惊厥属于痰热内闭者。

现代常用于流行性脑脊髓膜炎、乙型脑炎、脑血管意外、肝昏迷、尿毒症、中毒性痢疾等证属邪热、痰浊内闭者。

【方解】 本方所治诸证均为热毒亢盛，痰浊内闭心包所致。治宜清热开窍，化浊解毒。其用于小儿惊厥，机制同此。方中水牛角与麝香相配，清热开窍，共为君药。龙脑（冰片）与安息香均能芳香开窍，辟秽化浊，与麝香合用，可增强开窍之力；牛黄、生玳瑁清热解毒，且牛黄又可豁痰开窍，息风定惊，与水牛角同用，可以增强清热凉血解毒之效，俱为臣药。佐以琥珀、朱砂镇心安神，雄黄豁痰解毒；方中金箔、银箔，与琥珀、朱砂同用，意在加强重镇安神之力。诸药相伍，共奏清热开窍，化浊解毒之效。

辨证要点：本方以开窍醒神，化浊辟秽为胜，适用于痰热内闭心包证。以神昏谵语，身热烦躁，痰盛气粗为辨证要点。

知识窗

凉开三宝：安宫牛黄丸、紫雪与至宝丹合称"凉开三宝"。三方均有清热开窍之功，均可治疗热闭心包之证。从清热解毒之力而论，"大抵安宫牛黄丸最凉，紫雪次之，至宝丹又次之"（《温病条辨》）。但从三方功用全面分析，则各有所长，其中安宫牛黄丸长于清热解毒，适用于邪热较重，身热为甚者；至宝丹长于芳香开窍，化浊辟秽，适用于痰浊偏盛，昏迷较重者；紫雪清热解毒之力不及安宫牛黄丸，开窍之力逊于至宝丹，但长于息风止痉，故对热闭心包及热盛动风，神昏而有痉厥者，较为适合。总之，三方功用、主治同中有异，临床当辨证选用。

【方歌】 至宝朱砂麝香息，雄黄牛角与牛黄，金银二箔兼龙脑，琥珀还同玳瑁良。

苏合香丸 《太平惠民和剂局方》

【组成】 苏合香、龙脑、制熏陆香各 30g，麝香、安息香用无灰酒一升熬膏、青木香、香附、白檀香、丁香、沉香、荜茇、白术、煨诃黎勒、朱砂、水牛角浓缩粉各 60g。

【用法】 上（除安息香膏外）为细末，入研药匀，用安息香膏并炼白蜜和剂为丸，每服 3g，老人、小儿酌减。

【功用】 芳香开窍，行气温中。

【主治】 **寒闭证** 突然昏倒，牙关紧闭，不省人事，苔白，脉迟；心腹卒痛，甚则昏厥。亦治中风、中气及感受时行瘴疠之气，属于寒闭证者。

现代常用于脑血管意外、癔症性昏厥、癫痫、心肌梗死、心绞痛、肝昏迷等，证属寒痰凝滞，气血郁阻者。

【方解】 本方主治诸证，多因寒痰或秽浊、气郁闭阻，蒙蔽清窍，扰乱神明所致，属于寒闭之证。其证以寒邪、痰浊壅塞气机，郁闭机窍，蒙蔽神明为主，故治以芳香开窍为主，辅以温里散寒、行气活血及辟秽化浊之品。方中苏合香、麝香、龙脑（冰片）、安息香等均为芳香开窍之品，其中苏合香、安息香又可辟秽化浊，通行气血，共为君药。配伍以青木香、白檀香、沉香、熏陆香（乳香）、丁香、香附为臣，以行气解郁，散寒止痛，辟秽化浊，活血化瘀。佐以辛热之荜茇，温中散寒，与上述十种辛香之品相合，增强散寒、止痛、开郁的作用。白术补气健脾，燥湿化浊；煨诃黎勒收涩敛气，两药与诸香药配伍，可以补气收敛，防止辛香太过，耗散正气。并配以水牛角以清心解毒，朱砂重镇安神，以上俱为佐药。诸药相合，共奏芳香开窍，行气温中之功。本方以芳香开窍药为主，重用行气解郁，辟秽化浊，温中止痛之品，并少佐补气及收涩药物，如此，既可加强芳香开窍与行气止痛之效，又可防止香散耗气伤正之弊。

辨证要点：本方是温开剂的代表方，主治寒痰阴浊之邪蒙闭清窍之证。以突然昏倒，不省人事，牙关紧闭，苔白，脉迟为辨证要点。

【方歌】 苏合香丸麝息香，木丁朱乳荜檀襄，牛冰术沉诃香附，中恶急救莫彷徨。

案例 3-10-1 分析讨论

根据西医临床诊断及患者既往有高血压病史，中医辨证为中风（中脏腑）。治则：清热开窍，涤痰息风。重用安宫牛黄丸，每日用2丸，分4次溶化灌服。（原案例报道，经连服3天，第4天患者神志清醒，基本能对答，肌力恢复至4级，从第4天开始减至每日1丸，分2次口服，继服3天。以后中药内服调理3周临床治愈。）

安宫牛黄丸具有清热开窍、豁痰解毒的功效，不仅对有神昏者可用，而且对神昏先兆者更应早用，只要病情需豁痰清热开窍即可投之。用安宫牛黄丸救治危重患者时，为适应复杂病情和控制病情恶化，应适当配合其他药物和抢救措施。对重症高血压患者在常规治疗的同时，如加服安宫牛黄丸，可防患于未然，疗效颇佳。

其他开窍剂见表3-10-1，常用开窍中成药见表3-10-2。

表 3-10-1 其他开窍剂简表

名称	组成	功用	主治	用法	注意事项
小儿回春丹	钩藤240g，大黄、胆南星各60g，川贝母、陈皮、木香、白豆蔻、枳壳、法半夏、沉香、天竺黄、僵蚕、全蝎、天麻、檀香各37.5g，牛黄、麝香各12g，甘草26g，朱砂适量	开窍定惊，清热化痰	小儿急惊风、痰热蒙蔽心窍证，发热烦躁，神昏惊厥，或反胃呕吐，夜啼吐乳，痰漱哮喘，腹痛泄泻	口服，周岁以下一次1丸（0.09g）；1～2岁，一次2丸，一日2～3次	
行军散	西牛黄、麝香、珍珠、梅片、硼砂各3g，明雄黄24g，火硝0.9g，飞金20页	辟秽解毒，清热开窍	吐泻腹痛，烦躁欲绝，头目昏晕，不省人事，口疮咽痛，风热障翳	每服0.3～0.9g，一日2～3次，凉开水服下	
紫金锭	麝香9g，山慈菇、文蛤各60g，红大戟45g，千金子霜、雄黄各30g，朱砂15g	化痰开窍，辟秽解毒，消肿止痛	暑令时疫，脘腹胀闷疼痛，恶心呕吐，泄泻及小儿痰厥；外敷治疗疮疖肿、虫咬损伤、无名肿毒及痄腮、丹毒、喉风等	上为细末，糯米糊作锭子，阴干。口服，一次0.6～1.5g，一日2次；外用醋磨，调敷患处	

表 3-10-2 常用开窍中成药

名称	组成	功用	主治	用法	注意事项
牛黄清心丸	牛黄、当归、川芎、甘草、山药、黄芩等	清心化痰，镇惊祛风	神志混乱，言语不清，痰涎壅盛，头晕目眩，癫痫惊风，痰迷心窍，痰火痰厥	口服，一次3g，一日1次	孕妇慎用
牛黄清宫丸	牛黄、明雄黄、朱砂、麝香、冰片、犀角、大黄、生地黄、玄参、连翘、栀子、麦冬、黄芩、金银花、莲子心、郁金、甘草、天花粉	清热解毒，止渴生津	热入心包引起的身热神昏，头痛眩晕，口舌干燥，谵语狂妄，以及小儿内热惊风等	口服，一次1.5～2g，一日1次，小儿酌减	孕妇忌服

续表

名称	组成	功用	主治	用法	注意事项
清开灵胶囊	胆酸、珍珠母、猪去氧胆酸、栀子、水牛角、板蓝根、金银花、黄芩苷	清热解毒，镇静安神	外感风热时毒、火毒内盛所致的发热，烦躁不安，咽喉肿痛，舌质红绛，苔黄，脉数者；上呼吸道感染、病毒性感冒、急性咽炎、急性气管炎等病证属上述证候者	口服，一次2～4粒，一日3次。儿童酌减或遵医嘱	风寒感冒者不适用，高血压、心脏病患者及孕妇慎服
麝香保心丹	麝香、人参提取物、牛黄、肉桂、苏合香、蟾酥、冰片	芳香温通，益气强心	心肌缺血引起的心绞痛、胸闷及心肌梗死	口服，一次1～2丸，发病时舌下含化2～4丸	孕妇禁用
清热醒脑灵丸	水牛角、郁金、胆膏粉、冰片、雄黄、黄芩、黄连、栀子、蛤壳、赭石、辛夷、薄荷脑、石膏	清热镇惊，开窍醒脑，息风安神	脑炎、高血压及各种高热	口服，一次5g，一日2次	孕妇慎服，虚寒病证者勿服
红灵丹	麝香、雄黄、朱砂、硼砂、青磁石、硝石、冰片	祛暑，开窍，避瘟解毒	中暑昏厥，头晕胸闷，恶心呕吐，腹痛腹泻	口服，一次0.6g，一日1次	孕妇禁用
急救丹	猪牙皂、藿香、茯苓、橘皮、苍术、槟榔、厚朴、细辛、百草霜、灯心炭、牛黄、闹羊花、麝香、朱砂、冰片、雄黄、五加皮	开窍解毒，辟秽	感受时邪引起的头昏腹痛，呕吐泄泻，四肢厥冷，牙关紧闭，以及痧、疸、疮、疖等	口服，一次0.9～1.2g，一日1～2次，小儿酌减	孕妇忌服、忌闻
牛黄降压丸	牛黄、羚羊角、珍珠、冰片、黄芪、郁金、白芍等	清心化痰，镇静降压	肝火旺盛，头晕目眩，烦躁不安，痰火壅盛，高血压	口服，一次1～2g，一日2次	腹泻者忌服
冠心苏合丸	苏合香、乳香、檀香、冰片、青木香	理气，宽胸，止痛	心绞痛，胸闷憋气	嚼碎服，一次1丸，一日1～3次	孕妇忌用

思 考 题

1. 安宫牛黄丸主治何种病证？试分析其方义及配伍特点。
2. 紫雪主治何种病证？试分析其方义及配伍特点。
3. 试述至宝丹的主治病机、主症、治法及药物组成意义。
4. 温病凉开三宝指哪三首方剂？其功用主治有何异同？
5. 苏合香丸主治何种病证？试分析其方义及配伍特点。

进一步阅读文献

陈翠兰，陶京瑞，冯东山，等，2021. 中医开窍法治疗中风（脑血管病）危重患者的临床研究进展. 中国中医急症，30(10): 1855～1858

刘静，2019. 安宫牛黄丸的临床应用进展. 现代中医药，39(4): 142～146

吕邵娃，武印奇，李永吉，等，2020. 凉开三宝之紫雪"方"与"剂"的历史沿革. 中国实验方剂学杂志，26(12): 212～218

（于　海）

第十一章　理　气　剂

学习目标

1. 熟悉理气剂的概念、适用范围、分类及使用注意。

2. 掌握越鞠丸、半夏厚朴汤、苏子降气汤、旋覆代赭汤的组方原理、功用、主治、配伍基本结构及配伍意义。

3. 熟悉枳实薤白桂枝汤、定喘汤的功用和主治证候。

凡以理气药为主组成，具有行气或降气作用，治疗气滞或气逆病证的方剂，统称理气剂。

"气者，人之根本也"，气为一身之主，五脏六腑、四肢百骸，皆赖气之充养，以维持正常的生理功能。气又是人体生命活动的动力，必须不断地运行，才能推动人体各种功能活动及新陈代谢的正常进行。若情志失常、饮食失节、寒温失宜等，均可使气机郁结，当升不升，当降不降，结聚为病。故《丹溪心法》云："气血冲和，万病不生，一有怫郁，诸病生焉。"气机失常，大抵可分为气郁和气逆两类。气郁多见于肝气郁滞及脾胃气滞；气逆常见于肺气上逆与胃气上逆。治疗大法，郁者以行，逆者以降，故本章方剂分为行气剂与降气剂两类。

应用本类方剂，首先应辨清气郁和气逆，而选用相应的理气剂。若兼正气不足者，宜适当配伍补益之品，以防进一步损伤正气。此外，理气剂多由芳香辛燥药物组成，易耗津伤气，故应中病即止，慎勿过剂，尤其对素体阴亏气弱者，用之更须谨慎。

第一节　行　气　剂

案例 3-11-1

患者，女，45岁。自感咽部不适，如有物阻，咯之不出，吞咽不下2月余，每遇情志不遂症状加重，伴有胸胁满闷胀疼，咳痰稀薄，苔白腻，脉弦滑。

问题： 应诊为何种病证？如何治疗？

越鞠丸（又名芎术丸）《丹溪心法》

【组成】　香附、川芎、苍术、神曲、栀子各等份（各6g）。

【用法】　丸剂：为细末，水丸，每20丸1g，每服6～9g；汤剂：水煎服。

【功用】　行气解郁。

【主治】　**郁证**　胸膈痞闷，脘腹胀痛，嗳腐吞酸，恶心呕吐，饮食不消等。

现代常用于慢性胃炎、消化性溃疡、胃肠神经症、胆囊炎、胆石症、慢性肝炎、肋间神经痛、妇女痛经、月经不调等而有六郁见症者。

【方解】　诸郁者，系指气、血、痰、火、食、湿之六郁，六郁之中以气郁为主，气为血之帅，气行则血行，气滞血亦滞；气郁日久，则易化火，即所谓"气有余便是火"；气滞则脾胃失和，运化失常，故有湿郁、食郁之变。痰郁者，每因湿浊停滞，气机不畅，遇火邪煎熬而成，故六郁之成，气郁为首。气机不畅，诸症丛生，以致胸膈痞闷，脘腹胀满，食少不化，嗳腐吞酸。治宜开解气郁为主，兼以活血、泻火、燥湿、消食诸法。方用香附行气解郁，主治气郁，兼能理血；川芎活血祛瘀，主治血郁，兼能利气；苍术燥湿运脾，以治湿郁；栀子清热泻火，以治火郁；神曲消食和胃，以治食郁。气、湿、食、火诸郁得解，痰郁自除。五药合方，各具特性，理气为先，统治六郁。

辨证要点：本方为治疗郁证的代表方剂。以胸膈痞闷，脘腹胀痛，饮食不消为辨证要点。

【方歌】 越鞠丸治六般郁，气血痰火食湿因，芎苍香附兼栀曲，气畅郁舒痛闷伸。

半夏厚朴汤《金匮要略》

【组成】 半夏 12g，厚朴 9g，茯苓 12g，生姜 15g，苏叶 6g。

【用法】 水煎服。

【功用】 行气散结，降逆化痰。

【主治】 **梅核气** 咽中如有物阻，咯吐不出，吞咽不下，或咳或呕，舌苔白润或白腻，脉弦缓或弦滑。

现代常用于胃神经症、食管痉挛、慢性咽喉炎等属于气滞痰阻者。

【方解】 梅核气，是因痰气郁结而成。病由情志不遂，气机不畅，肺胃宣降失常，湿聚成痰，痰气交阻，结于咽喉，故咽中如有物阻，咯吐不出，吞咽不下。治宜行气散结，降逆化痰之法。方中君以半夏，化痰散结，降逆和胃，且擅开痞结。臣以厚朴，行气开郁，宽胸除满。佐以茯苓，健脾渗湿，以除生痰之源；生姜和胃，降逆止呕，且制半夏之毒。苏叶辛香，宣发郁结之气，更以其升浮之性，引诸药上行，一药而佐使兼备。五药相合，行气与化痰相伍，辛散与苦降并施，使滞气得疏，痰涎得化，痰气郁结之梅核气自除。

辨证要点：本方主治梅核气。以咽如物阻，吞吐不得，但饮食吞咽无碍，苔白腻，脉弦滑为辨证要点。

【方歌】 半夏厚朴痰气疏，茯苓生姜共紫苏，加枣同煎名四七，痰凝气滞皆能除。

枳实薤白桂枝汤《金匮要略》

【组成】 枳实、厚朴、薤白各 12g，桂枝 6g，瓜蒌实 24g。

【用法】 水煎服。

【功用】 通阳散结，下气祛痰。

【主治】 **胸痹** 气结在胸，胸满而痛，甚或胸痛彻背，喘息咳唾，心中痞气，气从胁下上逆抢心，舌苔白腻，脉沉弦或紧。

现代常用于冠心病心绞痛、慢性胃炎、肋间神经痛等属胸阳不振，痰浊气滞证。

【方解】 本方证是因于胸阳不振，痰浊中阻，气结胸中所致。此时当通阳散结，下气祛痰为治。方中枳实下气破结，消痞除满；薤白辛温通阳，宽胸散结；桂枝通阳散寒，降逆平冲。三药相配，通阳散结之力颇强。再配以瓜蒌实涤痰散结；厚朴下气除满。则祛痰下气，散结除满之力益彰。诸药合用，使胸阳振，痰浊除，阴寒消，气机畅，则胸痹而气逆上冲诸症可除。

辨证要点：本方是治疗胸阳不振，气滞痰阻之胸痹的常用方。以胸痛，喘息短气，舌苔白腻，脉沉弦为辨证要点。

【方歌】 枳实薤白桂枝汤，厚朴瓜蒌合成方，通阳理气又散结，胸痹心痛皆可尝。

案例 3-11-1 分析讨论

该病中医辨证属梅核气。是以咽喉中常有异物感如梅核阻于喉头，咯之不出，咽之不下，但不影响进食为特征的病证。多发生于女性。相当于西医的部分慢性咽炎或癔症。治以疏肝理气，开郁化痰，方用半夏厚朴汤。处方：半夏、厚朴、柴胡、青皮、桔梗各 10g，茯苓 15g，苏叶 6g，甘草 3g，香附、生姜各 12g，日服 1 剂。（原案例载，服药 5 剂症状明显减轻，二诊继续服原药 10 剂，症状完全消失，随访半年症状无复发。）

梅核气一病，多是由于七情不畅，气机郁结，肺胃宣降失常，痰气搏结，凝聚于咽部所致。半夏厚朴汤中的半夏化痰开结、和胃降逆；厚朴行气开郁、下气除满；苏叶助半夏、厚朴以宽胸畅中，宣通郁气；茯苓助半夏化痰；生姜助半夏和中止呕。诸药合用，共达辛以散结、苦以降逆，有辛开苦降之效。临床上再随症灵活加减，药症相符则诸症自除。

第二节 降 气 剂

> **案例 3-11-2**
>
> 患者，男，34 岁。阵发性呕吐，伴胃痛 1 个月。发作时呕吐频繁，自用止呕止痛药（盐酸氯丙嗪片、丁溴东莨菪碱胶）不效。胃胀痛加重，纳谷不香，大便燥结，舌尖红有瘀点、苔薄白润，脉沉弦滑。
>
> **问题：** 选用何方加减应用比较恰当？请解释所选方的方义。

苏子降气汤 《太平惠民和剂局方》

【组成】 紫苏子、半夏各 9g，当归、炙甘草、前胡、姜制厚朴各 6g，肉桂 3g。

【用法】 上药为末，入生姜 2 片，大枣 1 枚，苏叶 5 片，水煎热服。

【功用】 降气平喘，祛痰止咳。

【主治】 **实喘** 气喘咳嗽，痰涎壅盛，胸膈满闷，大便涩滞，或腰疼脚软，或肢体浮肿，舌苔白滑或白腻，脉弦滑。

现代常用于慢性支气管炎、肺气肿、支气管哮喘等属痰气壅盛者。

【方解】 本方为治疗实喘的主要方剂。实喘每因肺气不降，痰涎壅盛所致。《太平惠民和剂局方》于本方主治中原有"上盛下虚"一语，但方中所用诸药，降气消痰者居多，故本方以治痰气壅阻于上之实喘证为主。治宜降气平喘，祛痰止咳之法。方以紫苏子降气消痰，平喘止咳为君药。半夏燥湿化痰，降逆散结；姜制厚朴降气平喘，宽胸除满；前胡宣肺下气，祛痰止咳，三药相合，共助紫苏子降气消痰平喘之功，皆为臣药。君臣相配，以治"上实"。佐以当归，养血润燥而通便；肉桂温肾化饮，纳气平喘；略加生姜、苏叶以宣肺，而应肺主宣降之性。炙甘草、大枣和中调药为使。诸药相合，治上顾下，而以治上为主，力能降气祛痰，平喘止咳，故为治实喘证之良方。

辨证要点：本方是治疗痰涎壅盛，上实下虚之喘咳的常用方剂。以胸膈满闷，痰多稀白，苔白滑或滑腻为辨证要点。

【方歌】 苏子降气半夏归，前胡桂朴草姜随，上盛下虚痰嗽喘，或加沉香贵合机。

定喘汤 《摄生众妙方》

【组成】 炒白果、麻黄、款冬花、蜜炙桑白皮、法制半夏各 9g，紫苏子 6g，杏仁、炒黄芩各 5g，甘草 3g。

【用法】 水煎服。

【功用】 宣肺降气，清热化痰。

【主治】 **哮喘** 咳嗽痰多气急，痰稠色黄，微恶风寒，舌苔黄腻，脉滑数。

现代常用于支气管哮喘、慢性支气管炎等属痰热蕴肺者。

【方解】 本方原治"齁喘"，其证多为素有痰热，复感风寒，肺失宣降所致。治宜宣肺降气，清热化痰之法。方用麻黄发散风寒，宣肺平喘；炒白果甘涩，敛肺定喘，祛痰止咳。两药合用，一散一收，既适于肺司开阖之性，散邪宣肺，敛肺定喘，又有祛邪不伤正、敛肺不留邪之妙，共为君药。臣以蜜炙桑白皮泻肺平喘；炒黄芩清泄肺热；紫苏子降气消痰平喘；款冬花润肺下气，止咳化痰。佐用杏仁利肺平喘；法制半夏燥湿化痰。使以甘草，调和诸药。九药相合，降中寓清，宣中有收，使肺气降，痰热清，风寒解，齁喘平。

辨证要点：本方主治外感风寒，痰热内蕴之哮喘。以痰多色黄，微恶风寒，苔黄腻，脉滑数为辨证要点。

【类方比较】 本方与小青龙汤均治外有风寒，内有痰饮之喘证，小青龙汤适于外寒内饮并重，其症见恶寒发热，身疼无汗，胸痞咳喘，痰多清稀者；定喘汤适于外寒较轻，痰热内蕴较重，症见咳喘痰多气急，痰稠色黄，而微恶风寒者。

本方与苏子降气汤均为降气平喘之剂，但苏子降气汤降气平喘之功较著，主治痰气壅阻于上之实喘，兼见腰痛脚弱之"上盛下虚"证者；本方则降气平喘中兼以清化痰热，主治痰热内蕴为主，恶寒发热较轻之外寒内热喘咳。

【方歌】 定喘白果与麻黄，款冬半夏白皮桑，苏杏黄芩兼甘草，外寒痰热喘哮尝。

旋覆代赭汤《伤寒论》

【组成】 旋覆花、代赭石、清半夏各9g，人参、炙甘草各6g，生姜15g，大枣4枚。

【用法】 水煎服。

【功用】 降逆化痰，益气和胃。

【主治】 **胃气虚弱，痰浊内阻证** 心下痞硬，嗳气不除，或反胃呕逆，舌淡，苔白滑，脉弦而虚。

现代常用于胃神经症、慢性胃炎、胃扩张、消化性溃疡、幽门不全梗阻、神经性呃逆等属胃虚痰阻者。

【方解】 本方原治伤寒经汗、吐、下后，表证虽解，但中气已伤，伏饮内动，胃失和降，上逆为嗳，甚则反胃呕吐。痰饮与气，阻遏心下，故心下痞硬。治宜降逆化痰，益气和胃之法。方中用旋覆花下气消痰，降逆止嗳，为君药。臣以代赭石重镇降逆，止嗳除哕；生姜、清半夏散饮消痰，降逆和胃。君臣相伍，降逆化痰，止嗳止呕之功颇著。胃气已虚，故以人参、大枣、炙甘草补益胃气，且可防代赭石重坠伤胃，而为佐药。炙甘草调和诸药，兼作使药。七药合用，降逆化饮而除嗳消痞，益气和胃以扶正顾本。

辨证要点：本方主治胃虚痰阻，气逆不降之证。以心下痞硬，嗳气频作，呕呃，苔白滑，脉弦虚为辨证要点。

【方歌】 旋覆代赭用人参，半夏姜甘大枣临，重以镇逆咸软痞，痞硬噫气力能禁。

> ### 案例 3-11-2 分析讨论
>
> 本例呕吐，证属胃失和降，气滞饮停。治宜益气和胃，降逆化痰。拟用旋覆代赭汤合左金丸加减。代赭石30g，旋覆花、党参各15g，清半夏、茯苓、厚朴各12g，青皮、陈皮、竹茹各10g，沉香、黄连各6g，吴茱萸3g，生姜5g。每日1剂。（原案例载，服药7剂后呕吐止，守上方加减续服10剂诸症悉除，后随访未复发。）
>
> 本案因中焦气机升降失常，胃气上逆而致呕吐，意在调其升降。旋覆代赭汤和胃化饮、降逆下气；加沉香、厚朴、青皮、陈皮理气消滞，散胃气郁结；左金（黄连、吴茱萸）辛开苦降，助其降逆止呕；党参、茯苓益气健脾升清。诸药合用，升降得调，胃气和降，气机通畅则呕吐胃痛自除。

其他理气剂见表3-11-1，常用理气中成药见表3-11-2。

表3-11-1 其他理气剂简表

名称	组成	功用	主治	用法	注意事项
金铃子散	延胡索、金铃子各30g	疏肝泄热，活血止痛	肝郁化火证。胸腹胁肋诸痛，时发时止，口苦，或痛经，或疝气痛，舌红苔黄，脉弦数	每服6～9g，酒或温水送下；亦可作汤剂	
厚朴温中汤	厚朴、陈皮各30g，甘草、茯苓、草豆蔻、木香各15g，干姜2g	行气除满，温中燥湿	脾胃寒湿气滞证。脘腹胀痛或疼痛，不思饮食，四肢倦怠，脘腹胀痛	加生姜3片，水煎服	

续表

名称	组成	功用	主治	用法	注意事项
天台乌药散	天台乌药、木香、小茴香、青皮、高良姜各15g，槟榔9g，川楝子12g，巴豆12g	行气舒肝，散寒止痛	肝经气滞寒凝证。小肠疝气，少妇隐控睾丸而痛，偏坠肿胀，或少腹疼痛	水煎，冲入适量黄酒服	巴豆与川楝子同炒黑去巴豆
暖肝煎	当归6g，枸杞子9g，小茴香6g，肉桂3g，乌药6g，沉香3g，茯苓6g，生姜三五片	温补肝肾，行气止痛	肝肾不足，肝气郁滞证。睾丸冷痛，或小腹疼痛，疝气痛，畏寒喜暖，舌淡苔白，脉沉迟	水煎食远温服	
橘皮竹茹汤	橘皮、竹茹各15g，大枣5枚，生姜9g，甘草6g，人参3g	降逆止呕，益气清热	胃虚有热之呃逆。呃逆或干呕，虚烦少气，口干，舌红嫩，脉虚数	水煎，温服，一日三服	
柴胡疏肝散	醋炒陈皮、柴胡各12g，川芎、香附、麸炒枳壳、芍药各9g，炙甘草3g	疏肝理气，活血止痛	肝气郁滞证。胸闷善太息，情志抑郁易怒，或嗳气，脘腹胀满，脉弦	水二盅，煎八分，食前服	

表 3-11-2　常用理气中成药

名称	组成	功用	主治	用法	注意事项
舒肝丸	生白芍、片姜黄、蔻仁、厚朴、炒枳壳、延胡索、茯苓、陈皮、广木香、砂仁、沉香、川楝子	舒气健脾，活血止痛	肝郁气滞，两胁刺痛，饮食无味，消化不良，呕吐酸水，呃逆嘈杂，周身窜痛	口服，一次4g，一日2~3次	忌生冷油腻食物
木香顺气丸	木香、砂仁、醋制香附、槟榔、甘草、陈皮、制厚朴、炒枳壳、炒苍术、炒青皮	行气化湿，健脾和胃	湿浊阻滞气机，胸膈痞闷，脘腹胀痛，呕吐恶心，嗳气纳呆	口服，一次4g，一日2~3次	孕妇忌服。忌生冷油腻食物
醋制香附丸	制香附、益母草、当归、熟地黄、白芍、柴胡、川芎、延胡索、乌药、红花、干漆炭、三棱、莪术、艾叶炭、牡丹皮、丹参、乌梅	调气和血，逐瘀生新	气滞血瘀，癥瘕积聚，行经腹痛，月经不调	口服，一次4g，一日2~3次	孕妇忌服。忌生冷油腻食物
香砂养胃丸	木香、砂仁、白术、陈皮、茯苓、制半夏、香附、炒枳实、豆蔻、厚朴、藿香、甘草	温中和胃	不思饮食，呕吐酸水，胃脘满闷，四肢倦怠	口服，一次9g，一日3次	忌生冷油腻食物
香砂平胃冲剂	炒苍术、陈皮、甘草、姜炙厚朴、醋炙香附、砂仁	燥湿健脾，理气和胃	湿阻气滞，脾胃不和，脘腹胀满，倒饱嘈杂，恶心呕吐，消化不良	口服，一次10g，一日3次	忌生冷油腻食物
沉香舒郁丸	木香、厚朴、枳壳、延胡索、甘草、沉香、豆蔻、青皮、柴胡、陈皮、砂仁、香附、姜黄	舒气开胃，化郁止痛	胸腹胀满，胃部疼痛，呕吐酸水，消化不良，食欲不振，郁闷不舒	口服，一次9g，一日3次	孕妇忌服。忌生冷油腻食物
十香止痛丸	香附、乌药、檀香、延胡索、香橼、蒲黄、沉香、姜炙厚朴、零陵香、降香、丁香、五灵脂、木香、香排草、砂仁、乳香、高良姜、熟大黄	舒气解郁，散寒止痛	气滞胃寒证。两胁胀满，胃脘刺痛，腹部隐痛	口服，一次9g，一日3次	孕妇忌服

名称	组成	功用	主治	用法	注意事项
九气拈痛丸	醋制香附、木香、高良姜、陈皮、郁金、制莪术、醋制延胡索、槟榔、甘草、醋炒五灵脂	理气，活血，止痛	气滞血瘀导致的胸胁胀满疼痛，痛经	口服，一次9g，一日3次	孕妇忌服
元胡止痛片	醋制延胡索、白芷	理气，活血，止痛	气滞血瘀导致的胃痛，胁痛，头痛及痛经等	口服，一次9g，一日3次	忌生冷油腻食物
开郁老蔻丸	紫蔻、贡桂、丁香、当归、山楂、白术、炙军、乌药、甘草、青皮、莱菔、陈皮、木香、砂仁、莪术、半夏、三棱、枳壳、草果仁、槟榔、川芎、神曲、沉香	开郁顺气，宽胸利膈，消食健脾，润燥止痛	气滞不舒，胸膈胀满，饮食停留，胃脘作痛，大便燥结，消化不良	蜜丸，每丸重6.25g。一次服1丸，一日1~2次，白开水送服	
乳癖消片	鹿角、蒲公英、昆布、天花粉、鸡血藤、三七、赤芍、海藻、漏芦、木香、玄参、牡丹皮、夏枯草、连翘、红花	软坚散结，活血消痈，清热解毒	乳癖结块，乳痛初起；乳腺囊性增生病及乳腺炎前期	口服，一次5~6片，一日3次	孕妇慎服

思 考 题

1. 越鞠丸言治气、血、痰、火、湿、食六郁，为何不用祛痰药？
2. 枳实薤白桂枝汤主治何证？其病机是什么？
3. 半夏厚朴汤主治何证？其症状及证治要点是什么？
4. 厚朴在苏子降气汤、半夏厚朴汤中各有何作用？
5. 定喘汤主治何证？其证治要点是什么？苏子降气汤和定喘汤有何区别？

进一步阅读文献

陈朝阳，韩新民，2021. 半夏厚朴汤研究进展. 河南中医，41(6): 848~853

黄妍妍，南淑玲，2019. 越鞠丸研究进展. 辽宁中医药大学学报，9(21): 217~220

袁琛，朱振刚，2021. 苏子降气汤对慢性阻塞性肺疾病急性期痰浊阻肺证的临床疗效及对内分泌功能的影响. 中药材，44(5): 1239~1243

（郝丽莉）

第十二章 理 血 剂

学习目标

1. 熟悉理血剂的概念、适用范围、分类及使用注意。

2. 掌握桃核承气汤、血府逐瘀汤、补阳还五汤、小蓟饮子的组方原理、功用、主治、配伍基本结构及配伍意义。

3. 熟悉温经汤、生化汤、十灰散的功用和主治证候。

凡以理血药为主组成，具有活血化瘀或止血作用，治疗瘀血或出血病证的方剂统称理血剂。

血是营养人体的重要物质。在正常情况下，周流不息地循行于脉中，灌溉五脏六腑，濡养四肢百骸，一旦某种原因致使血行不畅；或血不循经，离经妄行；或亏损不足，均可造成瘀血或出血或血虚之证。血瘀治宜活血祛瘀，出血宜以止血为主，血虚应当补血，而补血已在补益剂中叙述。因此，本章方剂根据治法不同，分为活血祛瘀剂与止血剂两类。

使用理血剂时，首先必须辨清瘀血或出血的原因，分清标本缓急，做到急则治标，缓则治本，或标本兼顾。同时应该注意，逐瘀过猛或久用逐瘀，均易耗血伤正，因此，在使用活血祛瘀剂时，常辅以养血益气之品，使祛瘀而不伤正。

峻猛逐瘀，只能暂用，不可久服，当中病即止，勿使过之。此外，活血祛瘀剂虽能促进血行，但其性破泄，易于动血、伤胎，故凡妇女月经期、妊娠期及月经过多均当慎用或忌用。在使用止血剂时，因其有滞血留瘀之弊，必要时，可在止血剂中辅以适当的活血祛瘀之品，或选用兼有活血祛瘀作用的止血药；至于出血而因于瘀血内阻，血不循经者，法当祛瘀为先。

第一节 活血祛瘀剂

案例 3-12-1

患者，女，48 岁。于 2019 年小满后 5 天发病。主诉：1 个月来常于后半夜胸背部憋闷刺痛，不能入睡，每次发作约 10 分钟，含服硝酸甘油后缓解。伴气短、胸闷、心悸，舌质暗红，苔薄，脉弦涩。近 1 年来患者因家庭纠纷，病情加重。在附近医院就诊予服地奥心血康 2 片，每日 3 次治疗，症状无明显好转。查体：心率 78 次/分，呼吸 18 次/分，血压 120/85mmHg，心肺（-）。心电图：Ⅱ、Ⅲ、aVF、V_4~V_6 导联 ST 段均下移 0.05~0.1mV，T 波倒置，偶发房性期前收缩，未系统治疗。西医诊断为冠心病（劳累型心绞痛）；中医诊断：胸痹心痛。

问题： 冠心病心绞痛中医学应如何辨证选方治疗？

桃核承气汤 《伤寒论》

【组成】 桃仁、大黄各 12g，桂枝、炙甘草、芒硝各 6g。

【用法】 水煎前 4 味，芒硝冲服。

【功用】 破血下瘀。

【主治】 **下焦蓄血证** 少腹急结，小便自利，至夜发热，其人如狂甚则谵语烦渴，以及血瘀经闭，痛经，脉沉实或涩。

现代常用于急性盆腔炎、胎盘滞留、附件炎、肠梗阻、盆腔炎、子宫内膜异位症、急性脑出血等属瘀热互结下焦者。

【方解】 本方又名桃仁承气汤，由调胃承气汤减芒硝之量，加桃仁、桂枝而成。《伤寒论》原治邪在太阳不解,循经入腑化热,与血相搏结于下焦之蓄血证。若妇女瘀结少腹,血行不畅,则为痛经,甚或经闭不行。治当破血下瘀泻热,以祛除下焦之蓄血。方中桃仁苦甘平,活血破瘀;大黄泄热攻下,两者合用,瘀热并治,共为君药;芒硝咸苦寒,泻热软坚,助大黄下瘀泻热;桂枝辛甘温,通行血脉,既助桃仁活血祛瘀,又防芒硝、大黄寒凉凝血之弊,共为臣药。桂枝与硝黄同用,相反相成,桂枝得芒硝、大黄则温通而不助热;芒硝、大黄得桂枝则寒下又不凉遏。炙甘草护胃安中,并缓诸药之峻烈,为佐使药。诸药合用,共奏破血下瘀泻热之功。

辨证要点:本方乃瘀热互结,下焦蓄血证的常用方剂。以少腹急结,小便自利,脉沉实或涩为辨证要点。

【方歌】 桃仁承气五般施,甘草硝黄并桂枝,瘀热互结小腹胀,蓄血如狂最相宜。

血府逐瘀汤《医林改错》

【组成】 桃仁 12g,红花、生地黄、当归、牛膝各 9g,赤芍、枳壳各 6g,川芎、桔梗各 4.5g,柴胡、甘草各 3g。

【用法】 水煎服。

【功用】 活血祛瘀,行气止痛。

【主治】 **胸中血瘀证** 胸痛,头痛,日久不愈,痛如针刺而有定处,或呃逆日久不止,或内热瞀闷,或心悸怔忡,失眠多梦,急躁易怒,入暮潮热,唇暗或两目暗黑,舌质暗红,或舌有瘀斑、瘀点,脉涩或弦紧。

现代常用于冠心病心绞痛、胸部挫伤及肋软骨炎之胸痛,高血压,高脂血症,血栓闭塞性脉管炎,神经症,脑震荡后遗症之头痛、头晕等属瘀阻气滞者。

【方解】 本方主治诸症皆为瘀血内阻胸部,气机郁滞所致。治宜活血祛瘀,兼以行气止痛。方中桃仁破血行滞而润燥,红花活血祛瘀以止痛,共为君药。赤芍、川芎助君药以活血祛瘀;牛膝活血通经,祛瘀止痛,引血下行,共为臣药。生地黄、当归养血益阴,使祛瘀而不伤阴血;桔梗、枳壳,一升一降,宽胸行气,桔梗并能载药上行;柴胡疏肝理气,以上均为佐药。甘草调和诸药为使。合而用之,使血活瘀化气行,为治胸中血瘀证之良方。

辨证要点:本方为治疗血瘀胸中的常用方剂。临床应用以胸痛、头痛,痛有定处,舌暗红或有瘀斑,脉涩或弦紧为辨证要点。

案例 3-12-1 分析讨论

该患者中医诊断为胸痹。辨证属气虚阳衰,胸阳痹阻,气滞血瘀。治宜活血化瘀通络,佐以温阳益气。以血府逐瘀汤加减:桃仁 12g,红花、枳壳、川芎、桔梗、牛膝、柴胡、当归、熟地黄、淫羊藿、三七粉(冲)各 10g,黄芪 30g,甘草 6g,水煎服。(原案例载,服药 5 剂后憋闷刺痛明显减轻,心悸消失。继服上方 10 剂,疼痛消失。嘱继服 1 个月巩固疗效,复查心电图正常。随访 1 年未复发。)

冠心病心绞痛属中医学"胸痹心痛"范畴,多与寒邪内侵、情志失调、年老体虚等因素有关。临床表现多为虚实夹杂,年迈体弱者肾气渐衰为本,脉络不利、气滞血瘀为标。血府逐瘀汤活血止痛,加三七加强止痛之功,以治其标;淫羊藿温肾助阳,黄芪补气以治其本。诸药合用,标本兼治,而获佳效。

【类方链接】

1. 通窍活血汤(《医林改错》) 赤芍、川芎各 3g,桃仁、红花各 9g,老葱切碎 3 根,鲜姜 9g,红枣去核 7 个,麝香(绢包)0.15g,黄酒 250ml。将前 7 味煎一盅,去渣,将麝香入酒内再煎二沸,临卧服。功用:活血通窍。主治:瘀阻头面所致的头痛昏晕,或耳聋、脱发、面色青紫,或酒渣鼻,或白癜风,以及妇女干血痨,小儿疳积见肌肉消瘦、腹大青筋、潮热等。

2. 膈下逐瘀汤(《医林改错》) 当归、桃仁、红花、甘草各 9g,川芎、炒五灵脂、牡丹皮、赤芍、乌药各 6g，香附、枳壳各 4.5g，延胡索 3g。水煎服。功用：活血祛瘀，行气止痛。主治：膈下瘀血阻滞，形成结块，或小儿痞块；或肚腹疼痛，痛处不移；或卧则腹坠似有物者。

3. 少腹逐瘀汤（《医林改错》） 炒小茴香 1.5g，炒干姜、官桂、延胡索、没药各 3g，当归、蒲黄各 9g，川芎、赤芍、炒五灵脂各 6g。水煎服。功用：活血祛瘀，温经止痛。主治：少腹瘀血积块疼痛或不痛，或痛而无积块，或少腹胀满，或经期腰酸，少腹作胀，或月经一月见三五次，接连不断，断而又来，其色或紫或黑，或有瘀块，或崩漏兼少腹疼痛等症。

4. 身痛逐瘀汤（《医林改错》） 秦艽、羌活、香附各 3g，当归、牛膝、桃仁、红花各 9g，川芎、没药、炒五灵脂、地龙、甘草各 6g。水煎服。功用：活血行气，祛瘀通络，通痹止痛。主治：气血痹阻经络所致的肩痛、臂痛、腰痛、腿痛，或周身疼痛，经久不愈。

以上各方均以桃仁、红花、川芎、赤芍、当归等为基础药物，都有活血祛瘀止痛作用，主治瘀血所致的病证。血府逐瘀汤中配伍行气宽胸的枳壳、桔梗、柴胡，以及引血下行的牛膝，故宣通胸胁气滞，引血下行之力较好，主治胸中血瘀证；通窍活血汤中配伍通阳开窍的麝香、老葱等，故活血通窍作用较优，主治瘀阻头面之证；膈下逐瘀汤中配伍香附、乌药、枳壳等疏肝行气止痛药，故行气止痛作用较大，主治瘀血结于膈下，肝郁气滞之两胁及腹部胀痛有积块者；少腹逐瘀汤中配伍温通下气之炒小茴香、官桂、炒干姜，故温经止痛作用较强，主治瘀血少腹之痞块、月经不调、痛经等；身痛逐瘀汤中配伍通络宣痹的秦艽、羌活、地龙等，故多用于瘀血痹阻于经络而致的肢体痹痛或关节疼痛等症。

【方歌】 血府逐瘀归地桃，红花枳壳膝芎饶，柴胡赤芍甘桔梗，血化下行不作劳。

案例 3-12-2

患者，男，59 岁，患者因情绪不佳，于上年 7 月 16 日凌晨 4 时许起床小便时行走不稳，随之右半身不遂，心悸，速至医院急诊，脑 CT 检查提示脑梗死；心电图提示心房颤动；血压 160/100mmHg；血糖 17mmol/L。即入院对症治疗 1 周后病情基本稳定，但血压时高时低，遂出院针灸治疗月余，同时服用降糖、降压药及大活络丹症状有所改善，但感无力，行动不灵活，言语不利；望之面色稍萎黄，无口眼㖞斜。舌体胖大，舌质暗，苔白腻，脉沉细略滑。

问题： 缺血性中风后遗症临床较多见，医疗实践证明中医药康复疗法效果理想，请给出恰当的治则与方药。

补阳还五汤《医林改错》

【组成】 生黄芪 120g，当归尾 6g，赤芍 5g，地龙、川芎、红花、桃仁各 3g。

【用法】 水煎服。

【功用】 补气，活血，通络。

【主治】 **气虚血瘀之中风证** 半身不遂，口眼㖞斜，语言謇涩，口角流涎，小便频数或遗尿不禁，舌暗淡，苔白，脉缓无力。

现代常用于脑血管意外后遗症、冠心病、小儿麻痹后遗症，以及其他原因引起的偏瘫、截瘫，或单侧上肢或下肢痿软，辨证属气虚血瘀者。

【方解】 本方证由正气亏虚，气虚血滞，脉络瘀阻所致。治当补气为主，活血、通络为辅。方中重用生黄芪，补益元气，使气旺以促血行，瘀去络通而起废痿，为君药。辅以当归尾活血祛瘀而不伤血，为臣药。赤芍、川芎、桃仁、红花助当归尾活血祛瘀；地龙通经活络，力专善走，周行全身，以行药势，均为佐药。合而用之，共奏补气、活血、通络之功，本方以大量补气药与少量活血药相伍，使气旺血行以治本，瘀祛络通以治标，标本兼顾；且补气而不壅滞，活血又不伤正。体现补气为主，化瘀为辅的立法宗旨。

辨证要点：本方既是益气活血法的代表方，又是治疗气虚血滞，中风后遗症的常用方。临床应用以半身不遂，口眼㖞斜，舌暗淡，苔白，脉缓无力为辨证要点。

> **知识窗**
>
> 　　王清任（1768～1831年），字勋臣，直隶玉田（今属河北）人，是一位注重实践的医学家，他对中医学气血理论作了新的发挥，特别是在活血化瘀治则方面有独特的贡献。他创立了很多活血逐瘀方剂，注重分辨瘀血的不同部位而分别给予针对性治疗，他的方剂补阳还五汤、血府逐瘀汤、通窍活血汤等被临床广泛应用，疗效可靠。活血化瘀法是中医药学宝库中的一份重要遗产，从秦汉以来，活血化瘀法不断充实完善，而以清代王清任的学术成就尤为引人注目。

　　【方歌】 补阳还五赤芍芎，归尾桃红佐地龙，四两黄芪为主药，益气活血效力宏。

温经汤《金匮要略》

　　【组成】 吴茱萸9g，当归、芍药、川芎、人参、桂枝、阿胶、牡丹皮、生姜、甘草各6g，半夏8g，麦冬12g。

　　【用法】 水煎服，阿胶烊冲。

　　【功用】 温经散寒，养血祛瘀。

　　【主治】 **冲任虚寒，瘀血阻滞证** 漏下不止，血色暗而有块，淋漓不畅，或月经超前或延后，或逾期不止，或一月再行，或经停不至，而见少腹里急，腹满，傍晚发热，手心烦热，唇口干燥。舌质暗红，脉细而涩；亦治妇人宫冷，久不受孕。

　　现代常用于功能性子宫出血、慢性盆腔炎、痛经、不孕症等属冲任虚寒，瘀血阻滞者。

　　【方解】 本方证因冲任虚寒，瘀血阻滞，阴血不足，虚热内生所致。治当温经散寒，养血祛瘀，兼清虚热之法。方中吴茱萸、桂枝温经散寒，通利血脉，共为君药。当归、川芎活血祛瘀，养血调经，牡丹皮清热凉血散瘀，共为臣药。阿胶甘平，养血止血，润燥，芍药养血柔肝；麦冬养阴清热；人参、甘草益气健脾，以资生化之源；半夏、生姜辛开散结，通降胃气，以助健脾和胃，以上均为佐药；甘草尚能调和诸药，兼为使药。诸药配伍，呈温经与祛瘀共用、温补与寒凉并施、调肝与健脾兼顾之特点，共成温养化瘀之剂。

　　辨证要点：本方为妇科调经的常用方剂，主要用于冲任虚寒，瘀血阻滞；阴血不足，虚热内生的月经不调、痛经、崩漏、不孕等证。以月经不调，小腹冷痛，经血夹有瘀块，时有烦热，舌质暗红，脉细涩为辨证要点。

　　【方歌】 温经归芍桂萸芎，姜夏丹皮及麦冬，参草扶脾胶益血，调经重在暖胞宫。

生化汤《傅青主女科》

　　【组成】 全当归24g，川芎、桃仁各9g，炮姜、炙甘草各2g。

　　【用法】 黄酒、童便各半煎服。

　　【功用】 活血养血，温经止痛。

　　【主治】 **血虚寒凝，瘀血阻滞之腹痛证** 产后恶露不行或量少色紫暗，夹有血块，小腹冷痛，舌淡苔白，脉沉弦或沉紧。

　　现代常用于产后子宫复旧不良，产后子宫收缩痛，胎盘残留等属产后血虚寒凝，瘀血内阻证者。

　　【方解】 本方主治证乃因产后血虚，寒邪乘虚而入，寒凝血瘀，留阻胞宫所致。治宜活血养血，温经止痛之法。方中重用全当归补血活血，化瘀生新，行滞止痛，为君药。川芎辛散温通，活血行气；少量桃仁活血祛瘀，化瘀生新，共为臣药。炮姜入血散寒，温经止痛；黄酒温通血脉以助药力；童便益阴化瘀，引败血下行，共为佐药。炙甘草和中缓急，调和诸药，用以为使。全方配伍，寓生新于化瘀之内，使瘀血化新血生，诸症向愈。

　　辨证要点：本方为妇女产后常用方。以产后恶露不行，小腹冷痛，舌淡苔白，脉沉弦为辨证要点。

【方歌】 生化汤为产后方，归芎桃草炮黑姜，黄酒童便各半煎，化瘀温经功效彰。

案例 3-12-2 分析讨论

综合四诊所得，本案缺血性中风后遗症属气虚血瘀型中风，治宜补气、活血、通络，方用补阳还五汤加味。方药：生黄芪 120g，丹参 30g，地龙 12g，当归尾、赤芍、石菖蒲、远志各 6g，川芎、桃仁、红花各 3g，防风、荆芥、蝉蜕各 10g，水煎服 1 日 1 剂。（原案例报道，经连服 30 剂后，患者日渐康复，改用补阳还五汤、八珍汤合方化裁，经坚持治疗半年，行动较自如。）

中风一经发作，较难治愈，后遗症尤难恢复。方中重用生黄芪以补气之不足；桃仁、红花、赤芍、川芎、丹参、当归尾活血祛瘀生新，能改善循环；地龙通经活络；防风、荆芥、蝉蜕疏风解痉，共奏益气通络，疏风化瘀之效。

第二节 止 血 剂

十灰散《十药神书》

【组成】 大蓟、小蓟、荷叶、侧柏叶、白茅根、茜草根、山栀子、大黄、牡丹皮、棕榈皮各等份（各 9～12g）。

【用法】 散剂：各药烧炭存性，为末，藕汁或萝卜汁磨京墨适量，调服 9～15g；汤剂：用量按原方比例酌定，水煎取汁，藕汁或萝卜汁磨京墨适量调服。

【功用】 凉血止血。

【主治】 **血热妄行之上部出血证** 呕血、吐血、咯血、嗽血、衄血等，血色鲜红，来势急暴，面赤唇红，心烦口渴，小便短赤，舌红，脉数。

现代常用于上消化道出血、支气管扩张及肺结核咯血等属热迫血妄行者。

【方解】 本方主治上部出血诸证，乃因火热炽盛，气火上冲，损伤血络，离经妄行所致。治宜清降凉血止血，佐以收涩之法。方中大蓟、小蓟性味甘凉，长于凉血止血，且能祛瘀，是为君药。荷叶、侧柏叶、白茅根皆能凉血止血；棕榈皮收涩止血，与君药相配，既能增强澄本清源之力，又有塞流止血之功，皆为臣药。大黄、山栀子清热泻火，通便利尿，使邪热从大小便而去，则气火降而助止血；茜草根、牡丹皮配大黄凉血止血，活血祛瘀，使血止而不留瘀，共为佐药。用藕汁或萝卜汁磨京墨调服，意在增强清热凉血止血之功，亦属佐药之用。诸药烧炭存性，可加强收涩止血之力。全方凉血与清降并用，收涩与化瘀兼顾，但以凉血止血为主，使血热清，气火降，则出血自止。

辨证要点：本方为主治上部出血证的常用方剂。以来势急骤之上部出血，血色鲜红，舌红苔黄，脉数为辨证要点。

【方歌】 十灰散用十般灰，柏茅茜荷丹棕随，二蓟栀黄皆炒黑，凉降止血此方为。

案例 3-12-3

患者，男，80 岁。因尿频、血尿 1 月余就诊，尿检：蛋白（＋），红细胞（满视野）。B 超检查：前列腺肥大，其余泌尿系未见病理性改变。症见尿频、尿急、排尿刺痛，伴四肢乏力、少腹微胀，苔薄黄，质淡，脉细滑。

问题：本例血尿应如何辨证？当以何法为先？选用何方治疗？

小蓟饮子《济生方》，录自《玉机微义》

【组成】 生地黄 30g，小蓟、滑石、炒蒲黄、藕节、淡竹叶、酒当归、栀子各 9g，木通、炙甘草各 6g。

【用法】 水煎去滓，空心食前温服。

【功用】 凉血止血，利水通淋。

【主治】 **下焦瘀热之血淋、尿血** 尿中带血，小便频数，赤涩热痛，或尿血，舌红，脉数。

现代常用于急性泌尿系感染，泌尿系结石，肾结核等属下焦瘀热，蓄聚膀胱者。

【方解】 本方证因下焦瘀热，损伤膀胱血络，气化失司所致。治应凉血止血，利水通淋。方中重用生地黄凉血止血，养阴清热为君药。小蓟清热凉血止血，利尿通淋；炒蒲黄、藕节凉血止血，并能消瘀，共为臣药。热在下焦，宜因势利导，故以滑石、淡竹叶、木通清热利水通淋；栀子清泄三焦之火，导热下行；酒当归养血和血，引血归经，尚有防诸药寒凉滞血之功，合而为佐。使以炙甘草缓急止痛，和中调药。诸药合用，凉血止血为主，利水通淋为辅；止血兼以化瘀，清利兼顾阴血；止血不留瘀，利水不伤阴，为治热结血淋之佳方。

辨证要点：本方为治疗血淋、尿血属实热证的代表方剂。临床应用以尿中带血，小便赤涩热痛，舌红，脉数为辨证要点。

【方歌】 小蓟饮子藕蒲黄，木通滑石生地裹，归草黑栀淡竹叶，血淋热结服之良。

案例 3-12-3 分析讨论

中医理论认为，血淋责之于肾与下焦，多从瘀热论治。其病机为下焦瘀热，灼伤络脉，血热妄行所致。本案证属脾虚湿阻，郁久化热，出现热注下焦之症。治以清热利湿，凉血止血为先。方选小蓟饮子加味。大蓟、小蓟、侧柏叶、干荷叶、白茅根各15g，生地黄、生蒲黄各12g，薏苡仁、白花蛇舌草各20g，当归、淡竹叶、甘草各10g。水煎服。（原案例报道，患者仅服药1剂血尿即止，尽3剂诸症减轻。守方加黄芪、仙鹤草、川芎，继服6剂。尿常规正常。转以四君子汤配杞菊地黄丸巩固2周。随访3个月血尿无复发。）

中医理论认为，病在下者引而竭之。故用生地黄、侧柏叶、干荷叶疗而导清之，以止其血；用薏苡仁、淡竹叶淡而渗之，以竭其湿；用大蓟、小蓟、生蒲黄、白茅根、白花蛇舌草消而逐之，以祛其瘀；当归养血于阴；甘草调气于阳。全方凉血止血，利尿通淋，诸症减轻，血尿渐止。最终以益气健脾、养血止血善其后。

其他理血剂见表3-12-1，常用理血中成药见表3-12-2。

表 3-12-1 其他理血剂简表

名称	组成	功用	主治	用法	注意事项
失笑散	五灵脂、蒲黄各6g	活血祛瘀，散结止痛	瘀血停滞证。心腹刺痛，或产后恶露不行，月经不调，少腹急痛	每服6g，黄酒或醋冲服，亦作汤剂服	
咳血方	瓜蒌仁、海粉、山栀子各9g，青黛、诃子各6g	清肝宁肺，凉血止血	肝火犯肺之咳血。咳嗽痰稠带血，咳吐不爽，心烦易怒，胸胁作痛，咽干口苦，颊赤便秘，舌红苔黄，脉弦数	共研末为丸，每服9g；亦可水煎服	
槐花散	槐花、侧柏叶各12g，荆芥穗、枳壳各6g	清肠止血，疏风行气	风热湿毒壅遏肠道，损伤血络，肠风脏毒。便前便后出血，粪中带血，痔疮出血	共研末为丸，每服6g；亦可水煎服	
黄土汤	干地黄、白术、附子、阿胶、黄芩、甘草各9g，灶心黄土30g	温阳健脾，养血止血	脾阳不足，脾不统血。大便下血，先便后血，吐血，妇人崩漏，血色暗淡，四肢不温，面色萎黄	先将灶心黄土水煎过滤取汁，再煎余药（除阿胶外），阿胶烊化冲服	

表 3-12-2　常用理血中成药

名称	组成	功用	主治	用法	注意事项
复方丹参滴丸	丹参、三七、冰片	活血化瘀，理气止痛	胸中憋闷，心绞痛	口服或舌下含服，一次 10 丸，一日 3 次	孕妇慎用
冠心丹参片	丹参、三七、降香油	活血化瘀，理气止痛	气滞血瘀所致的胸闷，胸痹，心悸气短；冠心病见上述证候者	口服，一次 3 片，一日 3 次	孕妇慎用
通经甘露丸	当归、牡丹皮、枳壳、陈皮、五灵脂、砂仁、熟地黄、生地黄、炙延胡索、制大黄、赤芍、青皮、炙香附、炮姜、桂心、三棱、莪术、甘草、红花	活血化瘀，理气消癥	妇人月经不通，或有癥瘕痞块，少腹胀痛，骨蒸劳热	一次 6g，一日 2 次，温黄酒或温开水送服	孕妇忌服
女金丸	当归、白芍、川芎、熟地黄、党参、炒白术、茯苓、甘草、肉桂、益母草、牡丹皮、制没药、延胡索、藁本、白芷、黄芩、白薇、香附、砂仁、陈皮、煅赤石脂、鹿角霜、阿胶	调经养血，理气止痛	营血不足，气滞血瘀所致的月经不调，痛经，小腹胀痛，腰腿酸痛	口服，一次 6~9g，一日 2 次	孕妇慎用
七厘散	血竭、制乳香、制没药、红花、儿茶、冰片、麝香、朱砂	化瘀消肿，止痛止血	用于跌仆损伤，血瘀疼痛，外伤出血	口服，一次 1~1.5g，一日 1~3 次；外用，调敷患处	孕妇禁用
三七片	三七	散瘀止血，消肿定痛	用于外伤出血，跌仆肿痛	口服，一次 2~6 片，一日 3 次	孕妇忌用
四生丸	生荷叶、生艾叶、生侧柏叶、生地黄	凉血止血	血热妄行证。吐血、衄血，血色鲜红	口服，一次 9g，一日 2 次	孕妇慎用
止血片	墨旱莲、煅珍珠母、土大黄、拳参、地锦草	凉血止血	月经量多	口服，一次 4 片，一日 3 次	忌食辛辣食物

思　考　题

1. 活血祛瘀法适用于哪些病证？现代对该法的研究有哪些成果？

2. 血府逐瘀汤主治何病证？现代对该方在制剂工艺、药效、毒理等方面做了哪些研究？

3. 补阳还五汤主治何病证？请用中医药理论及现代药理研究说明黄芪在方中的意义？

4. 温经汤组成、功用、主治病证是什么？

5. 小蓟饮子组成、功用、主治病证是什么？

进一步阅读文献

陈平, 曾瑾, 杨安东, 等, 2022. 古代经典名方温经汤的处方来源与关键信息考证. 中药药理与临床, 38(5): 187~195

陈乙菲, 隋殿军, 2020. 血府逐瘀汤在不同系统疾病中的作用机制研究进展. 吉林中医药, 40(5): 693~696

郝彦伟, 岳胜男, 李佳欣, 等, 2022. 补阳还五汤抗器官纤维化作用机制的研究进展. 中国实验方剂学杂志, 28(11): 268~274

马婧, 任越, 赵博文, 等, 2021. 基于活血功效靶标的血府逐瘀汤有效成分群辨识研究. 中国中药杂志, 46(23): 6243~6250

杨丽, 时燕萍, 2019. 生化汤临床应用进展. 实用中医药杂志, 35(11): 1419~1421

（李　鹤）

第十三章 治 风 剂

学习目标

1. 熟悉治风剂的概念、适用范围、分类及使用注意。

2. 掌握川芎茶调散、独活寄生汤、羚角钩藤汤、镇肝熄风汤、天麻钩藤饮的组方原理、功用、主治、配伍基本结构及配伍意义。

3. 熟悉消风散、牵正散的功用和主治证候。

凡以辛散祛风或息风止痉药为主组成，具有疏散外风或平息内风作用，治疗风病的方剂，统称治风剂。

风病的范围很广，病情变化也较复杂，临证大抵可分为外风与内风两大类。外风是指风邪外袭人体，留着于肌表、经络、筋肉、骨节所致的病证。其他如皮肉破伤，风毒之邪从伤处侵入人体所致的破伤风，亦属外风的范围。其主要表现为头痛，恶风，肌肤瘙痒，肢体麻木，筋骨挛痛，关节屈伸不利，或口眼㖞斜，甚则角弓反张等。内风是由脏腑功能失调所致的风病，其发病机制，有热极生风、阳亢化风、阴虚风动及血虚生风等。常表现为眩晕，震颤，四肢抽搐，口眼㖞斜，语言謇涩，半身不遂，甚或突然昏倒，不省人事等。风病的治疗，外风宜疏散，内风宜平息，故治风剂分为疏散外风剂和平息内风剂两类。

治风剂的运用，首先应辨清风病之属内、属外。外风治宜疏散，而不宜平息；内风只宜平息，而忌用疏散。但外风与内风之间，亦可相互影响，外风可以引动内风，内风亦可兼感外风，对这种错综复杂的证候，应分清主次，兼而治之。其次，应分别病邪的兼夹及病情的虚实，进行适当的配伍，以切合病情。此外，疏散外风剂，性多温燥，易伤津助火，故阴津不足者，当慎用。

案例 3-13-1

患者，女，47 岁。患者 3 年前一次感冒后出现右侧颞部疼痛，经休息缓解不明显，服止痛药治疗头痛减轻，但偶有反复发作，1 个月前患者因劳累而再次出现头痛，且伴有头晕及呕吐。心肺检查无异常，神经系统检查（−），舌质偏红，舌苔薄白少津，脉细弦。

问题： 本案中医学应如何辨证施治？

川芎茶调散 《太平惠民和剂局方》

【组成】 川芎、荆芥、薄荷各 12g，白芷、羌活、甘草各 6g，细辛 3g，防风 5g。

【用法】 散剂：每服 3～6g，每日 2 次，饭后清茶调服；丸剂：每服 3～6g，每日 2 次，饭后清茶送服；汤剂：加清茶少许，水煎服。

【功用】 疏风止痛。

【主治】 **外感风邪头痛** 偏正头痛或巅顶作痛，恶寒发热，目眩鼻塞，舌苔薄白，脉浮。

现代常用于治疗偏头痛、血管神经性头痛、慢性鼻炎头痛等属于风邪所致者。

【方解】 本方所治之头痛，为外感风邪所致。外风以疏散为法，治以疏风止痛为要。方中川芎辛温行散，上行头目，为治头痛之要药，善于祛风活血而止头痛，长于治少阳、厥阴经头痛（头顶或两侧头痛），为君药。薄荷、荆芥辛散轻扬，上行以助君药疏风止痛，并能清利头目，为臣药。羌活、白芷、细辛祛风止痛，其中羌活善治太阳经（后头连项）头痛，白芷善治阳明经（前额及眉棱骨）头痛，细辛善治少阴经（脑痛连齿）头痛；防风辛散上部风邪，为风药卒徒。四药助君、臣药增强疏风止痛之效，共为佐药。甘草益气和中，使升散不致耗气，且调和诸药，用为佐使。

服时以清茶调下，取其苦寒清上降下之性，既可上清头目，又能制约风药过于温燥、升散，亦用为佐。诸药合用，辛散疏风为主，少佐清降，使升散而无太过之虞。

若风邪稽留不去，头痛日久不愈，风邪入络，其痛或偏或正，时发时止，休作无时，即为头风，亦为本方所适用。

辨证要点：本方是治疗外感风邪头痛之常用方。以头痛，鼻塞，舌苔薄白，脉浮为辨证要点。

【方歌】 川芎茶调散荆防，辛芷薄荷甘草羌，目昏鼻塞风攻上，正偏头痛悉能康。

知识窗

头痛的中医辨证和分经论治：中医根据病因将头痛分为外感头痛及内伤头痛。外感头痛多见于感受风寒、风热或风湿邪气之后，头部脉络阻滞，不通则痛；内伤头痛可由气血阴阳亏虚、脉络失养，或血瘀、寒凝、痰浊等瘀阻经络所导致。头为诸阳之会、清阳之腑。不同部位分属于不同经络，因此中医学将头痛又分太阳、阳明、少阳，或太阴、厥阴、少阴头痛或全头痛的不同。其中在太阳经者多见于风寒侵袭，头后部疼痛，可连及项背；在阳明经者可见于胃肠积热，痛在前额及眉棱骨；在少阳者证属胆腑郁热，呈偏头痛；在太阴者多脾虚湿盛，症见头痛而重；在厥阴者多头顶疼痛；少阴头痛见于心肾亏虚。气血不足、痰浊瘀血及肝肾亏虚者，可表现为全头痛。中医学治疗头痛需审症求因，并在明辨外感内伤、病因虚实基础上，通过经络辨证进一步细分头痛类别，制订个体的治疗方案。如太阳头痛，可在头痛通用方药基础上，加用羌活、藁本，阳明头痛加用白芷、蔓荆子，少阳头痛加用柴胡、川芎，少阴头痛加用独活、细辛等。

独活寄生汤 《备急千金要方》

【组成】 独活 9g，桑寄生、杜仲、牛膝、细辛、秦艽、茯苓、桂心、防风、川芎、人参、甘草、当归、芍药、干地黄各 6g。

【用法】 水煎温服。

【功用】 祛风湿，止痹痛，益肝肾，补气血。

【主治】 **痹证日久，肝肾两虚，气血不足证** 腰膝疼痛、痿软，肢节屈伸不利，或麻木不仁，畏寒喜温，心悸气短，舌淡苔白，脉细弱。

现代常用于慢性关节炎、类风湿关节炎、风湿性坐骨神经痛、腰肌劳损、骨质增生症、小儿麻痹等属风寒湿痹日久，正气不足者。

【方解】 本方所治痹证，为风寒湿时久不愈，累及肝肾，耗伤气血所致。治宜祛风湿，止痹痛，益肝肾，补气血，祛邪与扶正兼顾。方中独活辛苦微温，善祛下焦与筋骨间之风寒湿，蠲痹止痛，为君药。防风、秦艽祛风胜湿；细辛散寒止痛；桂心温里散寒，通利血脉，均为臣药。痹之日久，累及肝肾，损伤气血，故以桑寄生、牛膝、杜仲补益肝肾，强壮筋骨；当归、川芎、干地黄、芍药养血活血；人参、茯苓、甘草补气扶正，共为佐药。甘草调和诸药为使。方中川芎、牛膝、桂心等活血之品寓"血行风自灭"之意。诸药合用，祛风湿、止痹痛为主，益肝肾、补气血为辅，祛邪扶正，标本兼顾，使祛邪不伤正，扶正不碍邪。风寒湿得去，肝肾得补，气血得养，则诸症自除。

辨证要点：本方为治疗久痹而致肝肾两虚、气血不足证之常用方。以腰膝冷痛，肢节屈伸不利，心悸气短，脉细弱为辨证要点。

【方歌】 独活寄生艽防辛，芎归地药桂苓均，杜仲牛膝人参草，冷风顽痹屈能伸。

牵正散 《杨氏家藏方》

【组成】 白附子、白僵蚕、全蝎 6g。

【用法】 散剂：每服 3～5g，每日 2～3 次，温酒送服；汤剂：水煎服。

【功用】 祛风化痰，通络止痉。

【主治】 **风中头面经络** 口眼㖞斜。

现代常用于治疗面神经麻痹、三叉神经痛、偏头痛等属于风痰阻络者。

【方解】 本方所治之证为风痰阻于头面经络,但见口眼㖞斜一症。治宜祛风化痰,通络止痉。方中白附子辛温燥烈,主入阳明经,善行头面,以祛风化痰为君。白僵蚕、全蝎,祛风止痉,全蝎长于通络,白僵蚕并可化痰,合用既助君药祛风化痰,又能通络止痉,共为臣。用热酒调服,宣通血脉,以助药势,并引药直达病所,以为佐使。三药组合,药少力专效宏,俾风痰得解,经络通畅,筋肉得养,功能得复,使已㖞斜之口眼牵至正常,故名"牵正"。

辨证要点:本方是治疗风痰阻于头面经络之常用方。临床以卒然口眼㖞斜,舌淡苔白为辨证要点。

【方歌】 牵正散治口眼斜,白附僵蚕合全蝎,等分为末热酒下,祛风化痰痉能解。

案例 3-13-1 分析讨论

该患者为血管神经性头痛,是一种发作性头颅部血管舒缩功能障碍所引起的头痛,常由于长期焦虑、紧张、抑郁而诱发。中医学辨证属肝经风热、上扰清窍,治宜疏风、平肝、散热。予以川芎茶调散加玄参、钩藤。(原案例报道,连服 5 剂后头痛明显减轻,其余诸症亦减,继服 5 剂,诸症消失。)

中医学认为,头为诸阳之会,清空之腑,"伤于风者,上先受之"。因此,治当疏散风邪止痛为要。本方为治疗外感风邪头痛之通剂。用川芎治少阳及厥阴头痛,细辛治少阴头痛,羌活治太阳头痛,白芷、荆芥治阳明头痛,防风统治诸经头痛,另外,用荆芥散头面之风,薄荷、茶叶疏散风热,甘草调和诸药,并缓诸辛药之过散。

消风散 《外科正宗》

【组成】 当归、生地黄、防风、蝉蜕、知母、苦参、胡麻仁、荆芥、苍术、牛蒡子、石膏各 6g,木通、甘草各 3g。

【用法】 水煎服。

【功用】 疏风除湿,清热养血。

【主治】 **风疹、湿疹** 皮肤瘙痒,疹出色红,或遍身云片斑点,抓破后渗出津水,苔白或黄,脉浮数。

现代常用于急性荨麻疹、湿疹、过敏性皮炎、稻田性皮炎、药物性皮炎、神经性皮炎等属于风热或风湿所致者。

【方解】 本方所治之风疹、湿疹,是由风湿或风热之邪侵袭人体,浸淫血脉,内不得疏泄,外不得透达,郁于肌肤腠理之间所致。治宜疏风止痒为主,配合除湿、清热、养血之法。方中荆芥、防风、牛蒡子、蝉蜕辛散透达,疏风止痒,共为君药。伍以苍术祛风燥湿,苦参清热燥湿,木通渗利湿热,皆长于除湿;石膏、知母清热泻火,擅于除热,五药相合,湿热并除,共为臣。风热内郁,易耗伤阴血;湿热浸淫,易瘀阻血脉,故以当归、生地黄、胡麻仁养血活血,并寓"血行风自灭"之意,共为佐。甘草清热解毒,和中调药,为佐使。诸药相合,于祛风之中伍以除湿、清热、养血之品,使风邪得去,湿热得除,血脉调和,则痒止疹消。

辨证要点:本方是治疗风疹、湿疹的常用方。以皮肤瘙痒,疹出色红,脉浮为辨证要点。

【方歌】 消风散内有荆防,蝉蜕胡麻苦参苍,知膏蒡通归地草,风疹湿疹服之康。

案例 3-13-2

患者,女,70 岁。患者于 5 年前发现血压升高,高于 140/90mmHg,之后多次测血压示高于正常,血压最高达 200/120mmHg,曾在外院诊断为"高血压 3 级",但一直未经正规诊断和治疗,平素未服药治疗,血压控制差,波动大,时感头昏不适。近 2 日无明显诱因出现头昏，在家多次测量血压，波动在 200/120mmHg 左右，伴恶心、呕吐 2 次，量少，为胃内容物，症见头部胀痛，眩晕耳鸣，失眠多梦、手足心发热、口燥咽干，舌红少苔，脉细数。刻下血压 180/100mmHg，心率 90 次/分，诊断为高血压。

问题： 高血压与中医哪些证候相关？其治则、方药如何？

羚角钩藤汤《通俗伤寒论》

【组成】 羚角片 5g，双钩藤（后入）、滁菊花、生白芍、茯神木各 9g，川贝母 12g，鲜生地、淡竹茹各 15g，霜桑叶 6g，生甘草 3g。

【用法】 水煎服。先煎羚角片与淡竹茹，取汁，下余药，后入双钩藤。

【功用】 凉肝息风，增液舒筋。

【主治】 **热盛动风证** 高热不退，烦闷躁扰，手足抽搐，发为痉厥，甚则神昏，舌绛而干，或舌焦起刺，脉弦而数。

现代常用于流行性脑脊髓膜炎、流行性乙型脑炎、妊娠子痫、高血压所致的头痛、眩晕、抽搐等属肝经热盛，热极动风，或阳亢动风者。

【方解】 本方证为温热病邪传入厥阴，肝经热盛，热极动风所致。治宜凉肝息风为主，辅以增液舒筋。方中羚角片咸寒入肝，善于凉肝息风；双钩藤甘寒入肝，清热平肝，息风止痉，合用而凉肝息风，共为君药。霜桑叶、滁菊花清热凉肝，以助凉肝息风之效，共为臣。邪热伤阴，筋失所养，则用生白芍、鲜生地、生甘草酸甘化阴，增液舒筋，以助息风解痉；邪热每多炼液为痰，故用川贝母、淡竹茹清热化痰；热扰心神，而用茯神木平肝宁心安神，共为佐。生甘草调和诸药，兼为使。诸药合用，于凉肝息风中，配以滋阴、化痰、安神之品，标本兼治，使热去阴复，痰消神宁，肝风自息。

辨证要点：本方是治疗肝经热盛动风证的常用方。以高热烦躁，手足抽搐，舌绛而干，脉弦数为辨证要点。

【方歌】 俞氏羚角钩藤汤，桑叶菊花鲜地黄，芍草茯神川贝茹，凉肝增液定风方。

镇肝熄风汤《医学衷中参西录》

【组成】 怀牛膝、生赭石轧细各 30g，生龙骨、生牡蛎、生龟板、生杭芍、玄参、天冬各 15g，川楝子、生麦芽、茵陈各 6g，甘草 5g。

【用法】 水煎服。

【功用】 镇肝息风，滋阴潜阳。

【主治】 **类中风** 头目眩晕，目胀耳鸣，脑部热痛，心中烦，面如醉，或时常嗳气，或肢体渐觉不利，口角渐㖞斜；甚或眩晕颠仆，昏不知人，移时始醒，或醒后不能复原，脉弦长有力者。

现代常用于高血压、脑血栓形成、血管神经性头痛等属于肝肾阴虚，肝风内动者。

【方解】 本方治证，张锡纯又称为内中风证。此由肝肾阴亏，肝阳上亢，甚或肝风内动，气血逆乱所致。本证虽以肝肾阴虚为本，但以肝阳上亢，气血逆乱为标急，故治宜重在镇肝息风，辅以滋阴潜阳。方中怀牛膝归肝肾经，性善下行，重用以引血下行，扼止血气逆乱之势，并能补益肝肾，为君。重用生赭石，并与生龙骨、生牡蛎配伍，质重而善降，以镇肝降逆，共为臣。君臣相配，以治阳亢血逆之标。生龟板、生杭芍、玄参、天冬合用滋阴潜阳以治阴虚之本；肝为刚脏，性喜条达而恶抑郁，过用重镇之品，势必影响其条达之性，故用茵陈、川楝子、生麦芽清泄肝热，疏肝理气，以利于肝阳的平降镇潜，共为佐。甘草调和诸药，与生麦芽相配，并能和胃安中，防重镇碍胃，为佐使。诸药相伍，镇肝与潜阳合用，滋阴与疏肝并投，标本兼顾，以治标为主，共奏镇肝息风，滋阴潜阳之功。

辨证要点：本方是治疗类中风之常用方。亦可应用于中风的全过程。以头目眩晕，脑部热痛，面色如醉，脉弦长有力为辨证要点。

【方歌】 镇肝熄风芍天冬，玄参龟板赭茵从，龙牡麦芽膝草楝，肝阳上亢能奏功。

知识窗

张锡纯（1860～1933年）字寿甫，河北省盐山县人，中西医汇通学派的代表人物之一。是近代中国医学史上一位值得称道的医家，是卓越的临床家和中西医汇通派的著名代表，在中国医学史上占有重要地位。《医学衷中参西录》是其一生治学临证经验和心得的汇集。试图以中医为主体，沟通中西医，以发展祖国医药学。1916年其在沈阳创办我国第一间中医医院——立达中医院。1928年定居天津，1930年创办国医函授学校，培养了不少中医人才。

张氏从理论到临床，从生理到病理，从诊断到用药，全面进行了尝试。其多喜取西药之所长，以补充中医药之不足。认为西医用药在局部，是重在病之标；中医用药求原因，是重在病之本。治病原就应当兼顾标本。因此主张中药、西药可以配合使用。

天麻钩藤饮《杂病证治新义》

【组成】 石决明（先煎）18g，钩藤（后下）、川牛膝各12g，天麻、山栀、黄芩、杜仲、益母草、桑寄生、夜交藤、朱茯神各9g。

【用法】 水煎服。

【功用】 平肝息风，清热活血，补益肝肾。

【主治】 **肝阳偏亢，肝风上扰证** 头痛，眩晕，失眠，舌红苔黄，脉弦。

现代常用于高血压、内耳性眩晕等属于肝阳上亢，肝风上扰者。

【方解】 本方证由肝肾不足，肝阳偏亢，生风化热所致。治宜平肝息风为主，配合清热活血，补益肝肾。方中天麻、钩藤平肝息风，共为君。石决明平肝潜阳，兼能除热；川牛膝引血下行，并能活血，共为臣。山栀、黄芩清肝降火，以折上亢之阳；杜仲、桑寄生补益肝肾，以治其本；益母草活血利水，助川牛膝引血下行，以利平降肝阳；夜交藤、朱茯神宁心安神，共为佐。诸药相合，共奏平肝息风，清热活血，补益肝肾之功。

辨证要点：本方是治疗肝阳偏亢，肝风上扰证的常用方。临床以头痛，眩晕，失眠，脉弦为辨证要点。

【类方比较】 本方与镇肝熄风汤均有平肝息风之功，同为治疗肝阳化风之头痛、眩晕的常用方。而镇肝熄风汤以怀牛膝为君，并配生赭石、生龙骨、生牡蛎等重镇之品，镇肝息风之力颇强，可治疗阳亢化风，气血逆乱于上之类中风；本方以天麻、钩藤平肝息风为君，并配清热活血安神之品，可治肝阳偏亢，生风化热之头痛、眩晕、失眠等症。

【方歌】 天麻钩藤息肝风，杜仲牛膝桑寄生，栀子黄芩益母草，决明茯神夜交藤。

案例3-13-2分析讨论

中医学认为，高血压属"眩晕""头痛""中风"等范畴。其主要病机为肝肾阴虚，肝阳上亢；或素体阳盛，上扰清窍；或平素肾阴亏虚，水不涵木，肝阳偏亢；或嗜食肥甘，伤于脾胃，运化失司，聚湿生痰，痰浊内停，致气血逆乱，上扰清窍，发为本病。辨证系肝肾阴虚，水不涵木，肝阳上扰清空，拟育阴潜阳息风，用镇肝熄风汤加味：代赭石、生地黄、钩藤各30g，牛膝、北沙参各20g，菊花、龙骨、牡蛎、黄芩、枸杞子、杜仲、女贞子、旱莲草各15g。每日1剂，水煎早晚2次服用。（原案例连服2个月。血压降至130/85mmHg，临床症状消失，续以上方加味以巩固疗效。）

中医学认为，高血压在治疗上应以平肝潜阳为主。方中重用牛膝引血下行，此为治标之主药；用龙骨、牡蛎、钩藤平肝息风；代赭石以降其气之上逆，并能助平肝潜阳；黄芩、菊花清肝火；生地黄、北沙参、女贞子、旱莲草滋阴潜阳；杜仲、枸杞子温肾助阳。本方多数药物经药理试验证实有降压作用。

其他治风剂见表 3-13-1，常用治风中成药见表 3-13-2。

表 3-13-1 其他治风剂简表

名称	组成	功用	主治	用法	注意事项
大秦艽汤	秦艽 90g，独活、当归、白芍、川芎、石膏、甘草各 60g，羌活、防风、黄芩、白芷、白术、生地黄、熟地黄、白茯苓各 30g，细辛 15g	疏风清热，养血活血	风邪初中经络。口眼㖞斜，舌强不能言语，手足不能运动，恶寒发热，苔白或黄，脉浮数或弦细	水煎服	
小活络丹	川乌、草乌、地龙、天南星各 180g，乳香、没药各 66g	祛风除湿，化痰通络，活血止痛	风寒湿痹。肢体筋脉疼痛，麻木拘挛，关节屈伸不利，疼痛游走不定；亦治中风手足不仁，日久不愈，经络中有湿痰瘀血，腰腿沉重，或腿臂间作痛	炼蜜为丸，一次 3g，一日 2 次，酒或温开水送服；亦可作汤剂	
玉真散	南星、防风、白芷、天麻、羌活、白附子各等份	祛风化痰，定搐止痉	破伤风。牙关紧闭，口撮唇紧，身体强直，角弓反张，甚则咬牙缩舌，脉弦紧	一次 3~6g，一日 3 次，热酒或童便调服；亦可水煎服	
大定风珠	干地黄、生白芍、麦冬各 18g，生牡蛎、生龟板、鳖甲、甘草各 12g，阿胶 9g，麻仁、五味子各 6g，鸡子黄 2 枚	滋阴息风	阴虚风动证。手足瘛疭，形瘦神倦，舌绛少苔，脉气虚弱，时时欲脱	除阿胶、鸡子黄外水煎去渣，入阿胶烊化再入鸡子黄，搅匀分 3 次服	
三甲复脉汤	生龟板 30g，生鳖甲 24g，生牡蛎、麦冬各 15g，干地黄、生白芍、炙甘草各 18g，阿胶、麻仁各 9g	滋阴复脉，潜阳息风	温病邪热久羁下焦，热深厥深。心中憺憺大动，甚则心痛，手足蠕动，舌绛少苔，脉细促	水煎分 3 次服	

表 3-13-2 常用治风中成药

名称	组成	功用	主治	用法	注意事项
牛黄降压丸	牛黄、羚羊角、珍珠、冰片、黄芪、郁金、白芍等	清心化痰，镇惊降压	肝火旺盛，头晕目眩，烦躁不安，痰火壅盛，高血压	口服，一次 1.5~3g，一日 1~2 次	腹泻者忌服
天麻首乌片	天麻、白芷、何首乌、熟地黄、丹参、川芎、当归、制蒺藜、桑叶、墨旱莲、女贞子、白芍、黄精、甘草	养血息风，滋补肝肾	肝肾阴虚所致的头痛，头晕目眩，口苦咽干，舌红苔少，脉弦，视力、听力减退，脱发，白发；脑动脉硬化，血管神经性头痛等病见以上证候者	口服，一次 6 片，一日 3 次	
脑立清丸	磁石、赭石、珍珠母、清半夏、炒酒曲、牛膝、薄荷脑、冰片、猪胆汁	平肝潜阳，醒脑安神	肝阳上亢，头晕目眩，耳鸣口苦，心烦难寐；高血压见上述证候者	口服，一次 10 粒，一日 2 次	孕妇忌服
清眩片	川芎、白芷、薄荷、荆芥穗、石膏	散风清热	头晕目眩，偏正头痛	口服，一次 4 片，一日 2 次	阴虚阳亢者不宜用
木瓜丸	木瓜、当归、川芎、白芷、威灵仙、制狗脊、牛膝、鸡血藤、海风藤、人参、制川乌、制草乌	祛风散寒，活络止痛	风寒湿痹，四肢麻木，周身疼痛，腰膝无力，步履艰难	口服，一次 5g，一日 2 次	孕妇禁用

名称	组成	功用	主治	用法	注意事项
乌蛇止痒丸	乌梢蛇、防风、蛇床子、苦参、黄柏、苍术、人参须、牡丹皮、蛇胆汁、人工牛黄、当归	养血祛风，燥湿止痒	用于皮肤瘙痒，荨麻疹	口服，一次2.5g，一日3次	孕妇禁用
荨麻疹丸	白芷、防风、白鲜皮、薄荷、川芎、三颗针、赤芍、威灵仙、土茯苓、荆芥、亚麻子、黄芩、升麻、苦参、红花、何首乌、炒蒺藜、菊花、当归	清热祛风，除湿止痒	风、湿、热而致的荨麻疹，湿疹，皮肤瘙痒	口服，一次10g，一日2次	忌食鱼虾海鲜类及酒、辛辣食物，孕妇慎用

思 考 题

1. 川芎茶调散主治何证？用清茶调下的目的何在？
2. 分析独活寄生汤的配伍意义。
3. 镇肝熄风汤主治何证？试分析该方的配伍意义。
4. 镇肝熄风汤、天麻钩藤饮均用于治疗肝阳化风之证，如何区别运用？
5. 补阳还五汤、镇肝熄风汤均可用治中风，如何区别运用？

进一步阅读文献

阿古达木, 陈薇薇, 徐杉, 等, 2020. 独活寄生汤临床运用及药理研究进展. 辽宁中医药大学学报, 22(10): 163～167

董蓉蓉, 李敏, 荆鲁, 2018. 镇肝熄风汤治疗原发性高血压的临床及机制研究进展. 中国实验方剂学杂志, 24(14): 222～228

黄美艳, 蔡秀江, 2019. 川芎茶调散临床应用研究进展. 实用中医药杂志, 35(9): 1176～1177

孙梦涵, 唐宗湘, 袁晓琳, 2019.《外科正宗》消风散止痒作用的研究进展. 中国实验方剂学杂志, 25(18): 206～213

王淼, 郑贵森, 陈也佳, 等, 2021. 天麻钩藤饮防治原发性高血压的研究现状. 中国临床药理学杂志, 37(11): 1455～1458

（李　鹤）

第十四章 治燥剂

学习目标

1. 熟悉治燥剂的概念、适用范围、分类及使用注意。
2. 掌握杏苏散、清燥救肺汤、麦门冬汤的组方原理、功用、主治、配伍基本结构及配伍意义。
3. 熟悉桑杏汤的功用和主治证候。

凡以轻宣辛散或甘凉滋润的药物为主组成，具有轻宣外燥或滋阴润燥等作用，以治疗燥证的方剂，统称治燥剂。

燥证有外燥与内燥之分。外燥指感受秋令燥邪所发生的病证，其病常始于肺卫。由于秋令气候温凉有异，因而外燥又有凉燥、温燥之分。一般而论，初秋承暑热余气，故多见温燥；深秋又有近冬之寒气，故常见凉燥。内燥是属于脏腑津亏液耗所致的病证。就部位而言，有上燥、中燥、下燥之别。燥在上者，多责之于肺；燥在中者，多责之于胃；燥在下者，多责之于肾。在治疗上，外燥宜轻宣，内燥宜滋润，故本章方剂分为轻宣外燥剂和滋润内燥剂两类。

燥邪最易化热，伤津耗气，故治燥剂主要以润燥为主，在"十剂"中属于"湿可去枯"范畴，临床常须酌情配伍清热泻火或生津益气之品。至于辛香耗津、苦寒化燥之品，均非燥病所宜。本章方剂药性多甘润，凡湿痰内阻或脾胃虚弱，胃纳不佳者，均当慎用。

案例 3-14-1

患者，男，8岁，咳嗽1周。症见咳嗽阵作，喉中有痰，痰白而黏，时有呕吐，纳呆，二便自调，舌淡红，苔白腻，脉滑。

问题： 小儿咳嗽为儿科常见病，尤其小儿不善排痰，临床治疗应把握时机。怎样辨证用方择药，才能收到良好效果？

杏苏散 《温病条辨》

【组成】 苏叶、杏仁、前胡、茯苓各9～15g，半夏、橘皮、苦桔梗、枳壳各6～10g，甘草3～5g，生姜3～5片，大枣3～5枚。

【用法】 水煎服。

【功用】 轻宣凉燥，理肺化痰。

【主治】 **外感凉燥证** 恶寒无汗，头微痛，咳嗽痰稀，鼻塞咽干，苔白，脉弦。

现代常用于治疗流行性感冒、慢性支气管炎、肺气肿等，属外感凉燥或风寒咳嗽轻证者。

【方解】 燥为秋季主气。若秋深气凉，感之多为凉燥。凉燥为小寒，属阴邪，治宜轻宣凉燥，理肺化痰。方用苏叶辛温香散之性，外能解肌发表，内能开宣肺气，使凉燥从表而解。凉燥伤肺，肺失宣降，又以杏仁苦降而润，利肺止咳化痰，与苏叶相伍，轻宣凉燥，降气止咳，共为君药。前胡苦辛微寒，疏风降气化痰；苦桔梗宣利肺气，止咳利咽；枳壳理气宽胸，与苦桔梗同用，一升一降，共助杏仁宣利肺气，化痰止咳，共为臣药。佐以半夏燥湿化痰，橘皮理气化痰，茯苓健脾利湿化痰。甘草润肺和中，配伍苦桔梗宣肺利咽；生姜、大枣调和营卫，且生姜亦可制半夏之毒；甘草调和诸药，是为佐使。诸药相伍，轻宣发表，使凉燥外解；理肺化痰，使肺复宣降之权，则诸症自愈。

辨证要点：本方是治疗凉燥证的代表方剂。临床上亦可用于外感风寒，肺气不宣之咳嗽，以恶寒无汗，咳嗽痰稀，咽干，苔白，脉弦为辨证要点。

凉燥为外感燥证之一，系秋末冬初感受秋燥之邪而偏寒者。《重订通俗伤寒论·秋燥伤寒》曰："秋深初凉，西风肃杀，感之者多病风燥，此属燥凉，较严冬风寒为轻。"初起多见头痛身热，恶寒无汗，鼻塞流涕，状类风寒，同时又见唇燥、咽干、干咳等燥象。治宜辛开温润，用杏苏散、葱豉汤等。

【方歌】 杏苏散内夏陈前，枳桔苓草姜枣研，轻宣温润治凉燥，咳止痰化病自痊。

桑杏汤《温病条辨》

【组成】 杏仁 5g，桑叶、象贝、香豉、栀皮、梨皮各 3g，沙参 6g。

【用法】 水煎服。

【功用】 轻宣温燥。

【主治】 **外感温燥证** 头痛，身热不甚，口渴，咽干，鼻燥，干咳无痰，或痰少而黏，舌红，苔薄白而干，脉浮数而右脉大。

现代常用于上呼吸道感染、急性支气管炎、百日咳等属温燥伤肺者。

【方解】 本方证乃温燥伤肺，肺津受灼之轻证。治宜轻宣燥热。方中桑叶甘寒质轻，轻清疏散，可宣透肺中燥热之邪；杏仁宣利肺气，润燥止咳。两者相合，既能轻宣燥热，又能润肺止咳，共为君药。香豉辛凉解表，助桑叶透散外邪；象贝清热化痰以助杏仁之力；沙参养阴润肺，共为臣药。佐以栀皮清胸膈之热；梨皮润肺清热化痰。诸药合用，辛凉与甘润并进，俾燥热除而肺津复，诸症自愈。本方诸药用量较轻，煎煮时间宜短。

辨证要点：本方是治疗温燥初起，邪袭肺卫的代表方。以发病于夏末秋初之令，表现为身微热，干咳无痰，或痰少而黏，脉浮为辨证要点。

【类方比较】 本方与杏苏散均可轻宣外燥，治外燥咳嗽，但杏苏散以杏仁与苏叶为君，配宣肺化痰之品，主治外感凉燥。本方以杏仁与桑叶为君，伍清热润燥，止咳生津之品，主治外感温燥证。

【方歌】 桑杏汤中象贝宜，沙参栀豉与梨皮，干咳鼻燥右脉大，辛凉甘润燥能医。

小儿脏腑娇嫩，寒热之邪易侵袭肺卫，致肺失宣降清肃之职而咳，小儿脾常不足，运化失施，致痰浊内生而咳急声重。本案证属脾虚痰湿，治以宣肺止咳，健脾化痰，方用杏苏散加味：杏仁、法半夏、白前、炒莱菔子、茯苓各 9g，苏子、陈皮、炒枳壳、神曲各 6g，甘草 3g，每日 1 剂水煎服。（原案例报道，患儿服药 3 剂后咳嗽明显减轻，痰少，纳食有增。少加健脾消食药，继服 4 剂咳止，精神好转，脉仍无力，继服健脾益肺口服液以善后。）

杏苏散加减可温散风寒，宣肺化痰，用治外感凉燥咳嗽。其用药大部分入肺、脾、胃经，苏子、白前解表止咳；桔梗、半夏、降气化痰；炒枳壳、陈皮理气宽胸；神曲、莱菔子、茯苓、甘草健脾，培土生金。总之，本方肺脾两治，既治实又补虚，升降调和，故可宣通肺气，通调水道。此方组方原则正合小儿风寒、脾虚痰湿致咳之病机，临床通过随症加减，确能收到良好的效果。

清燥救肺汤《医门法律》

【组成】 经霜桑叶 9g，煅石膏 8g，人参、真阿胶各 2.5g，麦冬 4g，炒杏仁 2g，蜜炙枇杷叶、炒胡麻仁、甘草各 3g。

【用法】 水煎服。

【功用】 清燥润肺。

【主治】 温燥伤肺证 头痛身热，干咳无痰，气逆而喘，咽喉干燥，口渴鼻燥，胸膈满闷，舌干少苔，脉虚大而数。

现代常用于治疗肺炎、支气管哮喘、急慢性支气管炎、肺气肿、肺癌等属燥热壅肺，气阴两伤者。

【方解】 本方主治温燥伤肺之重证，乃燥热盛而气阴伤之候。治宜清燥润肺。方中重用经霜桑叶为君，质轻性寒，清透肺中燥热之邪。燥热壅肺宜清，肺津受损宜润，故臣以煅石膏辛甘而寒，清泄肺热；麦冬甘而微寒，清热养阴润肺。两药与经霜桑叶相伍，宣中有清，清中有润。燥热壅肺，肃降失司，故佐以炒杏仁、蜜炙枇杷叶降肺气，止咳平喘。与经霜桑叶合用，有宣有降，以适肺性。燥胜则干，阴津耗伤，故佐以甘平质润之炒胡麻仁、真阿胶，滋阴润燥，助麦冬养阴润肺之能。热伤元气，则佐以人参，补肺气以生津。甘草益气润肺止咳，调和诸药，兼佐使之用。诸药合用，以清宣肺燥为主，清中有润，宣中有降，降中寓补。则肺之燥热得以清宣，气阴得复，肃降有权，则温燥伤肺诸症悉除。

辨证要点：本方是治疗燥热伤肺证的代表方剂。以身热，干咳无痰，气逆而喘，舌干少苔，脉虚大而数为辨证要点。

【类方比较】 清燥救肺汤与桑杏汤均治温燥伤肺，两者均以桑叶为君。但桑杏汤配以轻清凉润之品，主治温燥伤肺之轻证，症见身热不甚，干咳少痰，脉浮数或右脉数大；清燥救肺汤则配以清润补降之品，主治温燥伤肺之重证，症见身热头痛，干咳无痰，咽喉干燥，口渴，脉虚大而数等。

【方歌】 清燥救肺参草杷，石膏胶杏麦胡麻，经霜收下冬桑叶，清燥润肺效可夸。

知识窗

温燥指夏末秋初感受秋燥之邪偏热者。临床表现为初起头痛身热、干咳无痰或痰多而黏、气逆而喘、咽喉干痛、鼻干唇燥、胸满胁痛、心烦口渴等。是肺受温燥之邪、肺津受灼而出现的燥热症状。《重订通俗伤寒论·秋燥伤寒》曰："久晴无雨，秋阳以曝，感之者多病温燥。"治宜辛凉解表，兼以润肺生津，用桑杏汤。燥热甚而伤津者，宜甘凉濡润，用沙参麦冬汤、清燥救肺汤等。

案例 3-14-2

患者，男，61岁，某国企退休职工。7年前因反复咳嗽、咳痰，在当地医院诊断为慢性支气管炎、慢性阻塞性肺疾病。7年来反复发作，经住院或门诊治疗后好转。现因咳嗽，气喘3日，痰少难以咳出，喘息难以平卧，腹胀，不思饮食，大便干结、六七日一行，面色潮红，舌干红少苔根黄燥，脉弦细数无力，西医确诊为慢性阻塞性肺气肿。

问题： 慢性阻塞性肺气肿是世界医学难题，中西医都在积极探索治疗方法，从脏腑辨证角度应如何确立治则与方药？

麦门冬汤 《金匮要略》

【组成】 麦冬 85g，半夏 12g，人参 9g，甘草 6g，粳米 5g，大枣 4 枚。

【用法】 水煎服。

【功用】 润肺益胃，降逆下气。

【主治】 肺痿 咳唾涎沫，短气喘促，咽喉干燥，舌干红少苔，脉虚数。

现代常用于慢性支气管炎、支气管扩张、慢性咽喉炎、硅沉着病、肺结核等属肺胃阴虚，气火上逆者；或消化性溃疡、慢性萎缩性胃炎属胃阴不足，气逆呕吐者。

【方解】 本方主治之肺痿，乃肺胃阴虚，虚火上逆，痰涎不化所致。其病在肺，其源在胃。

治宜润肺益胃，降逆下气。方中重用麦冬为君，甘寒质润，归肺、胃经，既能清热养阴润肺，又能益胃生津。臣以半夏降逆下气，兼化痰涎，其性虽燥，但与大量麦冬相伍，则燥性制而降逆之性存，且麦冬得半夏则滋而不腻。佐以人参补中益气，与麦冬相伍，大有补气生津之功。复加甘草、粳米、大枣益胃气，养胃阴，使中气充盛，则土旺金生，肺胃共得滋润。甘草调和诸药，兼以为使。诸药相合，滋养肺胃阴津为主，辅以降逆益气之品，主从有序，润降相宜，共奏润肺益胃，降逆下气之功。

辨证要点：本方为主治虚热肺痿的基础方。以咳唾涎沫，短气喘促，口干咽燥，舌干红少苔，脉虚数为辨证要点。

> **知识窗**
>
> 肺痿是阴虚肺伤的慢性衰弱性疾患。主要症状为咳嗽，吐出稠痰白沫，或伴有寒热，形体消瘦，精神萎靡，心悸气喘，口唇干燥，脉虚数等症。本病多续发于其他疾病或经误治之后，津液一再耗损，阴虚内热，肺受熏灼而致。若病久伤气或肺中虚寒而致者，则表现为阳虚，患者多涎唾，常吐出涎沫而无咳嗽，可伴有眩晕、遗尿等症状。

【方歌】 麦门冬汤用人参，枣草粳米半夏存，肺痿咳逆因虚火，益胃生津此方珍。

> **案例 3-14-2 分析讨论**
>
> 慢性阻塞性肺气肿系指慢性气道阻塞，终末细支气管远端部分过度充气和膨胀，气道壁破坏，肺组织弹性减退和肺容积增大的病理状态。属中医学"肺胀"等范畴。
>
> 本案肺胀辨证属肺胃阴虚，胃肠积热。治以养阴润肺，止咳下气，用麦门冬汤加味。麦冬24g，北沙参、法半夏、金银花、连翘、枳壳、厚朴各12g，人参、陈皮、紫菀、款冬花各9g，甘草3g，每日1剂水煎服。（原案例报道，患者服药3剂后大便通畅，咳喘减轻。再服6剂咳平喘止。嘱其戒烟酒、防感冒、适量运动，后随访暂未复发。）
>
> 肺胀虽见证于肺，而实源于脾胃。若治以苦寒直折，徒伤胃气，而以甘寒清润最为适宜。麦门冬汤出自张仲景《金匮要略》，由麦冬、半夏、人参、甘草、粳米、大枣等组成。方中麦冬益胃生津，清润肺胃；半夏降气止逆，与麦冬润燥并用，相反相成；人参、粳米、大枣、甘草益气健脾以助麦冬滋补胃津，收"虚则补其母""培土生金"之效。因此，麦门冬汤加减治疗气阴两虚型肺胀能收显效。

其他治燥剂见表3-14-1，常用治燥中成药见表3-14-2。

表3-14-1 其他治燥剂简表

名称	组成	功用	主治	用法	注意事项
增液汤	玄参30g，麦冬、细生地各24g	增液润燥	阳明温病，津亏便秘证。大便秘结，口渴，舌干红，脉细数或沉而无力	水煎服	
琼玉膏	新罗人参7.5g，生地黄80g，白茯苓15g，白蜜50g	滋阴润肺，益气补脾	肺阴亏损，虚劳干咳，咽燥咯血，肌肉消瘦，气短乏力	口服，一次15g，一日2次	
益胃汤	沙参9g，细生地、麦冬各15g，冰糖3g，玉竹4.5g	养阴益胃	胃阴损伤证。胃脘灼热隐痛，饥不欲食，口干咽燥，大便干结，干呕，呃逆，舌红少津，脉细数	水煎服	
玉液汤	生山药30g，知母18g，生黄芪15g，五味子、天花粉各9g，鸡内金、葛根各6g	益气滋阴，固肾止渴	消渴气阴两虚证。口干而渴，饮水不解，小便数多，困倦气短，脉虚细无力	水煎服	

续表

名称	组成	功用	主治	用法	注意事项
养阴清肺汤	麦冬、玄参各9g，大生地6g，贝母、牡丹皮、白芍各5g，生甘草、薄荷各3g	养阴清肺，解毒利咽	白喉之阴虚燥热证。喉间起白如腐，不易拭去，并逐渐扩展，病变甚速，咽喉肿痛，初期或发热或不发热，鼻干唇燥，或咳或不咳，呼吸有声，似喘非喘，脉数无力或细数	水煎服，一日1剂，重证可一日2剂	

表 3-14-2　常用治燥中成药

名称	组成	功用	主治	用法	注意事项
秋燥感冒冲剂	桑叶、北沙参、麦冬、杏仁、贝母等	清燥退热，润肺止咳	感冒之秋燥证，症见恶寒发热，鼻咽，口唇干燥，干咳少痰，舌边尖红，苔薄白而干或薄黄少津	口服，一次10～20g，一日3次，儿童酌减	忌食辛辣厚味
杏苏二陈丸	姜制半夏、紫苏叶、陈皮、前胡、杏仁、桔梗、茯苓、炙甘草	疏风解表，化痰止咳，理气疏郁	外感风寒燥邪后出现的恶寒无汗，头微痛，鼻塞，咳嗽痰稀等症	口服，一次6～9g，一日2～3次，儿童酌减	忌食生冷油腻
鸡苏丸	麻黄、苦杏仁、紫苏叶、炒紫苏子、黄芩、石膏、制远志、白芍、天冬、紫菀、五味子、知母、法半夏、麦冬、款冬花、桑白皮、草房子、瓜蒌仁、桔梗、北沙参、前胡、橘红、马兜铃、甘草、生姜、大枣	清肺平喘，润燥止咳，化痰除痞	用于阴虚肺热咳嗽。气喘痰黏，胸膈满闷，亦可用于兼有外感风寒者。现代用于急性支气管炎、肺炎、咽炎、肺结核、支气管扩张等见有上述表现者	口服，一次6～9g，一日2～3次，儿童酌减	停饮凡痰湿壅盛、寒痰犯肺所致的气喘咳嗽均应忌用
二母宁嗽丸	川贝母、知母、石膏、炒栀子、黄芩、蜜炙桑白皮、炒瓜蒌子、茯苓、陈皮、麸炒枳实、五味子、炙甘草	清肺润燥，化痰止咳	咳嗽痰黄，不易咳出，胸闷气促，咽喉疼痛	口服，一次9g，一日2次	忌食辛辣。外感风寒，痰涎壅盛者禁用
橘红丸	化橘红、陈皮、制半夏、茯苓、甘草、桔梗、苦杏仁、紫苏子、紫菀、款冬花、瓜蒌皮、浙贝母、地黄、麦冬、石膏	清肺，化痰，止咳	咳嗽痰多，痰不易出，胸闷口干	口服，一次12g，一日2次	忌烟酒及辛辣食物

思 考 题

1. 杏苏散是治疗何种病证的代表方？本方证与外感风寒表证在证治上有何异同？
2. 桑杏汤由哪些药物组成？其功用、主治与杏苏散有何区别？
3. 杏苏散、桑杏汤、清燥救肺汤都用治外燥证，在临床上应如何区别使用？
4. 试结合麦门冬汤的组成，说明本方配伍及主治病证的特点。

进一步阅读文献

任娟宁, 范文京, 李彤, 等, 2022. 麦门冬汤化学成分及治疗肺纤维化研究进展. 辽宁中医药大学学报, 24(6): 155～159

吴振起, 韩冬阳, 王贵帮, 等, 2018. 清燥救肺汤"润燥"作用的分子机制. 中国实验方剂学杂志, 24(11): 92～98

叶超, 赵正奇, 王泽然, 等, 2018. 杏苏散方证论析. 浙江中医药大学学报, 42(12): 996～998

（于　海）

第十五章　祛湿剂

学习目标

1. 熟悉祛湿剂的概念、适用范围、分类及使用注意。

2. 掌握藿香正气散、茵陈蒿汤、八正散、三仁汤、五苓散、真武汤的组方原理、功用、主治、配伍基本结构及配伍意义。

3. 熟悉平胃散、实脾散、草薢分清散、二妙散的功用、主治证候。

　　凡以祛湿药为主组成，具有化湿利水、通淋泄浊等作用，治疗水湿病证的方剂，统称祛湿剂，属于"八法"中的"消法"。

　　湿邪为病，除有内、外之因外，病位有表里上下之分；病情有寒化、热化之异；感受者体质又有虚实强弱的不同；且湿邪侵袭，又常与风、寒、暑、热相兼为患。因此，湿邪为病较为复杂，祛湿之法亦种类繁多。大抵湿邪在外在上者，可表散微汗以解之；在内在下者，可芳香苦燥以化之，或甘淡渗利以除之；水湿壅盛，形气俱实者，又可攻下以逐之；从寒化者，宜温阳化湿；从热化者，宜清热祛湿；体虚湿盛者，又当祛湿与扶正兼顾。本章方剂分为燥湿和胃剂、清热祛湿剂、利水渗湿剂、温化水湿剂、祛湿化浊剂五类。攻逐水湿剂在泻下剂中已述，可互参。

　　湿属阴邪，其性重浊黏腻，最易阻碍气机，而气滞不行，又使湿邪不得运化，故祛湿剂中常配伍理气之品，以求气化则湿化。祛湿剂多由芳香温燥或甘淡渗利之药组成，易于耗伤阴津，故素体阴虚津亏，病后体弱，以及妇女妊娠期等，均应慎用。

平胃散 《太平惠民和剂局方》

【组成】 苍术 15g，姜制厚朴、陈皮各 9g，炙甘草 5g。

【用法】 散剂：每服 6～10g，每日 2 次，生姜、大枣煎汤送下；汤剂：加生姜、大枣，水煎服。

【功用】 燥湿运脾，行气和胃。

【主治】 **湿滞脾胃证** 脘腹胀满，不思饮食，口淡无味，呕吐恶心，嗳气吞酸，肢体沉重，怠惰嗜卧，常多自利，舌苔白腻而厚，脉缓。

　　现代常用于慢性胃炎、消化道功能紊乱、胃及十二指肠溃疡等属湿滞脾胃者。

【方解】 本方为治湿滞脾胃证之主方。脾主运化，胃主受纳，湿邪困阻中焦，则脾胃运化受纳失司。治当燥湿运脾为主，兼以行气和胃。方中苍术苦温性燥，长于燥湿健脾，使湿去则脾运有权，脾健则湿邪得化，重用以为君。臣以姜制厚朴，既善行气消满，又能苦燥芳化，行气燥湿两兼其功。佐以陈皮，理气和胃，燥湿醒脾，以助苍术、姜制厚朴之力，佐使以炙甘草，调和诸药，甘缓和中。煎加生姜、大枣，以调和脾胃之功。诸药合用，燥湿与行气并用，而以燥湿为主，使湿浊得化，气机调畅，脾胃自和。

　　辨证要点：本方燥湿和胃，为治疗湿滞脾胃证之基础方。以脘腹胀满，舌苔厚腻为辨证要点。

【方歌】 平胃散是苍术朴，陈皮甘草姜枣佐，除湿散满驱瘴岚，调胃诸方从此扩。

藿香正气散 《太平惠民和剂局方》

【组成】 藿香 15g，炙甘草 12g，半夏曲、白术、陈皮、姜炙厚朴、苦桔梗各 10g，大腹皮、白芷、紫苏、茯苓各 5g。

【用法】 散剂：共为细末，每服 6～10g，每日 2 次，生姜、大枣煎汤送服；汤剂：加生姜、大枣，水煎服。

【功用】 解表化湿，理气和中。

【主治】 **外感风寒，内伤湿滞证** 霍乱吐泻，恶寒发热，头痛，胸膈满闷，脘腹疼痛，舌苔白腻，以及山岚瘴疟等。

现代常用于急性胃肠炎或四时感冒属湿滞脾胃，外感风寒者。

【方解】 本方是治疗霍乱吐泻的常用方。其证由外感风寒，内伤湿滞，清浊不分，挥霍变乱而成。治宜外散风寒，内化湿浊，兼以理气和中之法。方中以藿香为君，辛温芳香，既解在表之风寒，又化在里之湿浊，且可辟秽和中而止呕，为治霍乱吐泻之要药。半夏曲、陈皮燥湿和胃以止呕，白术、茯苓健脾运湿以止泻，共助君药内化湿浊而止吐泻，俱为臣。湿浊中阻，气机不畅，故用大腹皮、姜炙厚朴行气化湿，畅中行滞，且寓"气行则湿化"之意；紫苏、白芷辛温发散，助藿香外散风寒，且紫苏兼可行气止呕，白芷且能燥湿化浊；苦桔梗宣肺利膈，既益解表，又助化湿；煎用生姜、大枣，内调脾胃，外和营卫，共为佐。炙甘草调和药性，并协生姜、大枣以和中，为佐使。诸药合用，具有表里双解，化湿辟秽，升清降浊，理气和中之功，使风寒外散，湿浊内化，清升浊降，脾胃调和，则寒热吐泻诸症自愈。

本方重在化湿和胃，而解表散寒之力稍逊，对夏月伤湿感寒，脾胃失和者最宜。若感触山岚瘴气，以及水土不服，而发寒热吐泻者，用此方化浊辟秽，快气和中而调脾胃，故可一并治之。

辨证要点：本方主治外感风寒，内伤湿滞所致的霍乱吐泻，以及山岚瘴疟等。以恶寒发热，上吐下泻，舌苔白腻为辨证要点。

【方歌】 藿香正气大腹苏，甘桔陈苓厚朴术，夏曲白芷加姜枣，感伤岚瘴并能除。

案例 3-15-1

患者，男，26 岁。以身目俱黄，小便黄加重 3 天，伴困倦乏力，胁痛，恶心，呕吐，腹部痞满，便秘尿少等症就诊。查：HBsAg（＋），HBeAg（－），HBeAb（＋），HBcAb（＋），ALT 1052U/L，TBIL 145mmol/L。诊断：急性黄疸型乙型肝炎。

问题： 中医学如何辨证治疗急性黄疸型乙型肝炎？

茵陈蒿汤《伤寒论》

【组成】 茵陈 18g，栀子 9g，大黄 6g。

【用法】 水煎服。

【功用】 清热利湿退黄。

【主治】 **湿热黄疸** 一身面目俱黄，黄色鲜明，发热，无汗或但头汗出，口渴欲饮，腹微满，小便短赤，舌苔黄腻，脉沉数。

现代常用于急性黄疸性肝炎、胆囊炎、胆石症、钩端螺旋体病等所引起的黄疸，证属湿热内蕴者。

【方解】 本方为治湿热黄疸之常用方，《伤寒论》用其治瘀热发黄，《金匮要略》用其治谷疸，皆因湿邪与瘀热蕴结于里所致。治宜清热利湿退黄。方中重用茵陈为君，苦泄下降，功专清利湿热，为治黄疸之要药。臣以栀子清热降火，通利三焦，引湿热自小便而出。佐以大黄泻热逐瘀，通利大肠，导瘀热从大便而下。三药合用，利湿与泄热并进，通利二便，前后分消，予湿以出路。使湿热得除，瘀热得下，则黄疸自退。

辨证要点：本方为治疗湿热黄疸之常用方，其证属湿热并重。以一身面目俱黄，黄色鲜明，舌苔黄腻，脉沉数有力为辨证要点。

【方歌】 茵陈蒿汤治疸黄，阴阳寒热细推详，阳黄大黄栀子入，阴黄附子与干姜。

八正散《太平惠民和剂局方》

【组成】 车前子、瞿麦、萹蓄、滑石、栀子仁、炙甘草、木通、煨大黄各 9g。

【用法】 散剂：每服 6～10g，每日 2 次，灯心草煎汤送服；汤剂：加灯心草，水煎服。

【功用】 清热泻火，利水通淋。

【主治】 **湿热淋证** 尿频尿急，溺时涩痛，淋沥不畅，尿色浑赤，甚则癃闭不通，小腹急满，口燥咽干，舌苔黄腻，脉滑数。

现代常用于膀胱炎、尿道炎、急性前列腺炎、泌尿系结石、肾盂肾炎、术后或产后尿潴留等属湿热下注者。

【方解】 本方为治疗热淋的常用方，其证乃由湿热下注膀胱所致。治宜清热泻火，利水通淋。方中滑石性寒而滑，清热利湿，通淋利窍，为滑能去湿之要药；木通善通水道，上清心火，下利湿热，为通可去滞之佳品，共为君药。瞿麦、萹蓄、车前子清热利水通淋，以助君药之力，共为臣药。栀子仁清泄三焦，导湿热从小溲而去；煨大黄泄热降火，使湿热从大便而出，共为佐药。炙甘草调和诸药，并缓急止痛，兼为佐使。煎加灯心草，以增利水通淋之力。诸药合用，集清热、利水、通淋于一方，善导湿热下行，使邪去淋通。

辨证要点：本方为治疗湿热淋证之常用方。以尿频尿急，溺时涩痛，舌苔黄腻，脉滑数为辨证要点。

【方歌】 八正木通与车前，萹蓄大黄滑石研，草梢瞿麦兼栀子，煎加灯草痛淋蠲。

三仁汤 《温病条辨》

【组成】 杏仁、半夏各 15g，生薏苡仁、飞滑石各 18g，白通草、白蔻仁、竹叶、厚朴各 6g。

【用法】 水煎服。

【功用】 宣畅气机，清利湿热。

【主治】 **湿温初起及暑温夹湿，湿重于热证** 头痛恶寒，身重疼痛，面色淡黄，胸闷不饥，午后身热，苔白不渴，脉弦细而濡。

现代常用于肠伤寒、胃肠炎、肾盂肾炎、肾炎及关节炎等属湿重于热者。

【方解】 本方是治疗湿温初起，邪在气分，湿重于热的常用方剂。其证乃由外感时令湿热之邪，或内湿素盛者，再感外邪，内外合邪而酿成，皆属暑湿阻遏气机之证。治宜宣畅气机，清利湿热。方中杏仁宣利上焦肺气，气行则湿化，白蔻仁芳香化湿，行气宽中，畅运中焦；生薏苡仁渗利湿热，疏导下焦。三仁合用，三焦分消，共为君药。飞滑石、白通草、竹叶甘寒淡渗，助君药利湿清热，共为臣药。半夏、厚朴行气化湿，散结除满，为佐药。以甘澜水煎药，意在取其轻扬而不助水湿之性。诸药相合，宣上、畅中、渗下，三焦分消，使气畅湿行，暑解热清，诸症自除。

辨证要点：本方主治属湿温初起，湿重于热之证。以头痛恶寒，身重疼痛，午后身热，苔白不渴为辨证要点。

【方歌】 三仁杏蔻薏苡仁，朴夏白通滑竹伦，水用甘澜扬百遍，湿温初起法堪遵。

二妙散 《丹溪心法》

【组成】 炒黄柏、炒苍术各 15g。

【用法】 散剂：为末，每服 3～5g，每日 2 次，入姜汁调服；汤剂：水煎服。

【功用】 清热燥湿。

【主治】 **湿热下注证** 筋骨疼痛，或两足痿软，或足膝红肿疼痛，或湿热带下，或下部湿疮，小便短赤，舌苔黄腻。

现代常用于风湿性关节炎、阴囊湿疹、阴道炎等属湿热下注者。

【方解】 本方治证乃由湿热下注所致。治宜清热燥湿。方中炒黄柏为君，苦寒沉降，清热燥湿，善祛下焦之湿热。臣以炒苍术，辛散苦燥，长于燥湿健脾，既祛已成之湿，又杜生湿之源。入姜汁调服，取辛散以助药力，增强通络止痛之功。君臣相配，清热燥湿，两擅其功，令湿热得除，诸症自解。

辨证要点：本方为治疗湿热下注所致痿、痹、脚气、湿疮等病证的基础方，其清热燥湿之力较强，宜于湿热俱重之证。以足膝肿痛，小便短赤，舌苔黄腻为辨证要点。

【方歌】 二妙散中苍柏兼，若云三妙牛膝添，痿痹足疾堪多服，湿热全除病自痊。

五苓散《伤寒论》

【组成】 猪苓、茯苓、白术各9g，泽泻15g，桂枝6g。

【用法】 散剂：每服6～9g，每日2次；汤剂：水煎服，多饮热水，取微汗。

【功用】 利水渗湿，温阳化气。

【主治】

1. 蓄水证 小便不利，头痛微热，烦渴引饮，甚则水入即吐，舌苔白，脉浮。

2. 水湿内停 水肿，泄泻，小便不利，以及霍乱等。

3. 痰饮 脐下动悸，吐涎沫而头眩，或短气而咳。

现代常用于急慢性肾炎、水肿、肝硬化腹水、心源性水肿、急性肠炎、尿潴留、脑积水等属水湿内停者。

【方解】 本方治证较多，《伤寒论》原治太阳表邪未解，循经传腑，致膀胱气化不利，遂成太阳经腑同病之蓄水证。本方治证虽多，但均属水饮停蓄为患，故治宜利水渗湿为主，兼以温阳化气。方中重用泽泻为君，甘淡渗利，直达肾与膀胱，利水渗湿。臣以猪苓、茯苓，同为淡渗之品，助君药利水渗湿之力。佐以白术，既可燥湿利水，又能健脾运湿；桂枝既可外解太阳之表，又能内助膀胱气化。若欲解其表，当服后多饮暖水，旨在以水热之气，助人体阳气，以资发汗。诸药相伍，甘淡渗利为主，佐以化气解表，使水行气化，表邪得解，脾气健运，则蓄水留饮诸症自除。

辨证要点：本方为利水化气之剂。以小便不利，舌苔白，脉浮为辨证要点。

【方歌】 五苓散治太阳腑，白术泽泻猪茯苓，温阳化气添桂枝，利便解表治水停。

真武汤《伤寒论》

【组成】 茯苓、芍药、生姜、炮附子各9g，白术6g。

【用法】 水煎服。

【功用】 温阳利水。

【主治】 **阳虚水泛证** 小便不利，四肢沉重疼痛，腹痛下利，或肢体浮肿，或心下悸，头眩，身瞤动，振振欲擗地，苔白不渴，脉沉。

现代常用于慢性肾炎、心源性水肿、甲状腺功能低下、慢性支气管炎、慢性肠炎、肠结核等属脾肾阳虚，水湿内停者。

【方解】 本方治证乃由脾肾阳虚，水气内停或泛溢所致。水之所制在脾，水之所主在肾，肾阳虚则不能化气行水，脾阳虚则不能运化水湿，以致水湿内停。治宜温阳利水。方中以炮附子为君，大辛大热，温肾助阳，以化气行水，兼暖脾土，以温运水湿。茯苓、白术为臣，健脾运湿，淡渗利水，使水邪从小便而去。伍以生姜之温散，既助炮附子温阳化气，行散水湿，又助茯苓、白术温阳健脾，温运水湿；配用芍药，其义有四：一者利小便以行水气；二者柔肝缓急以止腹痛；三者敛阴舒筋以解筋瞤动；四者可防炮附子燥热伤阴，两味共为佐药。诸药合用，纳利水于温阳之中，使脾肾得温，水湿得利，诸症皆除。

辨证要点：本方为温阳利水的基础方。以小便不利，肢体沉重或浮肿，舌质淡胖，苔白，脉沉为辨证要点。

【方歌】 真武汤壮肾中阳，茯苓术芍附生姜，少阴腹痛有水气，悸眩瞤惕保安康。

实脾散《重订严氏济生方》

【组成】 姜制厚朴、白术、木瓜、木香、草果仁、槟榔、炮附子、白茯苓、炮姜各6g，炙甘草3g。

【用法】 加入生姜、大枣，水煎服。

【功用】 温阳健脾，行气利水。

【主治】 **阳虚水肿** 身半以下肿甚，手足不温，口中不渴，胸腹胀满，大便溏薄，舌苔白腻，脉沉弦而迟。

现代常用于慢性肾炎、心源性水肿、肝硬化腹水等属脾肾阳虚气滞者。

【方解】 本方所治水肿，是谓阴水。由脾肾阳虚，阳不化水，水气内停所致。治宜温阳健脾，行气利水。方中炮附子善温肾阳以化气行水，炮姜善温脾阳以运化制水，两味相合，温肾暖脾，扶阳抑阴，共为君药。白茯苓、白术健脾渗湿，使水湿从下而去，共为臣。木瓜化湿醒脾；姜制厚朴、木香、槟榔、草果仁行气导滞，令气行湿化，气顺胀消，共为佐。炙甘草、生姜、大枣益脾和中，生姜兼能温散水气，甘草并能调和诸药，兼为佐使。诸药相合，共奏温阳健脾，行气利水之效。然本方温补脾土之功偏胜，确有脾实则水治之功，而名曰"实脾"。

辨证要点：本方为治疗脾肾阳虚水肿之常用方。以身半以下肿甚，胸腹胀满，舌苔腻，脉沉迟为辨证要点。

【类方比较】 本方与真武汤，同用附子、白术、茯苓、生姜，均具温补脾肾，助阳行水之功，皆可用于阴水证。然真武汤以炮附子为君，不用干姜，故偏于温肾，温阳利水中又佐芍药敛阴柔筋，主治阳虚水泛，肢肿并见腹痛下利或阴随阳伤之身瞤动；本方以炮附子、炮姜共为君药，故温脾之力胜于真武汤，且佐行气导滞之品，主治阳虚水肿，兼胸腹胀满者。

【方歌】 实脾苓术与木瓜，甘草木香大腹加，草果附姜兼厚朴，虚寒阴水效堪夸。

萆薢分清散（萆薢分清饮）《杨氏家藏方》

【组成】 益智仁、川萆薢、石菖蒲、乌药各等份（各9g）。

【用法】 水煎服，入食盐少许。

【功用】 温肾利湿，分清化浊。

【主治】 **虚寒白浊** 小便频数，浑浊不清，白如米泔，凝如膏糊，舌淡苔白，脉沉。

现代常用于乳糜尿、慢性前列腺炎、慢性肾盂肾炎、慢性肾炎、慢性盆腔炎等属下焦虚寒，湿浊不化者。

【方解】 本方主治之白浊，乃由下焦虚寒，湿浊不化所致。治宜温肾利湿，分清化浊。方中川萆薢利湿化浊，为治白浊之要药，用以为君。石菖蒲既化湿浊以助川萆薢之力，又性温而祛膀胱虚寒，用以为臣。益智仁补肾助阳，缩泉止遗；乌药温肾散寒，除膀胱冷气。两药合用，既温肾散寒治下焦虚寒之本，又缩泉止遗治尿频遗浊之标，用以为佐。入食盐煎服，取其咸以入肾，引药直达下焦，用以为使。综观全方，利湿化浊以治其标，温暖下元以顾其本。原书方后云"一方加茯苓、甘草"，则其利湿分清之力益佳。

辨证要点：本方为主治下焦虚寒淋浊的常用方。以小便浑浊频数，舌淡苔白，脉沉为辨证要点。

> **知识窗**
>
> 萆薢分清饮出自南宋医家杨倓的《杨氏家藏方》，原名"萆薢分清散"，及至元代《丹溪心法》引用此方，并改名为"萆薢分清饮"。《医学心悟》另有萆薢分清饮，由萆薢、石菖蒲、黄柏、茯苓、白术、莲子心、丹参、车前子组成，其性偏寒凉，功以清热利湿，主治湿热白浊。

【方歌】 萆薢分清石菖蒲，益智乌药标本顾，温肾利湿分清浊，或益苓草盐煎服。

> **案例 3-15-1 分析讨论**
>
> 急性黄疸型肝炎属中医学"黄疸"范畴，且多属阳黄之证，其病机为肝胆脾胃功能失调，胆汁不循常道外溢所致。治宜清热利湿，泄浊退黄。应在西医对症治疗的同时，配合精神

调摄、卧床休息等，同时运用中药茵陈蒿汤加味：茵陈50g，栀子、枳实、郁金、赤芍各15g，大黄（后下）、厚朴、山楂、茯苓、滑石、竹茹各9g，芒硝（冲服）6g。每日1剂，分2次服用。（原案例报道，患者连续服药2周后身黄基本消失，守原方加减继服4周，症状基本消失，肝功能检查达临床痊愈。）

方中茵陈清热利湿，为除黄之要药，栀子、大黄清热泻下；加用枳实、厚朴、芒硝通腑泻下，赤芍、山楂等活血化瘀，茯苓、滑石渗湿之品，使湿热从二便而去，黄疸消退。在茵陈蒿汤的基础上，合并活血化瘀，通腑泻下，利于黄疸消退，提高疗效。

其他祛湿剂见表3-15-1，常用祛湿中成药见表3-15-2。

表3-15-1 其他祛湿剂简表

名称	组成	功用	主治	用法	注意事项
甘露消毒丹	飞滑石450g，绵茵陈330g，淡黄芩300g，石菖蒲180g，川贝母、木通各150g，藿香、连翘、白豆蔻、薄荷、射干各120g	利湿化浊，清热解毒	湿温时疫，邪在气分，湿热并重证。发热倦怠，胸闷腹胀，肢酸咽痛，身目发黄，颐肿口渴，小便短赤，泄泻淋浊	每服6～9g；亦可作汤剂，水煎服	
连朴饮	制厚朴6g，川黄连、石菖蒲、制半夏各3g，香豆豉、焦栀子各9g，芦根60g	清热化湿，理气和中	湿热霍乱。上吐下泻，胸脘痞闷，心烦躁扰，小便短赤，舌苔黄腻，脉滑数	水煎服	
当归拈痛汤	羌活、茵陈、甘草各15g，当归、猪苓、泽泻、防风、知母各9g，葛根、苍术、人参、苦参各6g，白术、黄芩、升麻各3g	利湿清热，疏风止痛	湿热相搏，外受风邪证。遍身肢体烦痛，肩背沉重，脚气肿痛，脚膝生疮，舌苔白腻微黄，脉弦数	水煎服	
猪苓汤	猪苓（去皮）、茯苓、泽泻、阿胶、滑石（碎）各10g	利水，养阴，清热	水热互结证。小便不利，发热，口渴欲饮，或心烦不寐，或兼有咳嗽、呕恶、下利，舌红苔白或微黄，脉细数。又治血淋，小便涩痛，点滴难出，小腹满痛者	除阿胶外水煎服，阿胶分两次烊化	
防己黄芪汤	防己12g，黄芪15g，白术9g，炙甘草6g	益气祛风，健脾利水	表虚不固之风水或风湿证。汗出恶风，身重微肿，或肢节疼痛，小便不利，舌淡苔白，脉浮	作汤剂，加生姜、大枣，水煎服，用量按原方比例酌定	
五皮散	生姜皮、大腹皮、桑白皮、陈橘皮、茯苓皮各9g	利水消肿，理气健脾	脾虚湿盛，气滞水泛之皮水证。一身悉肿，肢体沉重，心腹胀满，上气喘急，小便不利，苔白腻，脉沉缓	水煎服	
苓桂术甘汤	茯苓12g，桂枝9g，白术、甘草各6g	温阳化饮，健脾利湿	中阳不足之痰饮。胸胁肢满，目眩心悸，短气而咳，舌苔白滑，脉弦滑或沉紧	水煎服	
羌活胜湿汤	羌活、独活各6g，藁本、防风、甘草各3g，蔓荆子2g，川芎1.5g	祛风胜湿止痛	风湿在表之痹证。肩背痛不可回顾，头痛身重，腰脊疼痛难以转侧，苔白，脉浮	水煎服	
独活寄生汤	独活9g，桑寄生、杜仲、牛膝、细辛、秦艽、茯苓、肉桂心、防风、川芎、人参、甘草、当归、芍药、干地黄各6g	祛风湿，止痹痛，益肝肾，补气血	痹证日久，肝肾两虚，气血不足证。腰膝疼痛，痿软，肢节屈伸不利，麻木不仁，畏寒喜温，心悸气短，舌淡苔白，脉细弱	水煎服	

表 3-15-2　常用祛湿中成药

名称	组成	功用	主治	用法	注意事项
藿香正气软胶囊	苍术、陈皮、姜制厚朴、白芷、茯苓、大腹皮、生半夏、甘草浸膏、广藿香油、紫苏叶油	解表化湿，理气和中	胃肠型感冒，头痛昏重，脘腹胀痛，呕吐，泄泻	口服，一次2～4粒，一日2次	忌食生冷、油腻。阴虚火旺者忌服
暑湿感冒冲剂	藿香、防风、紫苏叶、佩兰、白芷、苦杏仁、大腹皮、香薷、陈皮、半夏、茯苓	清暑祛湿，芳香化浊	外感风寒引起的感冒，胸闷呕吐，腹泻便溏，发热不畅	口服，一日3次，一次1袋（每袋8g）；小儿酌减	
保济丸	广藿香、苍术、厚朴、葛根、钩藤、薄荷、白芷、神曲茶、茯苓、薏苡仁、木香、稻芽等16味	解表，祛湿，和中	暑湿感冒，症见发热头痛、腹痛腹泻、恶心呕吐、肠胃不适；亦可用于晕车船	口服，一次1.85～3.7g，一日3次	忌食辛辣、生冷、油腻食物
藿胆丸	广藿香叶、猪胆粉、滑石粉	芳香化浊，清热通窍	湿浊内蕴、胆经郁火所致的鼻塞、流清涕或浊涕、前额头痛	口服，一次2～4g，一日2次	忌烟酒，忌辛辣、鱼腥食物
五苓片	茯苓、泽泻、猪苓、桂枝、白术	温阳化气，利湿行水	用于小便不利，水肿腹胀，呕逆泄泻，渴不思饮	口服，一次4～5片，一日3次	
复方石淋通片	广金钱草、石韦、海金沙、滑石粉、忍冬藤	清热利湿，通淋排石	膀胱湿热，石淋涩痛，尿路结石，泌尿系感染属肝胆膀胱湿热者	口服，一次6片，一日3次	
排石冲剂	连钱草、车前子、忍冬藤、石韦、徐长卿、瞿麦、滑石、冬葵子、木通	利水，通淋，排石	肾结石、输尿管结石、膀胱结石等泌尿系统结石	口服，一次1袋（每袋20g），一日3次	

思 考 题

1. 试述平胃散的配伍意义。

2. 藿香正气散、五苓散均可用治霍乱吐泻，临床如何区别使用？

3. 三仁汤主治何病证？方中配伍杏仁、白蔻仁、生薏苡仁的作用是什么？

4. 五苓散、真武汤、实脾散均治水肿，临床如何区别使用？

5. 二妙散、完带汤、龙胆泻肝汤三方均可治妇女带下，有什么不同？

进一步阅读文献

黄秋云, 王惠颖, 2020. 抗疫古方藿香正气散. 福建中医药, 51(5): 12～13

黎颖婷, 秦书敏, 吴皓萌, 等, 2021. 经典祛湿名方平胃散的古今文献研究. 中国误诊学杂志, 16(2): 97～101

张平, 谭琰, 高峰, 等, 2021. 三仁汤中三焦理论的临床应用及优势探讨. 中国实验方剂学杂志, 27(7): 193～200

（于 海）

第十六章 祛痰剂

学习目标

1. 熟悉祛痰剂的概念、适用范围、分类及使用注意。

2. 掌握二陈汤、温胆汤、清气化痰丸、半夏白术天麻汤的组方原理、功用、主治、配伍基本结构及配伍意义。

3. 熟悉小陷胸汤、贝母瓜蒌散的功用和主治病证。

凡以祛痰药为主组成，具有消除痰饮作用，治疗各种痰病的方剂，统称祛痰剂，属于"八法"中的"消法"。

痰病极为复杂，成因很多，治法因之各异。如脾失健运，湿郁成痰者，治宜燥湿健脾化痰法；火热内盛，灼津为痰者，治宜清热化痰法；肺燥津亏，虚火烁液为痰者，治宜润燥化痰法；脾肾阳虚，寒饮内停，或肺寒留饮者，治宜温化寒痰法；痰浊内生，肝风内动，夹痰上扰者，治宜化痰息风法。据此，祛痰剂有燥湿化痰剂、清热化痰剂、润燥化痰剂、温化寒痰剂、化痰息风剂五类。

应用祛痰剂当以祛痰药为主，以消除已生之痰，并常配伍健脾、补肾、理气药，以杜生痰之本源。运用祛痰剂时，应辨别痰之性质。还应注意病情，分清标本缓急。有咳血倾向者，不宜用燥烈之剂，以免引起大量咯血；表邪未解或痰多者，慎用滋润之品，以防壅滞留邪，病久不愈。

> **案例 3-16-1**
>
> 患者，男，5 岁，1 周前咳嗽、发热，经治疗后发热已退，但咳嗽不已，以夜间为甚，痰多不易咳出，纳呆，舌红苔白润。
>
> **问题：** 该患者应如何选方用药？

二陈汤 《太平惠民和剂局方》

【**组成**】 清半夏、橘红各 15g，白茯苓 9g，炙甘草 5g。

【**用法**】 加生姜 3g，乌梅 1 个，水煎服。

【**功用**】 燥湿化痰，理气和中。

【**主治**】 **湿痰咳嗽** 痰多色白易咳，或呕吐恶心，或头眩心悸，或中脘不快，或发为寒热，或因食生冷，脾胃不和，舌苔白润，脉滑。

现代常用于慢性支气管炎、肺气肿、慢性胃炎、妊娠呕吐、神经性呕吐、耳源性眩晕等属湿痰或湿阻气机者。

【**方解**】 湿痰之证，多由脾肺功能失调所致。治宜燥湿化痰，理气和中。方中以清半夏为君，取其辛温性燥，善能燥湿化痰，且又降逆和胃。以橘红为臣，理气燥湿祛痰，燥湿以助清半夏化痰之力，理气可令气顺则痰消。痰由湿生，湿自脾来，故佐以白茯苓健脾渗湿，湿去脾旺，痰无由生；煎加生姜者，以其降逆化饮，既能制半夏之毒，又能助清半夏、橘红行气消痰，和胃止呕；复用少许乌梅收敛肺气，与清半夏相伍，散中有收，使祛痰而不伤正。以炙甘草为使药，调和药性而兼润肺和中。诸药合用，标本兼顾，燥湿化痰，理气和中，为治湿痰之主方，亦为祛痰的基础方。方中清半夏、橘红以陈久者良，故方以"二陈"为名。

辨证要点：本方为治疗湿痰的常用方。以咳嗽痰多易咳，舌苔白润，脉滑为辨证要点。

【**方歌**】 二陈汤用半夏陈，益以茯苓甘草成，利气调中兼祛湿，煎加梅姜消痰饮。

该患者为痰湿壅肺，肺失宣肃，治当燥湿化痰，肃肺止咳。二陈汤加减：法半夏、陈皮、桔梗、僵蚕各 6g，杏仁、紫菀、百部各 10g，茯苓、焦山楂各 15g，炙甘草 3g。（原案例报道，服药 2 剂后咳嗽大减，续服 2 剂以化痰，药尽咳止，胃纳增。）

　　小儿脏腑娇嫩，寒暖不知自调，易受邪侵。肺为娇脏，肺气不宣，上逆则发为咳嗽。小儿脾常不足，故咳嗽多见肺脾同病。方中陈皮、法半夏行气导痰；茯苓健脾燥湿，以扶脾胃后天之本；桔梗、杏仁相配，恢复肺的宣发和肃降功能；与紫菀、百部相伍化痰止咳；僵蚕化痰平肝；焦山楂消食化积。本方从发病的机制出发，标本兼顾，故用药后咳止纳增。

温胆汤《三因极一病证方论》

【组成】　陈皮 9g，清半夏、竹茹、麸炒枳实各 6g，白茯苓 4.5g，炙甘草 3g。

【用法】　加生姜、大枣，水煎服。

【功用】　理气化痰，清胆和胃。

【主治】　**胆胃不和，痰热内扰证**　胆怯易惊，虚烦不宁，失眠多梦，呕吐呃逆，癫痫等证。

　　现代常用于神经症、急慢性胃炎、慢性支气管炎、梅尼埃病、妊娠呕吐、脑血管意外、癫痫、精神分裂症等属胆胃不和，痰热内扰者。

【方解】　胆主决断，痰热内扰，则胆怯易惊，失眠多梦，甚或上蒙清窍，而发癫痫。胃主和降，胆胃不和，则胃气上逆，而为呕吐呃逆。治宜理气化痰，清胆和胃之法。方中以清半夏为君，燥湿化痰，降逆和胃。竹茹为臣，清胆和胃化痰，止呕除烦。佐以麸炒枳实、陈皮理气化痰，令气顺则痰消，白茯苓健脾渗湿，以杜生痰之源。三药与清半夏、竹茹相合，既化痰又有和胃之效。使以炙甘草，益脾和中，调和诸药。煎加生姜、大枣，和脾胃而兼制清半夏之毒。综合全方，可使痰热消而胆胃和，则诸症自解。本方是为胆胃不和，痰热内扰而设。但以化痰为主，清热之力微，故适用于热象较轻之痰热证。

　　辨证要点：本方为治疗胆胃不和，痰热内扰证的常用方。以舌苔白腻微黄，脉弦、滑或略数者为辨证要点。

【方歌】　温胆汤中苓半草，枳竹陈皮加姜枣，虚烦不眠证多端，此系胆虚痰热扰。

清气化痰丸　录自《医方考》

【组成】　陈皮、杏仁、麸炒枳实、酒炒黄芩、瓜蒌仁、茯苓各 9g，胆南星、制半夏各 6g。

【用法】　丸剂：姜汁为小丸，每服 6g，温开水送下；汤剂：加生姜，水煎服。

【功用】　清热化痰，理气止咳。

【主治】　**痰热咳嗽**　痰稠色黄，咳之不爽，胸膈痞满，甚则气急呕恶，舌红苔黄腻，脉滑数。

　　现代常用于肺炎、支气管炎等属痰热者。

【方解】　本方是为痰热壅肺之证而设。火热犯肺，灼津为痰，痰热互结，阻碍气机，治宜清热化痰，理气止咳。方中以胆南星为君，取其味苦性凉，清热化痰，治痰热之壅闭。以瓜蒌仁、酒炒黄芩为臣，瓜蒌仁甘寒，长于清肺化痰；酒炒黄芩苦寒，善能清肺泻火，两者合用，泻肺火，化痰热，以助胆南星之力。治痰当须理气，故佐以麸炒枳实下气消痞，陈皮理气宽中，亦可燥湿化痰。脾为生痰之源，肺为贮痰之器，故又佐以茯苓健脾渗湿，杏仁宣利肺气，制半夏燥湿化痰。且陈皮、制半夏温燥之性，可防胆南星、酒炒黄芩、瓜蒌仁等寒凉太过。姜汁为丸，取姜汁辛散之力以豁痰开窍。诸药配伍，热清火降，气顺痰消，则诸症自愈。

　　辨证要点：本方为治疗热痰的常用方。以咳嗽痰稠色黄，苔黄，脉数为辨证要点。

【应用链接】　本方系二陈汤加减化裁而成，但君药为胆南星，并臣以酒炒黄芩、瓜蒌仁，则变燥湿化痰之方为清热化痰之剂。其去乌梅者，因痰热壅肺，恐其酸收敛邪，故不可用。去炙甘草者，因其甘缓壅滞，对痰气不利，故可不用。

【方歌】 清气化痰星夏橘，杏仁枳实瓜蒌子，芩芩姜汁糊为丸，气顺火消痰自失。

小陷胸汤《伤寒论》

【组成】 黄连 6g，半夏 15g，瓜蒌实 18g。

【用法】 水煎服。

【功用】 清热化痰，宽胸散结。

【主治】 **痰热互结证** 胸脘痞闷，按之则痛，或咳痰黄稠，舌苔黄腻，脉滑数。

现代常用于急慢性胃炎、胸膜炎、胸膜粘连、急性支气管炎、肋间神经痛等属痰热互结者。

【方解】 本方原治伤寒表证误下，邪热内陷，痰热结于心下的小结胸病。《伤寒论》曰："小结胸病，正在心下，按之则痛，脉浮滑者，小陷胸汤主之。"治宜清热化痰，宽胸散结。方中以瓜蒌实为君，清热化痰，理气宽胸，通胸膈之痹。以黄连、半夏为臣药，取黄连之苦寒，清热降火，开心下之痞；半夏之辛燥，降逆化痰，散心下之结。两者合用，一苦一辛，辛开苦降，与瓜蒌实相伍，则润燥相得，清热消痰，共奏散结开痞之功。方仅三药，配伍精当，是为治疗痰热互结，胸脘痞痛之良剂。不仅用于伤寒之小结胸病，对内科杂症属于痰热互结者，亦甚有效。

辨证要点：本方为治疗痰热互结证之名方。以胸脘痞闷，按之则痛，舌苔黄腻，脉滑数为辨证要点。

【方歌】 小陷胸汤连夏蒌，宽胸开结涤痰优，隔上热痰痞满痛，舌苔黄腻服之休。

贝母瓜蒌散《医学心悟》

【组成】 贝母 4.5g，瓜蒌 3g，天花粉、茯苓、橘红、桔梗各 2.5g。

【用法】 水煎服。

【功用】 润肺清热，理气化痰。

【主治】 **燥痰咳嗽** 咳痰不爽，涩而难出，咽喉干燥，苔白而干等。

现代常用于肺结核、肺炎等属燥痰为病者。

【方解】 盖肺为娇脏，喜清肃而不耐寒热，一旦肺受火刑，不但灼津为痰，而且津伤液少，气道干涩，故而痰稠难咳，涩而难出。治当润其燥，清其热，化其痰。方中以贝母为君，取其润肺清热，化痰止咳，善治燥痰。臣以瓜蒌，润肺清热，理气化痰。佐以天花粉润燥生津，清热化痰；橘红理气化痰，使气顺痰消；茯苓健脾渗湿，以杜生痰之源；桔梗宣利肺气。如此配伍，润燥与理气合用，则肺得清润而燥痰自化，宣降有权则咳逆自止。

辨证要点：本方为治疗燥痰咳嗽的常用方。以咳痰难出，咽喉干燥，苔白而干为辨证要点。

【方歌】 贝母瓜蒌花粉研，橘红桔梗茯苓添，呛咳咽干痰难出，润燥化痰病自安。

案例 3-16-2

患者，女，40 岁。以无明显原因出现耳鸣耳聋 1 年余就诊，自诉近 1 年来时常出现双侧耳鸣，逐渐听力下降，双耳似有物蒙堵，终日不停，伴有头昏头重，疲倦乏力，嗜睡，脘闷纳呆，便溏。诊见其面色萎黄，舌淡、苔白滑，脉濡细而弦。

问题：耳鸣耳聋的致病因素颇多，请根据临床表现给予辨证治疗。

半夏白术天麻汤《医学心悟》

【组成】 半夏 9g，天麻、茯苓、橘红各 6g，白术 18g，甘草 3g。

【用法】 生姜 3 片，大枣 2 枚，水煎服。

【功用】 燥湿化痰，平肝息风。

【主治】 **风痰上扰证** 眩晕头痛，胸闷呕恶，舌苔白腻，脉弦滑。

现代常用于耳源性眩晕、神经性眩晕、高血压等属风痰者。

【方解】 本方为治风痰眩晕的常用方剂。其病缘于脾湿生痰，痰阻清阳，加之肝风内动，风痰上扰清空所致。治宜燥湿化痰，平肝息风。方中以半夏燥湿化痰，降逆止呕；天麻平肝息风，而止头眩，共为君药，奏化痰息风之效，为治风痰眩晕头痛之要药。如《脾胃论》所云："足太阴痰厥头痛，非半夏不能疗，眼黑头眩，风虚内作，非天麻不能除。"臣以白术，健脾燥湿，与半夏、天麻配伍，祛湿化痰、止眩之功倍增。佐以茯苓健脾渗湿，与白术相伍，治生痰之本，橘红理气化痰，令气顺则痰消。使以甘草调药和中，煎加生姜、大枣以调和脾胃。诸药合用，共奏燥湿化痰，平肝息风之效，俾风息痰消，眩晕自愈。

辨证要点：本方为治疗风痰眩晕的常用方。以眩晕，呕恶，舌苔白腻为辨证要点。

【类方链接】 本方系二陈汤加味而成，在原方燥湿化痰的基础上，加入健脾燥湿之白术，平肝息风之天麻，而组成化痰息风之剂。

【方歌】 半夏白术天麻汤，苓草橘红大枣姜，眩晕头痛风痰证，热盛阴亏切莫尝。

案例 3-16-2 分析讨论

中医学认为，耳鸣耳聋一证，属肝胆火热或风火上壅者居多，但临证之时，也当细辨虚实。从本案病证分析，证属脾失健运，痰湿内阻，清阳不升，风痰上扰清窍所致。治当健脾祛湿，息风化痰，方以半夏白术天麻汤加味。处方：半夏、白术、天麻、石菖蒲、远志各10g，茯苓、陈皮各12g，甘草、生姜各6g，大枣4枚，水煎每日1剂早晚分服。（原案例报道，患者连续服药5剂，耳鸣耳聋之症有所减轻，食欲渐增，原方再服5剂，诸症基本消除，听力恢复，唯有时偶有耳鸣，续服3剂痊愈，后随访未再复发。）

本例虚实夹杂，虚则脾失健运，不司运化，故而出现神倦、纳呆、便溏之症，实则痰湿内阻，清阳不升，风痰上扰清窍，故而耳鸣耳聋、头昏头重、双耳如物蒙堵，半夏白术天麻汤健脾、化痰、息风，加石菖蒲、远志以宣窍通络而除耳鸣耳聋之症。

其他祛痰剂见表 3-16-1，常用祛痰中成药见表 3-16-2。

表 3-16-1 其他祛痰剂简表

名称	组成	功用	主治	用法	注意事项
茯苓丸	茯苓30g，枳壳15g，半夏60g，风化朴硝0.3g	燥湿行气，软坚化痰	痰伏中脘，流注经络证。两臂酸痛或抽掣，不得上举，或左右时复转移，两手麻木，四肢浮肿，舌苔白腻，脉沉滑或弦滑	姜汁糊丸，每服6g，生姜汤或温开水送下；亦可作汤剂，加生姜水煎，风化硝溶服	
滚痰丸	大黄、黄芩各240g，礞石30g，沉香15g	泻火逐痰	实热老痰证。癫狂昏迷，惊悸怔忡，不寐怪梦，咳喘痰稠，胸闷脘痞，眩晕耳鸣，大便秘结，苔黄厚腻，脉滑数有力	水泛小丸。每服8～10g，一日1～2次，温开水送下	
苓甘五味姜辛汤	茯苓12g，干姜、甘草各9g，五味子、细辛各5g	温肺化饮	寒饮咳嗽。咳痰量多，清稀色白，喜唾涎沫，胸满不舒，舌苔白滑，脉弦滑	水煎服	
三子养亲汤	紫苏子、白芥子、莱菔子各9g	温肺化痰，降气消食	咳嗽喘逆，痰多胸痞，食少难消，舌苔白腻，脉滑	三药微炒，捣碎，布包微煎，频服	
定痫丸	天麻、川贝母、半夏、茯苓、茯神各30g，胆南星、石菖蒲、全蝎、僵蚕、琥珀各15g，陈皮、远志各21g，丹参、麦冬各60g，辰砂9g	涤痰息风，开窍安神	风热蕴热之痫证。忽然发作，眩仆倒地，目睛上视，口吐白沫，喉中痰鸣，叫喊作声，手足抽搐，舌苔白腻微黄，脉弦滑略数；亦可用于癫狂	共为细末，用甘草120g煮膏，加竹沥汁100ml、生姜汁50ml为丸，每服9g；作汤剂酌加甘草、竹沥、生姜	

续表

名称	组成	功用	主治	用法	注意事项
清肺饮	桔梗、黄芩、山栀、连翘、天花粉、玄参、薄荷、甘草各等份	清肺平喘，利尿消肿	热结小便不利，喘咳面肿，气逆胸满，舌赤便秘	水煎服	
导痰汤	半夏12g，橘红、茯苓、麸炒枳实、天南星各6g，甘草3g	燥湿豁痰，行气开郁	治一切痰厥，头目眩晕。或痰饮留食不散，胸膈痞塞，胁肋胀满，头痛吐逆，喘急痰嗽，涕唾稠黏，坐卧不安，饮食少思	水煎服	

表 3-16-2 常用祛痰中成药

名称	组成	功用	主治	用法	注意事项
急支糖浆	鱼腥草、金荞麦、四季青、麻黄、紫菀、前胡、枳壳、甘草	清热化痰，宣肺止咳	急性支气管炎，感冒后咳嗽，慢性支气管炎急性发作等	口服，一次20~30ml，一日3次；小儿酌减	忌食辛辣，咳嗽属寒者忌服
橘红丸	橘红、陈皮、制半夏、茯苓、甘草、桔梗、苦杏仁、苏子、紫菀、款冬花、瓜蒌皮、浙贝母、地黄、麦冬、石膏	清肺，化痰，止咳	咳嗽痰多，痰不易出，胸闷口干	口服，一次3g，一日2次	忌烟、酒及辛辣食物
复方川贝精片	麻黄浸膏、川贝母、陈皮、桔梗、五味子、甘草浸膏、法半夏、远志	宣肺化痰，止咳平喘	风寒咳嗽、痰喘引起的咳嗽气喘、胸闷、痰多；急、慢性支气管炎见上述证候者	口服，一次3~6片，一日3次；小儿酌减	高血压、心脏病患者及孕妇慎服
蛇胆陈皮末	蛇胆汁、陈皮	清化热痰，息风解痉	肺热咳嗽，痰黄黏稠及小儿痰热惊风、惊搐、神昏等症	口服，一次0.3~0.6g，一日2~3次	寒痰咳嗽者忌用。孕妇忌用
蛇胆川贝散	蛇胆汁、川贝母	清肺，止咳，除痰	肺热咳嗽，痰多	口服，一次0.5g，一日2~3次	
复方鲜竹沥液	鲜竹沥、鱼腥草、生半夏、生姜、枇杷叶、桔梗	清热，化痰，止咳	痰热咳嗽	口服，一次20ml，一日2~3次	
川贝枇杷露	川贝母、枇杷叶、百部、前胡、桔梗、桑白皮、薄荷脑	止嗽祛痰	风热咳嗽，痰多或燥咳	口服，一次15ml，一日3次	忌辛辣、油腻食物
强力枇杷露	枇杷叶、罂粟壳、百部、白前、桑白皮、桔梗、薄荷脑、吗啡	养阴敛肺，镇咳祛痰	久咳劳嗽，支气管炎等	口服，一次15ml，一日3次，小儿酌减	忌烟、酒及辛辣、生冷、油腻食物
蛤蚧定喘丸	蛤蚧、瓜蒌子、紫菀、麻黄、制鳖甲、黄芩、甘草、麦冬、黄连、百合、炒紫苏子、石膏、炒苦杏仁、朱砂	滋阴清肺，止咳定喘	虚劳久咳，年老哮喘，气短发热，胸满郁闷，自汗盗汗，不思饮食	口服，一次5~6g，一日2次	
桂龙咳喘宁胶囊	桂枝、龙骨、白芍、生姜、大枣、炙甘草、牡蛎、黄连、法半夏、瓜蒌皮、炒苦杏仁	止咳化痰，降气平喘	外感风寒、痰湿阻肺引起的咳嗽、气喘、痰涎壅盛等症；急、慢性支气管炎见上述证候者	口服，一次5粒，一日3次	忌烟、酒、猪肉及生冷食物

思 考 题

1. 二陈汤中清半夏、橘红配伍意义是什么？方中为什么用酸敛之乌梅？

2. 温胆汤主治是什么？试述其组方意义。

3. 清气化痰丸主治证有何特点？是如何选药组方的？

4. 半夏白术天麻汤以何方为基础组成？方中半夏、天麻的配伍意义如何？

进一步阅读文献

包永生, 谢文英, 王俊月, 2019. 二陈汤研究进展. 中国实验方剂学杂志, 25(23): 9～18

徐男, 王淑玲, 时海燕, 2021. 半夏白术天麻汤的化学成分及效应机制研究进展. 中华中医药杂志, 36(8): 4802～4808

杨思雨, 詹梁, 袁满, 等, 2021. 经典名方温胆汤的研究进展. 世界科学技术-中医药现代化, 23(7): 2361～2371

（刘艳丽）

第十七章 消 食 剂

学习目标

1. 熟悉消食剂的概念、适用范围、分类及使用注意。

2. 掌握保和丸、健脾丸的组方原理、功用、主治、配伍基本结构及配伍意义。

凡是以消食药为主组成，具有消食健脾、除痞化积等作用，用以治疗食积停滞的方剂，统称消食剂。属"八法"中的"消法"。

健脾消食剂适用于脾胃虚弱，食积内停之证。症见脘腹痞满，不思饮食，面黄体瘦，倦怠乏力，大便溏薄等。常选用消食药如山楂、神曲、麦芽等配伍益气健脾药如人参、白术、山药等为主组方，代表方如健脾丸等。

> **案例 3-17-1**
> 　患者，男，4 岁，腹泻 4 天，便 3～4 次/日，不酸臭，纳差，腹胀，时诉腹痛，泻后痛减。
> **查**：舌淡、苔白厚而腻，脉弦滑。
> **问题**：请据证给出恰当的治则与方药。

保和丸 《丹溪心法》

【组成】　山楂 18g，神曲 12g，半夏、茯苓各 9g，陈皮、连翘、萝卜子各 6g。

【用法】　上为末，炊饼为丸，每服 9g，食远白汤下。

【功用】　消食和胃。

【主治】　**食积**　脘腹痞满胀痛，嗳腐吞酸，恶食呕吐，或大便泄泻，舌苔厚腻，脉滑。

现代常用于急慢性胃肠炎、消化不良、婴儿腹泻等属食积内停者。

【方解】　食积之证，多因饮食不节，暴饮暴食致脾胃运化不良，饮食停滞所致。本证病机要点为饮食停滞，气机受阻，脾胃不和。治宜消食和胃。方中重用山楂为君，其味酸甘，善能消除一切饮食停滞，而尤善消肉食油腻之积。神曲消食健脾，善化酒食陈腐之积，萝卜子（莱菔子）下气消食，长于消谷面之积，两者并为臣药。三药相合，以消各种饮食积滞。因食阻气机，胃失和降，故用陈皮、半夏行气化滞，和胃止呕；食积内郁，易于生湿化热，故又以茯苓渗湿健脾，和中止泻，连翘清热散结，共为佐药。诸药相合，共奏消食和胃之功。由于本方药力缓和，药性平稳，故以"保和"为名。

辨证要点：本方是消食化积之常用方，为消食轻剂，适用于食积不甚，正气未虚之证。以脘腹痞满胀痛，嗳腐吞酸，舌苔厚腻，脉滑为辨证要点。

【方歌】　保和神曲与山楂，陈翘莱菔苓半夏，炊饼为丸白汤下，消食和胃效堪夸。

健脾丸 《证治准绳》

【组成】　炒白术 15g，木香、酒炒黄连、甘草各 5g，白茯苓 12g，人参 9g，炒神曲、陈皮、砂仁、炒麦芽、山楂肉、山药、肉豆蔻各 6g。

【用法】　共为细末，蒸饼为丸，每服 6～9g，空腹服，每日 2 次，陈米汤下。

【功用】　健脾和胃，消食止泻。

【主治】　**脾虚停食证**　食少难消，脘腹痞闷，大便溏薄，苔腻微黄，脉虚弱。

现代常用于慢性胃肠炎、消化不良等属脾虚食滞者。

【方解】 本方所主治病证为脾虚食停，生湿化热所致。脾虚宜补，食积宜消，治宜健脾和胃，消食止泻。方中以人参、炒白术、白茯苓、甘草（即四君子汤方）益气健脾以补脾虚，其中炒白术、白茯苓用量偏重，意在健脾渗湿以止泻；山楂肉、炒神曲、炒麦芽消食化滞以消食积；山药、肉豆蔻助其健脾止泻；木香、砂仁、陈皮理气和胃，助脾运以消痞闷；酒炒黄连清热燥湿以解湿热。本方补气健脾药与消食行气药同用，为消补兼施之剂，以达补而不滞，消不伤正之目的。因方中含四君子汤及山药等益气健脾之品居多，故补大于消，且食消脾自健，故方名"健脾"。

辨证要点：本方主治脾虚食积之证。以食少便溏，脘腹痞闷，苔腻微黄，脉虚弱为辨证要点。

【方歌】 健脾参术苓草陈，肉蔻香连合砂仁，楂肉山药曲麦炒，消补兼施此方寻。

案例 3-17-1 分析讨论

该患者证属食滞不化之泄泻。治以消食导滞、健脾止泻，处以保和丸加苍术 10g，厚朴 8g，水煎服。（服药 2 剂腹胀大减，便泻亦缓，守上方加山药 10g，又进 3 剂，诸症悉除。）

小儿脾常不足，运化力弱，加之小儿不知饥饱，饮食失宜，而易伤及脾胃，导致运化功能失常。脾胃为病，不能蒸腐运化水谷，可发生食积、腹泻等证。保和丸消食导滞，加苍术、厚朴燥湿健脾、除满止泻，使中和食消，泄泻乃愈，故疗效理想。

其他消食剂见表 3-17-1，常用消食中成药见表 3-17-2。

表 3-17-1　其他消食剂简表

名称	组成	功用	主治	用法	注意事项
枳术丸	枳实 30g，白术 60g	健脾消痞	脾虚气滞，饮食停聚，胸脘痞满，不思饮食	糊丸，一次 6～9g，一日 2 次，荷叶煎汤或温开水送下	
枳实消痞丸	干生姜、炙甘草、麦芽曲、白茯苓各 6g，半夏曲、人参各 9g，厚朴 12g，枳实、黄连各 15g	消痞除满，健脾和胃	脾虚气滞，寒热互结证。心下痞满，不欲饮食，倦怠无力，大便不畅，苔腻而微黄，脉弦	水泛丸或糊丸，一次 6～9g，一日 2 次，亦可水煎服	
葛花解酲汤	缩砂仁、白蔻仁、葛花各 15g，白术、干姜、神曲、泽泻各 6g，人参、猪苓、白茯苓、青陈皮各 4.5g，木香 1.5g	分消酒湿，理气健脾	酒积伤脾证，眩晕呕吐。胸膈痞闷，食少体倦，小便不利，大便泄泻，舌苔腻，脉滑	共为细末，水泛小丸，每次 9g；亦可水煎服	

表 3-17-2　常用消食中成药

名称	组成	功用	主治	用法	注意事项
香砂枳术丸	木香、麸炒枳实、砂仁、麸炒白术	健脾开胃，行气消痞	用于脾虚气滞，脘腹痞闷，食欲不振，大便溏软	口服，一次 10g，一日 2 次	忌生冷食物
开胸顺气丸	槟榔、炒牵牛子、陈皮、木香、姜制厚朴、醋制三棱、醋制莪术、猪牙皂	消积化滞，行气止痛	饮食内停，气郁不舒导致的胸胁胀满，胃脘疼痛，嗳气呕恶，食少纳呆	口服，一次 3～9g，一日 1～2 次	孕妇禁用；年老体弱者慎用
开胃山楂丸	山楂、炒六神曲、槟榔、山药、炒白扁豆、炒鸡内金、麸炒枳壳、炒麦芽、砂仁	健脾胃，助消化	饮食积滞，脘腹胀满，食后疼痛，消化不良	口服，一次 1 丸，一日 1～2 次	孕妇忌服
健胃消食片	太子参、陈皮、山药、炒麦芽、山楂	健胃消食	脾胃虚弱，消化不良	口服或咀嚼，一次 3 片，一日 3 次	

续表

名称	组成	功用	主治	用法	注意事项
复方鸡内金片	鸡内金、六神曲	健脾开胃，消食化积	脾胃不和引起的食积胀满，饮食停滞，呕吐泄泻	口服或咀嚼，一次3片，一日3次	
四消丸	大黄（酒炒）、猪牙皂（炒）、牵牛子、牵牛子（炒）、香附（醋炒）、槟榔、五灵脂（醋炒）	消水、消痰、消食、导滞通便	一切气食痰水，停积不化，胸脘饱闷，腹胀疼痛，大便秘结	口服，一次1～2丸，一日2次	
龙牡壮骨颗粒	党参、黄芪、山麦冬、醋龟甲、炒白术、山药、醋南五味子、龙骨、煅牡蛎、茯苓、大枣、甘草、炒鸡内金、乳酸钙、维生素D_2、葡萄糖酸钙	和胃健脾，强筋壮骨	治疗和预防小儿佝偻病、软骨病；对小儿多汗、夜惊、食欲不振、消化不良、发育迟缓也有治疗作用	口服，一次1袋，一日2次，温开水冲服	

思 考 题

1. 消食剂与泻下剂均能攻积导滞，两者应如何区别运用？
2. 保和丸的组成、功用、主治及配伍意义是什么？
3. 健脾丸的配伍特点是什么？方中为何配用苦寒之黄连？

进一步阅读文献

何云山, 谭周进, 惠华英, 2020. 保和丸研究进展. 现代中药研究与实践, 34(1): 77～81

李维军, 辛秀丽, 2020. 食积在小儿发病中的重要作用探讨. 现代中医药, 40(2): 45～46, 49

（刘艳丽）

第十八章 驱虫剂

学习目标

1. 了解驱虫剂的概念、适用范围及使用注意。
2. 掌握乌梅丸的组方原理、功用、主治、配伍基本结构及配伍意义。

凡由安蛔、驱虫药为主组成，具有驱虫或者杀虫等作用，用于治疗人体消化道寄生虫病的方剂，统称驱虫剂。

驱虫剂常选用乌梅、槟榔、使君子等驱虫药为主组方。根据临证需要，常配伍泻下药以助排出虫体。还应根据人体寒热虚实的不同，适当配伍清热、温里、消导或补益药等，代表方剂如乌梅丸。

驱虫剂多宜空腹服药，应忌食油腻；驱虫药物多系攻伐或有毒之品，对年老者、体弱者、孕妇宜慎用或禁用。

案例 3-18-1

患者，男，43岁。慢性腹泻2年余，时有腹痛，大便每日1～2次，呈黏液糊状便，西医诊断为慢性结肠炎，用诺氟沙星、黄连素、呋喃唑酮及输液治疗，初服有效，继用效不明显。又服中药参苓白术散、葛根芩连汤、补脾益肠丸等亦无效。诊其面黄消瘦，神疲乏力，口渴喜饮，食后1～2小时即泻，多食多泻，舌苔薄，根部少苔，脉濡弦。

问题： 本案经中西医药抗菌、止泻、健脾等方法治疗效果欠佳，请为该患者提出较恰当的治法方药。

乌梅丸 《伤寒论》

【组成】 乌梅30g，细辛3g，蜀椒5g，干姜9g，黄连12g，当归、炮附子、桂枝、人参、黄柏各6g。

【用法】 丸剂：乌梅用50%醋浸12小时，去核，余药研为细末，与乌梅捣匀，炼蜜为丸，每服9g，日服2～3次，空腹温开水送下。汤剂：按原方比例酌减，水煎服。

【功用】 温脏安蛔。

【主治】 **蛔厥证** 腹痛时作，手足厥冷，时静时烦，时发时止，得食而呕，常自吐蛔；亦治久痢。

现代常用于胆道蛔虫病、肠道蛔虫病、慢性胃肠炎、慢性细菌性痢疾、慢性结肠炎等，属寒热错杂，正气虚弱者。

【方解】 本方治证为胃热肠寒，蛔动不安所致。证属寒热错杂，治宜温脏安蛔。方中重用乌梅为君，其性味酸平，收敛肝气，生津止渴，和胃安蛔，尤以醋渍之，益增其效。臣以蜀椒辛热下气，温脏安蛔；黄连苦寒下蛔，清泄肝胆。君臣相配，正合柯琴之谓"蛔得酸则静，得辛则伏，得苦则下"。然蛔厥之生，乃由内脏虚寒，蛔动不安，故又以细辛、桂枝、干姜、炮附子大队辛热之品佐蜀椒温脏祛寒，使蛔虫能安居肠内，不致上窜。黄柏苦寒，佐黄连清泄肝胆相火，且能制大队辛热之品，以免引动相火，消烁津液。肝主藏血，佐以当归补养肝血。如此寒热互用，苦辛酸并投，则药味错杂，气味不和，故又佐以人参甘温，调其胃气。加蜜为丸，以蛔得甘则动，略用甘味，从虫所好以诱蛔，使之更好地发挥药效，是为反佐药；且蜜能调和诸药，又为使药。合而成方，共奏温脏安蛔之功。

本方亦主寒热错杂，正气虚弱之久泻、久痢。

辨证要点：本方为治寒热错杂，蛔动不安之蛔厥证的常用方。其功用以安蛔为主，杀虫力较弱。以腹痛时作，手足厥冷，时发时止，甚则吐蛔为辨证要点。

【方歌】 乌梅丸用细辛桂，黄连黄柏及当归，人参椒姜加附子，清上温下又安蛔。

肥儿丸 《太平惠民和剂局方》

【组成】 炒神曲、黄连各30g，煨肉豆蔻、使君子、炒麦芽各15g，槟榔12g，木香6g。

【用法】 丸剂：为细末，猪胆汁为丸，每服1～2g，量岁数加减，热水下，空腹服。

【功用】 健脾消食，清热驱虫。

【主治】 **小儿疳积** 消化不良，面黄体瘦，肚腹胀满，发热口臭，大便溏薄，以及虫积腹痛。现代常用于小儿肠道蛔虫症、小儿慢性消化不良等，属脾虚食积、虫积者。

【方解】 本方所治小儿疳积为饮食不节，食滞脾胃，郁久化热，湿热生虫所致。脾虚失运，故面黄体瘦，大便溏薄；食积化热，故发热口臭；虫积食滞，气机失畅，则肚腹胀满。治宜健脾消食，清热驱虫。方中重用炒神曲、炒麦芽消食化积，健脾和中；黄连清热燥湿，治生虫之源；煨肉豆蔻、木香健脾止泻，行气止痛，合炒神曲、炒麦芽健脾消食积；槟榔、使君子下气驱虫，化积消疳；更用猪胆汁和药为丸，与黄连为伍增其清热之力。诸药相合，标本兼顾，共奏健脾消食，清热驱虫之功。本方以杀虫、消积为主，兼以清热、健脾，照顾全面，使正气得复，则病愈而体肥，故名"肥儿丸"。但不得误作补药服用。

辨证要点：本方为主治小儿疳积、虫积的常用方。以消化不良，面黄体瘦，肚腹胀满，发热口臭，大便溏薄为辨证要点。

【方歌】 肥儿丸内用使君，豆蔻香连曲麦槟，胆汁为丸热水下，虫疳食积一扫清。

案例3-18-1 分析讨论

该患者辨证为上实下虚，上热下寒之中焦实热、下焦虚寒证，用乌梅丸每次1丸，每日2次治疗。（原案例载，服药3日后便次明显减少，不再腹痛，继服1周，便已成形，加服理中丸调理1个月而愈。）

乌梅丸是张仲景为治蛔厥而设，病机特点是胃热肠寒，寒热错杂。寒热并调为其治则。方中乌梅酸涩敛阴，不但能治蛔，又能滋肾生津，细辛、附子、干姜辛温能祛寒壮阳，黄连、黄柏厚肠止利而清上热。全方寒温并用，酸苦辛甘并举，故能治疗寒热错杂、虚实相兼之证。

其他驱虫剂见表3-18-1，常用驱虫中成药见表3-18-2。

表3-18-1 其他驱虫剂简表

名称	组成	功用	主治	用法	注意事项
理中安蛔汤	人参9g，乌梅6g，白术、茯苓、干姜各4.5g，川椒1g	温中安蛔	中阳不振，蛔虫腹痛。腹痛肠鸣，四肢不温，饥不欲食，甚则吐蛔，舌苔薄白，脉沉迟	水煎服	
连梅安蛔汤	胡黄连3g，川椒2g，白雷丸9g，乌梅肉5g，生川柏2g，尖槟榔9g	清热安蛔	肝胃郁热，虫积腹痛。饥不欲食，食则吐蛔，甚则蛔动不安，脘痛烦躁，手足厥逆，面赤口燥，舌红，脉数	水煎服	
化虫丸	鹤虱、苦楝根皮、槟榔、枯矾各150g，铅粉37g	驱杀肠中诸虫	肠中诸虫证。症见腹中疼痛，往来上下，其痛甚剧，呕吐清水，或吐蛔虫	共为细末，面糊为小丸。一次服6g，一岁小儿服1.5g，日服1次，空腹时米汤送下	毒性较大，不宜久服；年老者、体弱者及小儿慎用；孕妇禁服

表 3-18-2　常用驱虫中成药

名称	组成	功用	主治	用法	注意事项
驱蛔片	木香、槟榔、使君子、雷丸、白矾（煅枯）等	杀虫理气，导滞泻热	各种寄生虫病	口服，一次 8 片，一日 2 次；小儿酌减	虚弱者慎用；孕妇忌用
使君子丸	使君子肉、姜制天南星、槟榔	驱虫消积，散结止痛	小儿虫积	口服，一次 8～9g，一日 1 次，空腹砂糖水送服	服药 4 小时后方可进食，勿食过饱

思　考　题

1. 内服驱虫剂应注意哪些事项？
2. 试述乌梅丸的组成及其用药意义。
3. 试述肥儿丸的配伍意义。

进一步阅读文献

林武红, 梁仁久, 黄贵华, 等, 2021. 论厥阴病及其临床意义. 中国中医基础医学杂志, 27(12): 1851～1853, 1863

周晓兰, 2018. 关于乌梅丸临床应用的理论研究. 海峡药学, 30(12): 6～9

（郝丽莉）

中药药名笔画索引

中药药名拼音索引

方剂名笔画索引